江淮名医临床精粹系列

杏林秋实

李学军临证经验撷英

李学军　主编

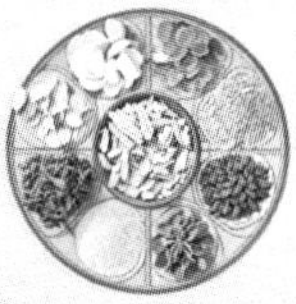

中国科学技术大学出版社

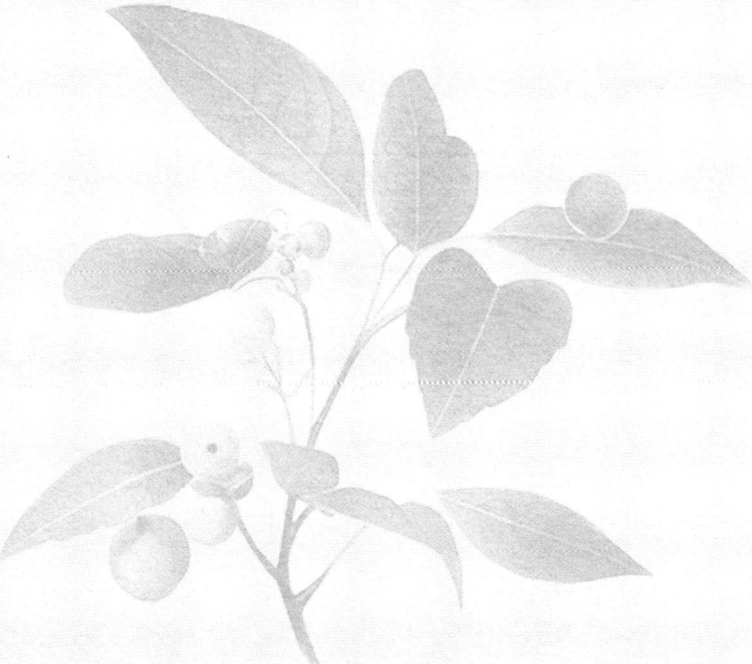

内 容 简 介

李学军教授是全国中医临床优秀人才，江淮名医，安徽省名中医，从事医教研工作三十余载，勤耕不辍，学验俱丰，特别在脾胃病证治方面有独到的造诣。本书涵盖其典籍心悟、学术经验、治法治验、杂病诊疗、用药心得、养生集锦、临床研究、成才之路八个板块内容，从理论到临床，再从临床来丰富理论，证治经验丰富，诊疗方法灵活，创新而不离宗，继承更重发展。全书以临床为主线，紧贴临床，服务临床，有较好的实用性。

本书可供中医临床、科研工作者及在校学生使用，也可供中医爱好者阅读参考。

图书在版编目(CIP)数据

杏林秋实 ：李学军临证经验撷英 / 李学军主编. -- 合肥 ：中国科学技术大学出版社，2025.5. -- ISBN 978-7-312-06107-3

Ⅰ. R256.3

中国国家版本馆 CIP 数据核字第 2024L78Y92 号

杏林秋实：李学军临证经验撷英

XINGLIN QIUSHI：LI XUEJUN LINZHENG JINGYAN XIEYING

出版 中国科学技术大学出版社
安徽省合肥市金寨路 96 号，230026
http://press.ustc.edu.cn
https://zgkxjsdxcbs.tmall.com

印刷 合肥华苑印刷包装有限公司

发行 中国科学技术大学出版社

开本 787 mm×1092 mm 1/16

印张 27

字数 688 千

版次 2025 年 5 月第 1 版

印次 2025 年 5 月第 1 次印刷

定价 88.00 元

编 委 会

主　编　李学军

副主编　刘　云　李婷婷　杨　琦

编　委（以姓氏笔画为序）

丁文静　马　飞　王　兴　王　璇　王文倩
王杰雨　刘　凯　刘礼梅　许小龙　孙　建
孙　琴　李永帅　李思为　吴　莹　吴　婧
吴凯瑞　吴博文　余章洪　宋　标　张　艺
张　成　陈　慧　陈亮亮　金月萍　郝文哲
夏建国　徐　珩　殷　微　奚然然　梅　语
曹青林　董　港　裴　蓓　魏思媛

序　一

年近岁末，凛冬将至，欣闻学军书稿已成，遂作简短之序以表心意。

岐黄之术，自然天成，汇聚了数千年来历代医家的学术经验及思想火花，为中国及世界人民的健康事业作出了巨大贡献。在中医药发展的历史长河中，脾胃学说是最闪耀的一朵浪花。从学术理论的发展脉络来看，先秦是脾胃学说的理论萌芽及奠基时期，其学术思想主要概括了脾与胃的生理特点及病理状态，详于理而略于法，为后世脾胃学说的全面发展提供了理论基础。西汉时期张仲景重在《内经》“人以胃气为本”的学术思想基础上进一步总结，强调在治疗外感和内伤杂病过程中始终顾护脾胃。隋唐时期《诸病源候论》中明确概括脾的生理功能：消化和水液代谢的功能，指出“胃受谷而脾磨之”，丰富了脾胃的生理基础理论，进一步促进后世完善脾胃的发病机制。孙思邈在其著作《备急千金要方》中继承并发展了《黄帝内经》中“生病起于过用”的发病理论，提倡养生防病当食“温食”，反映了孙思邈顾护脾胃的养生观和整体观，同时对后世李东垣的脾胃理论具有重要的指导作用。金元时期，百家争鸣，李东垣提出“内伤脾胃，百病由生”的学术思想，其所著的《脾胃论》标志着脾胃学说的正式形成。明清医家在脾阴学说的角度又将脾胃学说进一步发展。李中梓的“肾为先天本，脾为后天本”一说，是后世脾胃学术理论重要的组成部分，此外，其提出的“治泻九法”至今仍是临床治疗泄泻的重要法则。张介宾继承了补土派“脾胃滋养元气”的观点，在脾胃的生理、病理及其治则、治法、养生用药等诸多方面都有所发挥。叶天士强调脾与胃生理特性不同，因此治疗也应分而别论，并且提倡滋养胃阴之法，使胃的津液来复，则其通降可成。众多名家著书立说、反复实践，为中医脾胃病建立了完整且成熟的学术体系，千百年来指导着脾胃病学科的发展和临床实践。

然而疾病具有鲜明的时代性，现今社会的疾病谱发生了巨大改变，当前社会环境污染，工作节奏加快，生活压力增大，起居习惯改变，长期饮食不节、过食生冷辛辣食物等损伤脾胃，由此引发的脾胃疾病越来越引起人们的关注。“古方今病不相能也”，在这样的时代背景下疾病会有怎样的发展与转归，以及如何传承经典并有效地指导临床防治疾病，是每个医者需要思考和解决的问题。

安徽中医药大学第二附属医院脾胃病科主任李学军教授，深耕临床工作三十余年，积累了丰富的治疗脾胃病及其他内科杂症的临床经验。学军所编此书涵盖其个人典籍心悟、学术经验、治法治验、杂病诊疗、用药心得、养生集锦、临床研究、名中医成才之路多个方面，通过梳理学术脉络，挖掘经典的精华内容，提取中医药防治疾病的特色优势，传承医者仁心的职业操守。从理论到临床，再从临床来丰富理论，底蕴深厚，切合实际，有传承，亦有创新，对脾胃疾病防治提供了中医智慧，为脾胃病专业同道临床实践提出了中医方案，给中医药同行临证解惑提点了中医思维。翻阅书稿，深感欣慰，仅书数语，以为序言。

国医大师

徐经世

癸卯年腊月十三日

序　　二

岐黄之术，源远流长，自《黄帝内经》《难经》起，医理弥彰。论阴阳而阐气血，理脏腑而辨经络，积跬步以验方药，行艰路而著名章。皇皇巨著，灼灼君子，不为良相，便为良医。以儒入医，上以疗君亲之疾，下以救平民之厄。医圣仲景，感宗族之零落，伤平原之白骨，以《伤寒论》留后世，六经辨证，百余经方，理法方药，自此明矣。药王思邈，幼遭疾患，屡造医门，散尽家产，矢志医道，著《备急千金要方》，集唐代之大成，方药绝伦；扬人命之至重，千金莫求。金元初始，新学肇兴，穷究古学，自成一派。东垣老人，发洁古之未尽，立补土之门派，内伤脾胃之病，可谓详矣。“伤寒法仲景，内伤法东垣”，后世医家循此路径，孜孜以求，名医辈出，著作斐然。

医者学军，杏林躬耕三十余载，尊古而不泥古，上考历代医家治疗脾胃病之经验，下探现代医学消化病之进展。深感新旧时代人民大众，虽环境不同，地域各异，然医理一也。外感六淫、饮食不节、情志内伤、劳倦无度、素体虚弱可将脾胃病之病因概括殆尽，至于风寒、湿热、痰饮、气滞、瘀血、浊毒等病理因素均可围绕上述病因展开，导致脾胃诸疾。其常叹曰：“脾胃一科，常见病证无外乎胃痛、腹胀、泄泻、便秘，若于此四病有所小成，可成名医矣。”余相交多年，深知学军对于医道之精研，源自三字，一曰勤，二曰思，三曰练。忠于勤，无论寒暑，不管风雪，勤习经典，深研医道，师承优才，有机必乘，遍访名师，游学四方；善于思，朝思夕计，三思而行，能谋善断，言简意赅，中西结合，相辅相成，探本溯源，寻求佳径；乐于练，数十年里，临床不辍，内镜脾胃，互根互用，从容应对，精湛熟练，疗伤愈患，不知凡几。

中医药学是中国古代科学的瑰宝。余认为在国家大力发展中医药事业之际，中医药真正的生命力在于临床疗效彰显，而传承中医药事业则依赖于一代一代的中医人结合现代之实际情况，不断地继承总结提炼创新。学军从医三十余春，勤于临床，乐于案牍，勇于实践，善于总结，甘于奉献，敢于创新。中医理论扎实，证治经验丰富，诊疗方法灵活，内镜操作娴熟，创新而不离宗，继承更重发挥，读经典有体会，拜名师有感悟，做临床有思考，悟妙道有见解，积累了心得，沉淀了体验，今撷萃编辑成册，以成《杏林秋实》一书。医家读之，可为临床治疗脾胃诸病提供新的思路，提升临床疗效，解患者之困厄；群众读之，亦可作为科普知识，防患于未然。

首届全国名中医

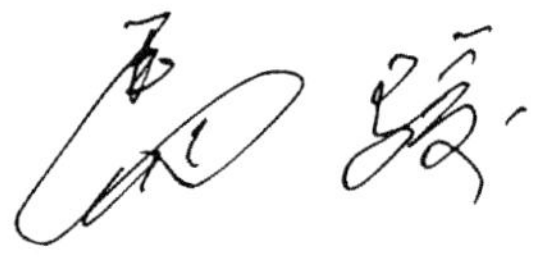

甲辰年立春

前　　言

中医药学凝聚着深邃的哲学智慧和中华民族几千年的健康养生理念及实践经验，是中国古代科学的瑰宝，也是打开中华文明宝库的钥匙，为中华民族繁衍生息作出了巨大贡献，对世界文明进步产生了积极影响。“传承精华，守正创新”是一代一代中医人努力践行和奋斗的目标。

传承是中医药的命脉所在，中医药学是中华民族的伟大创造，中医医史文献、中医基础理论、中医诊疗方法、中医药文化等都是中医药应该传承的精华内容。中医的底蕴是文化，中医的思维是哲学，中医的临床是技术。我们不仅要把思想理论传承好，而且要把技术方法传承好。与此同时，在中医药发展过程中，要把大医精诚、医者仁心的中医精神发扬光大，才能让岐黄基因薪火相传，让这一国之瑰宝为建设健康中国、增进人民健康福祉作出新的贡献。

创新是中医药的活力所在。自古以来，中医药学术流派众多，名医大家辈出，看病治病方法多样，创新是中医药生生不息的关键。对疑难杂症，中医药往往守正出奇，这主要在于中医药因时、因地、因人不断变化创新。守住“中医药发展规律”这个“正”，才能在中医思维指导下进行创新。只有在“创”上下功夫，解决好“新”这个关键，在新形势下创理论之新、技术之新、方法之新、方药之新，才能真正做到“传承不泥古、创新不离宗”，让这一中华民族古老文明的精华重新焕发新的光彩。

当前，中医药正翻开振兴发展的崭新一页，广大的中医人在各自的工作岗位上辛勤耕耘，望闻问切，理法方药，治病救人，为健康中国建设提供强有力支撑，为构建人类卫生健康共同体贡献中国智慧和中国力量。

笔者深耕中医临床工作三十余年，积累了丰富的治疗内科疾病的临床经验，特别在脾胃病证治上颇有造诣。所编此书涵盖典籍心悟、学术经验、治法治验、杂病诊疗、用药心得、养生集锦、临床研究、个人成才之路八个方面，通过梳理学术脉络，挖掘经典的精华内容，提取中医药防治疾病的特色优势，传承医者仁心的职业操守。从理论到临床，再从临床来丰富理论，证治经验丰富，诊疗方法灵活，创新而不离宗，继承更重发挥。全书以临床为主线，紧贴临床，服务临床，有较高的实用性。

由于编者的水平有限，书中不足之处难免，恳请读者不吝赐教，以便我们今后不断学习提高。

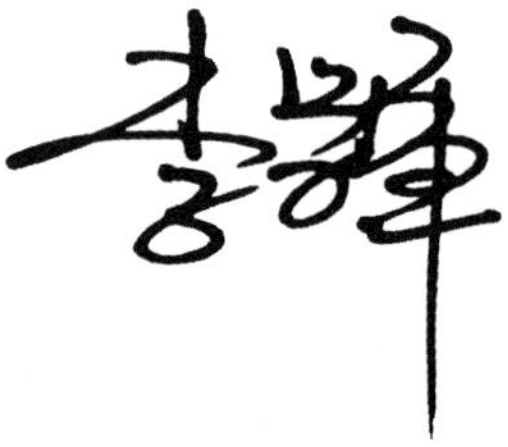

2024年4月8日

目　　录

第一章　典籍心悟

第一节　《伤寒论》

一、作者简介

《伤寒杂病论》为东汉末年著名医学家张仲景所著。据相关文献记载，张仲景（约150—219），河南南阳人。他自幼聪颖过人，学习勤奋，善于思考，曾随同郡张伯祖习医，后医术胜过其师。汉灵帝时（168—184），举孝廉，他曾官至长沙太守，这亦是其"张长沙"称谓的由来。张氏亦曾赴京师为医，被尊为"上手"。尽管张仲景医名显赫，但在诸正史中难觅其生平记载，相关内容最早见于唐代《名医录》，书载："南阳人，名机，仲景乃其字也。举孝廉，官至长沙太守，始受术于同郡张伯祖，时人言，识用精微过其师。所论著，其言精而奥，其法简而详，非浅闻寡见者所能及。"此外，《甲乙经序》亦载有："仲景见侍中王仲宣，时年二十余，谓曰：'君有病，四十当眉落，眉落半年而死。'令服五石汤可免。仲宣嫌其言忤，受汤勿服。居三日，见仲宣，谓曰：'服汤否？'曰：'已服。'仲景曰：'色候固非服汤之诊，君何轻命也。'仲宣犹不信，后二十年果眉落，后一百八十七日而死，终如其言。"此两书是当今了解张仲景生平事迹之源。张仲景对中医学贡献巨大，其所著《伤寒杂病论》被医界一直奉为"经典"之作，就连与之同时代的著名医学家华佗亦直叹之谓"此真活人书也"（《襄阳府志》）。正是由于张仲景对中医学的贡献巨大，后世医家才尊之为"医圣"。仲景认真学习和总结前人的理论经验，并仔细研读《素问》《灵枢》《难经》《阴阳大论》《胎胪药录》等古代医书，其中《素问》对其影响很大。《素问》中曾有言："夫热病者，皆伤寒之类也。"又曰："人之伤于寒也，则为病热。"仲景据此提出伤寒是一切热病的总称，并在前人留下来的"辨证论治"治病原则的基础上，创新性地提出了"六经论伤寒"。《伤寒杂病论》成书约在200—205年（即建安十年左右）。当时社会黑暗，统治阶级内部互相争斗，对农民起义展开疯狂剿杀。由于连年争战，人民颠沛流离，疫病多次广泛流行，亡者甚众。曹植《说疫气》中描述的"家家有僵尸之痛，室室有号泣之哀，或阖门而殪，或覆族而丧"，可谓是当时社会的真实写照。张仲景家族素旺，自建安元年起不及10年间，200余人中因染疫病而亡者竟占2/3，其中伤寒病竟高达7/10。张仲景感伤于当时的悲惨状况，面对当时医界不少人唯名利是图而疏于医学研究的现状，他立志济世活人，于是"勤求古训，博采众方"，结合汉代以前已有的医学知识与自己临床实践的体会，著就了《伤寒杂病论》这部旷世之作。

《伤寒杂病论》共16卷（10卷论伤寒，6卷论杂病）。该书大致经历了成书、散佚、整理校订三个时期。该书成书后，由于当时印刷术及造纸术还未发明，其流传受到极大限制，复因战争频繁，多为散佚。西晋王叔和将其中"伤寒"部分作了搜集整理及编次形成《伤寒论》，然该书仍未得到广泛流传。该书后又经宋朝国家校正医书局高保衡、孙奇、林亿等搜罗校注，形成宋版本，由于当时印刷术已经发明，该书得以出版刊行，这便为《伤寒论》理论流传奠定了坚实的基础。然而宋版本现已不可见，目前仅存明代赵开美的复刻本。

二、主要内容概述

《伤寒论》全书 10 卷，共 22 篇，以外感病为主，六经分证为辨证论治总纲，全书列方 113 首，应用药物 82 种。第 1 卷为"辨脉法"和"平脉法"，主要论述伤寒及杂病的脉、证与预后；第 2 卷为"伤寒例""辨痉湿暍脉证""太阳病脉证并治上"，主要总论六经病发生、发展、治疗、预后的一般规律及痉湿暍的证治；第 3～6 卷主要论述太阳、阳明、少阳、太阴、少阴、厥阴六经病的脉、证、治疗与预后；第 7～10 卷主要论述霍乱、阴阳易、瘥后劳复的证治及伤寒病的可汗不可汗、可吐不可吐、可下不可下等。北宋初期，翰林学士王洙在翰林院所存的残旧书籍中得到《伤寒杂病论》的节略本《金匮玉函要略方》3 卷，上卷论伤寒病，中卷论杂病，下卷记载方剂及妇科病。林亿等在校订此书时，因为《伤寒论》已有比较完整的王叔和编次的单行本，于是删去了上卷而只保留了论述杂病和妇人病的中、下卷。为使"仓卒之际，便于检用"，又把下卷的方剂部分，分别列在各证候之下，仍编为上、中、下 3 卷。此外，林亿还收集各家方书中转载仲景治疗杂病的医方及后世一些医家的良方，分类附在每篇之末"以广其法"，题书名为《金匮要略方论》，这就是后世通行的《金匮要略》。该书以内伤杂病为主，是我国现存最早的一部论述杂病诊治的专书。全书分上、中、下 3 卷，共 25 篇。第 1 篇"脏腑经络先后病脉证"属于总论性质，对疾病的病因、病机、诊断、治疗、预防等都以举例的形式制定了原则，故在全书中具有纲领性意义；第 2～17 篇论述内科病的证治；第 18 篇论述外科病的证治；第 19 篇论述趺蹶等 5 种不便归类病的证治；第 20～22 篇专论妇产科病的证治；最后 3 篇为杂疗方和食物禁忌。原著前 22 篇，计原文 398 条，若单以篇名而论，包括 40 多种疾病，如痉、湿、暍、百合、狐惑、阴阳毒、疟病、中风、历节、血痹、虚劳、肺痿、肺痈、咳嗽、上气、奔豚气、胸痹、心痛、短气、腹满、寒疝、宿食、五脏风寒、积聚、痰饮、消渴、小便不利、淋病、水气、黄疸、惊悸、吐衄、下血、胸满、瘀血、呕吐、哕、下利、疮痈、肠痈、浸淫疮、趺蹶、手指臂肿、转筋、狐疝、蛔虫及妇人妊娠病、产后病和杂病等。该书共载方剂 262 首(其中 4 首只列方名，未载药物)，用药 155 味。在治疗手段方面，除使用药物外，还采用了针灸和食物疗法，并重视临床护理。在剂型方面，该书既有汤、丸、散、酒等内服药剂，又有熏、洗、坐、敷等外治药剂共 10 余种。部分条文后亦有对煎药、服药方法和药后反应等的详细记载。

三、脾胃病相关内容

《伤寒论》对调治脾胃的思想贡献在于将《内经》确立的脾胃理论，创造性地应用于临床实践，把脾胃置于六经病中来研究。该书详细地归纳了各种脾胃病证的临床证候，在舌候、脉候等证候表现上阐明脾胃的病因病理，制定了脾胃病的治法，为后世汗、吐、下、和、温、清、消、补八法提供了思路，八法随证化裁又可相互配合，又创制了许多著名的脾胃病方剂，在后世脾胃学说的发展中起到了承前启后的作用。

（一）仲景之脾胃思想

1. 未病先防，已病防变

仲景在《金匮要略·脏腑经络先后病脉证第一》中指出："夫治未病者，见肝之病，知肝传脾，当先实脾，四季脾旺不受邪，即勿补之。中工不晓相传，见肝之病，不解实脾，惟治肝也。"人体五脏之间在生理上存在着"生克"关系，在病理上存在着"乘侮"关系，肝脾之间的这种关系尤为突出。所以在治疗肝病的过程中，必须注意调补脾脏。通过补脾，使脾气健旺，就能防止肝病传脾。若"见肝之病，不解实脾，惟治肝也"，则肝病未愈，脾病又起。张仲景这种未病先防、已病防变的观点，对后世临床有很大的指导意义。而脾胃为后天之本，气血生化之源，脾胃失调，气血乏源，脏腑失养则百病由生，后世李东垣提出"内伤脾胃，百病由生""脾胃一伤，五乱互作"等观点进一步证实了脾胃的重要性。

2. 治病用药，顾护脾胃

《伤寒论》方中许多方剂都含有姜、枣、草、参。在驱邪的同时，注意顾护中焦脾胃之气，既有未病先防之意，亦有扶正祛邪之见。桂枝汤、小柴胡汤用姜、枣、草以扶正祛邪。大青龙汤中用姜、枣、草扶正祛邪的同时，又可防止发散太过而伤正。十枣汤中芫花、大戟峻逐水邪的同时，配大枣顾护脾胃，也起了缓势之用。白虎汤中配甘草、粳米调气和中，使大寒之剂不致伤中。三承气汤中加甘草益气和中，缓解硝、黄之苦寒。所有这些均说明张仲景在治病驱邪的同时，十分重视保护中气。除了在配伍用药中使用护中调中的药物外，张仲景使用下法时也特别强调时机，宜晚而不宜早，以防损伤中阳，而致邪气内陷。《伤寒论》载"汗出谵语者，以有燥屎在胃中，此为风也。须下者，过经乃可下之。下之若早，语言必乱，以表虚里实故也"。这种"下不厌迟"的做法，也表明了仲景重视顾护脾胃的思想。仲景顾护脾胃的学术思想起源于《内经》"有胃气则生，无胃气则死"的理论。他发展了这些理论，并将其贯穿于著作的始终。

3. 方后调养，重在脾胃

方后调护，重在脾胃。桂枝汤方后注曰"服已须臾，啜热稀粥一升余，以助药力"。服药后饮热粥，益胃气以助药力发汗，既可使汗出有源，也可防发散太过而伤中。五苓散方后注曰"以白饮和服方寸匕"。白饮，即米汤。此处用米汤送服，也有顾中护胃之意。三物白散方后的"以白饮和服"及"不利，进热粥一杯；利过不止，进冷粥一杯"，即用白米汤来护胃气以防巴豆对胃肠的刺激，借水谷以保胃气、存津液。

（二）病因病机认识

仲景在《伤寒论》中论及脾胃失调病证主要在阳明病篇和太阴病篇。阳明病篇中论述病因包括："问曰：病有太阳阳明，有正阳阳明，有少阳阳明，何谓也？答曰：太阳阳明者，脾约是也；正阳阳明者，胃家实是也；少阳阳明者，发汗利小便已，胃中燥烦实，大便难是也"，"太阳病，若发汗，若下，若利小便，此亡津液，胃中干燥，因转属阳明；不更衣，内实，大便难者，此名阳明也"。从这两条条文可以看出，阳明病成因主要包括两个方面：一是它经传来，如太阳病发汗不当，或误用吐、下、利以致津液耗伤，胃中干燥而转属阳明，即所谓"太阳阳明"。少阳病误用发汗、利小便，伤津化燥而成阳明病，即所谓"少阳阳明"。结合太阴病篇"太阴者，身当发黄，若小便自利者，不能发黄。至七八日大便硬者，为阳明病也"，少阴病篇"少阴病，得之二三日，口燥咽干者，急下之"，"少阴病，自利清水，色纯清，心下必痛，口干燥者，可下之，宜大承气汤”，“少阴病，六七日，腹胀不大便者，急下之，宜大承气汤”及厥阴病篇中“伤寒脉滑而厥者，里有热，白虎汤主之”，还可以得知，三阴病寒邪内郁化热，或少阴热化证伤津化燥及寒化证阳复太过，亦可转属阳明。二是阳明病自病，由于素体阳盛，或有宿食，或为燥热所感，病证从阳明化燥而成“正阳阳明”。而太阴病的病因可分为三个方面：一是外邪直中，或七情、饮食、劳倦内伤，脾胃虚弱，运化失职；二是脾胃两脏先天不足，即所谓脾胃素虚；三是它经病证失治误治，损伤中阳，脾胃受损从而转为太阴病。

（三）《伤寒论》中调治脾胃的治法及方药

1. 病在太阳，培补脾胃以资助汗源

《内经》曰：“其有邪者，渍形以为汗，其在皮者，汗而发之。”邪犯太阳，仲景以发汗为治疗大法。然汗为津液所化生，而津液从胃而出，借脾以输布，故欲发汗解表，需培补脾胃之气，以资助汗源，使邪随汗出。仲景立桂枝汤一法治太阳病，外以调和营卫，内以调理脾胃。曹颖甫在《经方实验录》中亦言：“盖桂枝汤一方，外证治太阳，内证治太阴。”桂枝汤方中以生姜、甘草、大枣补脾益胃，又以药后啜热稀粥以助药力，益胃生津，助汗驱邪。此外，仲景强调禁食生冷、黏滑、肉面、五辛、酒酪、臭恶等易损脾碍胃之物，亦旨在顾护脾胃之气，待脾胃之气缓缓自复。

2. 病在阳明，清胃通腑以保存胃阴

胃气以降为顺，胃肠以虚实更迭为常。邪犯阳明，主要因邪热与燥屎内结，表现为失于和降但实不虚的特点，故阳明病的治疗以清热及泻下二法为主。《内经》云：“中满者，泻之于内。”若无形邪热盘踞胃中，耗伤胃阴，而见大热、大渴、大汗等症，则以清泄之法，治宜白虎汤清热和胃，以石膏、知母清泄胃热；甘草、粳米益气和中，又防膏知寒凉伤胃；若热势更盛，燥屎内结，腑气不通，而见潮热、谵语、痞、满、燥、实、坚等症，仲景则立承气之法，以三承气汤治之，顺承胃气，泻下存阴。

3. 病在少阳，调中和胃以和解表里

少阳居于半表半里，因气弱血衰，邪气与正气交争于胁下，使其枢机不利，治疗重在扶助正气以祛邪，关键在于补益脾胃之气，使正气充沛，气血充盛，方能驱邪外出。仲景立柴胡汤之法，以柴胡散表邪，黄芩清里热，加入参、姜、草、枣调中和胃，和解表里，驱邪从表借汗而出。《伤寒缵论·卷上·少阳篇》云：“少阳证，统而言之，邪居表里之半。析而言之，亦有在经在腑之分。然其治总不越小柴胡随证加减为权衡，谓其能于本经中鼓舞胃气，上载其邪于上也……其用人参、甘草补中者，以少阳气血皆薄全赖土膏滋养，则木气始得发荣，即是胃和则愈之意。用姜枣和胃者，不过使半表之邪，仍从肌表而散也。”可谓道出仲景用小柴胡汤之“上焦得通，津液得下，胃气因和，身濈然汗出而解”之旨。

4. 病在太阴，温中补虚以建运中州

仲景在《伤寒论》中说道：“自利不渴者，属太阴，以其脏有寒故也。当温之，宜服四逆辈。”太阴病，或因失治误治，邪陷太阴，或因素体中阳不足，或因内伤生冷，寒邪直中太阴，脾阳受损，运化失常，寒湿停聚，而成太阴寒湿之证，治以温补为主。太阴病以虚寒为主，宜以理中汤治之，温中散寒，健脾燥湿，使中阳得温，中州得运，气血得化，阴阳自和，脏腑可安。

5. 病在少阴，调补脾胃以回阳救逆

太阴久病，必及少阴，少阴从寒而化，肾阳亏虚，病情危急，故而温补脾阳可助肾阳，加强回阳救逆之功。少阴病以四逆汤为主方，温补脾肾，回阳救逆。仲景治少阴病时，已寓复中阳而救肾阳之旨，四逆汤中仅附子、干姜、炙甘草三味，药简立专，方以附子温肾散寒，急以回阳，以姜草温补脾阳，以助肾阳，亦能使回复之肾阳得以久固。

6. 病在厥阴，温补脾阳以升发肝阳

厥阴为风木，厥阴病以乌梅丸为主方，既治蛔厥，又主久利。柯韵伯《伤寒附翼·卷下·厥阴方总论》谓："六经惟厥阴最为难治，其本阴而标热，其体风木，其用相火……调其中气，使之和平，是治厥阴法也。"指出了治厥阴病重在调理中气。乌梅丸组成中，以温热入脾胃之品居半数以上，且用量较大，可见仲景对于厥阴病的治疗，在温扶阳气的同时，已寓温脾阳以升达肝阳之意；且仲景又以蜜作丸，资养胃气，禁食生冷、滑物、臭恶之物，以防重伤脾胃，皆旨在通过补益中焦，强健后天之本，使生化充足，以达增强厥阴病的治疗效果。

7. 升降乖戾，辛开苦降以调和脾胃

脾胃为人体气机升降的枢纽，脾气升则载肝肾之气升，胃气降则携心肺之气降。若脾胃受损，脾陷不升，胃逆不降，升降失常，气机逆乱，则疾病丛生。在六经病中，便多见由于妄用治法伤及脾胃，升降反作，而生痞证、结胸、寒格等变证。因此仲景治疗时亦从调理脾胃气机升降入手，如创三泻心汤、旋覆代赭汤、黄连汤、干姜黄芩黄连人参汤等，均以辛开苦降、寒热并调之药，伍以参、枣、姜之类培补中气，健运脾胃，使脾气得升，胃气得降，脾胃调和，则升降恢复，疾病向愈。

四、临证心悟

结合伤寒论学术思想及三十余年临床实践，李学军教授深深感悟到，张仲景重视脾胃、以脾胃为本的学术思想源于《黄帝内经》，《伤寒论》虽然没有直接论述《黄帝内经》中的脾胃生理、病理、诊断、治疗等内容，但是其中的脾胃理论已被张仲景运用于《伤寒论》辨证论治中，至今仍在很好地指导着我们的临床诊疗。张仲景秉承《黄帝内经》有关胃气旨意，在其《伤寒论》中不论外感内伤，抑或杂病，均时时顾护中土，保养胃气，并且开后世李东垣的温阳升脾说、叶天士的滋阴降胃说、缪希雍的脾阴不足说、朱丹溪的脾主阴升阳降说和李中梓的脾为后天之本说等的先河，在脾胃学说的发展中起到了承上启下的作用。

（一）顾护胃气，以正其源

1. "胃气"析源

"胃气"一词首见于《灵枢·口问》："谷入于胃，胃气上注于肺。"《黄帝内经》中有云："五脏者，皆禀气于胃。胃者，五脏之本也"，"平人之常气禀于胃，胃者平人之常气也，人无胃气曰逆，逆者死"，两者皆强调了胃气之盛衰与人体五脏功能及正气盛衰有着密切的联系。关于胃气之说，有广义与狭义之分，广义胃气指人体抵御疾病的正气；狭义胃气则指脾胃运化、吸收食物并传输水谷精微的功能。李学军教授认为，脾胃运化功能健全，中焦受气有权，则气血津液生化有源，五脏六腑得养，人体之正气方可御邪，故胃气之一分为二，实则为一也。《脾胃论·脾胃虚实传变》云："元气之充足，皆由脾胃之气所养，而后能滋养元气。"申其义也。

2. 防病之际重视胃气

《灵枢·营卫生会》云："人受气于谷，谷入于胃，以传与肺，五脏六腑，皆以受气。"人体生生之机，源于胃气；人之本，本于胃气。李学军教授总结仲景擅长运用养生防病方剂与食疗之法，调和人体气血阴阳平衡，以御外邪。马天驰等筛选出《伤寒杂病论》中 37 首属于养生防病范畴的方剂，其中 26 首方剂具有调补脾胃之功。同时在仲景临床常用的 89 种食物中，有 61 种归于脾、胃经，用以补益脾胃，鼓动中焦之气，提高人体正气御邪能力，可见重视胃气的补养贯穿于仲景治疗疾病的始终。李学军教授提出在疾病的发生、发展过程中，脏腑之间相互影响、相互联系，一脏有病，便可通过传变而影响他脏。在诸多脏腑传变中仲景唯以“肝病传脾”为例，可知脾胃功能是否强健对于疾病发展、传变具有重要影响。临床在防病之际应重视胃气的培补，使营卫化生有源，则未受邪之地得安，已受之邪得无所传。

3. 祛邪之时顾护胃气

人体感邪发病后，临床遣方用药，祛除邪气之时，或因正虚而无力鼓邪外出；或因金石、峻烈及有毒之品伤正；或因素体正气虚甚，药液难以吸收而无法奏效。李学军教授认为此时顾护胃气，补中扶正，治病求本，往往可得事半功倍之效。

4. 扶正助祛邪

桂枝汤为仲景“群方之冠”，《伤寒杂病论》中出现频率最高的药物分别是人参、甘草、姜、枣四味。《金匮要略》共用药 157 种，使用次数较多的药物有甘草、生姜、桂枝、大枣、芍药、半夏、茯苓、白术、人参等，其中前五味刚好是桂枝汤组方。胡希恕先生曾指出桂枝汤能鼓舞胃气，为安中养液之方。《金匮方歌括》中注释桂枝汤证言：“桂枝汤立意非专在解表祛风，实在调中焦，畅化源，盛谷气，祛邪气之功能。”李学军教授提到，桂枝汤内外证均可辨证用之，桂枝汤证本有“汗出”，而仲景再用桂枝汤得“汗出而解”，是因该方以调和中焦脾胃阴阳为主，具有外调营卫、内调气血之用；仲景用桂枝汤，重在调补中土胃气以扶助正气、协调营卫，祛邪外达。

5. 胃和身自安

中医治病常以扶正祛邪为主，人体正气以胃气为本，正气不足主要指胃气不足，所以重胃气是中医学有别于现代医学而取效的特色之处。清代医家黄元御以中气升降立论，阐述人体生理病理。以中土为枢轴，升降运转，左路木火升发，右路金水敛降，中焦土气斡旋，左升右降环行，形成以“一气周流，土枢四象”为核心的理论体系。《四圣心源》有云：“升降之权，则在阴阳之交，是为中气。”此处的中气，即指胃气。然则中气衰则斡旋无权，肾水下寒而致精病，心火上炎而致神病，肝木左郁而致血病，肺金右滞而致气病。如肾气丸、麦门冬汤、温经汤、酸枣仁汤皆以重胃气为法，复五脏调和之象。李学军教授认为，防治过程中应以顾护胃气为本，使患者后天脾胃之气充盛，进一步改善患者全身状态。

6. 攻邪不伤正

仲景在遣方用药时重视胃气的培补，在药物配伍及煎服方法方面也尽显顾护胃气之意，以防伤及正气。如大承气汤，尽管处于阳明腑实之“痞满燥实”，急下存阴之际，仲景仍有斟酌之意，故曰“宜大承气汤”“可与大承气汤”，并每于服法后注明中病即止，不可再服，以防损伤胃气。同时仲景在十枣汤中佐以大枣缓和药物峻烈之性，顾护中州，唯恐胃气不耐药物之戕伐。且十枣汤又注“得快下利者，糜粥自养”的服药方法，意在使病邪去而不伤正。胃气存亡的多少，往往决定着疾病的转归与发展，《伤寒论》中也多次论述了误用汗、吐、下法而伤及气血津液，损伤脾胃，变生他病的情况，实则强调了临床在祛除病邪的治疗过程中应顾护胃气，加用益胃之品或摒除损伤胃气的因素，不因祛邪而伤及正气，使得正气能充分发挥作用，逐邪外出，防止疾病传变。

7. 病去之后调补胃气

邪去之后人体胃气虚散，需谨慎补养胃气，待胃气功能恢复，“中焦受气取汁”有权，方为邪去病愈。“病人脉已解，而日暮微烦，以病新瘥，人强于谷，脾胃气尚弱……损谷则愈”意为大病新瘥，胃气虚弱，日暮时分又不得天阳资助，消化能力减弱，气虚生热，谷不消亦生热，故傍晚时分发烦，此时应节制饮食，即可自愈。李学军教授认为久病之人，脾胃之气、阴阳之气尚未完全恢复，饮食以清淡温暖易消化为主，只有重视病后胃气的调养，才能防止疾病复发。应嘱咐患者注意饮食起居、情志劳作适宜以养护脾胃。

8. 顾护胃气之论治分析

在组方用药方面，《伤寒论》创建了许多顾护胃气的方剂，尤其是在太阴病篇。太阴病为脾阳虚衰，寒湿内盛之患，提纲证：“太阴之为病，腹满而吐，食不下，自利益甚，若下之，必胸下结硬。”反映了中阳不足，脾胃虚弱，寒湿内盛，升降失常的太阴病本质。针对此病机本质，李学军教授认为，选用温补中焦的方剂是治疗的要旨。理中汤之立，在于温补中焦脾胃之阳，理中汤虽未在太阴病篇列出，但根据太阴病的病理和理中汤的方义以及《伤寒论》第159条中“理中者，理中焦”来看，理中汤实为太阴病之主方。方中干姜温运中焦以散寒邪，人参补气健脾助干姜以振奋脾阳，白术健脾燥湿以促进脾阳健运，炙甘草调和诸药兼补脾和中，以蜜和丸，甘缓补脾胃。诸药合用，使中焦重振，脾胃健运。《伤寒论》第100条言：“伤寒，阳脉涩，阴脉弦，法当腹中急痛，先与小建中汤，不差者，小柴胡汤主之。”王子接在《绛雪园古方选注·卷上》这样描述小建中汤：“建中者，建中气也。名之曰小者，酸甘缓中，仅能建中焦营气也。”方中重用甘温质润之饴糖为君，温补中焦，缓急止痛。饴糖配桂枝，辛甘化阳，温中焦而补脾虚；芍药配甘草，酸甘化阴，缓肝急而止腹痛。生姜温胃散寒，大枣补脾益气，炙甘草益气和中。六药合用，使中气强健，阴阳气血生化有源，故以“建中”名之。值得注意的是，顾护胃气，不仅体现在保护胃阳，也体现在滋养胃阴，阳明病提纲证云：“阳明之为病，胃家实是也。”“胃家实”是仲景对阳明病热证、实证病理机制的高度概括，邪入阳明，多从燥化，故病变以里实热为特征，有热证和实证两种，热则伤津，伤津则胃燥，胃燥则腑气不通，故出现身热汗出，口渴烦躁，腹胀满疼痛等表现，此时“胃津伤”是主要矛盾，保养胃津乃当务之急，阳明热证用白虎汤清热生津，阳明实证用承气汤急下存阴。到了清代，吴鞠通在《温病条辨》中创立的加减承气汤，更是承秉了仲景的学术渊源，将顾护胃气的理论应用到了极致。“存一分津液，便有一分生机”这一温病治疗过程中的指导原则，正是来源于张仲景的顾护胃气思想。

9. 顾护胃气之煎服调护

李学军教授认为在煎药方法上，既要使药物发挥最大药效，又要顾护胃气。有煎药时加米汤煎，或加生姜、大枣、蜂蜜煎，有去滓再煎，有先煎等，皆体现张仲景顾护胃气的思想。

（1）先煎去上沫

在《伤寒论》中有多首含有麻黄的方剂，所有应用麻黄的方剂都要“去上沫”，历代医家认为麻黄先煎去沫可降低其悍烈之性，如陶弘景云：“麻黄用之先煮一二沸，去上沫，沫令人烦。”吴谦言：“必须煮掠去上沫者，恐令人烦。以其轻浮之气过于引气上逆也。”沫中主含麻黄碱，其量大可致大汗、烦躁、恶心等不良反应，可见麻黄先煎，去上沫，既能削弱麻黄的升散温燥之性以防止过汗伤阳，又可摒弃其峻烈之势以免药后心烦。

（2）去滓再煎

“去滓再煎”就是煮取药物后，把药渣倒掉，然后再把药液加热浓缩的煎煮方法。《伤寒论》中共有7个方子，分别是半夏泻心汤、生姜泻心汤、甘草泻心汤、旋覆代赭汤、小柴胡汤、大柴胡汤和柴胡桂枝干姜汤，对去滓再煎的描述为："以水一斗，煮取六升，去滓，再煎取三升"，其中前四方和解中焦上下之枢机，后三方和解表里少阳之枢机，即后世所说的"和解剂"。方剂的组方有一个共同的特点，那就是寒热并用、攻补兼施、以和为纲。王子接云："去滓再煎，恐刚柔不相济，有碍于和也。"再煎可使药性和合，以避药性不和伤及脾胃。且七方对应的症状均有胃不受纳的表现，或为干呕不能食，或为噫气，再煎可使药物浓缩，使药减而效不减，如此便可减轻脾胃的受纳负担，避免服药过多而致脾胃不适。

(3) 煎服时加粳米、大枣、蜂蜜等味甘之品

白虎汤、桃花汤、竹叶石膏汤等方中均用粳米。煎法中白虎汤、竹叶石膏汤方后注云："煮米熟"；桃花汤方后注云："煮米令熟。"粳米味甘入脾胃二经，可调和胃气，保存胃津。大陷胸丸和猪肤汤在煎服过程中均用到了蜂蜜，在《本草纲目》中蜂蜜有"和营卫，润五脏，通三焦，润脾胃"之功。李学军教授认为，使用白蜜功用有三：一是缓和药性，可缓大陷胸丸中甘遂之峻烈之性；二是甘缓矫味止痛，使药物便于服用，同时减轻药物刺激咽喉出现疼痛的症状；三是味甘补中，可顾护胃气。这些充分体现了《伤寒论》顾护胃气的重要思想。

（二）伤寒八法治疗呕吐

呕吐为胃中之物从口吐出的一种临床常见病证，病机为胃失和降，气逆于上。"呕""吐"大多同时出现，常统称为"呕吐"。中医学理论认为呕吐的成因有多种，不仅与脾胃密切相关，还与其他多种因素有关，如外感六淫邪气、其他脏腑病变等。《伤寒论》中涉及呕吐的相关条文多达 70 余条，辨证施治，法度严谨，研究其治疗呕吐的遣方用药特点，有助于显著提高中医药治疗各种呕吐的临床疗效。正如《素问·百病始生》所言："察其所痛以知其应，有余不足，当补则补，当泻则泻，勿逆天时，是谓至治。"研究《伤寒论》辨治呕吐，学者多从六经、三焦、虚实寒热等角度出发；李学军教授临证论治呕吐，常从仲景之伤寒八法着手。

1. 病因病机

(1) 寒性呕吐

多由寒邪侵犯胃腑，导致胃失和降，浊气上逆发为呕吐。呕吐物多痰涎清稀，无酸臭味，治疗上以"温"为主。

风寒袭表：风寒客表，足太阳膀胱经受之，太阳受邪，肺气失宣，则卫气不得泄越。而卫气的运行，有赖胃气的输布，今卫气被郁，胃气亦不能和降，可引起呕吐。《伤寒论》第 3 条"太阳病，或已发热，或未发热，必恶寒，体痛，呕逆，脉阴阳俱紧者，名为伤寒"所述及的"呕逆"，在治疗上以解表为主，"邪去正安"，表邪祛除，胃气和降，呕吐自止。

寒饮干胃：阴寒之邪导致水饮停聚，干犯胃腑，胃失和降可导致呕吐的发生。《伤寒论》第 40 条"伤寒表不解，心下有水气，干呕发热而咳……"是由于水停心下，寒饮犯胃，胃气上逆而出现干呕。

肝寒犯胃：肝寒随经上犯于胃，胃气虚寒，浊阴之气上逆，引发呕吐。《伤寒论》吴茱萸汤证共三条：一为阳明"食谷欲呕"（第 243 条）；二为少阳"吐利，手足逆冷，烦躁欲死"（第 309 条）；三为"干呕，吐涎沫，头痛"（第 378 条）。这三条见证虽有不同，但阴寒内盛、浊阴上逆的病机是一致的。

脾阳虚衰：脾主运化，当外受寒邪或内伤生冷，伤及脾阳而致运化失职，寒湿内生，停滞胃肠，气机不畅，则腹满时痛；脾阳伤而升降机能失常，浊阴上逆，则恶心呕吐。《伤寒论》中第 273 条"太阴之为病，腹满而吐……"即脾阳虚衰，寒湿犯胃，胃失和降而上逆，故而见"腹

满而吐”。

少阴虚寒：少阴属心肾，统水火二气。若肾阳不足，心火失煦，易形成阴寒内盛，真阳不足，胃阳不振，而引发呕吐。如《伤寒论》第317条曰：“少阴病，下利清谷，里寒外热，手足厥逆，脉微欲绝，身反不恶寒，其人面色赤或腹痛，或干呕。”此为少阴虚寒性呕吐。

（2）热性呕吐

多由热邪犯胃，扰乱气机，胃失和降，浊气上逆，发为呕吐。呕吐物多为黏痰黄涎，有酸臭味，治疗上以清热为主。

热扰胸膈：汗吐下后，阳邪内陷，郁结心胸，火郁不伸，扰乱胸膈，胸膈邪热波及胃腑，胃气不得下行而作呕。《伤寒论》第76条曰：“发汗后，水药不得入口，为逆。若更发汗，必吐下不止。发汗吐下后，虚烦不得眠，若剧者，必反复颠倒，心中懊侬，栀子豉汤主之；若少气者，栀子甘草豉汤主之；若呕者，栀子生姜豉汤主之。”

浊热犯胃：邪入阳明，与胃肠中宿食糟粕相结，则气滞不行，胃失和降，逆而作呕。《伤寒论》第185条载：“伤寒发热，无汗，呕不能食，而反汗出濈濈然者，是转属阳明也。”此种呕吐属阳明腑实证中的一个症状。

胆热犯胃：此种呕吐主要为邪犯胆腑，胆经郁热，循经伤及胃腑，胃气上逆，正如《伤寒论》第96条所描述的“……不欲饮食，心烦喜呕……”。

水热互结：《伤寒论》第319条云：“少阴病，下利六七日，咳而呕渴，心烦不得眠者，猪苓汤主之。”此呕吐是由于少阴阴虚内热，余热伤阴，脾胃气化失司，水气停滞，水与热相搏结，停滞胃腑引起呕吐。

（3）寒热夹杂之呕吐

引起呕吐的病邪既有寒邪，又有热邪，寒热错杂，共同影响脾胃气机，使清浊升降失调而发为呕吐。治疗上寒热并用，升清降浊，使呕吐自止。

外邪由表入里后，部分寒化，部分热化，正气受损，脾胃气机升降失调引发呕吐，如《伤寒论》第149条所言：“伤寒五六日，呕而发热者，柴胡汤证具……”

2. 伤寒八法

（1）汗法

汗法是通过开泄腠理，促其发汗，使邪随汗解的一种治疗手段，可治疗表证、风湿痹痛、水肿、疮疡等。《素问·阴阳应象大论》曰：“其有邪者，渍形以为汗；其在皮者，汗而发之。”《伤寒论》中指出太阳阳明合病，外邪内迫于胃，胃气上逆，症见不下利但呕者，予解表发汗、疏通经络、降逆止呕之法，方选葛根加半夏汤，药用葛根、麻黄、桂枝、生姜、半夏等，需覆取微似汗；若出现吐后阴伤，热郁于内而贪饮者，形成热结饮阻之证，予发散祛邪、清热止渴之法，方选文蛤汤主之，药用文蛤咸寒利水消饮，麻黄、杏仁宣肺发汗行水等。临床应用时需注意酌情选用，气血亏虚、阴阳耗损、内热等不可发汗。

（2）吐法

吐法最早见于《黄帝内经》，《素问·阴阳应象大论》曰：“其高者，因而越之。”指出病位在上部的疾病可用因势利导、顺势而上的吐法治疗。张子和亦谓：“如引涎、漉涎、嚏气、追泪。凡上行者，皆吐法也。”《伤寒论》第324条云：“少阴病，饮食入口则吐，心中温温欲吐，复不能吐，始得之，手足寒，脉弦迟者，此胸中实，不可下也，当吐之。”此不可下也，胸中实邪阻滞，予涌吐停痰宿食，方选瓜蒂散。《伤寒论》第376条又载：“呕家有痈脓者，不可治呕，脓尽自愈。”阐明内部痈脓而引起的呕吐，不可强止其呕吐，因为这种呕吐是机体驱除痈脓的反应，呕吐正是痈脓的出路，痈脓尽出，则呕吐自然而止。真如王好古《医垒元戎》所言“见痰休治痰，见血休止血”。

（3）下法

下法是运用具有通便、利水、逐瘀作用的方药祛除病邪的治疗大法。《伤寒论》中指出少阳郁热兼阳明里实，症见呕不止，心下急，郁郁微烦，予和解少阳、通下里实之法，方选大柴胡汤，药用柴胡、黄芩、枳实等；胃肠实热，症见食已即吐者，予泻热去实之法，方选大黄甘草汤主之，药用大黄、甘草；哕而腹满，《心典》所谓“病在下而气溢于上也”，症见有形邪气阻滞而腹满，小便不利，大便不通，予利之则愈，方选猪苓汤、调胃承气汤等。

（4）和法

和法通过调和人体脏腑、阴阳、气血等，“和其不和”，从而达到机体新的平衡。《素问·调经论》曰：“血气不和，百病乃变化而生。”戴北山亦云：“寒热并用之谓和，补泻合剂之谓和，表里双解之谓和，平其亢厉之谓和。”恰如调和营卫、和解少阳、调和肝脾之法等。小柴胡汤是和法的代表性方剂。《伤寒论》中指出少阳枢机不利，胆胃不和，三焦不畅，症见一身及目悉黄，小便难，时时呕恶，有潮热，予和解少阳、清热祛湿、调达枢机治之，方选小柴胡汤，药用柴胡、黄芩、人参、半夏等；邪传少阳，外邪入侵或厥阴阳气来复，症见呕而发热者，方选小柴胡汤；少阳邪热迫胃，症见呕而发热，同样方选小柴胡汤。

（5）温法

温法主要采用温热性质的药物来治疗寒证，依据“寒者热之”的原则来立法。《伤寒论》中指出阳明病寒证，中焦阳虚，脾胃或肝胃虚寒，浊阴上逆，症见食谷欲呕，干呕吐涎沫，呕而胸满者，头痛，吐利，手足逆冷，烦躁欲死，予温中散寒、和胃降浊之法，方选吴茱萸汤，药用吴茱萸、人参、生姜等；胃寒致哕，寒气滞于胸膈，胸阳不展，阳抑郁不能伸，症见干呕哕，手足厥，予散寒降逆止呕之法，方选橘皮汤，药用橘皮、生姜；虚寒胃反，健运失职，不能化气生津，症见呕吐，心下痞硬，大便燥结，予和胃降逆、补虚润燥之法，方选大半夏汤，药用半夏、人参等。若寒邪克伐人体阳气甚重，需运用回阳救逆、破阴回阳之法。《伤寒论》中指出少阴寒化证，脾肾阳虚，胃气上逆，症见欲吐不吐，心烦，但欲寐，自利而渴，引水自救，小便色白，甚则阴盛阳亡，症见脉阴阳俱紧，反汗出，咽痛，吐利，亡阳，治以回阳救逆，方选四逆汤或通脉四逆汤，药用炙甘草、干姜、附子；阴盛格阳证，阴寒上逆，阳气虚弱，症见呕而脉弱，小便复利，身有微热，肢厥，方选四逆汤温中回阳；少阴病阴脱阳竭，寒热格拒，逆于胃脘，症见下利不止，脉微，干呕烦者，予破阴回阳、宣通上下之法，方选白通加猪胆汁汤，药用葱白、干姜、附子、猪胆汁等。上述诸方中多选用附子、干姜以温散寒邪、破阴回阳，正如《本草经读》云：“附子味辛气温火性迅发，可振奋心阳。”《伤寒药性赋》亦云：“干姜能去沉寒。”

（6）清法

清法源于《内经》，取自“热者寒之”“治热以寒”之意。临床上运用清法祛除火热之邪，可清里热，畅气机，复阴津。近代名医何廉臣言：“火属血分，为实而有物，其所附丽者，非痰即滞，非滞即瘀，非瘀即虫。但清其火，不去其物，何以奏效。必视其附丽者为何物，而于清火诸方，加入取消痰滞瘀积虫等药，效始能捷。”《伤寒论》中清法分虚实论治，按病位分治为清胸膈热、清胃热、清肠热、清膀胱热等，根据兼夹症状、病理产物等辨证用药。如发汗后，余热未尽，留于胸膈，胃气上逆，症见虚烦不得眠，呕吐，方选栀子生姜豉汤；热利兼呕，饮食所伤，实热内扰，肝胆胃肠不和，症见干呕而利，予清热止利、和胃降逆之法，方选黄芩加半夏生姜汤，药用黄芩、芍药、半夏、生姜等；少阳邪热内迫阳明，症见自下利，呕者，同样予清热止利，和胃降逆之法，方选黄芩加半夏生姜汤，药用黄芩、芍药、半夏等；少阴热化证，少阴真阴虚衰，邪热与水气互结，症见下利，咳而呕渴，心烦不得眠，治以清热滋阴利水，方选猪苓汤，药用猪苓、阿胶、泽泻、滑石等。

（7）消法

消法是指运用有消导或散结作用的方药以治疗气、血、痰、食、水、热、寒等所结成的病邪，起到消痞除满、消水逐饮、散结祛瘀、调和脾胃等功效。《内经》有“结者散之”“坚者削之”“其实者散而泻之”“血实宜决之”等相关论述。《伤寒论》中指出饮邪致呕，可分虚实，如饮停于中，气化不利，饮阻气逆而呕吐，方选小半夏汤或小半夏加茯苓汤，药用半夏、生姜；寒饮搏结胸胃，寒饮扰胸，肺气不利，胃失和降，症见胸中似喘不喘，似呕不呕，似哕不哕，彻心中愦愦然，予辛散寒饮、舒展胸阳之法，方选生姜半夏汤，药用半夏、生姜；水饮停聚胸胁，气机升降不利，胸阳被阻，症见下利呕逆，干呕短气，心下痞硬满，予攻逐水饮之法，方选十枣汤，药用芫花、甘遂、大戟；水饮内停，风寒束表，小青龙汤证，症见伤寒表不解，心下有水气，干呕发热而咳，予辛温解表、温化水饮之法，方选小青龙汤，药用麻黄、细辛、干姜、桂枝、半夏等；水蓄膀胱，太阳蓄水证，气化不利，表邪未解，症见渴欲饮水，水入则吐，予利水渗湿、温阳化气之法，方选五苓散，药用猪苓、泽泻、白术、茯苓等。若素体阳虚或因病致脾胃虚衰，则在驱逐水饮的基础上酌情使用温阳、健脾、和胃等药。阳虚饮停，寒饮不化，聚为痰涎，随胃气上逆，症见干呕，吐逆，吐涎沫，方选半夏干姜散温胃止呕，药用半夏、干姜；胃虚水饮食滞，脾胃气虚，寒热错杂，症见心下痞硬，干噫食臭，胁下有水气，腹中雷鸣，下利，予和胃降逆、散水消痞之法，方选生姜泻心汤，药用生姜、人参、干姜、半夏、黄连等；脾虚水饮内停，渴饮水而呕者，方选苓桂术甘汤温阳化气、健脾利水。

（8）补法

补法指运用补益之品补充机体之不足，达到祛除病邪、恢复正气之目的。根据“虚则补之，损者益之”“腑以通为用”等原则，《伤寒论》中相关补法，多通补结合，以通为补，从而纠正人体气血阴阳、脏腑经络偏损偏衰，可分为温补、清补、平补、滋补等，亦可见塞因塞用。《伤寒论》中指出发汗不当，阴寒犯胃，胃气上逆，症见手足厥逆，咽干，烦躁，吐逆，予温中复阳治之，方选甘草干姜汤，药用炙甘草、干姜；误用吐下，胃虚痰阻，肝胃气逆，症见心下痞硬，噫气不除，予和胃化痰、镇肝降逆之法，方选旋覆代赭汤，药用旋覆花、人参、代赭石、大枣等；阴阳易瘥后劳复病，病后余热未清，气阴两伤，余热在胃，胃失和降，症见虚弱消瘦少气，气逆欲吐，予清热和胃、益气生津之法，方选竹叶石膏汤，药用竹叶、石膏、半夏、麦门冬、人参等；胃虚有热，症见哕逆，予补虚清热、和胃降逆之法，方选橘皮竹茹汤，药用橘皮、竹茹、人参等；妇人产后虚热烦呕，症见妇人乳中虚，烦乱呕逆，治以安中益气，方选竹皮大丸，药用生竹茹、石膏、白薇等。

3. 八法合用

（1）温清并用

温清并用是指用清热、温阳之法治疗寒热错杂证，根据病位可分为上热下寒、胃热脾寒、寒热互结于中焦等。正如《灵枢·官能》云：“寒与热争，能合而调之。”《伤寒论》中指出上热下寒，升降失调，症见胸中热，腹痛欲呕吐，予清上温下、和胃降逆之法，方选黄连汤，药用黄连、干姜、人参、半夏等；胃热脾寒，寒热格拒，症见食入口即吐，予清胃温脾之法，方选干姜黄连黄芩人参汤，药用干姜、黄芩、人参等；寒热错杂，互结于中焦，升降失调，症见呕而肠鸣，心下痞者，予散结除痞、和胃降逆之法，方选半夏泻心汤，药用半夏、黄芩、干姜、人参等。

（2）消补兼施

消补兼施法运用消导、补益之药治疗脾胃虚弱兼有水饮、食积滞停之虚实夹杂证。《素问·阴阳气象大论》云："形不足者，温之以气；精不足者，补之以味。其高者，因而越之；其下者，引而竭之；中满者，泻之于内。""其实者，散而泻之。审其阴阳，以别柔刚……血实宜决之，气虚宜掣引之。"《素问·标本病传论》亦云："谨察间甚，以意调之；间者并行，甚者独行。"《伤寒论》中指出胃反，胃有停饮，脾虚不运，脾胃两虚不能腐熟水谷，津不上乘，加之复饮，饮动于内，升降失常，症见吐而渴欲饮水者，予健脾利水、化气散饮之法，方选茯苓泽泻汤，药用茯苓、泽泻、白术、桂枝等。

4. 治疗呕吐的特效药味

（1）生姜（或生姜汁）

李学军教授特别提到，生姜或生姜汁是治疗呕吐之良药，价廉物美，药食同源，获取方便。生姜走而不守，性味辛散，将生姜制作成生姜汁简单易行。如生姜半夏汤方，先煮半夏，后纳生姜汁，和胃止呕同时更可以增强辛散之力，并且降低半夏的毒性；桂枝汤中配伍生姜，利用其挥发油成分加强解肌发汗和健运脾胃的功效；而吴茱萸汤中重用生姜，除了温中止呕外，还可以降低吴茱萸的燥烈性味，起到矫味的作用。另外，生姜可以温散寒饮而治疗饮邪，例如小半夏汤和小半夏茯苓汤等。

（2）半夏配伍生姜（干姜）

治疗呕吐，张仲景运用半夏通常与生姜配伍，两者性味相近，且生姜又能降低半夏的毒性。此外，半夏亦与干姜配伍亦是妙用，例如治疗"伤寒表不解，心下有水气，干呕"的小青龙汤（第 40 条），以辛热的干姜易辛温的生姜，能更好地起到温化水饮的作用。另外，如半夏干姜散，两药等量，制作散剂，浆水调服，治疗呕吐和吐涎沫疗效彰显，可见如此配伍，不仅和胃降逆，亦能温肺散寒。

五、病案举隅

（一）病案一

何某，女，49 岁。2020 年 10 月 18 日初诊。

主诉：间断性上腹部胀满 4 月余。

现病史：患者近 4 个月以来无明显诱因下时感上腹部胀满不适，餐后尤甚，平素易觉疲乏，劳累后胃脘隐隐作痛，纳呆食少，眠可，二便尚调。胃镜检查示：慢性萎缩性胃炎。刻下胃脘胀满，面容倦怠，纳呆食少，舌质淡，苔薄白，脉缓。

既往史：既往体健，否认其他相关病史，否认药物食物过敏史。

辅助检查：2020 年 9 月 16 日，（安徽中医药大学第二附属医院）无痛胃镜检查示：慢性萎缩性胃炎。

辨证分析：患者脾胃气虚，不能化生水谷精微，运化无力，痰湿中阻，故而发为痞满。症见胃脘胀满，面容倦怠，纳呆食少，舌质淡，苔薄白，脉缓，既成一派脾虚痰阻之象。

西医诊断：慢性萎缩性胃炎。

中医诊断：胃痞病　脾虚气滞证。

治法：健脾温中，理气化痰。

方药：厚朴生姜甘草人参汤加减。

厚朴 20 g，人参 8 g，生姜 10 g，半夏 10 g，炙甘草 6 g。水煎温服，每日 1 剂，早晚分服，共 7 剂。

二诊（2020 年 10 月 23 日）：患者服药后胃脘胀满明显缓解，疲乏改善，胃痛愈。观其舌质淡红，边有齿痕，舌苔薄白，脉濡缓。守上方加黄芪 20 g，苍术 10 g，茯苓 15 g，薏苡仁 20 g，同时加重人参用量，增至 15 g。水煎温服，每日 1 剂，早晚分服，共 7 剂。

三诊（2020 年 11 月 1 日）：患者诸症缓解，仍纳食不香，舌质淡红，舌苔薄白，脉细弦。守 10 月 23 日方，续服 7 剂后诸症悉除。

按　患者以胃脘胀满、疲倦乏力为主证，属脾胃气虚之痞病。患者中焦气虚，运化无力，痰湿中阻，发为痞满。脾气虚弱为本，痰湿阻滞、气机不利为标，属虚实夹杂之证，故应以厚朴生姜甘草人参汤为主方，扶脾治本，理气畅中，兼化痰湿，标本兼顾。明代方有执《伤寒论条辨》有云："汗后腹胀满者，胃中干，阳虚气滞而伏饮停蓄也。人参、甘草之甘，益胃而滋干；生姜、半夏之辛，蠲饮而散满。然胀非苦不泄，所以厚朴者，君四物而主治也。"方中厚朴行气燥湿、宽中消满，尤善除气滞于中、郁而不散，食积于胃、羁留不行之胀满；生姜温通阳气，和胃散饮；半夏辛温降逆，燥湿消痰，三药合之，共除中焦痞满。人参、甘草，补脾气而助运化，两者协同，恰有理中汤之半的含义。诸药配合，补而不滞，消而不过，攻补兼施。二诊患者症状缓解明显，但仍有湿困之象，是以脾气健运未复，遂增加人参用量，同时添加黄芪补脾气以助运，苍术、茯苓、薏苡仁健脾燥湿。三诊诸症已除，继用前方，补气调气以助脾运复健，气机升降如常，如此可重振食欲，同时巩固疗效。

（二）病案二

吴某，女，30 岁。2019 年 4 月 4 日初诊。

主诉：阵发性呃逆 3 月余。

现病史：近 3 月以来无明显诱因下出现阵发性呃逆，自觉气自上逆，时有上腹部胀满，无明显胃痛，无反酸烧心，无恶心呕吐，口干口苦，纳谷可，夜寐欠安，大便偏干，小便调。刻下呃逆时作，口干口苦，大便干结，舌红，苔黄，脉弦。

既往史：既往体健，否认其他相关病史，否认药物食物过敏史。

辅助检查：暂缺。

辨证分析：肝气郁滞，失于条达，肝胃不和，横逆犯胃，胃失和降，气机逆乱，则发为呃逆。木郁不达，郁而化热，胃气失和，继而气郁化火，灼伤胃津，故而口干口苦，大便偏干。舌红，苔黄，脉弦，均为肝胃郁热之象。治以疏肝清胃，理气降逆为主。

西医诊断：膈肌痉挛、胃神经症。

中医诊断：呃逆　肝胃郁热证。

治法：疏肝清热，和胃降逆。

方药：旋覆代赭汤加减。

旋覆花 10 g，代赭石 15 g，姜半夏 10 g，姜竹茹 10 g，柴胡 10 g，枳壳 10 g，厚朴 10 g，薤白 10 g，瓜蒌皮 6 g，佛手 10 g，香橼皮 10 g，降香 8 g，煅龙骨 20 g，煅牡蛎 40 g，黄芩 8 g，甘草 6 g。水煎温服，每日 1 剂，早晚分服，共 7 剂。

二诊（2019 年 4 月 11 日）：诉服药以后，仍有呃逆，但较前好转，仍口干口苦，二便调，舌红，苔薄黄，脉弦。守上方去香橼皮，加丹皮 15 g，栀子 10 g，苏梗 10 g。嘱患者忌食生辣硬冷食物，按时服药，保持心情愉悦。水煎温服，每日 1 剂，早晚分服，共 7 剂。

三诊（2019 年 4 月 18 日）：诉偶有呃逆，自觉纳谷不香，时有口干，口不苦，寐可，二便调，舌淡红，苔薄微黄，脉弦细。守上方去丹皮、薤白、黄芩加谷麦芽各 20 g，神曲 15 g，麦冬 15 g。水煎温服，每日 1 剂，早晚分服，共 7 剂。

后断续于门诊就诊，守原方加减治疗月余，呃逆未再出现。

按 本例以呃逆时作，口干口苦，大便干结为主证，结合舌脉，辨证为呃逆病，肝胃郁热证。病机则是肝气郁滞，失于条达，郁而化热，横逆侵犯脾胃，脾之清气不升，胃之浊气不降，气机逆乱。予旋覆代赭汤加减治疗，本方出自《伤寒论》第 161 条："伤寒发汗，若吐若下，解后，心下痞硬，噫气不除者，旋覆代赭汤主之。"方中旋覆花降逆止噫，代赭石重镇降逆，半夏降逆止呕，三者合用降逆止呃，仿经方旋覆代赭汤之意；柴胡疏肝解郁，黄芩清热泻火，竹茹除烦止呕，三药合用疏肝清热、和胃降逆；枳壳与厚朴通降浊气，与柴胡升降相因，一升一降，使脾之清阳得升胃之浊阴得降；薤白行气宽胸，通降胃气；全瓜蒌润肠通便；佛手与香橼皮相须为用，增强疏肝理气之功；降香气血双行，助气降逆；煅龙牡重镇降逆，兼可安神。二诊中患者呃逆症状好转，但仍有口干口苦，可见条达肝气之后仍有热象，故去香橼皮，加丹皮 15 g，栀子 10 g，苏梗 10 g，增强疏肝清热降逆之功。三诊中患者呃逆症状明显好转，虽气郁大解，肝热显减，然肝气犯脾之后，脾气暂未得复，胃燥渐生，纳运不济，故增加健胃消食润燥之品，助其运化。

第二节 《金匮要略》

一、作者简介

张仲景（约 150—219），作者简介同本章第一节中的内容。

二、主要内容概述

《伤寒杂病论》问世后，曾因战乱散失。经西晋王叔和广泛收集后，将原书伤寒部分编成《伤寒论》10 卷，但未曾见杂病部分。宋仁宗时翰林学士王洙在馆阁残旧书籍里发现了一部《伤寒杂病论》的节略本——《金匮玉函要略方》，共 3 卷。上卷讲伤寒病，中卷讲杂病，下卷为方剂及妇科病的治疗。宋神宗时期，宋廷召集林亿等人对此节略本进行校订。因《伤寒论》已有较完整的王叔和编次的版本，故将上卷删去，只保留中、下卷。后为临床使用便捷，又将下卷的方剂部分分列于各种证候之下，仍编为上、中、下 3 卷。此外，还收集各家方书中转载仲景治疗杂病的医方及后世一些医家的良方，分类列于每篇末，题名为"金匮要略方论"。后人将《金匮要略方论》简称为《金匮要略》或《金匮》。"金匮"是存放古代帝王圣训和实录的地方，意指本书内容之珍贵。《金匮要略》作为祖国医学四大经典之一，融理、法、方、药于一体，几千年来指导了无数医者，推动了祖国医学发展，后世将其奉为圭臬，赞其为方书之祖、医方之经、杂病诊治之典范毫不为过。

现《金匮要略》共 25 篇，共计原文 398 条，首篇《脏腑经络先后病脉证》为总论，对疾病的病因、病机、诊断、治疗、预防等都以举例的形式做原则性提示，为全书纲领。第 2 篇《痉湿暍病脉证治》至第 17 篇《呕吐哕下利病脉证治》论述内科病的证治。第 18 篇《疮痈肠痈浸淫病脉证治》论述外科病的证治。第 19 篇《趺蹶手指臂肿转筋阴狐疝蛔虫病脉证治》论述趺蹶等 5 种不便归类病的证治。第 20 至第 22 篇专论妇产科病的证治。最后 3 篇为杂疗方和食物禁忌。以篇名而论，包括 40 多种疾病，如痉、湿、暍、百合、狐惑、阴阳毒、疟病、中风、历节、血痹、虚劳、肺痿、肺痈、咳嗽、上气、奔豚气、胸痹、心痛、短气、腹满、寒疝、宿食、五脏风寒、积聚、痰饮、消渴、小便不利、淋病、水气、黄疸、惊悸、吐衄、下血、胸满、瘀血、呕吐、哕、下利、疮痈、肠痈、浸淫疮、趺蹶、手指臂肿、转筋、狐疝、蛔虫以及妇人妊娠病、产后病和杂病等。全书共载方剂 205 首(其中 4 首只列方名，未载药物)，用药 155 味。在治疗手段方面，除使用药物外，还采用了针灸和食物疗法，并重视临床护理。在剂型方面，既有汤、丸、散、酒等内服药剂，又有熏、洗、坐、敷等外治药剂，有 10 余种，并且对方药煎服法以及药后反应均有详细的记载。

三、脾胃病相关内容

（一）重视趺阳脉诊

趺阳指足背部冲阳穴搏动处，冲阳穴是足阳明胃经的原穴。《灵枢・本输》曰："胃脉过于冲阳"，乃为候胃气衰旺存亡之要穴，故病重可切此脉以决死生，趺阳之气不衰则生机犹存。趺阳脉首见于《伤寒杂病论》，仲景云："按寸不及尺，握手不及足，人迎趺阳，三部不参，……所谓窥管而已，夫欲视死别生，实为难矣。"据此可见，仲景批判草率诊视病人的不良医风，且尤其重视趺阳脉的切诊。在《金匮要略》中，趺阳脉诊察的意义可总结为以下几点：推测病机，指导诊断与施治，观测预后。趺阳脉候脾胃，仲景对该诊法的重视，体现了其对脾胃的重视。

1. 推测病机

《中风历节病脉证篇》曰："趺阳脉浮而滑，滑则谷气实，浮则汗自出。"趺阳脉滑为谷气实、胃热盛，脉浮为风，可见胃有蕴热，复感风湿是历节的病机。《腹满寒疝宿食脉证篇》云："趺阳脉微弦，法当腹满，不满者必便难，两胠疼痛，此虚寒从下上也，当以温药服之。"该条经典从趺阳脉的角度阐释了中阳不足、阴寒内盛、寒气上逆的虚寒性腹满的病机。《黄疸病脉证篇》言："趺阳脉紧而数，数则为热，热则消谷，紧则为寒，食则为满。"由趺阳脉紧数揭示出谷疸的病机为脾湿胃热互结。

2. 诊断疾病

《消渴小便不利淋病脉证篇》曰："趺阳脉浮而数，浮即为气，数即消谷而大坚，气盛则溲数，溲数即坚，坚数相搏，即为消渴。""趺阳脉数，胃中有热，即消谷引食，大便必坚，小便即数。"《呕吐哕下利病脉证篇》云："趺阳脉浮而涩，浮则为虚，涩则伤脾，脾伤则不磨，朝食暮吐，暮食朝吐，宿谷不化，名曰胃反。"以上三条根据趺阳脉的脉象变化来诊断消渴与胃反。

3. 指导治疗

《五脏风寒积聚病脉证》曰："趺阳脉浮而涩，浮则胃气强，涩则小便数，浮涩相搏，大便则坚，其脾为约，麻子仁丸主之。"此条提示，趺阳脉浮而涩，为胃热气盛，脾津不足之脾约证，麻子仁丸治之。

4. 观测预后

《呕吐哕下利病脉证》曰："趺阳……脉紧则涩，其病难治。"此处紧为阳虚有寒，涩乃津亏而燥，为胃中因虚而寒及因寒而燥之象。该胃反属阴阳两虚，如助阳则伤阴，滋阴则损阳，故曰："难治。"再如"下利，手足厥冷，无脉者……少阴负趺阳者，为顺也"，手部无脉，而足部尚有脉，且少阴脉弱于趺阳脉，为脾胃阳气有来复之机，故为顺。

（二）重视望诊

1. 鼻部望诊

《脏腑经络先后病脉证》曰："鼻头色青，腹中痛，苦冷者死。鼻头色微黑色，有水气；色黄者，胸上有寒；色白者，亡血也；设微赤非时者，死；其目正圆者，痉，不治；又色青为痛，色黑为劳，色赤为风，色黄者便难，色鲜明者有留饮。"从原文可知，仲景认为在面部望诊上先望鼻，因鼻为脾之部，属土，为"面王"，内应于脾，鼻部气色的健旺，全因脾气滋养，若脾有病变时，会影响鼻部。鼻部望诊最早在《黄帝内经》中亦有记载，《素问·刺热》曾言："脾热病者，鼻先赤。"且足阳明胃经分布于鼻旁，鼻为肺之窍，鼻周围与各脏腑相对应，故仲景认为望鼻不仅可以诊断脾胃虚实盛衰，还可判断人体脏腑的虚实、病情轻重及预后，面部望诊应首先望鼻。

2. 舌诊与腹部望诊

在《腹满寒疝宿食病脉证治》中，仲景还描述了里实患者在腹满、腹痛时可见黄苔的表现，并以此作为辨治的依据之一，正所谓"病者腹满，按之不痛为虚，痛者为实，可下之。舌黄未下者，下之黄自去"。《惊悸吐衄下血胸满瘀血病脉证治》指出瘀血患者常有"唇痿、舌青、口燥"等特点。

此外，在诊断脾胃病方面，仲景十分重视观察患者腹部局部的形态变化。如《金匮要略》大建中汤证所描述的"腹中寒，上冲皮起，出见有头足，上下痛而不可触近"。所谓"有头足"，即腹部有不规则的隆起或肠型。

（三）饮食失节对人体的不利影响

仲景认为，饮食虽能生气血，也最易伤脾胃。《内经》曾言"饮食自倍，肠胃乃伤"。仲景遵《内经》之旨，极为重视饮食在疾病的发生和发展过程中的重要影响，主要体现在病因的诊断与疾病转归等方面。

1. 病因诊断

《脏腑经络先后病脉证》曰："清邪居上，浊邪居下，大邪中表，小邪中里，馨饪之邪，从口入者，宿食也。五邪中人，各有法度，……食伤脾胃。"《中风历节病脉证》云："味酸则筋伤，筋伤则缓，名曰泄。咸则伤骨，骨伤则痿，名曰枯……便为历节也。"《血痹虚劳脉证》载："五劳虚极羸瘦，腹满不能饮食。食伤……内有干血……肌肤甲错。"明确指出"食伤"是导致虚劳的原因之一。《痰饮咳嗽病脉证》言："夫病人饮水多，必暴喘满，凡食少饮多，水停心下，甚者则悸，微者短气。"由此可知，饮食偏嗜与饮食不节均能直接损伤脾胃，导致疾病的发生。

2. 影响转归

《水气病脉证》曰："又以葶苈丸下水，当时如小差，食饮过度，肿复如前，胸胁苦痛，象若奔豚，其水扬溢，则浮咳喘逆。"这说明在服药过程中，如果不注重饮食节度，将影响疾病的转归。

四、临证心悟

张仲景《金匮要略》中的众多条文，都被后世医家奉为经典，后世据这些经典条文在临床遣方用药上获得了诸多启发，且有着不同的见解。李学军教授结合多年的临床实践亦对《金匮要略·脏腑经络先后病脉证第一》中的“见肝之病，知肝传脾，当先实脾”和《金匮要略·痰饮咳嗽病脉证并治第十二》中的“病痰饮者，当以温药和之”感悟颇深。

（一）见肝之病，知肝传脾，当先实脾

仲景在《金匮要略·脏腑经络先后病脉证第一》中提出“见肝之病，知肝传脾，当先实脾”，其实该治法最早见于《难经》，其指出“所以治未病者，见肝之病，则知肝当传之于脾，故先实其脾气，无令其受肝之邪，故曰治未病焉”。李学军教授认为可从以下多个角度来解读。

1. “肝病实脾”的源流

“肝病实脾”是临床上治疗肝脏疾患常用的一个法则。这种方法最早见于《难经》，其指出“所以治未病者，见肝之病，则知肝当传之于脾，故先实其脾气，无令其受肝之邪，故曰治未病焉”。这也是治未病思想在临证中最早的阐述与实践。张仲景根据《素问·玉机真脏论》“五脏相通，移皆有次，五脏有病，则各传其所胜”的思想，在《金匮要略》中，也从整体观念出发，阐述了人体脏腑间的相互关系及其相应的治疗原则，提出了“见肝之病，知肝传脾，当先实脾”。并将“肝病实脾”谓之上工之举，一直被后世医家奉为金科玉律，并作为这一疾病传变的理论基础及治未病之法则。

2. “肝病实脾”多重角度理解

对于“见肝之病，知肝传脾，当先实脾”一说，历代名医自有不同看法。如清代魏念庭指出“四时之气始于春，五脏之气始于肝，故先引肝以为之准。五脏之气旺，则资其所生，病则侮其所克。所以肝病必传于脾”（《金匮要略方论本义》）。清代徐忠可指出“假如见肝之气病，肝木胜脾土，故知必传脾，而先务实脾，脾未病而先实之”（《金匮要略论注》）。《医宗金鉴·订正仲景全书》曰：“良医知肝病传脾，见人病肝，先审天时衰旺，次审脾土虚实。”“上工不但知肝实必传脾虚之病，而且知肝虚不传脾虚，反受肺邪之病……然肝虚则用此法。若肝实则不用此法也。”

李学军教授从医学源流角度解释，认为其理论来源于两点：一是未病先防的观点，《素问·四气调神大论》曰：“圣人不治已病治未病。”二是已病防传的观点，《素问·玉机真脏论》云：“肝受气于心，传之于脾。”故无论是从预防学的角度还是从治疗学的角度，只要涉及肝病，均应考虑实脾之策。

若从整体观来理解，人体为一有机整体，且以五脏为中心，配以六腑，通过经络系统“内属于脏腑，外络于肢节”的作用来实现。在生理情况下，五脏相互滋生、相互制约，以维持人体的正常生命活动；在病理情况下，五脏病邪相互影响、互相传变。因此，当一脏发病后，治疗需顾及整体，在治疗本脏病变的同时应积极调治其他脏腑，以防止疾病的传变。

叶天士指出：“木能疏土而脾滞以行。”从脏腑学说来解释，肝主藏血、主疏泄，寄相火，主升主动；脾居中州，主运化水谷，可生血统血。肝对脾运化功能的正常与否起着极为重要的调节作用，同时自身滋养与脾的升清有密切关系。正如张锡纯所云：“盖肝之系下连气海，兼有相火寄生其中……为其寄生相火也，可借火生土，脾胃之饮食更赖之熟腐。肝脾者相助为

理之脏也。”肝为刚脏，体阴而用阳，肝得脾所输布的水谷精微滋养，疏泄功能才能正常运行，而不致疏泄太过。另外，脾运健旺，生血有源，统摄有权，则肝有所藏。病理上肝失疏泄就会影响脾的运化功能，从而出现“肝脾不和”的病理表现，症见精神抑郁、胸胁胀满、腹胀腹痛、嗳气吞酸、纳呆便溏等；若脾虚气血生化无源或脾不统血，失血过多，也会导致肝血不足，症见头晕耳鸣、视力模糊、面色萎黄、畏寒乏力、失眠健忘、心悸多梦等。因此肝脾在生理病理上是相互联系、密不可分的。

在临床实际工作中，大凡病位在肝的患者，在疾病早期，往往就会出现腹胀、腹痛、纳呆、便溏、乏力、精神不振等脾虚症状，而后病情进一步进展，才出现胁下胀痛或刺痛、口苦、黄疸等肝病自身的症状。现代医学认为，慢性肝病患者若不能好转或康复，可演变为肝硬化甚至肝癌，继则出现脾肿大、脾功能亢进、贫血等改变，甚则门静脉高压最终导致食管胃底静脉曲张破裂，出现消化道大出血而危及生命。

无论是中医学的认识，还是现代医学的认识，都用事实充分证实了“见肝之病，知肝传脾”的正确性。

3. “实脾”的理解

祖国医学根据“未病先防，既病防变”原则，从“实脾”开始，对肝病进行防治。许多医家认为“实脾”就是补脾，肝病实脾即补益脾胃，使“脾土不受邪”。实际上“实脾”并不是单纯的“补”，而是“调”与“补”的有机结合，既包括兼有脾虚的补脾，又包括四季脾旺不受邪的顾脾。“补”是指在脾虚的情况下，采用“甘味”之药健脾补中，加强脾胃化生气血的功能，既防病邪入侵，又可资生肝血，使肝有所藏；“调”是指用调和之法，以防脾土壅滞，从而维持脾正常的运化功能，同时改善肝的病理状态。临床上常以人参、白术、黄芪、山药、炙甘草、蜂蜜、饴糖等补之；以柴胡、陈皮、佛手、木香、青皮、半夏、焦三仙等调之。如《金匮要略》中治疗妇人产后腹痛，属肝血不足者，治宜建中之法，方选内补建中汤，用当归养血柔肝，小建中汤健脾温中，全方益脾养肝，肝脾同调；《医学衷中参西录》云：“欲治肝者，原当升脾降胃，培养中宫，俾中宫气化敦厚，以听肝木之自理……所以脾气上行则肝气自随之上升，胃气下行则胆火自随之下降也。”以上可见医家对“实脾”的理解尚多，而临床上对于肝病的治疗应辨别虚实，然虽当异治，固脾则一。这种“实脾法”有利于防止疾病的传变、蔓延，以保护未病之脏腑。

4. 肝实肝虚分而论治

李学军教授认为如何治肝调肝是临床脾胃病及杂病辨治中最常涉及的问题。《西溪书屋夜话录》中曾提及治肝三十法。肝气、肝热（火）、肝风为肝病实证三大表现，统而括之有肝气郁滞、肝经郁热（火）和肝风犯胃三种证型。其产生均与情绪相关，每因忧郁恼怒，情志不畅，肝失条达，肝气不疏，木横克土，而致脾胃失调；此时若素有脾虚，或饮食不当，暴饮暴食，脾胃受戕，胃气损伤则更易为肝木乘侮，而成土虚木乘之证；饮食物中酒性辛热，内生湿热，助肝火，易使肝气横逆。

（1）肝实

肝郁气滞者，如兼有脾气不足者可用逍遥散加减，逍遥散中用白术、茯苓、炙甘草补益脾气；如兼有脾胃升降功能失调出现胃脘胀满、恶心欲吐，用香苏散加减，香苏散中有香附、苏梗、陈皮理气和胃，炙甘草补益脾气；如兼有脾失健运者，用健脾丸加减，亦可用炒谷麦芽、山楂、六神曲、炙鸡内金、山药、白术、茯苓健脾助运，麦芽最能疏肝，所以对肝郁犯脾而致脾失健运，用之最宜；如兼有痰湿内蕴者，可用柴胡疏肝散合二陈平胃散加减，其中柴胡疏肝散调理肝气，二陈汤化痰，平胃散化湿。

肝经郁热者，往往由肝部化火所致。肝火犯胃，易伤胃气，《素问·阴阳应象大论》中言："壮火食气。"但肝火更易伤及脾胃之阴，又如《临证指南医案》言："木火无制，都系胃汁之枯。"所以运用苦寒泻肝时，需注意不可寒凉太过损伤脾阳，更不可苦燥太过而伤及胃阴，尽量不选龙胆泻肝汤等过于苦寒的方剂。可用《重订广温热论》桑丹汤加减以清金制木，桑叶与牡丹皮乃微苦之品，无凝滞碍气之弊，更不会损脾胃，药性平和，平中见奇。丹栀逍遥散也是治肝顾脾的常用方剂，方中用牡丹皮、山栀清泻肝热，柴胡、薄荷疏泄肝气，白芍、当归养血补肝，白术、茯苓、炙甘草、生姜健脾益气，生姜辛温，以制丹皮、山栀苦寒之性，全方泻肝而不伤正，标本虚实兼顾。

肝风犯胃者，往往由于肝气郁结，久而化火，火盛伤阴，阴虚阳亢，阳亢化风。此时如素有阴虚，尤其是兼有肾阴虚的患者，由于水不涵木，木火内炽，更易导致内风乘胃。正如叶天士所述"阳气郁勃于中，变化内风，掀旋转动"。明代喻昌《寓意草》中曾有言胃"空虚若谷，风自内生"之论述，后人概称之为"空谷生风"。叶氏根据其实践经验，又补充了"内风乘胃"的病机，补前人不足，对内风与胃的关系，阐述更为全面。其症状如呕吐、脘胁攻痛等，治以平肝和胃之法，用降香、郁金、山栀等苦辛类药以降气清肝；用黄连、吴茱萸与川楝子、白芍相配，苦辛酸并投以疏肝泻火、柔肝止痛；还常配用牡蛎之咸，以制肝木，借以潜降泻热。牡蛎常配以阿胶、生地黄、丹参、淮小麦等咸甘苦药物相伍，以泄肝滋液，平调阴阳。

（2）肝虚

李学军教授认为，肝虚证者首当补肝血养肝阴，临床多用阿胶、熟地、制首乌、菟丝子、枸杞子、白芍、酸枣仁、山萸肉、沙苑蒺藜、黑芝麻等。结合《金匮要略》中所提酸甘焦苦法，用酸补肝，用甘益脾，用苦清心，临床可酌情选用的药物有乌梅、白芍、五味子、山茱萸、酸枣仁、当归、续断、牛膝、菟丝子、杜仲、百合、丹参、莲子心、地黄、淮小麦、大枣、炙甘草等。

《金匮要略》开篇即运用五行理论，从脏腑之间关系解释为什么脾虚可以导致肝病。因脾虚可致肾虚，肾虚水不济火，可致心火亢盛，心火亢盛可以伤肺，肺伤则金不制木，所以虽然病位在肝，但与脾、肾、心、肺诸脏皆有关系，这极为符合中医的整体观念。当然，肝与脾的关系最为密切，因脾为后天之本，气血生化之源，故对于肝虚证的治疗，重在治脾，在运用酸甘焦苦的同时，配以滋水涵木、养血濡肝、养肺制肝、苦寒清心等，拓展了对肝虚证的治疗。

肝肾阴虚者，往往同时兼有脾虚，这是因为脾虚气血生化不足，是肾阴虚产生和加重的因素。症见头晕目眩，耳鸣健忘，胸胁隐痛，口燥咽干，失眠多梦，腰膝酸软，五心烦热，盗汗面赤，男子遗精，女子月经量少，脉细而数，舌红少苔。治当滋水涵木，用一贯煎加减。常用药物有生地黄、沙参、当归、枸杞子、麦冬、川楝子等，由于滋补肝肾的药物比较滋腻，有碍脾运，而脾旺有利于肝肾阴虚的恢复，所以还当配伍一些健脾助运的药物，如山药、白术等。

肝脾两虚者，多由土不荣木，或木不疏土，脾运失健，气血生化不足，肝木失养而致。症见右胁隐痛，胸闷脘胀，食欲不振，神疲乏力，面色少华，大便溏泄，脉濡，舌淡苔薄白。治当养血调肝，健脾化湿，用当归芍药散、六君子汤加减。常用药物有党参、白术、茯苓、炙甘草、当归、白芍、陈皮、半夏等。

肝肺阴虚者，主要表现为肺阴亏虚，津液不布，肝失滋养，肝气失调等证。症见干咳少痰，口燥咽干，形体消瘦，盗汗潮热，胁肋隐痛，脉细数，舌红少苔。治当养金制木，宜用沙参麦冬汤、麦门冬汤加减，同时配伍一些健脾益气药物以助生化之源，药用北沙参、麦冬、玉竹、桑白皮、天花粉、牡丹皮、枸杞子、佛手片、陈皮、山药、白术、炙甘草等。

"四季脾旺不受邪，即勿补之"，李学军教授认为这句话要结合《金匮要略》上下文来看，其意是在告知时令有盛衰。既要知五脏相互传变之理，也要明晰五脏自生时令有旺盛之分。“四季脾旺不受邪”的四季指春、夏、秋、冬，此四季每季最末的 18 天都是脾土旺盛的时候，四季共 72 天，单列出来即我们所说的长夏，也是脾土所主的季节。在这个长夏周期中脾气旺盛，治疗肝病时就无须补脾了。当然，这是一种基于五行理论上的运用，作为医者还是要知常达变，不同状态及时间段要采取不同的调制方法。

（二）病痰饮者，当以温药和之

仲景在《金匮要略·痰饮咳嗽病脉证并治第十二》第 15 条提出“病痰饮者，当以温药和之”，直指痰饮病的治疗大法。但围绕“痰饮”与“温药和之”，世人对张仲景的思想有着不同的理解，李学军教授经过多年的临床实践与不断学习，也有自己的心得感悟。

1. “痰饮”须详辨

此“痰饮”非“痰”，实为“饮”。“痰饮”一词，首见于《金匮要略》，其实早在张仲景之前，并未有痰饮一说，“痰”与“饮”完全是两个概念，但水饮、积饮等早已出现。例如《素问·五常政大论》中提到：“太阳司天，湿气变物，水饮内蓄。”《素问·六元正纪大论》曾曰：“太阴所致，为积饮否膈。”以及《素问·气交变大论》亦云：“岁土太过，雨湿流行，肾水受邪……甚则……饮发中满，食减。”直至张仲景，才将“痰”与“饮”合为一词，并专章进行探讨，但观其所述，其实是在讨论“饮”而非“痰”。到了宋代，由杨士瀛所著的《仁斋直指方》，首次提出“稠浊者为痰，清稀者为饮。”将“痰”与“饮”分而述之，较之仲景，有了很大不同。

再者，痰饮有广义与狭义之分。《金匮要略·痰饮咳嗽病脉证并治第十二》第 1 条云：“问曰：夫饮有四，何谓也？师曰：有痰饮，有悬饮，有溢饮，有支饮。”第 2 条云：“问曰：四饮何以为异？师曰：其人素盛今瘦，水走肠间，沥沥有声，谓之痰饮；饮后水流在胁下，咳唾引痛，谓之悬饮；饮水流行，归于四肢，当汗出而不汗出，身体疼重，谓之溢饮；咳逆倚息，短气不得卧，其形如肿，谓之支饮。”这两条为痰饮病和四饮的总述，四饮鉴别点主要为水饮停留之处及其临床表现，其中，痰饮为饮留胃肠，水饮流动致肠间沥沥有声，为其主证；饮留于胁下，则咳嗽牵引作痛，为悬饮；饮流于四肢肌肉，却不得随汗液排出，致身体疼痛沉重，为溢饮；饮留于胸膈，影响肺气宣发肃降，致咳逆倚息，气短无法平卧，兼见外形如肿，为支饮。故“痰饮”广义者为四饮之总称，而狭义者仅指饮留胃肠。

2. 痰饮病之病因病机

论其病因病机，尤以脾为重。《素问·经脉别论》云：“饮入于胃，游溢精气，上输于脾。脾气散精，上归于肺，通调水道，下输膀胱。水精四布，五经并行。”《素问·灵兰秘典》有言：“三焦者，决渎之官，水道出焉。”可见机体水液代谢离不开肺脾肾三脏与三焦的正常运行，但脾主运化，首当其冲。《金匮要略·痰饮咳嗽病脉证并治第十二》又载：“夫病人饮水多，必暴喘满。凡食少饮多，水停心下，甚者则悸，微者短气。脉双弦者寒也，皆大下后善虚，脉偏弦者饮也。”脾胃虚弱，饮多难消，水饮停聚，轻者阻碍呼吸，重者则水饮凌心。若脾功能异常，既无法上输散精以归肺助其通调水道，又不可下助肾蒸腾气化以治水液，以致升降失常，清浊不分，聚湿为饮，饮流于各处成痰饮病。

3. 治痰饮贵在“温”“和”

（1）“温”之心得

仲景提出以“病痰饮者，当以温药和之”作为治疗痰饮的根本大法，虽仅仅十字，其中内涵却颇为丰富。但为何要以“温药和之”？究其本源，痰饮病为本虚标实之证，无非是机体阳气虚衰或水饮被遏两方面，“本虚”为阳气不足，“标实”为水饮停聚。一则，痰饮的成因乃肺、脾、肾阳气亏虚，失于温煦，排泄失司，三焦水道不利，以致于水湿停聚，需用温药以达治病求本之效。正如《金匮玉函经二注》所言：“况水从乎气，温药能发越阳气，开腠理，通水道也。”温药可助脾肾阳气，可起宣发腠理、通调水道之效。因此，“温药”可使机体阳气振奋，并将其散布至肺、脾、肾等各脏，使通调、温化等脏腑功能恢复正常，从而痰饮得除，这与“益火之源，以消阴翳”相符，可治“本虚”。二则，我们再观饮邪的病理特性，《金匮要略编注二十四卷》有云：“此言痰饮属阴，当用温药也。”饮邪属阴，性收引、凝滞，遇寒易聚集、易凝，易伤阴位，可阻遏气机，最易损伤阳气，遇温则化，化而行之，这也与《素问·至真只要大论》中“寒者热之”的治疗原则相符，可治“标实”。如此，从以上两方面看，温药既可宣发表里阳气，又可温阳化饮，故当以温药化而治之。

但据多年临床经验，李学军教授对“温”的体会又有了自己的独到见解。第一，现代人与古人对于每个汉字的意义解读是存在差异的，我们需站在先人的角度来对其释义。因张仲景所处时期为东汉，我们在与其同期的先人著述中寻得了些许蛛丝马迹。例如《说文解字》曰：“温，水。出犍为涪，南入黔水。”形容“温”似有水之性；再如《尔雅·释训》又云：“温温，柔也。”因此可得知，东汉时期古人对“温”字的解读为润与通，却无现代理解的温热之意，故我们可以认为“温药”应有温通淡渗、健脾利尿通淋的功效。第二，我们观痰饮病之病因病机，并非寒邪直中所致，如《素问·经脉别论》所言：“饮入于胃，游溢精气，上输于脾。脾气散精，上归于肺，通调水道，下输膀胱。水精四布，五经并行。”若肺、脾、肾三脏失调，则津液汇聚成饮，水饮停聚并流连于中下二焦，会阻碍下焦气化，影响气机通畅与津液流通，易伤津耗气，还有可能使饮邪郁而化热，加重病情，故一味使用温热或温补药物欠妥。第三，我们再从选方用药来看，《金匮要略·痰饮咳嗽病脉证并治第十二》第16条提到的苓桂术甘汤为治疗痰饮病的名方，有温阳蠲饮、健脾利水之功：“茯苓四两，桂枝三两，白术三两，甘草二两，上四味，以水六升，煮取三升，分温三服，小便则利。”本方以茯苓为君，淡渗利湿，健脾化痰祛饮；桂枝为臣，既可温阳化饮，又可化气以利水，兼平冲降逆，与茯苓一利一温，于水饮滞留偏寒者，有温化渗利之效；白术性苦、甘、温，健脾益气、燥湿利水。从而印证“温药”不光有温热之意，也有温通淡渗利水之效。

“温”字与后面的“和”字相配也可衍生为温和之意，还可进一步引申为用药宜温和不宜太过。例如，用温药不可过热生燥，以免截伤阴液；滋阴不可过腻抑阳等。再以苓桂术甘汤与肾气丸为例，《金匮要略·痰饮咳嗽病脉证并治第十二》第17条：“夫短气有微饮，当从小便去之，苓桂术甘汤主之，肾气丸亦主之。”第35条：“咳逆倚息不得卧，小青龙汤主之。”苓桂术甘汤温而不燥，利而不峻；肾气丸水中补火，阴中求阳，补火不燥，益水不寒；小青龙汤中芍药和营养血，防诸药温燥伤津，皆体现了用药温和之意。

（2）“和”之感悟

中医学中，和法为“汗、吐、下、和、温、清、消、补”八法之一，但本条经典中的“和”不可完全等同于和法。在现代理解中，“和”，又可理解为温和、平和，这与“温”存在一些相通之处。依据患者的病症类型、自身体质、所处患病阶段的不同，要灵活运用理法方药，万不可一味地进行温补，以免饮邪刚除，痰火又生。《素问·阴阳应象大论》有言：“壮火食气，少火生气。”上文也曾提到温药性多燥烈，合理运用，可助脾肾真阳，若过度使用易耗伤正气；且痰饮日久可郁而化热，过于温燥反会加重火热的程度。故张仲景在遣方用药时，常常使用的是药性相对平和的温药，如桂枝、生姜等，而附子、肉桂等大热之品使用较少。

“和”又有行、消、开、导合用之意。《金匮要略方论本义》中也曾提到：“言和之，则不专事温补，即有行消之品，亦概其例义于温补之中，方谓之和之，而不可谓之补之益之也。盖痰饮之邪，因虚而成，而痰亦实物，必可有开导，总不出温药和之四字，其法尽矣。”需在行温补之时加行、消、开、导之品，既可扶正气以绝生痰之源，又可祛除水饮。其中“行”为行气之意，例如，肾气丸用于治疗形寒肢冷，小便不利，因肾阳不足，无法蒸化水液所致的水饮内停，方中泽泻、茯苓可利水渗湿以助温补药发挥作用，丹皮可泄肝火，这三味药物合用可谓补中寓泻，使邪去则补乃得其力，并防滋阴药之滞腻。“消”为消痰之功，例如小青龙汤用于治疗因风寒束表，引动内饮，水寒射肺所致的痰饮喘咳，方中干姜、细辛温肺化饮助君药麻黄、桂枝解表散寒，配伍半夏燥湿化痰，体现消痰之功。“开”，为开其阳也，例如苓桂术甘汤治疗中阳不足之痰饮证，中阳不足，脾失健运，湿聚为痰，饮邪上凌心肺，症见胸胁支满、头晕目眩、纳谷欠佳，方中桂枝可温通经脉，助阳化气，白术可健脾燥湿，助脾阳健旺，与茯苓相配达到健脾利水、温阳化气之功。“导”为导饮邪从大小便出也，例如五苓散治疗蓄水证、水湿内停证或痰饮证，症见头疼发热，烦渴欲饮，水入即吐，水肿、小便不利等，方中泽泻利水渗湿，猪苓、茯苓淡渗利水，渗湿蠲饮，白术可健脾运湿，桂枝可温阳化气行水，全方均突出一个“导”字。

在药物的煎服法上，也有“和”的身影。例如，《金匮要略·痰饮咳嗽病脉证并治第十二》中第18条在甘遂半夏汤的煎服法上曾提到：“上四味，以水二升，煮取半升，去滓，以蜜半升，和药汁煎取八合，顿服之。”本方芍药、甘草与蜜同煎，可甘缓安中，《类聚方广义》曾言：“此方之妙，在于用蜜，故若不用蜜，则不特不效，且瞑眩而生变，宜遵守古法。”再如第22条在十枣汤的用法上，张仲景依据“强人”与“羸人”的体质差异从而改变方药用量，“强人服一钱匕，羸人服半钱，平旦温服之”，做到了因时因人制宜。

《广雅》曾有言：“和，谐也。”李学军教授认为，也可将“和”理解为一种和谐平衡的状态，正如夫子所述“叩其两端而执其中”。张仲景在《伤寒杂病论》中曾多次提到过“和”，例如“自和”“表和”“胃和”等，表示机体及脏腑阴阳平衡。反之，“胃不和”“里未和”等则表示机体、脏腑阴阳失衡。“和”也可表示使机体由“不和”到“和”，即由失衡调节至平衡。例如，调胃承气汤可“和胃气”，便是使胃气归于平和的状态，可引申至此。“病痰饮者，当以温药和之”中的“和之”也可表示药量、疗程须讲究一个度，在人体阴阳处于“和”后，应停药，此谓“中病即止”“以平为期”，以免过度过量，邪去正伤，反而使病情反复。例如，服用不同药物根据患者症状的转变来确定用药疗程，苓桂术甘汤见“小便则利”而止；五苓散“汗出愈”；己椒苈黄丸则以“口中有津液”为准；大青龙以“取微似汗”为度；木防己去石膏加茯苓芒硝汤“微利则愈”。

4. 痰饮呕吐之证治分析

呕吐首见于《内经》，因胃失和降，胃气上逆所致，李东垣曾定义：“呕者，声物兼出者也；吐者，物出而无声者也。”呕吐的诊断需注意区分内外因与虚实，其中辨别虚实尤为重要，《景岳全书》曰：“呕吐一证，最当辨清虚实。实者有邪，去其邪则愈；虚者无邪，则全由胃气之虚也。”痰饮呕吐即实证呕吐的一种，五脏中唯脾可运化水湿，如《素问·至真要大论》有“诸湿肿满，皆属于脾”以及“脾为生痰之源”的说法，故痰饮呕吐与脾关系密切。李学军教授经多年临床经验总结得出痰饮呕吐五大特点：其一，呕吐痰涎或清水；其二，呕吐后无口渴；其三，呕吐后仍感胃中痞闷不舒；其四，呕吐的同时常伴头晕心悸身重目眩；其五，舌象多为白滑或白腻，脉象弦或滑。针对脾虚中阳不振，痰饮内停之呕吐，应以温阳蠲饮、健脾化痰止呕为治疗之法，以小半夏加茯苓汤为主方。《金匮要略·痰饮咳嗽病脉证并治第十二》第30条记载："卒呕吐，心下痞，膈间有水，眩悸者，小半夏加茯苓汤主之。"治疗支饮呕吐时所用的小半夏汤为止呕方之祖，《金匮要略·痰饮咳嗽病脉证并治第十二》第28条云："呕家本渴，渴者为欲解，今反不渴，心下有支饮故也，小半夏汤主之。"主治呕而不渴，不论寒热虚实皆可使用，在治疗痰饮呕吐时仍可用之，配伍茯苓健脾利水，可达温阳蠲饮、健脾化痰之效。还有部分患者伴口苦，舌苔黄腻脉滑数，此为痰热之象，宜清热化痰止呕，可以芩连温胆汤为主方。

五、病案举隅

（一）病案一

谢某，女，40岁。2019年5月9日初诊。

主诉：腹痛不适伴大便难解1年余。

现病史：患者1年前食用寒凉食物之后出现腹部疼痛不适，后频繁发作，腹痛常连及右胁和腰背部。患者2019年5月8日至外院行肝胆胰脾彩超未提示明显异常，腹部立位平片提示：腹部局部肠管积气积粪。刻下腹痛不适，痛连右胁及腰部，手脚冰凉，畏寒，纳欠佳，眠差，小便尚可，大便干结难解，4～5日一行。舌淡，苔白腻，脉沉而弦紧。

既往史：既往体健，否认其他相关病史，否认食物、药物过敏史。

辅助检查：2019年5月8日肝胆胰脾彩超：未见明显异常；腹部立位平片：腹部局部肠管见积气积粪。

辨证分析：寒邪凝滞，中阳被遏，气血凝滞，脉络痹阻，不通则痛，则见腹痛；寒实之邪，阻滞气机，则见痛连胁肋部及腰部，手足冰凉；寒实内结，肠失传化，故大便秘结；舌淡，苔白腻，脉沉而弦紧，均为寒邪内阻之象。

西医诊断：腹痛；便秘。

中医诊断：腹痛　寒邪内阻证。

治法：温里散寒，通便止痛。

方药：大黄附子汤加减。

大黄10 g，炮附片8 g，细辛3 g，木香10 g，延胡索8 g，柏子仁15 g，甘草6 g。水煎温服，每日1剂，早晚分服，共7剂。嘱其多休息，忌食生冷、油腻、辛辣、刺激食物。

二诊（2019年5月16日）：服药后腹痛发作频率减少，偶有右胁不适，腰痛好转，手足渐温，纳少，眠尚可，大便2～3日一行，量少。守上方减大黄至4 g，炮附片至6 g，加生麦芽30 g以行气健脾开胃。续服10剂，水煎温服，每日1剂，早晚分服。2周后随访告已愈，后未再复发。

按　《寿世保元·腹痛》云："治之皆当辨其寒热虚实，随其所得之证施治。"本例患者为寒邪内阻所致腹痛便秘，四肢厥冷。因寒邪凝滞，中阳被遏，气血凝滞，脉络痹阻，气机阻滞，则见腹痛、胁痛、手足不温；寒实内结，肠失传化，故大便秘结；冷积内停，则苔白腻，脉沉而弦紧。《医学真传》谓："夫通则不痛，理也……寒者，温之使通。"《金匮要略》有言："胁下偏痛，发热，其脉弦紧，此寒也，以温药下之，宜大黄附子汤。"故以大黄附子汤为主方，方中附子温里散寒，除心腹冷痛，大黄泻下通便，相配起温下之功，为主；细辛辛温发散，可祛寒散结止痛，助附子祛寒，为辅；大黄得附子、细辛之温性，去性存用，避免中伤脾胃，可泻寒积之滞。

再加木香、延胡索理气健脾、行气止痛；柏子仁、甘草润肠通便、养心安神。全方寒热合用，攻补兼施，使腑气得通，则阳气畅行，诸症自愈。

（二）病案二

赵某，男，70岁。2019年8月6日初诊。

主诉：反复呕吐十余年，复发加重1周。

现病史：患者十余年前无明显诱因下出现呕吐，反复发作，多处求医诊治，多次胃镜及B超无特殊发现（未见报告单），服用多种中西药物（具体不详），疗效不稳定，常常发作。患病之初饮食无碍，久病后食之即吐，近1周复发加重。刻下时呕吐稀白痰涎，夹杂食物，腹中肠鸣声时作，呕后口不干渴。舌苔薄白而腻，脉滑而缓。

既往史：既往患有慢性胃炎病史，否认其他相关病史，否认药物食物过敏史，否认外伤手术史，否认传染病史。

辅助检查：暂缺。

辨证分析：脾失运化，病日久，痰饮内停，胃气不降，故初起无碍，久病食之即吐；呕吐稀白痰涎，苔白腻，脉滑，皆为痰饮内停之象。

西医诊断：慢性胃炎急性发作。

中医诊断：呕吐　痰饮呕吐。

治法：健脾化痰，降逆止呕。

方药：小半夏加茯苓汤合苓桂术甘汤加减。

法半夏10 g，云茯苓20 g，生姜6 g，炒白术15 g，陈皮8 g，生薏苡仁30 g，桂枝6 g，甘草5 g。水煎温服，每日1剂，早晚分服，共7剂。嘱多休息，忌食生冷、油腻、辛辣、刺激食物。

二诊（2019年8月13日）：初诊小半夏加茯苓汤合苓桂术甘汤服后呕吐缓解，痰涎渐少，因患者病久新发，虚实夹杂，现病情有所控制，后期必须标本兼治。患者年老久病体虚，健脾可治生痰之源，予小半夏加茯苓汤合苓桂术甘汤加减服用。法半夏9 g，云茯苓20 g，生姜6 g，陈皮8 g，生薏苡仁30 g，桂枝3 g，砂仁6 g，党参10 g，炒白术15 g，苏梗8 g，生甘草6 g。水煎温服，每日1剂，早晚分服，共7剂。

三诊（2019年8月20日）：患者病情明显好转，偶有恶心干呕，继续二诊方服用2月痊愈停药。后半年随访未再发作呕吐。

按　《景岳全书》曰："呕吐一证，最当辨清虚实。实者有邪，去其邪则愈；虚者无邪，则全由胃气之虚也。"该患者反复呕吐十余年，久病则虚，呕吐稀白痰涎，夹杂食物，腹中肠鸣声时作，呕后口不干渴。脉滑而缓，舌苔薄白而腻，为痰饮呕吐，痰饮呕吐为实证呕吐之一，故本病虚中夹实。本案患者年老久病体虚，虽呕吐有痰饮内停所致，但必当实土除饮而以绝后患，不止呕而呕自止也，此乃治病求本。观其病症，虽无头晕心悸，却仍符合痰饮呕吐的特点。初诊予以小半夏加茯苓汤合苓桂术甘汤，蠲饮降逆，健脾化痰，和胃止呕，收效甚佳。二诊见呕吐减轻，以及患者久病体虚，予以小半夏加茯苓汤合苓桂术甘汤，健脾利水，温化痰饮，使中阳得复，水饮得除，呕吐自止。

第三节　《脾胃论》

一、作者简介

李杲(1180—1251),字明之,世居真定(今河北省正定县)的东垣地区,晚年自号东垣老人,享年71岁。东垣年少聪颖,博闻强识。因其母罹患疾病,遍延诸医,效果甚微。"痛悼不知医理而失其亲",矢志学医,言"若遇良医,当力学以志吾过"。后师从名医张元素,对师"古今异轨,古方新病不相能"的革新思想尤为推崇,并在脾胃病方面建树颇丰。著有《脾胃论》《内外伤辨惑论》《兰室秘藏》等书,提出"人以脾胃中元气为本""益元气,泻阴火"等理论,强调脾胃元气对于人体生理病理的重大影响,并创制了补中益气汤、升阳益胃汤等一系列流传后世的经典方剂。清代名医叶天士认为"脾胃为病,最详东垣"(《临证指南医案》脾胃病案),后世称李东垣为"补土派"的创始人,亦被尊为"金元四大家"之一,是中医发展史上承上启下具有里程碑作用的一位名医,对后世医家产生了深远的影响。

二、主要内容概述

东垣生于动乱年代,其时正值金元混战,南宋偏安一隅,外族入侵,战祸连年,百姓生活在水深火热之中。《医旨续余·列张刘李朱滑六名师小传》云:"彼当金元扰攘之际,人生斯世,疲于奔命,未免劳倦伤脾,忧思伤脾,饥饱伤脾。"东垣师从张元素,行医多年,渐成体系。张师主张"运气不齐,古今异轨",当时的气候与现在的气候不同,古人的身体条件亦与今人的身体条件不同,因此治疗疾病应从今时今人之情况出发,正确地辨证论治。东垣继承了张师的革新理念,认为在战火纷飞的年代,人民的生活伴随着饥荒、寒冷、伤痛、贫穷,故脾胃受损,元气亏虚的患者尤多。而当时医家误治者众,将《伤寒论》奉为圭臬,生搬硬套伤寒理论,用《伤寒论》所载治疗外感方药遍治内伤诸症,以致患者不救。因此必须推陈出新,创立新法,区分外感与内伤的不同,以治内伤诸疾。东垣有感于此,不顾年老病弱之躯,晚年著书不辍,将毕生所学结合多年临床经验,呕心沥血,于去世前两年完成了《脾胃论》一书,造福后世。

《脾胃论》著于公元1249年(宋淳祐九年),在东垣去世前两年完成,是东垣晚年扛鼎之作。全书共分为3卷,卷上详述脾胃虚实传变论、脏气法时升降浮沉补泻之图、脾胃盛衰论、肺之脾胃虚论、君臣佐使法、分经随病制方、用药宜禁论、《内经》及仲景所论述有关脾胃学说的主要观点;卷中详细阐述了对于脾胃病的具体治疗方法,尤其"饮食劳倦所伤始为热中论"一节,所载"补中益气汤"及"甘温除热"法,为后世脾胃病的治疗提供了新的方向和思路;卷下对于脾胃与脏腑经络、天地阴阳、升降沉浮的关系作了具体的论述,并针对所涉及的脾胃疾病记载了各种治疗方法。全书共载方63首,经过历代的用药实践检验,疗效颇佳,沿用至今。

《脾胃论》全篇共记载方剂63首,中药101味。该书不仅奠定了"补土派"的基础,创立了脾胃学说，更为治疗内伤杂病提供了新的思路，丰富了辨证论治的体系内容。同时创立了多种治疗大法，对后世朱丹溪、张景岳、叶天士等医家产生了深远的影响。

三、脾胃病相关内容

（一）内伤脾胃，百病由生

《脾胃论·脾胃虚则九窍不通论》曰："真气又名元气，乃先身生之精气也，非胃气不能滋之。胃气者，谷气也，荣气也，运气也，生气也，清气也，卫气也，阳气也。又天气，人气，地气，乃三焦之气。分而言之则异，其实一也，不当作异名异论而观之。"《脾胃论·脾胃虚实传变论》云："历观诸篇而参考之，则元气之充足，皆由脾胃之气无所伤，而后能滋养元气；若胃气之本弱，饮食自倍，则脾胃之气既伤，而元气亦不能充，而诸病之所由生也。"东垣认为，元气即真气，自人出生之际由肾中先天之精气化生，依赖后天脾胃水谷之气所充养。谷气、荣气、运气、生气、清气、卫气、阳气、三焦之气与脾胃之气虽异名却实为一种物质，只不过发挥作用的侧重点不同。并根据《内经》中"正气存内，邪不可干"的理论，创造性地提出了"内伤脾胃，百病由生"的观点，认为"脾胃为元气之本"。脾胃之气充足，则元气充盈，机体康健，不罹病患；脾胃之气受损，则元气失于充养，各种疾病随之而来。

在病因病机方面，《脾胃论·脾胃虚实传变论》从四个方面分别论证病从脾胃所生。第一，烦劳过度，损伤阳气。"阳气恶烦劳，病从脾胃生者一也。""烦劳"既可指体力活动过多，劳力过度，也包括肾精亏耗，房劳过度。《内经》云："阳气者，烦劳则张，精绝，辟积于夏，使人煎厥，目盲耳闭，溃溃乎若坏都。"阐述"煎厥"是由于劳累或房劳过度，损伤阴精，阳气亢盛，再逢暑热煎迫所致。主要表现为耳鸣、耳聋、目盲，甚至突然昏倒，不省人事，病情较急。阳气依靠脾胃之气充养，若患者平素脾胃受损，元气不足，阳气不旺，一旦烦劳过度，更易引起其阴阳失调，气血逆乱，产生"煎厥"。第二，脾胃不和，谷气下流。脾胃为气血生化之源，若脾胃元气亏虚，水谷营养物质不能供养身体的需要，气血衰少，则易得病。第三，脾胃失健，胆气不升。《脾胃论》有云："胆者，少阳春生之气，春气升则万化安，故胆气春升，则余脏从之。胆气不升，则飧泄、肠澼，不一而起矣。"若脾胃素虚，运化水谷无力，胆腑疏泄功能失常，会出现肠鸣、泄泻、腹胀、里急后重等症状。第四，气机乖错，营卫失调。东垣引《内经》"上焦开发，宣五谷味，熏肤、充身、泽毛，若雾露之溉"，认为如果气机紊乱，不能推动营养物质的布散，营卫失调，脾胃的功能就会受到损害。

（二）阴火论

"阴火"学说始于金元时期，是由金元四大家之一的李杲所创立，其所著的《脾胃论》《内外伤辨惑论》《兰室秘藏》和《医学发明》中曾多次提及"阴火"。自"阴火"学说诞生后，历代医家对其概念及理论都有着不同的见解。一方面，由于东垣在见世著作中未明确指出阴火内涵，且散见于各个著作之中的含义有所不同，描述"阴火"为肾火、脾火、心火、肝火、胃火、经脉之火、五志化火等。后世医家结合自身临床经验各自领悟，观点自然有所不同。另一方面，东垣"阴火论"之后，同为金元四大家之一的朱震亨提出了"相火论"，认为"凡动皆属火"，指出君火与相火的区别，"心，君火也"，肝肾、胆、三焦为相火之源，主要源于肾。这更加使得后世对于"阴火"概念及理论内涵的理解发生混淆，意见难以统一。

“阴火”一词最早散见于非医籍中，如《昭明文选》收录西晋木华所作辞赋《海赋》：“阳冰不治，阴火潜然。”李善注为：“言其阳则有不治之冰，其阴则有潜然之火也。”可见此处的“阴火”并不具有医学内涵，阴火与阳冰是相对而言的，仅仅指自然界的海火。阴阳理论属于中医基础理论的一部分，金元时期，中医学得到了长足的进步，涌现出大量名医名家。东垣在此医学理论百家争鸣之际，将“阴火”理论引入中医理论之中，并使其指导医学实践，为中医学理论的发展作出了重大贡献。

《脾胃论·阴阳升降论》云：“此说人之不避大寒伤形，大热伤气，四时节候变更之异气，及饮食失节，妄作劳役，皆令元气不行，气化为火。”《脾胃论·脾胃虚则九窍不通论》言：“饮食劳役所伤，自汗小便数，阴火乘土位，清气不生，阳道不行，乃阴血伏火。”可见东垣认为外感寒热及饮食劳役均可损伤元气，元气一旦受损，阴火即可产生。《脾胃论·饮食劳倦所伤始为热中论》载：“若饮食失节，寒温不适，则脾胃乃伤。喜、怒、忧、恐损耗元气。既脾胃气衰，元气不足，而心火独盛。心火者，阴火也。起于下焦，其系系于心。心不主令，相火代之。相火，下焦胞络之火，元气之贼也。火与元气不两立，一胜则一负。”这段话可以说是阴火学说的核心部分，东垣认为阴火的病机是由于外感、内伤引起脾胃受损，脾胃气虚，元气乏源，进而元气受损，下焦相火内生，心火独盛。火与元气相克，阴火内盛可进一步损伤元气，乘其土位，脾土亏虚。“故脾证始得”，临床则表现为“气高而喘，身热而烦，其脉洪大而头痛，或渴不止，其皮肤不任风寒，而生寒热。盖阴火上冲，则气高喘而烦热，为头痛，为渴，而脉洪。脾胃之气下流，使谷气不得升浮，是春生之令不行，则无阳以护其营卫，则不任风寒，乃生寒热，此皆脾胃之气不足所致也”。东垣指出此种发热与外感风寒发热不同，进一步提出了外感发热和内伤发热的区别，“内伤脾胃，乃伤其气，外感风寒，乃伤其形；伤其外为有余，有余者泻之，伤其内为不足，不足者补之。内伤不足之病，苟误认作外感有余之病，而反泻之，则虚其虚也。实实虚虚，如此死者，医杀之耳”。因此治疗原则应以病机为基础，“惟当以辛甘温之剂，补其中而升其阳，甘寒以泻其火则愈矣”。

（三）甘温除热法

《脾胃论·脾胃盛衰论》云：“夫饮食不节则胃病，胃病则气短精神少而生大热，有时而显火上行，独燎其面。”东垣认为“面热，为足阳明病”。《脾胃论·饮食劳倦所伤始为热中论》认为阴火上冲后，临床则表现为“气高而喘，身热而烦，其脉洪大而头痛，或渴不止，其皮肤不任风寒，而生寒热”。《脾胃论·内外伤辨惑论·辨寒热》指出：“是热也，非表伤寒邪皮毛间发热也，乃肾间受脾胃下流之湿气，闭塞其下，致阴火上冲。”明确了阴火发热的临床表现、阴火与内伤发热的关系，以及阴火与脾胃的关系。认为其热的直接原因是阴火上升，根本原因是脾胃虚弱。患者临床表现为身热、面热、咳喘、心烦、头痛、脉洪大，或口渴、恶寒等，从而确立了由治疗阴火出发的“甘温除热法”。

东垣创立“甘温除热法”在理论上源于《黄帝内经》，如东垣在《脾胃论·饮食劳倦所伤始为热中论》一节中，引用《内经》云：“劳者温之，损者温之。”认为这种内伤发热与外感发热不同，治疗应从温补之法入手。同时又根据自身多年临床经验，发展了《内经》的理论，确定“温能除大热，大忌苦寒之药，损其脾胃。脾胃之证，始得则热中，今立治始得之证”。这种阴火发热，后世据此亦称之为“内伤热中证”。其核心病机为脾胃虚弱、元气受损、气火失调，治疗上应当以辛甘温药物温补脾阳，升发脾气，以甘寒的药物清泻阴火，即为“甘温除热法”。

脾胃为后天之本，气血生化之源。元气的充足来源于先天，充养于后天。脾胃虚弱，气血乏源，则元气受损。东垣主张“火与元气不两立，一胜则一负”，元气不足，则阴火上乘土位，进一步损害脾胃元气。“甘温除热法”是阴火发热、内伤发热的治疗大法。东垣在《脾胃论》里记载了依据此法而确立的方剂，如补中益气汤、补脾胃泻阴火升阳汤、升阳散火汤、升阳益胃汤等经典名方。这些方剂打开了“甘温除热法”的治疗思路，为该法的传播和发展奠定了基础，是中医理论和实践的一大创新，也是东垣学术思想的核心观点之一，对后世医家产生了深远的影响。如清代温病四大家之一的叶天士，尤其推崇东垣，在其经典著作《临证指南医案》中明确提出：“脾胃为病，最详东垣”，并在东垣“益元气、泻阴火”的理论基础上，创新性地提出了“养胃阴”的观点，进一步丰富和发展了中医脾胃学说。因此，可以说“甘温除热法”在中医脾胃学说的发展过程中，具有承前启后的重大意义。后世医家学脾胃绝不离乎东垣，学东垣则不离乎《脾胃论》，学《脾胃论》岂可不探究“甘温除热法”，这几乎是贯穿《脾胃论》整本著作的主要精神。

四、临证心悟

（一）脾胃为气机升降之枢纽

《素问·阴阳应象大论》云：“清气在下，则生飧泄；浊气在上，则生䐜胀。”脾主升清阳，胃主降浊阴，脾升胃降，共为气机升降之枢纽。脾胃升降理论起源于《黄帝内经》，实践于《伤寒杂病论》，如半夏泻心汤、旋覆代赭汤、甘草泻心汤等均是脾胃升降理论的具体体现。东垣宗《内经》《伤寒》之要旨，重视脾胃升降理论，同时对其有着更深刻的理解。在《脾胃论·天地阴阳生杀之理在升降浮沉之间论》中，东垣详细阐述了自然界的四季变化与升降浮沉的关系，人体脾胃的生理功能与升降浮沉的关系。其认为自然界的一切事物遵循春生、夏长、秋收、冬藏的规律，“岁半以前，天气主之，在乎升浮也”，“岁半以后，地气主之，在乎降沉也”，即春夏主升浮，秋冬主降沉。“春气温和，夏气暑热，秋气清凉，冬气冷冽”，“升已而降，降已而升，如环无端，运化万物，其实一气也”。随着四季的变化，万物随之升降，人类同是如此。“万物之中，人一也，呼吸升降，效象天地，准绳阴阳。盖胃为水谷之海，饮食入胃，而精气先输脾归肺，上行春夏之令，以滋养周身，乃清气为天者也；升已而下输膀胱，行秋冬之令，为传化糟粕，转味而出，乃浊阴为地者也。”如果人体顺应四季的变化，起居有时，饮食有节，养心怡神，则身体健康，不受邪侵；否则，一旦脾胃受损，即会“真气下溜，或下泄而久不能升，是有秋冬而无春夏，乃生长之用，陷于殒杀之气，而百病皆起；或久升而不降亦病焉”。即脾胃的升降功能受损，则内而五脏六腑，外而四肢九窍，都会发生各种疾病。

李学军教授认为，东垣调理脾胃尤其重视气机的升降，特别善于运用风药升阳，往往诸药合用，配伍精巧，用量轻灵，特色鲜明，启发深刻。如其在《脾胃论·调理脾胃治验治法用药若不明升降浮沉差互反损论》一节中，讲述了自己夏月泄泻的治疗经历。东垣著本书时，年岁已大，脾胃久衰，恰逢暑月，淫雨霏霏，湿邪旺盛，一日突感身体困重、四肢肌肉关节疼痛、泄泻不止、小便闭塞，均为湿困脾胃、清阳不升之象。东垣从多年经验出发，认为若单纯用茯苓、泽泻等渗利之品，顺应药性，会加重清阳沉降，大损阳气，精神不振，“故必用升阳风药即瘥”。取羌活、独活、柴胡、升麻各一钱，防风、炙甘草半钱，服之即愈。补中益气汤、补脾胃泻阴火升阳汤、升阳散火汤、升阳益胃汤等均运用了升阳风药，为后世治疗脾胃疾病提供了新的思路。

(二)升阳四方

“甘温除热法”是东垣以《黄帝内经》为基础,借鉴前医理论及方法,针对其“脾胃虚弱、元气受损、气火失调”的核心病机,结合自己多年的临床实践经验所提出的治疗大法,其用药原则为“惟当以辛甘温之剂,补其中而升其阳,甘寒以泻其火则愈矣”。根据此法和用药原则,东垣创制了多首经典方剂,如补中益气汤、补脾胃泻阴火升阳汤、升阳散火汤、升阳益胃汤等。由于这些方剂均以补益脾胃为本,方名中均带有“升阳”一词,后世医家又叫其“益气升阳法”“升阳散火法”,此二法由“甘温除热法”所衍生,在《脾胃论》中则含义相似,难以区分。李学军教授认为三法均体现虚实同理,寒热平调之治则治法,名虽异而实为一,都是后世医家为其作出的方法性总结,这尤其体现在具体的方剂之中。

补中益气汤出自李东垣早年所著的《内外伤辨惑论》一书,又被记载于《脾胃论·卷中》,此方列于《脾胃论·饮食劳倦所伤始为热中论》之后,被后世公认是“甘温除热法”的代表方,主治气虚发热证、脾虚气陷证。该方由八味药物组成,分别为黄芪一钱,炙甘草五分,人参、白术三分,当归身二分,橘皮、升麻、柴胡二分或三分。其中黄芪、人参、炙甘草三药,被东垣称为“除湿热烦热之圣药也”。李学军教授认为黄芪味甘,微温,归脾、肺二经,功能补气升阳、益气固表、托毒生肌、利水消肿;人参性味归经同黄芪,具有大补元气、补脾益肺、生津养血、安神益智的功效;炙甘草性味甘平,归心肺脾胃四经,功能补脾益气、润肺止咳、缓急止痛、调和诸药。此三药合用,可大补脾胃元气。按君臣佐使理论,方中黄芪为君药;人参、炙甘草、白术共为臣药,其中,白术可“除胃中热,利腰脐间血”;当归身补血和血,通利血脉,协助上四味补气养血;橘皮理气健脾和胃,调畅气机,使全方补而不滞,共为佐药;升麻、柴胡功能升阳散郁,协助君药、臣药升举脾胃阳气,与炙甘草共为佐使药。该方补益脾胃元气,升举清阳,理气和血,脾胃元气充足,则阴火受到抑制,是东垣最为著名、广为流传并应用至今的方剂。经过后世医家不断临证实践应用,治疗范围得到扩展,如脱肛、子宫脱垂、久泄久痢、崩漏等病均可辨证运用,是现代中医各家应用最为频繁的方剂之一。

补脾胃泻阴火升阳汤首见于《脾胃论·卷上》,是东垣“甘温除热法”的代表方之一。此方列于《脾胃论·脾胃盛衰论》,被东垣列为《脾胃论》中的第一首方剂。《脾胃论·脾胃盛衰论》通篇描述了脾胃病与心肺肝肾四脏的关系。心火亢盛或衰微,损伤脾胃,产生心之脾胃病,表现为烦躁闷乱、四肢发热、口干咽干、脉浮大而弦;肺金受脾土影响,母病及子,产生肺之脾胃病,表现为胸满咳嗽、少气短气、恶寒发热;肝木克伐脾土,脾胃受伤,产生肝之脾胃病,表现为情绪易怒、四肢满闭、转筋,或生痿,或生痹,或生厥,或中风,或生恶疮,或作肾痿,或为上热下寒;肾水反侮脾土,产生肾之脾胃病,表现为足不任身、脚下隐痛、睾丸冷。东垣认为脾胃不足之证,“当从六气不足升降浮沉法,随证用药治之。盖脾胃不足,不同余脏,无定体故也。其治肝、心、肺、肾有余不足,或补或泻,惟益脾胃之药为切”,因此脾胃受损时应以补益脾胃元气为主,但要根据其他四脏的病变,顺应四季升降浮沉之法,随证用药。东垣以此举了一个例子,在长夏湿土主令时,加时令药,创制补脾胃泻阴火升阳汤,这即此方的由来。

补脾胃泻阴火升阳汤的组成分别为:柴胡一两五钱,炙甘草、黄芪、苍术、羌活各一两,升麻八钱,人参、黄芩各七钱,炒黄连五钱,石膏长夏微用,少许,用量从权。方中重用柴胡为君,升举阳气,臣以人参、黄芪、苍术、炙甘草补益脾胃;石膏、黄芩、黄连清泻阴火,是为佐药;羌活、升麻属于风药,可助柴胡升举阳气。诸药相合,共奏“补元气、泻阴火”之功。李学军教授认为,本方组方严谨,法时升降,彰显圆通,寒热并施,补泻并用,以补为主。虽然补中益气汤被公认为是“甘温除热法”最具代表性的方剂，但是其主要以甘温之药为主，缺乏甘寒药物清泻阴火，而本方则更能体现“泻阴火惟当甘温之剂，补其中升其阳，甘寒以泻其火则愈”的治则。

升阳散火汤出自东垣《内外伤辨惑论》，又记载于《脾胃论·卷下》“治男子妇人四肢发热，肌热，筋痹热，骨髓中热，发困，热如燎，扪之烙手，此病多因血虚而得之。或胃虚过食冷物，抑遏阳气于脾土，火郁则发之”，是东垣治疗秋燥夏热与夏湿季节交替的常用方。此方是东垣参考借鉴《黄帝内经·六元正纪大论》所载“火郁发之”的治疗原则而确立的。李学军教授认为，本方具有补气升阳、发散火郁之功，治血虚或胃虚过食冷物，阳气郁遏于脾，火郁脾土而致发热倦怠，肌肤灼热，或骨蒸潮热，扪之烙手。此类患者四肢发热、肌热、筋痹热、骨髓中热的病因，一是血虚，血属阴，血虚则阳亢，产生内热；二是贪食寒凉食物，损伤脾胃，寒气瘀遏阳气，郁而化热。这种热摸之燎手，就好像火烧一样。这种阴火，又可以被认为是郁火，因此治法当根据“火郁发之”的治则，给热以出路。全方由10味药物组成：生甘草二钱，防风二钱五分，炙甘草三钱，升麻、葛根、独活、白芍药、羌活、人参各五钱，柴胡八钱。方中柴胡、升麻、葛根、羌活、独活皆属于风药，功可升阳散火；白芍敛阴养血，防止风药升散太过，伤津耗气；人参、炙甘草补益脾胃元气，是为治本。全方散收并用，补泻并用，是治疗内伤发热的常用方剂。

升阳益胃汤首见于《内外伤辨惑论》中，又记载于《脾胃论·肺之脾胃虚论》之中。“脾胃之虚，怠惰嗜卧，四肢不收，时值秋燥令行，湿热少退，体重节痛，口苦舌干，食无味，大便不调，小便频数，不嗜食，食不消。兼见肺病，洒淅恶寒，惨惨不乐，面色恶而不和，乃阳气不伸故也。当升阳益胃，名之曰升阳益胃汤。”明代名医吴琨评价此方曰：“脾土虚弱不能制湿，故体重节痛，不能运化精微，故口干无味，中气既弱，传化失宜，故大便不调，小便频数也。淅沥恶寒，肺弱表虚也。面色不乐，阳气不伸也。”李学军教授认为，本方寒热并施、补泻并用，以补为主，具有升阳益胃、和中除湿之功。脾胃虚弱，肺先受病，故除了体重节痛、口干无味、大小便失调、食欲减退等脾胃症状外，还会出现洒淅恶寒的表现，“洒淅”即“淅沥”，为拟声词，形容轻微的风雨声。在此处，即意为轻微的恶寒。面色不和，情绪不佳，乃脾胃虚弱，清阳不升之证。故治疗应补益脾肺之气，升举清阳。该方虽为脾胃所生受病肺经之方，但凡是符合“脾胃气虚夹湿，清阳不升所致”的疾病均可灵活加减运用。该方组成为：黄芪二两，半夏、人参、炙甘草各一两，独活、防风、白芍药、羌活各五钱，橘皮四钱，茯苓、柴胡、泽泻、白术各三钱，黄连一钱，生姜五片，大枣二枚。重用黄芪补气升阳，配伍人参、白术、甘草补益脾胃；柴胡、防风、羌活、独活均为风药，助黄芪升举清阳，祛风除湿；半夏、橘皮、茯苓、泽泻、黄连清热除湿。全方共奏益气升阳、清热除湿之功。

五、病案举隅

（一）病案一

江某，男，28岁。2019年8月19日初诊。

主诉：反复大便次数增多伴黏液脓血便2年余。

现病史：患者2年前无明显诱因下出现大便次数增多，伴黏液脓血便，食生冷油腻、辛辣刺激之物后加重，遂多次于外院就诊，行肠镜检查，诊断为溃疡性结肠炎，予以柳氮磺吡啶口服，后因患者不能耐受，改服奥沙拉嗪，疗效一般，病情时易反复。刻下患者自觉左侧脘腹胀闷,下腹疼痛,大便一日 5～7 行,夹有黏液,少量脓血,肛门灼热,口干苦,纳差,乏力,精神萎靡,小便尚调,眠差。舌红,苔黄腻,脉弦滑。

既往史:溃疡性结肠炎病史,否认其他相关病史,否认药物食物过敏史。

辅助检查:肠镜示溃疡性结肠炎。

辨证分析:饮食不节、情志失调均可导致脾胃虚弱,患者脾胃素虚,不耐生冷油腻、辛辣刺激食物,运化失常,故见纳差、乏力;水湿内生,日久化热,酿生湿热,侵袭肠道,损伤肠道黏膜,故见腹泻、黏液脓血、肛门灼热、口干苦;热扰心神,故见眠差;湿阻气滞,气机不畅,故见脘腹胀闷、下腹疼痛;舌红,苔黄腻,脉弦滑为湿热内生之征。

西医诊断:溃疡性结肠炎。

中医诊断:痢疾 脾虚湿热证。

治法:补益脾胃,泻火升阳。

方药:补脾胃泻阴火升阳汤加减。

柴胡 15 g,炒白术 10 g,苍术 12 g,地榆炭 15 g,羌活 8 g,升麻 8 g,党参 15 g,黄芩 6 g,黄连 5 g,石膏 4 g,木香 10 g,槟榔 8 g,苦参 10 g,炒苡仁 30 g,茯苓 20 g,砂仁 6 g,白豆蔻 8 g,黄芪 15 g,甘草 5 g。水煎温服,每日 1 剂,早晚分服,共 7 剂。嘱多休息,忌食生冷、油腻、辛辣、刺激食物。

二诊(2019 年 8 月 26 日):患者大便次数一日 2～3 行,无明显黏液或脓血,腹痛减轻,仍感体倦乏力、纳谷不香。此乃脾虚失健、余热未清之征象。治以益气健脾,佐以清肠化湿,同时参以补肾调肺。守上方去白豆蔻、黄芩、地榆炭,加芡实 30 g、炒当归 10 g、陈皮 10 g,改生黄芪 30 g。水煎温服,每日 1 剂,早晚分服,共 14 剂。

三诊(2019 年 9 月 9 日):患者大便成行,一日 1～2 行,无明显腹痛,余症均好转,予原方 14 剂以巩固之,调治半年余,诸症悉除。

后随访一年,未再复发。

按 《脾胃论·脾胃盛衰论》云:“饮食损胃,劳倦伤脾,脾胃虚则火邪乘之,而生大热。且湿热相合,阳气日以虚,阳气虚不能上升……,百病皆由脾胃衰而生也。”脾为喜燥恶湿之脏,位于中州,主司运化、升清,脾气虚弱,清气不升,水湿不化,湿郁久而化热,湿热蕴结,蕴阻肠道,发而为病。本案患者为脾胃虚弱伴肠道湿热所苦。患者平素脾胃素虚,易生湿邪,湿热蕴结,阻滞气机则见泻下黏液、肛门灼热,损伤肠络则兼见便下带血;脾虚运化能力下降则见纳差、乏力;心火下乘而致热蕴脾中,最终气滞湿阻,“阴火”内生,而见舌红苔黄腻脉弦滑之征。拟方以补脾胃泻阴火升阳汤加减,方中以柴胡升阳为君,党参、黄芪、苍术、甘草益气除湿以补脾胃为臣,佐以黄连、黄芩、石膏泻阴火,并以羌活、升麻助柴胡升阳益胃,又取风能胜湿之意;羌活通络止痛;砂仁、豆蔻、炒苡仁芳香化湿;木香、槟榔行气导滞配合苦参、地榆炭凉血清肠止血;共用使脾升胃降,大肠传导功能正常。全方共奏补脾胃、泻阴火、升阳气之功,同时配合清热化湿、调气行血之效。使脾胃得以健运,湿热得清,气血调畅,疗效彰显。

(二)病案二

崔某,男,45 岁。2020 年 9 月 4 日初诊。

主诉:反复腹痛腹泻 1 年余。

现病史:患者 1 年前无明显诱因下出现反复腹痛腹泻,每食生冷油腻食物则症状加重,夹有黏液,迁延不愈。近日,因饮食生冷,腹泻又作,一日 3～4 次。刻下腹部隐痛,喜温喜按，面色萎黄，神疲乏力，纳少眠差，舌淡红，苔白，脉沉细滑。

既往史：既往体健，否认其他相关病史，否认药物食物过敏史。

辅助检查：肠镜示未见明显异常。

辨证分析：《素问·阴阳应象大论》云："清气在下，则生飧泄。"患者因饮食生冷、油腻，损伤脾气，脾虚清阳不升，完谷不化，水湿不运，流注肠中则大便溏薄。脾胃阳虚，则受纳、腐熟、运化功能减弱，故见纳少、脘腹隐痛喜温喜按等症。脾气不足，生化乏源，则神疲乏力；心神失养则睡眠不实。舌淡红，苔白，脉沉细滑为脾阳不振，气虚湿盛之征。

西医诊断：肠易激综合征。

中医诊断：泄泻　脾虚湿盛证。

治法：健脾益胃，化湿止泻。

方药：升阳益胃汤加减。

党参 15 g，炒白术 15 g，黄芪 20 g，黄连 3 g，姜半夏 9 g，陈皮 10 g，茯苓 20 g，防风 9 g，羌活 8 g，柴胡 10 g，炒白芍 20 g，砂仁 8 g，山药 30 g，泽泻 10 g，炮姜 5 g，炙甘草 8 g。水煎温服，每日 1 剂，早晚分服，共 7 剂。嘱多休息，忌食生冷、油腻、辛辣、刺激食物。

二诊（2020 年 9 月 12 日）：患者服用上方后腹泻腹痛好转，大便日 1 次，不成形，便中未见黏液。神疲乏力减轻，食欲、睡眠好转。舌淡红，苔薄白，脉细。效果彰显，守上方去羌活加芡实 30 g，共服药 28 剂，诸症消失，大便已成形，日 1 次。随访半年未复发。

按　《脾胃论》有云："水谷之寒热，感则害人六腑，谓水谷入胃，其精气上注于肺，浊溜于肠胃，饮食不节而病者也"，"或饮食失节，寒温不适，所生之病，或溏泄无度，或心下痞闷，腹胁胀，口失滋味，四肢困倦，皆伤于脾胃所致而然也"。本例患者因饮食生冷油腻，损伤脾气，脾虚清阳不升，完谷不化，水湿不运，流注肠中则大便溏薄；脾胃阳虚，则受纳、腐熟、运化功能减弱，故见纳少、脘腹隐痛喜温喜按；脾气不足，生化乏源，则神疲乏力；心神失养则睡眠不实。

《症因脉治·内伤泄泻》言："脾虚泻之因，脾气素虚，或大病后，过用寒冷，或饮食不节，劳伤脾胃，皆成脾虚泄泻之症。"脾胃虚弱，湿邪内生，下溜肠胃，则大便溏泄。升阳益胃汤寓有"六君子汤"和"痛泻要方"之意，具有健脾益胃、升清降浊之功。方中党参、白术、黄芪、炙甘草健脾益胃；姜半夏、陈皮、茯苓、泽泻、黄连除湿清热；羌活、防风、柴胡升清祛湿止泻；炒白芍柔肝止痛，敛阴止泻；加砂仁、炮姜温脾化湿行气；山药健脾止泻，诸药合用，恰中病情，疗效满意。

第四节　《景岳全书》

一、作者简介

张介宾（1563—1640），本名介宾，字会卿，号景岳，别号通一子，因善用熟地黄，人称"张熟地"，浙江绍兴府山阴（今浙江绍兴）人，是明代杰出医学家，更是温补学派的代表人物。张景岳幼年随其父遍游京城，十四岁师从京畿名医金英，尽得真传。中年从军，曾至燕、冀、鲁等地，后回乡从医。于医之外，亦旁通象数、星纬、堪舆、律吕等领域。张景岳经三十年对《素问》《灵枢》的不懈研究，终于撰成《类经》。《类经》以类分门，详加注释，条理井然，便于寻览。在医学理论方面，张景岳根据《黄帝内经》“阴平阳秘，精神乃治”的学术思想，提出“阳非有余”及“真阴不足”“人体虚多实少”等理论，主张补益真阴元阳，慎用寒凉和攻伐方药，在临证上常用温补方剂，被称为“温补学派”。世人称之为“医术中杰士”“仲景以后，千古一人”。张景岳一生著有《类经》、《类经图翼》、《类经附翼》、《景岳全书》(含《新方八阵》)及《质疑录》等中医学经典著作，其学术思想对后世影响极大。特别是《景岳全书》，内容丰富，囊括理论、本草、成方、临床各科疾病，是一部全面而系统的临床参考书。

二、主要内容概述

全书共 64 卷分为 15 种，分别为传忠录、脉神章、伤寒典、杂证谟、妇人规、小儿则、痘疹诠、外科钤、本草正、新方八阵、古方八阵、妇人规古方、小儿则古方、痘疹诠古方、外科钤古方等。全书择取诸家精要，研精医理，剖析毫芒，操术明审。系统明晰各科病证证治，阐释其“阳非有余”“真阴不足”及“人体虚多实少”等理论，对于命门、阴阳学说等均有独到的见解，如倡导阴阳原同一体和阴阳一分为二各论。主张补真阴之阳，认为善补阴者必于阳中求阴，善补阳者必于阴中求阳，创立左归、右归等法。治法以温补为宗旨，书中首创“补、和、攻、散、寒、热、固、因”的方药八阵分类新法，并详述其自创 186 首新方，制方通灵活变，有规可循。立论和治法颇多发挥，为后世所推崇。景岳才学博洽，文采好，善雄辩，文章气势宏阔，议论纵横，多方引证，演绎推理，逻辑性强，故《景岳全书》得以广为流传。后世叶桂亦多承张氏的理论。清道光八年(1828)章楠《医门棒喝》初集成，论《全书》云：“或曰：尝见诵景岳者，其门如市。”则自顺治中叶至 1828 年的近 200 年间，几为医所必读，可见景岳的温补理论之影响深远，《全书》之流传广泛。

三、脾胃病相关内容

中医史上任何医家的学术思想都非无源之水、无本之木，均有一定的学术源流。通过研究张景岳的脾胃学术思想发现，张氏受《内经》、李东垣和薛己的影响较大。在《景岳全书·杂证谟》中，每篇必述《内经》对本疾病或者症状的认识，且在该篇的述古部分列述历代医家对本疾病或症状的见解和临床治案。通过研究发现，张氏在论述脾胃理论时，极为推崇张元素、李东垣益气补脾诸学。他认为阴不能离阳，阳不能离阴，物生于阳而成于阴，故阴阳二气，不能有所偏，不偏则气和而生，偏则气乖而死。临床上，阳既非有余，则应注意慎用寒凉；阴既常不足，则应注意慎用攻伐。故张景岳在治疗阴阳虚损时，主要观察命门水火的虚损所在，从而左右化裁温补的方剂。张景岳对具体疾病的辨证施治，能兼采各家所长，灵活运用。其观点与河间、丹溪学说出入颇多，但关于中风证却又赞同河间、丹溪的看法，认为中风病因并不是外来风邪。所有方药，并不局限于温补，也有白虎汤、竹叶石膏汤等清热剂。又如论三消病，尊丹溪之说，而不推崇薛己之言。由此可知，部分前人学术的观点，并非一概无原则地被照搬至临床，其脾胃学术思想虽与诸位医家有许多相似之处，但亦有特色创新。

（一）升阳不忘养阴，创补阴益气法

张景岳论治疾病，十分重视协调阴阳之间的关系，提出了著名的阴中求阳、阳中求阴、精中生气和气中生精的观点。其言："阴根于阳，阳根于阴。凡病有不可正治者，当从阳以引阴，从阴以引阳，各求其属而衰之。如求汗于血，生气于精，从阳引阴也；又如引火归源，纳气归肾，从阴引阳也。此即水中取火，火中取水之义。"并结合李东垣的脾胃治法，提出了升阳不忘养阴的治疗思路："欲固中气，非从精血不能蓄而强。水中有真气，火中有真液，不从精血，何以使之降升？脾为五脏之根本……不从精血，何以使之灌溉？"根据上述思想，张氏拟定了补阴益气法，创制了补阴益气煎。

（二）元气为相火之所化

在李东垣的脾胃学说中，"相火为元气之贼"是一个重要观点，但张景岳对此观点进行了批判，他不仅认为相火不是元气之贼，反而认为元气是相火所化生，他指出："相火者，因君火不主令，而代君以行，故曰'相火以位'。则此火本非邪火，而何得云元气之贼？元气在两肾命门之中，随三焦相火以温分肉而充皮肤，蒸糟粕而化精微。是元气即相火之所化，而非贼元气之物。"可见，张景岳认识到元气是相火所化生，本于两肾命门之中，通过三焦相火的作用发挥其功能。命门为先天之气的根基，内涵元阴和元阳，此元阴和元阳就为先天无形之气，这种先天之气要与后天胃气相接，通过脾胃之灌注作用发挥其颐养身体的功能。这种观点为温养脾胃、补充先天元气奠定了理论基础。

（三）脾肾相关论

张景岳在薛己脾肾思想的影响下，进一步阐发了脾肾之间的相互关系。脾属土，肾中内含肾阳，肾阳对脾土的温煦和滋养作用从而对促进脾胃正常生理功能的发挥起到了重要的作用。另外，张氏还进一步阐释了肾与命门之间的关系，即肾主命门论。他提到："肾有精室，是曰命门。为天一所居，即真阴之腑。精藏于此，精即阴中之水也；气化于此，气即阴中之火也。命门居两肾之中，即人身之太极。"由此可知，由于肾处人身之中，命门又居两肾之中，故命门实为人身之中。就其作用而言，肾"受五脏六腑之精而藏之"，即藏于命门，故它为肾的重要构成部分。不但精藏于此，而且气化于此；不但具有水火之性，而且是水火消长变化的地方，实为人身受生之初，为性命之本。其所具之水火，即元精、元气。肾为元气之根本，中藏元阴和元阳，为精血之海，为五脏阴阳之根本，脾胃之阳气同样也需要元阳的温养。其曰："命门为元气之根，为水火之宅，五脏之阴气非此不能滋，五脏之阳气非此不能发。而脾胃以中州之土，非火不能生。"肾为先天之本，而脾胃为后天之本，运化水谷精微，化生气血，气血充足则能滋养肾脏，充养先天之火，先天之火旺盛同样能促进脾胃更好地发挥功能。"水中之火，乃先天真一之气，藏于坎中。此气自下而上，与后天胃气相接而化，此实生生之本也"，由此可知，脾肾之间关系密切，不可分离，任何一脏的功能受损都可影响到他脏，从而影响整个机体的功能。

（四）五行互藏，土为核心

脾胃作为五行中的土行，同样也具有与其他四行互藏的属性。张景岳认为："所谓五者之中有互藏者……土之互藏，木非土不长，火非土不荣，金非土不生，水非土不蓄，万物生成，

无不赖土，而五行之中，一无土之不可也……由此而观，则五行之理，交互无穷。”土作为万物生成的根源，与其他四行互藏，既可滋养木之生长、火之繁荣，又可促进金的生成、水的储蓄，因此土中的“五行互藏”显得尤其重要。脾胃属土，主运化水谷精微，为气血生化之源，肝、心、肺、肾的气血全赖脾土的运化生成。因此，肝、心、肺、肾四脏中均含有脾气，正如张氏所谓“凡五脏之气必互相灌溉，故各五脏之中，必各兼五气”。这里张氏显然强调了五脏的每一脏中均含有他脏之气，与其中任何一脏都密切相关，也就是说五脏中的每一脏功能均受其他四脏影响，同时又调控着其他四脏的功能。脾为后天之本，因此脾在五脏互藏中具有显著突出的地位。

（五）脾胃虚，则诸病生

张景岳认为脾胃虚弱是脾胃病的根本病机。他认为只有脾胃功能正常才可化生充足的元气，抵御各种病邪的侵袭，而一旦脾胃虚弱则诸证丛生。张氏曰：“胃气之关于人者，无所不至，脏腑、声色、脉候、形体，无不皆有胃气。胃气若失，便是凶候……故凡欲察病者，必须先察胃气，凡欲治病者，必须常顾胃气，胃气无损，诸可无虑。”由此可知，脾胃之气强盛是身体健康的保证，而一旦脾胃虚弱机体就会产生疾病。另外，张景岳还认为凡是临证治病，只要见不到有实证者，便当兼补；只要见不到火热证者，便当兼温，以温补脾胃之气。所以，张景岳认为脾胃虚损是疾病的根本病机。

四、临证心悟

（一）调脾胃以安五脏

李学军教授认为“调脾胃安五脏”是指不论何种系统疾病，均需建立在熟知本系统疾病的生理特点及病理变化的基础上，坚持以脾胃为中心进行诊治，通过调脾胃而达到安五脏之功效。

1.“调脾胃安五脏”内涵

《素问·玉机真藏论》云：“脾为孤脏，中央土以灌四旁。”《素问·太阴阳明论》提出“土不主时”“土旺于四时”。脾土虽不主一时，然四时之中皆有脾土之气。故由以上可知，五脏之中皆有脾胃之气，而脾胃之中亦有五脏之气，互为相使而不可分，故调五脏可治脾胃，治脾胃即可安五脏。故李学军教授治疗各种疑难杂症，常从调脾胃入手。

调脾胃的含义主要有两个方面。其一，顾护胃气贯穿治疗始终。此处胃气，非狭义的胃中水谷精气，而是广义上的脾胃运化功能，体现了脏腑、气血的功能状态，胃气之于人身，是人身精、气、神的体现。顾护胃气可保护脾胃运化水谷精微、化生气血的功能。脾胃调和，生化有源，才可祛除病邪；若胃气衰败，生命都难以为继，更无力抗邪，正所谓“有胃气则生，无胃气则死”。其二，虽然疾病不同，但治疗时要从脾胃入手，以调脾胃为中心，其核心是保护正气，调补后天。正如张仲景提出的“四季脾旺不受邪”，脾健则四脏皆健，机体功能活动正常；脾气旺则正气存于内，“正气存内，邪不可干”。只有通过调脾胃，平和人身之气血阴阳，达到中和的状态，才能使五脏受益。其最终目标是保护健康，防治疾病，追求有质量的生活，使人健康长寿。李学军教授受此启发，临床上通过调“阴阳、脏腑、气血、虚实、寒热、升降”，以达到巩固后天脾胃，使气血生化有源的目的，并将之称为“调平归源”法。

此外，李学军教授十分重视从脾胃入手治疗五脏疾病的同时，亦强调五脏一体，从任何一脏入手都可以起到调节他脏乃至整体的作用，故同时要兼顾他脏。“调脾胃安五脏”的内涵并非只调脾胃，而是以脾胃为切入点，以顾护脾胃为根本原则，在此基础上对整体进行调理，只有脾胃安和，五脏有所受，才能有能力针对病变之脏腑，纠正阴阳气血之所偏，维持脏腑之间的动态平衡，这才是治疗的目的之所在。

2. 从脾胃论五脏病证

心为君主之官，五脏六腑之大主，而脾胃为仓廪之官，五脏六腑之大源。如《灵枢·经脉》所云：“脾足太阴之脉，起于大指之端……其支者，复从胃别上膈，注心中。”“足阳明之经……属胃，散之脾，上通于心。”心与脾胃经络相贯，气血互通。《素问·阴阳应象大论》曰：“心生血，血生脾。”脾为气血化生之源，脾气健旺，化源充足，血充而心有所主；但脾胃功能健运又需心血以濡养及心神之主宰，才可保证脾胃化生血液。脾属土，心属火，火土相生，心脉通利不离脾胃，心火不足则脾胃衰弱。脾胃同居中焦，可因饮食失节，克伤中土，运化迟滞，易生湿邪，聚湿成痰，上蒙胸阳，致胸阳不振、胸闷、气短；若阻碍气机，可闭阻心脉，不通则痛，发为胸痹。《素问·痹论》有云：“心痹者，脉不通。”脾胃损伤，气血乏源，不能上奉于心，心失所养，心中悸动不安，发为心悸；脾胃虚弱，则无力通达上下，心火上炎无以制，肾水下寒无以温，心肾不得交通，遂发不寐；气机逆乱，气血升降乖戾，阴阳不相顺接，则为厥证。

肺于五脏六腑中位置最高，被称为“华盖”，主一身之气，朝百脉，可输布气血津液，以濡养脏腑四肢百骸。肺主皮毛而卫外，卫气化源于中焦脾胃所生之水谷精微，《素问·痹论》有言：“卫者，水谷之悍气也。”肺维持其生理活动所需的精微物质，又依靠脾气运化水谷的作用以生成。故有“肺为主气之枢，脾为生气之源”之说。病理上，肺气虚常累及脾，脾气虚也常影响肺，终致肺脾两虚。如果脾虚失其健运，水湿不化，聚湿生痰而为饮、为肿，影响及肺，则肺失宣降发为咳嗽、哮喘。若脾胃虚弱，则气血难以资生，肺失濡养，久而成痿。

肝和脾同居中焦，肝属木，脾属土。肝主疏泄，调畅气机，促进脾胃对饮食水谷的消化吸收及调整脾胃之气的升降；脾气健旺，运化正常，水谷精微充足，气血生化有源，肝体得以濡养而使肝气冲和调达，有利于疏泄功能的发挥，故肝与脾胃在生理上相互为用，病理上亦相互影响。若脾失健运，湿浊内盛，可致“土壅木郁”之证，久之肝木失于疏泄，郁而化火生风，发为眩晕。若脾虚不能敷化津液，津聚为痰，痰湿或化火伤阴，或阻滞气机，使气机升降失常，或从阳化热，痰火上扰，易发为中风。若脾虚生湿化热，湿热蕴蒸肝胆，胆液不循常道，胆液溢泄于血液，则发为黄疸。

肾为先天之本，宜藏不宜泄，脾脏产生的气血可以滋养肾脏，而肾脏的阳气可以为脾脏产生气血时提供充足的阳气，两者相互滋养。脾胃为后天之本，司运化，生气血，充养元气，使之旺盛，后天资先天。正如《景岳全书·脾胃》所言：“肾非后天之气不能生。”脾虚失运，水湿不化，壅滞体内，经久不愈，可发展至肾虚水泛，即所谓“土不制水”之证，泛滥肌肤，遂发为水肿。

总之，脾胃居中央以溉四傍，五脏六腑皆秉脾胃之气以生息。脾气生发，则肝气随之升发，肾水得以升腾；胃气下降，则肺气得以肃降，心火能够下交。因此，脾胃一伤，则诸病从生。只有脾胃健运，气机升降有序，受纳适度，燥湿相宜，气血津液化源充足，脏腑才能得以安养。故“调脾胃以安五脏”为治疗内伤杂病之大法。

（二）治脾胃之法

张景岳认为脾胃虚损是脾胃病的根本病机。他在提出“调脾胃以安五脏”和“调五脏以安脾胃”的治疗思路后，基于阴阳互根的理论认为，脾阴脾阳本同一体，所以在治疗脾胃病时二者应当兼顾，不可偏颇，故进一步提出了“阴中求阳”和“阳中求阴”的治疗思路，确立了温补为主、兼顾养阴的治疗之法。基于此，李学军教授认为法随理出，方据法立，若研究具体治法则，必先明理，然后再根据方药的组成和配伍特点总结出治疗方法。笔者通过研究《景岳全书·新方八阵》中部分调理脾胃的新方，根据其药物组成和方剂的配伍特点，提炼出张景岳从脾胃调治相关疾病八个方面的治病思路与方法。

1. 补阴(精)益气

张景岳在继承李东垣补中益气法的基础上，受“精中生气”的思想提出补阴(精)益气法，并认为在生理上精气本为一体，不可分离，精可化为气，气也可以生精，“气归精，是气生精也……精化气，是精生气也，二者似乎相反，而不知此正精气互根之妙”。在病理上，有精因气而虚，也有气因精而虚，因此在治疗相关疾病时，应重视精气一体，处方用药能使精中生气，气中生精，“盖先天之气，由神以化气化精；后天之气，由精以化气化神。是三者之化生，互以为根，本同一气……故有善治精者，能使精中生气；善治气者，能使气中生精”。在其所创制新方中充分体现出“精中生气，气中生精”的思想。其中最能体现补阴(精)益气法的新方是补阴益气煎和两仪膏。

补阴益气煎是根据李杲的补中益气汤加减而成，其药物组成为人参、当归、酒炒山药、熟地、陈皮、炙甘草、升麻、柴胡。本方为补中益气汤减去益气升阳的黄芪、补中健脾的白术，加益气养阴的山药、大补元精的熟地而成，方中人参、山药、炙甘草益气健脾，以生化血气；重用熟地补阴生精，当归养血活血，少佐升麻升提脾胃阳气，使中气升则脾胃健；方中柴胡主要是用来祛邪，另外，柴胡配升麻更助其升提脾胃之气；陈皮理气醒脾；妙在加用酒炒山药，以阳促阴，更能增强滋阴益气的作用。纵观全方，熟地、山药、当归用量较大，且熟地用量独重，所以张氏创制此方重在养阴，方中配伍适量人参补气，气阴同补，重在精中生气。由此可见，张氏精中生气的学术思想同样体现在补养脾胃方面。他阐述此方的功用时说：“此补中益气汤之变方也。治劳倦伤阴，精不化气……无不神效。”

两仪膏的药物组成为人参、熟地，且熟地的用量为人参的两倍。由此可见，张氏创制此方的目的主要是取熟地能大补元阴，精与气相比，精属阴，因此，熟地亦可大补元精，而人参可以大补元气，熟地配人参，使精气互生，更偏重于精中生气。《景岳全书·本草正》云：“且夫人之所以生者，气与血耳，气主阳而动，血主阴而静。补气以人参为主……补血以熟地为主……而人参、熟地，则气血之必不可无。故凡诸经之阳气虚者，非人参不可；诸经之阴血虚者，非熟地不可。人参有健运之功，熟地禀静顺之德，此熟地之与人参，一阴一阳，相为表里，一形一气，互主生成，性味中正，无逾于此，诚有不可假借而更代者矣。”因此两仪膏中人参与熟地的配伍很好地诠释了张氏精气互生的观点，他在论述此方功用时言：“治精气大亏，诸药不应，或以克伐太过，耗损真阴……若虚在阴分而精不化气者，莫妙于此。其有未至大病，而素觉阴虚者，用以调元，尤称神妙。”而且张氏认为人参与熟地都是补养脾胃的要药，因此两仪膏堪称是专门补养脾胃精气的效方。

2. 补肾健脾

脾属土，肾属水，脾肾之间的关系密切。肾中内涵肾阳，肾阳可温煦、温养脾土。肾为先天之本，而脾胃为后天之本，运化水谷精微，化生气血，气血充足则能滋养肾脏，充养肾阳，肾阳旺盛同样能促进脾胃更好地发挥其运化腐熟功能。“水中之火，乃先天真一之气，藏于坎中。此气自下而上，与后天胃气相接而化，此实生生之本也”，张景岳创制的新方中最能代表此治法的是四维散和五德丸。

四维散主治脾肾阳虚导致的滑脱之症，如泻痢不止、气虚下陷、二阴血脱不止等症。本方主要由人参、制附子、炒干姜、炙甘草、乌梅肉组成，全方用药少，组方配伍严谨。制附子、干姜、炙甘草组成四逆汤，温补肾阳，配伍人参温补脾阳，肾阳为五脏阴阳之根本，因此肾阳充足则脾阳亦充足，脾肾阳气充足则先后天之根本坚固，再配伍具有收涩之性的乌梅肉，则滑脱之症悉除。并且乌梅酸、涩、平，敛肺、涩肠、生津，既能收敛肺气，固涩大肠又可防诸辛燥之药伤阴。乌梅也可养阴生津，因此此方中的配伍亦反映了张氏阴阳互根的思想。

五德丸主治脾肾虚寒导致的泄泻等症。由于肾阳亏虚，不能温煦脾土，导致腐熟水谷不及，而致下泄。本方是由酒炒补骨脂、吴茱萸、木香、炒干姜、北五味子组成。全方用补骨脂、吴茱萸补命门之火，北五味子既起到滋补肾阴的作用，又可起到收涩肠道的作用，加干姜温补脾阳，木香疏理肠道气机，全方配伍巧妙，切中病机，用之则泄泻自除。

3. 温补脾胃

针对饮食劳倦导致的脾胃损伤，绝大多数医家常通过补养脾胃进行治疗。张景岳治疗此病证，非单纯补养脾胃，而是选用补而兼温，温补脾胃的方法。张氏云：“凡临证治病，不必论其有虚证无虚证，但无实证可据而为病者，便当兼补，以调营卫精血之气；亦不必论其有火证无火证，但无热证可据而为病者，便当兼温，以培命门脾胃之气。”此法不但可补养脾胃之气，还可振奋脾胃之阳，从而更能促进脾胃的运化，并以此促进脾胃虚损性疾病痊愈。在其创制的新方中，最能代表温补脾胃法的方剂是黄芽丸和养中煎。

黄芽丸是由人参和焦干姜组成的。主治脾胃虚寒，或者饮食不化，或时多胀满泄泻，吞酸呕吐等证。方中人参用量远大于干姜，可见此方主要补养脾胃之气。人参健脾益气，则脾胃强，脾胃强健，则运化水谷功能正常。配伍干姜温补脾胃阳气，增强脾胃动力，助脾运化，且方中使用焦干姜，干姜炒焦之后具有温中止泻的作用，对于脾虚导致的泄泻疗效更好。人参与干姜配伍，一补一温，相得益彰，共奏温补脾胃之效，此乃张氏常用温补脾胃之药对。

养中煎是针对脾胃虚寒导致的呕吐泄泻而专门创制的方剂。本方由人参、炒山药、炒白扁豆、炙甘草、茯苓、炒干姜组成，方中人参甘温，能大补元气，补脾益气；干姜辛热，温脾阳，祛里寒，与人参合用，一补一温，相得益彰，有温中散寒、益气补脾之功效，这两味药配伍在一起最能体现张氏温补脾胃的特点；方中山药甘平，既补脾气，又益脾阴，且兼涩性，又能止泻；白扁豆、茯苓健脾化湿；炙甘草补脾益气。诸药共奏温中健脾，益气散寒之功效，使脾气健运，中阳振奋，寒湿得以祛除，则呕停泻止。

4. 调和脾胃

脾胃同居中焦，为全身气机升降之枢纽，脾主升清，胃主降浊，脾胃功能协调则全身气机升降出入正常，气的运行正常则水液代谢和精气运行正常。脾胃功能一旦失调，则气机紊乱，致水液代谢和精气运行失常，则产生多种病变，而针对此种病证的治法就是调和脾胃。脾胃和则气机畅，气机畅则疾病除，故此治法属于和法的范畴。张景岳谈到此法时言：“和方之制，和其不和者也。凡病兼虚者，补而和之。兼滞者，行而和之。兼寒者，温而和之。兼热者，凉而和之，和之为义广矣。”在其创制的新方中最能体现调和脾胃法的代表方是苓术二陈煎及和胃饮。

苓术二陈煎主要用于治疗痰饮水气停于心下所致呕吐吞酸等病症。脾主运化水液，脾若受病，则运化无力，遂致水湿不行，停聚而为饮、为痰，先贤有“脾为生痰之源”之论，故痰饮之治多以运脾和中、燥湿化痰为常法。本方由猪苓、白术、泽泻、陈皮、半夏、茯苓、炙甘草、炒干姜组成，方中陈皮、半夏、茯苓、炙甘草燥湿化痰，白术、干姜温中健脾，配伍猪苓、泽泻利湿降浊，此八味药精妙相配，相得益彰，共具运脾和中、燥湿化痰、调和脾胃升降之功。脾胃和则气机升降正常，气机调畅则水液代谢正常，因此呕吐吞酸以及痰饮水气停于心下的病证即可痊愈。

和胃饮针对寒湿伤及脾胃，导致脾胃升降失常而产生吐泻、呕恶、胀满、腹痛等症而创制。本方由陈皮、厚朴、炮干姜、炙甘草组成。陈皮辛、苦，性温，能理气健脾、调中、燥湿化痰；厚朴辛、苦，性温，可行气消积、燥湿除满、降逆平喘；陈皮偏于健脾升清，厚朴偏于和胃降逆，两药同用共行调和脾胃、升清降浊之功效，再配伍干姜、炙甘草温补脾胃之气。全方诸药共奏温补脾胃、调中祛湿之效，恰中寒湿伤脾，气机失常之病机。

5. 调和肝脾

肝在五行中属木，脾在五行中属土，两者之间的病理关系是木郁克土或土壅木郁。因此在人们情志不畅、思郁过度时，都可导致肝气犯脾，肝血亏虚，出现肝脾不和之证。张景岳论述脾胃病肝脾不和证的治法时提出：“肝邪之犯脾胃者，肝脾皆实，单平肝气可也，肝强脾弱，舍肝而救脾可也。”其创制的新方逍遥饮中最能体现调和肝脾之法。

逍遥饮由当归、芍药、熟地、炒枣仁、茯神、远志、陈皮、炙甘草组成，方中用当归、芍药养肝血敛肝气，熟地和炙甘草补养脾胃，陈皮理气和脾，炒枣仁、远志和茯神配伍健脾安神。全方没有使用疏肝的药物，而采用养肝柔肝之品为主，辅以理气健脾之药。主要是因为疏肝药物大多具有辛燥之性，容易耗伤阴血，所以此方熟地、当归和芍药用量较大，足见本方以养肝之阴血为要。肝体阴而用阳，只有肝阴肝血充足，肝气才能够发挥其正常的疏泄调节作用。

6. 健脾祛邪

脾胃位居中焦，主运化水谷，为气血生化之本，是全身气机升降之枢纽。脾胃功能正常则机体气血充足，抵御外邪能力正常。《素问·刺法论》曰：“正气存内，邪不可干。”若脾胃功能失调，水谷精微运化失健，则影响机体气血的供应，导致正气亏虚，容易受到外邪的侵犯，此时治疗就应健脾祛邪。张氏创制的新方中最能体现健脾祛邪的方剂是五柴胡饮。

五柴胡饮由柴胡、当归、熟地、白术、芍药、炙甘草、陈皮组成，方中熟地、白术、炙甘草补养脾胃精气，当归、熟地、芍药配伍补养精血，两组药物相互配合可起到健脾益气、滋阴养血的功效，再配合陈皮理气健脾，补而不滞，由此则全身气血充足，抗邪能力增强，再稍加柴胡祛邪散郁。全方配伍精巧，虚实同调，共奏健脾祛邪之功。

7. 健脾和血

脾主运化水谷、主统血，脾气充足一方面可使血液在脉道中流行，另一方面能够化生充足的精血。一旦脾胃受损，运化水谷失常，则会导致血液化生不足形成血虚证；脾统血功能减弱，则血脉不能约束而为出血证。治疗此类疾病的主要方法即健脾和血，张氏创制新方中最能体现此法的是寿脾煎。

寿脾煎由白术、当归、山药、炙甘草、枣仁、远志、炮干姜、莲肉、人参组成，方中白术、炙甘草、干姜、人参配伍温补脾胃，山药、莲肉益气养阴，此两组药物健脾益气，使脾气统摄有权，血液能正常地运行于脉道之中；当归、枣仁、远志养心和血，血足气和，则能保证精血生化和运行有序。由此可见，本方对于脾虚不能生血、脾虚不能摄血之证有很好的疗效。

8. 泻火养阴

胃喜润而恶燥。由于饮食劳倦、情志不畅，日久化火生热，耗伤脾胃，导致脾胃阴液受损，胃阴亏虚不能濡养胃体，出现种种胃阴不足、虚火上炎之病证。张氏治疗此种病证多采用泻火养阴法，其创制的新方中最能体现此法的是玉女煎。

玉女煎由生石膏、熟地、麦冬、知母、牛膝组成，方中生石膏辛甘寒，清胃火而不伤阴，熟地甘温，大补阴液之不足，两者相配清火滋阴；知母苦寒质润、滋清兼备，既助石膏清胃热而止烦渴，又助熟地补血而养胃阴；麦冬微苦甘寒，能助熟地养胃阴，润胃燥；再加牛膝引热下行。全方泻火与养阴共进，充分体现了泻火养阴的治法。

从以上治法可以看出，张景岳治疗脾胃疾病或者从脾胃治疗其他疾病多从温、补、和的角度入手。但张氏也并非一味的温补，而是多种方法并存，有是证用是药，完美展现了中医辨证论治之精髓。

五、病案举隅

（一）病案一

张某，女，52岁。2019年5月15日初诊。

主诉：上腹部胀满不适伴纳差半余年。

现病史：患者半年前无明显诱因出现上腹部胀满不适，口干不欲饮，纳差，偶有反酸、恶心欲吐，小便偏少，大便溏薄且大便次数增多，一日3～4次，无脓血便，睡眠欠佳。曾自行口服吗丁啉等促胃动力药物，未见明显好转。平素神疲乏力，易疲倦，腹部喜温喜暖。患者曾于2019年5月14日于当地医院行胃镜检查提示慢性浅表性胃炎。刻下症：胃脘胀满堵闷，恶心欲吐，口干不欲饮，时有反酸，胃凉，神疲乏力，纳差，睡眠欠佳，小便量少，大便溏稀，大便次数增多。舌淡胖有齿痕，苔白腻，脉缓滑。

既往史：既往体健，否认其他相关病史，否认药物食物过敏史。

辅助检查：2019年5月14日行胃镜提示慢性浅表性胃炎。

辨证分析：中焦脾胃虚寒，痰湿水饮不化，上则为稀痰，犯心而为失眠；在中为痰饮，滞于胃脘，致脾胃升降失司，胃气壅塞，而成痞满，恶心欲吐，反酸，日久影响水谷精微的运化与布散；下则关门不利，膀胱气化不利而小便少，大便不利；脾虚气血生化不足，后天失养，则日渐神疲，纳差，睡眠欠佳；脾虚失运，清浊不分，则见大便稀溏。舌淡胖有齿痕，苔白腻，脉缓滑，均为脾胃虚寒、痰湿中阻之象。

西医诊断：慢性浅表性胃炎。

中医诊断：胃痞病　脾胃虚寒，痰湿中阻证。

治法：温脾健胃，利湿化痰。

方药：苓术二陈煎加减。

陈皮10 g，姜半夏9 g，炒白术15 g，茯苓20 g，泽泻15 g，猪苓12 g，干姜5 g，桂枝6 g，炒麦芽30 g，厚朴9 g，煅牡蛎30 g，远志10 g，炙甘草3 g。水煎温服，每日1剂，早晚分服，共7剂。嘱多休息，忌食生冷、油腻、辛辣、刺激食物。

二诊（2019年5月22日）：患者药后上腹部症状胀满明显好转，恶心欲吐明显改善，偶有反酸，纳少，睡眠欠佳，小便尚可，大便次数减少，一日2～3次，但仍偏溏薄。舌淡胖，苔白腻，脉滑。守上方加党参 9 g，茯神 15 g，木香 6 g。水煎温服，每日 1 剂，早晚分服，共 14 剂。

三诊(2019 年 6 月 5 日)：患者药后症减，偶有上腹胀，纳尚可，眠有改善，小便可，大便一日 1～2 次，软便，舌淡红，苔白腻，脉滑。于二诊方中加夜交藤 10 g。水煎温服，每日 1 剂，早晚分服，共 14 剂。嘱其忌食生冷、油腻、辛辣、腌制食品，保持心情舒畅。3 个月后随访，患者自述诸症皆除，未再复发。

按 本例患者以上腹部胀满伴纳差为主症，实为中焦虚寒，脾虚不能运化水湿所致。《景岳全书·痞满》有云："虚寒之痞，……而妄用寒凉克伐之剂，以致重伤脾气者。"又言："治宜温补，但使脾肾气强，则痞满开而饮食自进，元气自复矣。又凡脾胃虚者，多兼寒证，何也？盖脾胃属土，土虚者多因无火，土寒则气化无权，故多痞满，此即寒生于中也。"且"虚痞虚满者，非大加温补不可"，故以苓术二陈煎为主方。苓术二陈煎实为二陈汤、四苓散组合加减所得，本方所治诸证，因脾阳不振，脾胃虚寒，失于健运，水湿内停，凝痰聚阴，蓄于心下使然。故治当温中健脾，燥湿化痰，利水消饮，和胃降逆。方中干姜温养中土，振奋脾阳，伍以白术甘温补中，健脾燥湿，茯苓甘淡，健脾补中，利水渗湿；二陈汤理气健脾，燥湿化痰；更有猪苓、泽泻、桂枝辅之以通调水道，助阳化气，下疏膀胱，使其畅通无阻而利水消饮；厚朴燥湿消痰，下气除满；炒麦芽行气健脾，疏肝理气，消食化积；煅牡蛎收敛固涩，制酸安神；远志安神祛痰。诸药协同共奏温中健脾，消痞祛痰、化气利水之效，则中阳振奋，脾复健运，升清降浊，水湿得除，痰饮亦可消之，心下无邪则胃气调和，而呕吐吞酸等证自可痊愈。二诊患者仍有腹胀便溏，纳少眠差，加党参、茯神健脾安神，木香促脾胃运化；三诊患者诉睡眠欠佳，但大便时有偏稀，故加夜交藤安神助眠。

（二）病案二

刘某，女，46 岁。2018 年 6 月 15 日就诊。

主诉：上腹部嘈杂隐痛不适 2 年，加重 1 周。

现病史：患者 2 年前无明显诱因下出现上腹部嘈杂隐痛不适，反复发作，自行口服雷贝拉唑等药物后效果欠佳。患者于 2018 年 1 月于当地医院行胃镜检查提示慢性浅表性胃炎，后未予正规治疗。近 1 年常出现牙龈肿痛、出血。1 周前上腹部隐痛复发加重。刻下症：胃脘隐痛伴有烧灼感，口干，嘈杂，心烦，牙龈肿痛，小便短少灼热，大便干结难解，3～4 日一行，形体消瘦，体倦乏力，纳差，睡眠欠佳，舌质红，苔少而干，脉洪大。

既往史：既往体健，否认其他相关病史，否认药物食物过敏史。

辅助检查：2018 年 1 月外院胃镜示慢性浅表性胃炎。

辨证分析：患者系胃火炽盛、肾阴不足所致。胃热炽盛，胃失和降，胃失濡润，故见胃脘部隐痛嘈杂，食欲欠佳，形体消瘦，体倦乏力；胃经络于齿龈，胃火循经上行，则牙龈肿痛出血；热盛伤津，肠失濡润，则见口干，大便干结，小便短少灼热；肾阴不足，虚火上扰，则见心烦失眠；舌红少苔，脉洪大，均为胃热阴虚之象。

西医诊断：慢性浅表性胃炎。

中医诊断：胃痛 胃热阴虚证。

治法：养阴清热，和胃止痛。

方药：玉女煎加减。

石膏 15 g，熟地 10 g，麦冬 15 g，知母 10 g，牛膝 6 g，山栀子 10 g，茯苓 8 g，生白芍 20 g，煅牡蛎 30 g，玫瑰花 10 g，川楝子 6 g，甘草 6 g。水煎温服，每日 1 剂，早晚分服，共 7 剂。嘱多休息，忌食生冷、油腻、辛辣、刺激食物。

二诊（2018 年 6 月 22 日）：患者服药 7 剂后，胃脘部偶有隐痛，但嘈杂较前明显好转，口干缓解；食量增加，仍有乏力、心烦，偶有失眠，大便偏干，现 1～2 日一行，守上方石膏减至 10 g，麦冬增至 20 g，加太子参 10 g，柏子仁 15 g，益气安神，润肠通便。水煎温服，每日 1 剂，早晚分服，共 14 剂。2 个月后随访，患者自述诸症皆除，未再复发。

按　本例患者以胃脘部嘈杂隐痛不适为主症，为“少阴不足，阳明有余”所致胃热阴伤之证，胃阴不足，火热内生，伤津耗液，故见胃脘部隐痛嘈杂；胃失濡润，腐熟无权，则食欲欠佳，形体消瘦，体倦乏力；胃火阳明之脉上行头面，胃热循经上攻，则见牙龈肿痛出血；口干、烦热、失眠、大便干结，小便短少灼热皆是热盛阴伤之象，故以玉女煎为主方加减化裁。《景岳全书》指出：“玉女煎，治水亏火盛，六脉浮洪滑大，少阴不足，阳明有余，烦热干渴，头痛牙疼，失血等证。”方中石膏辛甘大寒可清阳明经余热，为君药。熟地甘而微温，滋补肾阴为臣药，二者相配伍，可滋阴清热。知母以其苦寒质润，助石膏以清胃热。麦冬养阴，助熟地滋养胃阴，均为佐药。牛膝滋养肾阴，引火下行，为使药，诸药协同共奏清胃滋肾之效。本方标本兼治，机体热去阴存，使“阳有余而阴不足”调平。再加生白芍柔肝止痛，养血滋阴，合甘草酸甘化阴，缓急止痛；煅牡蛎收敛固阴，制酸安神；山栀子清热凉血，泻火除烦；玫瑰花、川楝子理气解郁、活血止痛；少量茯苓健脾宁心，利水渗湿，诸药合用，寒热平调，虚实同理，切中病机，则诸症自愈。

第五节　《医学心悟》

一、作者简介

清代医家程国彭（1662—1735），原字山龄，又字仲龄，号恒阳子，晚年入寺修行取法号普明子。安徽歙县人，生活于清康熙、雍正年间。程氏少时多病，每遇疾发则缠绵难愈，故而“酷嗜医学，潜心玩索者有年，而四方求治者日益繁，四方从游者日益众”。经过多年的努力，他成为清代康熙、雍正年间江南一带的名医。他在学术上推崇张机理论，对宋、元各家也颇有研究，并有独到见解。程氏突出的贡献便是根据《伤寒论》归纳了汗、吐、下、和、温、清、消、补八法，作为临证治疗纲领性法则，此八法现今在临床上仍应用广泛。此外，程氏积极开展医学教育活动，治学态度严谨，主张言传身教，教学相长，历今三十余载，殊觉此道精微，思贵专一，不容浅尝者问津，学贵沉潜，不容浮躁者涉猎，并以此培养了许多医家。医之为道，天地赖以立心，民生赖以立命，自非由博览而得其精详，由精详而得其会通。程氏博览群书，自《灵枢》《素问》《难经》而下，于先贤四大家之旨，无不融会贯通，以故病者虽极危笃，而有一线之可生，程氏犹能起之。然此衷常栗栗危惧，凡书理有未贯彻者，则昼夜追思，恍然有悟即援笔而识之。程氏“举平日之所得，一一笔之于书”而著成《医学心悟》5 卷，以期“二三子读是书，而更加博览群言，沉思力索，以造诣于精微之域，则心如明镜，笔发春花，于以拯救苍生，而药无虚发，方必有功”。作为授徒教材，其书似平淡无奇，而千变万化总不出其范围。昔人有反复不尽之论，得先生之辨析，而悉归易简。故自其行医之后，“四方求治者日益繁，四方从游者日益众”。其晚年入普陀修行，正值普陀大兴土木，寺僧及工作人员不下数千，其中患外科疾病者颇多，程氏一一予以调治皆获痊愈，故将在普陀诊治外科病的经验结合参考《外科旨要》写成《外科十法》1卷。

二、主要内容概述

《医学心悟》为程国彭潜心研究医学数十年所著，全书分为5卷，另附《外科十法》一卷。《医学心悟》最早的版本是清雍正十年壬子年慎德堂刻本以及清雍正十年壬子年刻本，全书分为5卷，卷一载论文篇，卷二论伤寒证治，卷三、四论内科杂病和五官诸疾，卷五为妇人门，论经、带、胎、产诸病及处理。《外科十法》现存最早版本为雍正十一年癸丑年书粟轩刻本，全书卷首列外科常用治法，分述其适应证、操作程序及要点和所使用药剂、器械；次列发背、脑疽、疔疮、喉痹等多种病症的证治方药及处理。后世多把《外科十法》并入《医学心悟》书中，作为该书第六卷。

三、脾胃病相关内容

程氏的脾胃病学术思想主要反映在《医学心悟》的辨证论治和具体的遣药组方中。尤其是对于八纲、八法的总结，对后世有着深远的影响。程氏在临床中尤为重视《伤寒杂病论》，对仲景推崇备至，并根据自己的治学经验，对伤寒进行了总结和理解。同时，程氏也尤为重视脾胃病的治疗，对于后世医家的学习和应用均作出了卓越的贡献。

（一）八纲辨证

“八纲辨证”即表、里、阴、阳、寒、热、虚、实，是中医学基本辨证纲领之一，是从各个具体症候分析概括总结出具有普遍规律的共性，它从总体上指导着在具体医疗实践中的辨证论治。与六经辨证不同，八纲辨证的发展和完善具有漫长的历史，是历代名医在不断的实践中探索和提炼出来的。“八纲辨证”起源于《黄帝内经》，如《素问·太阴阳明论》曰：“太阴阳明为表里，脾胃脉也。生病而异者何也。”《素问·阴阳应象大论》云：“阴阳者，天地之道也，万物之纲纪，变化之父母，生杀之本始，神明之府也，治病必求于本。”《素问·刺热》言：“诸治热病，以饮之寒水乃刺之，必寒应之，居止寒处，身寒而止也。”《素问·通评虚实论》载：“邪气盛则实，精气夺则虚。”可见，早在《内经》中，对于八纲的概念已有了较为广泛的认识。《伤寒论》虽主要阐述了六经辨证，奠定了六经辨证的基础，但从其具体的条文中，亦可发现八纲辨证的身影。如第51条“脉浮者，病在表，可发汗，宜麻黄汤”；第70条“发汗后，恶寒者，虚故也；不恶寒，但热者，实也。当和胃气，与调胃承气汤”；第94条“太阳病未解，脉阴阳俱停，必先振栗，汗出而解。但阳脉微者，先汗出而解。但阴脉微，下之而解。若欲下之，宜调胃承气汤”。而后八纲辨证经历了不断地发展、应用，在明清时期达到完善。

清代时期，八纲辨证被广泛应用于临床实践中。程氏在《医学心悟·寒热虚实表里阴阳辨》中，将八纲辨证具体总结了出来，指出“病有总要，寒、热、虚、实、表、里、阴、阳，八字而已。病情既不外此，则辨证之法亦不出此”。他认为阴阳总领其他六纲，为辨证之首，并对疾病的真假做了总结。程氏对于八纲辨证的总结提纲挈领，简洁明了，易于理解，对于临床工作者治疗脾胃病有着很好的指导作用。

（二）医门八法

在中医学发展的历史长河中，中医治法被不断地总结、实践，早在《黄帝内经》中就已经有了阐述。如《素问·阴阳应象大论》云："形不足者，温之以气；精不足者，补之以味；其高者，因而越之；其下者，引而竭之；中满者，泻之于内；其有邪者，渍形以为汗；其在皮者，汗而发之；其慓悍者，按而收之，其实者，散而泻之。"这段话是对于治法初步的总结。从《内经》始，历代中医名家均对治法有着持续的探索。仲景在《伤寒杂病论》中，虽没有明确地将八法总结出来，但是其对于治法的理解均体现在具体的条文和方剂中。如第34条"太阳病，桂枝证，医反下之，利遂不止，脉促者，表未解也，喘而汗出者，葛根黄芩黄连汤主之"，该条文即患者本为太阳表证，应予以汗法，但误用下法后，表邪入里化热而产生了协热利。又如第277条"自利不渴者，属太阴，以其藏有寒故也。当温之，宜服四逆辈"，在本条中，对于温法做了具体的实践。书中对于和法的实践，最明显体现在运用寒热平调、散结除痞的半夏泻心汤治疗寒热错杂之痞证。由此可见，当时八法的实践和应用已初具规模。

自《内经》《伤寒》后，历代医家虽对治法均有阐述和发展，但并未对其进行系统的总结。清朝是中医理论及方药总结整理的高潮时期，政府的支持和医学自身的发展进步，使得医家有能力将中医学进行整理和注释。而程氏是最早将八法总结并写入著作中的医家。在《医学心悟·医门八法》中，程氏明确提出："论治病之方，则又以'汗、和、下、消、吐、清、温、补'八法尽之。盖一法之中，八法备焉。八法之中，百法备焉。病变虽多，而法归于一。"程氏首次明确论述了"医门八法"，并对八法的代表方剂、适应证及禁忌证等均做了详细的论述。张氏对于"医门八法"的总结，在当时无出其右，成为学习中医必备的优秀教科书及临床指导书，对于辨治脾胃病有着良好的指导意义。

（三）重视伤寒

东汉末年，张仲景博览群书，广采众方，凝聚毕生心血，著就《伤寒杂病论》一书。《伤寒杂病论》是中国传统医学经典著作之一，是一部以论述外感病与内科杂病为主要内容的医学典籍。在本书中，仲景系统地分析了伤寒的病因、症状、发展阶段和处理方法，创造性地确立了"六经分类"的辨证施治原则，奠定了理、法、方、药的理论基础。该书一经问世，即奠定了仲景"医圣"的地位。历代医家在行医过程中，孜孜不倦地对本书进行实践、衍发和注释，因此出现了各种版本的注释本，以至于许多做出优秀注释本的医家也均在中医发展史上留下了浓墨重彩的一笔。

程氏对仲景的《伤寒杂病论》进行了深入细致的研究，提出了许多独到的见解。在《医学心悟》一书中，程氏将对于伤寒学说的看法和理解总结在卷二之中，并用一整卷的篇幅讲述伤寒，足见程氏对于伤寒的重视。当然，这不仅仅是摘录和引用，程氏对于伤寒学说有着属于自己的体会。程氏认为治伤寒者，须"纲举目张，辨论详明，毫无蒙混"。因此，《医学心悟》卷一的"伤寒纲领""伤寒主治四字论"，卷二的"伤寒类伤寒辨""伤寒六经见证法"均对伤寒学说进行了系统性的总结。程氏认为"凡看伤寒，以传经直中四字为纲领"，对循经传和越经传进行了阐释；并以四字八言统领伤寒，四字为"表、里、寒、热"，八言为"表寒、里寒、表热、里热、表里皆热、表里皆寒、表寒里热、表热里寒"，还针对具体的条文和方药，分别对四字八言进行了解释，如治疗肠胃病的大柴胡汤、三承气汤、白虎汤等；在"伤寒类伤寒辨"一节中，程氏辨别了伤寒和类伤寒的区别，如"病患呕吐而利，或头痛腹痛，恶寒发热者，霍乱也，藿香正气散主之”,“四时之中,有不头痛发热,卒然恶寒厥冷,口鼻气冷,呕吐痛泻,面青脉迟者,中寒也,姜附汤主之”。直至今日,程氏对于伤寒的总结和衍发仍对临床治疗脾胃病有着良好的指导意义。

四、临证心悟

《医学心悟》多篇论及痛证,其可散见于胁痛、胃脘痛、腹痛、小腹痛、心痛、胸痛、身痛等章节。书中第二卷伤寒门对《伤寒论》中痛证的辨证与治疗,独具特色和新意。李学军教授研习后,认为可主要从三个方面对痛证进行论述:第一,主张痛证以部位来分类和命名,主要分为头痛、身痛、胁痛、腹满痛、腹中冷痛、咽痛等;第二,分析痛证以传经、直中四字为纲,传经多为热证,直中多为寒证;第三,主治痛证以四字八言为纲领,四字即表、里、寒、热,八言即表寒、里寒、表热、里热、表里皆热、表里皆寒、表寒里热、表热里寒。

(一)痛证的分类及命名

痛证是《伤寒论》所论述疾病的主要症状之一,散见于三阴三阳诸篇之中。全书明言疼痛的条文达 80 余条,且太阳病、太阴病、厥阴病的辨证提纲及少阳病的主症均有疼痛的论述,可见痛证在《伤寒论》中的广泛性和重要性。程氏在伤寒门一卷中,按照疼痛的部位和感觉将《伤寒论》痛证分为头痛、身痛、目痛、咽痛、胁痛、腹满痛和腹中冷痛。

1. 头痛

头痛在《伤寒论》中涉及太阳病、阳明病、少阳病、厥阴病、霍乱病诸篇,明言头痛条文总计 17 条。程氏认为:“三阳经上至于头,皆有头痛。惟太阳经脉最长,其痛居多,故头痛为表证。”在《伤寒论》中,头痛在上述各篇的分布为 12 条、1 条、1 条、1 条与 2 条,太阳病篇的头痛约占据头痛条文的 70.6%,可见头痛多为太阳表证。接着,程氏从经脉循行的不同,区别了三阳经头痛的部位,太阳头痛:“头脑痛而连项脊也”;阳明头痛:“头额痛而连面目也”;少阳头痛:“耳前后痛而上连头角也”。

2. 身痛

在《伤寒论》中,明言身痛条文者,共计 14 条。其中,太阳病篇 9 条,少阴病篇 1 条,厥阴病篇 1 条,霍乱病篇 3 条。程氏在书中开头直问“身痛何以是太阳证”,又言“身痛既为表证”,可见程氏认为身痛多为太阳表证。身痛源于“人身之中,气为卫,血为荣,风则伤卫,寒则伤荣,风寒客之,则荣卫不痛,故身痛”,即风寒袭表,卫闭营郁,不通则痛。

3. 胁痛

程氏认为胁痛为半表半里证,“足少阳胆经,布之胁下,故有胁痛。至于他经,或出于巅背,或布于面目,则无此症”。《伤寒论》中明言胁痛的条文较少,仅有 6 条。其中,5 条分布于太阳病篇,1 条分布于阳明病篇。然而条文中未明言胁痛条文者则主要分布在少阳病篇,程氏亦在书中提到“若半表半里胁痛,外必兼见少阳证”。

4. 腹满痛、腹中冷痛

程氏在《医学心悟》中将腹痛分为腹满痛和腹中冷痛,认为腹满痛由传经得来,“脾为坤土,坤为腹,阴中之至阴也。邪气传之,则腹满而痛”,其既包括了冷痛,也包括了热痛。而腹中冷痛属于直中寒证,表现为寒痛,“寒气内攻,腹中骤然暴痛,手足口鼻俱冷,或腹中寒冷,欲得热物熨之,不比传经腹痛,由渐而至也”。《伤寒论》中明确提到了腹痛的条文有 16 条,分布较为广泛。其中，5 条分布在太阳病篇，3 条分布在阳明病篇，2 条分布在太阴病篇，4 条分布在少阴病篇，2 条分布在厥阴病篇。

5. 咽痛

程氏认为咽痛属传经少阴证，“咽者，少阴经脉所过之地也，热邪攻之则咽痛”。而在《伤寒论》中，明确提到咽痛的条文共 8 处，其中，5 条位于少阴病篇，余下 3 条则分别分布于太阳病篇、阳明病篇和厥阴病篇。

（二）痛证传变，概以传经直中

《医学心悟》融汇了《内经》《难经》及历代名医对仲景学术思想研究之精华，提出“凡看伤寒以传经直中四字为纲领”，凡治病“先明传经、直中，庶寒热之剂，不致混投”。传经者，分为循经传和越经传。循经传即“由太阳传阳明，由阳明传少阳，由少阳传太阴，由太阴传少阴，由少阴传厥阴”。越经传者，有“寒邪初客太阳，有不传阳明，而径传少阳者；有不传阳明经，而径入阳明腑者；亦有由阳明不传少阳，而径入本腑者；亦有少阳不传三阴，而径入胃腑者”。直中者，“谓不由阳经传入，而径中三阴者也”。程氏在《医学心悟》中提到，传经、直中之间的不同，除了病邪的传变途径不同外，寒热转化亦不相同，“夫传经之邪，在表为寒，入里即为热证。不比直中之邪，则但寒而无热也”。

对于头痛，程氏主张头痛多为太阳表证，邪犯太阳，营卫失和，经气不利，不通则痛。然就传经而言，程氏认为“伤寒传经至厥阴，亦有头痛”，“阳明腑病，口渴便闭，亦有头痛”，如《伤寒论》第 378 条“干呕吐涎沫，头痛者，吴茱萸汤主之”，邪传厥阴，肝寒犯胃，阴浊循经上扰头部，导致头部巅顶痛甚。第 56 条“伤寒，不大便五六日，头痛有热者，与承气汤”，此头痛是由于邪传阳明腑，腑热上冲头目，故见之。就直中头痛而言，“三阴本无头痛，今见直中证，亦有头痛”，“此直中而兼外感也”。

对于身痛，程氏认为身痛虽多为表证，里证亦有身痛。然对于里证身痛，程氏分为传经和直中。直中身痛者，是由于“寒邪直侵脏腑，阳气衰微，气血凝滞，致有身痛”。如《伤寒论》第 305 条“少阴病，身体痛，手足寒，骨节痛，脉沉者，附子汤主之”，此条身痛是由于肾阳虚衰，寒湿内盛所致。而传经里证身痛，“属热，热主血行，则无身痛”。

对于腹痛，程氏认为“腹痛虽属太阴，又有传经、直中之分”。传经腹痛，“由三阳传入”，有少阳传入太阴者，如《伤寒论》第 96 条“伤寒五六日，中风，往来寒热，胸胁苦满，默默不欲饮食，心烦喜呕，或胸中烦而不呕，或渴，或腹中痛，或胁下痞硬，或心下悸、小便不利，或不渴、身有微热，或咳者，小柴胡汤主之”。肝胆气郁，横逆犯脾所致腹痛，除了往来寒热、胸胁苦满、默默不欲饮食、心烦喜呕、口苦、咽干、目眩等少阳病的主证以外，还出现了腹痛的或见证，仲景治以小柴胡汤，去黄芩，加芍药三两。程氏主张用“大柴胡加芍药以和之。痛甚者，加大黄以下之”。传经腹痛亦有因太阳证误下，邪传太阴者。如第 279 条“本太阳病，医反下之，因而腹满时痛者，属太阴也，桂枝加芍药汤主之”，太阳证，误下伤脾，气滞络瘀，疼痛轻者用桂枝汤加芍药，“大实痛者，桂枝汤加大黄”。对于直中腹痛，程氏认为此腹痛属于寒证，由寒气内攻导致骤然暴痛。如第 317 条“少阴病，下利清谷，里寒外热，手足厥逆，脉微欲绝，身反不恶寒，其人面色赤，或腹痛，或干呕，或咽痛，或利止脉不出者，通脉四逆汤主之”，真阳衰竭、阴寒凝结、气血凝滞而致腹痛，用通脉四逆汤去葱，加芍药二两，以达破阴回阳之功。

对于咽痛，程氏亦将其分为传经与直中进行分析。传经咽痛，多属热证，“口燥咽干而渴之甚也”。直中咽痛，多属寒证，乃“寒邪直中下焦，逼其无根失守之火发扬于上”，虚火上冲咽喉所导致,除了咽痛以外,“必有下利清谷,四肢厥冷等症”。如《伤寒论》第311条“少阴病,二三日,咽痛者,可与甘草汤,不差,与桔梗汤”,由于外感邪热客于少阴经脉,经气不利,导致咽痛,咽痛轻者用甘草汤,咽痛重者予以桔梗汤。又如第283条“病人脉阴阳俱紧,反汗出者,亡阳也。此属少阴,法当咽痛而复吐利”,少阴寒盛格阳于上,浮火客于咽喉,引起咽痛。第310条“少阴病,下利,咽痛,胸满,心烦,猪肤汤主之”,少阴下利伤阴,虚火上扰咽喉导致咽痛。

(三)痛证治疗,统以四字八言

历代医家治疗痛证多从虚和瘀着手,如李东垣认为“通则不痛,痛则不通”,张介宾则提出“不荣则痛”。而程氏研究仲景之书数十年之中,认为“伤寒主治四字者,表、里、寒、热也”,“伤寒变证,万有不齐,而总不外乎表、里、寒、热四字”。接着,程氏将此四字拆解,由四字而敷为八句,即“夫伤寒证,有表寒、有里寒、有表热、有里热、有表里皆热、有表里皆寒、有表寒里热、有表热里寒”,并认为伤寒之证,千变万化,都在此四字八言之中,程氏对于《伤寒论》中痛证的治疗亦由此四字八言而来。

1. 表寒与里寒

《黄帝内经·举痛论》中云:“寒气客于脉外则脉寒,脉寒则缩踡,缩踡则脉绌急,绌急则外引小络,故卒然而痛。”可见寒主收引,主凝滞,寒邪侵袭肌表,可致血脉挛缩凝滞,不通则痛。对于表寒引起的疼痛,程氏认为应本内经原则,“汗出而散者”是也。如《伤寒论》第35条表寒疼痛,“太阳病,头痛发热,身疼腰痛,骨节疼痛,恶风无汗而喘者,麻黄汤主之”。又如《伤寒论》第13条表寒头痛,“太阳病,头痛,发热,汗出,恶风,桂枝汤主之”。对于里寒引起的疼痛,程氏认为里寒多为寒邪直入三阴经,伴有手足厥冷、脉微细、下利清谷等症,治疗应“急温之,宜四逆汤”者是也。如《伤寒论》第283条“病人脉阴阳俱紧,反汗出者,亡阳也。此属少阴,法当咽痛而复吐利”。此条虽未言及方药,但已出现亡阳的症状,应急当用四逆汤一类的方剂回阳救逆。

2. 表热与里热

程氏认为,表热疼痛多为温热邪气侵袭肌表所致,应用柴胡、葛根等药解肌发表,而《伤寒论》中较少涉及温热邪气致病的条文,且“凡《内经·举痛》诸症,皆以寒名,未有以热而曰痛者也”,故表热疼痛在《伤寒论》中并无对应的条文。而里热在太阴表现为津液少,在少阴表现为咽干口燥,在厥阴表现为消渴,治疗应宗仲景“急下之”之意,用大柴胡汤、三承气汤等方剂。但笔者经细览条文发现由里热导致的痛证,多为阳明热结,腑热上冲所导致。如《伤寒论》第241条里热腹痛,“大下后,六七日不大便,烦不解,腹满痛者,此有燥屎也。所以然者,本有宿食故也,宜大承气汤”。又如第198条里热咽痛,“阳明病,但头眩,不恶寒,故能食而咳,其人咽必痛”。

3. 表里皆热与表里皆寒

何谓表里皆热,程氏在书中举例,“如伤寒阳明证,传于本腑,外而肌肉,内而胃腑,热气熏蒸,口渴谵语,此散漫之热,邪未结聚,治用白虎汤外透肌肤,内清脏腑”。但是《伤寒论》中虽有涉及表里皆热的条文,症状却多表现为身重、腹满、咽燥、口苦、谵语等,并未涉及疼痛,如第221条、第176条、第219条等。

对于表里皆寒,程氏称其为“两感寒证”,宗仲景之意,用麻黄附子细辛汤是也。如第91条和第372条,脾肾阳衰兼有伤寒表证,当温里救表,仲景用四逆汤加桂枝汤治之,与程氏所用麻黄附子细辛汤有着异曲同工之妙。

4. 表寒里热与表热里寒

程氏将表寒里热总结归纳为三种情况：一为两感热证；一为火郁在内，复加外感；一为火亢已极，反兼水化。然而，表寒里热表现为疼痛的条文并未被包含在此三种情况中。如《伤寒论》第38条表寒里热身疼痛，“太阳中风，脉浮紧，发热恶寒，身疼痛，不汗出而烦躁者，大青龙汤主之”，即伤寒袭表，卫阳被遏，阳气内郁日久所致。对于表热里寒，程氏将其分为两种情况：一为“本体虚寒，而外感温热之邪”；一为“阴寒在下，逼其无根失守之火，发扬于上，肌肤大热”。如第283条和第317条“少阴阴盛格阳，虚阳上扰之咽痛，阴寒凝结之腹痛，治以通脉四逆汤（加芍药）”；又如第318条“少阴阳气内郁，不达四末，若兼阳虚中寒则腹痛，治以四逆散（加附子一枚）”。

李学军教授认为，临床上疼痛往往是病人前来就诊的主要原因之一。《伤寒论》所载药方113首，涉及治痛的就有35首。因此，痛证的辨治显得尤为重要。程氏潜心研究伤寒数十年，认为痛证应以部位来分类和命名，痛证的传变概以传经、直中，痛证的治疗统以四字八言。而在对某一痛证进行辨治时，程氏往往将传经直中和四字八言统一起来，综合分析，这对于临床辨治脾胃病之腹痛、胁痛、胃痛、咽痛具有指导性意义。

五、病案举隅

（一）病案一

丁某，男，36岁。2020年7月3日初诊。

主诉：右胁肋部胀痛不适3月余。

现病史：患者3月前无明显诱因下出现右侧胁肋部胀痛，遂前往我院行血常规、肝肾功能、胸部CT、电子胃镜、肝胆胰脾彩超等检查，未见异常。经休息后好转，未予治疗。后右侧胁肋部胀痛反复发作，工作繁重时加重，为求中医治疗，就诊于我科门诊。刻下患者右胁肋部胀痛，嗳气时作，无反酸烧心，无恶心呕吐，无口干口苦，饮食尚可，睡眠安，二便调。舌淡红，苔薄黄微腻，脉弦。

既往史：既往体健，否认其他相关病史，否认食物、药物过敏史。

辅助检查：血常规、肝肾功能、电子胃镜、肝胆胰脾彩超未见异常。

辨证分析：肝主疏泄，一方面可以调畅情志，调节气血津液的运行；另一方面可以促进脾胃的运化和胆汁的分泌排泄，帮助食物在体内的消化吸收。若患者情志不畅，疏泄功能失常，肝气郁滞，首先会引起气血的运行失常。患者为青年男性，平素工作压力大，肝失疏泄，气机郁滞，阻碍血行，气滞血瘀，肝络不通，故见胁肋胀痛；肝气犯胃，胃失和降，气逆于上，故见嗳气；苔薄黄，乃郁久化热之证。

西医诊断：功能性疼痛。

中医诊断：胁痛　肝胃不和，气滞血瘀证。

治法：疏肝和胃，行气活血。

方药：柴胡疏肝散合推气散加减。

柴胡10 g，香附10 g，赤芍15 g，白芍20 g，枳壳10 g，陈皮10 g，郁金10 g，桔梗10 g，桂心8 g，生白术15 g，姜半夏8 g，木香10 g，苏梗10 g，丹参15 g，金钱草15 g，茯苓20 g，川楝

子 10 g,炙甘草 6 g。水煎温服,每日 1 剂,早晚分服,共 7 剂。嘱患者注意休息,心情调畅,忌辛辣、油腻、寒凉之物。

二诊(2020 年 7 月 10 日):患者右胁肋部胀痛较前好转,时有嗳气,口不干苦,无反酸烧心,饮食、睡眠可,大便 1～2 日一次,小便正常。舌淡红,苔薄白,脉弦。守上方去金钱草、川楝子,加厚朴 10 g。水煎温服,每日 1 剂,早晚分服,共 7 剂。

三诊(2020 年 7 月 17 日):服上药后,患者诉无右胁肋部疼痛,偶有嗳气。守二诊方继服 1 周,巩固治疗,后随访诸症悉除。

按 《医学心悟》云:"伤寒胁痛,属少阳经受邪,用小柴胡汤。杂症胁痛,左为肝气不和,用柴胡疏肝散。七情郁结,用逍遥散。若兼肝火、痰饮、食积、瘀血、随症加药。右为肝移邪于肺,用推气散凡治实证胁痛,左用枳壳,右用郁金,皆为的剂。然亦有虚寒作痛,得温则散,按之则止者,又宜温补,不可拘执也。"本案患者病因工作繁重、情志不畅而起,肝气郁结,气血阻滞,首当疏肝理气、活血止痛,故用柴胡疏肝散加减行气定痛。方中柴胡、香附疏肝郁,白芍养肝体,枳壳、陈皮助柴胡调畅气机,木香、苏梗助其行气。患者为右胁肋部疼痛,故用推气散。推气散见于《医学心悟》胁痛篇,主治右胁痛,方由枳壳、郁金、桂心、炙甘草、桔梗、陈皮、生姜、大枣八味药组成。李学军教授认为此方不专治右胁痛,两胁疼痛均可使用,且疗效甚佳。方中郁金、枳壳的使用尤为精当。枳壳、桔梗、陈皮理气宽中,行滞消胀,化痰消痞;郁金活血化瘀,通经止痛;桂心通行血脉,开郁止痛;生姜、大枣、甘草补益脾胃,调和诸药。全方共奏疏肝理气、活血止痛之功。本案取郁金、枳壳活血行气,桔梗宣调肺气。李学军教授认为,人体的气机调节系统中,脾胃的升降为气机之枢纽,而肝升肺降,亦对人体气机的正常运行有着十分重要的作用。肝属木,主升发,肝气不疏,则肺气的通降功能就会受到影响。因此配以桔梗,以顺肺气,助肝气调达。肝胃不和,患者脾胃功能受损,出现嗳气、胃口欠佳的症状,故加生白术、姜半夏、茯苓健运脾胃,降逆止嗳;苔薄黄有化热之象,加金钱草、川楝子清肝胆湿热;赤芍、丹参清热凉血、活血止痛。诸药合用,相得益彰,效如桴鼓。二诊患者症状明显减轻,故去金钱草、川楝子,加厚朴增强行气之功。三诊患者偶有嗳气,余无不适,故再服二诊方一周,后气机调畅,血行津布正常,诸症消失。

(二)病案二

金某,男,32 岁。2020 年 6 月 8 日初诊。

主诉:上腹部胀满不适一年余。

现病史:患者一年前无明显诱因下出现上腹部胀满不适,未予重视和治疗。后腹胀症状加重,食后尤甚,遂至我科就诊,予以无痛胃镜检查提示:慢性萎缩性胃炎;疣状胃炎。刻下胃脘胀满,食后尤甚,时有反酸,矢气频多,矢气后觉脘腹胀满舒缓,平素饮食不节、性情急躁,时有口苦,无口干,无恶心呕吐,喜食肥甘厚味,睡眠正常,大便稀溏、黏腻解不尽,小便调。舌质红,苔白根黄腻,脉弦滑。

既往史:既往体健,否认其他相关病史,否认食物、药物过敏史。

辅助检查:无痛胃镜示慢性萎缩性胃炎;疣状胃炎。

辨证分析:患者平素性情较为急躁易怒,喜食肥甘厚味,肝气不畅,气机阻滞,横逆犯胃,气滞湿阻中焦,故见胃脘部胀满不适,矢气后症状缓解;气滞湿阻,郁而化热,湿热中阻,气机上逆,故见反酸、口苦,大便稀溏、黏腻解不尽;舌红,苔白根黄腻,脉弦滑均为肝胃不和,郁而化热,湿热中阻之证。

西医诊断:慢性萎缩性胃炎;疣状胃炎。

中医诊断:痞满 肝胃不和、湿热内蕴证。

治法:疏肝理气,化湿和胃,清热散痞。

方药:神术散加减。

陈皮 10 g,炒厚朴 10 g,炒苍术 10 g,藿香 10 g,砂仁 6 g,枳壳 10 g,青皮 10 g,广木香 10 g,苏梗 10 g,黄连 5 g,生薏苡仁 30 g,莪术 8 g,半枝莲 15 g,白花蛇舌草 20 g,炒白术 15 g,姜半夏 9 g,乌贼骨 20 g,白豆蔻 8 g,茯苓 20 g,炙甘草 6 g。水煎温服,每日 1 剂,早晚分服,共 7 剂。嘱患者注意休息,心情调畅,忌辛辣、油腻、寒凉之物。

二诊(2020 年 6 月 15 日):服上药后,患者胃脘胀满较前明显减轻,偶有反酸,矢气时作,无恶心呕吐,无口干口苦,饮食、睡眠可,大便稀软,不尽感减轻,小便调。舌红,苔薄黄,脉弦。守上方去黄连,加槟榔 10 g,建曲 15 g。水煎温服,每日 1 剂,早晚分服,共 7 剂。

三诊(2020 年 6 月 22 日):患者诉无胃脘胀满,偶有反酸,矢气少,口不干苦,饮食、睡眠可,二便调。舌淡红,苔薄黄,脉弦。守二诊方去白豆蔻,加蒲公英 20 g。水煎温服,每日 1 剂,早晚分服,共 14 剂。后未来医院就诊,随访诸症消失。

按 《医学心悟》云神术散:“能治时行不正之气,发热头痛,伤食停饮,胸满腹痛,呕吐泻利,并能解秽驱邪,除山岚瘴气,鬼疟尸注,中食、中恶诸症,其效至速。予尝合此普送,药到病除。”全方由苍术、陈皮、厚朴(姜汁炒)、炙甘草、藿香、砂仁六味药组成,功能解表燥湿,辟秽化浊。原方属于时行不正之气从口鼻而入,传入阳明胃经,邪正交争,才见上述证候。故用苍术升阳发散,燥湿解郁,辟除秽浊恶气;厚朴燥湿畅腑;陈皮理气调胃;甘草和中解肌,再加上藿香、砂仁的芳香通窍,解表化湿。李学军教授认为此方是理气燥湿、辟秽化浊之良方,经过加减可广泛用于脾胃病的治疗。脾主运化,胃主受纳;脾主升清,胃主和降,纳化相得,脾胃的升降功能方能不受影响。若脾胃运化功能失常,则水湿阻滞中焦,气机阻滞,气滞湿阻,胃脘痞满,故痞满患者多伴有气滞、湿阻症状。本病例患者病程延久,气滞湿阻、湿热内蕴明显,故加炒白术、茯苓健脾化湿;加青皮、木香、枳壳、白豆蔻疏肝行气,醒脾化湿;加苏梗、姜半夏和胃降逆,化痰消痞;黄连清热燥湿;薏苡仁、莪术、白花蛇舌草、半枝莲为李学军教授治疗慢性萎缩性胃炎的常用药。《广西中药志》载:“白花蛇舌草治小儿疳积,毒蛇咬伤,癌肿。”功能解毒消痈、利湿通淋,现临床上广泛用于治疗恶性肿瘤;半枝莲性寒味酸,全草含多种维生素、微量元素及氨基酸等成分,具有清热利湿、凉血解毒、散瘀止痛、抗癌等功能。李学军教授治疗 CAG 时多用蛇舌草 20 g、半枝莲 15 g。薏苡仁归脾胃肺经,功能利水渗湿、健脾止泻、清热解毒散结。现代药理学研究发现,薏苡仁提取物可以抑制癌细胞,起到抗肿瘤的作用,李学军教授治疗 CAG 时主要用生薏苡仁,用量多为 20～30 g。莪术功能破血行气、消积止痛。现代研究表明,莪术醇具有抗肿瘤作用,并且可提高人体免疫机制,治疗 CAG 时用量多为 8～10 g。四药合用,既可健脾化湿,活血解毒,又具有抗肿瘤的作用,为抑制 CAG 发展为胃癌的最佳配伍。乌贼骨,又名海螵蛸,为乌贼的内壳,性味咸涩,微温,归肝肾经,功能收敛止血、制酸止痛、收湿敛疮。全方共奏疏肝和胃、解毒化湿、消痞散结之功。二诊胃脘胀满、反酸减轻,矢气仍作,口不苦,舌苔明显好转,故守一诊方去黄连加槟榔、建曲健运脾胃,化湿行气。三诊湿去大半,苔薄黄仍有少许热象,故去白豆蔻,加蒲公英清肝胃之热。

第六节　《临证指南医案》

一、作者简介

叶桂(1667—1746)，名桂，字天士，号香岩，晚号上津老人，江苏吴县人，清代杰出的医学家，为温病学派的主要代表人物之一。清代名医叶天士是温病学的奠基人之一，被后人奉为清代温病四大家之首。叶天士所著的《温热论》，为温病学说的创立和发展提供了重要的理论依据和辨证体系，是温病学理论的奠基之作。他创立的温病卫气营血辨证论治纲领，为温病理论体系的形成奠定了坚实的基础；他对杂病的生理、病理、治疗等，亦多有独特的发挥和独到的见解。尤其值得一提的是，叶天士创立了胃阴学说，提出温通胃阳，以升降为契机，燮理阴阳，阐述脾胃分治之理，对脾胃学说的发展作出了巨大贡献。

二、主要内容概述

《临证指南医案》成书于清乾隆二十九年(1764年)，由叶天士门人华岫云所撰。现存最早刊本为清乾隆三十三年(1768年)卫生堂刻本。该书共10卷，卷一至卷八以内科杂病医案为主，兼收外科及五官科医案，卷九和卷十分别为妇科医案和儿科医案。全书序列89门，述证86种，每门以病证为标目，序列其经治医案，言简意赅，切中肯綮。每门之末均附有论述该门证治大要的附论一篇，系由叶氏门人分别执笔撰写而成。其中温病医案颇多，集中体现了叶氏的辨证，以及汗、清、透、凉、散诸法先后缓急的施治原则。经统计，全书共收载医案2576案，3137诊。《临证指南医案》充分反映了叶天士辨证精细、立法妥帖、处方中肯、用药灵活的治法经验，是叶天士学术思想的代表性著作。书中医案来源于叶天士临床诊疗，搜罗宏富，征引广博，按语精当，实用性强，较为全面地展现了叶天士在温热病、各科杂病方面的诊疗经验，充分反映了叶天士融汇古今、独创新说的治法经验。本书不仅全面展现了叶天士在温热病方面的治疗经验，而且反映了其治疗内科杂病时博采众方、别开法门的治法经验，对中医内科学的发展具有重要意义。需要特别指出的是，叶天士深受张仲景《伤寒论》及李杲《脾胃论》的影响，书中诸多医案均体现了其重视脾胃的观点，另外有关温热病医案的精辟论述，成为后世医家编写温病专著的蓝本。

三、脾胃病相关内容

叶天士认为“脾胃为病，最详东垣，内伤必取法乎东垣”，并将东垣脾胃学说的理论、治法、方药运用到杂病的辨治范围。针对东垣详于治脾、略于治胃的不足，提倡脾胃分治。在温病的治疗中重视胃阴，提出了“太阴湿土，得阳始运，阳明燥土，得阴自安”的论断，并应用于其他内伤杂病的诊疗。

叶天士创立了胃阴学说，倡导甘凉濡润养胃法，补充和发展了东垣脾胃学说，中医脾胃学说因叶天士的补充得以完备。

（一）强调脾胃分治

叶天士认为“胃喜润恶燥”。脾与胃虽同属中焦，以膜相连，却有各自的生理特点，其功能有别，喜恶不同，故提出了脾胃分治的观点。他在《临证指南医案》中指出：“脾胃体用各异，太阴湿土，得阳始运，阳明燥土，得阴自安，以脾喜刚燥，胃喜柔润也。”不仅指出了脾与胃的不同特性，弥补了东垣温补脾阳学说之不足，还认为脾胃二者应加以区别治疗。为倡胃阴之说，《临证指南医案·脾胃》治胃阴伤载：“知饥少纳，胃阴伤也。宜麦冬、川斛、桑叶、茯神、蔗浆以养胃阴。”为创制养胃阴一法奠定了理论基础。叶氏认为东垣之法适用于脾阳不足，对胃腑则需通补，提出“腑宜通即是补，甘濡润，胃气下行，则有效验”。强调治胃不可采用李东垣温补脾阳治脾之法，因此，叶氏指出脾胃应该分治。

（二）倡导甘凉濡润养胃法

叶天士养胃阴之法出自温病，因温热伤津，胃腑首当其冲，由此创立养胃阴之法。叶氏在临床中重视胃阴，反对概用升补脾阳之法，倡导保护胃阴，运用甘平或甘凉之品以濡养胃阴。其养胃阴法的代表方剂是养胃方，取方于仲景之麦门冬汤，叶天士根据其脾胃观点，减去仲景麦门冬方中半夏、甘草和大枣，因半夏具有辛燥之性，草、枣滋腻，不利中焦气机，在此调整的基础上加入石斛、扁豆、玉竹，均具有甘凉濡润的作用，可以促使胃津充沛，使阴虚得愈。《临证指南医案·脾胃》有言：“所谓胃宜降则和者，非用辛开苦降，亦非苦寒下夺以损胃气，不过甘平或甘凉濡润，以养胃阴，则津液来复，使之通降而已矣。”

叶氏所创胃阴虚的理论和治法，弥补了东垣脾胃理论之不足。胃阴即胃津，胃在五行属燥土，易得热证，亦易伤阴。治疗脾胃病，固应重视升发脾胃之阳气，还应重视养胃之阴。胃阴虚一般表现为：饥不欲食，恶必呕逆，胃中灼热增杂，渴欲冷饮，舌红少苔，大便秘结，脉象细数等。而养胃阴之法又可分为甘香养阴法，用于阴虚兼有气虚者，多见温病将愈之时，症见不饥不食、口淡或者口苦、声音低微等，药选人参、麦冬、石斛、粳米、陈皮、佩兰、荷叶等，人参益气，麦冬、石斛养阴，陈皮、佩兰、荷叶理气醒胃，粳米固护中焦；甘寒养阴法用于热耗津伤、阳盛火旺、胃液被劫者，多见于温热病中后期，症见口渴、咽干、舌绛、脉数等，药选竹叶、石膏、知母、天花粉、梨皮、甘草、生地、石斛等，为清热养阴之法；甘凉养阴法用于阴液被耗、津不上承，症见咽干、咽痒、干咳无痰、思冷饮、喜凉食，药选桑叶、麦冬、玉竹、沙参、梨皮、甘草等；甘酸养阴法用于热迫汗出、胃液被耗、不饥不食等症，药选人参、五味子、麦冬、木瓜、炙甘草、乌梅等；甘润养阴法用于胃热燥火、灼伤肺胃之阴，症见干咳、咽干津少、舌红、脉数，药选桑叶、天冬、麦冬、沙参、天花粉、百合、玄参、杏仁、梨汁等；甘平养阴法用于燥热耗伤肺胃之阴，症见咳嗽、口渴、咽干、不饥食、尿黄、舌红、脉数，药选麦冬、薏苡仁、白扁豆、玉竹、沙参、玄参、桑叶等。

（三）重视胃阳

叶天士在继承李东垣重视脾阳观点的同时，也突出胃阳在人体中的重要性。他在东垣升发脾气的理论基础上又有所发挥，提出“食谷不化，胃火衰也”，“阳腑之阳非通不阖，胃中阳伤，法当温阳”，“用刚远柔，通补胃阳”。叶天士认为胃阳在消化食物、开合纳谷、镇逆降气等方面起重要作用。《临证指南医案》中常用益智仁、干姜、吴茱萸、半夏、茯苓、人参等辛温通阳，使浊降阳升，增加胃纳谷化食之功效。胃痛阳虚痰凝证所关联药物有干姜、厚朴、高良姜、橘红、桂枝、延胡索、茯苓、半夏、干姜、高良姜等，均为温里之药，配伍桂枝通阳，佐以厚朴、茯苓、半夏化湿，应能取得良效。而对胃之阴阳俱损，益气通阳或甘凉益胃均不合适，叶天士也有独特见解，秉承仲景之法，以建中汤通补阴阳，化生气血，并且加参芪，名参芪建中汤，则益气之力倍增，是益中土阳气以生阴也，加归芪，曰归芪建中汤，则养营补气之力尤胜。从上可见，叶氏对胃虚证论治理法兼备，对脾胃病的治疗有重大影响。

（四）顾护脾胃

如上所述，在疾病的诊治过程中，叶天士十分注重顾护脾胃。同时考虑到脾胃与其他脏腑密切关联，故治疗杂病时亦多从脾胃角度去立法处方。如治肺系病证之阴虚咳嗽，因脾肺五行归为土、金，而土能生金，当出现阴虚体质、风温咳嗽，口干思饮，与益胃阴之麦冬、生地、沙参，佐以桑叶润肺而见效，益胃阴而治肺病。如咳嗽伴纳差、腹痛，脾胃受损、中气不足为其根源，气不摄而阴不化所致，施以戊己汤，加五味子摄阴足矣。若痰多、咳频而伴见食减、少气的患者，是中焦土衰，中气虚不能生金，应用培土生金之法，多予小建中汤或四君子汤等方加减。其他如因脾胃虚弱不能化生水谷精微滋养全身，病家出现不寐之证，或出现因脾胃阳虚、阳虚痰阻气机而见胸痹者，施以薤白、半夏、茯苓、干姜等温补中阳；对痢疾的治疗不可妄用攻积；对遗精、淋证等肾系病证，叶氏也重视脾胃后天的培护，提出“固下必佐健中”的理念，体现肾脾先后天之本的联系。此外，叶氏临床非常重视肝胃关系，认为“肝木宜疏，胃府宜降；肝木肆横，胃土必伤，胃土久伤，肝木愈横，治胃必佐泄肝，泄肝必兼安胃，治肝不应当取阳明”。治疗上极力主张泄肝治胃，治肝可安胃，创立了泄肝安胃法、制肝和胃法、清肝和胃法、柔肝养胃法、益肝扶脾法等肝胃同治之法，主张脾宜补、胃宜通、肝宜疏的治疗原则。另对于久病患者，叶天士也提出了久病入络，初为气结在经，久则血伤入络的观点，指出了疾病久延不愈，由经及络，由气及血，逐渐进展的过程。

四、临证心悟

叶天士提出的脾胃分治、顾护脾胃、温通胃阳等观点为中医脾胃学说注入了新的血液，使其趋于完备。这些学术观点对当今临床也有着重要的指导意义。李学军教授结合自身多年临床诊疗经验，针对其中脾胃病诊疗观点，体会颇深。

（一）泄泻当以脾为主，兼顾肝肾

叶天士提出脾胃系病证的治疗总则，即恢复脾胃升降气机以顾护脾胃，“疏脾降胃，令其升降为要”。基于此，以“泄泻”而言，李学军教授认为脾胃虚弱，阳气不振，气化不行，无以运化水谷精微，水谷之气聚而生湿，湿盛则濡泻。因而升脾阳，祛湿邪，是改善脾胃升降失调的关键，脾阳得以升，则胃阴降，中焦气机恢复正常，湿无以生。同时肝肾功能失调，也会影响脾胃功能，使得脾失健运，湿邪停滞。

1. “泄泻”须详辨

泄泻，“注下症也”，即湿邪下注大肠，大便次数增多，或伴有腹痛、腹满、“腹鸣溺少”及“足跗浮肿”等症状。依据病因及临床症状不同，泄泻分为五种类型，即飧、溏、鹜、濡、滑。“飧泄之完谷不化，湿兼风也；溏泄之肠垢污积，湿兼热也；鹜溏之澄清溺白，湿兼寒也；濡泄之身重软弱，湿自胜也；滑泄之久下不能禁固，湿胜气脱也。”

2. 泄泻之病因病机

泄泻主要病机为湿困脾土，升降失职，肠道传导失司，清浊不分而发生泄泻，即“湿多为五泄”。病位在肠，主脏责之脾。外感湿邪、饮食不节、情志失调及禀赋不足均可导致湿困脾土，脾胃升降失职，发生泄泻。

外感湿邪致病：“长夏湿胜”或“雨湿凉气，乘于脾胃”，湿困脾土，升降失职，运化失健，清浊不分，发为泄泻。

饮食所伤致病：“口腹不慎，湿热内生”，特别提到因嗜酒成癖，导致“酒湿内聚痰饮”，脾土受困，升降失职，清浊不分，发为泄泻。并明确指出病因病机为“此水谷内因之湿郁蒸肠胃，致清浊不分”。

情志失调致病：“经营劳心”，脾胃受病，脾失运化，气机升降失常，“湿凝在肠”，遂至泄泻。

禀赋不足致病：“中焦气分积弱，水谷之气易于聚湿，或口鼻触入秽邪，遂令脾胃不和。”因先天脾气或脾阳虚弱，运化无力，水谷之气转输不利，聚集生湿，或加之外感湿邪，困脾更甚，导致泄泻。

3. 治则治法

（1）运脾化湿，恢复气机升降

“水湿交混，总以太阴脾脏调理。”泄泻的治疗大法为运脾化湿，“如果土奠水安，从此不泛不滥，定无清气在下之患矣”。方剂多选用胃苓汤、理中汤、参苓白术散加减。“补脾法中佐以淡渗，分其阴阳。”以白术、人参益气健脾，脾气及脾阳健运，转输水谷正常，不再“酿湿坠下”“清浊不分”；同时应用茯苓、猪苓、泽泻、苍术等利水渗湿之品，有利小便以实大便之意。李学军教授认为根据病因及症状不同，灵活加减，感受暑湿之邪，辅以藿香芳香化湿；“春木正旺，中焦受克”，辅以黄芩清泻肝火，乌梅、木瓜酸以制肝、养阴息风；腹痛明显，辅以白芍、甘草缓急止痛。或辅以附子、菟丝子、益智仁等，以达温肾阳、暖脾阳之目的。

（2）运脾化湿当以健脾行脾

脾以健运为顺，胃以纳降为顺。湿邪困脾，脾失健运，病程缠绵难愈，故临床应以健脾祛湿、助运通降为主。李学军教授临床常用药物有白术、茯苓、薏苡仁、砂仁、白豆蔻、苍术、厚朴、莲子、藿香、佩兰。

（3）从肝论治，土虚木乘

肝主疏泄，分泌胆汁，输入肠胃，以助脾胃消化；脾主升清，又必须赖少阳春升之气的升发。若肝主疏泄功能失常，犯及脾土，导致脾主运化功能失调，升清降浊失职则发生泄泻。若临床症见大便溏泄，腹痛隐隐，肠鸣纳差，巅眩脘痞，头痛胁痛，舌苔白，舌质淡红，脉弦细等，此为脾虚肝旺所致泄泻。可用健脾制肝法，在补益脾胃（四君子汤去白术）的基础上常配用乌梅、木瓜、白芍等酸性药物制肝。若症见腹痛腹泻，泻后痛减，口苦而黏，肛门灼热，性情急躁，舌苔黄，舌质红，脉弦滑等，此为肝郁日久化热，犯脾伤胃所致泄泻。可采用清肝运脾法，用川连、黄芩苦以泄肝之用，乌梅、白芍养肝之体以恢复肝体阴而用阳的生理状态，用半夏、枳实苦辛运脾和胃。若木郁乘土，伴有脘胀入胁，可酌加用柴胡、青皮疏肝理气，白芍、桑叶、丹皮疏肝泄热。

（4）从肾论治，温补肾阳

肾为先天之本，脾为后天之本。脾之健运，有赖于肾阳的温煦；肾阳又需脾阳运化水谷之精微以作其旺盛之源。二者互相促进，相辅相成。如泄泻日久，脾胃阳虚，水谷精微输布失常，则病及于肾，导致肾阳虚衰，泄泻进一步加重。亦有劳损伤肾，肾阳亏虚，不能温煦脾阳而致腹泻反复难愈。脾肾阳虚临床常见晨泄，或五更泻，或久泻，下腹冷，纳少腹胀，食入尤甚，舌苔白滑，舌质淡胖，脉沉细无力等症。李学军教授常用温肾固涩法，药如菟丝子、覆盆子、益智仁、巴戟天、芡实、补骨脂、鹿角霜等柔润和平补肾之品，既能温阳，又不伤阴；配伍人参、茯苓、山药、莲子、炙甘草健脾补气。若酒湿内困，用黑地黄丸；若久病大虚，脾肾瘕泄，用干姜、附子、肉桂等补火助阳。但辛温大热之品，容易耗气伤阴，如叶氏所言“纯刚恐伤阴液”，不适合久泻阴阳两虚之证；若“下元气少固摄，晨泄”，早用四神丸，晚服理中丸去白术、甘草，加益智仁、木瓜、砂仁。叶氏早用四神丸，晚用理中法，比纯用温肾固涩之品高出一筹；若久泻滑脱不禁者，加禹余粮、五味子、诃子皮、赤石脂等涩肠止泻之品。

（二）脾体阴用阳论治脾胃病

“脾体阴用阳”是对脾生理病理特性的概括，名医叶天士于脏腑体用理论中，除执“肝体阴用阳”理论外，对“脾体阴用阳”理论亦有发挥和应用。叶氏着眼脾脏，执“脾体阴用阳”理论指导临床诊疗。基于“脾体阴用阳”理论指导组方遣药，用于痰饮、肿胀、脘腹不适等多种疾病。《临证指南医案·卷六·疟》载“论脾为柔脏，体阴用阳”，叶氏基于“脾体阴用阳”理论于脾病之论治立法组方指导用药之医案颇多。李学军教授深有感悟，叶氏的“脾体阴用阳”理论既强调脾脏特点，也关注与其他脏腑的关系，其内涵丰富，值得推敲。

1. 脾之生理

脾为五脏之一，藏而不泻，居中焦，太阴湿土，阴中之至阴，“后天之本，气血化生之源”，脾主运化，统摄血液，性喜燥恶湿。《难经》云：“积者，阴气也，五脏所生；聚者，阳气也，六腑所成。”脾属脏，位于腹中，居膈下，处阴位。据“同气相求”学说，脾喜燥恶湿的特性也佐证其体阴特点。而关于脾之功能，张璐提出“盖脾胃以气为主，气属阳。脾之土，体阴而用阳”的概念。“脾宜升则健”，升举为脾气特点，升属阳，赖阳气以升；《灵枢·本神》言“脾藏营”，营属阴；清代沈明宗言“五脏六腑之血全赖脾气统摄”，脾主统摄；脾主运化，《内经》云“中央土以灌四傍”，脾脏依赖于脾气的激发作用，脾气是其功用的体现，反映了其“用”为阳的特点。脾之生理可概括为“脾阳主气，脾阴为血，阳为用，阴为体”。脾无阳则升举、运化、统摄俱废矣。

2. 脾的病理特点

（1）脾易病湿

脾体为阴，湿为阴邪，同气相求，受湿则为病。《金匮要略》言“五脏病各有所恶，各随其所不喜者病”，故有“诸湿肿满，皆属于脾”。湿滞于脾，其体所处的环境受湿的影响，因而累及其功能，导致阴体受邪则阳用不行。喻嘉言有云：“脾中之阳，法天之健，消化饮食，传布津液而营运于内……水在脾，少气身重，缘脾恶湿，湿胜则气虚而身重也。”说明了体用病理关系密切，对此黄元御在其著述中也提到“太阴脾土，升自水分，因从水分而化湿”。均体现了脾体阴而易于蕴湿，湿邪以阻脾用见长。

（2）脾多病阳气虚

脾胃转化散布水谷精微，全赖阳气。“仓禀之官”阴体常有余，其用多不达。叶桂“脾宜升则健”突显了脾用的表现形式。李东垣在《脾胃论》中对脾虚的论述“夫脾胃不足，是阳气不足，阴气有余”，体现了“脾之阳用”常不足特点。脾病多虚“虚则太阴”，体现了脾病于湿，是因为脾气虚。病脾阴者多病程日久，由阳及阴，故而少见。“邪之所凑，其气必虚”，临证脾病多有受阴邪、病其阳的特点，也体现了脾病多病其用。

（3）脾病多及脏腑

脾为中焦之土，如人身之枢机。脾“如门户之枢，乃阴阳开阖之转机”，人体气机升降出入全赖此土转运。脾正常发挥斡旋气机功能，则“五脏元真通畅，人即安和”。“人身一小天地”，“升降脾胃之枢机也，枢机病则升降失职”，若脾用不备，清阳不升，浊阴不降，常生变证。故脾功能正常是人身脏腑功能正常的基础。且依五脏相生理论，如唐容川提出“命门火衰，则土寒而不化”，肾病及脾；“脾阳、阴虚则血虚津少，肺不得润养”，脾病及肺，也明确脾的正常发挥依赖于其他脏腑功能正常，相互维持人体正常状态。

3. 与胃腑鉴别

脾体阴用阳的同时多伴胃体阳用阴。“脏腑分理”学说是在脏腑联系的前提下，对脏腑差异性的强调，脾胃分论是其中的重要组成部分。脾胃分治根源于《黄帝内经》，后经历代医家不断发展完善，至清代叶天士重视胃阴，倡导脾胃分治，使脾胃学说成为一个完整的理论体系。脾胃者一脏一腑，一阴一阳，叶氏云“凡六腑属阳，以通为用，五脏皆阴，藏蓄为体”，明确脏腑二者体用之不同。华岫云言“今观叶氏之书，始知脾胃当分析而论。盖胃属戊土，脾属己土，戊阳己阴，阴阳之性有别也。脏宜藏，腑宜通，脏腑之体用各殊也”，脾胃二者体用有别，可知根据脏主藏的特点，为与腑主通相鉴别，提出“脾体阴而用阳”“夫胃是阳土，以阴为用”之生理特点。

4. 指导临床辨证

《灵枢经 · 本脏》云：“五脏者，固有小大、高下、坚脆、端正、偏颇；六腑者，亦有长短、小大、厚薄、结直、缓急者。”明确了五脏解剖结构的差异性。中医脏腑内容是建立于直观解剖的基础上，在诠释“体”结构的基础上，涉及对“用”功能的论述，结构的特异性是为功能表现的特异性服务的。李学军教授认为脾体阴用阳，明确了脾实体结构与生理功能的联系性，依据“脾体阴用阳”将脾的辨证分为“体”病、“用”病两大类型，类似于现代医学的器质病变与功能病变。对于脾之功能，形质损伤，精确把握，而各有立法，同时功能病变多见于疾病早期，较为普遍，形成了脾病多病其用，以运化衰惫、生化乏源最为多见的病理特征。

5. 指导用药

根据脾脏体阴用阳的生理特点，将临床脾脏治法分为补泻两途、体用两类，共 4 种，以指导临床用药。叶氏有云：“王道固难速功，揆之体用，不可险药。”临床将治脾药分为“体药”“用药”两大类，又在体用基础上分补泻之法，能将繁杂多样的脾药归于系统。《清史稿》载“（吴瑭）学本于桂”，吴鞠通是叶氏学术经验的继承者、思想理论的践行者，吴鞠通很好地将叶天士散见于医案中的理法方药进行总结整理，其所著《医医病书 · 五脏六腑体用治法论》中对脾体阴用阳中“体药”用药介绍就是例证。吴氏言：“脾为足太阳，主安贞，体本阳也；其用主运行则阳也。补阴者，补其体也，如桂圆、大枣、甘草、白术之类；补阳者，补其用也，如广皮、益智仁、白蔻仁、神曲之类。”叶氏亦云：“脾为柔脏，惟刚药可以宣阳驱浊。”脾体属阴为柔脏，其病多为阴邪所袭，如寒、湿、痰饮、浊毒等。李学军教授认为同气相求最易病脾，应以刚治柔，阳以制阴，用病多阳药、体病多阴药。叶氏曾云“胃以喜为补”，就是其所言的“食物自适”。食物的选择应适合患者的口味，吃下去舒服，这就是“胃喜”，反之，则叫作“胃厌”。这一观点不仅仅适用于胃，包括脾等诸脏腑多如是，脾喜芬芳，恶郁滞。

6. 其他

“五脏皆具阴阳气血精津液”是中医的重要观点，意指五脏具有相同的物质基础。基于“脾体阴而用阳”结合“五脏皆具阴阳气血精津液”这一观点从脾论治多种疾病，可使临床治疗更具有针对性。如叶氏五行治法中的培土生金法之应用，即根据气血阴阳之差异，分为培脾阴养肺阴、补脾气实肺气等多种类型，针对病机之不同，结合五行生克关系，而各补其不足。李学军教授认为气化是脾之功能，血、精、津液则是除脾脏实体外，阴体的重要物质，脾的功能的表达依赖于阴体的物质基础，而阴体的和谐状态又以功能正常为前提，治体与治用是密切联系的。临床治疗中，主次分明地兼顾体用阴阳也是中医整体观的具体体现。而这一思想在叶天士用药组方中屡见不鲜。

7. 临证经验

（1）治脾兼胃

《素问·太阴阳明论》所述的“脾与胃以膜相连”，从解剖学联系出发，为脾胃一体、脾胃同治奠定了基础。“夫脾胃为病，最详东垣，当升降法中求之”，叶氏于脾胃治法多遵东垣，却又别于东垣，既重视脾胃之密切联系，又主张“治胃与脾迥别”，且脾胃分理为叶氏临证特色之一。叶氏治疗脾胃病时指出，脾胃之病，无论是其生理特性、病因病机还是治疗方法等，均须辨证分论，分而治之。《临证指南医案》就有“古称胃气以下行为顺，区区术甘之守，升柴之升，竟是脾药”，“夫胃为阳明之土，非阴柔不肯协和，与脾土有别故也”，“太阴湿土，得阳始运，阳明燥土，得阴自安，以脾喜刚燥，胃喜柔润也”。叶氏根据脾胃脏腑特点，在脾胃分论、脾胃合论二者之间寻求契合，多以“运脾疏胃”为治法，既兼顾二者联系，又强调二者差异，此法名医汪逢春于湿温病证治亦多采用。李学军教授认为“脾体阴用阳”，补益以助脾运化之功达其用；“腑宜通即是补”，疏理以复胃腑通畅之性补其体。胃通则脾运无滞，脾旺则胃纳无碍。可根据不同的病机特点以运脾、疏胃各为主次，治疗多种疾患。如《临证指南医案·脾胃》载“周四二脉缓弱，脘中痛胀，呕涌清涎，是脾胃阳微。得之积劳，午后病甚，阳不用事也。大凡脾阳宜动则运，温补极是。而守中及腻滞皆非，其通腑阳间佐用之。人参、半夏、茯苓、生益智仁、生姜汁、淡干姜，大便不爽，间用半硫丸”。叶氏明确了温补运脾、疏理通胃主次分明的脏腑结合治法。

（2）治肝培脾

肝脾各自的生理功能和病理特点决定了两者密不可分的联系，主要表现为生理功能的相互为用，病理状态的相互传变，临床诊疗过程中的肝脾同治。肝脾生理病理关系密切，为医家之共识，如《黄帝内经》载“土得木而达”，《金匮要略》云“见肝之病知肝传脾”，论述颇丰，叶氏亦有“郁必伤脾”“肝病既久，脾胃必虚，风木郁于土宫”等论述肝脾密切联系之论。治肝培脾为叶氏治疗肝病犯脾之大法，治肝之法又有和肝、制肝、泄肝、疏肝四法。“肝为刚脏，当济之以柔药”的理论亦为叶氏独创学说之重要部分，亦是肝病治法的重要内容之一。和肝培脾适用肝气失调，阻脾之运，以四君培土，佐以炒山楂、炒乌梅、木瓜、生白芍等酸敛柔肝缓急；制肝培脾适用肝之气逆，犯克脾土，多以吴茱萸加芍药治之；泄肝培脾适用肝火犯脾，以补脾之法，佐以川楝子、黄连、牡丹皮等清热泻火之药，少入补脾阴之品；疏肝理脾适用于肝郁脾虚，以四君佐以陈皮、青皮、柴胡等理气之品。叶氏临证多兼顾脾之体用，杂合四法而治。如《临证指南医案·木乘土》载“朱氏嗔怒动肝，气逆恶心，胸胁闪动，气下坠欲便。是中下二焦损伤不复，约束之司失职。拟进培土泄木法，亦临时之计”。其以乌梅丸加减治疗，是从泄肝出发以补土。

（3）温肾助脾

叶氏所云“夫脏寒生满病，暖水脏之阳，培火生土是法”，为脏寒、水肿、胀满等病立益火补土之法。益火补土为临证之大法，有以温心阳、温肾阳等各说种种。叶氏遵景岳之意，以温肾阳助脾阳为用，提出“自古治肾阳自下涵蒸，脾阳始得运变”“大凡脾阳宜动则运，温补极是”，倡导命门学说，其常用方有金匮肾气丸、四神丸、安神丸等。统计叶天士治疗泄利360则医案将治法加以归纳为十法，其中运用温补脾肾法的就有72则。《临证指南医案·湿》载“庞（四四）湿久脾阳消乏，中年未育子，肾真亦惫，仿安肾丸法。鹿茸、胡芦巴、附子、韭子、赤石脂、补骨脂、真茅术、茯苓、菟丝子、大茴香”。宗安肾丸意，温肾阳补脾阳，以助运化。脾与肾之间的相互联系包括脾肾先后天互根、精气互生、阴阳相关等多个方面，不拘于补阳助阳一途。

（4）温运脾阳

脾阳指脾的运化功能及在运化活动过程中起温煦作用的阳气，是人体阳气在脾脏功能方面的反映。叶氏云“脾阳式微，不能运布气机，非温通焉能宣达”，“论脾乃柔脏，非刚不能苏阳”，论述脾阳不足之病机及治法。脾以阳为用，《临证指南医案》载脾阳为病之验案40余则，足见叶氏对脾阳之重视。其治法有温通脾阳、健运脾阳与醒脾阳三法，三法用药皆为刚剂。其中温通脾阳以干姜、半夏、厚朴、附子、白术、桂枝等药组方，姚亦陶云其“脾阳衰者，术附必投”；健运脾阳则以平胃散、半夏汤、苓桂术甘汤等方为主，华岫云谓之“若脾阳不运，湿滞中焦者，用术、朴、姜、半之属以温运之，以苓、泽、腹皮、滑石等渗泄之”；醒脾阳一法，多对于湿邪遏脾、脾虽衰而尚有转化之机，叶氏云“草果以醒脾”。三法同中有异，异中有同，总以恢复脾脏运化之能为主，助脾阳用为目的。

（5）滋润脾阴

脾阴是脾中水谷精微所化生的营血、津液、脂膏等精微物质，是脾进行生理活动的重要物质。研阅叶氏医案，有“胃阴虚”“胃阳虚”及“脾阳虚”之论述，而唯独缺乏“脾阴”之治。唯一的解说应该是医案资料的阙佚不全。《临证指南医案·嘈》华岫云按语提及“脾阴”，然观叶氏之案脾阴用药亦不乏枚见。具体用治脾阴伤之证，药用最多的为麦冬、竹叶、甘草、沙参、扁豆、石斛等。此类药物皆为性味甘淡、甘缓、甘酸之物，取其甘淡益阴、甘缓和中、甘酸济阴之功。观品味之性，多属叶氏所谓之柔剂，脾阴为脾之津液，滋阴必以配阳，其常佐以通补胃腑、健运脾气之法，而以甘药为主，取甘守津还之意。

8. 临床运用的代表方剂

（1）健运脾阳——大半夏汤

叶氏所云“阳气健运不息，阴浊痰涎，焉有窃踞之理”，反映了叶氏运用大半夏汤健运脾阳之思想，与“太阴湿土，得阳始运，阳明燥土，得阴自安，以脾喜刚燥，胃喜柔润也”所表述顺应脏腑特性施治的观点相合。参照叶氏临证应用，方中“非半夏之辛、茯苓之淡，非通剂矣”，半夏、茯苓通浊行滞，白蜜甘寒清养为补益脾胃阴分。叶氏言“宣通补方，如大半夏汤之类”，此方既可宣通阳明，又可健运太阴，体用并理。如《临证指南医案·脾》载：“朱妪目垂气短，脘痞不食，太阴脾阳不运，气滞痰阻。拟用大半夏汤。”大半夏汤健运脾阳，通浊祛痰，以达脾用为法。

（2）宣补脾气——六君子汤

叶氏云“六君子汤之健脾理痰，多是守剂，不令宣通”，“六君子宣补方法”，可知六君子一方是宣补并用、以补为主的方剂，方中陈皮、半夏为宣通之药，其余均是守补之品，以补益脾土，健运脾用为法。如《临证指南医案·木乘土》载“张（二九）脉小弱，是阳虚体质，由郁勃内动少阳木火。木犯太阴脾土，遂致寝食不适，法当补土泄木”。以六君子加牡丹皮、桑叶。丹桑相配为叶氏常用清泄肝木之药对，二者合用，有清泄少阳火热、轻解少阳之郁及制约肝阳之亢三种功效，清散兼备，合和血之意，符肝胆之性。

（3）健脾化饮——苓桂术甘汤

叶氏遵仲景“外饮治脾”“痰饮当以温药和之”等论点，以苓桂术甘汤从温运脾阳论治痰饮。邹滋九谓之“取仲景之苓桂术甘汤、茯苓饮、肾气丸、真武汤等法，以理阳通阳及固下益肾、转旋运脾为主”。方中“术甘之守，竟是脾药”“茯苓通胃阳”，桂枝温运，方中补通并施，暗合脏腑特性，脾胃兼理，“夫湿属阴晦，必伤阳气”“湿属阴邪，阳不易复”，以阳驱阴。《临证指南医案·痰饮》载“王（三二）脉沉为痰饮，是阳气不足，浊阴欲蔽，当以理脾为先。俾中阳默运，即仲景外饮治脾之意。苓桂术甘加半夏、陈皮水泛丸”。证属外饮无疑，温运健脾，驱阴化饮。

（4）敛养脾阴——人参乌梅汤

《伤寒论》中顾护津液的思想为脾阴虚理论的发展奠定了理论基础，其中用麻子仁丸治脾约证是脾阴理论的完美演绎。《黄帝内经》所言“欲令脾实……宜甘宜淡”“酸甘化阴”明确了补脾阴的用药特点。人参乌梅汤系叶氏自拟补脾阴方（人参、山药、乌梅、炙甘草、木瓜、湖莲），治疗痢久阴伤、口渴微渴。亦可加炒山楂、白芍、麦冬等酸甘敛阴之品。《临证指南医案·痢》载“周（五十）痢后气坠，都主阴伤。但嗔怒不已，木犯土，致病留连。摄阴之中，聊佐和肝”，以熟地黄、茯苓、炒山楂、炒乌梅、木瓜、五味养脾阴健脾用，营血津液皆为脾体之阴，久病伤血，故养血滋阴，实其体。

叶天士以“脾体阴而用阳”立论用以诠释脾脏之特性，虽着眼于脾脏，而不拘于一脏，论脏必及腑，论脾必及肝肾，虽是论述脾脏，却联系脏腑整体。李学军教授深谙其道，临床诊治抓其特性，学习叶氏治脾必明辨脾脏阴阳气血津液之虚实，据脾之生理特性结合病例特点，有针对性地择刚柔通补等法，遣半夏、苓术等方，灵机变通。理法方药，据理立法，依法用方遣药，一以贯之，此叶氏疗疾关键也。

五、病案举隅

（一）病案一

吴某，男，53岁。2020年7月8日初诊。

主诉：上腹部隐痛5年，加重3天。

现病史：患者5年前无明显诱因下出现上腹部疼痛，稍有热感，反复发作，未予以重视及治疗。后因工作原因肆食辛辣厚味之品，上腹部疼痛反复发作，夜间疼痛明显。遂至当地医院行胃镜检查示：十二指肠球部溃疡，慢性非萎缩性胃炎伴糜烂。予以抑酸护胃、保护胃黏膜等对症治疗后症状好转。3天前患者因晨饮黑咖啡后上腹部疼痛加重，时有嗳气反酸，予以奥美拉唑口服未见明显好转，遂至我科门诊就诊。刻下胃脘疼痛，餐前明显，夜间加重，时有烧心嘈杂，嗳气反酸，饥不欲食，情绪烦躁，口干不苦，夜寐不安，大便偏干，小便调，舌红，少苔，脉细数。

既往史：既往体健，否认其他相关病史，否认食物、药物过敏史。

辅助检查：2019 年 7 月 6 日外院胃镜示：十二指肠球部溃疡，慢性非萎缩性胃炎伴糜烂。

辨证分析：患者平素因工作原因嗜饮咖啡、浓茶及辛辣肥厚之品，损伤胃腑，胃阴不足，胃失濡润，故见胃脘疼痛，夜间加重，饥不欲食；胃失和降，胃气上逆，故见反酸嗳气；阴虚酿生内热，故见烧心嘈杂；热扰心神，故夜寐欠佳，情绪烦躁；阴虚不能濡润肠道，故大便偏干。舌红少津，少苔，脉细数均为胃阴不足之证。

西医诊断：慢性非萎缩性胃炎伴糜烂；十二指肠球部溃疡。

中医诊断：胃脘痛　胃阴不足证。

治法：养阴清热，和胃止痛。

方药：叶氏养胃汤合金铃子散。

北沙参 15 g，麦冬 15 g，石斛 15 g，茯神 20 g，玉竹 10 g，麻子仁 15 g，杏仁 10 g，白芍 20 g，延胡索 9 g，川楝子 9 g，黄连 6 g，吴茱萸 3 g，白及 15 g，陈皮 10 g，枳壳 9 g，瓦楞子 30 g，生甘草 6 g。水煎温服，每日 1 剂，早晚分服，共 7 剂。

二诊（2020 年 7 月 15 日）：患者诉胃脘隐痛及反酸嗳气较前好转，纳谷不香，睡眠欠佳，大便偏干，小便调，舌红，苔薄白，脉细数。守上方，加谷芽 20 g，麦芽 20 g，水煎温服，每日 1 剂，早晚分服，共 7 剂。

三诊（2020 年 7 月 23 日）：患者诸症明显缓解，无反酸嗳气，偶有上腹部隐痛，二便调，舌淡红，苔薄白，脉细。守二诊方，续服 14 剂后诸症悉除。

按　李学军教授认为胃阴不足之证形成原因主要在于嗜食辛辣刺激之品损伤胃阴、外感阳热之邪入里化热伤阴、年老体弱素体阴虚。因此对于此类患者宜遵叶老养胃阴之大法。《临证指南医案 · 脾胃》一篇详细记载叶老养胃阴之法。如载案云："陈，知饥少纳，胃阴伤也。麦冬，川斛，桑叶，茯神，蔗浆。""某，脉涩，体质阴亏偏热，近日不饥口苦，此胃阴有伤，邪热内炽，古称邪火不杀谷是也。金石斛，陈半夏曲，生谷芽，广皮白，陈香豉，块茯苓。"后人经过总结，撷取麦冬、玉竹、沙参、白扁豆、生甘草、桑叶六味，称为叶氏养胃汤。本案患者因嗜饮咖啡、浓茶及辛辣肥厚之品，损伤胃阴，以致诸疾，故以叶氏养胃汤合金铃子散加减。方中北沙参、麦冬、石斛、玉竹养阴清热，茯神安神助眠，麻子仁、杏仁润肠通便，白芍既能养肝体，又能合甘草缓急止痛，延胡索、川楝子疏肝泄热，活血止痛，黄连、吴茱萸合为左金丸辛开苦降、清肝和胃，瓦楞子制酸止痛，白及收敛生肌，陈皮、枳壳理气和胃，全方共奏养阴清热、和胃止痛之功。二诊患者诸症大减，仍感纳谷不香，遂加谷麦芽消食和中、健脾开胃。

（二）病案二

方某，男，49 岁。2022 年 7 月 13 日初诊。

主诉：反复大便不成形 1 年，加重 1 周。

现病史：患者 1 年前无明显诱因下出现大便不成形，一日 2～3 次，未予以重视及治疗，后因饮食不慎，大便不成形反复发作，曾自行口服过诺氟沙星、黄连素等药物稍有好转。1 周前患者聚餐食用海鲜后，自觉腹痛，痛后即泄，水样便，一日 4～5 次，口服止泻药物无明显好转，特来我科门诊就诊。刻下大便不成形，一日 3～5 次，脘腹隐痛，矢气频作，时有反酸嗳气，纳少，倦怠乏力，时有头昏，夜寐一般，小便尚调，舌红，苔黄腻，脉弦滑。

既往史：既往体健，否认其他相关病史，否认食物、药物过敏史。

辅助检查：肠镜（2022 年 3 月 4 日本院）提示：大致正常黏膜像。

辨证分析：患者平素嗜酒，酿生湿热，肆食海鲜等辛辣刺激食物后，损伤脾胃，湿热下注，故见泄泻，湿滞肠胃，气机逆乱，故见嗳气反酸，矢气频作。湿滞脾胃，运化失常，清阳不升，故见倦怠乏力，时有头昏。舌红，苔黄腻，脉弦滑均是脾胃湿热之证。

西医诊断：肠功能紊乱。

中医诊断：泄泻　脾胃湿热证。

治法：清热燥湿，渗湿止泄。

方药：芩芍汤合平胃散加减。

黄芩 10 g，白芍 20 g，柴胡 10 g，陈皮 10 g，厚朴 10 g，藿香 10 g，茯苓 20 g，猪苓 10 g，泽泻 10 g，苍术 15 g，白术 15 g，海螵蛸 20 g，瓦楞子 20 g，建曲 15 g，谷芽 15 g，麦芽 15 g，防风 8 g，甘草 6 g。水煎温服，每日 1 剂，早晚分服，共 7 剂。

二诊（2022 年 7 月 20 日）：患者诉大便不成形，较前好转，一日 2～3 次，偶有腹部隐痛，矢气少，余症状较前好转，诉口中黏腻，口渴不欲饮水，舌红少津，苔薄黄，脉弦细，守上方去猪苓、泽泻，加山药 30 g，佩兰 10 g。水煎温服，每日 1 剂，早晚分服，共 7 剂。

三诊（2022 年 7 月 28 日）：患者诸症明显缓解，无反酸嗳气，舌淡红，苔薄白，脉细。守上方，续服 5 剂后诸症悉除。

按　《临证指南医·泄泻》载一医案："陈，脉缓大，腹痛泄泻，小溲不利，此水谷内因之湿，郁蒸肠胃，致清浊不分，若不清理分消，延为积聚，黏腻滞下。议用芩芍汤。淡黄芩，生白芍，广皮，浓朴，藿香，茯苓，猪苓，泽泻。"李学军教授研读《临证指南医·泄泻》一节，认为叶氏治湿热泄泻，喜用清利二法，清热多用黄芩、黄连，利水多用泽泻、茯苓、猪苓，若有气滞，配用行气之品，如厚朴、陈皮、香附。若患者泄泻，日久渐成虚象，可加白术、人参等补益之品。本案则以此为思路，以黄芩清热燥湿，泽泻、茯苓、猪苓利水渗湿止泻，使湿热之邪从水路而去；柴胡、防风、白芍、甘草升阳举陷，缓急止痛；并予陈皮、厚朴疏肝解郁，行气燥湿；建曲、麦芽、谷芽健胃消食，增加消化之力；苍术、白术健脾化湿，补益和中；海螵蛸、瓦楞子制酸护胃。全方共奏清热燥湿、渗湿止泻之功。二诊患者腹泻明显好转，有阴伤之嫌，遂去利水之品猪苓、泽泻，加山药、佩兰健脾益胃，化湿止泻。

参考文献

[1]　储浩然. 橘井涌泉：马骏学术思想及临床经验集锦[M]. 北京：科学出版社，2020：1-7.

[2]　李学军. 杏林春暖：马骏脾胃病临证精粹[M]. 北京：科学出版社，2020：1-21.

[3]　吴修符. 继承发展仲景阴证学说的范例：《阴证略例》[C]//中华中医药学会仲景学说分会. 仲景医学求真（续一）：中华中医药学会第十五届仲景学说学术研讨会论文集，2007：5.

[4]　吴中山.《伤寒论》治疗脾胃病的理法方药特色[D]. 北京：北京中医药大学，2013.

[5]　张仲景. 伤寒论[M]. 钱超尘，郝万山，整理. 北京：人民卫生出版社，2005：69.

[6]　徐德厚.《伤寒论》与阴阳五行学说[J]. 中国民间疗法，2010，18(6)：5-6.

[7]　韦义展，黄贵华. 从《伤寒论》药物归经看仲景注重脾胃思想[J]. 河南中医，2010，30(4)：313-315.

[8]　赵映前. 试论《伤寒论》中脾胃病的治疗学思想[J]. 河南中医，1999，19(2)：13-14.

[9]　腰向颖，王晓静，葛丽英. 郑寿全《医理真传》贵"中"思想浅探[J]. 河北中医药学报，2015，30(2)：16-18.

[10]　黄瑞，罗伟生.《伤寒论》与顾护脾胃[J]. 实用中医内科杂志，2016，30(5)：5-6，62.

[11]　马天驰，王彩霞，崔家鹏，等. 张仲景"脾旺不受邪"的养生思想探析[J]. 中华中医药杂志，2017，32(1)：46-48.

[12]　黄建略. 保胃气理论在危重病治疗中的应用[J]. 新中医，2018，50(6)：220-222.

[13] 刘渡舟. 伤寒论十讲[M]. 天津：天津科学技术出版社，1982：35.
[14] 许凯霞，李孝波，门九章. 从《伤寒论》太阴病治则谈门九章教授“大病以胃”思想[J]. 新中医，2018，50(6)：225-227.
[15] 王瑞，曹丽君，刘永惠. 刘永惠教授“保胃气”思想在肿瘤治疗中的应用研究[J]. 河北中医药学报，2018，33(2)：50-52.
[16] 崔旭旭，李仁廷，刘璐，等. 李仁廷从保胃气、通腑气论治恶性肿瘤[J]. 长春中医药大学学报，2019，35(4)：640-643.
[17] 周仲瑛. 中医内科学[M]. 北京：中国中医药出版社，2007：205.
[18] 戴原礼. 中医古籍整理丛书：秘传证治要诀及类方[M]. 北京：人民卫生出版社，1989：97.
[19] 程士德. 素问注释汇粹(上册)[M]. 北京：人民卫生出版社，1982：36，106，438.
[20] 张谷才. 介绍《金匮要略》的内容与教学体会[J]. 江苏中医杂志，1980(5)：46-48.
[21] 沈开金.《金匮要略》治疗脾胃病方药探讨[J]. 吉林中医药，2003(7)：3-4.
[22] 熊友仙. 调理脾胃法在肾病综合征和慢性肾衰中的运用[J]. 实用中医内科杂志，2008，22(8)：32-33.
[23] 王留兴. 桃花汤粉剂对小鼠腹泻和小肠运动功能的影响[J]. 长春中医药大学学报，2008，24(2)：140-141.
[24] 许美凤.《金匮要略》之脾胃观述论[D]. 福州：福建中医药大学，2010.
[25] 蒋小林. 从脾胃论治冠心病三则[J]. 江西中医药，2008，39(5)：27-28.
[26] 楚永庆，李桃桃，陈霞，等. 李东垣学术思想及《脾胃论》用药规律浅析[J]. 浙江中医药大学学报，2021，45(7)：792-796.
[27] 李东垣. 脾胃论[M]. 北京：人民卫生出版社，2005：1-7.
[28] 李明轩，李红典，崔杰，等. 李东垣“脾胃观”及脾胃主次简析[J]. 环球中医药，2021，14(10)：1793-1796.
[29] 张承坤，崔为. “阴火”的概念史研究[J]. 中医学报，2022，37(1)：78-81.
[30] 李玲玲，程丹，李鑫洁，等. 论甘温除热法代表方应为补脾胃泻阴火升阳汤[J]. 环球中医药，2020，13(6)：1036-1038.
[31] 杜依洁，杜斌. 补脾胃泻阴火升阳汤浅析[J]. 中国临床研究，2015，28(7)：949-950.
[32] 李永帅，李学军. 李学军教授治疗慢性萎缩性胃炎临证经验[J]. 国医论坛，2017，32(1)：23-24.
[33] 宋军. 路志正教授调理脾胃治疗冠心病的临床证候学研究[J]. 中华中医药杂志，2010，25(12)：2261-2263.
[34] 于俏，吴焕林，邓铁涛. 调脾养心法治疗冠心病[J]. 四川中医，2011，29(10)：12-13.
[35] 程国彭. 医学心悟[M]. 田代华，整理. 北京：人民卫生出版社，2006：1.
[36] 李敏.《伤寒论》中痛证的分类及病因病机[J]. 国医论坛，2008，23(5)：7-8.
[37] 赵恒侠，张江海. 对伤寒论痛证的探微[J]. 中国医药学报，1998，13(2)：74-75.
[38] 王喜周，王彬，李霞.《医学心悟》中伤寒学术思想探索[J]. 吉林中医药，2006，26(4)：6-7.
[39] 祝盼盼，陈宝国.《伤寒论》六经身痛证治规律[J]. 中华中医药杂志，2016，31(10)：4078-4080.
[40] 王键，苏颖.《内经选读》[M]. 上海：上海科学技术出版社，2016：130.
[41] 刘兰林.《伤寒论》痛证辨治特点探讨[J]. 安徽中医学院学报，1996，15(2)：13-14.
[42] 刘帆，侯林，张晓平，等. 薏苡仁多糖抗肿瘤作用及免疫作用研究进展[J]. 辽宁中医药大学学报，2019，21(3)：123-126.
[43] 聂添情，孟祥伟，应宇晨，等. 莪术醇及其衍生物的抗肿瘤活性研究进展[J]. 中草药，2020，51(21)：5613-5621.
[44] 彭草云，郝瑞福.《临证指南医案》老年病探析[J]. 天津中医药，2007，24(1)：41-42.
[45] 齐向华，滕晶，张洪娟.《临证指南医案》“思”志致病医案分析[J]. 山东中医杂志，2007，26(11)：736-738.

[46] 张志威，管佳畅，沈正先，等. 脾胃分治思想的源流与临床应用[J]. 环球中医药，2014，7(8)：622-624.
[47] 吴香玲，张跃明，谢丹. 叶天士关于脾胃分治的理论浅析[J]. 云南中医学院学报，2015，38(1)：45-47.
[48] 耿来军，孙立波，董延汉. 叶天士柔肝三法及临床应用[J]. 中华中医药学刊，2006，24(6)：1105-1106.
[49] 李经纬，邓铁涛. 中医大辞典[M]. 北京：人民卫生出版社，1995：1531.
[50] 张利静，修宗昌. 脾阴生理病理及治法用药浅论[J]. 四川中医，2013，31(6)：43-45.
[51] 简志谋. 叶天士用仲淳法刍议[J]. 上海中医药大学学报，2001，15(2)：10-11.
[52] 施瑞，周语平. 叶天士脾阴证治处方用药特色浅析[J]. 中医杂志，2008，49(4)：379-380.
[53] 隋华，战丽彬，黄一卓. 脾阴学说发展中医文献源流探析[J]. 中华中医药杂志，2016，31(1)：39-42.
[54] 陈克正. 叶天士诊治大全[M]. 北京：中国中医药出版社，1995：130.
[55] 高志平，荣瑞芬. "阴平阳秘"阐析[J]. 中华中医药杂志，2017，32(7)：2975.
[56] 马砚涛，张丹. 对"阴平阳秘"的诠释[J]. 甘肃中医，2008，21(11)：1.
[57] 金香兰. "治病必求于本"探微[J]. 中国中医基础医学杂志，2008，14(1)：17.
[58] 郝斌. 试论"以平为期"的治疗理念[J]. 中国中医药信息杂志，2007，14(4)：91.
[59] 马程功，马跃荣. "脾为谏议之官"内涵浅析[J]. 亚太传统医药，2017，13(23)：69-70.
[60] 熊鑫，张军平，朱亚萍，等. 阮士怡基于"正气存内，邪不可干"理念辨治冠心病的经验初探[J]. 辽宁中医杂志，2019，46(11)：2278-2280.
[61] 高平，鞠宝兆.《黄帝内经》与《伤寒论》"和法"探讨[J]. 实用中医内科杂志，2019，33(5)：10-12.
[62] 谭欣圆，周晓虹.《伤寒论》关于脾胃病的论述小结[J]. 世界最新医学信息文摘，2019，19(35)：228-229.
[63] 郭明章.《伤寒论》顾护脾胃思想之探析[J]. 云南中医学院学报，2015，38(2)：47-49.
[64] 马东，吕毅. 脾胃病和法应用探讨[J]. 山东中医药大学学报，2007，31(2)：105-106.
[65] 赵京伟.《伤寒论》和法应用初探[J]. 四川中医，2004，22(5)：37-39.
[66] 赵昌林，李敏瑶. 桂枝汤及其类方的运用探讨[J]. 中医学报，2019，34(8)：1605-1608.
[67] 孙云廷，王淑玲，包烨华，等. 中医"和"的诊疗思想及其在脾胃病中的临床意义[J]. 中华中医药学刊，2013，31(10)：2188-2190.
[68] 胡济源，张向伟，柳红芳. 论"少阳为枢"的理论内涵[J]. 环球中医药，2018，11(12)：1913-1915.
[69] 沈英，张允岭. 小柴胡汤非独治少阳病[J]. 世界中医药，2013，8(10)：1242-1243，1247.
[70] 孟梦，周强，赵鲁卿，等. "和"法治疗脾胃病临证策略初探[J]. 北京中医药，2018，37(7)：628-630.
[71] 邓贤，闻向晖，嵇丽娜，等. 四逆散方证争议浅析[J]. 新中医，2019，51(4)：83-85.
[72] 周世雄，雒晓东. 四逆散是少阳少阴两枢之剂[J]. 中国中医基础医学杂志，2018，24(8)：1132-1133，1136.
[73] 崔晓丽. 191 例胆汁反流性胃炎影响因素分析[J]. 黑龙江医药科学，2016，2(39)：131-132.
[74] 吴寅，王璐，高斌. 40 例胆汁反流性胃炎患者的中医证型和胃镜表现的相关性[J]. 新疆中医药，2015，33(3)：7-8.
[75] 徐训贞. 加味甘草泻心汤治疗肝郁脾虚型胆汁反流性胃炎疗效观察[J]. 中国实用医药，2018，10(13)：121-123.
[76] 万宝臣. 柴胡疏肝散和乌及散治疗胆汁反流性胃炎肝胃不和患者的临床疗效[J]. 中国药物经济学，2015(8)：69-70.
[77] 叶桂. 临证指南医案[M]. 上海：上海科学技术出版社，1959：253，596.
[78] 杨海珍. 活血化瘀方联合雷贝拉唑治疗胆汁反流性胃炎疗效观察[J]. 中国农村卫生，2015，11(14)：81.
[79] 杨海娣. 活血化瘀法在慢性胃炎中的应用[J]. 内蒙古中医药，2016，35(17)：39.
[80] 程斌. 乌贝散加味联合西医治疗幽门螺杆菌相关性湿热夹瘀型胃溃疡临床研究[J]. 四川中医，2018，36(4)：106-110.

［81］ 魏颖，丁士刚．胆汁反流性胃炎研究进展［J］．胃肠病学，2014，19(5)：305-308．
［82］ 肖俊杰．柴胡疏肝散联合西药治疗胆汁反流性胃炎随机平行对照研究［J］．实用中医内科杂志，2017，31(4)：38-40．
［83］ 许飞，李学军．李学军治疗胆汁反流性胃炎经验［J］．中医药临床杂志，2018，30(8)：1421-1423．
［84］ 张声生，李乾构，魏玮，等．肠易激综合征中医诊疗共识意见［J］．中华中医药杂志，2010，25(7)：1062-1065．
［85］ 吴谦．删补名医方论［M］．北京：人民卫生出版社，1982：40-41．
［86］ 赵耀．桂枝的现代药理与临床应用浅议［J］．中国中医药现代远程教育，2009，7(9)：77．
［87］ 孙琴，李学军．李学军教授治疗腹泻型肠易激综合征的经验［J］．广西中医药，2016，39(5)：52-53．
［88］ 张声生，李乾构，唐旭东，等．慢性萎缩性胃炎中医诊疗共识意见［J］．中医杂志，2010，51(8)：749-753．
［89］ 路珊珊，曾斌芳．慢性萎缩性胃炎中医血瘀证现代进展［J］．新疆中医药，2014，32(1)：70-71．
［90］ 陆为民．慢性萎缩性胃炎中医特色疗法［M］．北京：人民军医出版社，2012：25-31．
［91］ 宋膢，刘冬梅，王德运．毒损胃络与慢性萎缩性胃炎［J］．山西中医，2016，30(2)：1-3．
［92］ 赵彦，郑彩华．郭光业治疗慢性萎缩性胃炎经验［J］．河北中医，2014，36(4)：490．
［93］ 胡平，冷秀梅，郝传铮，等．化瘀消瘀法对胃癌前病变各证型疗效观察［J］．辽宁中医药大学学报，2014，16(9)：135．
［94］ 王海萍，白震宁．白兆芝治疗慢性萎缩性胃炎经验简介［J］．山西中医，2016，32(8)：4．
［95］ 王金周．活血化瘀法治疗慢性萎缩性胃炎 43 例临床观察［J］．中医临床研究，2013，5(5)：102-103．
［96］ 王相东，杨帆，方瑜．活血养胃汤加减治疗慢性萎缩性胃炎临床研究［J］．山东中医药大学学报，2015，39(5)：426．
［97］ 朱昱翎，白宇宁，张润顺．姚乃礼辨治慢性萎缩性胃炎癌前病变经验［J］．中国中医基础医学杂志，2013，19(4)：422．
［98］ 陆为民．慢性萎缩性胃炎中医特色疗法［M］．北京：人民军医出版社，2012：3．
［99］ 王玉娟，邓华亮．李汉文主任治疗慢性萎缩性胃炎经验［J］．环球中医药，2015，8(10)：1227-1228．
［100］ 张磊，李学军．李学军运用活血化瘀法治疗慢性萎缩性胃炎经验［J］．中医药临床杂志，2017，29(10)：1635-1638．
［101］ 叶莎莎．消溃化瘀汤治疗气滞血瘀型溃疡性结肠炎活动期患者的临床疗效观察［D］．合肥：安徽中医药大学，2017．

第二章　学术经验

第一节　脾胃培源法

一、脾胃培源

《内经》以脾为“中央土，以灌四傍”，以胃为“水谷之海，六腑之大原也”，提出“胃者，五脏之本也”“人受气于谷，谷入于胃，以传于肺，五脏六腑皆以受气”，揭示出胃气乃奉养生身的大源，为人体生命活动提供生生不息的物质基础，此也是后世“脾胃乃后天之本”及“脾胃为气血生化之源”的理论渊源。

李学军教授认为，脾胃病发病多与饮食不节、劳倦太过、先天禀赋不足等有关，指出脾胃病病机多有脾胃虚弱，或劳倦内伤，中伤脾胃；或饮食自倍，肠胃乃伤；或久病不愈，延及脾胃；终致脾胃虚弱，阳气不足，胃纳呆钝，脾运失健，而发为病。李学军教授根据《黄帝内经》“劳者温之，损者益之”、李东垣“以辛甘温之剂，补其中而升其阳”及其畅言的“内伤脾胃，百病由生”等理论，在汪机“调补气血、固本培源”基础上，以先贤脾胃理论为基础，结合自己数十年的临床经验，提出脾胃病治疗当以“健脾益气、固土培源”为要义，即“脾胃培源”为指导思想。

李学军教授以“脾为中央土，以灌四傍；胃为水谷之海，六腑之大源”等脾胃学说为理论基础，以“补益中土，培补后天”为指导原则，以四君子汤、小建中汤、和理中丸等经方为立方依据，以党参、黄芪、白术、山药、白芍、桂枝、甘草等健脾益气药为用药根基，提出了“后天之本得固，气血生化有源，百病可解”的医学思想，创立了“脾胃培源法”这一治疗法则，用于指导临床慢性萎缩性胃炎、功能性消化不良、溃疡性结肠炎、肠易激综合征等多种脾胃病的治疗。创制了脾胃培源散外敷治疗功能性消化不良，脾胃培源方、脾胃培源丸治疗胃癌前病变，脾胃培源灌肠方治疗溃疡性结肠炎等。经过不断的临床实践和临床试验，客观验证了其临床疗效可靠，可以辨证施治脾胃病及其他内科杂病，值得推广应用。其中脾胃培源丸作为院内制剂，已获得安徽省药监局皖药制备字 Z20230004000 批准文号，是治疗萎缩性胃炎经典制剂，得到院方大力推广，每年销售数万瓶，临床效果显著，造福了很多胃癌前病变患者。

二、脾胃培源法的源承

（一）《黄帝内经》为脾胃培源法的理论源泉

早在《黄帝内经》问世时期，祖国医学就已十分重视脾胃理论，在胃的形状、生理、病理、病因及治法方面均有论述，奠定了脾胃理论的基础。《灵枢·肠胃》中指出："胃纡曲屈，伸之，长二尺六寸，大一尺五寸，径五寸，大容三斗五升。"该描述说明古人已经开始了实证解剖，认识到胃乃容器结构，随着食物的纳入，可不断增大体积，但是也有一定的限量，正如《灵枢·平人绝谷》所云："其中之谷常留二斗，水一斗五升而满。"秦汉时期，医疗解剖水平是有限的，但是古人对人体的探索及对生命规律的探求是孜孜不倦的。基于当时实证解剖，参考中国古代哲学的象数思维，利用阴阳五行学说为指导，通过不断的临证观察，总结出了人体各脏腑的生命活动现象及病理原因。尤其在脾胃方面，认识到"脾胃者，仓廪之官，五味出焉；大肠者，传道之官，变化出焉；小肠者，受盛之官，化物出焉"，脾胃犹如粮仓，受纳百谷，大肠传输导送水谷，使其变化，排出废物残渣，小肠受盛水精，化为精华，为其他脏腑所用，此三大功能的叙述皆与现代医学消化系统功能相似，而中医学也将其归于中土，如《素问·六节藏象论》言："脾、胃、大肠、小肠、三焦、膀胱者，仓廪之本，营之居也，名曰器，能化糟粕，转味而入出者也……此至阴之类，通于土气。"所以论及脾胃也需包括大肠和小肠。《素问·经脉别论》曰："食气入胃，散精于肝，淫气于筋；食气入胃，浊气归心，淫精于脉。""饮入于胃，游溢精气，上输于脾，脾气散精，上归于肺，通调水道，下输膀胱，水精四布，五经并行。"脾胃功能为腐熟运化水谷和运化水液，化水谷为人体所需精华，经肝与肺运输到人体五脏六腑，为五脏六腑提供营养物质，因此五脏六腑依靠脾胃腐化水谷得以濡养。脾胃强，则五脏六腑之气濡养不断；脾胃弱，则五脏六腑之气难以续养。正如《素问·玉机真藏论》言："脾脉者土也，孤藏以灌四傍者也。"《素问·五藏别论》云："胃者，水谷之海，六腑之大源也，五味入口，藏于胃以养五藏气。"因此后世医家多以此认识到脾胃的重要作用，将脾胃奉为后天之本，重视培护脾胃，即使在治疗其他疾病的过程中也不忘顾护胃气，甚至从脾胃论治其他疾病。在病理方面，《黄帝内经》主要论述了脾虚不足与湿滞脾胃。《素问·藏气法时论》曰："脾病者，身重，善饥，肉痿，足不收，行善瘈，脚下痛。虚则胀满，肠鸣，飧泄，食不化。"《素问·至真要大论》云："诸湿肿满，皆属于脾。"脾主运化，脾虚不足，则完谷不化，肠鸣易泄，胃脘胀满；湿也与脾虚相关，脾主运化水湿，脾虚则水停，泛酸作呕，身体四肢重滞。且《黄帝内经》中有言"正气存内，邪不可干"，若脾胃不虚，水湿之邪自然无法侵犯。在病因方面，《黄帝内经》则提到饮食不节、酒酿伤胃和湿邪犯胃。《素问·六节藏象论》曰："天食人以五气，地食人以五味。五味入口，藏于肠胃。味有所藏，以养五气，气和而生，津液相成，神乃自生。"饮食正常者，身体自可无病，神清气爽，然饮食不节，包括饮食过多，饮食过少，饮食辛辣，饮食肥甘厚腻，饮食不按节气，皆可致脾胃失常。《素问·太阴阳明论》云："食饮不节，起居不时者，阴受之……阴受之，则入五藏，入五藏则䐜满闭塞，下为飧泄，久为肠澼。"饮食伤胃，初为实证，久则致虚，故治疗伤食证也需根据病史注意顾护脾胃。《黄帝内经》首篇"上古天真论"就提出了饮酒对人体的危害，不利于养生，如"今时之人，以酒为浆，以妄为常，醉以入房，以欲竭其精，以好散其真，不知持满，不时御神，务快其心，逆于生乐，起居无常，故半百而衰也"。酒作为中国文化的一部分，虽为中国文学添砖加瓦，但也伤害了人们的身体健康。如《素问·厥论》载："酒入于胃，则络脉满而经脉虚……酒气与谷气相薄，热盛于中。"脾虚易生湿，脾虚也易感湿邪，如《素问·痿论》提出"脾主身之肌肉"，"有渐于湿，以水为事，若有所留，居处湿地，肌肉濡渍，痹而不仁，发为肉痿"。在治法方面，则提出了"寒者热之，热者寒之，虚者补之，实者泻之"的"阴平阳秘"的总法则。而针对脾胃，《黄帝内经》更是强调了使用甘补之法，《素问·五藏生成》有言："脾欲甘。"《素问·藏气法时论》曰："脾欲缓，急食甘以缓之，用苦泻之，甘补之。"五谷多甘甜，五谷入脾，以养五藏，脾病多虚，多以甘补之。《黄帝内经》详细论述了肠胃的形状结构，提出了"能化糟粕，转味而入出者"的生理功能，强调了"脾病者，身重……腹满，肠鸣，飧泄，食不化"的病变表现，指出了"饮食不节，以酒为浆，湿邪犯胃"的致病原因，给出了"甘味补之"的治疗方法，更是奠定了"脾为中央土，以灌四傍；胃为水谷之海，六腑之大源也"的重要地位，以此指导后世医家不断丰富脾胃理论和提出诸多临床治法方药，使后世医家在治疗疾病过程中不忘脾胃的重要地位，这些也正是脾胃培源法的理论基础与源泉。

（二）张仲景奠定了脾胃培源法的立法依据和方药根基

1.《伤寒论》

张仲景在《素问》《九卷》《八十一难》等医学理论的指导下完成了《伤寒杂病论》，奠定了中医学治法方药的基础，提出了治未病和辨证论治的学术思想，开创了六经辨证的辨证方法，对诸多疾病的病症、治法和方药论述完备，在顾护胃气和治疗脾胃病方面有较多论述。特别是治疗脾胃病的诸多方剂，奠定了脾胃培源法的方药基础。张仲景特别重视顾护脾胃之气，很多研究者认为这是限于当时的历史条件，正处于兵荒马乱时期，天灾人祸不断，人们处于水深火热之中，饥饿常有，脾胃虚弱。这固然是一个重要原因，可是灾荒年代，虚弱的不止脾胃，五脏六腑皆虚弱，只是脾胃作为"水谷之海，六腑之大源"，药食同源，不顾脾胃，则药物难以施效，五脏六腑难以续养，人体难以康复。故张仲景在桂枝汤的服用方法中强调"服已须臾，啜热稀粥一升余，以助药力。禁生冷、黏滑、肉麺、五辛、酒酪、臭恶等物"，服热粥益胃气以助药力，禁食生冷、黏滑等防伤胃气。在《伤寒论》中，张仲景根据六经辨证将病证归于太阳病、阳明病、少阳病、太阴病、少阴病和厥阴病，不仅可用于外感疾病，也可用于内伤杂病。在"辨太阳病脉证并治"中有"苓桂术甘汤""茯苓甘草汤""小建中汤""厚朴生姜半夏甘草人参汤""半夏泻心汤""生姜泻心汤"和"甘草泻心汤"七个方剂可作为脾胃培源法的立法依据。而《伤寒论》"辨太阴病脉证并治"中，张仲景较多论及了脾胃虚衰的情况，张仲景虽未明言脾胃脏腑，但是辨治太阴病的病机和症状与脾胃病符合。开篇就提出"太阴之为病，腹满而吐，食不下，自利益甚，时腹自痛，若下之，必胸下结硬"。腹满而吐、食不下等症状皆是脾胃之气不足，不能正常运化水谷，升清降浊失常所致，此病证若误用下法，则更损脾胃，而致邪气结于胸下。治疗用药上，"理中丸""桂枝人参汤"和"桂枝加芍药汤"皆为脾胃培源法的方药根基。

（1）苓桂术甘汤

"苓桂术甘汤"原文为"伤寒若吐、若下后，心下逆满，气上冲胸，起则头眩，脉沉紧，发汗则动经，身为振振摇者，茯苓桂枝白术甘草汤主之"，伤寒误用吐下之法，伤及中气，脾胃虚弱，水湿运化失常，停滞中焦，致水气上逆，而诸证丛生，故用"苓桂术甘汤"健脾益气、通阳利水，以白术和甘草健脾、桂枝通阳、茯苓利水。

（2）茯苓甘草汤

“茯苓甘草汤”原文为“伤寒汗出而渴者，五苓散主之；不渴者，茯苓甘草汤主之”，伤寒汗出而渴说明水饮停蓄膀胱，伤寒汗出不渴说明脾胃不足水饮停滞中焦，水饮尚可敷布，故不觉口渴，所以用“茯苓甘草汤”健脾利湿。方中茯苓淡渗利水，桂枝通阳化气，生姜温胃散水，炙甘草和中益气。全方共奏温阳健脾、化饮除湿之功。

（3）小建中汤

“小建中汤”原文为“伤寒二三日，心中悸而烦者，小建中汤主之”，此证为伤寒表证兼有里虚，中阳不足，心脾两虚，故心中悸而烦，小建中汤为桂枝汤倍芍药加饴糖而成，桂枝汤外可调和营卫，内可调和脾胃、气血和阴阳，重用饴糖甘补脾胃，大枣和甘草也同属甘味可同补脾胃，临床也可使用本方治疗里虚腹痛，效果显著。

（4）厚朴生姜半夏甘草人参汤

“厚朴生姜半夏甘草人参汤”原文为“发汗后，腹胀满者，厚朴生姜半夏甘草人参汤主之”，发汗太过，脾气受损，运化失常，水谷不化，停于脾胃，故腹胀满不适，用“厚朴生姜半夏甘草人参汤”健脾运化、降逆行滞，以甘草和人参健脾、生姜和半夏降逆、厚朴行气导滞。

（5）半夏泻心汤

“半夏泻心汤”原文为“伤寒五六日，呕而发热者，柴胡汤证具，而以他药下之，柴胡证仍在者，复与柴胡汤。此虽已下之，不为逆，必蒸蒸而振，却发热汗出而解。若心下满而硬痛者，此为结胸也，大陷胸汤主之。但满而不痛者，此为痞，柴胡不中与之，宜半夏泻心汤”。柴胡证误用下法，损伤脾胃之气，少阳邪气乘虚侵犯脾胃，脾胃不和，寒热错杂，升降失常，中焦痞塞而成痞证，故用“半夏泻心汤”健脾和胃、平调寒热，以甘草、大枣和人参健脾益气，半夏降逆和胃，黄芩和黄连清热，干姜温寒。

（6）生姜泻心汤

“生姜泻心汤”原文为“伤寒汗出，解之后，胃中不和，心下痞硬，干噫食臭，胁下有水气，腹中雷鸣，下利者，生姜泻心汤主之”。伤寒汗出后，外感虽解，但脾胃受损，脾胃升降失常，气机不利，痞塞不通，浊气不能下降，故胃中不和，心下痞硬，干呕而不能纳谷，清气不能上升，水气停滞胁下而有腹中雷鸣、下利，因此用“生姜泻心汤”健脾和胃、平调升降，以生姜和半夏降逆和胃，甘草、大枣和人参健脾，黄芩和黄连清热降逆，干姜温中散寒。

（7）甘草泻心汤

“甘草泻心汤”的原文为“伤寒中风，医反下之，其人下利日数十行，谷不化，腹中雷鸣，心下痞硬而满，干呕心烦不得安，医见心下痞，谓病不尽，复下之，其痞益甚，此非结热，但以胃中虚，客气上逆，故使硬也，甘草泻心汤主之”。伤寒中风，医者误用下法，脾胃之气受损，而致泄泻下利不止，完谷不化，肠鸣不断，心下痞塞胀满，胃气上逆而干呕心烦，医仍不知悔改，而继续使用下法，以致脾胃更虚，痞塞更甚，故使用“甘草泻心汤”补益脾胃、升降散结，以大枣、人参和大剂量甘草补益脾胃之气，干姜温中和胃，半夏、黄芩和黄连降逆散结。

（8）理中丸

理中丸是治疗脾胃虚寒证的基础方，《伤寒论》载：“自利不渴者，属太阴，以其藏有寒故也，当温之，宜服四逆辈。”此处的四逆辈应该主要是用理中丸，脾阳不足，则清气不升而自利，脾有寒，则津液未伤，故不渴，因此使用理中丸温阳散寒，以干姜温助脾阳，人参、白术和甘草健脾益气。

（9）桂枝人参汤

“桂枝人参汤”原文为“太阳病，外证未除，而数下之，遂协热而利，利下不止，心下痞硬，表里不解者，桂枝人参汤主之”。太阳伤寒表证仍在，而医者以下法治之，脾气受损，外邪乘虚而入，遂导致外感发热，内在脾虚下利，升降失常，心下胃脘痞塞，故用“桂枝人参汤”健脾补虚、解表散寒，以甘草、人参和白术健脾益气，干姜温中补虚，桂枝解表散寒。

（10）桂枝加芍药汤

“桂枝加芍药汤”原文为“本太阳病，医反下之，因而腹满时痛者，属太阴也，桂枝加芍药汤主之”。本是太阳外感病，需用发汗治法，医者却误用攻下法，致脾胃虚损，邪气内侵，阻滞中焦，升降失司，气机不通，故腹满时痛，用“桂枝加芍药汤”调和脾胃、解表散寒、理气止痛，以桂枝汤内可调和脾胃，外可调和营卫、解表散寒，加芍药理气止痛。

2.《金匮要略》

《伤寒论》是张仲景用以辨治外感疾病和外感传变疾病的著作，而《金匮要略》则是张氏用以治疗内伤杂病的著作，在《金匮要略》中张氏多处论述脾胃病，并给出相应的治法方药，而作为脾胃培源法方药根基的主要有“腹满寒疝宿食病脉证治”中的“附子粳米汤”和“大建中汤”，“呕吐哕下利病脉证治”中的“吴茱萸汤”“橘皮竹茹汤”“桃花汤”和“栀子豉汤”。

（1）附子粳米汤

“附子粳米汤”原文为“腹中寒气，雷鸣切痛，胸胁逆满，呕吐，附子粳米汤主之”。脾胃虚寒不足，不能运化水谷，中阳不足，寒邪上逆，气机痹阻，故腹寒满痛伴有呕吐，用“附子粳米汤”温中散寒、补中降逆，以附子温脾阳，甘草、大枣和粳米补脾虚，半夏降胃逆。

（2）大建中汤

“大建中汤”原文为“心胸中大寒痛，呕不能饮食，腹中寒，上冲皮起，出见有头足，上下痛而不可触近，大建中汤主之”。脾胃阳虚甚，寒邪痹阻，胸腹疼痛较重，寒气上冲而见皮起、呕吐，故用“大建中汤”温补脾阳、散寒止痛，以蜀椒、干姜温补脾阳、散寒止痛，以人参、胶饴甘温补中。

（3）吴茱萸汤

“吴茱萸汤”原文为“呕而胸满者，茱萸汤主之”。呕而胸满是因脾胃虚衰，中焦气机不利，脾胃升降失常，水湿不得运化内盛而上犯，故用“吴茱萸汤”健脾和中、温阳降逆，以吴茱萸和生姜温中散寒、补中降逆，人参和大枣甘温健脾、益气和胃。

（4）橘皮竹茹汤

“橘皮竹茹汤”原文为“哕逆者，橘皮竹茹汤主之”。本条以方测证可知，脾胃虚弱，水湿不得运化停滞中焦而化热，胃失降逆随热邪而上犯，故气逆作哕，用“橘皮竹茹汤”健脾益气、清胃降逆，以大枣、人参和甘草健脾益气，橘皮理气通滞，竹茹清胃降逆，生姜降逆和胃。

（5）桃花汤

“桃花汤”原文为“下利便脓血者，桃花汤主之”。下利便脓血者有虚实之分，实者多为湿热证，虚者多为虚寒证，本条即虚寒证，下利日久，中焦脾胃虚寒，寒凝阻络，营血瘀腐故便血，用“桃花汤”温中散寒、固涩止利，以赤石脂固涩止利，干姜和粳米温中涩肠。

（6）栀子豉汤

“栀子豉汤”原文为“下利后更烦，按之心下濡者，为虚烦也，栀子豉汤主之”。下利后肠胃虚损，余邪未尽，心下烦躁，而按之柔软，故为虚烦，因脾胃受损不可再强用苦寒之药而更损脾胃，故用“栀子豉汤”清虚烦而不伤胃，以栀子、淡豆豉和胃除烦。

《伤寒杂病论》为经方之祖，方小而药简，但临床用之而效宏，对五脏六腑虚实寒热病证皆有良方，脾胃培源法以上述经方为方药根基，临床辨证加减，治疗脾胃虚弱为主的病证疗效显著，再次验证了经方的伟大。

（三）李东垣充实了脾胃培源法的理论和方药基础

金元时期是医学争鸣的时代，是经过宋代对医学典籍整理点校后，对医学经典理论发挥和临床创新运用的时期，经过对古人医学思想的继承和临床经验的总结，提出了个人的医学观点，形成了特色鲜明的医学流派。李东垣即这一时期的“金元四大家”之一，他作为“补土派”的创始人，提出了“脾胃不足为百病之始”的观点，发挥了《黄帝内经》“脾为中央土，以灌四傍；胃为水谷之海，六腑之大源”的脾胃理论，对于致病原因则提出了劳倦伤脾和外感暑湿伤胃，对于治法理论则提出了“甘温除热”，用药主要体现了“寒温中适”和“升提脾气”。针对当时的历史环境，兵荒马乱，四处逃荒，饥饿体瘦，脾胃不足，而医家又盲目使用张仲景的发汗和攻下之法，致使脾胃更虚，脏腑不养，疾病不愈，病死荒野。李东垣经过临证观察，逐渐认识到很多病家多因饮食不节，劳役所伤，中气不足而生病症，故提出了“脾胃不足为百病之始”的医学观点。李东垣在《内外伤辨惑论·辨阴证阳证》中提出“夫元气、谷气、荣气、清气、卫气、生发诸阳上升之气，此六者，皆饮食入胃，谷气上行，胃气之异名，其实一也。既脾胃有伤，则中气不足，中气不足，则六腑阳气皆绝于外”，诸清阳之气皆是谷入于胃化生之脾胃之气，用以供营养诸脏腑，脾胃受损，则中气不足，而脏腑失养，故百病由生。《脾胃论·脾胃胜衰论》曰：“胃为十二经之海，十二经皆禀血气，滋养于身。脾受胃之禀，行其气血也，脾胃既虚，十二经之邪不一而出。”胃为水谷之海，为十二经提供营养之气，以供滋养全身，脾胃虚则十二经失养，邪气侵犯，疾病丛生。李东垣在《兰室秘藏·饮食劳倦门》中再次强调“百病之源，皆因饮食劳倦而胃气、元气散解，不能滋荣百脉，灌溉脏腑，卫护周身之所致也”，饮食劳倦，胃气损伤，水谷不纳，不能化生清阳之气滋养脏腑百脉，故不能卫外驱邪而邪气侵犯，引发诸病。所以脾胃之气存内，脏腑百脉得养，周身卫护得固，邪不可干，百病不生，李东垣以此发挥了《内经》脾胃理论，奠定了“补土派”脾胃理论的基础。对于脾胃病致病原因，李东垣在继承《内经》“饮食不节”“酒饮损伤”和“湿邪犯胃”的基础上，提出了“劳倦伤脾”和“暑邪犯胃”。李东垣在《脾胃论·脾胃虚实传变论》中言：“饮食失节，寒温不适，脾胃乃伤。”饮食过热则灼伤胃络，饮食偏寒则损伤胃阳，所以李氏主张饮食和汤药皆需寒温中适，防止脾胃受损，导致疾病发生或转变。《内外伤辨惑论·饮食自倍脾胃乃伤分而治之》曰：“因而大饮则气逆；因而饱食，筋脉横解，则肠澼为痔。”饮食不足，自然脾胃虚弱，然过饮过食，亦可损伤脾胃，饮多则湿滞而上逆，食多则中阻而郁热，下注而为肠澼。《脾胃论·论饮酒过伤》云：“酒性大热以伤元气。”酒性热属湿，邪热耗损中阳，湿气易阻滞中焦，故损伤脾胃。《内外伤辨惑论·饮食劳倦论》载：“喜怒忧恐、劳役过度，而损耗元气。”古代农民要服兵役、徭役等，担负着大量的劳动，耗气伤阳，阳气不足而又难以通过饮食补养，阳气更加不足。李东垣通过对《素问·刺志论》中“气虚身热，得之伤暑，热伤气故也”理论的发挥，认识到“时当长夏，湿热大胜，蒸蒸而炽。人感之多四肢困倦，精神短少，懒于动作，胸满气促，肢节沉疼”，长夏之季，湿热气盛而为暑邪，热易伤阳，湿易伤脾，故暑邪易伤脾阳，“脾主肉，脾主四肢”，故脾胃受损，四肢困倦，肌肉消而四肢疼。李氏的“暑伤胃气论”将脾胃理论拓展到外感证治中，为后世吴澄的“外损致虚说”奠定了基础，扩展了脾胃治法的应用范围。在治法上除了针对饮食不节、酒饮伤胃提出的健脾和胃、消食导滞法及解酒和胃法，还根据暑邪伤胃提出了消暑益气法，根据“阴火论”提出了“甘温除热法”。

李东垣在脾胃理论的指导下，总结前人方剂，创制验方，取得了显著临床疗效，丰富了脾胃治法方剂，指导了后世脾胃方剂的创立和运用。“四君子汤”是较为基础并为后世常用的方剂，李氏用其治疗气虚虚损证，并以此为基础加减治疗各种虚损证，成为后世治疗虚损证的祖方。李氏的葛花解酲汤以葛花解酒毒，泽泻、猪苓、茯苓健脾利湿，白豆蔻、砂仁、橘皮、木香、青皮理气燥湿，人参、白术健脾益气，生姜降逆和胃，从而达到健脾和胃的目的，成为后世治疗酒饮伤胃的基础方剂。李氏提出“暑伤胃气，宜以清燥之剂治之”，创立了清暑益气汤，以黄芪、人参、白术、甘草补益中气、健脾和胃，青皮、橘皮、当归理气和胃、温养胃气，苍术理气燥湿，黄柏清热燥湿，泽泻渗利除湿，五味子、麦门冬养阴润燥，升麻、葛根升提脾气以卫护外，又取其“风药胜湿”之意，共奏清暑益气之效。

李东垣还创立了“阴火论”，因指导临床有效备受后世推崇，但也因其论述不详而让后世争辩不休，李氏在《内外伤辨惑论・饮食劳倦论》中提出：“既脾胃虚衰，元气不足，而心火独盛。心火者，阴火也，起于下焦，其系系于心，心不主令，相火代之。相火，下焦胞络之火，元气之贼也，火与元气不能两立，一胜则一负。”李氏认为阴火即下焦胞络之相火，可是李氏并未详细阐述，后世医家多加解读，可惜并未达成一致，但是针对阴火产生的原因“脾胃虚衰，元气不足”均认同，临床采用李东垣根据“阴火论”创立的“甘温除热法”也取得满意疗效，验证了“阴火论”的正确性，体现了其医学价值。李东垣在“甘温除大热”治法的指导下，创制了“补中益气汤”，以黄芪、人参、白术和甘草甘温之药大补中气，升麻、柴胡升提脾胃清阳之气，橘皮理气和胃，当归补血调营。此方为“甘温除大热”的代表方剂，为后世所宗，在方中也体现了李东垣“升提脾气”的用药特色，李氏认为“脾胃清气在下，必加升麻、柴胡以引之”，“二味苦平，味之薄也，阴中之阳，引清气上升也”，清阳之气宜上升，经肺敷布，营养脏腑百脉，卫外固体，邪不可犯。李氏的另外一大用药特色为“寒温中适”，李氏在饮食、用药及养生上多次强调“寒温中适”，这也是对《内经》“热无灼灼，寒无沧沧，寒温中适，故气将持”的继承。

李东垣的《脾胃论》为脾胃病专著，在理论、治法和方药上都做了总结、继承、创新和发扬，不仅可以较好地指导脾胃病的治疗，也拓宽了其治疗范围，用以治疗外感疾病和杂病，也极大地充实了脾胃培源法的理论和方药基础。

（四）后世医家丰富了脾胃培源法的理论和方药

明清时期是文化繁荣时期，也是以儒通医的鼎盛时期，大批名医御医开始医学著作，总结前人经验，表达自己的医学观点和思想，记录自己的临床医案，为我们留下了宝贵的医学财富。金元时期各家医说在这一时期也得到了进一步的继承和发展，脾胃学说也不例外，不仅首次确立了“脾胃为后天之本”的地位，还将脾胃分治，重视脾阴和胃阴，创制了诸多甘淡养阴的方剂，完善了脾胃学说的理论和方药。明代医家龚廷贤指出“人之一身，以脾胃为主……脾胃既虚，四脏俱无生气”，“胃气亏则五脏六腑之气亦馁矣”。王伦在《明医杂著》中说：“人之一身，以脾胃为主。脾胃气实，则肺得其所养。肺气既盛，水自生焉。水升则火降，水火既济，而成天地交泰之令矣。脾胃一虚，四脏俱无生气。”龚廷贤与王伦都继承了李东垣的脾胃理论，认识到脾胃实，四脏可得以续养，脾胃虚则四脏俱无生气。明代另一位医家薛己则是将脾胃理论大量用于指导临床治疗的医家，在《内科摘要》中记录了大量治疗脾虚以致他脏虚损的医案。薛己在点校《明医杂著》中言：“人以脾胃为本，纳五谷，化精液，其清者入营，浊者入胃，阴阳得此是谓之橐龠。”脾胃为气血生化之本，化五谷而生精微，滋养营卫和五脏六腑。在此书中薛己还曰："凡医者不理脾胃及养血安神，治标不治本，是不明正理也。"脾胃为气血生化之源，治病不顾及此，恐难为治本之法。薛己临床还特别重视脾与肾的关系，认识到肾精需赖脾胃化水谷之精以续养，而脾土之阳需肾阳温煦，故主张温补脾肾，开创了"温补学派"。在前人的基础上，明清医家李中梓首次提出了"脾为后天之本"，在《医宗必读·肾为先天本脾为后天本论》中云："经曰：治病必求于本。本之为言根也，源也。世未有无源之流，无根之本。澄其源而流自清，灌其根而枝乃茂，自然之经也。……后天之本在脾，脾应中宫之土，土为万物之母。"脾胃为中央土，土长万物，脾胃为水谷之海，运化水谷，而滋养人体脏腑百脉，故为后天之本，治病必求于本，后天之本得固，则水谷得化，人体得养，故李中梓在本篇中解释道："经曰：安谷则昌，绝谷则亡。犹病家之饷道也。饷道一绝，万众立散，胃气一败，百药难施。一有此身，必资谷气。谷气入胃，洒陈于六腑而气至，和调于五脏而血生，而人资之以为生者也。故曰后天之本在脾。"民以食为天，胃气败则水谷不纳，精液不生，气血不化，人体乏养，故脾胃为后天之本。治疗上李中梓继承了薛己的医学思想，注重脾与肾的关系，主张脾肾同治，其在《医宗必读·虚痨》有言："独主脾肾者，水为万物之源，土为万物之母，二脏安和，一身皆治。"李氏以"肾为先天之本，脾为后天之本"，脾肾得固，脏腑得养，正气可存，邪不可干。故在用药上以温补为主，特别是治疗泄泻，提出了"治泻九法"，为后世所宗。

自李东垣提倡"重脾胃，温脾阳，补中气"后，明清诸多医家遵从，也有医家根据自身临床经验，在此基础上进行发挥，提出脾胃分治，重视脾阴和胃阴。明代医家缪希雍指出："世人徒知香燥温补为治脾虚之法，而不知甘凉滋润益阴之有益于脾也。"在临床中提出"脾阴不足"的证候，但是症状论述不详，治疗则以"甘凉滋润"为大法，常用石斛、沙参、麦冬、白芍、木瓜、扁豆、山药、莲肉等酸甘养阴的药物。这一补脾阴的观点也被清代医家吴澄继承，吴澄著虚损专著《不居集》，不仅详细论述了脾阴证的临床症状和治法方药，还提出了"外伤致损"的观点和"解托、补托"两种治疗方法。吴澄在《不居集·理脾阴总论》中言："古人多以参、苓、术、草培补中宫，而虚劳脾薄胃弱，力不能胜，即平淡如四君子，皆不能用，舍此别无良法也。然立法贵于无过之地，宁但脾家不用参、芪，即肺肾两家亦有难用二冬、二地者，所以新定补脾阴一法也。"脾胃虚弱、气阴不足之时，不能胜甘温之药，故主张补脾阴，提出"选忠厚和平之品，补土生金，燥润和宜，两不相碍"，继承了缪希雍"甘凉滋润"法，并进一步阐述道："理脾阴一法，扶脾即所以保肺，保肺即所以扶脾。"所以选用甘淡养阴补肺的药物。吴澄临床除了选用甘淡养阴、补肺生津的药物，还常使用气血有情之品，如燕窝、河车、海参、猪腰、鳖甲、鳗鱼等。吴澄还详细指出脾阴不足的临床症状，如"饮食短少、食少泄泻、遗精盗汗、痰嗽失血等"。吴澄不仅继承和发展了脾阴学说，还创立新说，其在《不居集》中云："内伤之类外感者，东垣既已发明于前矣。而外感之类内伤者，何自古迄今，竟无有详辨者焉？此亦虚损门中之大缺略事也。"故提出"外损一证，即六淫中之类虚损者也"，外损则是外感日久，渐及内伤，与内有虚损后外感病邪不尽相同。吴澄在"外损致虚"理论的指导下提出"解托"和"补托"两法，解托者，总以培护元气为主兼用解表驱邪之法；补托者，则是用于虚脱重证而兼有外邪者，此时当重用补药，少用驱邪之药。"外损致虚说"补充了虚损证的致病原因，也拓展了脾胃理论的应用范围。清代不仅脾阴学说得到发展，胃阴学说也得到长足进步，在清代医家叶天士的医案著作《临证指南医案·脾胃》中，不仅记录了叶天士脾胃分治的医案，也记录了其辨治胃阴虚的医案，如"脉涩，体质阴亏偏热，近日不饥口苦。此胃阴有伤，邪热内炽，古称邪火不杀谷是也"，"脉数，口渴有痰，乃胃阴未旺"，"知饥少纳，胃阴伤也"等。这些医案不仅表明了叶天士重视胃阴学说，也列出了胃阴虚的临床症状。治疗上叶天士则使用麦冬、玉竹、沙参、石斛、天花粉、梨汁等清热养阴药。

脾胃学说在《内经》中孕育，经过仲景方药的建立及李东垣的继承和发展，至明清时期得到更多的重视和创新，在理论基础、病因、治法、方药等方面都已基本完整，这也是其他脏腑学说难以比拟的。可是临床是多变的，无论哪一种学说都是在不断发展的，在此基础上也还会提出更多新说，用以指导临床，以适用于现代医学所提出的诸多疾病，而脾胃培源法就是其中一种新的治疗法则。

（五）近现代医家完善并创新了脾胃培源法的理论和方药

脾胃学说至明清时期虽已基本完善，但是随着人们的生活条件和自然环境的改变，人类疾病谱也在改变，病症特点也在变化，针对这种变化，近现代医家在重视前人理论与经验的基础上，对脾胃理论进行发挥，创立了诸多新的治疗大法，并创制了许多行之有效的方剂。近现代医家更加重视脾胃与其他脏腑的关系，从脾胃论治其他系统疾病，取得了显著的临床疗效。国医大师徐景藩教授擅于治疗脾胃病，“强调定病、定位、定性，重视腹诊，并将胃脘痛分为中虚气滞证、肝胃不和证和胃阴不足证三个主要证型，善于运用升、降、消、补、润、燥、清、化八法，强调治疗脾胃病应以恢复其功能为先。多从和缓、疏畅着手，祛除病邪，培本扶正。其用药淡化清灵、润物无声”。国医大师路志正教授是治疗脾胃病的大家，崇尚脾胃学说，认识到脾胃为后天之本、气血生化之源、气机升降之枢纽，人应以胃气为本，故治病要注重调理脾胃，提出了“持中央、运四旁、怡情志、调升降、顾润燥、纳化常”的学术思想。国医大师李振华教授临床经验丰富，致力于脾胃病研究，对脾胃气虚本质进行研究，在临证辨治过程中，特别深刻地体会到“脾胃为后天之本，气血生化之源”“脾旺四季不受邪”的正确性，强调从脾胃论治内科疑难杂症。国医大师徐经世教授在长期的临床实践中，对脾胃病治疗有独到的理解和观点，提出了理脾“三原则，四要素”。三原则：护脾而不碍脾、补脾而不滞脾、泄脾而不耗脾；四要素：补不得峻补，温燥要适度，益脾注理气，养胃用甘平。这些对临床治疗脾胃病有重要的指导作用。近现代医家不仅重视脾胃理论，还在其基础上创立新法，创制新方，有效治疗脾胃病，如首届全国名中医马骏教授扎根临床一线数十年，勤学多思，精于医理，不断探索，善于总结，形成了一整套独具特色的脾胃病学术思想，倡导脾胃病的根本病机是“中焦脾胃升降失衡”，治以“调和致中”的理念，创立了“治胃八法”和“泄泻证治八法”。其自创的“清胃和中汤”“醒胃汤”“十三味和中方”在临床应用广泛，效如桴鼓。全国名中医危北海教授创立“胃肠复元法”治疗脾胃病及其他疑难杂症，从治病之本上调理脾胃，消除脾胃内伤的发病内因。著名中医学家、中医儿科学专家江育仁教授通过对脾胃系统疾病的深入研究并结合其多年临床体会，提出了“脾健不在补贵在运”的观点，创立“运脾法”治疗脾胃病及小儿疾病。近现代医家不仅创立新法新方，还利用脾胃理论指导其他疾病的治疗，扩大了脾胃理论的应用范围，如利用“甘温除热法”治疗癌性发热，利用补中益气汤治疗干燥综合征，利用七味白术散治疗糖尿病、肾病等。由于现代医学的传入和发展，在疾病的病因、病理、治疗和转归等方面都对中医药产生深厚影响，在此种情况下，中医药的科学性不断受到质疑，但是中医界坚持以临床疗效为本，在继承传统理论的基础上，用现代语言和科学技术对中医学进行解读。经过近现代几十年的发展，中医学取得了显著的进步，并不断被认可和重视，特别是对方药的研究，更是发展空前。脾胃学说也随之取得了显著进步，但是仍然面临巨大挑战，如何更好地与现代医学结合，如何更好地参与疾病的治疗，仍需进一步地研究和发展。

李学军教授正是以“脾为中央土，以灌四傍；胃为水谷之海，六腑之大源”“脾胃不足为百病之始”“脾旺四季不受邪”“脾胃为后天之本，气血生化之源”等脾胃学说为理论基础，以“补益中土，培补后天”为指导原则，以四君子汤、小建中汤、泻心汤、和理中丸等经方为立方依据，以党参、黄芪、白术、山药、白芍、桂枝、甘草等健脾益气药为用药根基，提出了“后天之本得固，气血生化有源，百病可解”的医学思想，创立了“脾胃培源法”这一治疗法则。

三、脾胃培源法治疗脾胃病的临床应用

李学军教授在“脾胃培源”思想指导下创立脾胃培源法，并依法创制新方，用于各种临床疾病的治疗，取得了显著的临床疗效。十余年来，在相关部门的支持下，进行多项临床研究和实验研究，证实了脾胃培源法的科学性，为其指导临床提供了客观依据。现就其在功能性消化不良、溃疡性结肠炎和慢性萎缩性胃炎三大疾病的治疗上对其进行应用分析。

（一）脾胃培源法治疗功能性消化不良

功能性消化不良（functional dyspepsia，FD）是一组以上腹痛或不适、早饱、嗳气、腹胀等为常见症状，经生化、内镜和影像学检查排除器质性疾病的临床症候群。现代医学将其归为功能性疾病，由肠道菌群和神经功能紊乱等原因导致，而中医学并无“功能性消化不良”病名，但是与其临床症状对应的中医学病名却很多，如“胃胀、胃痞、腹痛、腹胀”等。在病因的认识上，中西医既有相同的地方，也有不同的地方，中西医一致认为饮食不节是其重要致病原因之一，但是西医还认识到幽门螺杆菌（*Helicobacter*，Hp）感染和自主神经功能紊乱则是其深层原因，而中医则认为其主要是脾胃素亏、外邪侵犯所致。在治疗上中医更具优势，因为西医对功能性消化不良的治疗手段有限且临床效果不佳，而中医药则通过辨证论治，根据证型不同采用不同的治疗方法，并运用中药内服、外敷和针灸等疗法进行治疗，不仅可有效治疗功能性消化不良，减轻患者症状，提高患者生活质量，且毒副作用小，还能体现个体化治疗的优越性。李学军教授认为虽然功能性消化不良的病因、分型和治疗诸多，但是脾胃虚弱是其根本原因，虽有伤食和外邪侵犯，但因为脾胃虚弱，外邪才有可乘之机，何况中医还有“久致脾虚”之说。李学军教授据此强调应在“脾胃培源法”的指导下进行辨证治疗，或健脾驱邪同时，或驱邪为先、健脾在后，但是不忘顾护脾胃。李学军教授结合自己多年临床经验认识到功能性消化不良患者病情延久且易反复，并常有畏药情绪，故变汤剂为散剂，改口服为外敷，创制脾胃培源散（党参、高良姜、川椒、炒吴茱萸、细辛、川芎、当归、白芍、香附、川楝子、白芷、冰片等组成），用于治疗脾胃虚弱（虚寒）型功能性消化不良患者，此方以党参健脾益气，川椒、高良姜和吴茱萸温胃散寒，细辛散寒止痛，川芎、香附和川楝子理气止痛，白芍和当归活血止痛，白芷入阳明经具有引经作用，冰片外用可促药物作用到达体内。李学军教授还对脾胃培源散穴位外敷进行了一系列的临床研究和实验研究，对其临床疗效进行客观评价，证实了“脾胃培源散”穴位外敷可通过促进血清 MTL 的分泌，改善 FD 患者的中医证候表现，缓解或消除 FD 患者临床症状，并在一定程度上提高了患者的生活质量。

（二）脾胃培源法治疗溃疡性结肠炎

溃疡性结肠炎（ulcerative colitis，UC）是一种主要累及直肠、结肠黏膜和黏膜下层的慢

性非特异性炎症，属于炎症性肠病(IBD)范畴，其临床主要表现为腹泻、腹痛、大便脓血或黏液、里急后重等。本病病情复杂，病程长，迁延难愈，被世界卫生组织列为现代难治性疾病之一。对于溃疡性结肠炎，西医学研究较多，尤其是在发病机制方面，认识到其与白介素和肿瘤坏死物的变化有密切关系，治疗上则以氨基水杨酸类、免疫抑制剂、糖皮质激素和生物制剂等药物进行治疗，但疗效不稳定且副作用较多。与西医相比，中医在治疗上具有明显优势，中医学虽无溃疡性结肠炎名称，但是可以将其归属于“腹痛、泄泻、痢疾、出血”等范畴。李学军教授根据自己多年临床经验，认识到脾虚是其根本原因，土虚木壅，脾虚则易肝郁，肝气犯脾，故有腹痛；脾虚生湿，湿滞中焦而郁热，湿热下注而泄泻；湿热郁久则伤肠络，故有便血；脾虚正气不足而易感外邪，故会出现痢疾等疾病。中医治疗溃疡性结肠炎方法众多，不仅有内治法，还有外治法，包括针灸、外敷和灌肠等。因为溃疡性结肠炎病居下焦，左半结肠和直肠是好发部位，中药内服难以直达病所，与之相比，中药灌肠是目前治疗 UC 的有效途径，可使药物直达病所，改善病变部位炎症，促进肠道黏膜修复，同时避免药物受胃肠酸碱消化液和消化酶的影响，减少肝脏的首过效应，达到见效快、标本同治的目的，且可免去病人服药之苦，现代医学也学习中医的灌肠疗法进行西药灌肠治疗，也取得了一些疗效。李学军教授根据溃疡性结肠炎的临床症状、内镜下的表现及病理特征，指出本病的病机多为“脾胃虚弱，湿热瘀阻”，强调以健脾为主，驱邪为辅，在脾胃培源法的指导下创制了脾胃培源灌肠方(黄芪、炒白术、茯苓、薏苡仁、白及、地锦草、败酱草、石榴皮、青黛、大黄炭)进行治疗，该方以黄芪、白术健脾益气，茯苓、薏仁米健脾利湿，地锦草、败酱草和青黛祛湿解毒，白及收敛止血，石榴皮涩肠止泄，大黄炭祛瘀止血，从而达到健脾益气、化湿祛瘀的目的。通过临床试验观察，将 70 例 UC 患者随机分为治疗组和对照组，每组各 35 例，对照组予美沙拉嗪治疗，治疗组在此基础上予以脾胃培源灌肠方中药灌肠治疗，30 天后比较两组临床疗效，对照组总有效率为 68.57%，治疗组总有效率为 91.43%，两组比较差异显著($P<0.01$)，证实了脾胃培源灌肠方临床疗效的客观性，为研究脾胃培源灌肠方治疗溃疡性结肠炎的机制奠定了临床基础。

(三) 脾胃培源法治疗慢性萎缩性胃炎

慢性萎缩性胃炎(chronic atrophic gastritis，CAG)是慢性胃炎的一种类型，系指胃黏膜上皮遭受反复损害导致固有腺体减少，伴或不伴纤维替代、肠腺化生和(或)假幽门腺化生(IM)的一种慢性胃部疾病。主要表现为胃脘部疼痛、胀满、纳差、恶心、反酸、烧心、乏力等不适。西医学认为慢性萎缩性胃炎是指胃黏膜腺体的改变，需依靠内镜及病理检查进行诊断，并认识到其是胃癌前病变，主要病因是幽门螺杆菌感染，所以西医主要以根除 Hp 感染、抗胆汁反流和使用抗氧化剂治疗，但是临床疗效并不理想。因其是胃癌前病变，不免使人恐慌，故西医主张复查预防，在其致癌之前进行控制，此观点受到中西医一致认同。李学军教授在诊治慢性萎缩性胃炎的过程中，坚持中西医并重，认为中医中药在慢性萎缩性胃炎的治疗上具有重大优势，但是因中医学没有慢性萎缩性胃炎病名，所以诊断还需依靠现代医学的内镜和病理技术，因为胃癌的高发率及人们对“早癌”的重视，我们需对慢性萎缩性胃炎患者进行跟踪复查，并深度挖掘中医药治疗慢性萎缩性胃炎的有效方法，进行临床观察，客观评价。李学军教授根据慢性萎缩性胃炎的临床表现、内镜下的表现及病理特征，指出本病的病机多为“脾胃虚弱，气血不和”，在脾胃培源法的指导下创制脾胃培源方(炙黄芪、白术、石斛、白芍、香附、刘寄奴)和脾胃培源丸(麸炒白术、炙黄芪、太子参、干石斛、山药、炒白芍、醋香附、陈皮、麸炒薏苡仁、桂枝、刘寄奴、醋莪术、炙甘草）进行治疗。脾胃培源方是治疗胃癌前病变之基本方，此方以黄芪、白术、石斛补中益气，阴阳双补；白芍养血柔肝；香附理气止痛，调畅气机；刘寄奴破血通经，消食化积。诸药合用，脾胃同调、气血同调、阴阳同调。临床用其治疗脾胃虚弱型慢性萎缩性胃炎，并对临床疗效、血清胃蛋白酶原数值及病理积分情况进行评价，得出脾胃培源方不仅能有效缓解脾胃虚弱型 CAG 患者的临床症状，还能改善理化指标，临床疗效安全可靠，值得临床推广与应用。

四、病案举隅

（一）病案一

吴某，女，31 岁。2022 年 7 月 21 日初诊。

主诉：上腹部胀满不适 1 年余。

现病史：患者 1 年前吃冷饮后，出现上腹部疼痛胀满，泄泻不止，前往社区医院治疗后好转。后上腹部胀满不适，反复发作，贪凉后加重，腹部置热水袋自觉好转，后至当地医院行胃镜检查提示：浅表性胃炎。多次口服多潘立酮、莫沙比利等药，疗效一般，遂至我科就诊。刻下症：胃脘胀满不适，怕冷，无腹痛，无反酸，时有嗳气，饮食欠佳，睡眠尚可，口淡不渴，大便溏薄，小便正常，舌淡胖，苔薄白，脉沉细。

既往史：否认其他相关病史，否认药物食物过敏史，否认吸烟饮酒史，否认传染病史，否认手术史，否认家族遗传性疾病史。

辅助检查：2021 年 9 月 20 日胃镜示浅表性胃炎。

辨证分析：患者因贪凉引发不适，时有嗳气，得温觉舒，辨证为脾胃虚寒证。脾胃乃气机升降中枢，脾升胃降，方能气机调和。脾胃虚寒，则气机失调，壅塞于中，发为痞满，气机上逆则嗳气时作，脾胃虚寒则口淡不渴，便溏。舌淡胖，苔薄白，脉沉细均为脾胃虚寒之象。

西医诊断：功能性消化不良。

中医诊断：痞满　脾胃虚寒证。

治法：温运脾阳，和胃降逆。

方药：脾胃培源散（党参、高良姜、川椒、炒吴茱萸、细辛、川芎、当归、白芍、香附、川楝子、白芷、冰片等组成）外敷。

予以脾胃培元散穴位贴敷，穴位选取神阙、中脘、天枢、建里、下脘、气海。穴位贴敷，TDP 照射加热 30 分钟，每日 1 次，每次 1 贴，共 7 贴。

二诊（2022 年 7 月 28 日）：胃脘胀满明显好转，无嗳气，怕冷好转，舌脉同前。继续予以脾胃培元散穴位贴敷，方法同前，共 15 贴。后随访诸症消失。

按　脾胃培源散是遵《内经》之“劳者温之，损者益之”之旨、东垣“以辛甘温之剂，补其中升其阳”及其“内伤脾胃，百病由生”之说，提出“温中健脾，行气消痞”为治疗原则进行组方的。李学军教授认为，脾胃乃“后天之本”，人出生之后，生命活动的延续和精、气、血、津液的化生与充实，均赖于脾胃运化的水谷精微。脾胃同居中焦，互为表里，一主受纳、一主运化，一升一降，共同完成人体对水谷精微的受纳、运化、吸收与输布。对于脾胃虚寒型功能性消化不良患者，脾阳不振，寒从中生，土寒则气化无权，应以培补中焦阳气为先。

神阙是神气通过的门户，气通先天，为生命力居住处，有温补元阳、健运脾胃、复苏固脱之功，主治腹痛、腹胀、腹泻等肠腑病证及虚脱、中风脱证等元阳暴脱病证。中脘属于任脉穴，胃经募穴，八会穴之腑会，手太阳、少阳、足阳明、任脉之会穴，有和胃健脾、通降腑气之功，主治胃痛、腹胀、纳呆、呕吐、吞酸、呃逆等脾胃病证及脏躁等。天枢是足阳明胃经穴，大肠的募穴，有调理肠腑、升降气机之功，主治腹痛、腹胀、腹泻、便秘等胃肠病证及月经不调等妇科疾患。建里属于任脉穴，有和胃健脾、降逆利水之功，主治胃痛、呕吐、食欲不振、腹痛、腹胀等脾胃病证及水肿等病证。下脘是任脉穴，足太阴、任脉之会穴，有健脾和胃、降逆止呕之功，主治腹痛、腹胀、呕吐、完谷不化等脾胃病证及痞块等病证。气海亦属于任脉穴，有益气助阳之功，主治气虚、肠腑病、妇科病等。以上诸穴合用可共奏健运脾胃、温补元阳、通降腑气之功效。本例患者因贪凉饮冷，伤及脾阳，以致脾胃失和，气机逆乱，李学军教授用脾胃培源散穴位贴敷，温运脾阳，和胃降逆，疗效甚佳。

（二）病案二

唐某，女，54 岁。2023 年 2 月 8 日初诊。

主诉：上腹部胀满不适 3 年余。

现病史：患者 3 年前无明显诱因下出现上腹部胀满不适，后行胃镜检查提示：慢性萎缩性胃炎；病理提示：中度肠化。经对症治疗后未见明显好转，反复发作，为求进一步治疗，特来我科就诊。刻下症：胃脘胀满不适，咽喉不舒，口有异味，无烧心反酸，无嗳气，自觉疲倦乏力，纳呆，睡眠尚可，二便调，舌淡暗，苔薄白，脉细弱。

既往史：否认其他相关病史，否认药物食物过敏史，否认吸烟饮酒史，否认传染病史，否认手术史，否认家族遗传性疾病史。

辅助检查：2020 年 9 月 14 日胃镜示：慢性萎缩性胃炎活动期；病理示：中度肠化。

辨证分析：患者上腹部胀满不适，时有疲倦乏力，纳呆，辨证为脾胃虚弱证。脾胃乃气血生化之源，脾胃亏虚，纳运失和，气机壅滞，升降不利，故见胃脘胀满不适。脾气亏虚，运化失常，则见倦怠乏力，纳呆。口有异味，乃为化热之证，舌淡暗，苔薄白，脉细弱均为脾胃亏虚之象。

西医诊断：慢性萎缩性胃炎活动期。

中医诊断：痞满　脾胃虚弱证。

治法：健脾和胃，理气消痞，解毒消萎。

方药：脾胃培源方加减。

黄芪 15 g，炒白术 15 g，香附 10 g，石斛 15 g，炒白芍 15 g，刘寄奴 6 g，姜半夏 9 g，紫苏梗 10 g，荷梗 10 g，莪术 6 g，白花蛇舌草 15 g，半枝莲 15 g，茯苓 20 g，炒薏苡仁 30 g，太子参 10 g，八月札 10 g，桔梗 10 g，木蝴蝶 10 g，生甘草 5 g。水煎服，每日 1 剂，早晚分服，共 14 剂。

二诊（2023 年 2 月 22 日）：患者诸症减轻，无咽喉不适，舌淡红，苔薄白，脉细。守上方去桔梗、木蝴蝶。水煎服，每日 1 剂，早晚分服，共 14。

三诊（2023 年 3 月 8 日）：患者无明显不适，舌脉同前，继予上方调护。

按　《脾胃论》云："饮食不节则胃先病，脾无所禀而后病；劳倦则脾先病，不能为胃行气而后病。""胃为十二经之海，十二经皆禀血气，滋养于身，脾受胃之禀，行其气血也。脾胃既虚，十二经之邪，不一而出。"慢性萎缩性胃炎的发生多是由于饮食不节，饥饱无度，工作生活压力增加导致忧思郁怒，情志失调；寒温不适，外邪直中脾胃，或邪气日久入里损伤脾胃；或年老体虚、久病伤身、脾胃素弱等因素所致。饮食、情志、外邪、体虚均可损伤脾胃，脾胃运化功能失职，气滞、血瘀、痰湿、毒邪等病理因素纷至沓来，损伤胃腑，黏膜产生病变。慢性萎缩性胃炎往往起病隐匿，病初症状不甚明显，患者常未予重视及治疗，待至病情严重，行胃黏膜病理检查后，发现多伴有肠上皮化生，或低级别上皮内瘤变、高级别上皮内瘤变，甚至胃癌。患者症状迭起，严重损害患者身心健康，故治疗窗口要提前，尽早治疗，阻断炎癌转化的进程。病情初期多施以汤剂，以求速效，缓解症状为要。李学军教授秉承东垣"内伤脾胃，百病由生"的观点，认为慢性萎缩性胃炎的病机复杂，但总以脾胃虚弱为本，饮食劳倦、情志失调、寒温不适、年老体虚等皆可引起脾胃亏虚、气血不和。脾胃功能受损，运化无力，则气滞、血瘀、湿热、毒邪内生损伤胃腑黏膜而致发为本病。本案患者长期从事劳累工作，脾胃虚弱，一经检查即萎缩性胃炎伴有肠化，故在脾胃培源方的基础上进行加减，健脾和胃，理气消痞，解毒消萎，改善症状，收效良好。

第二节　调平归源法

一、调平归源

（一）调平归源法的概述

1. "平"字的认识

"平"即"阴平阳秘""以平为期"。《素问·生气通天论》中提到："阴平阳秘，精神乃治"，"阴平阳秘"即阴阳双方取得平衡，指阴阳之间相互制约、相互排斥，从而达到阴阳相对平衡的一种状态。"阴平阳秘"中"平""秘"两者均有平衡的意思，但并不等于是绝对的平衡、均衡。"阴平阳秘"是机体的活动已经取得的一种最佳状态，因此从整体情况来看，阴阳之间的运动转化一直维持着平衡、稳固的状态。所以从《素问·生气通天论》"阴平阳秘"中可以看出阴阳之间存在着永恒、平稳的运动，这种矛盾且有序的阴阳运动支持了自然生命体的基本活动。正常的机体常常是处于各方面相对均衡状态，其中包含阴阳、气血、脏腑、虚实、寒热、升降等。《素问·生气通天论》还提出："生之本，本于阴阳。"这句话充分表明机体的生命活动取决于阴阳之间的运动。

关于"平"的解释，《广韵》指出："平，正也。"《素问·三部九候论》有言："无问其病，以平为期。"指出治病的最终目的即通过调整阴阳平衡，从而实现机体平衡。"以平为期"是中医治疗的最终追求。《素问·调经论》曰："夫阴与阳皆有俞会，……，九候若一，命曰平人。"其中提到的"平人"是指机体各方面阴阳相对均衡的一种理想化的状态。中医中所谓的"平人"是指健康之人，即人体阴阳之间相对平衡，没有太过或者不及，如《素问·平人气象论》所述："平人者，不病也。"

2. 调平归源

《淮南子·泰族训》曰："今夫祭者，屠割烹杀，剥狗烧豕，调平五味者，庖也。"《南史·刘瓛传》云:“五音本在中土,故气韵调平。今既东南土气偏诐,故不能感动木石。”王世贞《曲藻》引明何元朗曰:“然南歌或多与丝竹不协,岂所谓土气偏诐,钟律不得调平者耶?”调平历史悠久,出处丰厚。

调平,即调和平正;归源如同达源,追本溯源。源,指水流的起始处,在此引申为气血生化之源源源不断,充满生机、希望和活力。

调平归源就是通过中医药调节使得机体功能健康平和,脾胃健运,气血生化有源,五脏六腑四肢百骸得到滋养,无病无灾,命曰平人。

(二) 调平归源法的定义和范畴

调平归源法是李学军教授针对脾胃病的病机特点,根据《素问·经脉别论》中“饮入于胃,游溢精气……揆度以为常也”,《脾胃论》中“万物之中,人一也……准绳阴阳”,《临证指南医案》中“纳食主胃,运化主脾,脾宜升则健,胃宜降则和”等学术观点,结合自身三十余年临床经验,而提出的治疗脾胃病法则。旨在通过“调阴阳,调脏腑,调气血,调虚实,调寒热,调升降”,达到“以平为期”,最终取得“后天之本得固,气血生化有源”之疗效。“以平为期”这一观点与儒家所提出的相关理论“致中和”之间关系密切,《内经》中将“以平为期”与中医理论相结合后,不同的治疗方法,无论是哪种治则,均与“执其两端”有关,其最终目标只有一个,即“用中”“致中和”,也就是所说的“以平为期”。

二、调平归源法的源承

(一)《黄帝内经》为调平归源法奠定了理论基础

调平归源法是以脾胃理论为基础,结合临床证治经验而得出的脾胃病治疗法则。脾胃理论不仅是中医学理论的重要组成,亦是在脾胃病的临床辨证论治中最重要的基础。在数千年的中医理论形成与发展的历史长河中,古今医家认识并强调了脾胃基本属性、生理功能以及病理特点的重要性,追其渊源,《黄帝内经》为脾胃理论的形成奠定了坚实基础。

1.《黄帝内经》阐释了脾胃的基本属性

《素问》中认为脾胃在人体中的角色为“仓廪之官”。“仓廪”意为储存粮食的仓库,喻指脾胃的受纳、运化水谷之功能,整体概括了脾胃的基本功能特点。另外又指出脾在机体正常活动中充当“谏议之官”这一角色。“谏议之官”喻指脾与神志的关系,另外,根据《内经》中所提出的关于脾“在志为思”“思伤脾”及“脾藏意”中可以体现出脾主思藏意的功能,与机体思维、意志、情感活动密切相关。《素问·玉机真脏论》谓:“脾为孤脏,中央土以灌四傍。”强调脾脏独特的生理属性,体现了脾脏在五脏六腑中的重要性。《灵枢·五乱》曰:“胃者,太仓也。”《素问·五脏别论》云:“胃者,水谷之海,六腑之大源也。”同时《黄帝内经》强调了胃为受盛之器这一重要生理属性,提出了胃为“太仓”以及“水谷之海”,受盛存储粮食的仓库;“人以水谷为本”,饮食物为人体生命活动的主要能量来源,因此脾胃为“五脏六腑之海”“六腑之大源”,是五脏六腑功能正常的基础。上述均为《黄帝内经》对脾胃基本属性进行的阐释,由此可看出脾胃的重要性。

2.《黄帝内经》阐述了脾胃的生理功能及联系

脾胃一脏一腑,虽形质上有别,但在功能上相辅相成。《素问·经脉别论》云:“食气入胃，散精于肝，淫气于筋，食气入胃，浊气归心，淫精于脉……饮入于胃，游溢精气，上输于脾，脾气散精，上归于肺，通调水道，下输膀胱，水精四布，五经并行。”《素问·五脏别论》曰：“胃者，水谷之海，六腑之大源也。五味入口，藏于胃。”概括了脾胃受纳、腐熟水谷、运化水谷精微的生理功能。饮食物经过胃的受纳腐熟，其中精微物质通过脾的升清运化、胃的降浊功能输送至五脏六腑，上达心肺头目，下至膀胱，使全身得到濡养，维持机体正常的生命活动。《素问·灵兰秘典论》中指出脾胃为“仓廪之官，五味出焉”，巧妙概括了脾气与胃气二者互根互用、共司饮食的纳运、五味的布化等特点。《素问·太阴阳明论》有云：“脾者土也，治中央……不得独主于时也。”强调脾脏的独特地位，居中央之位，进一步反映了脾胃二者不可分割的联系。《素问》中关于脾胃的论述较多，其中“脾……灌四傍者也”“脾生肉”以及“四肢皆禀气于胃”这些观点表明人体的五脏六腑、四肢以及肌肉等能够正常活动与脾胃的生理功能密切相关。脾胃功能健旺，全身各器官得到营养物质支持，则脏腑功能正常、四肢灵活、肌肉健壮。脾胃位于中焦，脾升清、胃降浊的功能正常是水谷运化之基础。

3.《黄帝内经》阐析了脾胃的病理特点

《素问·至真要大论》言：“诸湿肿满，皆属于脾。”《素问·阴阳应象大论》云：“湿胜则濡泻。”认为水肿、胀满等病症，究其病因均与湿邪密切相关，病位在脾。机体的水液代谢正常有赖于脾气运化，若脾气虚则其运化功能失常、升清无力，水液不得正常代谢则湿聚成水，水留皮肤则水肿，水留胸腹则胀满，水留肠间则生泄泻。《灵枢·本神》曰：“脾气虚则四肢不用，五脏不安，实则腹胀，经溲不利。”脾气虚弱则水谷精微运化无权，气血生化无源，四肢、五脏不得营养物质滋养，则五脏功能不调、四肢肌肉不用。脾气实，即脾气盛，中焦气机失调，若机体气机不畅，则易腹部胀满不适；大肠传导失司、三焦水道失调则见二便异常。

《素问·通评虚实论》提出：“头痛耳鸣，九窍不利，肠胃之所生也。”另外《素问》中也多处提到过关于脾脏的病理变化，认为脾脏太过或者不及均会使人体出现不适，“四肢不举”及“九窍不通”则是机体常见之疾病。从中可以看出四肢、九窍相关疾病均与脾胃有关。脾胃运化功能障碍，升清无力，则四肢肌肉失于滋润濡养。临床上易出现四肢乏力、肌肉消瘦甚至痿废不用之“痿证”；九窍失养则“不通”，即功能失用，可见头痛、耳鸣耳聋、鼻衄等疾病。《素问·痿论》言：“脾气热……肌肉不仁，发为肉痿。”表明脾脏发生病理变化，精气耗伤，不能濡养肢体肌肉易发生痿病。《素问·评热病论》记载当热病病情危重表现为脉来急速、狂言乱语、食不能下时，表明胃气已然衰败，预后极差。由此可以看出，脾胃功能之好坏亦能反映疾病的预后情况。调平归源法治疗脾胃疾病之理论探讨与发挥正是以《内经》中脾胃病理特点的相关记载为前提，并在此基础上进一步继承和发展的。

4.《黄帝内经》阐明了脾胃病的病因病机

《素问·刺法论》云：“正气存内，邪不可干。”《素问·评热病论》曰：“邪之所凑，其气必虚。”概括了《黄帝内经》的发病观。“正气”即机体抵御外邪的能力，与气、血、精、津液密切相关，而这些皆由脾胃运化的水谷精微所充养，所以说脾胃功能强弱决定“正气”之盛衰。正气盛则机体抵御能力强，邪气难以入侵。《素问·至真要大论》言：“太阴之复，湿变乃举，体重中满。”《素问·本病》载：“太阴不迁正，……，民病手足肢节肿满，大腹水肿……飧泄胁满，四肢不举。”认为六淫邪气侵袭是导致脾胃病的重要病因。天气失常，六气变化太过，形成六淫邪气侵袭机体，引起脾胃功能异常，导致疾病发生，临床易发生水肿、腹胀胸满、四肢疼痛不能活动、泄泻等病症。六淫之中，脾对湿邪尤为易感，如《素问·六元正纪大论》曰：“湿盛则濡泄，甚则水闭胕肿。”《灵枢》中明确提到过关于肠胃发生疾病大多与“寒温不适”以及“饮食不节”关系密切。《素问·痹论》曰:“饮食自倍,肠胃乃伤。”认为饮食不节亦是诱发脾胃病的因素之一,指出过饥过饱、过于寒凉或温热都会损伤脾胃,导致机体疾病的发生,所以生活中饮食节制非常重要。《素问》中关于情志导致疾病发生也有相关记载,如“思伤脾”;另外《素问·调经论》有言“有所劳倦……谷气不盛,上焦不行,下脘不通”,指出过度劳累可损伤脾胃,进而三焦气机不畅。《灵枢·本神》中记载“脾忧愁而不解则伤意,意伤则悗乱,四肢不举,毛悴色夭死于春”。情志不舒亦会导致脾胃发病,因脾在志为思,“思则气结”,思虑过度损伤脾气,致气机郁结不畅,则运化失职。忧愁思虑伤脾,脾藏意,人体的意念受到损害,则易出现心烦意乱、四肢活动不利、毛发渐枯、面色衰等证,因此情志失调易引发脾胃病变。

5.《黄帝内经》阐论了脾胃病治则治法

据《内经》相关论述,可知需重视疾病的预防和发病早期的及时治疗,即“治未病”理论,强调在病邪侵犯机体早期及时发现,并采取干预措施,防止病邪传变,再控制病情,治疗先病的脏腑。此外,追溯调平归源法的理论源流,可以发现其深受《黄帝内经》中“和”的影响,“因而和之,是谓圣度”指出“和”为疾病治疗的最高法度。《内经》中所述之“和”包含了人与自然、社会之和,人体自身之和,以及治疗之和。其中治疗之和正如我们所阐述的调平归源之法,以调和为基本遣方用药原则,以“阴平阳秘”为疾病治疗的最终目的。《黄帝内经》根据阴阳偏盛偏衰,提出“盛者泻之,虚者补之”“诸寒之而热者,取之阴;诸热之而寒者,取之阳”;根据五行相生相克,提出“虚则补其母,实则泻其子”;根据疾病本质与现象的关系,提出“寒因寒用,热因热用”“通因通用,塞因塞用”;根据寒热盛衰,提出“寒者热之,热者寒之”;根据邪盛正虚,提出“实则泻之,虚则补之”;根据事物自身发展趋势,提出“其高者,因而越之;其下者,引而竭之;中满者,泻之于内;其有邪者,渍形以为汗;其在皮者,汗而发之”。《素问·藏气法时》有言:“脾欲缓,急食甘以缓之。”指出由于脏腑的苦欲不同,治疗多采取相应性味的药物,以顺应生理特性,恢复协调关系。由此可见,《黄帝内经》中大量论述了调和阴阳表里、营卫气血、经络脏腑、寒热虚实等相关的治则治法,为后世医家治疗疾病提供了理论依据,也为调平归源法奠定了理论基础。

《内经》中相关条文阐明了脾胃的基本属性、功能及生理病理特点,以及扶正祛邪、调整阴阳、脏腑、寒热虚实等相关的治则治法,为后世形成更加完善的脾胃病学理论奠定基础,也为调平归源法的形成提供了丰富的理论指导。

(二)后世医家对脾胃学说的完善为调平归源法的形成提供了科学指导

1.张仲景六经辨治尤重脾胃

张仲景在六经病的辨治中尤为重视顾养脾胃,强调脾胃之气的健旺与否在六经病的发生、传变及预后中发挥关键性作用。仲景认为脾胃之本虚弱,营卫之气无力外固,外邪袭表则发为太阳病;若阳明有热,胃浊不降,肠腑不通,则发为腑实病;脾胃虚弱,邪气伏于半表半里则发为少阳病;三阴病的发生也与脾胃虚弱关系密切,阳气衰弱,外邪直中三阴。总的来说,阳经病实,阴经病虚;就脾胃病而言,阳明实,太阴虚。故脾胃为病,实则泻阳明,虚则补太阴。具体而言,阳明实证包含有形邪实结滞、无形邪热内扰,又或热邪燔灼胃津,仲景将之归纳为邪热在胃腑之中,治以寒凉清降之法,创立了承气汤类、泻心汤类、栀子豉汤类等方剂,用药时又常佐用益胃生津之品,体现了寒凉清降但不过于苦寒伤胃的诊治特点。太阴脾病多虚,以腹泻、呕吐、下利为常见病证,仲景法以温阳健脾,常用理中汤类、建中汤类、五苓散类等方剂，用药多选用甘温助运之品。此外，仲景认为中枢的升降纳运正常，是保证脾胃化生气血、滋养脏腑的基础。失常则会引起各种病证，进而提出升清降浊、寒温并用的治法，以期恢复脾胃升降，调畅中枢气机。仲景运用六经体系辨治脾胃疾病，遵循"温健脾胃，调中补虚"的指导思想，在药物配伍、煎服法、饮食调护等方面，顾护脾胃的理念贯穿始终。仲景调治脾胃理论对调平归源法的形成具有重要意义，不仅为其提供了灵活机变的诊治思路，而且为其奠定了丰富而广泛的方剂基础。

2. 李东垣形成脾胃内伤辨治体系

李东垣在《脾胃论》中首次论述了脾胃元气论，称元气"非胃气不能滋"，指出元气须依赖于后天脾胃充养，才能生发不绝，这一理论进一步强调脾胃作为后天之本的重要作用。《脾胃论·脾胃虚实传变论》言："若胃气之本弱……而元气亦不能充，而诸病之所由生也。"说明当脾胃虚损时，元气失于气血充养，无力抵抗，外邪乘虚侵袭机体进而发病，即"内伤脾胃，百病由生"。病机方面，东垣认为脾胃为升清降浊之枢纽，若胃阴亏虚，元阳不足，中枢失衡则阴火上升、湿浊沉降。自此引申出阴火概念，即脾胃损伤，阴阳失约，而生成的内伤之火。在这一思想指导下，形成其独特的治疗用药特色，擅用升阳药以助中气，即升阳散火法，常用方剂为补脾胃泻阴火升阳汤；其次擅用风药以除湿，代表方剂为升阳益胃汤；最后擅用甘温补益药以助胃气，即益胃升阳泻火法，代表方剂为补中益气汤。李东垣的脾胃内伤辨治体系为调平归源法中重视培补脾胃元气理论的形成架构了基本框架，也进一步完善了方剂及用药基础。

3. 叶天士首创脾胃分治理论

叶天士在《内经》《伤寒论》的基础上，汲取东垣的脾胃病学理论，结合自身临证经验，创造性地指出"脾胃当分析而论"，补充前人辨治时详脾略胃之不足。叶氏认为脾胃同位居中焦，但功能和喜恶有别，进而提出"脾宜升，胃宜降"的升降理论。在脾胃分治思想的指导下，根据脾胃阴阳属性之异，叶氏总结出治脾当温运、敛养、运化为主；治胃当濡养、温理、通养结合。叶氏论治脾胃重视顾养胃阴，认为导致胃阴损伤的主要原因有：外感温热燥邪，或外邪由表入里化热；食滞胃脘酿生湿热；情志过极郁久化火；汗吐下过度致阴液损耗；阴虚内热五类。叶氏依据"胃喜润，主通降"的特点，创立了益胃汤，用药上多选择沙参、麦冬、玉竹、石斛、生地、白扁豆等甘平之品，滋阴不碍胃，通降而不过，以使津液来复，胃降自和。叶氏还提出通补阳明法，异于诸多医家认为的"阳道实"，治疗时盲目泻实的理念。叶氏补充指出阳明病应当区分虚实，若辨为实热阻滞所致腑实为病，治疗当以清泻为法；若胃阳受损而致腑气不通，则应以通为补，重视补中有通，通补结合。叶氏脾胃分治、顾护胃阴、通补阳明、肝胃同治等理念对后世医家临床辨证论治脾胃病具有重要的指导意义，也为调平归源法提供了坚实的理论依据。

4. 汪机创固本培元尤重脾胃

汪机以营气论作为理论基础，总结出"调养气血，培补元气"的思想，即"固本培元"理论。汪氏所言"本元"主要指后天脾胃，脾胃功能之盛衰与机体健康息息相关，"内因之症，多属脾胃虚弱"指出内伤疾病的发生多由脾胃之气衰少、元气不足引起。在临证中汪氏尤强调以胃气为本，认为脾胃为五脏之根本，脾胃虚弱则变生诸症，即"人得土以养百骸，身失土以枯四肢"。《营卫论》中论述所谓"营气"即元气，故补充营气就能"补气培元"，并指出人参、黄芪为补营之主药。在治疗上汪氏强调治病防病要注重元气的培补，这一治法的核心是以参芪为主药，附子、干姜为辅，意在着重补益后天之本，兼及先天之本，培补周身元气，提高机体防御能力。此外，汪氏疗疾少用纯补纯泻，其用药柔和，补而不滞。汪氏固本培元重视脾胃，为调平归源法提供了更加完善的立论依据，在遣方用药方面亦影响深远。

三、调平归源法治法方剂索源

（一）张仲景为调平归源法奠定了方剂基础

张仲景基于《黄帝内经》中“脾……灌四傍”“五脏六腑皆禀气于胃”等相关思想完成了《伤寒杂病论》一书。该书不仅继承和发展了《内经》等经典中关于脾胃的阐述，更是将其与临床辨证论治相结合，论述了诸多疾病尤其是脾胃病的治则治法和方药，为后世医家临床诊治脾胃病奠定了理论和方药基础。尤其是其中有关脾胃病的治疗方剂，为调平归源法提供了重要的临床指导意义。张仲景认为脾胃病基本病机有“阳道实，阴道虚”“气机逆乱，升降失调”“脏腑传变”三个方面。在临床治疗中，应遵从“健运脾胃，调和营卫”“寒温并用，健脾祛邪”“祛邪护脾，免伤正气”“肝病实脾，助正达邪”“温健脾胃，调中补虚”的指导思想，贯穿顾护脾胃的理念，从而达到充养气血、驱邪除病之目的。

张仲景认为脾胃病多与气血失调、脏腑不和、虚实相兼、升降失调、寒热错杂有关，因此在《伤寒论》中方剂以和解表里、阴阳互调、和调营卫、脏腑同调、虚实相调、寒热并施、升降同行等“和”法居多。虽然这些治疗方法形式多样，但其最终结果都是使机体阴阳气血脏腑调和，虚实寒热升降平衡，从而使人体疾病自除，达到“以平为期”之状态。尤其是《伤寒论》中桂枝汤、小柴胡汤、四逆散、泻心汤及其类方等在治疗脾胃病时具有重要临床指导意义，为调平归源法奠定了方药应用基础。

1. 桂枝汤类

《伤寒论》曰：“太阳中风，阳浮而阴弱……桂枝汤主之。”正常情况下，卫阳行于脉外充养皮肤肌肉以及主管汗孔的开合；营阴行于脉内濡养五脏六腑。营卫运行正常，阴阳互用，则全身气血调和，维持机体平衡健康。太阳病邪气外侵，卫阳抵御外感之邪气而外浮，故而发热；营阴失卫阳之守卫而外泄，因此可见汗出。营卫不畅，阴阳失用，症见发热、汗出者，宜以桂枝汤使营阴、卫阳调和。方中桂枝辛温，温阳益气；芍药酸寒，养阴和血；桂枝、芍药等量相配，散中寓敛不致汗出太过，敛中有散助邪外出，则机体营卫协调，阴阳平衡。

桂枝汤被称为“伤寒第一方”，可见其重要性。《伤寒论》中桂枝汤类方有 26 个方，且应用广泛，均依据桂枝汤的组方配伍进行加减配伍。桂枝加葛根汤解肌发表；桂枝麻黄各半汤解表散邪、辛温发汗；黄芪桂枝五物汤益气养血温经；桂枝去芍药汤解肌祛风、温通心阳；小建中汤温中补虚、和里缓急；桂枝新加汤祛邪和营补血。在临床治疗中，常用桂枝汤加减配伍用于脾胃虚寒、气血失调之腹痛、胃痞等，应用广泛，疗效显著。

2. 小柴胡汤类

《伤寒论》曰：“伤寒五六日，中风，往来寒热，胸胁苦满，默默不欲饮食，心烦喜呕，……，小柴胡汤主之”，“少阳之为病，口苦咽干目眩也”。提示太阳病五六日，或者感受风邪，邪气由表及里入少阳经，发为少阳病。《黄帝内经》认为“少阳为枢”，少阳为气机调畅、津液运化、相火输布之枢纽，于半表半里之间。邪气侵袭少阳，导致少阳枢机不利则出现寒热往来；邪入胆腑，水火相争于胸胁，致中焦气机不畅，则见痞满纳呆、恶心及呕吐；胆火郁滞，上蒸头目，熏灼津液则见口苦、咽干、目眩。小柴胡汤中以辛凉之柴胡为君药，既可疏散表邪，又可疏少阳肝经之气滞；以苦寒之黄芩为臣药，既可助君药疏肝，又可清少阳胆腑之热邪。两药配伍清胆热、疏肝气，表里同治，升降同调，使内外宣通，气机顺畅。

小柴胡汤虽主治少阳病，但并非少阳病之专方。统观《伤寒论》全文，可以看出小柴胡汤不仅出现在少阳病篇，反而主要见于太阳病篇，所以有学者认为小柴胡汤证即太阳病；此外还可用于阳明病热未成实、中风黄疸、厥阴病后呕而发热等证。《伤寒论》中依据小柴胡汤的组方配伍进行加减变化的类方共有 5 方。其中大柴胡汤的功效除和解少阳外，还可通阳明之腑实；柴胡桂枝汤中以小柴胡汤和解少阳、桂枝汤调和营卫，为二者合方，共奏表里双解、调达枢机、调和阴阳之效；柴胡加芒硝汤调和枢机兼通阳明之腑实；柴胡桂枝干姜汤的功效为和解少阳、散寒、温阳兼敛阴；柴胡加龙骨牡蛎汤的功效除和解少阳外还可重镇安神、通腑泄热。小柴胡汤类方在脾胃病治疗中多应用于邪犯肝胆、湿热郁滞之黄疸，肝胆郁热、肝脾不调之反酸、胃痞、腹痛等病，疗效甚佳。

3. 四逆散类

《伤寒论》云："少阴病，四逆，其人或咳、或悸，……，四逆散主之。"条文指出其主症为"四逆"，"四逆"之证皆因热邪内陷或肝气郁结，使肝脾不和，全身气机阻滞，导致阳气受阻不得输布于四末，从而出现四肢厥冷。其主方四逆散中柴胡主升，透邪疏肝；枳实主降，行气解郁；白芍养血柔肝；甘草益气和中，调和诸药。方中柴胡、枳实升降同调，使全身之气机运转畅通；柴胡主气、白芍养血，两者配伍增强调和气血之效；枳实、白芍取"理其气者，必调其血"之意，使气血顺畅；白芍、甘草配伍取缓急止痛之意；整方奏调和气血、疏肝理脾之功。

上述条文将四逆散方证列于少阴病范畴内。有学者提出四逆散方证之四肢不温与少阴病大有不同，认为本方当属少阳病篇。少阴病之"四逆"为阳微欲绝，四逆散方证之"四逆"乃枢机不利、肝脾不和、阳郁厥逆。通过以方测证可发现四逆散适用于以肝气郁滞为主症的少阳枢机不利之证，且四逆散与少阳证主方小柴胡汤在组方配伍上有异曲同工之妙。四逆散既可调少阳枢机不利，又可救少阴阳郁厥逆。

后世著作中多首疏肝之方剂均以其祖方四逆散为基础加减配伍。其中临床上最常用的柴胡疏肝散不仅调和肝脾，还可行气活血；逍遥散养血和营、调和肝脾；血府逐瘀汤疏肝解郁、行气活血、化瘀止痛；五柴胡饮除可疏肝健脾外，还可益气养血。临床上四逆散及其类方治疗胃脘痛、胃痞、呃逆、吐酸、梅核气等脾胃疾病疗效显著。

4. 泻心汤类

《伤寒论》曰："伤寒五六日，……，但满而不痛者，……，宜半夏泻心汤。"太阳病失治误治后，表邪未解，继而邪气内陷于脾胃，中阳损伤，虚实并见，寒热错杂；正邪相搏于中焦脾胃，致使全身气机升降失调，从而出现痞证。《伤寒论》中共记载四类痞证，其中最常见为寒热错杂痞，其主方为半夏泻心汤。方中黄芩、黄连苦寒，泄肝胆脾胃之火而除痞；干姜、半夏辛温，通阳除痞；参、草、枣甘温故而可以补益脾胃。诸药配伍，为后世开创了辛开苦降、寒热并用、攻补兼施之治疗大法。《伤寒论》中 8 首泻心汤类方皆以此组方配伍为原则进行衍化，配伍灵活，临证治疗特别是脾胃相关疾病疗效彰显。虽然泻心汤类方皆用于气机失调之痞证，但经历代医家研究发现每方病机各有不同，在临床应用时应注意其区别，随证选方。

生姜泻心汤主温运胃阳、散水除饮而消痞；甘草泻心汤主补中和胃、降逆止呕而散痞；旋覆代赭汤主降逆祛痰、和胃益气而除痞。半夏泻心汤及以上 3 方均用于太阳病失治误治后寒热错杂、升降失调之痞证。大黄黄连泻心汤主泄气营分之热、和胃散结而除痞，适用于热痞；附子泻心汤既可除表邪，又可温经扶阳、泄入里之热而散痞，适用于表阳虚而热结之痞证；黄连汤清上温下、降逆除痞，适用于上热下寒之痞证；厚朴生姜半夏甘草人参汤主益气补脾、燥湿宽中而消痞，适用于虚寒痞满之证。

（二）后世医家对调平归源治法方剂的丰富和完善

金代成无己指出："伤寒邪气在半表半里，……，小柴胡为和解表里之剂也。"首次提出小柴胡汤可作为和解表里之方剂，同时提出的"和解"之法对于调平归源法影响深远。

明代张景岳将二陈汤、六君子汤、金水六君煎、平胃散、藿香正气散与乌梅丸等方剂作为和中健脾、调理脾胃的代表方剂。这些方剂均为调平归源法之基础方。

清代汪昂列出了17首"和解之剂"，其中包括小柴胡汤（调和少阳肝胆）、黄连汤（平调阴阳）、芍药甘草汤（调理气血）、痛泻要方（调和肝脾）等，这些和解方进一步拓宽了调平归源法的方剂基础。

清代程钟龄首次总结出"汗、吐、下、和、清、温、消、补"之医门八法，其中"和法"对于调平归源法的影响极其深远。

清代俞根初记载了疏解少阳胆经之蒿芩清胆汤，以小柴胡汤、温胆汤两方加减变化组成，奏清泄胆经之热、和胃降逆、燥湿祛痰之功效，后世应用广泛。属调平归源法之典型代表方剂。

清代唐容川在《血证论》提出"调治肝肺、补益脾肾、调和阴阳、调理气血、补泻兼施、平调寒热"等血证之第一良法，进一步拓宽了调平归源法的理论以及方剂基础。

四、调平归源法的内涵与临证心悟

（一）调阴阳

《素问·生气通天论》言："生之本，本于阴阳。"指出生命的根本在于阴阳双方的协调统一。当体内阴阳其中一方太过或不及，失去制衡，则出现"阴胜则阳病""阳胜则阴病"等实证，或"阴虚则热，阳虚则寒"等虚证，甚至阴阳互损为病。因此，疾病的产生是阴阳失调的结果，而治疗就是调整阴阳使机体重新回归平衡的过程。《素问·阴阳应象大论》云："阴阳者，天地之道也……治病必求于本。"这句话指出阴阳是整个自然界最基本的形式，也是所有事物发生、发展的本源。阴阳的对立制约、互根互用、交感互藏、消长转化等多种运动形式，都影响着疾病的生理、病理、诊疗等各个方面，也是疾病发生以及发展的本源，所以我们在讨论阴阳两者关系时必须达到阴阳均衡。李学军教授根据脾胃病病症特点，创立脾胃培源方、脾胃培源散、脾胃培源灌肠方、调中散痞方、健脾消痞方、清胃降逆方等经验方，旨在调整机体阴阳气血脏腑及虚实寒热升降平衡，以平为期，则疾病自除。

（二）调脏腑

脾胃之为病，与心肝肺肾皆有关，但尤其受肝胆之气的影响，二者解剖位置接近，生理功能相辅相成，病理相关，故而调平归源法中，通调脏腑重点在于调理肝胆和脾胃的关系。脾胃主受纳、运化、腐熟饮食水谷，其精微在脾之升清、胃之降浊作用下布散全身，充养机体。脾胃一升一降，共为中焦气机升降之枢。肝主疏泄，可以调畅全身气机之运行。胆为储藏及排泄胆汁，可调节脏腑气机。"土得木而达"，意思是肝胆之调畅气机功能正常，则助脾胃升降气机功能正常；反之，肝胆之调畅气机又得益于脾胃生理功能健旺。李学军教授认为若机体情志不畅，“怒伤肝”，则导致肝失疏泄，犯脾克胃；或饮食失调，嗜食油腻辛辣之品，则易损害脾胃；或素体脾胃虚弱，土虚木乘。“木不疏土”则会导致痞满、呃逆、反酸、呕吐、嗳气等脾胃疾病。临床上，李学军教授发现上述病症中属肝胃郁热证较多，因此在治疗上，常采用蒿芩清胆汤加减清肝利胆、健脾和胃，脏腑同调，木梳土旺，升降有序，故疗效显著。

（三）调气血

《素问·调经论》曰：“人之所有者，血与气耳。”阐明气血是人体生命活动的物质基础和动力，二者依存而生，互根互用，“气与血不可须臾相离”一句概而言之。《素问·调经论》谓：“血气不和，百病乃变化而生。”气血既是人体正常生命活动的本源，又是维系脏腑正常生理功能的物质基础。气血失常，则会引起阴阳失衡，影响人体的正常生命活动，是疾病发生的根本因素。“百病皆在调气血”指出调和气血是治疗疾病的基本原则，可以通过各种治疗方法以达到气血相对平衡，各脏腑功能正常，则疾病自除。李学军教授在临床中发现气血不调之脾胃病最为多见。其中气病之气郁证、气陷证多在于脾，气滞证、气逆证多在于胃；而血病临床主要见血瘀、血热之病变。李学军教授认为气病、血病必相互影响，因此在临床上气血同病最常见。在临床治疗方面，李学军教授强调疏肝行气、健脾理气，善用升麻、柴胡等提升之品，黄芪、太子参等益气健脾之药，枳壳、香附等疏肝理气之剂，常以补中益气汤、四逆散等为基础方进行临证加减。

（四）调虚实

虚与实是一个广泛而相对的概念。胃属阳明，为六腑之一；脾为太阴，以阳为用，系属五脏。清代医家柯韵伯指出：“实则阳明，虚则太阴。”认为胃属阳明，多见实证，例如寒邪犯胃、胃热炽盛、食积停胃之证；脾属太阴，多见虚证，例如脾气虚、脾阳虚、脾阴虚之证。李学军教授分析总结多年临床治疗经验发现，对于脾虚之证，以益气、温中、升举等为基本治疗原则，常以六君子汤、参苓白术散、升阳益胃汤、补中益气汤等方为基础临证加减治疗，常用中药有黄芪、党参、太子参、柴胡、防风、桂枝、山药、苡仁、苍白术、焦三仙、茯苓神、砂蔻仁等。对于胃实者，常以理气、通腑、清湿热等为基本治疗大法，擅用平胃散、保和丸、调胃承气汤等经典方剂临证配伍，常用青陈皮、藿佩梗、赤白芍、枳壳、香附、半夏、莪术、郁金、厚朴、黄芩、黄连等中药。李学军教授认为脾胃病中鲜有纯虚纯实之证，多以虚实兼见为主，因此在临床诊疗中，了解脾胃病虚实病机、治法治则等特点，能有效地指导临床。

（五）调寒热

脾为阴土，喜燥恶湿，“阳气不足，阴气有余”，脾病多虚证、寒证；胃乃阳土，喜润恶燥，“阳气有余，阴常不足”，胃病多实证、热证。脾胃的双方阴阳各异，升降相因，燥湿相济，常则不病，变生寒热。中医认为寒热的产生主要与正邪交争、阴阳相互制约的结果密切相关。邪正交争，或失治误治，或饮食不调，或情志失调，或素体正虚，均可影响脾胃正常生理功能而导致寒热失调，因此寒热失调是脾胃病病机关键。在临床治疗中，李学军教授对于调和寒热颇有治疗心得。对于脾胃寒证，其中脾胃实寒证者，多用良附丸、附子理中汤等方辛温祛寒；脾胃虚寒证者，治以建中、理中类方剂温中健脾。对于脾胃热证，其中实热证者，治宜清热和胃，方用清中汤、温胆汤等加减；脾胃虚热者，常以沙参麦冬汤或麦门冬汤为基础方临证加减滋阴清热。对于寒热错杂证，治宜温脾清胃，平调寒热，方选黄连汤或干姜黄芩黄连人参汤加减。对于寒热失调证者，常予泻心汤类加减平调寒热。李学军教授强调临床上脾胃寒热失调病机复杂多变，常见寒热转化，因此必须正确认识脾胃的生理及病理特征，辨证论治，不失治误治。

（六）调升降

《临证指南医案》言："脾宜升则健，胃宜降则和。"从生理功能上看，脾升胃降功能正常，全身气机运行畅达，使机体阴阳达到平衡，则人体生命活动正常。若脾胃升降功能异常，中焦气机阻滞，水谷精微不得输布全身，五脏六腑失于充养，则其生理功能失常，机体易出现各种疾病。李学军教授在疾病诊治时顺应脾胃升降之特性，治脾当以健运、升提为原则，同时需配合和降胃气；临证常以黄芪、党参、白术、干姜等温补、升提、益气中药为主，并配伍降逆之旋覆花、半夏、木香、枳实之品，如六君子汤之类。治胃当以降逆为基本原则，亦需佐以升脾。治胃病时多以陈皮、砂仁、半夏、麦冬等燥湿、降逆、滋阴之中药，配伍益气健脾之苍白术、山药、苡仁之品。李学军教授临床上多升降同调、脾胃同治，疗效甚佳。

五、病案举隅

（一）病案一

陈某，男，48 岁。2021 年 4 月 15 日初诊。

主诉：反复发作性口腔溃疡一年余。

现病史：患者自诉一年前因一次聚会时进餐过多出现吐泻，经对症治疗后吐泻止，但此后易发口腔溃疡，每月至少发作一次，严重时前次溃疡尚未愈合，新溃疡又出现。刻下症：口腔溃疡反复发作，伴有腹泻，食欲差，夜寐尚可，小便调。舌质老、胖大，苔薄白，脉沉细。

既往史：否认其他相关病史，否认药物食物过敏史，否认吸烟饮酒史，否认传染病史，否认手术史，否认家族遗传性疾病史。

辅助检查：暂缺。

辨证分析：患者除口腔溃疡外尚有腹泻（自利），从腹泻的角度看，患者属虚证，结合舌脉属虚证无疑。患者虽在上表现为口疮，在下表现为泄泻，但二者实归于中焦脾胃失调。脾胃虚弱，易生阴火，阴火上犯故见口腔溃疡；脾胃虚弱，运化失司，不能分清别浊，故见大便稀溏。

西医诊断：口腔溃疡。

中医诊断：口疮　脾胃虚弱，虚火上炎证。

治法：益气补中，健脾和胃，引火归元。

方药：异功散加味加减。

党参 15 g，茯苓 20 g，炒白术 15 g，陈皮 10 g，黄连 3 g，桂枝 8 g，炒麦芽 20 g，炙甘草 5 g。每日 1 剂，水煎 2 次，早晚分服，共 7 剂。

二诊（2021 年 4 月 23 日）：口腔溃疡明显好转，但受凉后仍有腹泻，舌脉同前。调方如下：党参 15 g，炙黄芪 15 g，炒白术 15 g，茯苓 10 g，陈皮 10 g，炒山药 20 g，细辛 3 g，桂枝 6 g，炒麦芽 20 g，附片 3 g，炙甘草 6 g。每日 1 剂，水煎 2 次，早晚分服，共 14 剂。药后口腔溃疡愈合，大便成形，诸症消除。

按　《素问·气交变大论》曰："岁金不及，炎火乃行，生气乃用……民病口疮。"《素问·至真要大论》云："诸痛痒疮，皆属于心（火）。"说明口腔溃疡一般情况下多认为是热证，由胃热上攻所引起，正如《蒲辅周医案》所载："口腔溃疡为病，一由胃火，一由脾热。"但《景岳全书·口舌》又言："口舌生疮，固多由上焦之热，治宜清火；然酒色、劳倦过度、脉虚而中气不足者，又非寒凉可治，故虽久用清凉终不见效此当察其所由，或补心脾，或滋肾水；或以理中汤，或以蜜附子之类反而治之，方可痊愈。此寒热之当辨也。"这里揭示了脾胃气虚、火不生土，而反抗拒、虚火上炎、口疮乃作的病机。本案患者除口腔溃疡外尚有腹泻（自利）。《伤寒论》载"自利不渴者，属太阴"，"自利而渴者，属少阴也"。从腹泻的角度看，患者属虚证，结合舌脉辨属虚证无疑。患者虽在上表现为口疮，在下表现为泄泻，但二者实归于中焦脾胃失调。脾虚弱、易生阴火，阴火上犯故见口腔溃疡；脾胃虚弱，运化失司，不能分清别浊，则见大便稀。故应从中焦脾胃入手，治病求于本，用调平归源之法，调脏腑、调寒热，使脾胃功能恢复正常则阴火自清，溃疡自愈，运化正常，大便成形。

《灵枢·经脉》云："手少阴之别……循经入于心中，系舌本……；脾足太阴之脉……入腹属脾络胃，上膈，挟咽，连舌本，散舌下；肾足少阴之脉……循喉咙，挟舌本。"又有脾开窍于口，上唇属脾，下唇属肾，舌为心之苗，心开窍于舌，舌尖属心肺，舌面属脾胃，舌边属肝胆，舌根属肾，腮、颊、牙龈属胃。说明口疮与五脏六腑均密切相关，其病理属性有实热、虚热之分。《诸病源候论》言："……心气通于舌。……脾气通于口。腑脏热盛，热乘心脾，气冲于口与舌，故令口舌生疮也。"口舌生疮临床多见心脾积热与肺胃邪热引起的实热证。正如《外科大成》曰："口疮，脾气通于口，脾和则口能知味。又心脉布于舌上，脾脉布于舌下，故心脾积热，则口舌生疮，甚则腮舌赤肿，此实火也。治以苦寒。"但因虚热引起的口腔溃疡亦不少见。本案主要阐述了因脾胃虚弱、中气下陷、虚火上炎引起的口腔溃疡。对于脾胃受损、中气下陷、阴火上乘、上循于口而发的口腔溃疡，以补中益气汤加减；对于反复发作性口腔溃疡伴腹泻者，从中焦入手，用调平归源法，予异功散加味治疗，益气补中，健脾和胃，引火归元，使脾胃功能恢复正常则阴火自清，运化正常，大便成形，口疮可自愈矣。

（二）病案二

李某，男，38 岁。2019 年 6 月 26 日初诊。

主诉：反复上腹疼痛 3 年。

现病史：患者 3 年前无明显诱因下出现上腹疼痛，反复发作。刻下症：胃痛绵绵，饥饿痛甚，痛在定处，痛时拒按，伴烧心、吐酸，时有黑便。舌质暗红，苔薄黄腻，脉弦细。

既往史：否认其他相关病史，否认传染病史，否认手术史，否认药物食物过敏史，否认家族遗传疾病史。

辅助检查：2019 年 3 月 11 日胃镜提示：胃溃疡。

辨证分析：辨治胃痛，详察疼痛性质。胃脘冷痛，因饮食生冷、受寒而发作或加重，得热痛减遇寒痛甚者，属实寒；胃痛绵绵，喜温喜按者，属虚寒；胃脘灼热疼痛，进食辛辣燥热食物诱发或加重，伴口苦、尿黄、便秘者，属内热；胃痛且胀，以胀满为主，痛无定处，时痛时止，嗳气、矢气频作，常由情志不舒引起者，多属气滞；胃胀痛伴嗳腐吞酸者，多属食积；胃胀痛伴大便不通者，多有积滞；胃痛如刺，痛有定处，痛而拒按，多属血瘀。此患者乃气滞血瘀，郁久化火，胃失和降所致，故胃痛绵绵，饥饿痛甚，伴烧心、吐酸。血络受伤，胃络瘀阻，故刺痛拒按，痛在定处，伴黑便。舌质暗红，苔薄黄腻，脉弦细皆为气滞血瘀、内生郁热之征象。

西医诊断：胃溃疡。

中医诊断：胃痛　胃络瘀阻证。

治法：活血化瘀，调血和气，抑酸止痛。

方药：猬皮香虫汤加减。

刺猬皮 9 g，九香虫 6 g，佛手 8 g，延胡索 8 g，金铃子 8 g，吴茱萸 3 g，黄连 6 g，炒白芍 20 g，香附 10 g，海螵蛸 30 g，煅瓦楞 30 g，甘草 6 g。每日 1 剂，水煎 2 次，早晚分服，共 7 剂。

二诊（2019 年 7 月 3 日）：服药 7 剂后，疼痛减轻，反酸亦止，唯脘胀纳差乏力，原方去芍药、甘草、吴茱萸、黄连，加木香 10 g，砂仁 6 g，炒白术 15 g，太子参 15 g，以行气宽中、健脾开胃。又服 7 剂，胃脘痛消失，乏力明显好转，食欲大增。

按　《临证指南医案·胃脘痛》云："初病在经，久痛入络，以经主气，络主血，则可知其治血之当然也，凡气既久阻，血也因病，循行之脉络自痹，而辛香理气，辛柔和血之法，实为对待必然之理。"治胃痛，必审证候气血虚实。如《顾氏医镜·胃脘痛》所言："须知拒按者为实，可按者为虚；痛而胀闭者多实，不胀不闭者多虚；喜寒者多实，喜热者多虚；饱则甚者多实，饥则甚者多虚；脉实气粗者多实，脉虚气少者多虚；新病年壮者多实，久病年老者多虚；补而不效者多实，攻而愈剧者多虚。必以望、闻、问、切四者详辨，则虚实自明。"《景岳全书·心腹痛》亦云："胃脘痛证。多有因食、因寒、因气不顺者，然因食因寒，亦无不皆关于气。盖食停则气滞，寒留则气凝。所以治痛之要，但察其果属实邪，皆当以理气为主。"血瘀型胃脘痛持续发展，瘀久入络，胃只痛不胀，刺痛难忍，则为重症，当以化瘀止痛为主。本方以刺猬皮、九香虫为主，刺猬皮味苦，性平，无毒，入胃与大肠二经，有逐瘀滞、疏逆气的作用，能化瘀止痛，收敛止血，本草上记载其能治胃脘痛、肠风下血、痔漏血等证。九香虫味咸，性温，无毒，能理气止痛，温中助阳，对肝胃气滞疼痛及痞满胀痛均有成效。两药合用，祛瘀血，通滞气，止痛止血效果好。配香附、金铃子、延胡索、白芍等行气活血、养血止痛之品，可增强化瘀定痛之效。同时加左金丸辛开苦降，疏肝泻火，和胃止痛；海螵蛸、瓦楞子收敛止血，化瘀敛疮，制酸止痛；甘草调和诸药，合白芍酸甘化阴，缓急止痛。全方调平归源，调气血，调寒热，共奏活血化瘀、调血和气、抑酸止痛之功。二诊痛势明显减轻，感腹胀食少乏力，去芍药、甘草、吴茱萸、黄连，加木香、砂仁、炒白术、太子参和胃健脾。

（三）病案三

程某，男，56 岁。2019 年 9 月 3 日初诊。

主诉：大便干燥难解伴腹胀 2 年余。

现病史：患者 2 年前情绪郁闷后出现大便干燥难解，伴腹胀，大便 3～5 日一行，经中西医结合治疗未见明显缓解。刻下症：大便干燥难解，腹胀，便后有不尽感，便后则头晕目眩、心悸气短，口干渴，饮食、睡眠正常。舌淡红，苔薄黄，脉弦细数。

既往史：否认其他相关病史，否认传染病史，否认手术史，否认药物食物过敏史，否认家族遗传疾病史。

辅助检查：2018 年 11 月 8 日电子纤维结肠镜及大便常规检查均未见明显异常。

辨证分析：《景岳全书·秘结》云："凡下焦阳虚，则阳气不行，阳气不行，则不能传送，而阴凝于下，此阳虚而阴结也。下焦阴虚，则精血枯燥，精血枯燥则精液不到而肠脏干槁，此阴虚而阴结也。"患者气机郁滞忧愁思虑，脾伤气结，导致腑气郁滞，通降失常，传导失职，糟粕内停，不得下行，大便干结，欲便不出，出而不畅。病久郁滞化火，耗伤阴液，气血不足，故便后则头晕目眩、心悸气短，口干渴。舌淡红，苔薄黄，脉弦细数，乃血虚津亏、肠腑气滞之象。

西医诊断：习惯性便秘。

中医诊断：便秘　血虚津亏，肠腑气滞证。

治法：养血润燥，行气通便。

方药：尊生润肠丸合六磨汤加减。

木香 10 g，乌药 6 g，沉香 6 g，大黄 10 g，槟榔 6 g，枳实 10 g，牛膝 10 g，当归 12 g，生地黄 15 g，麦冬 20 g，玄参 15 g，火麻仁 20 g，桃仁 12 g，黄芪 15 g，肉苁蓉 10 g，炙甘草 6 g。每日 1 剂，水煎 2 次，早晚分服，共 7 剂。

二诊（2019 年 9 月 10 日）：大便变软，每日行，气机稍顺，仍宗上方去大黄，加决明子 15 g。每日 1 剂，水煎 2 次，早晚分服，共 7 剂。

三诊（2019 年 9 月 17 日）：诸症已平，大便调畅。二诊方去沉香、乌药、大黄、槟榔、枳实，加太子参 15 g，生白术 20 g，茯苓 10 g。每日 1 剂，水煎 2 次，早晚分服，共 7 剂。

四诊（2019 年 9 月 24 日）：药后平善，无特殊不适。处方：生地黄 15 g，玄参 20 g，麦冬 15 g，太子参 15 g，枳壳 10 g，白术 15 g，茯苓 10 g，炙甘草 6 g。每日 1 剂，水煎 2 次，早晚分服，共 7 剂，以资巩固。

按　清代吴瑭《温病条辨》云：“温病之不大便，不出热结、液干二者之外。其偏于阳邪炽甚，热结之实证，则从承气汤法矣；其偏于阴亏液涸之半虚半实证，则不可混施承气，故以此法代之。”又云：“水不足以行舟，而结粪不下者当增液行舟。”因此吴瑭认为便秘主要分为热结实证与液干虚证便秘，治疗热结实证务用承气汤通之，治疗液干虚证当用增液汤润之。宋代严用和《济生方》也指出“燥则润之、温则滑之、秘则通之、寒则温之”，这为治疗便秘提供了基本治则。该患者热象不显，以津亏血少为主，故用尊生润肠丸养血增液润燥以行舟。《医学入门·大便燥结》认为“血液枯”亦可导致便秘。治疗上，李杲以润燥和血之润肠丸治疗血虚便秘。患者便后则头晕目眩、心悸气短，气血不足，阴虚血燥，燥则润之，宜用尊生润肠丸。《素问·厥论》曰：“太阴之厥，则腹满䐜胀，后不利。”《医学入门·大便燥结》认为“七情气闭”可致便秘，如《金匮翼·便秘》言：“气秘者，气内滞，而物不行也。”宋代严用和《济生方》首次提出气秘，并提出秘则通之；治疗上李杲以神保丸治疗气秘；《证治要诀·大便秘》以苏子降气汤治疗气秘；《世医得效方》以六磨汤治疗气滞腹痛，大便秘涩而有热者。由此可知气秘治疗均以“通”字立法。该患者情志不遂、腹胀、口渴辨证为气秘、虚秘、热秘，当合用六磨汤治之。病至后期，气机渐顺，腑气已通，邪气去而正虚显，故又当缓以治本，故用增液汤合四君子汤益气健脾，益气能生血以治疗血虚便秘，培土生金，肺气足则便自通，乃仿增液汤以补药之体作泻药之用之义，既可以攻实，又可以防虚。总而言之，该患者便秘病机虚实夹杂，当燥则润之、秘则通之，故运用调平归源法调虚实调升降调气血，进而使得气机升降有序，津血充足，腑气通畅，诸症悉除。

（四）病案四

王某，女，49 岁。2018 年 11 月 16 日初诊。

主诉：上腹胀满，伴嗳气反酸 3 月余。

现病史：患者平素常情绪不舒，烦躁易怒，3 个多月前出现上腹部胀满，伴嗳气反酸。刻下症：胃脘胀满，胸胁满闷，口干口苦，情绪不舒时则加重，纳差，眠可，大便干结，小便尚调。

舌质红苔薄黄，脉弦数有力。

既往史：既往有慢性胃炎病史十余年。

辅助检查：2018 年 10 月 11 日胃镜检查结果提示：慢性非萎缩性胃炎活动期伴胆汁反流。

辨证分析：患者平素常情绪不舒，烦躁易怒，肝郁气滞，木郁乘土，胃气壅滞，肝胃不和，故胃脘胀满，胸胁满闷；肝失疏泄，胆失和降，胆汁上泛，郁而化热，胃气上逆，故嗳气反酸，口干口苦；郁热伤津，津亏热结，腑气不畅，则大便干结。脉弦数有力，舌质红苔黄，乃肝胃郁热之象。

西医诊断：慢性非萎缩性胃炎活动期伴胆汁反流。

中医诊断：胃痞　肝胃郁热，胃气上逆证。

治法：疏肝解郁，清热降逆，和胃消痞。

方药：大柴胡汤加减。

柴胡 10 g，黄芩 10 g，大黄 6 g，枳实 10 g，赤芍 15 g，白芍 15 g，姜半夏 10 g，黄连 6 g，炒吴茱萸 3 g，苏梗 10 g，木香 10 g，陈皮 10 g，青皮 10 g，姜竹茹 10 g，蒲公英 20 g，合欢皮 15 g，石斛 15 g，炙甘草 6 g。每日 1 剂，水煎 2 次，早晚分服，共 7 剂。

二诊（2018 年 11 月 23 日）：药后诸症明显减轻，二便调，但时有反酸，口干。守上方去大黄、蒲公英，加海螵蛸 30 g，麦冬 15 g，续服 14 剂后诸症皆除。

按　《素问·至真要大论》曰："太阳之复，厥气上行……胸膈不利，心痛痞满。"《丹溪心法·痞》云："痞与否同，不通泰也。"李学军教授认为该患者系肝胃郁热、胃气上逆所致。患者为年轻男性，平素工作忙碌，情绪不舒，烦躁易怒，肝失疏泄，胆失和降，气机不利，郁而化热，热结伤津，横逆犯胃，木郁乘土，肝胃不和，气机失调，胆汁上逆，如《景岳全书·痞满》所谓："怒气暴伤，肝气未平而痞。"故胃脘胀满，嗳气反酸，兼胸胁胀满，口干口苦，大便干结；木郁乘土，脾胃不和，脾失健运，故纳差；舌质红苔黄，脉弦数有力亦为肝胃郁热的表现。《证治汇补·痞满》言："大抵心下痞闷，必是脾胃受亏，浊气挟痰，不能运化为患。初宜舒郁化痰降火，二陈、越鞠、芩连之类……有痰治痰，有火治火，郁则兼化。"李学军教授运用调平归源法调脏腑调寒热调升降，予大柴胡汤加减疏肝解郁，清热降逆，和胃消痞；大柴胡汤具有和解少阳、内泻热结之功效，加赤芍、竹茹、蒲公英、黄连配吴茱萸等皆在加强清热降逆和胃之功；加木香、合欢皮、苏梗、青陈皮疏肝解郁，理气宽中；加石斛益胃生津，滋阴清热。全方施治全面，配伍精良，效果彰显。

第三节　宏观微观辨证相结合

一、宏观辨证与微观辨证理论

辨证论治是中医认识和治疗疾病的基本原则，也是中医学的基本特点之一。传统辨证论治通过望、闻、问、切四诊等方法诊察疾病显现在人体各个方面的症状和体征从而进行综合分析。这种以裸眼观察人体的表面得到宏观信息的辨证方法，即宏观辨证，其存在一定的局限性。而随着现代科技的发展，可以借助仪器使医生的视觉观察得以延伸和扩展，从而得到微观的信息，即微观辨证。微观辨证是20世纪80年代提出的新理论，就是在对疾病进行辨证的时候，引入现代医学的客观检查，将传统医学的诊疗方法引入细胞、亚细胞乃至分子水平以阐述疾病和证候的实质及其传变规律，研究分析在人体出现不同的证候病变时机体所处的病理生理状态，确定揭示中医"证"本质的客观指标。同时微观辨证还将现代医学检查指标赋予一定的中医辨证内涵，弥补了宏观辨证深度、广度的不足，给中西医结合指出一个新的研究思路和发展方向。

二者的关系可概括为：宏观辨证是对众多微观信息的综合分析，概括出疾病总体的"证"，是从微观到宏观的抽象；而微观辨证是对某一局部微观信息的分析，重点突出疾病在某个局部的"证"，是对宏观辨证的补充。中医宏观辨证与微观辨证相结合的辨证思维是中医传统辨证与整体观念的进一步完善，是中医传统医学与现代医学相结合的探讨。中医宏观辨证结合微观辨证提高了辨证的准确性和完整性，直接影响到治疗效果，其疗效优于单纯用中医宏观辨证法治疗。

二、宏观微观辨证相结合治疗脾胃病

（一）宏观微观辨证相结合治疗慢性萎缩性胃炎

1. 概述

以李学军教授擅长治疗的慢性萎缩性胃炎（CAG）为例，其临床诊断以胃镜下表现及病理组织学为金标准。CAG患者纤维电子胃镜下表现为胃黏膜粗糙，局部腺体苍白或灰白色，黏膜下血管透见，皱襞变细而平坦；病理组织学检查胃黏膜呈慢性炎症、腺体萎缩，纤维组织增生并伴肠上皮化生及少数淋巴组织增生等病理变化。CAG患者的胃黏膜因萎缩而变薄、皱襞变细而平坦，重者肌层也萎缩造成胃动力不足、蠕动减弱，从而降低机械性消化能力。同时胃黏膜腺体缺血和萎缩，胃蛋白酶和胃酸分泌不足，又降低生化性消化能力，因而总体表现为消化功能的"不足"。主要症状表现为脘腹胀满、胃脘隐痛、纳谷不香、大便偏溏等，与中医脾胃虚弱证的症候表现相吻合。而胃黏膜腺体萎缩变薄、血管透见类似于瘀血证的表现，见黏膜血管扭曲、血管壁增厚、管腔狭窄等一系列病理改变属于血瘀的范畴，实际上就是对胃络瘀阻辨证的微观依据。这又与CAG患者以脘腹胀痛，痛处不移，舌质紫黯或有瘀斑、瘀点，舌底脉络迂曲等瘀血表现相吻合，同时符合CAG"久病入络""久病必瘀"理论。因此李学军教授对于CAG的病因病机的阐述认为：以脾胃虚弱为本，血瘀贯穿其发病始终，气血不和是其本质，其治疗也都围绕其病因病机展开。

具体而言，李学军教授将其CAG宏观辨证分为肝胃不和血瘀证、食积血瘀证、寒热错杂血瘀证、湿热血瘀证、气阴两虚血瘀证，并强调宏观辨证与微观辨证相结合，兼顾脏腑生理功能、病理特点，灵活运用活血法，才能效如桴鼓。

2. 宏观辨证为主

肝胃不和血瘀证。主症：胃脘痞闷，胁肋胀痛，遇情志不遂诱发或加重，得嗳气则舒，心烦易怒，善叹息，舌红，苔白或黄，脉弦。治法：理气活血、肝胃同调。代表方：柴胡疏肝散加减。加减：若见气滞胀痛明显者，加佛手、川楝子、川芎；若见反酸烧心明显者，合用左金丸，同时去陈皮，加煅瓦楞子、海螵蛸、煅牡蛎；若见嗳气呃逆症状明显者，加旋覆花、苏梗、代赭石；若见苔腻、口中异味者加藿香、荷叶、佩兰。

食积血瘀证。主症：胃脘疼痛，疼痛拒按，脘腹胀满不消，进食加重，嗳腐吞酸，或呕吐不消化食物，气味腐臭，吐后胀痛减轻，食欲减退，大便不爽，得矢气及便后则舒，舌暗红，舌苔厚腻，脉滑。治法：消食导滞，和胃止痛。代表方：保和丸加减。加减：若见食积化热，苔薄黄者，加黄芩、黄连、莪术；若见胃痛拒按，大便秘结疼痛者，合增液承气汤加减；若见湿热食积者，合枳实导滞丸加减；若见脾虚食积者，合健脾丸加减。

寒热错杂血瘀证。主症：胃脘痞胀疼痛，喜温喜按，恶心欲呕，嘈杂泛酸，口干喜饮，大便秘结，舌淡胖、舌体肥大，苔黄白相间，脉弦细数。治法：寒热平调，和胃消痞。代表方：半夏泻心汤加减。加减：若见寒邪偏重者，加桂枝、吴茱萸、白芍；若见热象偏重者，加蒲公英、茵陈、赤芍；若见兼腹泻便溏者，加乌梅炭、芡实、防风。

湿热血瘀证。主症：胃脘胀满疼痛，口苦黏腻，恶心呕吐，头晕目眩，身重倦怠，乏力嗜睡，大便矢气不爽，小便频数甚则淋漓涩痛，舌红，苔黄腻，脉滑数。治法：清热利湿，理气活血。代表方：藿朴夏苓汤加减。加减：若见恶心呕吐明显者，加生姜、郁金、竹茹；若见小便涩痛者，加萹蓄、益母草、滑石；若见头目昏沉者，加石菖蒲、苍术、川芎。

气阴两虚血瘀证。主症：胃脘痞闷隐痛，纳呆食少，气短懒言，倦怠乏力，咽干口渴，五心烦热，大便秘结，舌淡红，苔薄少津，脉细数。治法：益气养阴，活血止痛。代表方：香砂六君子汤合益胃汤加减。加减：若见气血两虚明显者，加黄芪、当归、熟地；若见自汗盗汗者，加牡蛎、白芍、淮小麦；若见中气下陷者，加柴胡、赤芍、升麻；若见虚坐怒责、大便秘结难解者，加桃仁、杏仁、麻子仁。

3. 微观辨证为辅，将宏观辨证与微观辨证相结合

李学军教授认为，辨证论治应包括宏观辨证和微观辨证，微观辨证作为中医宏观辨证的延伸，可以弥补中医宏观辨证之不足。

（1）胆汁反流

李学军教授认为合并胆汁反流的CAG，多从肝论治，临床上常见有肝胃不和血瘀证、肝胃郁热血瘀证等，其治疗上当理气和胃或清肝泻火，降逆和胃兼以活血，常用柴胡疏肝散、化肝煎加减，酌情加茵陈、虎杖、郁金、莪术、川楝子、旋复花、代赭石、白茅根、鸡内金等。

（2）Hp感染

Hp感染是导致CAG发病的重要因素之一，西医根除Hp具有针对性强、起效快、疗效确切等优点，但同时存在服药种类多、频次多、副作用多、依从性差等问题。而中医在辨证论治基础上，结合现代药理学知识，酌情配伍抗细菌抗病毒中药，亦取得不错效果。李学军教授辨治Hp相关性CAG时常辨证分为以下证型进行加减运用：① 热毒血瘀证：常在辨证基础上选用蒲公英、大黄、连翘、紫花地丁、败酱草、半枝莲、半边莲、白花蛇舌草等药。② 湿热血瘀证：常在辨证基础上选用藿香、佩兰、黄芩、黄连、黄柏、栀子、赤芍、虎杖、土茯苓等药。③ 气阴两虚血瘀证：常在辨证基础上选用党参、当归、太子参、麦冬、玄参、黄芪、乌梅、甘草等药。④ 阳虚寒凝血瘀证：常在辨证基础上选用荜澄茄、吴茱萸、桂枝、甘松、丹参、干姜等药。⑤ 肝胃不和血瘀证：常在辨证基础上选用香附、白芍、玫瑰花、川芎、预知子、蒲黄等药。⑥ 痰湿血瘀证：常在辨证基础上选用厚朴、苍术、桔梗、石菖蒲、郁金、丹皮等药。⑦ 食积血瘀证：常在辨证基础上选用山楂、神曲、鸡内金、莪术、麦芽、刘寄奴等药。

（3）胃酸分泌异常

对于胃酸分泌异常这一微观表现，包含胃酸分泌增多及分泌减少两种情况：① 对于胃酸分泌减少、消化功能减退者，李学军教授多辨为气阴两虚血瘀证，采用酸甘化阴法，常在辨证基础上选用乌梅、木瓜、五味子、山楂、天花粉等药。② 若胃酸分泌增多，则须区分寒热：如口吐清涎、酸味淡、兼有阳虚寒凝表现者，常在辨证基础上选用高良姜、炮姜、肉桂、海螵蛸、煅龙牡、煅瓦楞等；如吞酸或吐酸，伴有胃中或胸骨后灼热感者，辨证为肝胃郁热证，常用左金丸加减。

（4）胃镜下黏膜表现

若患者胃镜下见黏膜充血水肿，苍白、灰白或红白相间，以白为主，黏膜变薄，黏膜下血管显露，呈树枝状或结节状改变，胃内分泌物减少，辨证为阳虚寒凝血瘀证，酌加黄芪、甘松、白芍、桂枝、干姜等以温阳散寒；若患者胃镜下见黏膜红白相间，以红为主，或胃黏膜灰白，黏膜呈龟裂样改变，黏膜皱襞变细或消失，血管清晰可见，或血管结节状改变，胃黏膜分泌黏液量减少，蠕动缓慢，辨证为气阴两虚血瘀证，酌加生地、石斛、麦冬、沙参、玉竹等以益气养阴；若患者胃镜下见黏膜红白相间，以红为主，或有赤斑，蓝色血管网，或见充血、水肿、浸润、新鲜出血，平坦、凹陷性糜烂，隆起型糜烂活动期，辨证为热盛血瘀证，酌加丹参、白及、蒲公英、赤芍、地龙等以清热解毒、活血通络；若患者胃镜下见黏膜表面颗粒样或结节状隆起，息肉样改变，或见糜烂性胃炎静止期，或伴肠化、不典型增生，辨证为痰瘀互结证，酌加夏枯草、莪术、刘寄奴、王不留行、山慈菇等以化痰散结、破瘀消癥。

李学军教授总结认为，若宏观辨证与微观辨证一致，则在辨证论治基础上灵活化裁。若见宏观辨证与微观辨证不一致甚至相反、矛盾时，则以宏观辨证为主，微观辨证为辅。临床应用时应注意分清主次，辨别虚实。

4. 病案举隅

李某，女，47 岁。2020 年 6 月 5 日就诊。

主诉：上腹部胀痛伴恶心欲吐 5 年余。

现病史：患者 5 年前进食辛辣食物后出现上腹部胀痛，伴恶心欲呕，就诊于消化科门诊，予以抑酸护胃、保护胃黏膜、解痉止痛、止呕等对症治疗后症状改善，但此后每年因进食辛辣食物后，上述症状再发加重。刻下症：胃脘胀痛，恶心欲呕，倦怠乏力，晨起口苦，纳可，大便黏滞不爽，小便黄。舌暗红、苔黄腻，脉滑。

既往史：否认其他相关病史，否认药物食物过敏史，否认吸烟饮酒史，否认传染病史，否认手术史，否认家族遗传性疾病史。

辅助检查：2020 年 3 月 9 日（我院）无痛胃镜：慢性萎缩性胃炎出血活动期伴糜烂（镜下见：黏膜苍白，散见点片状糜烂及结节状隆起）；病理：中度慢性萎缩性胃炎伴轻度肠化。

辨证分析：患者平素嗜食辛辣，损伤脾胃，酿生湿热，阻滞气机，不通则痛，故而出现上腹部绞痛，胃气上逆，故而出现恶心欲呕，湿热下注则大便黏滞不爽，小便黄，舌暗红、苔黄腻，脉滑体现脾胃湿热兼有血瘀之表现。

西医诊断：慢性萎缩性胃炎出血活动期伴糜烂、重度肠化。

中医诊断：胃痛　湿热血瘀证。

治法：清热化湿，温经祛瘀。

方药：藿朴夏苓汤加减。

藿香 10 g，厚朴 10 g，姜半夏 10 g，茯苓 20 g，薏苡仁 30 g，泽泻 10 g，白豆蔻 8 g，蒲公英 20 g，黄芩 10 g，黄连 6 g，白花蛇舌草 10 g，赤芍 15 g，黄芪 10 g，莪术 8 g，桂枝 10 g，甘草 6 g。水煎服，每日 1 剂，早晚分服，共 7 剂。

二诊(2020 年 6 月 12 日):服药后患者体倦乏力、大便黏滞不爽较前均有明显缓解,但仍时觉胃脘胀痛,恶心欲吐。舌淡红、苔薄黄,脉弦滑。故原方去桂枝,加干姜 6 g,吴茱萸 4 g,香附 10 g,延胡索 10 g,理气止痛,降逆止呕。14 剂,每日 1 剂,水煎服,分早晚两次温服。

三诊(2020 年 6 月 26 日):用药 14 剂后,诸症均有明显改善,舌淡红、苔薄黄少津,脉滑。二诊方去黄芩、干姜,加石斛 10 g,当归 10 g,滋阴清热,养血和血。服 14 剂以巩固疗效,每日 1 剂,水煎服,分早晚两次温服。

四诊(2020 年 7 月 10 日):用药 14 剂后,诸症皆除,偶有纳差,舌淡红、苔薄黄,脉细滑。三诊方去蒲公英、泽泻,加白术 15 g,鸡内金 10 g,健脾和胃。14 剂,每日 1 剂,水煎服,分早晚两次温服。

半年后复查电子胃镜,病理诊断:慢性萎缩性胃炎伴轻度肠上皮化生。

按 《灵枢·邪气脏腑病形》云:"胃病者,腹胀,胃脘当心而痛。"胃脘痛的病变部位在胃,而与肝、脾关系密切,胃为阳土,主受纳腐熟水谷,为五脏六腑之大源,性喜润恶燥,其气以和降为顺,本例中患者因嗜食辛辣食物,损伤脾胃,酿生湿热,致胃气郁滞,胃失和降,则生胃痛,此所谓不通则痛。而肝与之胃,木土相克,肝气横逆,势必克脾犯胃,致气机阻滞,胃失和降而为痛。肝气久郁,既可化火伤阴,又可致血运不畅,瘀血内结,多因相兼,则病情缠绵,反复难愈。本例患者口苦,大便黏滞不爽,小便黄,舌暗红、苔黄腻,脉滑,为典型湿热血瘀体质,故予藿朴夏苓汤加减。但若不注意发病诱因及胃镜下黏膜征象,一味使用苦寒清热燥湿药物,则其胃黏膜寒凝血瘀证更重,故结合内镜提示散见点片状糜烂及结节状隆起,说明兼夹有寒瘀互结之证,当酌加桂枝、赤芍、莪术温经化瘀,改善胃黏膜寒瘀之象;二诊患者湿热明显改善,但气机不利,去桂枝加干姜、吴茱萸、香附、延胡索理气止痛、降逆止呕;三诊患者湿热已清,有伤阴之嫌,故去黄芩、干姜,加石斛、当归滋阴清热、养血和血。后期患者偶有纳差,故加健脾消食之白术、鸡内金,疗效显著。由此可以看出,在传统医学理论指导下,结合现代医学应用技术,进一步探究宏观微观相结合的辨证规律,具有重要的临床指导意义。

(二)宏观微观辨证相结合治疗功能性便秘

1. 概述

功能性便秘(functional constipation,FC)主要由肠道功能紊乱引起,表现为排便时间长、次数少、排便不畅、粪质干硬等症状。因为患者在理化检查方面未见有特异改变,故诊断 FC 主要依据临床症状。FC 的诊断需满足便秘至少持续 180 天。资料显示,在我国 FC 的发病率为 10%~15%,随着年龄增长,FC 发病率也随之增长。近些年来由于受社会、心理、饮食结构等不同因素影响,FC 患病率逐年上升。生活中,便秘的出现可能不会立即引起我们的重视,偶尔或短期出现的便秘不会对我们的学习或生活造成很大影响。但是任由病情发展,或服用过多副作用较大的排便药物,导致病情迁延,终会引起痔疮、直肠炎等疾病;中老年人往往会诱发心脏、血管、神经系统等方面的疾病以及精神心理方面的问题。目前现代医学中关于 FC 的病因与发病机制仍不明确,相关发病机制包括脑-肠轴异常、神经递质、激素、排便动力的异常等。西医治疗本病,主要通过泻药、促动力药、生物反馈疗法、微生态疗法、精神心理干预等治疗方法,虽能够缓解症状,但容易复发,且泻药的使用容易造成机体耐药,副作用较多。因此关于 FC 的治疗不能够仅仅关注局部。

祖国医学中 FC 可归于"便秘病"之范畴。外邪、情志、饮食、禀赋等诸多方面因素的袭扰或失调,可导致机体内寒凝、气滞、热结、湿阻、气虚、血虚抑或阴阳亏虚,最终损伤肠腑功能。

临床常见有肠道热结、气滞湿阻、脾胃气虚、阴虚燥热等证型。实秘治疗上应泻热、祛寒、行气等，以祛邪为主；虚秘应温阳、补气、补血、滋阴等，以补虚为主。李学军教授临床治疗胃肠病多年，认为功能性便秘的治疗应从整体出发，以宏观辨证为主，微观辨证为辅，运用中药方剂、针灸、推拿、穴位贴敷、中药灌肠等多种方法联合治疗脾胃病，临床疗效较好。

2. 宏观辨证为主

热积秘。主症：大便干结难解，伴有腹胀或腹痛，口干口渴，口中异味，面红目赤，小便黄，舌红，苔黄，脉滑或滑数。治法：清热泻火，润肠通便。代表方：麻子仁丸加减。加减：若见大便硬结难下者，加槟榔、木香、郁李仁、芒硝等导滞通便；若见热盛伤阴，见口舌干燥，口渴多饮者，加生地、玄参、麦冬、天冬等滋阴清热。

寒积秘。主症：大便干结难解，伴有腹中冷痛，得温得按痛减，口淡不渴，四肢不温，舌质淡暗，苔白腻，脉弦紧。治法：温里散寒，导滞通便。代表方：温脾汤加减。加减：若见腹中刺痛，痛处固定，夜晚加重，舌质紫暗，血瘀之象凸显者，加桃仁、红花、当归、牛膝等化瘀通便；若见腹部胀满不适者，加枳实、厚朴、大腹皮、莱菔子等理气行滞。

气滞秘。主症：排便不爽，腹胀肠鸣，胸胁满闷不舒，矢气频发，或有呃逆，舌暗红，苔薄，脉弦。治法：行气理气，导滞通便。代表方：六磨汤加减。加减：若见情绪不畅、沉默抑郁者，加柴胡、郁金、合欢皮（花）、玫瑰花等调畅情志；若见烦躁易怒者，加黄芩、栀子、当归、芦荟等清泻肝火，润肠通便。

气虚秘。主症：患者排便无力，腹中隐痛，按后痛减，气短乏力，食少纳呆，舌淡红，舌体胖大或边有齿痕，苔薄白，脉细弱。治法：益气健脾，润肠通便。代表方：黄芪汤加减。加减：若见汗出较多、气短懒言者，加太子参、白术、白芍、黄精等益气和营；若见气虚较甚，下陷脱肛者，加升麻、柴胡、党参、当归等升举阳气，补气养血；若见纳呆食积者，可加莱菔子、麦芽、谷芽、鸡内金等消食化积。

血虚秘。主症：大便干结难解，排便困难，面色少华，头晕乏力，时有心悸，唇甲色淡，舌质淡，苔薄白，脉细弱。治法：养血益气，润肠通便。代表方：润肠丸加减。加减：若见头晕者，加熟地、桑椹子、天麻、牛膝等补益肝肾；若见头晕目眩、乏力自汗、面色淡白、心悸、失眠，明显气血两虚者，加黄芪、熟地、生白术、党参等补气生血。

阴虚秘。主症：大便干结如羊屎，口干口渴，手足心热，形体消瘦，心烦少眠，舌质红，有裂纹，苔少，脉细数。治法：滋阴增液，润燥通便。代表方：增液汤加减。加减：若见大便坚硬者，加火麻仁、杏仁、当归、瓜蒌仁等润肠通便；若见口渴多饮者，加玉竹、石斛、知母、天冬等养阴清热；若见烦热少寐者，加生地、山栀、丹皮、柏子仁等清热凉血。

阳虚秘。主症：大便干或不干，排出不畅，怕冷，四肢不温，面色白，腰膝酸冷，小便清长，舌质淡胖，苔白，脉沉细。治法：温阳益气，润肠通便。代表方：济川煎加减。加减：若见腹中冷痛者，加肉桂、小茴香、木香、香附等温里散寒，行气止痛；若见腰膝冷痛者，加锁阳、核桃仁、乌药、附子等补肾助阳，润肠通便。

3. 微观辨证为辅

《素问·阴阳应象大论》云："善诊者，察色按脉，先别阴阳。"《医宗金鉴·四诊心法要诀》言："五脏之色，随五形之人而见，百岁不变，故为主色也。"中医药从历史发展而言，是一门经验医学。各代医家通过对人体皮肤颜色、光泽的变化来对病情进行初步的诊断，可见望色对于诊疗疾病的重要性。科学发展进入新时代以来，随着肠镜的介入，人们对于结肠的微观病变有了更进一步的认识和探索。为了与时俱进，在运用中医药治疗功能性便秘的同时，应将宏观辨证(即中医的望闻问切)与微观辨证(即内镜下黏膜的变化)相结合,共同验证中医药对于功能性便秘治疗的疗效。而将微观辨证纳入中医的宏观辨证之中,亦是对于中医创新性发展的要求。

若肠镜下见肠黏膜色红,充血水肿,或伴有糜烂、溃疡、红斑者,则为热象,可在宏观辨证用药的基础上,加芍药汤以清热燥湿、调气和血;若肠镜下见肠黏膜色白,血管纹理欠清,则为气血亏虚所致虚寒象,可在宏观辨证用药的基础上,加用八珍汤或桂枝汤以益气养血、调和阴阳;若肠镜下见肠黏膜蠕动频率增加,时有痉挛,则为气滞或风象,可在宏观辨证用药的基础上,加用柴胡疏肝散以理气行滞;若肠镜下见肠道黏液较多,则为湿邪较重象,大便多为黏滞不畅,可在宏观辨证用药的基础上,加用黄连解毒汤以清利湿热;若肠镜下见肠道黏膜干涩,色红,则为阴虚之象,或为热盛伤阴象,可在宏观辨证用药的基础上,加用沙参麦冬汤以养阴生津;若肠镜下见肠道静脉曲张,血管色暗,或充血水肿明显,则为血瘀之象,可在宏观辨证用药的基础上,加桃红四物汤以活血化瘀;若肠镜下见肠道黏膜管腔扩大松弛,则为气虚之象,可在宏观辨证用药的基础上,加用补中益气汤以补气升阳、升举内脏;若肠镜下见肠黏膜色黑,发生大肠黑病变,则为阳虚之象,此类患者多常服大黄、番泻叶、芦荟等含有蒽醌类物质的泻药,久下伤阳,阴寒凝滞肠道,故见色黑。临床可在宏观辨证用药的基础上,加用济川煎以补肾助阳、润肠通便,同时添加赤芍、丹参、桃仁、红花等活血化瘀之品,盖因大肠黑病变除阳虚寒凝之外,亦有血瘀之象。

4. 病案举隅

黄某,男,62 岁。2022 年 5 月 31 日初诊。

主诉:大便干结不畅 1 年余。

现病史:患者平素性急易怒,1 年前开始出现大便干结难解,2～3 日一行,遂自行至药店购买芦荟胶囊口服,若便秘严重,则自行用开塞露纳肛通便。后症状逐渐加重,3～5 日一行,口服药物疗效不佳,遂至当地医院行无痛结肠镜检查提示:部分静脉较显露,血管色暗,余未见明显异常。为求进一步治疗,现就诊我科。刻下症:大便干结难解,腹部胀满,胸胁满闷,嗳气频频,肠鸣时作,矢气较多,口干口苦,饮食、睡眠尚可,小便调,舌质红,苔黄腻,脉弦数。

既往史:既往有高血压病史,血压控制尚可,否认其他相关病史,否认药物食物过敏史。

辅助检查:2022 年 1 月 12 日肠镜示:部分静脉较显露,血管色暗,余未见明显异常。

辨证分析:患者为中老年男性,平素性情急躁,肝气不舒,气机郁滞肠道,故见大便干结不畅;气机郁滞中焦,湿邪内生,气滞湿阻,故见腹胀,嗳气、矢气频多;郁久化热伤阴,则见口干口苦;胸胁为肝经循行所在,经气不畅,故见胸胁满闷不适。舌质红,苔黄腻,脉弦数乃气机郁滞、湿热内蕴之象。

西医诊断:功能性便秘。

中医诊断:便秘病　气滞秘。

治法:行气理气,导滞通便。

方药:六磨汤合麻子仁丸加减。

枳壳 10 g,木香 10 g,槟榔 10 g,乌药 10 g,厚朴 10 g,麻子仁 20 g,柴胡 10 g,赤芍 20 g,紫梗 10 g,黄连 6 g,全瓜蒌 20 g,桃仁 10 g,藿香 10 g,佩兰 10 g,姜半夏 9 g,蒲公英 20 g,沉香曲 8 g,生甘草 6 g。

7 剂,每日 1 剂,水煎服,分早晚两次温服。嘱多休息,适当运动,睡前顺时针揉腹,忌食生冷、油腻、辛辣、刺激食物。

二诊（2022 年 6 月 7 日）：患者便秘较前好转，无嗳气，时有矢气，口干口苦较前明显改善，饮食睡眠可，自觉时有乏力，大便 1～2 日一行，舌淡红，苔薄黄偏干，脉弦细。守一诊方去藿香、佩兰，加生白术 30 g，丹皮 10 g。7 剂，每日 1 剂，水煎服，分早晚两次温服。

三诊（2022 年 6 月 14 日）：患者腹胀、胸闷、便秘、矢气均较前明显好转，大便通畅条状，1 日一行，守二诊方 14 剂以巩固之，诸症悉除。后间断服麻子仁丸 3 月善后，随访病情未犯。

按　《素问·厥论》曰："太阴之厥，则腹满䐜胀，后不利。"《谢映庐医案·便闭》云："治大便不通，仅用大黄、巴霜之药，奚难之有？但攻法颇多，古人有通气之法，有逐血之法，有疏风润燥之法，有流行肺气之法，气虚多汗，则有补中益气之法；阴气凝结，则有开水解冻之法；且有导法、熨法。无往而非通也，岂仅大黄、巴霜已哉。"李学军教授临床治疗功能性便秘，不喜用大黄、巴豆、芦荟、番泻叶等泻药峻下，图一时之快，一方面由于长期用此类药物，易引起大肠黑病变；另一方面则由于功能性便秘临床多见于中老年患者，病程较久，正气多有亏虚，即使不虚，用此类药物亦易耗气伤阳，损伤正气。正如《景岳全书· 秘结》所云："虽今日暂得通快，而重虚其虚，以致根本日竭，则明日之结，必将更甚，愈无可用之药矣。"临床多见患者因便秘自服泻药，日久疗效愈差，便秘愈甚，不知凡几。因此对于此类慢性便秘而无实质性病变的患者用药宜缓不宜猛，以本案为例，以宏观辨证为主，四诊合参，辨为气滞秘，方用六磨汤合麻子仁丸理气行滞，润肠通便。微观辨证为辅，肠镜报告显示：部分静脉较显露，血管色暗。结合患者矢气频多，肠鸣时作，舌质红苔黄腻，可见患者有气滞化热湿阻瘀留之象。于方中加入黄连、蒲公英清热燥湿，藿香、佩兰化湿行气，赤芍、桃仁活血化瘀，其余均为理气行滞、润肠通便之品，药性温和。二诊患者湿热渐去，矢气减少，舌偏干，气滞减轻，有伤阴之象，故去藿香、佩兰，考虑患者为中老年男性，病程日久，正气渐亏，时有疲惫，故效法枳术丸，加用大量生白术补气通便，加丹皮进一步清热凉血、活血化瘀。三诊患者诸症明显好转，大便通畅呈条状，1 日一行，守二诊方再服 14 剂而愈。后间断服 3 月麻子仁丸善后，疗效显著。

第四节　肝气当升，胃气当降

一、中医的肝与胃

肝位于腹腔之中，横膈之下，右胁之内，属于五脏之一。肝脏在五行属木，与春气相通，具有伸展之性。肝主升发，能够调畅气机，协调诸脏；《素问·灵兰秘典论》言肝乃"将军之官，谋虑出焉"。肝为刚脏，内寓相火，犹如将军，喜条达而恶抑郁；肝主藏血，能够贮藏血液、调节血量、防止出血。肝脏生理功能的正常依托于肝气的正常疏泄和肝血的滋养，气血调和则肝脏能发挥正常的生理功能。故曰肝脏"体阴而用阳"。其在志为怒，在液为泪，在体合筋，其华在爪，在窍为目。

《素问·痿论》曰："肝主身之筋膜。"即全身筋腱关节的运动功能，须赖肝的精气滋养。肝的疏泄和藏血功能正常，气血充盈，则能耐受疲劳，且灵活地运动，故又称肝为"罢极之本"。

胃位于上腹部，联通食管和小肠，位于膈下，属于六腑之一。其在五行属土，与脾相为表里。胃主受纳腐熟水谷，能够对食物进行初步的受纳消化，故又称其为“仓廪之官”“水谷气血之海”。脾胃为气血生化之源，又为气机升降之枢纽，脾主升清，胃主降浊。胃气以通降为顺，喜润恶燥，故在治疗胃病之时，尤其要顺其通降之性，顾护胃中津液，防止气机上逆及热盛伤阴。

二、气机升降中的肝与胃

气机升降理论是祖国医学基础理论的重要组成部分。气机升降出入运动是人体生理活动的重要形式。升降法的应用对临床实践具有极大的指导意义。肝胆属木，主志为怒，性喜条达而恶抑郁，主疏泄气机。脾胃属土，主志为思，位于中焦，升清降浊，司掌气机平衡。“肝气乘土”和“土壅木郁”指出了肝与脾胃在病机上的密切联系，阐述了肝郁气滞导致中土不调、脾胃失和、气机壅滞的病理变化，说明肝胃病变常常相互影响。因此，肝胃同病在临床上是一种常见的证候。

（一）升降相因是肝胃协调的重要基础

在宇宙之间的一切有生命的活动中，升降运动不仅存在，而且贯穿于整个生命的始终。人类处于自然界中的“上下之位，气交之中”，因此人体生命活动自然不离升降运动。人体的肝主疏泄性喜条达，脾胃主运化腐熟为后天之本，气血生化之源，水津运行之道。人体的营卫运行、经络贯通、精微输布、津液气血流通、清浊分别、糟粕排出，无不依赖于脏腑气机的升降运动，特别是肝胃的升降有序。只有升降相因，肝胃功能才能得以协调，机体新陈代谢才能得以正常进行。肝气的升发条达，有赖于肺胃之气的肃降；胃气的和降下行，有赖于肝脾之气的升发。如果肝失疏泄，胃气将上逆，胃气不降，气机随之郁结。因此，升降相因是肝胃协调的重要基础，也是生命活动的主要形式。

（二）升降失调是肝胃不和的病机关键

肝气横逆犯胃常源于肝气郁结、肝气亢盛、肝用太过等原因。《医学衷中参西录·医论》论胃气不降治法中明确指出：“阳明胃气以息息下行为顺……乃有时胃气不下行而转上逆，推其致病之由，或因急躁多怒，肝胆气逆上干……而胃受肝胆冲气之排挤，其势不能下行，转随其排挤之力而上逆。”阐明了肝气犯胃的病因病机。《医原·内伤大要论》亦言：“尝见情志怫郁，悲伤忧思过度，心阳郁结，而肝、脾、肺之气亦因之郁结。肝叶撑张，则为胀、为痛，多怒、多烦。脾不输精，肺不行水，则生痰、生饮，嗳腐吞酸，食减化迟，大便作燥，不燥则泻。”阐明了肝郁滞脾、壅胃的病因病机。因此，升降失调是肝胃不和的病机关键，情志不畅是肝郁滞脾、壅胃的原因之一。

（三）风火痰瘀是肝胃病变的病理因素

保持肝气通畅，上升适度，气机畅达，以免出现血液瘀滞等问题，保证人体的正常功能调节。正如《血证论》云：“肝主藏血……其所以能藏之故，则以肝属木，木气充和调达，不致遏郁，则血脉得畅。”如果气机不畅，升降失调，就可能导致肝阳上亢而化风，气郁日久而成火，血脉不畅而形成瘀血，津液失调而积聚成痰。因此，肝胃病变中气机失常是风火痰瘀的主要病理因素。肝气犯胃可呈现四种转变形式，主要是由于肝失疏泄、肝郁气滞、肝木克土、气血不行等因素导致的。这也进一步证明了风火痰瘀是肝胃病变的主要病理因素。

三、升肝降胃的治疗大法

脾胃居于中焦，是气机升降的重要部位，但这两个器官的主要功能能否正常运作取决于肝的升发和肺的肃降。《素问・宝命全形论》云："土得木而达。"《血证论》亦言："木之性主于疏泄，食气入胃，全赖肝木之气以疏泄之，而水谷乃化，设肝之清阳不升，则不能疏泄水谷，渗泻中满之证，在所不免。"李学军教授认为升肝降胃理论是治疗肝胃疾病的基本法则，具体包括疏肝理气法、和胃降逆法、行气化瘀法、升举阳气法、化湿利水法等，这些方法都是根据升降法则制定的。

（一）条达气机，调节情志

肝气升发可以协调人的情志活动，使人体气机畅通，精神愉悦。《类证治裁》曰："凡上升之气自肝而出，肝木性升散，不受遏郁。"人体的脏腑、经络等组织器官，都是气升降出入的场所，气的升降出入运动是人体生命的根本。气的升降出入运动一旦停息，也就意味着生命的终结。正如《素问・六微旨大论》所言："故非出入，则无以生长壮老已；非升降，则无以生长化收藏。是以升降出入，无器不有。故器者，生化之宇，器散则分之，生化息矣。""出入废则神机化灭，升降息则气立孤危。"由于肝胆属于木，具有体阴而用阳的特点，其气以升发为主，能够推动五脏六腑的气血运行。故"凡十一脏皆取决于胆""百病皆生于气"说明了肝胆气机升降对脏腑的影响。因此，调节情志、调理气机能够调节气血运行和津液输送，在促进脾胃营运、水火升降方面都具有重要作用，对身体的许多生理过程都会产生巨大的影响。

（二）升降有序，阴阳平衡

升降理论是阴阳理论的一个非常重要的组成部分。在气机运动中，升降出入是最基本的形式。人体的脏腑气机通过升降出入运动来维持人体与外部环境以及内部脏腑之间的阴阳平衡，这是一个非常重要的因素。按其阴阳属性划分，升为阳，降为阴，升和降应该保持相对平衡和协调。《周易・系辞》中言："一阴一阳谓之道。"因此调达气机的升降能够对阴阳恢复平衡产生极其重要的作用。从生理上讲，肝脏主要负责储存血液，因此肝属于木属性并主疏泄。储存的血液在属性上是阴性的，因此适宜沉降；而肝的疏泄功能则是阳性的，适宜升散。因此肝脏被形容为体阴而用阳。从病理角度来看，如果肝阴不足，则会导致肝阳上升过度；肝血不足则可能导致肝风动于络；如果肝木失去了疏泄的功能，则会导致肝气郁积于脏腔中，从而使中运失职、清气不升、浊气不降，最终出现一系列阴阳失调的症状。

历代医家在治疗肝胃疾病时，广泛运用升降理论。例如，清代的张锡纯在《医学衷中参西录》中创立了镇肝息风汤，该方剂以生麦芽、茵陈升发肝胃之气并降中有升，起到降肝阳上亢、制肝风内动的治疗作用，使得气机条畅、肝胃调和、阴阳平衡。诸如柴胡疏肝散、逍遥散、小柴胡汤、补中益气汤、升阳益胃汤、升降散等名方，均有调理气机、升肝降胃、平衡阴阳的功效，均体现了肝气当升、胃气当降之学术思想。《古今医鉴・诸痛》有云："按痛则不通，通则不痛，夫胃脘心脾痛，若或因身受寒邪，口食热物，内有郁热，素有顽痰死血，或因恼怒气滞，虫动作痛，种种不同，若不分而治之，何能愈乎？余曰：是寒则温之，是热则清之，是痰则化之，是血则散之。然温寒、清热、化痰、散血诸法，均以升降气机为先，使气机升降，阴阳平衡，寒热痰瘀自化。"因此临床上在治疗肝胃不和所致的胃痞、胃脘痛、吐酸、胁痛等病时，时刻应将升降气机作为治疗的指南，顺应肝胃升降的特性用药，则可以取到较好的治疗效果。

（三）升举清阳，津化水行

肝胃不和可致脾胃升降失调，水湿泛滥，阻滞中焦，蒙蔽清阳，以致清阳不升、浊阴不降，引起腹痛、纳差、呕吐、腹泻、水肿、腹胀等症状。临床治疗这些症状常用的方法包括升举清阳、化气利水、活血化瘀等。对于升举清阳，除了柴胡、葛根、黄芪等常用升阳之药外，李学军教授常合用紫苏梗＋荷梗或者紫苏梗＋藿香，既能升举清阳，又可化湿行气。此外，李学军教授常合用藿香＋佩兰、砂仁＋白豆蔻、薏苡仁＋茯苓等药对醒脾开胃、行气化湿。

（四）降浊化瘀，气血通利

人体摄入的水谷会经过气化作用，形成精微物质（精、气、血、津液等）和废物（水、湿、痰、瘀等）。这些清浊物质的分离，是通过气机的升降出入完成的。而气血津液的化生、输布、转运和排泄，则需要肝气的条达、肺气的宣通、脾气的升清、胃气的和降以及肾阳的气化等作用。只有气机正常运作，水湿痰浊才能自然化解，气血才能畅通无阻。反之，如果气机升降出入无法顺畅，水湿痰浊就会滞留，导致气血的运行受阻。这种情况会引发臌胀，其形成因素包括肝脾肾功能失常、气血水液滞留腹中，以及气机失衡等。因此，临床治疗肝硬化腹水时，常采用升清降浊、行气化津、活血祛瘀等方法。药用柴胡、半夏、生大黄、蝉衣、桂枝等，使湿浊祛、血脉利、气机畅，从而可收获良效。从临床实践看，虽然反流性食管炎、反流性胃炎、噎膈等疾病位于食道，但与肝胃的紧密相连关系有关。这些病症多由于肝气郁滞、气机不畅，导致中焦郁结，脾胃失和，水湿不能运行，痰瘀互结于内所致。在治疗肝胃疾病时，升清降浊、化痰活血、通利食道是非常有效的方法。

四、临床应用

根据数十年的临证经验，李学军教授提出"顺其脏以和其性"的治疗方法，依据肝与胃的生理特性，顺其气以调其血和其脏腑，运用升肝降胃之法则治疗肝胃不和之疾病。如张锡纯所言："肝主左而宜升，胃主右而宜降……以生麦芽、茵陈以升肝，生赭石、半夏、竹茹以降胃，即以安冲；用续断者，因其能补肝，可助肝气上升也；用生山药、二冬者，取其能润胃补胃，可助胃气下降也。"临床上，李学军教授擅用柴胡、生麦芽作升肝之药。柴胡疏肝解郁，调畅气机，是升肝最佳之品，可顺其条达之性；生麦芽在升肝之外，还可健胃消食，药食两用，不会妨碍胃气下降。对于降胃之药，李学军教授临床常用厚朴、木香、青皮、陈皮、枳实、枳壳、半夏、苏梗、竹茹、旋覆花、代赭石、丁香、刀豆壳等降逆之品。若患者肝胃郁热，气机上逆致反酸烧心，还可用海螵蛸、瓦楞子、浙贝母、海蛤壳等药制酸和胃；若热盛伤阴，胃失濡润，出现口干、咽干、口渴、便干等症状，李学军教授喜用沙参、玉竹、麦冬、石斛等药养阴润胃，顺胃体喜润恶燥之性，助升肝降胃之能，恢复肝升胃降正常的生理功能。

升而已降，降而已升，如环无端。升与降相互依存，有升则必有降。根据中医学的理论，人体是一个有机整体，脏腑组织之间在生理上相互依存、制约，在病理上相互影响、传变。因此，肝胃发病会导致其他脏腑功能失调，甚至数脏腑同病。在临床实践中，应以"脏腑相传"

“气机升降”学说为理论指导，通过协调肝胃升降功能平衡等方法论治肝胃疾病，达到审证求因、治病求本之目的。在治疗肝胃病变时，应辨证分析、权衡轻重、分清标本缓急、精当配伍、把握药量，使气机升降平衡、脏腑阴阳平衡，从而有效地治疗肝胃疾病。

（一）病案一

刘某，女，60岁。2023年3月31日初诊。

主诉：反复上腹部胀满2年余。

现病史：患者2年前因家庭矛盾出现上腹部胀满不适，食后及生气时上腹胀满加重，至当地医院行胃镜检查提示：慢性非萎缩性胃炎。予以抑酸护胃及保护胃黏膜治疗，症状无明显改善，遂来我院我科就诊。刻下症：胃脘胀满不适加重，时有胁肋部不适，伴有反酸、烧心，口干不苦，无嗳气及矢气，无恶心呕吐，饮食一般，睡眠尚可，二便调。舌红少津，苔薄黄，脉弦细。

既往史：既往体健，否认其他相关病史，否认药物食物过敏史。

辅助检查：2021年6月7日胃镜检查提示：慢性非萎缩性胃炎。

辨证分析：患者因家庭矛盾发病，平素易生气，肝气不舒，郁而化热，横逆犯胃，气机阻滞，胃气上逆，故见胃脘胀满、反酸烧心；肝经循行胁肋部，肝气经脉不畅，故见胁肋不适；热胜伤津，故见口干。舌红少津，苔薄黄，脉弦细乃肝胃郁热之象。

西医诊断：慢性非萎缩性胃炎。

中医诊断：胃痞病　肝胃郁热证。

治法：疏肝理气，泻热和胃。

方药：化肝煎合乌贝散加减。

青皮10 g，陈皮10 g，栀子15 g，赤芍20 g，白芍20 g，黄连5 g，柴胡10 g，枳壳10 g，浙贝母10 g，煅海螵蛸30 g，丹皮10 g，玫瑰花10 g，合欢花10 g，姜半夏9 g，煅瓦楞子30 g，石斛20 g，麦冬20 g，香附10 g，茯苓10 g，生甘草6 g。7剂，水煎服，每日1剂，早晚分服。嘱多休息，忌食生冷、油腻、辛辣、刺激食物。

二诊（2023年4月7日）：患者胃脘胀满及反酸烧心较前明显好转，无口干口苦，饮食欠佳，睡眠尚可，舌红，苔薄白，脉弦细。患者热象较前减轻，守一诊方，去黄连、丹皮，加麦芽20 g，建曲15 g。7剂，水煎服，每日1剂，分早晚温服。

三诊（2023年4月14日）：患者诸症均明显好转，偶稍有胃胀，无反酸烧心，无口干口苦，饮食及睡眠尚可，二便调，守二诊方14剂以巩固之，调治2月余，诸症悉除。后随访一年，未再复发。

按　《素问·五常政大论》云：“备化之纪，……其病痞。”又云：“卑监之纪，……其病留满痞塞。”《景岳全书·痞满》谓：“怒气暴伤，肝气未平而痞。”《景岳全书·新方八阵、寒阵》载化肝煎主治：“怒气伤肝，因而气逆动火，致为烦热，胁痛，胀满，动血等证。”本案患者因木旺克土，胃气上逆以致胃痞病，证属肝胃郁热，治疗应本《黄帝内经》“木郁达之”“火郁发之”之义，以疏肝理气、泻热和胃为法，予化肝煎合乌贝散为主方进行加减治疗。方中柴胡、香附疏肝解郁，调畅肝气；赤芍、白芍、丹皮养血凉血，养肝体以疏肝用；青皮、陈皮、枳壳、半夏降逆和胃，与柴胡相伍，肝升胃降，调畅肝胃气机；玫瑰花、合欢花疏肝解郁，调畅情志，进一步升发肝气；栀子、黄连清肝胃之热；浙贝母、海螵蛸为乌贝散，合瓦楞子收敛制酸，改善患者反酸烧心症状；胃喜润而恶燥，石斛、麦冬养阴润胃，助胃气下行；茯苓健脾利湿，宁心安神；生甘草清热泻火，调和诸药。全方协调肝升胃降，共奏疏肝和胃、清热养阴之功。二诊患者胃脘胀满及反酸烧心较前明显好转，无口干口苦，饮食欠佳，睡眠尚可，舌红，苔薄白，脉弦细。患者热象较前减轻，守一诊方去黄连、丹皮，加麦芽、建曲开胃消食。三诊患者诸症均明显好转，偶稍有胃胀，无反酸烧心，无口干口苦，饮食及睡眠尚可，二便调，守二诊方 14 剂以巩固之，调治两月余，诸症悉除。

（二）病案二

高某，男，40 岁。2022 年 11 月 29 日初诊。

主诉：上腹部疼痛 3 月余，加重半月余。

现病史：患者 3 月前无明显诱因下出现上腹部疼痛不适，时有胀满，至当地医院行胃镜检查提示：慢性非萎缩性胃炎。予以奥美拉唑口服后，胃痛较前稍好转。后因工作生活压力过大、肆食辛辣复发，近半月上腹疼痛加重，今来我院我科求治。刻下症：胃脘胀痛，时有嗳气及矢气，无反酸、烧心，无口干口苦，无恶心呕吐，饮食尚可，睡眠尚可，小便调，大便干，2～3 天一行。舌红，苔薄腻，脉弦细。

既往史：既往体健，否认其他相关病史，否认药物食物过敏史。

辅助检查：2022 年 9 月 2 日胃镜提示：慢性非萎缩性胃炎。

辨证分析：患者平素工作压力大，嗜食辛辣，肝气失调，横逆犯胃，胃气阻滞，不通则痛，故见胃痛、胃胀，时有嗳气及矢气；气机阻滞，郁而化热伤津，故见大便干结。舌红、苔薄腻、脉弦细均为肝胃不和、肠胃燥热之征。

西医诊断：慢性非萎缩性胃炎。

中医诊断：胃脘痛　肝胃不和，肠胃燥热证。

治法：疏肝解郁，和胃止痛，润肠通便。

方药：柴胡疏肝散合麻子仁丸加减。

柴胡 10 g，香附 10 g，枳壳 10 g，麻子仁 15 g，杏仁 10 g，广木香 10 g，厚朴 10 g，赤芍 20 g，白芍 20 g，姜半夏 9 g，太子参 10 g，茯苓 20 g，生白术 15 g，砂仁 6 g，紫苏梗 10 g，蒲公英 20 g，瓦楞子 30 g，生甘草 6 g。7 剂，水煎服，每日 1 剂，分早晚温服。嘱多休息，忌食生冷、油腻、辛辣、刺激食物。

二诊（2022 年 12 月 6 日）：患者胃脘胀痛较前好转，无口干口苦，饮食、睡眠可，大便 1～2 日一行，便秘较前好转，舌淡红，苔薄白，脉弦细。守一诊方，去砂仁，改生白术 30 g。7 剂，水煎服，每日 1 剂，分早晚温服。

三诊（2022 年 12 月 13 日）：患者诸症均好转，无胃脘胀痛，无口干口苦，饮食及睡眠可，二便调，守二诊方 7 剂以巩固之，诸症悉除。

按　《临证指南医案》云："脾胃之病……固当详辨，其于升降两字，尤为紧要。"肝气主升，肺气主降；脾气主升，胃气主降。肝气犯胃，气机郁滞中焦，则肺、胃之气下降失调。胃失和降则胃痛、胃胀，嗳气、呕恶。肺主行水，大肠主津，大肠的传导功能有赖于肺气的清肃下降；肺气下降失调，则大肠传导功能失司，肠胃燥热，干结难下。故《寓意草》言："中脘之气旺，则水谷之清气上升于肺而灌溉百脉，水谷之浊气下达于大肠，从便溺而消。"本案患者属肝胃不和、肠胃燥热证，治当疏肝解郁、和胃止痛、润肠通便，以柴胡疏肝散合麻子仁丸为主方进行加减，其中柴胡疏肝解郁；赤芍、白芍清热凉血，养血柔肝；香附、枳壳、木香、厚朴、紫苏梗、姜半夏降逆和胃，兼有行肺气之功，助柴胡调畅气机；麻子仁、杏仁润肠通便；砂仁行气化湿，温脾和胃；太子参、茯苓益气健脾；蒲公英清肝胃之热；瓦楞子重镇降逆；生白术用至 20～30 g，通便作用较好，临床可配合麻子仁丸，作用显著；甘草清热泻火，调和诸药。全方疏肝气、养肝体、降肺胃气、润肠通便，肝升肺降，脾升胃降，气机调畅，疗效较好，诸症消失。

参考文献

[1] 李超. 徐景藩教授治疗脾胃病经验[J]. 中医学报，2012，23(165)：162-163.

[2] 高荣林，朱建贵，李平，等. 路志正调理脾胃学术思想探讨[J]. 中国中医基础医学杂志，2006，12(2)：157-158.

[3] 于志谋，张华东. 路志正“持中央、调升降”思想在针刺治疗颈椎病眩晕中的应用[J]. 北京中医药，2016，35(2)：140-142.

[4] 杨国红. 李振华教授脾胃学术思想撷要[J]. 河南中医，2006，26(11)：19-20.

[5] 蔡珏，何新慧，孔祥亮. 何新慧运用“和理法”治疗脾胃病经验[J]. 上海中医药杂志，2016，50(12)：21-23.

[6] 陈燕珠，龚莉. 胡珂主任医师运用升降脾胃法治疗脾胃病的经验[J]. 广西中医药，2016，39(6)：56-57.

[7] 范圣凯，姚卫海，徐向东. 胃肠复元法理论的形成及临床意义[J]. 北京中医药，2016，35(1)：3-6.

[8] 张艳华，王明明. 运脾法治疗小儿厌食的研究进展[J]. 山西医药杂志，2016，45(9)：1037-1040.

[9] 陈德兴. 祛萎健胃汤治疗慢性萎缩性胃炎伴癌前病变 120 例临床分析[J]. 中医中药，2016，29：185-187.

[10] 谭华梁，肖麟，徐寅. 痛泻安肠方治疗 86 例肠易激综合征肝郁脾虚型的临床观察[J]. 世界最新医学信息文摘，2016，16(82)：219-220.

[11] 李福生，王茂泓，胡瀚文，等. 张小萍自创张氏益胃汤治疗小儿脾胃病经[J]. 江西中医药大学学报，2016，28(6)：11-13.

[12] 文斌，尚静，侯天将，等. “甘温除热”法论治癌性发热探讨[J]. 国医论坛，2016，31(6)：21-23.

[13] 方宜梅，石晗，寇秋爱，等. 补中益气汤在干燥综合征治疗中的运用[J]. 中医杂志，2016，57(24)：2141-2154.

[14] 刘巧伟，翟俊玲. 七味白术散治疗糖尿病肾病的经验总结[J]. 中医中药，2016，29(8)：102-104.

[15] 魏玮，史海霞，樊丽娜. 功能性消化不良罗马诊断标准与中医辨证分型的关系[J]. 环球中医药，2009，2(4)：253-258.

[16] 李学军，江应露，刘礼梅，等. 脾胃培源散穴位外敷治疗脾胃虚寒型功能性消化不良疗效及对血清 MTL 的影响[J]. 国医论坛，2016，31(5)：31-33.

[17] 中华医学会消化病学分会炎症性肠病协作组. 对我国炎症性肠病诊断治疗规范的共识意见[J]. 胃肠病学，2007，12(8)：488-495.

[18] 李学军，陈花，吴婧，等. 脾胃培源灌肠方治疗溃疡性结肠炎 35 例[J]. 光明中医，2016，31(11)：1594-1595.

[19] 中华中医药学会脾胃病分会. 慢性萎缩性胃炎中医诊疗共识意见[J]. 中医杂志，2010，51(8)：749-753.

[20] 李学军，吴婧，陈亮亮，等. 脾胃培源方对脾胃虚弱型慢性萎缩性胃炎的临床疗效及理化指标的影响[J]. 中国中西医结合消化杂志，2016，24(7)：541-544.

[21] 李永帅. 脾胃培源法治疗脾胃病的应用分析及治疗脾胃虚弱型慢性萎缩性胃炎的临床疗效观察[D]. 合肥：安徽中医药大学，2017.

[22] 高志平，荣瑞芬. “阴平阳秘”阐析[J]. 中华中医药杂志，2017，32(7)：2975.

[23] 马砚涛，张丹. 对“阴平阳秘”的诠释[J]. 甘肃中医，2008，21(11)：1.

[24] 金香兰. “治病必求于本”探微[J]. 中国中医基础医学杂志，2008，14(1)：17.

[25] 郝斌. 试论“以平为期”的治疗理念[J]. 中国中医药信息杂志,2007,14(4):91.
[26] 马程功,马跃荣.“脾为谏议之官”内涵浅析[J]. 亚太传统医药,2017,13(23):69-70.
[27] 熊鑫,张军平,朱亚萍,等. 阮士怡基于“正气存内,邪不可干”理念辨治冠心病的经验初探[J]. 辽宁中医杂志,2019,46(11):2278-2280.
[28] 高平,鞠宝兆.《黄帝内经》与《伤寒论》“和法”探讨[J]. 实用中医内科杂志,2019,33(5):10-12.
[29] 谭欣圆,周晓虹.《伤寒论》关于脾胃病的论述小结[J]. 世界最新医学信息文摘,2019,19(35):228-229.
[30] 郭明章.《伤寒论》顾护脾胃思想之探析[J]. 云南中医学院学报,2015,38(2):47-49.
[31] 马东,吕毅. 脾胃病和法应用探讨[J]. 山东中医药大学学报,2007,31(2):105-106.
[32] 赵京伟.《伤寒论》和法应用初探[J]. 四川中医,2004,22(5):37-39.
[33] 赵昌林,李敏瑶. 桂枝汤及其类方的运用探讨[J]. 中医学报,2019,34(8):1605-1608.
[34] 孙云廷,王淑玲,包烨华,等. 中医“和”的诊疗思想及其在脾胃病中的临床意义[J]. 中华中医药学刊,2013,31(10):2188-2190.
[35] 胡济源,张向伟,柳红芳. 论“少阳为枢”的理论内涵[J]. 环球中医药,2018,11(12):1913-1915.
[36] 沈英,张允岭. 小柴胡汤非独治少阳病[J]. 世界中医药,2013,8(10):1242-1243,1247.
[37] 孟梦,周强,赵鲁卿,等.“和”法治疗脾胃病临证策略初探[J]. 北京中医药,2018,37(7):628-630.
[38] 邓贤,闻向晖,嵇丽娜,等. 四逆散方证争议浅析[J]. 新中医,2019,51(4):83-85.
[39] 周世雄,雒晓东. 四逆散是少阳少阴两枢之剂[J]. 中国中医基础医学杂志,2018,24(8):1132-1133,1136.
[40] 张磊,李学军. 李学军运用活血化瘀法治疗慢性萎缩性胃炎经验[J]. 中医药临床杂志,2017,29(10):1635-1638.
[41] 宋德超,刘绍能. 慢性萎缩性胃炎的宏观辨证与内镜微观辨证[C]//中国中西医结合学会消化系统疾病专业委员会. 第三十一届全国中西医结合消化系统疾病学术会议论文集,2019:174.
[42] 李枝锦,李静,吴平财. 中医宏观辨证结合微观辨证治疗反流性食管炎(肝胃不和证)临床观察[J]. 中国中医急症,2016,25(2):361-363.
[43] 朱弋黔,唐荣芬. 中医宏观与微观结合辨证治疗湿热泄泻型慢性结肠炎临床分析[J]. 中国医药科学,2011,1(24):101.
[44] 薛飞飞,陈家旭. 论微观辨证与宏观辨证的关系[J]. 中华中医药学刊,2007(8):1594-1596.
[45] 彭林,陈金泉,马普伟,等. 宏观辨证结合微观辨证治疗腹泻型肠易激综合征的临床研究[J]. 江西中医药,2010,41(12):22-23.
[46] 柯美云,方秀才,侯晓华. 功能性胃肠病:肠-脑互动异常[M]. 北京:科学出版社,2016:642-653.
[47] MÜLLER-LISSNER S,BASSOTTI G,COFFIN B,et al. Opioid-induced constipation and bowel dysfunction:a clinical guideline[J]. Pain medicine,2017,18(10):1837-1863.
[48] SATISH S C,RADIL E B,GIUSEPPE C,et al. Anorectal disorders[J]. Gastroenterology,2016,150(6):1430-1442.
[49] 刘怀贵,任翔宇. 通降法辨治功能性便秘[J]. 世界最新医学信息文摘,2019,19(93):222,224.
[50] 李军祥,陈誩,柯晓. 功能性便秘中西医结合诊疗共识意见(2017年)[J]. 中国中西医结合消化杂志,2018,26(1):18-26.
[51] 张声生,沈洪,张露,等. 便秘中医诊疗专家共识意见(2017)[J]. 中医杂志,2017,58(15):1345-1350.
[52] 彭林,陈金泉,马普伟,等. 中医宏观辨证结合结肠镜下微观辨证治疗功能性便秘50例[J]. 中医研究,2011,24(1):39-41.
[53] 蔡小平,张书文. 应用升降法治疗肝胃疾病的临床体会[J]. 中国中医药信息杂志,2003(9):65.
[54] 张书文,蔡小平. 升降理论在肝胃疾病中的应用[J]. 国医论坛,2002(4):16-17.
[55] 陈爱莲,范宏宇,蔡小平. 升降失调与肝胃同病[J]. 中医研究,2006(8):7-8.

[56] 周少林. 浅谈五脏与气机升降[J]. 新疆中医药,1996(1):10-11.
[57] 向生霞,汤利萍,周铁成. 基于国医大师张震疏调气机理论探讨放射性肺炎证治体会[J]. 云南中医中药杂志,2021,42(8):45-47.
[58] 吕凤珍. 精气学说在中医理论中的运用[J]. 吉林中医药,2003(12):4.
[59] 张丽萍. 亚健康状态的中医药调治思路探讨[J]. 陕西中医,2003(6):530-531.
[60] 吕天宜,李得民,程思益,等. 杨道文教授基于气机升降理论治疗咽喉反流性疾病[J]. 现代中医药,2021,41(1):52-55,66.
[61] 张丽萍. 升降散小议[J]. 国医论坛,1999(1):42.
[62] 徐力. 中药诱导肿瘤细胞凋亡中医机制探析[J]. 新中医,2005(10):5-6.

第三章 治法治验

第一节 中医外治法治疗脾胃病

中医外治法源远流长，是中医治疗学的重要组成部分。它与内治法并重并行，两者既在理论源流上一脉相承，又各自成体系。随着历代社会生产力及中医临证实践的不断发展，有些外治法（如针灸、推拿等）伴随其理论体系的逐步建立、完善，已形成了专门的学科。所以，就研究范围的大小而言，中医外治法可以分为广义和狭义两个维度。广义外治法包含了针灸、推拿等治法；而狭义外治法主要指通过中药外用或借助其他器具施治于体表或从体外进行治疗的方法。李学军教授临床治疗上不仅常用针药，还擅用穴位贴敷、穴位注射、中药灌肠等其他外治法，通过体表肌腠经络，透达内里，使脏腑气机调畅，经络流通，阴阳协调，从而使疾病尽快康复痊愈。

一、中医外治法源流探析

（一）起源于先秦

先秦时期的古籍，已有中医外治法的论述。其中最早记述中药外治作用的史籍当属《山海经》，书中有"薰草，佩之可以已疠"的记载，另有用硫磺灌洗浴治疗疥疾的描述。《周礼·天官》记载了用外敷药物法治疗疮疡，"疡医掌肿痛，溃疡、拆疡、金疡，祝药刮杀之齐，凡疗疡以五毒攻之"，祝药亦即外敷药，说明外敷药（法）已经应用于外科疾病。公元前 1300 多年以前的甲骨文《殷墟卜辞》中记载了 22 种外治法，多为经皮给药内容，其中灸法和药物外治各占 5 条。马王堆汉墓出土的《五十二病方》是我国现存最早的一部方书，其中所载的 283 首方剂中，用于外敷的方剂达 110 余首，外治法涵盖敷贴法、熏蒸法、熨法、药浴法、烟熏、涂敷等，剂型包括淋浴剂、糊剂、熏蒸剂、煨剂、烟熏剂等。该书对敷法的用途、敷药的剂型、方法及注意事项也作了较为详细的描述，并首次提出外伤愈后留有瘢痕及用药物外敷以预防之，如诸伤第 10 方"以男子洎傅之，皆不般（瘢）"。同时出土的《杂疗方》为古代性学，书中记载了"壮阳方"可使用"外敷药巾"以增强男性性功能，与后来始于宋代所用的"金冷法"增强男性性功能有异曲同工之妙。战国时期问世的中医经典著作《黄帝内经》对外治方法、外治理论进行了详细的描述，如《素问·至真要大论》中明确指出："内者内治，外者外治。"为外治法的形成和发展奠定了理论依据。另外，对于中药经皮给药方法的运用，书中也作了较多描述，如《素问·阴阳应象大论》云："其有邪者，渍形以为汗。"即用药物熏蒸、浸浴等方法，在取汗以祛其邪的同时，使药物更好地透过皮肤达到治疗目的。《黄帝内经》中记载的浸渍、热浴、熏蒸等治法及熨剂、膏剂、洗剂等剂型，以及对中医外治基础理论的阐述说明中医外治法开始自成体系并逐渐多样化。从文献研究可以看出，先秦时期，外治方药味数较少，方法简单，但其理论已经初步形成，为后世外治法的发展奠定了坚实的基础。

（二）成长于汉唐

东汉时期张仲景的《伤寒杂病论》是我国医药史上第一部集“理、法、方、药”于一体的医学典籍，其中有关外治法的论述，既有较高的理法原则，又有具体的施治方法，内容涉及内、外、妇、儿、皮肤诸科，其剂型有丸、散、膏等10余种。张仲景是首次运用妇科外治坐药及阴道冲洗药物且详细描述冲洗药物、坐药的制作与使用方法的医家，如《金匮要略·妇人杂病脉证并治》曰：“妇人阴寒，温阴中坐药，蛇床子散主之。”即将蛇床子仁研为细末，加白粉少许，和药如枣大，以绵裹纳入阴道内。如今，这种直接的坐药疗法已成为现代妇科常用治疗方法之一，张仲景亦为后世中医外治学科的发展作出了重要贡献。晋代葛洪编著的《肘后备急方》是目前发现最早的急救专著。据统计，《肘后备急方》中记载的剂型种类颇多，除汤剂外，还有丸、膏、散、酒、栓、洗、搽、含漱、滴耳、眼膏、灌肠、熨、熏、香囊及药枕等10余类，约350个品种。书中的外治法多简便易行，如生地黄或瓜蒌根捣烂外敷治金疮；黄连浸浓汁擦拭治泪出不止等，中医外治“简、便、验、廉”的优势在《肘后备急方》中得到了充分体现。晋末唐初我国现存的第一部外科著作《刘涓子鬼遗方》共收方151首，其中外治膏方79首，药物配伍更加合理，且书中详述了膏药的制作方法。晋代沈括著《苏沈良方》中有许多关于薄贴的记述，如术膏方。即用白术配伍松脂、附子等熬膏，治疮痈肉烂坏死，此方是用白术外治的最早记述。

隋唐时期是我国历史上中药与方剂发展的盛世，应用中医外治法治疗疾病已经相当普遍，如《新修本草》载有山楂“汁服主水利，洗头及身差疮痒”；《本草拾遗》则首载了鸭跖草疗疔肿、小儿丹毒、蛇犬咬、痈疽等毒。孙思邈的《千金方》涉及内、外、妇、儿各种病症，收集医方4500多首，其中有1200余首外治方，共运用了50多种外治法，书中记载的剂型就有汤（饮）、散、丸、膏、糊、汁、酒、煎、熨、坐导、烟熏、浴乳、沐、煮散、蒸、熏等20余种，该书是隋唐时期的代表作，为后世中医学发展作出了不可磨灭的贡献。《外台秘要》中也收集了大量外治方，如用苦参煎汤淋浴治小儿身热等。隋唐时期还发明了许多脐疗药，如今仍沿用的有紫金膏、太乙膏等。同时，脐疗也显现出穴位外治的雏形。此外，这一时期的《药性论》中对外治论述颇多，如补充了苦参治疗“赤癞眉脱”的作用。

由汉至唐，中医外治法也得到了很大发展，中医外治理论逐渐形成，外治方药种类增多，方法开始丰富，为后世中医外治的专科化创造了有利条件。

（三）创新于宋元

随着宋代工商业的繁荣，生产规模的日益扩大，尤其是金元四大家的出现及其学术流派的形成，都有力推动了当时中医学的发展，中医外治内容也进一步丰富充实起来。剂型的发展与创新应首推宋代官方颁布的第一部成药专书《太平惠民和剂局方》，书中对中医外治方法，尤其是剂型制法，都有较为详细的论述。书中所载剂型以丸剂（290首）、散剂（233首）为主，此外，还有汤剂（128首）、膏剂（19首）、丹剂（77首）、饮剂（26首）、饼剂（94首）、煎剂（2首）、锭剂（2首）、砂熨剂（1首）及其他剂型（6首）。该书基本涵盖所有中医外治剂型，为后世剂型研究及应用奠定了基础，治疗范围上则逐渐扩大至内、外、妇、儿诸科。这一时期，外治经皮给药的作用机理也开始被逐步探讨,如《圣济总录》中指出:"治外者,由外以通内,膏熨蒸浴粉之类,藉以气达者是也。"指出了外治经皮给药首以通气行气为先,认为渍浴法能"疏其汗孔,宣导外邪";熨法则"因药之性,资火之神,由皮肤而行血脉,使郁者散,屈者伸"。元代齐德之《外科精义》则对外治经皮方药在外科治疗中的机制作了分析研究,如在论外洗方时说:"夫塌渍疮肿之法,宣通行表,发散邪气,使疮内消也。盖汤水有荡涤之功……此谓疏导腠理,通调血脉,使无凝滞也。"这一时期的张子和把众多外治方药归于汗、吐、下三法,认为汗法的治疗机制在于"开玄府而逐邪气",并将当时的灸、蒸、洗等经皮给药方法均归之于汗法。《开宝本草》首先记述了五灵脂的内外治功用;《日华子本草》对中药外治作了大量论述和补充,是外治本草文献的重要参考著作。临床方面,《太平圣惠方》《圣济总录》《幼幼新书》等方书,又进一步补充了外治法及其应用。《南阳活人书》用葱白烘热敷脐,治"阴毒腹痛";《丹溪心法》治虚火用附子末涂足心,以引火下行。不仅如此,《圣济总录》还对中药外治机理作了探讨,可以说此期更加深化了外治法的应用研究。

宋元时期,由于工商业发展,官府重视,中医学也得到了空前的发展。中医外治剂型不断丰富、外治方法不断创新、外治机理开始探讨,为中医外治体系的形成奠定了坚实基础。

(四)成熟于明清

明清时期,中医药发展到历史最高水平,大量知名医学家涌现,著名外治专书问世,中医外治法已然进入一个全新的时期。明代李时珍著《本草纲目》记述了不少穴位敷药疗法,收载了数量众多的外治或内外并治单验方,其中有大量的外治法,如涂、扑、擦等,其范围涉及临床各科,仅小儿外治方就有 232 首,书中述及外贴膏药治疗痈疽、风湿之症。明代薛己的《校注妇人良方》中收载外治方 67 首,运用了 22 种外治法,使用药物 101 种,包括芳香走窜、收敛固涩、行气活血、泻火解毒、温里祛寒等 12 类药物,广泛地运用了外敷、冲洗、坐药等法,当治疗如湿痒阴蚀阴疮等症时,多采用熏洗法。明代《普济方》仅在风门卷有关风瘙痒提到的外治方药就有犀角竹沥膏、乌蛇膏等 10 余首。陈复正的《幼幼集成》特设神奇外治法一章,将外治方药的应用方法分为 9 种。明代著名医家张介宾在其著作《类经图翼》中对脐的生理及重要性作了理论上的阐述,并载有一些验方,如隔盐、川椒灸脐治疗不孕症等。此外,《寿世保元》《万病回春》《古今医鉴》等均载有外治法的运用内容。清代赵学敏的《本草纲目拾遗》不仅补《本草纲目》之遗,而且还首载了不少药物的外治作用,如言普洱茶膏"受暑擦破皮者,研敷立愈"。

清嘉庆十年(1805 年)程鹏程所撰的《急救广生集》是迄今为止发现的最早一部外治专著,该书收集了清代嘉庆以前千余年的外治经验和方法,存方 1500 余首,大部分属于经皮给药制剂,内容十分丰富。因其"为救急而设",故书中载方简便易得,有不少方剂沿用至今。如在虚汗门中,详细介绍了汗证的一些外治法:自汗不止,用何首乌末调敷脐中;盗汗者取五倍了末填脐中等。又如在卷二黄疸篇中有"热病发黄,瓜蒂为木,以大豆许,吹鼻中,轻则半日,重则一日,流出黄水乃愈"的记载,此方发展了张仲景的鼻疗法,至今在临床上仍被应用。清同治三年(1864 年),"外治之宗"吴师机在精心研究前贤外治经验并结合自身从医以来研制膏药等外治法所获经验的基础上,对外治方药进行了系统的整理和理论探讨,终于写成了《理瀹骈文》一书。书中共收录外治方药达 1500 余首,治病范围涉及内、外、妇、儿、皮肤、五官等科,并且详细论述了外用膏剂的制备方法和治疗机制。《理瀹骈文》的问世使中医外治法更加成熟完善,标志着中医外治法理论体系的建立,是一部划时代的医学著作。

综上所述，李学军教授认为中医外治法起源于原始社会，来源于社会实践，历经数千载，逐渐成熟，为人类健康事业作出了卓越的贡献。纵观中医外治发展历史，可以看出外治方药由单味药到复方药，外治方法从简单的外敷到多种剂型应用，外治应用从经验到理论升华，逐步形成系统的中医外治理论体系。中医外治也正朝着三效（高效、速效、长效）、三小（毒性小、反应小、用量小）和五方便（生产方便、运输方便、使用方便、保管方便、携带方便）的方向努力，以更满足现代社会医疗需求。

二、中医外治法治疗脾胃病症经验

李学军教授认为外治法因方法众多、操作简便、无创伤性、不良反应少等优点使其较易取得患者的理解和配合，相关的临床研究也证明中医外治法对脾胃疾病有很好的疗效。我院脾胃病科常使用穴位贴敷、穴位注射、中药灌肠等中医外治法治疗胃食管反流病、慢性萎缩性胃炎、功能性消化不良、炎症性肠病、肠易激综合征等疾病，都取得了较好的疗效，患者的症状有所改善，生活质量也随之提高。

（一）胃食管反流病

胃食管反流病（gastroesophageal reflux disease，GERD）是一种由胃十二指肠内容物反流入食管，引起不适症状和（或）并发症的一种疾病，最常见的症状为反流和烧心。胃食管反流病目前尚无直接对应的中医病名，根据其主要临床表现，在古代文献“吐酸”“反胃”“胸痹”“呃逆”“梅核气”“噎膈”“胃脘痛”“痞满”等范畴中都可找到相关内容的描述。中医认为胃食管反流病的病位在食管，与肝、脾、胃密切相关，饮食不节、情志不舒、先天禀赋不足等各种因素均可导致肝失疏泄，肝气横逆犯胃，肝郁乘脾而引起脾胃升降失调，治以疏肝理脾和胃。

1. 中药雾化

李学军教授常使用中药雾化的方法来改善胃食管反流病患者的咽喉梗阻感。常用中药组方：桔梗 15 g，薄荷 6 g，石菖蒲 10 g，木蝴蝶 8 g，芦根 10 g，荷叶 10 g，橘红 10 g，浓煎后装进雾化器中，患者吸入治疗，持续治疗时间约为 15 分钟。咽喉梗阻感为胃食管反流病食管外症状的典型症状，是由反流物刺激或损伤咽喉黏膜及周围组织导致的黏膜损伤、充血、水肿等引起。中药雾化的优点是中药液微细颗粒能直接、均匀地分布于局部呼吸道黏膜，在湿润的基础上保护受炎症损伤的黏膜上皮细胞和纤毛。李学军教授所选用的中药均为清热利咽、祛湿化痰之品，二者相结合，使患者症状得到改善。

2. 穴位注射

穴位药物注射疗法是一种将注射针刺入皮肤穴位后，推注相应药物以治疗疾病的方法，为针刺疗法和药物的联合应用。李学军教授认为经络具有“整合”功能，可整合穴效与药效，形成穴效药效的“整合效应”，从而能在低血药浓度状态下表现出药效的“高效性”与“速效性”。嗳气为胃食管反流病的常见症状，症状严重者频繁发作，对患者造成极大的困扰，降低患者的生活质量。从中医学角度，嗳气为脾胃升降失调，以致气从胃中上逆至咽喉而发出长而缓的声响。对此，我院脾胃病科多使用胃复安穴位注射以改善胃食管反流病患者的嗳气症状。注射穴位选取足三里，定位准确后，将 1 mL 的胃复安注射入穴位中，注射频率为 1 天 1 次，在患者住院期间，通常以 7 天为一个疗程。本法临床起效较快，大多患者在治疗几天后自觉嗳气症状有所缓解，且该治疗方法较易取得患者理解，接受度高。李学军教授指出足三里为足阳明胃经的穴位，主治胃肠病，为胃之下合穴。根据下合穴“经满而血者，病在胃，及以饮食不节得病者，取之于合”的主病特点，选取足三里注射胃复安，能激发并调节胃之经气，使上逆之胃气得降，从而改善患者的嗳气症状。

3. 穴位贴敷

反酸为胃食管反流病的常见症状，李学军教授临床上常使用吴茱萸＋黄连贴敷涌泉穴来治疗肝胃郁热型吐酸病患者。方取左金丸，有清肝泻火、降逆止呕之功效。吴茱萸和黄连按 1∶6 的用量制备，研成粉，用香油或蜂蜜调成糊状后，取适量涂在纱布上，再将纱布敷于患者的涌泉穴，一般贴敷时间为 4～6 小时。涌泉穴为足少阴肾经之井穴，在足底，屈足卷趾时足心最凹陷处即是，有泻热之功。较长的贴敷时间可使药物得以长时间刺激穴位。药物经皮肤由表入里，循经络传至脏腑，通过穴位刺激和药物的双重作用，以泻肝胃之火，使胃气得降，从而达到治疗反酸的目的。

（二）功能性消化不良

功能性消化不良（functional dyspepsia，FD）指具有餐后饱胀不适、早饱感、上腹痛、上腹烧灼感中的一项或多项症状，且不能用器质性、系统性或代谢性疾病等解释产生症状原因的疾病。祖国医学中没有功能性消化不良病名的记载，但根据患者的临床表现及特点可将其归属为“胃脘痛”“嘈杂”“郁证”“痞满”等范畴。

1. 穴位埋线

穴位埋线是一种复合型治疗方法，与其他疗法相比，有着作用持久且无须每日治疗的优点。李学军教授认为穴位埋线治疗肝郁脾虚型 FD 疗效显著，取穴多从脾胃角度考虑，如胃俞、脾俞、中脘、足三里等。相关研究证实穴位埋线治疗肝郁脾虚型 FD 的疗效，对照组采取常规西药治疗，观察组在对照组基础上加用穴位埋线治疗，选择双侧足三里、脾俞、胃俞、中脘、关元等穴位。结果显示，治疗后两组患者的胃脘痛、腹胀、嗳气、早饱证候积分均低于治疗前，观察组降低幅度大于对照组，表明采取穴位埋线治疗肝郁脾虚型 FD 效果显著。

2. 推拿

推拿是中医传统治疗方法之一，推拿足三里对消化系统具有双向良性调节作用。李学军教授指出足三里位于足阳明胃经，该经络贯穿人体头部、胸部、腹部及足部等，具有扶正培本、强壮筋骨、调和气血、强健脾胃的作用。推拿足三里多采用点按法、揉法，配伍其他如天枢、章门、脾俞、胃俞等穴位，能直接刺激肠腑，增强胃肠蠕动，促进胃肠功能的恢复。对 FD 患者的腹部进行顺时针推拿，重点点按章门、天枢和足三里等穴位，时间维持 30 分钟，每间隔 1 天推拿 1 次，能有效减轻患者痞满、早饱等症状。

3. 刮痧、拔罐

刮痧、拔罐通过刮拭组织周围改善血液循环的方式，以达到“活血化瘀行气”的效果。另外，刮痧、拔罐还可反射性活跃全身的血液循环，增加组织血流量，促进心脏、血管、微血管和淋巴的循环，最终达到消瘀散结、行气止痛的作用。李学军教授在前期治疗 FD 的大量研究中发现脾胃气机升降失调是其主要病机，足太阳膀胱经之背俞穴可调畅气机，李学军教授将足太阳膀胱经之背俞穴作为调节脾胃功能的关键治疗部位，以期达到调理脾胃气机升降之枢纽的作用，从而改善 FD 的临床症状。具体操作方法：患者取俯卧位，将治疗部位的皮肤充分暴露，沿着足太阳膀胱经背俞穴，行拔罐、刮痧手法，刮痧、留罐时间大约 10 分钟即可，每间隔 1 天治疗 1 次，能有效减轻患者的疼痛、胀气等症状。

（三）慢性萎缩性胃炎

慢性萎缩性胃炎（chronic atrophic gastritis，CAG）指胃黏膜上皮遭受反复损害导致固有腺体萎缩，伴或不伴肠化生和（或）假幽门腺化生的一种慢性胃部疾病。该病一般表现为上腹部不适、饱胀、疼痛等，症状多无明显特异性，主要依靠胃镜和胃黏膜组织学检查来确诊。在中医学中，CAG可归纳于“胃脘痛”“痞满”“嘈杂”等范畴，病变脏腑在胃，与肝、脾关系密切，多由外感六淫、饮食不节、情志不畅、劳逸不调、素体脾虚等引起。

1. 穴位埋线

穴位埋线是将可被人体吸收的羊肠线埋入穴位（中脘、关元，双侧三阴交、足三里、内关、上下巨虚、天枢），利用线对穴位产生的持续刺激以防治疾病的一种外治法。李学军教授通过查阅大量文献及现有研究结果认为，利用穴位埋线治疗CAG的机制可能是通过提高促胃液素17、胃蛋白酶原水平来修复胃黏膜损伤的，穴位埋线组可明显改善CAG患者的胃组织病理表现，并缓解其临床症状及体征，总有效率高于西药组。

2. 穴位贴敷配合红外线灯照射

脾胃培源散是李学军教授根据自身数十年临床经验研制的院内制剂，通过穴位贴敷外加TDP灯照射治疗，具有操作简便、无副作用、患者依从性高的特点。红外线照射具有加热作用，可使患者穴位及周围毛孔开张利于药物吸收。脾胃培源散穴位贴敷为我院脾胃病科中医特色疗法，处方组成主要包括党参、当归、川椒、川芎、白芷、冰片、细辛等。使用方法：将草药研碎装于透气无纺布袋内，外敷于慢性萎缩性胃炎患者的上脘、中脘、下脘及神阙穴处，后直接使用TDP红外线灯照射，中间勿隔衣物，同时注意灯的高度适宜，防止烫伤，照射时间约每次30分钟。脾胃培源散穴位贴敷配合红外线灯照射，每天1次，7天为1疗程。注意事项：① 贴敷前仔细询问患者是否有药物过敏史，向患者及家属说明贴敷的目的、意义、方法及注意事项，治疗前需征得患者及家属的同意。② 操作时动作轻柔，注意保护患者隐私，注意保暖，防止患者受凉感冒，加强人性化关怀。③ 贴敷过程中要密切观察患者局部皮肤的情况，注意有无瘙痒、红肿、疼痛等药物过敏现象，如脐周发现红肿热痛等现象则立即停用。④ 红外线照射时根据患者对热的敏感度，掌握好距离，防止局部烫伤。我院脾胃病科采用脾胃培源散穴位贴敷配合红外线灯照射，在改善患者上腹部不适、饱胀、疼痛等症状方面取得了满意效果。

（四）溃疡性结肠炎

溃疡性结肠炎是一种病因尚不十分清楚的结肠和直肠慢性非特异性炎症性疾病，病变局限于大肠黏膜及黏膜下层。病变多位于乙状结肠和直肠，也可延伸至降结肠，甚至整个结肠。本病见于任何年龄，但20～30岁最多见，病程漫长，常反复发作。溃疡性结肠炎的最初表现可有许多形式，血性腹泻是最常见的早期症状，其他症状依次有腹痛、便血、体重减轻、里急后重、呕吐等。部分肠外表现为关节炎、虹膜睫状体炎、肝功能障碍和皮肤病变。炎性肠病的发病是外源物质引起宿主反应、基因和免疫影响三者相互作用的结果。

李学军教授认为溃疡性结肠炎多因脾运失职，小肠无以分清泌浊，大肠传导失司，湿浊蕴结，气血凝滞，肠络失和，血败肉腐而致。属本虚标实、湿热瘀滞之证。其基本病机为湿热蕴肠、气血瘀滞；脾虚健运失司为主要发病基础。《黄帝内经》载“脾为中央土，以灌四傍；胃为水谷之海，六腑之大原”，汪机有“调补气血、固本培元”，李东垣言“内伤脾胃，百病由生”。

在此理论基础上，李学军教授对溃疡性结肠炎的治疗，汲取古法、融会贯通、参以己见，以“补益中土，培补后天”为指导原则，结合本病“脾虚失健、湿热蕴肠”的特点，以“健脾利湿、清热涩肠”为治法，在辨证论治内服方的基础上，再自拟健脾利湿、清热涩肠的脾胃培源灌肠方治疗该病。方药组成：黄芪、炒白术、茯苓、薏苡仁、白及、地锦草、败酱草、石榴皮、青黛、大黄炭。方中黄芪、白术皆为补脾胃之圣药，补益中气、健脾燥湿，且黄芪可托毒生肌，涩肠固脱。二者既可通过补脾胃、滋养营卫、健脾养血，又能助运化以后天补先天；茯苓、薏苡仁健脾燥湿止泻，清热排脓；白及收敛止血，消肿生肌，与石榴皮配伍可增强涩肠止泻、止血之效；地锦草、败酱草归大肠经，两者相配清热解毒，消痈排脓，祛瘀止血；加用青黛，增强清热解毒、凉血止血之功；大黄炭有清热解毒、凉血止血、泻下通便以导湿热外出之功效。综观全方，黄芪、炒白术、石榴皮属温性；茯苓、地锦草属平性；薏苡仁、败酱草为凉性；白及、青黛为寒性。全方益气健脾与清热利湿并用，扶正祛邪兼顾，清而不寒，补而不滞，彰显了标本兼顾，湿、热、瘀三者并重。

（五）肠易激综合征

肠易激综合征(irritable bowel syndrome，IBS)是以排便次数或性状改变、腹痛、腹胀等症状为主要表现的一种功能性消化道疾病，我国最常见的 IBS 亚型为腹泻型(IBS-D)。本病虽预后良好，但常因病情间歇性发作或反复而影响到患者的身心健康，对患者的生活质量亦造成负面影响。因未完全明确 IBS 病因，临床尚无治疗 IBS 的特效药物。IBS 无特定的中医病名，依据其主要症状可分属祖国医学“腹痛”“泄泻”“便秘”等范畴进行治疗。

1. 中药塌渍

李学军教授自拟塌渍方：丁香 9 g，肉桂 6 g，醋香附 18 g，白芷 15 g，薤白 9 g，当归 9 g，吴茱萸 6 g，混合打磨成粉，每剂塌渍方可分 3 次使用，药粉用白醋调和，制成塌渍包加热后直接湿敷于患处，再结合红外线照射。操作方法：用药前应详询患者病史、药物过敏史等，将药物预热 5 分钟，嘱患者取仰卧位，将塌渍包均匀敷于患者脐部，厚约 0.5 cm，半径约10 cm，为保证药物湿度，可覆盖保鲜膜。注意观察塌渍部位情况并随时调整红外线理疗仪高度，避免造成皮肤烫伤。嘱患者贴敷部位 24 小时内避免刺激或冷水擦洗。1 天 1 次，1 周为 1 疗程。中药塌渍法改善 IBS-D 脾虚湿困证患者的腹痛、腹泻症状疗效显著，对于缓解患者焦虑、抑郁状态也具有积极作用。该疗法临床多用于治疗骨关节痛、皮肤病等，我科应用其治疗肠易激综合征亦取得了良好效果。李学军教授认为此法具有药量大而药味少、组方灵活、操作简易安全、不良反应少等特点，一剂塌渍方可外用多次，不经内服故不影响其他口服药的功效，与此同时还避免了肝脏的“首过效应”，减少肝肾损伤，且作用迅速、疗效显著，值得临床推广应用。

2. 中药灌肠

中药灌肠的治疗思路是将药物直达病所，从而能够针对肠道起到治疗作用，现代研究也证实经直肠、结肠用药比口服中药吸收更快。李学军教授自拟中药灌肠方，方药组成：炒白术 20 g，五倍子 6 g，厚朴 6 g，乌梅 12 g，石榴皮 15 g，赤石脂 30 g，炒白芍 10 g。每天 1 剂以水煎两次，取 200 mL 汤药冷却至 38 ℃左右作灌肠用。患者取左侧卧位，臀部抬高 10 cm，利用 16 号导尿管，以石蜡润滑导管前端，插入肛门 15 cm，缓慢推进汤药，灌肠结束让患者卧床休息，并保留药液 1 小时。灌肠每天 1 次，15 天为 1 个疗程，共两个疗程。灌肠方以乌梅、五倍子、石榴皮和赤石脂此类酸涩收敛药物为主，配伍白术以健脾助运，补敛相合以增强疗效，配伍炒白芍酸敛止痛，再少佐厚朴宽肠行气，收涩而不滞、敛正气而不留邪。在治疗腹泻型肠易激综合征的过程中施以中药灌肠可取得良好的临床治疗效果，有效改善患者临床症状，值得在临床治疗当中进行广泛推广。

中医外治法是以中医理论为基础，以各种中医外治法为主要研究对象，重点阐述中医外治法所属的病因病机、辨证规律、预后和预防保健的一门临床学科。李学军教授认为外治法有着“简、便、廉、验”的特点，临床上深受广大群众的欢迎。古往今来，从基础研究到临床治疗，外治法都取得了长足的进步，并呈现出广阔的发展前景，继承发扬外治法是时代对我们的要求。

第二节　脾胃针灸论治

脾胃是脏腑的重要组成部分，脾与胃居中土，为五脏六腑之大源，气血生化之源，气机升降之枢纽，是后天之本。《素问·五脏别论》谓脾为“中央土以灌四傍”，“胃者水谷之海，六腑之大源也”，故脾胃功能盛衰，与疾病之发生发展有密切关系。现有关调理脾胃的方法论述多偏于方剂层面，李学军教授在实践中体会到脾胃针灸论治的适应范围颇广，疗效亦佳，很值得深入研究。

一、脾胃针灸论治的源流

典籍中对脾胃针灸论治记述颇多，《内经》载“经脉者，所以行血气而营阴阳，濡筋骨，利关节者也”，脾胃化生的营气、卫气、血液等精微物质，要靠脾经和胃经输送到五脏六腑、四肢百骸，以维持脏腑功能的正常。所谓“胃之所出气血者，经隧也。经隧者，五脏六腑之大络也”，“足太阴者，三阴也，其脉贯胃，属脾，络嗌，故太阴为之行气于三阴。阳明者，表也，五脏六腑之海也，亦为之行气于三阳”，是针灸通过调理脾胃治疗疾病的依据。又所谓“十二原出于四关，四关主治五脏。五脏有疾，当取十二原”，“阴中之至阴，脾也，其原出于太白”。因此，《内经》中论述针灸治疗之篇幅很多。在全书162章中，除了论述中医基本理论之外，涉及针灸治疗的有88篇，单就提到要用胃经合穴足三里治疗的记载就有11篇之多，治疗病种有胃脘痛、食不下、腹胀、呕吐、腹泻、痢疾、心悸、小便不利、浮肿、胁痛、痿症、瘟证、腰痛等，可见秦汉时期医学在脾胃论治中针灸的重要程度。唐代孙思邈在《千金方》中提出了“若要安，三里常不干”，艾灸胃经合穴，以增强脾胃功能，提高机体免疫防御能力，使体质强壮，减少疾病发生，作为其“五脏不足，调于胃”的具体措施，丰富了针灸论治脾胃的内容。宋代王执中指出：“人仰胃气为主，是人资胃气以生矣”，“人之言曰、血气未动者，瘠甚而不害。血气既竭者，虽肥而死矣，则身之羸瘦。若未足为人之害者，殊不知人之羸瘦，必其饮食不进者也。饮食不进，则无以生荣卫。荣卫无以生，则气血因之以衰，终于必亡而已”；当论及如何“必欲脾胃之壮”，他提出了“当灸脾胃俞等可也”的方法，这就扩大了针灸论治脾胃的经穴。金元时期，李东垣在《脾胃论》中，详细阐述了脾胃在生理、病理、辨证防治疾病方面的重要意义。除了提出方药治疗外，对针灸治疗则提出了“胃虚则五脏、六腑、十二经、十五络、四肢，皆不得营运之气，而百病生焉”，“此三元真气衰惫，皆由脾胃先虚，而气不上行之所致也”的指导思想，同时也提出了以调理脾胃论治的针法。东垣针法强调针灸治病必求其本，脾胃论中所举针法都有严格的审因、分经辨证之法则。病痫者，认为是"皆阳跷、阴跷、督、冲四脉之邪上行，肾水不任煎熬，沸腾上行为之也"，属"奇邪为病"，"当从督、冲、二跷、四穴中奇邪之法治之"。痿症是由于湿热化燥，病及阳明，阳明主润宗筋，宗筋失润，则下肢弛纵无力，不能活动而成痿。李氏不拘泥于"阳明虚"而用补虚针法，强调因病制宜、因时制宜，灵活运用。故在痿症早期，汗多不止大泄者，或汗不减不止者，仍主张在"三里、气街，以三棱针出血"或"于三里穴下三寸上廉穴出血"，以使荣卫调和，达到治疗目的。此外，李氏又将"阳病治阴，阴病治阳"的理论灵活应用到针灸实践中，如若因水谷寒热，饮食失节，劳役形体，而致阴火乘于脾胃，使水谷精气无以上升滋养六腑之阳气，伤及元气者，应取足阳明胃经之下合穴足三里，用推而扬之的手法以伸元气。如脾胃元气不足，针治就应取腹部的六腑募穴；如病传五脏，出现九窍不通，则应各取其腹部的五脏募穴，这些都属于从阴引阳针法。至此，针灸调理脾胃的立法理论渐趋完善，治疗效果也不断提高，尤其是对于各科慢性疾病，经用脾胃经的足三里、三阴交等穴调理后多获生机。因而明清以后针灸医家，在通过各自的实践体会后，均推崇东垣针法并刊于各针灸名著中。如明代高武著的《针灸聚英》除专设东垣针法一章外，更赞东垣针法"深得《素问》之旨，今于《脾胃论》中表章于此"；杨继洲在《针灸大成》中除专篇论述外，还分别在书中很多章节列举东垣脾胃论治收效之法，对针灸疗法理论之发展起了重要作用。近代在脾胃经足三里、三阴交等穴的应用方面，除了作为消化系统疾病的主治经穴外，还广泛用于治疗各科疾病。日本针灸医家更是把足三里作为健康灸法的主穴，针对各系统进行加减配穴，如心脏保健加风门穴，全身衰弱调护加膏肓穴，脑及五官的保健加曲池穴，也有称"灸足三里穴"为"长生灸法"的说法。可见通过针灸调理脾胃以防治疾病的方法，实为古今中外所推崇。

二、脾胃论治的主要穴位

（1）足三里：胃经的合穴，合穴主治腑病，故本穴是治疗一切消化道疾病的主穴。对急慢性胃炎、胃痉挛、胃溃疡、食欲不振、消化不良、痢疾、肠炎、便秘、胃痛、腹泻、阑尾炎等均有疗效；小儿麻痹后遗症、风湿性关节炎、脚气病、神经衰弱等各种原因引起的下肢感觉及运动功能障碍可作为主治穴位；此外，对扁桃腺炎、视力模糊、乳腺炎、胆绞痛、肝炎、肾炎水肿、小便不利以及生殖系统疾患亦有疗效。该穴具有提高机体免疫能力、预防疾病的作用，故被认为是"诸虚百损，无所不治"。

（2）三阴交：足三阴经之交会处，主治消化、泌尿、生殖系统的疾病，如腹痛、腹胀、腹泻、食欲不振、痛经、月经不调、崩漏、闭经、难产、遗精、阳痿、淋证、小便不利、风湿性关节炎、小儿麻痹后遗症以及各种原因所引起的下肢感觉和运动障碍等。本穴亦有全身强壮作用，因此临床上常用以治疗慢性消耗性疾病。

（3）脾俞和胃俞：此两穴为脾胃脏腑气血输注于背部之处，主治消化系统疾病，如消化不良、腹痛、腹泻、呕吐、食欲不振、腰背疼痛、体质衰弱等病症。

（4）中脘：胃的募穴，六腑的会穴，是胃腑气血在腹部外应之处，主治一切胃部疾患，如急慢性胃炎、胃痉挛、溃疡病、消化不良、腹胀、呕吐、食欲不振、肠炎、痢疾等病症。

（5）章门：脾的募穴，五脏的会穴，是脾脏气血在腹部外应之处，主治消化不良、胸腹胁痛、腹胀、呕吐、食欲不振等病症。

三、脾与其他脏腑针灸取穴

脾胃功能发生障碍，除可使本脏腑发病，也会影响其他脏腑的正常功能。而其他脏腑的疾病，也可以损及脾胃。特别是久病以脾胃为本，以针灸治疗慢性疾病时，脾胃论治尤为常用。

肺脾两虚—补脾益肺—足三里、脾俞、肺俞。

心脾两虚—补益心脾—足三里、三阴交、神门、内关。

肝胃不和—平肝和胃—足三里、中脘、内关。

肝脾不和—调和肝脾—足三里、阴陵泉、太冲、中脘。

肝脾两虚—补益肝脾—足三里、三阴交、太冲、脾俞、肝俞。

脾肾阳虚—温补脾肾—足三里、三阴交、肾俞、脾俞、关元、天枢。

四、脾胃论治的针刺手法

秦汉至金元时期，针灸医家多循《内经》补泻手法，即疾徐补泻、开合补泻、迎随补泻、呼吸补泻等；至元代以后则发展了烧山火、透天凉补泻手法。凡邪气盛的实证用泻法，正气亏损的虚证用补法，这是一般的规律。李学军教授认为在临床实际中，很多病不一定具有明显的大虚大实表现，如消化不良、神经衰弱、高血压、慢性风湿性关节炎、神经官能症等疾病，即无可泻之邪，亦无可补之虚，多是由于气血逆乱、营卫倾移、功能紊乱所致。故临证可使用李东垣在《脾胃论》中提出的“导气同精法”，此法不补不泻，有着调和气血、恢复功能的作用，即《内经》所说“徐入徐出，谓之导气。补泻无形，谓之同精。是非有余不足也，乱之气相逆也”的刺法。导气手法是缓慢进针、缓慢出针，既与补不同，又与泻有别，因而不凉不热，与脾胃化生的荣卫气血等精气在经脉里运行时的感觉一样，即所谓“补泻无形，谓之同精”。临床上操作后病者自觉有“气”沿经脉循行，同时出现疗效反应。

五、脾胃针灸论治经验总结

李学军教授精研古籍，尤对脾胃理论独有心得，于继承后世医家脾胃学说之上结合自己长期的临床实践，在治疗内伤杂病时非常重视脾胃“后天之本”的重要作用。因脾胃为水谷之海，气血生化之源，脏腑经络之根，气机升降之枢纽，是人体赖以生存的重要脏腑。故李学军教授通过临证探索与总结，强调脾胃针灸论治在治疗内伤杂病中的重要意义，且用之于临床可取得更好的疗效。

（一）重脾阳，升脾气

《素问·生气通天论》云：“阳气者，若天与日，失其所，则折寿而不彰。”强调了阳气为生命之根本。脾受气于胃而营运气血，灌溉脏腑流通百脉，就是通过脾阳的生理功能来完成的。脾阳不足，不能运化水谷精微，就会产生一系列病理变化。李东垣《脾胃论·脾胃胜衰论》曰：“形体劳役则脾病，脾病则怠惰嗜卧，四肢不收，大便泄泻；脾既病，则其胃不能独行津液，故亦从而病焉。”形体疲劳过度导致脾阳亏虚，不能助胃行津液，而胃又不能独输津液，必赖之脾阳以运，是故脾病胃亦病，又“脾胃之气既伤，而元气亦不能充，而诸病之所由生也”。李学军教授认为，脾胃升降失常是疾病发生的关键，脾升胃降是全身气机的枢纽，其中脾气升发占主导地位。因此，在治疗上，李学军教授认为脾阳健运方得以升清，水谷精微上升，人体元气才能充足，内外之邪才不致为患或虽病也易治疗。升降本是相辅相成，升中有降，降中有升，升则上输心肺，升已而降；降则下归肝肾，降已而升，如是循环，则成“天有阴故能降，地有阳故能升”。若脾阳不足，脾不升清，胃亦不能继续降浊，升降失司，阴阳失调，导致元气不足，则阴火内生，脏腑失调，诸病易于发生。因此，李学军教授在临证中非常重视“升发脾阳”的运用，以助脾升胃降、纳运和顺，使谷气上升，精微散布，充养人体。临床中李学军教授常针刺并温灸隐白、太白、阴陵泉，以温脾阳、健脾益胃、补中益气；且常配温灸气海、关元、神阙等强壮之穴以助补益之功；配温灸百会以助升阳提气，诸穴施以补法。如脾不健运，取足三里（灸）、梁门、天枢、中脘、建里、气海；中气下陷，取足三里、三阴交、气海（灸）、中脘、百会（灸）；脾阳不足，取足三里、中脘、天枢、关元（灸）、脾俞、胃俞；脾失统摄，取足三里、三阴交、血海、隐白（灸）、百会。

（二）通畅气机，调和脾胃

气机调畅是维持生命活动的根本，气机失调是脏腑、气血、阴阳、经络等病理变化的根本机理。《医学求是》云“明乎脏腑阴阳升降之理，凡病皆得其要领”及《素问·举痛论》言“百病生于气也”，都强调了气机升降失常在内伤病变中的重要影响。即各种内外因素导致脾胃气机紊乱，纳化失常，影响其正常生理功能，则诸病皆生。如中焦脾胃气机升降失常，清阳不升，可以导致泄泻、腹胀、肢体乏力、精神倦怠、清窍不利、耳目失聪等不适；浊气不降，积滞于内，易于化热伤津，出现痞满燥实等阳明腑证；浊阴上逆，则出现腹胀、恶心、呃逆、胸脘痞闷等症状。严重的升降失常还可危及生命，如《素问·生气通天论》曰：“大怒则形气绝而血菀于上，使人薄厥。”故《素问·六微旨大论》云：“出入废，则神机化灭，升降息，则气立孤危。故非出入，则无以生、长、壮、老、已；非升降，则无以生、长、化、收、藏。”因此，在治疗上，李学军教授非常注重调畅中焦气机，认为脾升胃降，连通上下，是升降之枢纽，在五脏六腑气机运动中起着主导作用。正如朱丹溪所言：“是脾具坤静之德，而有乾健之运。故能使心肺之阳降，肾肝之阴升，而成天地交之泰。”清代医家黄元御亦云：“肝气宜升，胆火宜降。然非脾气之上行，则肝气不升；非胃气之下行，则胆火不降。”这就从中医理论层面将脾胃与诸脏腑之间的气机运动较为深刻地联系在了一起，认识到只有脾胃升降得当，上下气机才能通利，生化无穷，以达气血阴阳平衡。李学军教授指出，导致气机壅滞的原因诸多，临床当明辨之，辨证施治。例如，肝失疏泄、胃失和降者，取内关、公孙、阳陵泉以疏肝和胃降逆；痰浊中阻者，取丰隆、足三里、中脘以健脾化痰祛湿；胃肠积滞者，取天枢、中脘、足三里、上巨虚以理气导滞、调中宽肠；寒热互结、升降失和者，取建里、内庭、内关、公孙以疏清降浊；腑气不通、胃气不降者，取曲池、足二里、支沟、天枢、水道通腑降逆以运脾胃、助升降；脾虚清阳不升、胃气不降者，取足三里降逆气，太白、气海益气而升清阳。

六、病案举隅

（一）病案一

李某，女，38岁。2019年4月1日初诊。

主诉：反复大便不成形1年余，加重1周。

现病史：患者约1年前无明显诱因下开始反复出现大便不成形，大便每日2～3次，服蒙脱石散治疗后好转，但时有反复，近1周患者饮食不洁后再次出现大便不成形。刻下症见：大便稀溏，每日3～5次，无黏液脓血，纳少，头晕，神差，口干不喜饮，时乏力，手足不温，舌质淡暗，舌苔薄腻，脉濡。

既往史：既往否认其他相关病史。

辅助检查：2018年6月14日结肠镜检未见明显异常，大便培养阴性。

西医诊断：肠易激综合征。

中医诊断：泄泻　脾虚湿盛，肾阳不足。

治法：健脾化湿，温阳益气。

取穴：足三里、气海、阴陵泉、关元、天枢、上巨虚、中院，其中足三里针刺的同时增加艾灸15分钟。1日1次，1周1疗程。

二诊（2019年4月8日）：患者自诉大便基本成形，大便每日1～2次。在原有取穴基础上配合阳陵泉温针灸。

此后治疗4疗程，患者已大便成形，大便每日1次，精神好转，纳食增加。此后，患者一直在门诊作巩固性治疗2月余，精神良好，未再出现大便异常。

按　《素问·阴阳应象大论》云："湿盛则濡泄。"脾喜燥而恶湿，外感湿邪，或内生水湿，湿性黏腻缠绵，困遏脾阳，脾失健运，清浊不分而水谷并走大肠，发为泄泻。患者反复泄泻，并伴有神差、纳少、头晕、口干不喜饮等脾虚湿盛的表现，故常规针刺足三里、气海、阴陵泉健脾化湿，上巨虚为大肠下合穴，天枢为大肠募穴，上巨虚配合天枢调整胃肠功能。温针灸阳陵泉治疗慢性泄泻是遵从内伤脾胃学说，将脏气法时、升降浮沉与临床相结合，体现了天人合一的观念。患者脾胃素虚，升降失常，以致体内阳气不能升发，且发病时间为冬春交换之时，少阳春升之力无法顺应自然，冬季无法转春，阳气下陷，故反复泄泻。因此在治疗上注重健脾化湿，还选用温针灸阳陵泉恢复体内春升之气。足三里、气海、阴陵泉健脾化湿，气机枢纽恢复有助于体内冬季顺利过渡为春季；阳陵泉为足少阳胆经合穴，气血旺盛，针刺阳陵泉调整少阳经经气，艾灸温热，可达到升阳、助阳的作用，助少阳春升，顺应自然界阳气升发，自然可上提下陷之阳气，诸穴相配，可恢复气机正常的升降出入。若仅从脏腑补泻治疗而不考虑升降浮沉，体内气机仍然紊乱，则泄泻反复。

李东垣言："内伤脾胃，百病由生。"饮食内伤最易损伤脾胃，饮食不节往往造成脾胃的虚损，从而病由之生。泄泻即脾胃虚弱的常见表现，尤其对于老年人，脾胃素虚，很容易引发慢性腹泻，此时我们在针灸治疗时，不仅需要用到脏腑补泻法，还要结合升降浮沉补泻法，以恢复体内气机的正常升降浮沉为目的，从着眼于病到着眼于人，与自然相参，并嘱患者注重饮食宜忌，保持良好心态，生活起居有节。

（二）病案二

吴某，女，25 岁。2021 年 9 月 14 日初诊。

主诉：咳嗽 2 周。

现病史：患者 2 周前感受风寒，后一直咳嗽。刻下症见：咳嗽时作，咯痰，痰多而稀，呈白色泡沫样，平素上腹部疼痛，纳差，食后即胀，大便时有稀溏，并伴有手脚冰凉，神疲气短，舌淡苔薄白，脉细滑数尺弱。

既往史：既往否认其他相关病史。

辅助检查：暂缺。

西医诊断：支气管炎。

中医诊断：咳嗽　痰湿蕴肺。

治法：健脾化湿，培土生金。

取穴：补太白、足三里、三阴交，泻丰隆，平补平泻中脘；其中，太白艾灸。1 日 1 次，1 周 1 疗程。

如此治疗 3 个疗程，患者咳嗽咯痰已除，诸症消失。

按　《素问・咳论》虽有“五脏六腑皆令人咳”之论，然又指出重在“聚于胃，关于肺”。李东垣《脾胃论・脾胃盛衰论》曰：“肺金受邪，由脾胃虚弱，不能生肺，乃所生受病也。故咳嗽气短、气上，皮毛不能御寒，精神少而渴，情惨惨而不乐，皆阳气不足，阴气有余，是体有余而用不足也。”李中梓《证论汇补・痰证》言：“脾为生痰之源，肺为贮痰之器。”本案属于土虚则不能生金，母病及子导致肺气不足，故而感冒后一直咳嗽不愈，加之素体脾阳亏虚，脾气不升，运化失司，痰湿内聚，肺失宣降，肺气上逆，故而咳嗽痰多。太白为脾之原穴，输土穴，又为通于肺金、脾土之穴，补太白，并予以艾灸，有温补脾土而益肺金之效；足三里为足阳明合土穴，伍三阴交共达健脾和胃利湿之效；《玉龙歌》云：“痰多宜向丰隆寻。”丰隆穴为足阳明胃经络穴，从阳络阴，针刺该穴一络通二经，因此它不仅能够化湿祛痰，还能调理脾胃、利气宽胸、和胃降逆；中脘为募穴，八会穴之腑会，能够温中化湿、理气健脾和胃。李学军教授认为本案关键在于辨其病之本，此患者所病咳嗽实为标在肺而本在脾，而并非仅与肺脏相关。正如《慎斋遗书》言：“胃中阳气，贯于五脏之内，假令胃中阳气不到于肺，即是肺之脾胃虚也。”此中“肺之脾胃虚”即是指胃中阳气不升所致之肺病，与本例病机有相通之意。故本案以治其本为主，不治肺而先治脾，选用母经母穴太白，加以艾灸，从而达到补气健脾、培土生金的功用。这也正如《证治准绳》所言：“脾复健运之常，而痰自化矣。”总之，李学军教授在临床上非常注重治病求本，而本则多责之于脾胃。正如《慎斋遗书・卷二・辨证施治》记载：“诸病不愈，必寻到脾胃之中，方无一失……治病不愈，寻到脾胃而愈者甚多。”由此可见在疾病治疗过程中调护脾胃功能的重要性。因此，凡先治病，必先调畅脾胃。同时，在气血的盛衰、气机的升降、津液之清浊等方面，李学军教授也是从脾胃入手进行诊治，并以此作为治疗的指导思想。临床上应用于头痛、眩晕、咳嗽以及鼻炎、高血压、泌尿系统病、消化系统病、妇科病、亚健康、疲劳综合征等疾病时，均取得了较好的疗效。

第三节 经 方 应 用

一、沙参麦冬汤

【来源】《温病条辨》。

【组成】沙参三钱，麦冬三钱，玉竹二钱，生扁豆一钱五分，冬桑叶一钱五分，花粉一钱五分，生甘草一钱。

【用法】水五杯，煮取两杯，日再服。

【功效】清养肺胃，润燥生津。

【主治】温热与燥热之邪伤及肺胃阴分证。症见咽干口渴，干咳少痰，舌红少苔，脉细。

【方解】本方为一首常用的甘寒清润滋补方剂。用于温燥热邪袭人肺胃，以致津液受伤，损及阴分的病证，故治宜甘寒、救其津液。方中北沙参味甘、微苦，性微寒，归肺胃经，具有养阴清肺、益胃生津的作用；麦冬性微寒，味甘，归心肺胃经，具有养阴润肺、益胃生津、清心除烦之功效，二者合用，加强养阴润肺、益胃生津的作用；玉竹性甘微寒，归肺胃经，具养阴润燥、生津止渴的功效；桑叶性苦、甘寒，轻清宣透，疏邪布津，一可凉透燥热外出，二可宣降肺气以布津且载轻清之药上行，三可凉肝以防肝火风阳之升动；天花粉味甘、微苦，性寒凉，能生津止渴，具清热生津、清肺润燥、解毒消痈的作用；扁豆性微温、味甘，归脾胃经，具健脾、化湿、消暑之功效，又可防止上述药物甘寒滋腻而有碍胃之弊；生甘草甘平中和，取“甘守津还”之意，能益胃和中，扶养胃气，使胃气得复，中气内守，则津液化生有源，液生燥解，津复热除。全方共奏滋养肺胃津液之功，兼以健脾助运、宣展肺气。

【配伍特点】以甘寒养阴药为主，配伍辛凉清润和甘平培土之品，全方药性平和，清不过寒，润不呆滞，而清养肺胃之功甚宏，真乃王道之制。

【现代临证】沙参麦冬汤的方源至少可追溯到汉代张仲景的麦门冬汤，经叶天士变通组方，再经吴鞠通冠以方名，完善其症状，明确其治法而成为沿用至今的经典名方沙参麦冬汤。该方被收录于2018年国家中医药管理局发布的《古代经典名方目录(第一批)》中。虽然沙参麦冬汤是一首治疗温病的名方，但从医籍资料记载来看，本方应用范围已远远超出温病，扩展用于治疗小儿口疮、麻疹收没期、房事后失音、噎膈等病证。历代医家基于脏腑表里、五行生克等理论将沙参麦冬汤的应用由外感延至内伤，扩大了其运用范围，但其病机仍不离肺胃阴虚。沙参麦冬汤的现代临床研究进一步扩大了本方的疾病谱。现代医家临床多用沙参麦冬汤及其加减方治疗中医辨证属于“肺胃阴伤证”的各种疾病，如慢性支气管炎、肺炎、慢性阻塞性肺疾病、慢性萎缩性胃炎、食管癌、干眼症等，在肺癌放化疗中的辅助应用也尤为广泛。临证应根据疾病的性质和兼证，辨证论治，随证加减。若余热未清者，加芦根、葛根、金银花；若阴虚热盛者，加玄参、知母、生地黄；若咳甚痰中带血者，加白茅根、藕节炭、炒山栀；潮热、盗汗、咽红者，加炙鳖甲、木蝴蝶、青蒿；久热久咳者，加地骨皮、百合、乌梅。

【临床应用】

刘某，男，49岁。2019年8月19日初诊。

主诉：干咳、咽痒 1 月余。

现病史：患者 1 个多月前受凉后出现干咳、咽痒，西医就诊数次，服用药物不详，但疗效不佳。刻下症：干咳、咽痒，晨起时明显，痰少，时有咽痛，自觉咽部有异物感，饮食尚可，眠时易醒，夜间时觉口干，二便正常，舌红苔黄少津，脉细数。

既往史：既往体健。

查体：局部检查可见咽喉局部轻微充血，黏膜色泽近正常，血管分布清晰；咽、舌根部散在淋巴滤泡多数较大，边缘清楚，高出表面，孤立或成群不定，咽部邻近器官大致正常。

辅助检查：血常规检查正常，胸部 CT 未见明显异常。

辨证分析：咳嗽中医分为外感咳嗽和内伤咳嗽，外感咳嗽又分为风寒袭肺、风热犯肺、风燥伤肺。内伤咳嗽又可以分为痰湿蕴肺、痰热郁肺、肝火犯肺、肺阴亏虚。本案中因夏热秋燥相煎，损伤阴分，肺胃津乏，该患者表现为干咳、咽痒等肺系的症状。肺为燥金之脏，同气相求，燥热易袭肺，燥邪侵犯肺金，而见少痰等阴液缺乏的表现。肺津亏虚，肺系失润则干咳不已、痰少而黏；津不上承则口舌干燥而渴。舌红苔黄少津，脉细数，乃肺热阴虚之象。

西医诊断：慢性咽炎；支气管炎。

中医诊断：咳嗽　肺热阴虚证。

治法：滋阴养肺，清热利咽。

方药：沙参麦冬汤加减。

北沙参 15 g，玉竹 10 g，麦冬 15 g，天花粉 10 g，扁豆 8 g，桑叶 8 g，乌梅 10 g，桔梗 12 g，白茅根 15 g，木蝴蝶 8 g，青果 9 g，酸枣仁 10 g，甘草 6 g。水煎温服，每日 1 剂，早晚分服，共 7 剂。

二诊（2019 年 8 月 26 日）：咽干不适明显减轻，时感咽痒，咽腔黏膜色淡红，在原方基础上加僵蚕 9 g，蝉蜕 9 g，继服 7 剂，服用方法同前。

三诊（2019 年 9 月 2 日）：咽痒与咽部异物感明显好转，自觉无明显不适。查体咽部无充血，淋巴滤泡减少，舌淡红，苔薄白，脉弦细。守原方，继服 7 剂，巩固疗效。嘱患者忌食辛辣、刺激食物，戒烟酒。随访 2 月，未见复发。

按　肺位居上，上焦病不愈，则下传胃腑，而见肺胃受损，故治以甘寒之品。沙参麦冬汤是清代名医吴鞠通为温病后期燥伤肺胃阴分而创立，堪称清养肺胃、生津润燥代表方剂。《温病条辨·上焦篇·秋燥》有云："燥伤肺胃阴分，或热或咳者，沙参麦冬汤主之。"李学军教授以沙参麦冬汤为基础方，在此基础上加入乌梅、白茅根、木蝴蝶、桔梗与青果。乌梅不但具有敛肺止咳、生津止渴等功效，现代药理研究还证实其具有抑菌、抗病毒、抗变态反应等多种作用；白茅根不仅具有凉血止血、清肺胃热等功效，还具有利尿、抗菌及免疫调节等作用；桔梗辛散苦泄，有宣肺祛痰、利咽排脓之功，临床上多用于呼吸系统疾病，是常用的止咳化痰平喘中药之一；木蝴蝶具有清肺止咳利咽、疏肝和胃之功效，主治肺热咳嗽、喉痹、音哑、肝胃气痛、疮口不敛，现代木蝴蝶在临床上主要用于治疗以咳嗽为主症的多个病种；青果常用于治疗咽喉肿痛、咳嗽、烦渴、鱼鳖中毒等。二诊中加入的僵蚕、蝉蜕有散风除热、利咽透疹、解痉之功，尤其在缓解支气管平滑肌痉挛方面有很好的药理作用。全方合用，相得益彰，使诸症悉除。

二、理中丸(汤)

【来源】《伤寒论》。

【组成】人参、干姜、甘草(炙)、白术各三两。

【用法】上四味，捣筛，蜜和为丸，如鸡子黄许大，以沸汤数合，和一丸，研碎，温服之。日三至四服，夜二服。腹中未热，益至三四丸，然不及汤。汤法，以四物依两数切，用水八升，煮取三升，去滓，温服一升，日三服。服汤后，如食顷，饮热粥200 mL左右，微自温，勿揭衣被(现代用法：蜜丸，一日二至三次，每次9 g，开水送下；或按原方比例酌定用量作汤剂，水煎服)。

【功效】温中祛寒，补气健脾。

【主治】(1) 脾胃虚寒证。脘腹绵绵作痛，喜温喜按，呕吐，大便稀溏，脘痞食少，畏寒肢冷，口不渴，舌淡苔白润，脉沉细或沉迟无力。

(2) 阳虚失血证。便血、吐血、衄血或崩漏等，血色暗淡，质清稀。

(3) 脾胃虚寒所致的胸痹；或病后多涎唾；或小儿慢惊等。

【方解】方中干姜温运中焦，以散寒邪为君；人参补气健脾，协助干姜以振奋脾阳为臣；佐以白术健脾燥湿，以促进脾阳健运；使以炙甘草调和诸药，而兼补脾和中，以蜜和丸，取其甘缓之气调补脾胃。

【配伍特点】诸药合用，使中焦重振，脾胃健运，升清降浊机能得以恢复，则吐泻腹痛可愈。

【现代临证】理中丸(汤)是经方中治疗太阴病脾胃虚寒证的主要方剂，经过历代医家对其发展，为温中健脾的代表方和基础方，并衍生出许多相关方剂，如附子理中丸、枳实理中丸等。脾胃为气机升降枢纽，气机失调可引起多种病症，且其他脏腑病变均可导致脾胃功能异常。大量实验研究表明，理中丸有调节肠道菌群，抑制肠蠕动，抗胃溃疡，增强机体抗寒能力等作用。因此理中丸(汤)在现代临床中已被广泛应用于治疗其他系统病证。现临床可用于急、慢性胃炎，胃窦炎，溃疡病，胃下垂，慢性肝炎，慢性心衰，稳定型心绞痛等属脾胃虚寒者。对于慢性胃炎的治疗，理中丸(汤)可明显改善上腹部胀痛、反酸、烧灼感等症状。用理中汤加味可治疗单纯性肠梗阻及慢性泄泻。临证应根据疾病的性质和兼证，辨证论治，随证加减。若脐上筑者，肾气动也，去术，加桂四两；吐多者，去术，加生姜三两；下多者，还用术；悸者，加茯苓二两；渴欲得水者，加术，足前成四两半；腹中痛者，加人参，足前成四两半；寒者，加干姜，足前成四两半；腹满者，去术，加附子一枚。

【临床应用】

张某，男，50岁。2020年5月14日初诊。

主诉：上腹部烧灼样疼痛3月余，加重1周。

现病史：患者3个多月前无明显诱因下反复出现上腹部烧灼样疼痛，近1周加重。在家自行口服西药治疗(名称不详)，但症状时有反复。刻下症：胃脘灼痛，饭后疼痛明显，疼痛时喜温喜按，时有反酸、胀气等不适症状，近期饮食量减少，夜间睡眠较差，小便正常，大便偏稀，1～2日一次。舌体胖，舌淡苔薄白，舌边缘可见齿痕，脉沉细无力。平素体弱、畏寒，少气懒言。

既往史：既往体健。

查体：剑突下压痛(+)，腹软，无包块，未见胃型、肠型及蠕动波，肝脾肋下未触及。

辅助检查：外院胃镜检查示：慢性非萎缩性胃炎活动期。

辨证分析：胃痛多由外感寒邪、饮食所伤、情志不畅和脾胃素虚等病因引发。胃气郁滞、失于和降是胃痛的主要病机。患者因为先天脾胃虚弱、过度劳倦、饮食不节等导致机体发生脾胃损伤。而脾主健运，当脾胃虚弱时人体则会内生湿浊，引发便溏。脾虚还可引发气机阻滞，致使瘀血、脉络瘀阻，横逆犯胃，导致脾胃升降失调，气血不和，进而腹痛隐隐，且患者喜温喜按，为体虚畏寒的表现。而舌苔薄白，舌体胖，边缘可见齿痕，脉沉细无力，乃脾虚湿困之象。

西医诊断：慢性非萎缩性胃炎。

中医诊断：胃痛　脾胃虚寒证。

治法：温中健脾，散寒止痛。

方药：理中丸加减。

党参 15 g，白术 15 g，干姜 6 g，半夏 9 g，丹参 12 g，黄连 6 g，桂枝 8 g，吴茱萸 3 g，陈皮 9 g，香附 8 g，甘松 8 g，砂仁 6 g，浙贝母 10 g，海螵蛸 30 g，炙甘草 6 g。水煎温服，每日 1 剂，早晚分服，共 7 剂。嘱患者禁食生冷、过热、辛辣等刺激性食物。

二诊(2020 年 5 月 21 日)：胃痛症状改善明显，纳食较前增加，夜眠改善，但反酸症状仍明显，继上方加用瓦楞子 30 g，继服 7 剂，水煎温服，每日 1 剂，早晚分服。

三诊(2020 年 5 月 28 日)：患者自诉偶有上腹胀，余无明显不适。守上方去黄连、桂枝、吴茱萸、浙贝母、海螵蛸，继服 7 剂。并嘱患者少食多餐，注意保暖，适当进行体育锻炼。后患者自愈。

按　理中丸首见于《伤寒杂病论》，为温中健脾基本方剂。原方组方严谨，配伍精当，全方具有温中健脾、散寒除湿的功用。李学军教授认为，本方中白术可健脾利湿，党参可健脾益气，二者共为君药；半夏可降逆化痰，丹参可活血通络，干姜可温中止吐、止泻，共为臣药；吴茱萸、黄连、海螵蛸可辛开苦降、寒热平调、抑酸止痛，香附、陈皮、甘松可开郁醒脾、行气止痛，桂枝可温中通阳，共为佐药，药方以甘草调和，可补中气，全方联用共奏温中健脾、理气开郁、通络止痛的良好功效。并嘱患者注意饮食，适当锻炼，可减少症状复发。

三、连朴饮

【来源】清代王孟英《霍乱论》。

【组成】制厚朴二钱，川连姜汁炒、石菖蒲、制半夏各一钱，香豉炒、焦山栀各三钱，芦根二两。

【用法】水煎，温服。

【功效】清热化湿，理气和中。

【主治】湿热蕴伏，霍乱吐利，胸脘痞闷，口渴心烦，小便短赤，舌苔黄腻。

【方解】连朴饮是治疗湿热霍乱的常用方，由黄连、厚朴、石菖蒲、制半夏、山栀、豆豉、芦根七味药组成。方中黄连性味苦寒，苦能燥湿，寒能清热，尤擅于清中焦湿热；厚朴苦燥辛散，行气燥湿，为消胀除满之要药，二者合用，苦降辛开，寒湿并用，共为君药。石菖蒲辛温芳香，化湿浊，醒脾胃，行气滞，除胀满；半夏辛温而燥，为燥湿化痰要药，且善于降逆和胃止呕，二者共为臣药。山栀性味苦寒，助黄连清热燥湿，且可通利三焦，使湿热之邪从三焦而去；淡豆豉芳香化湿，和胃除烦；芦根甘寒质轻，能清透肺胃气分之实热，并能养胃生津，止咳除烦，以防辛温苦寒太过耗伤阴津，而无恋邪之弊，共为佐使药。诸药合用，辛开苦降，寒温并用，清利宣透融为一法，使湿去热清，清升浊降，脾胃调和，痞满自除，吐泻自止。

【配伍特点】诸药相合，清热祛湿，理气和中，清升浊降，则湿热去、脾胃和而吐泻止。

【现代临证】连朴饮，出自清代温病学家王士雄撰著的《霍乱论》卷下："湿热蕴伏而成霍乱，兼能行食涤痰。"主治热霍乱，湿郁热壅，挟秽浊恶气，扰于中宫，"浊不能降而腹痛呕吐，清不能升而泄泻无嚏"。王氏拟"展化宣通"之法治之，以连朴饮祛热化浊而行食滞，斡旋枢机气化。除应用于湿热霍乱外，在中医学异病同治思想的指导下，凡是以湿阻中焦且见湿热并重为主要病机的疾病均可以使用王氏连朴饮加减治疗。现代临床运用中，消化系统疾病的使用最多，本方现代常用于急性胃肠炎、功能性消化不良、胃肠功能紊乱、伤寒、副伤寒等中医辨证属湿热并重者。临证应根据疾病的性质和兼证，辨证论治，随证加减。若腹泻重者，可加白扁豆、薏苡仁、莲子、芡实等以渗湿止泻。

【临床应用】

马某，男，32岁。2019年7月12日初诊。

主诉：上腹部胀满3月余。

现病史：患者3个多月前无明显诱因的情况下出现上腹部胀满，反复发作。刻下症：胃脘胀满，腹部饱胀不适，心烦口苦，恶心欲吐，口渴，时反酸，胸闷不舒，身重困倦，纳差，夜眠尚可，大便质偏稀，解不尽，小便短黄。舌质红，苔黄腻，脉滑数。

既往史：有慢性胃炎病史1年余。

查体：剑突下压痛（＋），腹软，无包块，未见胃型、肠型及蠕动波，肝脾肋下未触及。

辅助检查：胃镜检查示：慢性非萎缩性胃炎活动期。

辨证分析："胃痞"乃由中焦气机不利所致。该患者脘腹胀满，恶心欲吐，大便溏而不爽，兼胸闷不舒，身重困倦，为湿热困脾，脾胃气机升降失常所致。浊气不降反升致吐，清气不升反降致泻，气机不畅而致胸闷不舒，身重困倦；口干苦，心烦口渴，小便短黄，舌质红苔黄腻，脉滑数，皆为湿热化火之热象。

西医诊断：功能性消化不良。

中医诊断：胃痞　湿热中阻证。

治法：清热化湿，理气和中。

方药：连朴饮加减。

黄连6 g，厚朴10 g，黄芩8 g，法半夏10 g，石菖蒲10 g，焦山栀10 g，芦根15 g，竹茹10 g，淡豆豉10 g，葛根15 g，白豆蔻10 g，茵陈15 g，瓜蒌皮10 g，木香10 g，陈皮10 g，海螵蛸40 g，炒谷麦芽各30 g，建曲15 g。水煎温服，每日1剂，早晚分服，共7付。

二诊（2019年7月19日）：药后诸症明显好转，继上方续服7剂。

按　西医认为，功能性消化不良是指一组常见的临床症状，包括上腹饱胀、早饱、烧灼感、嗳气、恶心呕吐以及难以描述的上腹部不适感等。属中医"胃痞"范畴。清代名医薛生白有云："湿热之邪，从表伤者，十之一二，由口鼻入者，十之八九……故多阳明太阴受病。"可见湿热之邪多伤于脾胃。该患者主症见胸脘痞闷不适，大便溏泄，小便短赤，舌苔黄腻。病机属湿热蕴伏中焦，清浊相混，胃失和降，脾失升清所致。李学军教授以连朴饮化裁，取其辛开苦降、清热化湿、理气畅中之功，可使中焦湿化热清，清升浊降，则诸症自除。厚朴行气化湿导滞，黄连清热燥湿，使气行则湿化，湿去热也消。佐以栀子、豆豉清宣胸脘之郁热；石菖蒲芳香化湿而悦脾；半夏燥湿降逆而和胃；竹茹、芦根清热化湿，和胃止呕。加黄芩、葛根、白豆蔻、茵陈以增强清热化湿之功；加木香、陈皮以加强理气和中之功；加海螵蛸收敛制酸；加瓜蒌皮宽胸理气；加谷麦芽、建曲消食化积以开胃。全方诸药合用，共奏清热化湿、理气和中、升清降浊之效。

四、橘皮竹茹汤

【来源】《金匮要略》。

【组成】橘皮二升，竹茹二升，大枣三十枚，生姜半斤，甘草五两，人参一两。

【用法】上六味，以水一斗，煮取三升，温服一升，日三服。

【功效】降逆止呃，益气清热。

【主治】胃虚有热之呃逆。症见呃逆或干呕，虚烦少气，口干，舌红嫩，脉虚数。

【方解】呃逆之证，皆因胃病而起，但有寒热虚实之分。本方所治乃属胃虚有热、气逆不降所致。胃虚宜补，热则宜清，气逆宜降，故立清补降逆之法。方中橘皮行气和胃止呃；竹茹清热安胃以止呃，并用大量，共为君药。人参补气扶正，与橘皮合用，行中有补；生姜和胃止呕，与竹茹合用，清中有温，共为臣药。甘草、大枣助人参以益气和胃，并调药性，是为佐使药。

【配伍特点】诸药合用，补胃虚，清胃热，降胃逆，且补而不滞，清而不寒，对于胃虚有热之呃逆、干呕，最为适合。如由于实热或虚寒而致者，则非所宜。

【现代临证】橘皮竹茹汤源自东汉末年张仲景《金匮要略·呕吐哕下利病脉证治》，原文为"哕逆者，橘皮竹茹汤……日三服"。主要用于临床胃虚有热导致的呕逆。基于橘皮竹茹汤化学成分进行的网络药理学研究，筛选出了橘皮竹茹汤的活性成分，包括人参皂苷 Rb1、槲皮素、6-姜酚、芸香柚皮苷、甘草苷、甘草酸、橙皮苷、美洲茶酸、甘草酚、甘草素。通过富集分析，结果表明橘皮竹茹可能通过癌症通路、Rap1 信号通路、PI3K-Akt 信号通路和 Ras 信号通路等发挥治疗作用。目前橘皮竹茹汤临床上广泛用于治疗反流性食管炎、呃逆、消化性溃疡、胆汁反流性胃炎、妊娠恶阻(妊娠呕吐)及糖尿病胃轻瘫等。临证应根据疾病的性质和兼证，辨证论治，随证加减。若胃热呕逆兼气阴两伤者，可加麦冬、茯苓、半夏、枇杷叶以养阴和胃；兼胃阴不足者，可加麦冬、沙参、玉竹、石斛等养胃阴；胃热呃逆，气不虚者，可去人参、甘草、大枣，加柿蒂、石斛、代赭石降逆止呃。

【临床应用】

史某，女，43 岁。2019 年 2 月 7 日初诊。

主诉：吐酸、胸骨后烧灼感半年。

现病史：患者平素性情急躁，半年前无明显诱因下出现吐酸、胸骨后灼热感，反复发作。刻下症：吐酸、胸骨后烧灼感，嗳气，饭后明显，时有胃痛，严重时恶心欲吐，晨起时口干口苦明显，情绪波动时上述症状明显加重。纳差，夜眠尚可，二便调。舌淡红，苔黄腻，脉弦数。

既往史：既往体健。

查体：腹平软，全腹未见胃型、肠型及蠕动波，剑突下压痛(一)，肝脾肋下未扪及。

辅助检查：胃镜检查示：① 胆汁反流。② 慢性非萎缩性胃炎活动期。

辨证分析：吐酸以酸水由胃中上泛，或随即咽下，或由口中吐出等症状为特征，多由肝气郁结，胃气不和而发。患者中年女性，吐酸、胸骨后灼热感，伴嗳气及恶心，与情绪波动有关，证属肝郁化热，湿浊中阻，致气机升降失调；舌淡红，苔黄腻，脉弦数，皆属肝胃郁热之象。

西医诊断：胃食管反流。

中医诊断：吐酸　肝胃郁热证。

治法：泄肝和胃，苦辛通降。

方药：橘皮竹茹汤加减。

橘皮、橘络各 8 g，姜竹茹 10 g，姜半夏 10 g，黄连 6 g，厚朴 10 g，茯苓 20 g，枳壳 10 g，白芍 15 g，白蒺藜 10 g，太子参 10 g，合欢皮花各 15 g，绿萼梅 10 g，百合 20 g，甘草 6 g。水煎温服，每日 1 剂，早晚分服，共 10 剂。

二诊(2019 年 2 月 17 日)：服药后吐酸及胸骨后烧灼感均有所减轻，但胃口欠佳，偶有上腹饱胀感，原方加佛手 10 g，炒谷麦芽各 30 g。再服 10 剂。另嘱患者忌食辛辣、刺激等食物，调畅情志。2 月后随访，患者无明显不适。

按　《素问·至真要大论》言："诸呕吐酸，暴注下迫，皆属于热。"本例患者症状由情志触发，人之情志变化与肝最为相关，七情内伤则致肝失疏泄，不得条达，肝木犯于阳明燥土，肝胃之气郁结，郁久化热，致使灼烧感、反酸、胃痛等症得生，甚则出现恶心欲吐。《医旨绪余·论五郁》中有云："郁实有火，则正治以折火，从治以升提木气顺其气，正如《经》曰：'轻者正治，重者从治，从其性而升。'"这为我们对肝郁化火提供了治疗原则。李学军教授予以橘皮竹茹汤加橘络以通络止痛，加枳壳、厚朴、合欢皮花、绿萼梅、白蒺藜疏肝和胃、平肝解郁、活血祛风；加姜半夏、黄连和胃降逆、清热燥湿；加太子参、白芍、百合益气养阴、柔肝止痛、宁心安神。二诊时患者诸证平，唯食欲欠佳，偶有上腹饱胀感，加佛手、炒谷麦芽进一步理气和胃消食，助其运化。药证相投，故可获良效。

五、桂枝汤

【来源】又名阳旦汤，首载于《伤寒杂病论》。

【组成】桂枝(去皮)三两，芍药三两，生姜(切)三两，大枣(擘)十二枚，甘草(炙)二两。

【用法】上五味，(哎)咀，以水七升，微火煮取三升，去滓，适寒温，服一升。服已须臾，啜热稀粥一升余，以助药力。温覆令一时许，遍身漐漐微似有汗者益佳，不可令如水流漓，病必不除。若一服汗出病瘥，停后服，不必尽剂；若不汗，更服，依前法；又不汗，后服小促其间，半日许，令三服尽。若病重者，一日一夜服，周时观之。服一剂尽，病证犹在者，更作服；若汗不出，乃服二至三剂。禁生冷、黏滑、肉面、五辛、酒酪、臭恶等物(现代用法：水煎服，温覆取微汗)。

【功效】解肌发表，调和营卫。

【主治】外感风寒表虚证。症见头痛发热，汗出恶风，鼻鸣干呕，苔白不渴，脉浮缓或浮弱者。

【方解】本方证为风寒伤人肌表，腠理不固，卫气外泄，营阴不得内守，肺胃失和所致。治疗以解肌发表，调和营卫为主。本方证属表虚，腠理不固，且卫强营弱，所以既用桂枝为君药，解肌发表，散外感风寒，又用芍药为臣，益阴敛营。桂、芍相合，一治卫强，一治营弱，合则调和营卫，是相须为用。生姜辛温，既助桂枝解肌，又能暖胃止呕。大枣甘平，既能益气补中，又能滋脾生津。姜、枣相合，还可以升腾脾胃生发之气而调和营卫，所以并为佐药。炙甘草之用有二：一为佐药，益气和中，合桂枝以解肌，合芍药以益阴；一为使药，调和诸药。所以本方虽只有五味药，但配伍严谨，散中有补，正如柯琴在《伤寒论附翼》中赞桂枝汤"为仲景群方之魁，乃滋阴和阳，调和营卫，解肌发汗之总方也"。

【配伍特点】桂枝辛温，辛能散邪，温从阳而扶卫，故为君药。芍药酸寒，酸能敛汗，寒走阴而益营。桂枝君芍药，是于发散中寓敛汗之意；芍药臣桂枝，是于固表中有微汗之道焉。生姜之辛，佐桂枝以解肌表；大枣之甘，佐芍药以和营里。甘草甘平，有安内攘外之能，用以调和中气，即以调和表里，且以调和诸药矣。以桂、芍之相须，姜、枣之相得，借甘草之调和阳表阴里，气卫血营，并行而不悖，是刚柔相济以为和也。

【现代临证】桂枝汤出自东汉医圣张仲景的《伤寒论》，虽然只有桂枝、芍药、生姜、大枣、甘草 5 味药材组方，但现代药理研究表明桂枝汤对体温、汗腺分泌、血压、免疫功能以及肠胃运动均有调节作用，而且还具有抗炎、抗菌、抗病毒、降血糖和保护心血管的作用。其发挥促汗腺分泌、体温双向调节以及治疗发热、恶风寒表证时有抗炎、抗菌、抗病毒、镇静、镇痛等作用，则为"汗剂"；其发挥双向调节体温、胃肠运动、降血糖血压等作用时，则为"和剂"；其发挥保护心脏的作用时，则为"补剂"。历代医家以桂枝汤为基础进行加减，衍生出很多行之有效的方剂。如治疗外证，辨证偏于阳的复方有桂枝加桂汤、桂枝甘草汤、桂枝甘草龙骨牡蛎汤、桂枝加附子汤、桂枝附子汤、桂枝去芍药汤，偏于阴的复方有桂枝新加汤、芍药甘草汤、桂枝加芍药汤、桂枝去桂加白术茯苓汤，偏于升的复方有桂枝加葛根汤，偏于降的复方有桂枝加厚朴杏子汤、瓜蒌桂枝汤；治疗内证时，偏于守中调内脏的复方有小建中汤、四逆汤、黄芪建中汤，偏于通行经络的复方有黄芪桂枝五物汤等。现临床上常用于感冒、流行性感冒、原因不明的低热、产后及病后的低热、妊娠呕吐、多形红斑、冻疮、荨麻疹等属营卫不和者。临证应根据疾病的性质和兼证，辨证论治，随证加减。恶风寒较甚者，宜加防风、荆芥、淡豆豉疏散风寒；体质素虚者，宜加黄芪、党参、黄精补中益气，以扶正祛邪；兼见咳喘者，宜加杏仁、苏子、桔梗宣肺止咳，降逆平喘。

【临床应用】

方某，女，52 岁。2020 年 5 月 25 日初诊。

主诉：反复咳嗽咳痰 3 余年，再发半月。

现病史：患者于 3 年前无明显诱因下出现咳嗽咳痰，痰白稀，反复发作，好发于春季，每遇冷风或闻及刺激气味加剧。多次就诊于外院，口服抗生素，效果欠佳。半个月前外出受风后咳嗽再发并加剧，伴咳痰，就诊于家门口诊所，经口服阿莫西林胶囊后，咳嗽减轻，痰量稍减少，但仍有咳嗽未完全缓解。早晚天凉时易咳嗽，遇冷空气易诱发。刻下症：咳嗽时作，咳少许白稀痰，恶风怕冷，夜间咳嗽频繁，影响睡眠，大便溏，舌淡红，苔薄白，脉缓。

既往史：既往体健。

查体：呼吸音稍粗，双肺未闻及哮鸣音。腹平软，全腹未见胃型、肠型及蠕动波，剑突下压痛(一)，肝脾肋下未扪及。

辅助检查：肺部 CT 未见明显异常。

辨证分析：患者咳嗽多年，肺气受损，更易反复感受风寒。就诊时患者咳嗽再发，且伴恶风、怕冷，舌淡红，苔薄白，脉缓，此乃一派太阳表虚之象。《伤寒论》中阐述了太阳中风证的病机，为风邪侵袭肌表，正邪相争而发热，卫气奋起抗邪，不能顾护营阴则汗出。太阳中风发病机制，实为在里之气血不足，营卫虚弱不能护卫肌表，由此而出现汗出、恶寒等症状，属桂枝汤证。加之患者反复感受外邪，卫表不固，肺气虚弱，故咳嗽咳痰症状反复出现，稍有外感，皆可触发；舌淡红，苔薄白，脉缓，为气虚之表现。

西医诊断：支气管炎。

中医诊断：咳嗽　肺气虚证。

治法：解表祛风，调和营卫，益气固表。

方药：桂枝汤合玉屏风散加减。

桂枝 10 g，白芍 15 g，防风 8 g，白术 15 g，生黄芪 15 g，党参 15 g，茯苓 15 g，细辛 3 g，当归 10 g，生姜 6 g，大枣 10 g，炙甘草 5 g。水煎温服，每日 1 剂，早晚分服，共 7 剂。

二诊(2020 年 6 月 3 日)：服药后诸症较前好转，咳嗽减轻，二便调，饮食、睡眠尚可，但仍感体寒，舌淡红偏暗，苔白，脉缓。故上方去生姜，加干姜 6 g。水煎温服，每日 1 剂，早晚分服，共 7 剂。

三诊(2020 年 6 月 10 日)：无明显咳嗽咳痰，舌淡红，苔白，脉缓。诸症缓解，续用前方 7 剂巩固治疗。

按　清代名医尤怡认为："桂枝汤外证得之能解肌祛邪气，内证得之能补虚调阴阳。"李学军教授认为患者反复咳嗽三年不愈，根源在于营卫不和、肺卫不固，《温热论》云："温邪上受，首先犯肺。"说明肺为娇脏，易受外邪侵袭。患者稍受风寒，咳嗽复发或加重，故首当调和营卫、益气固表、健脾补肺，予桂枝汤合玉屏风散治疗。原方中加细辛，辛散温通，外能发散风寒，合桂枝增强外散风寒之功；内可温肺化饮，合生姜增加止咳化痰之效。加党参、茯苓，有四君子汤之意，健脾益气。加当归补血，配合党参、生黄芪益气补血，扶助正气，以固护卫气。二诊服药后，患者咳嗽、恶风等症状明显好转，仍自觉怕冷，故上方去生姜改干姜走里，温脾阳，寓理中汤温中健脾、散寒除湿之意，合细辛，增强温肺化饮之功，杜绝痰湿内生之患。三诊患者服前方后，诸症缓解，故继续予桂枝汤合玉屏风散、理中汤调和营卫、益气固表、温中健脾、止咳化痰，调其体质而防其复发。

六、芍药甘草汤

【来源】又名戊己汤，出自《伤寒论》。

【组成】芍药四两，甘草四两。

【用法】上二味，以水三升，煮取一升五合，去滓，分温再服。

【功效】调和肝脾，缓急止痛。

【主治】(1) 气血不足筋急证：筋脉拘急，肌肉疼痛或跳动，筋脉或关节屈伸不利，或关节活动疼痛，两目干涩，手足心热，或倦怠乏力，舌红，脉细弱。

(2) 胃气阴虚证：胃脘隐痛，或挛急疼痛，口干舌燥，大便干结，小便短少，饮食不佳，纳谷无味，舌红，少苔，脉细或弦细。

【方解】方中芍药补血益营，养阴柔筋。甘草益气和中，缓急舒筋。方药酸甘化阴而养血，柔筋缓急而舒筋，善治筋脉拘急挛紧。

【配伍特点】二药相伍，酸甘化阴，调和肝脾，有柔筋止痛之效。

【现代临证】芍药甘草汤出自《伤寒论》："伤寒脉浮，自汗出……若厥愈足温者，更作芍药甘草汤与之，其脚即伸。"原方用于太阳病变证之阴阳两虚证的治疗，在辨治要点中归为芍药甘草汤证，病机为阴液不足，筋脉失养，主治脚挛急或经脉挛急。药理研究发现，芍药甘草汤主要含有黄酮类、三萜皂苷类、单萜糖苷类、酚酸类、鞣质类、生物碱类、糖类等化学成分，具有抗炎、镇痛、镇静、解除平滑肌痉挛、保护胃黏膜、抗乙肝病毒、抗肝纤维化、增强免疫、通便等多种药理学作用。现代临床研究认为，凡证属阴血不足，筋脉失养拘急者皆可应用。临证选用芍药甘草汤治疗西医疾病还可用于：① 运动、神经疾病：不宁腿综合征、腓肠肌痉挛、颜面抽搐痉挛、脑中风后肢体痉挛、先天性或萎缩性肌强直等。② 血管及血液疾病：血栓闭塞性脉管炎、血管平滑肌痉挛、血小板减少性紫癜或过敏性紫癜等。③ 呼吸疾病：支气管炎、支气管哮喘等。④ 泌尿疾病：特发性肾出血、慢性肾盂肾炎等。⑤ 骨伤疾病：关节损伤、骨质增生，骨头炎、腰扭伤等。⑥ 妇科疾病：急性乳腺炎、慢性盆腔炎、急性附件炎等。⑦ 其他疾病：荨麻疹、类风湿性关节炎、高睾酮血症、高泌乳素血症性阳痿。临证应根据疾病的性质和兼证，辨证论治，随证加减。若阴虚者，加麦冬、石斛、玉竹，以滋补阴津；若脘腹疼痛者，加石斛、延胡索、川楝子，以益阴行气、活血止痛；若大便干者，加生地、玄参、麦冬，以滋阴通便等。

【临床应用】

方某，男，43 岁。2020 年 7 月 16 日初诊。

主诉：上腹部隐痛 2 月余，加重 1 周。

现病史：患者自诉近 2 月反复出现上腹部隐痛，情绪明显波动时及受凉后诱发，1 周前因不慎进食冷饮后疼痛症状加重。刻下症：胃脘疼痛隐隐，时伴有上腹部饱胀感，偶有嗳气，无明显反酸、恶心欲吐等不适，纳食稍差，夜眠基本正常，小便调，大便先干后稀，舌淡红，苔薄黄，脉弦细。

既往史：既往体健。

查体：呼吸音清，双肺未闻及哮鸣音。腹平软，全腹未见胃型、肠型及蠕动波，剑突下压痛(+)，肝脾肋下未扪及。

辅助检查：2020 年 6 月 8 日本院胃镜检查示：慢性非萎缩性胃炎活动期。

辨证分析：《黄帝内经素问·六元正纪大论》云："木郁之发，民病胃脘当心而痛。"《黄帝内经灵枢·邪气脏腑病形》亦言："胃病者，腹䐜胀，胃脘当心而痛。"本案中患者上腹部隐痛，当辨为胃脘痛。胃气郁滞、失于和降是胃痛的主要病机。肝横逆犯胃，可致胃气不降，致气机阻滞，易形成肝胃不和证。该患者肝气郁结，横逆犯胃，胃气阻滞，故胃脘部疼痛胀满；肝失疏泄，气机违和，故嗳气时作；肝木侮土，肝脾不调，故大便不畅，时干时稀。舌红，苔薄黄，脉弦乃肝气犯胃之象。

西医诊断：慢性非萎缩性胃炎。

中医诊断：胃痛　肝胃不和证。

治法：疏肝解郁，理气止痛。

方药：芍药甘草汤加减。

白芍 30 g，延胡索 15 g，香附 12 g，赤芍 20 g，丹参 12 g，陈皮 10 g，姜半夏 15 g，广木香 10 g，茯苓 20 g，枳壳 10 g，炙甘草 15 g。水煎温服，每日 1 剂，早晚分服，共 7 剂。

二诊(2020 年 7 月 23 日)：服药后诸症较前好转，二便调，饮食、睡眠尚可，守上方继服 7 剂巩固治疗。并嘱患者注意保暖，少食多餐。

按　脾胃为气机升降枢纽，肝主疏泄，主要作用为调理气机，有助于脾运化升清阳，同时协助胃消腐谷物。柯韵伯《伤寒附翼》云："脾不能为胃行其津液以灌四旁，故足挛急，用甘草生阳明之津，芍药以和太阴之液，其脚即伸，此亦用阴和阳法也。"本案中李学军教授以芍药甘草汤为基础方调和肝脾、缓急止痛，加用延胡索、香附、丹参、陈皮、姜半夏、广木香、茯苓、枳壳等药物。其中延胡索、赤芍、丹参可活血、止痛、行气；香附、陈皮、广木香、枳壳可疏肝理气、和胃止痛；姜半夏、茯苓降逆止呕、健脾化湿；炙甘草还有清热解毒、润燥止咳、补脾和胃等功效。诸药联合使用，以理气开胃、疏肝解郁、和胃止痛、调和脾胃等为治疗原则，标本兼治，以达到缓解临床症状、促进胃黏膜修复、改善预后等疗效。

七、茯苓桂枝甘草大枣汤

【来源】出自《伤寒论》。

【组成】茯苓半斤，甘草二两，炙大枣十五枚（擘），桂枝四两。

【用法】上四味，以甘澜水一斗，先煮茯苓，减二升，内诸药，煮取三升，去滓，温服一升，日三服。甘澜水做法：取水二斗，置大盆内，以杓扬之，水上有珠子五六千颗相逐，取用之。

【功效】温通心阳，化气行水。

【主治】(1) 心阳不足证：以脐下悸动、感觉气从少腹上冲，呈发作性，腹中无形质可查为辨证要点。主要症状为脐下悸动，腹中痛或者少腹拘急，小便不利，眩晕、呕吐、心悸，短气，口干不欲多饮水；舌质淡，舌苔白滑。

(2) 常用于神经衰弱、心悸、慢性胃炎等属于心阳不足、镇摄元权、欲作奔豚者。

【方解】方中重用茯苓为主药，淡渗利水，引水下行，并能宁心定悸；桂枝散寒降逆，通阳化气利水；大枣、炙甘草与茯苓相配，健脾益气，培土制水，与桂枝相配，辛甘合化，温通心阳，防水饮上逆。共奏温通心阳，化气利水之功。甘澜水的制作法是将水扬数遍，以去其水寒阴凝之性，用之煮药则不助阴而有益于阳。钱潢《伤寒溯源集》云："用甘澜水者，动则其性属阳，扬则其性下走故也。"

【配伍特点】四味合用，共奏温通心阳、化气利水、降饮止逆、交通心肾之功。

【现代临证】茯苓与桂枝的经典配伍见于《注解伤寒论·辨太阳病脉证并治第六》篇中："发汗后，其人脐下悸者，欲作奔豚，茯苓桂枝甘草大枣汤主之。"茯苓桂枝甘草大枣汤是治疗"发汗后，其人脐下悸者，欲作奔豚"的方剂。所谓奔豚，是指气从少腹上冲至胸咽的疾病，属于现代医学中的胃肠神经官能症。《得配本草》认为，桂枝"得茯苓，御水气之上犯以保心"；《伤寒贯珠集》言："桂枝、甘草，辛甘相合，乃生阳化气之良剂也。"故桂枝、茯苓、甘草三味相合具有温阳化气、安神利水的作用。苓桂甘枣汤其中的有效成分具有健胃、缓解胃肠道痉挛及利尿、强心等作用。现代临床上常用于：① 以心动悸、气上冲等精神神经症状为主要表现的疾病，如癔病、神经衰弱、心血管神经官能症、腹主动脉瘤、奔豚病等。② 包含"腹中有物上冲胸"的症状，表现为呕吐、腹痛的疾病，如慢性胃炎、胃肠神经官能症、消化不良、胃肠道功能紊乱、胃液分泌过多等。③ 其他方面：失眠、耳源性眩晕、妇女更年期综合征、心源性水肿等。

【临床应用】

陈某，女，49岁。2021年2月10日初诊。

主诉：停经后反复潮热、出汗半年。

现病史：患者自诉在半年前闭经后，开始出现周身潮热，出汗，怕冷，夜寐欠安多梦，症状时轻时重。刻下症：不时汗出，潮热时作，汗后怕冷头晕，口干，倦怠，夜眠不安，多梦，纳差，矢气多。舌淡红，苔薄白，脉细。

既往史：既往体健。

查体：呼吸音清，双肺未闻及哮鸣音。腹平软，全腹未见胃型、肠型及蠕动波，剑突下压痛(一),肝脾肋下未扪及。

辅助检查:暂无。

辨证分析:中医认为:肾主五液,入心为汗。汗为心之液,由精气所化生。张景岳《景岳全书·汗证》云:“不得谓盗汗必属阴虚也”,“盗汗亦多阳虚也”。患者心烦胸闷,汗出涔涔,提示病在心营;神志恍惚,心烦不宁,病在心神;烦热便溏,病在心脾;头晕耳鸣,脘痞难寐,病在心脾肾。另有出汗、多梦、心悸、怕冷等症,属心阳不足;而心中烦躁、潮热,则属心阴虚。舌稍红,苔薄白,脉细,则为阴阳皆不足之象。

西医诊断:更年期综合征。

中医诊断:汗证　心阴阳两虚证。

治法:养心安神,调和阴阳。

方药:桂枝茯苓甘草汤合酸枣仁汤、甘草小麦大枣汤加减。

茯苓 20 g,桂枝 6 g,炙甘草 8 g,生姜 4 片,酸枣仁 20 g,白芍 15 g,川芎 5 g,知母 10 g,浮小麦 30 g,大枣 12 g,佛手 10 g。水煎温服,每日 1 剂,早晚分服,共 7 剂。

二诊(2021 年 2 月 17 日):夜寐改善,潮热出汗减轻,舌脉如上。守一诊方加百合 20 g,五味子 6 g,继服 7 剂。

三诊(2021 年 3 月 10 日):自行停药之后再次出现夜眠差,潮热出汗,头晕,腰酸痛,纳差,大便细软,每日 1～2 次。舌稍红,苔薄白,脉细。继二诊方去生姜,另加龙骨 30 g,煅牡蛎 30 g,薤白 10 g,继服 7 剂。后患者症状明显改善。嘱患者日常生活中放松心情。

按　更年期综合征是指妇女在绝经前后雌激素减少出现的系列躯体及心理症状,在临床治疗上常常从肾入手,而实际上临床中还可以看到以心病为主的案例,无论是从肾论治还是从心论治,都离不开对阴阳的判定。《素问·四气调神大论》说:“故阴阳四时者,万物之终始也,死生之本也,逆之则灾害生,从之则苛疾不起,是谓得道。”李学军教授认为,该患者属于心阴心阳均不足,故用茯苓桂枝甘草大枣汤温通心阳,化气利水,交通心肾;茯苓甘草汤以温补心阳,合用酸枣仁汤、甘草小麦大枣汤以滋补心阴、安神宁心。其中茯苓淡渗利水,引水下行,并能宁心定悸;桂枝散寒降逆,通阳化气利水;大枣、炙甘草与茯苓相配,健脾益气,培土制水,与桂枝相配,辛甘合化,温通心阳;川芎、佛手行气开郁;知母、白芍生津润除烦、敛阴止汗;酸枣仁、浮小麦宁心安神。全方共奏调和阴阳,兼调理肝脾,养心安神之效,服药之后,症状很快得以改善。二、三诊时,辨证加用收敛固涩、通阳散结、益气生津、宁心安神之品,疗效彰显。

八、枳实薤白桂枝汤

【来源】《金匮要略》。

【组成】枳实四枚,厚朴四两,薤白半升,桂枝一两,瓜蒌一枚(捣)。

【用法】以水五升,先煮枳实、厚朴,取二升,去滓,内诸药,煮数沸,分三次温服(现代用法:水煎服)。

【功效】通阳散结,祛痰下气。

【主治】胸阳不振、痰气互结之胸痹。症见胸满而痛,甚或胸痛彻背,喘息咳唾,短气,气从胁下冲逆,上攻心胸,或者寒伤阳明太阴证,舌苔白腻,脉沉弦或紧。

【方解】本方证因胸阳不振,痰浊中阻,气结于胸所致。胸阳不振,津液不布,聚而成痰,痰为阴邪，易阻气机，结于胸中，则胸满而痛，甚或胸痛彻背；痰浊阻滞，肺失宣降，故见咳唾喘息、短气；胸阳不振则阴寒之气上逆，故有气从胁下冲逆，上攻心胸之候。治当通阳散结，祛痰下气。方中瓜蒌味甘性寒入肺，涤痰散结，开胸通痹；薤白辛温，通阳散结，化痰散寒，能散胸中凝滞之阴寒、化上焦结聚之痰浊、宣胸中阳气以宽胸，乃治疗胸痹之要药，共为君药。枳实下气破结，消痞除满；厚朴燥湿化痰，下气除满，二者同用，共助君药宽胸散结、下气除满、通阳化痰之效，均为臣药。佐以桂枝通阳散寒，降逆平冲。诸药配伍，使胸阳振，痰浊降，阴寒消，气机畅，则胸痹而气逆上冲诸证可除。

【配伍特点】一是寓降逆平冲于行气之中，以恢复气机之升降；二是寓散寒化痰于理气之内，以宣通阴寒痰浊之痹阻。

【现代临证】枳实薤白桂枝汤源于《金匮要略·胸痹心痛短气病脉证治第九》，原文载"胸痹心中痞，留气结在胸，胸满，胁下逆抢心，枳实薤白桂枝汤主之"，大部分学者将其应用于心系疾病，如用该方加减联合护理干预治疗不稳定型心绞痛和冠心病、治疗痰浊闭阻型病毒性心肌炎等，均取得良好疗效。部分学者在"心胃同病"的指导思想下将其应用于消化系统疾病，如治疗气滞痰阻型反流性食管炎、功能性消化不良，也疗效显著。少数医家通过灵活辨证，巧用该方加减治疗其他各种杂病，如治疗肩周炎、腰椎间盘突出症、梅尼埃综合征，也取得了理想效果。现代药理分析证实，本方具有扩张冠状动脉、增大冠状动脉血流量、增强抗缺氧能力等作用。故目前临床也常用于治疗冠心病心绞痛、肋间神经病、非化脓性肋软骨炎等。临证应根据疾病的性质和兼证，辨证论治，随证加减。若寒重者，可酌加干姜、细辛、附子以助通阳散寒之力；气滞重者，可加重厚朴、枳实用量以助理气行滞之力；痰浊重者，可酌加半夏、贝母、茯苓以助消痰之力。

【临床应用】

林某，男，52岁。2021年1月18日初诊。

主诉：腰部疼痛半年。

现病史：患者半年前劳累后出现腰部疼痛，伴左侧下肢麻木，休息后症状可缓解，但遇阴雨天气症状明显加重。半年中症状间或出现，严重时自行敷贴膏药，但未予系统治疗。刻下症：自觉腰部疼痛频率增多，常在天气转变和劳作后加重，左侧下肢麻木，双下肢无明显水肿，并自觉头目昏沉，身重乏力，形体肥胖，饮食、睡眠尚可，二便调，舌红、苔白腻，脉弦滑而沉。

既往史：既往体健。

查体：左侧直腿抬高试验(＋)，左侧"4"字试验(＋)，双侧肾区叩击痛(－)。

辅助检查：腰椎间盘CT示：① $L_{4\sim5}$节段椎间盘突出。② 腰椎退行性改变。

辨证分析：本案患者形体肥胖，素有痰湿，加之常年从事体力劳动，易在休息和保养不当之时感受寒邪而不自知，并合并腰部经络损伤，致使寒邪和痰湿均阻滞于腰部，局部营卫失荣，故出现腰痛及局部麻木感；且痰湿阻滞，脾不升清，清阳不能上荣于头目，出现头目昏沉及乏力。舌红，苔白腻，脉弦滑而沉，符合痰湿之象。

西医诊断：腰椎间盘突出症。

中医诊断：腰痛　寒凝痰滞证。

治法：温阳散寒，祛湿化痰，通络止痛。

方药：枳实薤白桂枝汤加减。

枳实15 g，厚朴15 g，桂枝15 g，瓜蒌20 g，薤白15 g，清半夏10 g，党参片15 g，白术

20 g，白芍 20 g，丹参 20 g，木瓜 15 g，干姜 6 g，延胡索 10 g，炙甘草 15 g，葶苈子 25 g（包煎）。水煎温服，每日 1 剂，早晚分服，共 7 剂。

二诊（2021 年 1 月 25 日）：腰痛症状明显改善，舌质淡红，苔薄白，脉弦滑。守上方继服 14 剂，后愈。嘱日常生活中避免重体力劳动，适当进行腰背肌功能锻炼。

按　《灵枢·刺节真邪》曰："腰脊者，身之大关节也。"腰脊作为身体转侧运动的枢纽，在人体中有着不可替代的作用。李学军教授认为，该患者痰湿日久，兼风寒损伤经络，致使经络痹阻、气血不畅则腰痛。其腰痛的病因病机主要为寒邪外感，兼痰湿内困，经脉痹阻，不通则痛，因此治疗亦以"温""通"为大法，以温助通，达到通则不痛的目的。方用枳实薤白桂枝汤合人参汤加葶苈子，重用瓜蒌、葶苈子祛痰湿，又佐以半夏、薤白增强祛湿化痰之效，兼用桂枝、干姜温阳散寒，党参益气，桂枝、白术引药至经络、体表，枳实、厚朴行气化湿，丹参、木瓜、延胡索舒筋活络、化瘀定痛，白芍、甘草缓急止痛。全方祛湿化痰、温阳通络、散寒止痛，故能取效。

九、天麻钩藤饮

【来源】《中医内科杂病证治新义》。

【组成】天麻 9 g，川牛膝、钩藤各 12 g，石决明 18 g，山栀、杜仲、黄芩、益母草、桑寄生、夜交藤、朱茯神各 9 g。

【用法】水煎，分 2～3 次服。

【功效】平肝息风，清热活血，补益肝肾。

【主治】肝阳偏亢，肝风上扰证。症见头痛，眩晕，失眠多梦，或口苦面红，舌红苔黄，脉弦或数。

【方解】本方证由肝肾不足、肝阳偏亢、生风化热所致。肝阳偏亢，风阳上扰，故头痛、眩晕；肝阳有余，化热扰心，故心神不安、失眠多梦等。证属本虚标实，而以标实为主，治以平肝息风为主，佐以清热安神、补益肝肾之法。方中天麻、钩藤平肝息风，为君药。石决明咸寒质重，功能平肝潜阳，并能除热明目，与君药合用，加强平肝息风之力；川牛膝引血下行，兼益肝肾，并能活血利水，共为臣药。杜仲、桑寄生补益肝肾以治本；栀子、黄芩清肝降火，以折其亢阳；益母草合川牛膝活血利水，有利于平降肝阳；夜交藤、朱茯神宁心安神，均为佐药。诸药合用，共成平肝息风、清热活血、补益肝肾之剂。

【配伍特点】清平养并用，主以平肝；心肝肾同治，重在治肝。

【现代临证】本方是治疗肝阳偏亢、肝风上扰的常用方。原书《中医内科杂病证治新义》中记载此方"治高血压头痛、眩晕、失眠"。现代药理学研究显示，天麻钩藤饮的降压机理可能与干预内皮功能释放扩血管因子、降低循环和组织局部的 Ang-2 与促进心肌间质胶原蛋白的降解有关。此外，还可以提高机体抗氧化能力，以及通过改善脂代谢及保护靶器官等作用降低心血管疾病发生的风险。现临床上将天麻钩藤饮广泛应用于治疗高血压、脑出血、偏头痛、儿童多发性抽动症等多种疾病。临证应根据疾病的性质和兼证，辨证论治，随证加减。眩晕头痛剧者，可酌加羚羊角、龙骨、牡蛎等，以增强平肝潜阳息风之力；若肝火盛，口苦面赤，心烦易怒，加龙胆草、茵陈蒿、夏枯草，以加强清肝泻火之功；脉弦而细者，宜加生地、枸杞子、何首乌以滋补肝肾。

【临床应用】

孙某，男，47岁。2021年3月7日初诊。

主诉：头晕头昏1个月，加重2天。

现病史：患者1个月前在工作过度劳累后会感到头晕，时有神疲乏力，休息后症状可稍缓解，遂未予以重视。2天前长时间加班后，自觉上述症状有所加重，今日晨起时头目眩晕，头昏头痛，恶心欲呕，并伴有心慌、心悸等不适，故前来我科就诊。刻下症：头晕目眩、头昏头痛，身体困倦，口干苦，身热，烦躁易怒，腰腿酸困，夜眠欠佳，难以入睡且多梦，纳可，二便尚可，舌红苔白，脉弦细而数。

既往史：平素血压偏高，未规律治疗，具体血压水平不详。

查体：BP：155/95 mmHg，HR 95次/分，呼吸音清，双肺未闻及哮鸣音。腹平软，全腹未见胃型、肠型及蠕动波，剑突下压痛(－)，肝脾肋下未扪及。

辅助检查：头颅CT平扫未见明显异常。

辨证分析：眩晕是因机体对空间定位障碍而产生的一种动性或位置性错觉。患者头晕、头痛反复发作，休息后可缓解，当辨为眩晕。《黄帝内经》认为"诸风掉眩，皆属于肝"，眩晕的发病与肝风密切相关。而刘完素在《素问玄机原病式》中言："所谓风气甚，而头目眩晕者，由风木旺，必是金衰不能制木，而木复生火，风火皆属阳，多为兼化，阳主乎动，两动相搏，则为之旋转。"患者长期休息时间不足，烦躁易怒，肝阳亢于上，肝阴亏于下，血随气逆，上冲于头，则头目胀痛、晕眩；亢阳扰动心神、肝魄，则心悸、心慌、失眠多梦；舌红、苔白，脉弦细而数，乃肝阳亢盛之象。

西医诊断：眩晕。

中医诊断：眩晕　肝阳上亢证。

治法：滋补肝肾、育阴潜阳。

方药：天麻钩藤饮加减。

天麻20 g，钩藤10 g，川牛膝10 g，杜仲10 g，桑寄生10 g，茯苓10 g，夏枯草10 g，玉米须20 g，栀子10 g，黄芩10 g，夜交藤10 g，茯神20 g，豨莶草15 g，酸枣仁20 g，煅龙骨(先煎30分钟)30 g，煅牡蛎(先煎30分钟)20 g，炒白术10 g，甘草6 g。水煎温服，每日1剂，早晚分服，共7剂。

二诊(2021年3月14日)：患者头晕头昏头痛明显缓解，心悸心烦症状减轻，口干苦较前好转，夜间睡眠改善，舌淡红、苔薄白，脉弦，BP：140/90 mmHg。守一诊方，7剂，水煎服，每日1剂，早晚分服。后患者自愈。嘱患者日常监测血压。

按　《素问·至真要大论》云："诸风掉眩，皆属于肝。"肝性主动主升，若肝肾阴虚，阳亢于上，或气火暴升，上扰头目，则发为眩晕。《东医宝鉴·外形篇》言："眩晕，有风，有热，有痰，有气，有虚，有湿。"患者虽知自己血压水平不稳定，但因平素工作劳累，经常熬夜，未重视身体状况，造成肝肾亏虚；且平日性情急躁，肝阳上亢易诱发头昏头痛，兼有心神不安、腰腿酸困的表现。原发性高血压导致的眩晕以肝阳上亢型多见。李学军教授以桑寄生、杜仲、川牛膝益肾平肝，强健筋骨；煅龙骨、煅牡蛎镇静安神，清热除烦；夜交藤、茯苓、茯神、甘草和酸枣仁交通心肾，宁心安神；豨莶草祛风湿，利筋骨，可降血压，《本草图经》言其"治肝肾风气，四肢麻痹，骨间疼，腰膝无力者"，"服之补虚，安五脏"；黄芩、栀子清利实热；炒白术振奋脾阳，促进消化吸收，以缓解神疲乏力之症。诸药合用，切中病机，收效甚佳。并嘱患者低盐低脂饮食、调畅情志、戒烟酒，以巩固治疗效果。

十、三子养亲汤

【来源】《韩氏医通》。

【组成】紫苏子、白芥子、莱菔子各 9 g。

【用法】上药各洗净，微炒，击碎。看何证多，则以所主者为君，余次之。每剂不过 9 g，用生绢小袋盛之，煮作汤饮，代茶水啜用，不宜煎熬太过。现代用法：三药微炒，捣碎，布包微煮，频服。

【功效】温肺化痰，降气消食。

【主治】痰壅气逆食滞证。症见咳嗽喘逆，痰多胸痞，食少难消，舌苔白腻，脉滑。

【方解】本方原为高年咳嗽，气逆痰痞者而设。年老中虚，纳运无权，每致停食生痰，痰盛壅肺，肺失宣降，故见咳嗽喘逆、痰多胸痞、食少难消等症。治宜温肺化痰，降气消食。方中白芥子温肺化痰，利气散结；苏子降气化痰，止咳平喘；莱菔子消食导滞，下气祛痰。

【配伍特点】三药相伍，各有所长，白芥子长于豁痰，苏子长于降气，莱菔子长于消食，临证当视痰壅、气逆、食滞三者之孰重孰轻而定何药为君，余为臣佐。

【现代临证】本方在张秉成《成方便读》(卷三)中示："治老人气实痰盛，喘满懒食等证。夫痰之生也，或因津液所化，或因水饮所成。然亦有因食而化者，皆由脾运失常，以致所食之物，不化精微而化为痰。然痰壅则气滞，气滞则肺气失下行之令，于是为咳嗽，为喘逆等证矣。病因食积而起，故方中以莱菔子消食行痰；痰壅则气滞，以苏子降气行痰；气滞则膈塞，白芥子畅膈行痰。三者皆治痰之药，而又能于治痰之中各逞其长。食消气顺，喘咳自宁，而诸证自愈矣，又在用者之得宜耳。"近年来，现代药理学研究证实，白芥子可增加患者支气管分泌，刺激患者胃黏膜，促使患者痰液变稀；还可在一定程度上抑制革兰氏黄癣菌、堇色毛癣菌等皮肤真菌。紫苏子油可有效抑制痢疾杆菌、大肠杆菌、葡萄球菌、青霉菌、黑曲霉菌、变形杆菌及其他自然界霉菌，缓解患者支气管痉挛，减少患者支气管分泌，祛痰、止咳的效果显著。而莱菔子也可一定程度上抑制大肠杆菌、葡萄球菌等，且具有抗病原微生物的效果。目前临床应用价值较高，辨证施治下可有效改善睡眠呼吸暂停综合征(阻塞性)、胃肠功能紊乱、慢性阻塞性肺疾病急性发作、小儿变异性哮喘等疾病患者的临床症状。临证应根据疾病的性质和兼证，辨证论治，随证加减。常与二陈汤合用，有助于提高疗效；若兼有表寒，可再合用三拗汤。如病情得以缓解，可改用六君子汤以善其后。

【临床应用】

徐某，女，60 岁。2021 年 5 月 12 日初诊。

主诉：腹部间断胀满不适 3 个月。

现病史：患者 3 个多月前无明显诱因下出现腹部间断胀满不适，自诉在当地医院做胃肠镜和腹部超声检查未见明显异常(未见报告单)。刻下症：自觉胃脘部、腹部胀满不适，饭后症状加重，平素嗜食肥甘厚味，饮食量偏大，时有胸闷气喘，夜间睡眠尚可，平素大便干燥，2～3 日一行，小便可。舌质紫暗，苔黄腻，脉弦滑。

既往史：既往体健。

查体：神清，精神可，形体肥胖，呼吸音清，双肺未闻及哮鸣音。腹平软，全腹未见胃型、肠型及蠕动波，剑突下压痛(−)，肝脾肋下未扪及。

辅助检查：1 周前体检查血脂四项：高密度脂蛋白 0.92 mmol/L，低密度脂蛋白

3.29 mmol/L，总胆固醇 5.06 mmol/L，甘油三酯 2.15 mmol/L。

辨证分析：脾胃同居中焦，脾主升清，胃主降浊，共司水谷的纳运和吸收，清升浊降，纳运如常，则胃气调畅。若因表邪内陷入里、饮食不节、痰湿阻滞、情志失调或脾胃虚弱等各种原因导致脾胃损伤，升降失司，胃气壅塞，即可发生痞满。本案患者为老年女性，年老体弱，脾气困乏，运化不利，易痰湿内生；加之平素嗜食肥甘厚味之品，饮食不节，脾失健运，致使饮食之水谷不能化生气血精微，反生痰湿凝滞于胸膈则胸闷气喘；凝滞于中焦，则脾胃气滞，腹部胀满。气滞痰阻日久化热故可见舌苔黄腻、大便干燥。

西医诊断：胃肠功能紊乱；高脂血症。

中医诊断：痞满　痰湿内阻证。

治法：涤痰除湿，消食减脂。

方药：三子养亲汤加减。

莱菔子 20 g，白芥子 10 g，紫苏子 10 g，大腹皮 15 g，焦槟榔 20 g，姜厚朴 6 g，枳壳 10 g，全瓜蒌 15 g，莪术 8 g，焦麦芽 20 g，炒鸡内金 15 g，焦神曲 15 g，郁李仁 15 g，黄连 6 g，甘草 6 g。水煎温服，每日 1 剂，早晚分服，共 7 剂。嘱患者低盐低脂饮食，控制饮食，加强锻炼。

二诊（2021 年 5 月 19 日）：7 剂后患者脘腹部胀满较前明显好转，守上方，续服一个半月。

三诊（2021 年 7 月 7 日）：2 个月后复诊，患者无脘腹部胀满不适，体重减轻明显，饮食、睡眠尚可，二便调，舌淡红，苔白，脉弦。复查血脂四项：高密度脂蛋白 0.87 mmol/L，低密度脂蛋白 2.82 mmol/L，总胆固醇 4.32 mmol/L，甘油三酯 1.70 mmol/L。嘱患者继续控制饮食、加强锻炼。

按　高脂血症，古无此名，仅散见于“痰浊”“肥人”“消瘅”等病记载中。属中医“污血”病范畴。污血者，不洁之血，乃饮食水谷之浊气、水谷不化之痰湿、瘀滞不通之血液结于脉中而成。明代王肯堂《证治准绳》言：“夫人饮食起居一失其宜，皆能使血瘀滞不行，故百病由污血者多。”但凡血脂高者多见于肥胖之人，“肥人多痰湿”，且痰湿内蕴常并见气血运行不畅，病势轻浅者无任何不适，病重或日久则可致中风、胸痹或眩晕为患。痰湿凝滞于胸膈则胸闷气喘；凝滞于中焦，则脾胃气滞，腹部胀满。患者痞满和便秘同存，消化内镜及超声检查无特殊发现，据此李学军教授认为患者既有高脂血症，又有胃肠功能紊乱，其基本病机定为痰湿瘀阻。治宜涤痰除湿，理气消痞，化瘀消脂。三子养亲汤降气通膈、化痰消食，原用治痰壅气滞之咳喘，在此借用以治疗胃肠功能紊乱及高脂血症，主要是谨守病机，并取三子养亲汤药简力专之效。李学军教授以三子养亲汤加减，莱菔子、鸡内金、麦芽、神曲消食以治其本；以苏子、枳壳、大腹皮、厚朴、槟榔、白芥子理气行痰，以消痞满；加全瓜蒌、郁李仁以宽胸涤痰，润肠通便，取“肺与大肠相表里”之意；加莪术、黄连破血消积，清热燥湿。诸药合用，食消气顺，痰湿自消，脾气自健而诸证自愈。并嘱患者控制饮食、运动，使其饮食起居有节，消除病因，以治未病。

十一、痛泻要方

【来源】方药首见于《丹溪心法》卷二，原方无名，因张景岳称之为“治痛泻要方”，故有今名。

【组成】炒白术三两，炒芍药二两，炒陈皮半两，防风一两。

【用法】上锉。分八帖，水煎或丸服。久泻，加升麻六钱。

【功效】调和肝脾，补脾柔肝，祛湿止泻。

【主治】脾虚肝旺之痛泻。证见肠鸣腹痛，大便泄泻，泻必腹痛，痛则即泻，泻后痛减，舌苔薄白，脉两关不调，左弦而右缓。

【方解】肝脾不和病证的发生存在两种病因，一类病在肝，另一类病在脾。病在肝，则肝气偏旺，疏泄偏过，横犯脾胃，症状以胁肋疼痛、腹痛满闷为主，称为"木旺乘土"。病在脾，即脾气偏虚，肝气正常疏泄，于脾即显太过，症状以腹痛腹泻为主，泻必腹痛，泻后痛缓，称为"土虚木乘"。治疗时当以补脾为主，兼以柔肝，也被称为"扶土抑木"法。痛泻要方为肝脾不和之泄泻腹痛的常用方，以腹痛泄泻、泻后痛减、反复发作、脉弦而缓为辨证要点。肝脾脉在两关，肝脾不和，故其脉两关不调，弦主肝郁，缓主脾虚，舌苔薄白，亦为脾虚之证。治宜疏肝健脾、祛湿止泻。方中重用白术健脾燥湿止泻，炒用燥湿之力更甚，实土以御木乘，为方中君药；陈皮辛苦而温，理气燥湿，醒脾和胃以助运化，为方中臣药；白芍味酸微寒，益阴养血，滋脾柔肝，缓急止痛，为佐药，与白术相配，于土中泻木，二药为补脾柔肝的基本组合；防风辛能散肝，香能舒脾，风能胜湿，其性升浮，升阳止泻，与白芍相伍，以助疏散肝郁；与白术相伍，以鼓舞脾之清阳，又为理脾引经要药，故兼具佐使之用。四药相合，泻肝补脾，使肝脾和调，运健清升，自然痛泻可止。方后注"久泻者加升麻六钱"，是久泻必致脾气虚陷，加升麻以升发清阳而增止泻之效。

【配伍特点】全方补气与升阳同用，补中寓升；健脾与祛湿同治，标本兼顾。

【现代临证】本方为治痛泻要方，现代药理研究发现，痛泻要方可缓解胃肠平滑肌痉挛，增强胃肠消化功能，还有一定的抑菌作用，常用于急性胃肠炎、慢性结肠炎、腹泻型肠易激综合征、溃疡性结肠炎、克罗恩病等疾病的治疗。临证不应拘泥于痛泻，痛与不痛均可用。历代医籍虽对此方阐释多为肝旺脾虚之泄泻，但是引起痛泻的病机非只有肝旺一说，例如《金匮钩玄》云："凡泻水腹不痛者，是湿也。饮食入胃不住，或完谷不化者，是气虚也。腹痛泻水，腹鸣，痛一阵泻一阵，是火也。"此外，既以肝脾不和为病机，则其应用也应随病机范围扩大而相应扩大，痛泻的说法太过局限，气机不畅如果没有达到一定程度或者寒客于肠胃没有引起明显疼痛症状时也是可以应用的。更有现代研究证实，本方用于小儿秋季腹泻、消化不良、惊泄等均能取得良效。药理作用研究表明，本方对于饮食或药物过敏引起的腹泻，内分泌异常引起的神经功能紊乱肠易激综合征也有一定疗效。临证时腹胀肠鸣甚者加姜制厚朴、大腹皮、枳壳；兼见发热者加柴胡、黄芩、葛根；口渴甚者加盐乌梅、黄连、石斛；四肢偏冷、脉沉迟者加炮附子、吴茱萸、草豆蔻；若伤于饮食积滞，兼见嗳气吞酸者加焦三仙；泄泻稀水者加车前子、茯苓、六一散；小便短涩不利者加茯苓、车前草、木通；久泻不止者加升麻、赤石脂、诃子肉。

【临床应用】

王某，女，43 岁。2021 年 8 月 13 日初诊。

主诉：反复腹痛腹泻 1 年余，加重 1 周。

现病史：患者 1 年多以前无明显诱因下出现腹痛腹泻，反复发作。患者平素情志不畅，易怒、胸闷，大便每日 3～4 次。每于急躁、恼怒时肠鸣欲泻，往往先出现腹痛的症状，随后泄泻，大便以黏液为主，泻后痛减。近来因工作繁忙、压力较大，大便频次增多。曾去医院进行检查治疗，予以肠道益生菌、痢特灵等药物治疗后，患者症状无明显改善。刻下症：腹痛腹泻时作，大便每日 6～8 次，神情萎靡，倦怠乏力，形体消瘦，纳呆，舌质淡红，苔薄白微腻，脉弦。

既往史：既往体健。

辅助检查：结肠镜及大便常规均未见异常。

辨证分析：《素问·气交变大论》云："岁木太过，风气流行，脾土受邪。民病飧泄，食减、体重、烦冤、肠鸣、腹支满。"肝旺脾虚的痛泻之证，主要是由土虚木乘、肝郁脾虚、脾运失常所致。肝主疏泄，肝的疏泄功能失常，会导致气机不畅，并影响脾气升清降浊，化生精微，因此出现泄泻；泄泻必然会导致腹痛，是对脾胃的运化功能产生影响，脾胃升清降浊的功能失常，会影响肝的疏泄功能，继而导致气机不畅，从而出现疼痛的症状。痛和泄当是循环往复、互相影响。

西医诊断：肠易激综合征。

中医诊断：泄泻　肝郁脾虚证。

治法：补脾柔肝，祛湿止泻。

方药：痛泻要方加减。

炒白术 20 g、防风 8 g，陈皮 10 g，炒白芍 10 g，合欢皮 10 g，枳壳 10 g，木香 10 g，柴胡 8 g，升麻 8 g，砂仁 6 g，藿香 10 g，肉豆蔻 6 g，炒山药 20 g，炒薏苡仁 20 g，茯苓 20 g，甘草 6 g。水煎温服，每日 1 剂，早晚分服，共 7 剂。

二诊（2021 年 8 月 20 日）：病史同前，排便次数减少，肠鸣腹痛减轻，神疲乏力感减轻，小便调。舌淡红，苔薄白，脉细滑。守一诊方去升麻、柴胡，加芡实 30 g、党参 15 g，继服 14 剂后愈。

按　《医方考》云："泻责之脾，痛责之肝；肝责之实，脾责之虚。脾虚肝实，故令痛泻。"本患者病情系由于长期情志不舒导致肝失疏泄，肝木乘侮脾土，脾运失常所致泄泻。肝为刚脏，性喜条达，主疏泄气机；脾为湿土，性喜燥，主运化水谷。脾土之健运，精微化生有源，使肝体得以充养，疏泄有度。肝之疏泄与脾之运化相互关联，病理上可以交互影响而为肝脾失调。方中重用白术健脾以御木乘，燥湿以止泄泻，配砂仁、肉豆蔻、藿香、山药以温脾止泻；白芍养血柔肝，缓急止痛为臣药，与白术相配，可"土中泻木"。脾虚易生湿，故予陈皮、枳壳、木香理气燥湿，醒脾和胃；予薏苡仁、茯苓、甘草健脾利湿，益气和中；予防风、柴胡、合欢皮疏肝解郁，使肝气条达不再乘脾。患者久泻脾阳虚衰，故加升麻以升发清阳而增止泻之效。全方合用，补脾胜湿而止泻，柔肝理气而止痛，使脾健肝和，痛泻自止。

十二、济川煎

【来源】《景岳全书》。

【组成】当归三至五钱，牛膝二钱，肉苁蓉（酒洗去咸）二至三钱，泽泻一钱半，升麻五分至七分或一钱，枳壳一钱。

【用法】水一盅半，煎七八分，食前服。如气虚者，但加人参无碍；如有火加黄芩；若肾虚加熟地。

【功效】温肾益精，润肠通便。

【主治】肾虚便秘。证见大便秘结，小便清长，腰膝酸软，舌淡苔白，脉沉迟。

【方解】张介宾云："三阴三阳，同流气血，故为人之川。"故川指津液而言。肾主津液，司二便，肾气虚，则不能主津液，则大便秘结。本方补肾而主津液以达通便之功，故名"济川煎"，意在滋润河川以行舟车。方中肉苁蓉甘咸性温，《本草从新》载其"补命门相火，滋润五脏……峻补精血”，用此温肾益精，补肾脏之虚，以治病本，肉苁蓉又能润肠通便，兼顾其标，补虚而不助邪，为君药。当归养血润燥、润肠通便，既可助肉苁蓉补益精血之用，又增其润肠通便之功。牛膝一是可助一身元气，补髓填精，针对济川煎元气亏虚的层面；二是牛膝性降而滑，下走如奔，可治疗大便干结；三是引诸药下行，宣通下泄。二药共为臣药。泽泻渗湿泄浊，使浊邪去而真阴生，此为以泻助补之用，且补中有泻，补不留邪。枳壳宽肠理气，使腑气通降，糟粕得以下行。升麻升举脾胃清阳之气，清阳得升，浊阴自降，有欲降先升之妙。全方以补为通，寓通于补，泻不伤正，降中寓升，以升助降，补中有行，补而不滞。

【配伍特点】寓润下于温补之中，寄升清于降浊之内，为寓通于补之剂。

【现代临证】济川煎乃景岳为治“便闭”而设，原文记载其主治为：“凡病涉虚损，而大便闭结不通”，“产后大便秘涩，以其失血亡阴，津液不足而然”。后世医家均以此为宗，并在此基础上对其主治加以扩展，不仅治疗产后便秘、虚秘，还用于小儿便秘、目病、燥结、胸中痞满(阴结于下)、冬温兼伏暑伤阴等症。有关济川煎的现代研究主要集中于便秘，其中以老年功能性便秘最为多见，其中医证型主要为脾肾阳虚证，以大便秘结、小便清长、腰膝疲软为主要临床特征。肉苁蓉所含的无机盐类和亲水性胶质多糖能明显抑制大肠对水分的吸收，并能推进肠蠕动，促进排便。当归流浸膏挥发油能抑制肠收缩及推进肠运动。枳壳能使胃肠道平滑肌兴奋性增加、收缩增强，而且对肠功能调节呈双相性。当胃肠平滑肌在病理性机能亢进如肠痉挛、泄泻时，枳壳表现为抑制效应，产生解痉、止痛、止泄作用；而当机体机能低下如痞满、胃扩张、胃下垂、胃肠物理性消化不良、脱肛时，则表现为兴奋作用而使肠蠕动增强，从而使胃肠运动恢复正常。泽泻能干扰外源性胆固醇及甘油三酯的吸收，加速甘油的水解，因而可提高肠道渗透压，有润肠作用。升麻根茎甲醇提取液的水溶部分对空肠平滑肌有兴奋作用，而北升麻根茎甲醇提取液对氯化乙酰胆碱、组胺、氯化钡所致的肠管痉挛有一定的抑制作用。可以看出各味药共同作用于肠道，有兴奋，有抑制，有双相调节，从而使肠道蠕动及分泌功能恢复正常。临证若肾虚重者，可加熟地、桑葚子、何首乌等以补肾滋阴，润肠通便；兼气虚者，加人参、黄芪、黄精以补气；腰膝酸痛，筋骨软弱者，加杜仲、桑寄生、续断以强筋壮骨；小便清长而频数者，加益智仁、桑螵蛸、山萸肉涩精止遗；虚甚者，枳壳可不用，以免伤气。

【临床应用】

韩某，男，65岁。2020年11月10日初诊。

主诉：大便干结不畅十余年，加重1月余。

现病史：患者十余年前无明显诱因下出现大便难解，便质干结，每周1～2次，6年前曾在当地医院做肠镜检查未发现明显异常。常用开塞露、番泻叶、乳果糖等协助通便，停药即大便秘结。近1月排便困难逐渐加重，6～7日一行，虽有便意，但临厕排出艰难，口服“泻药”量逐渐增加，方可排便。刻下症：大便7日未解，面白晄白，精神萎靡，四肢不温，腹胀，纳呆，头目眩晕，腰膝酸冷，小便清长、频数，舌淡苔白，脉沉迟。

既往史：有便秘病史10年。

辅助检查：暂缺。

辨证分析：《景岳全书·秘结》云：“凡下焦阳虚，则阳气不行，阳气不行，则不能传送而阴凝于下，此阳虚而阴结也。”指出了阳虚便秘的病因病机。肾主水，司二便，肾精亏耗则肠道干涩，肾阳不足，命门火衰，则阴寒凝结而大便不通。患者年老体衰阳气不足，而肾司二便，从阳则开，从阴则阖，若肾阳虚衰，下元不温，肠道失于温煦，鼓动无力，则阴寒内结，大便艰涩，排便无力。阳虚水液不化，肠道失润则大便秘结不通。脾肾阳衰，大肠传导失司，气机阻滞，气滞津停则脘腹胀满，大便秘结。

西医诊断：习惯性便秘。

中医诊断：便秘　阳虚秘。

治法：温肾益精，润肠通便。

方药：济川煎加减。

肉苁蓉 20 g，牛膝 15 g，当归 20 g，升麻 10 g，泽泻 10 g，枳壳 15 g，黄芪 20 g，生白术 30 g，生白芍 20 g，干姜 6 g，制附子 8 g，火麻仁 20 g，桃仁 10 g，柏子仁 20 g，党参 15 g，炙甘草 6 g。水煎温服，每日 1 剂，早晚分服，共 7 剂。

二诊（2020 年 11 月 18 日）：排便次数增多，每周 2～3 次，腰膝酸冷减轻，仍四肢不温，有腹胀感，嗳气，矢气。舌脉同前。守一诊方去附子，加厚朴 10 g、木香 10 g 调理气机。7 剂，服用方法同前。

三诊（2020 年 11 月 25 日）：大便 1～2 天一次，质中，无明显腹胀，纳可。守二诊方去柏子仁、火麻仁、桃仁，继服 14 剂后愈。

按　《景岳全书》论济川煎言："凡病涉虚损，而大便闭结不通，则硝、黄攻击等剂必不可用，若势有不得不通者，宜此主之。此用通于补之剂也，最妙最妙。"李学军教授认为老年人多真阳、真阴亏损，多属虚证，但临床多见虚实夹杂、寒热错杂，故遇老年人便秘不可一味补虚，更不可用猛进攻伐之品。肾阳虚型便秘的治疗应以温补肾阳，润肠通便为法。肾主五液，开窍于二阴而司二便。肾阳虚弱，则下元不温，气化无力，五液失所主，摄纳失司，开合失常，故小便清长而见大便秘结。腰为肾之府，肾虚则腰膝酸软。治宜温肾养精，润肠通便。本案以济川煎加减，方中用肉苁蓉温肾益精，暖腰润肠；辅以附子、干姜温肾助阳；当归、白芍、党参养血和血，润肠通便；牛膝补肾强腰，性善下行，可助一身元气，补髓填精，还可引诸药下行，宣通下泄；泽泻渗利小便而泄肾浊；患者久病气虚，故加黄芪、白术、炙甘草补气健脾，和中缓急；枳壳下气宽肠而助通便，合白术成枳术丸健脾消食，行气化湿，除痞通便；火麻仁、桃仁、柏子仁润燥滑肠通便；稍加升麻以升清阳，清阳升则浊阴自降。全方用药灵巧，补中有泻，降中有升，具有"寓通于补之中、寄降于升之内"的配伍特点。

十三、平胃散

【来源】《太平惠民和剂局方》。

【组成】苍术（去粗皮、米泔浸二日）五斤，厚朴（去粗皮、姜汁制、炒香）、陈皮（去白）各三斤二两，甘草（炒）三十两。

【用法】上为细末。每服二钱，以水一盏，入生姜二片，干枣二枚，同煎至七分，去姜、枣，带热服，空心，食前。入盐一捻，沸汤点服亦得。

【功效】燥湿运脾，行气和胃。

【主治】湿困脾胃证。证见脘腹胀满，不思饮食，口淡无味，恶心呕吐，嗳气吞酸，肢体沉重，怠惰嗜卧，常多自利，舌苔白腻而厚，脉缓。

【方解】《临证指南医案》云："太阴湿土，得阳始运。"本方为治疗湿滞脾胃的基础方。脾为太阴湿土，居中州而主运化，其性喜燥恶湿，湿邪滞于中焦，则脾运不健，且气机受阻，故见脘腹胀满、食少无味。胃失和降，上逆而为呕吐恶心、嗳气吞酸。湿为阴邪，其性重着黏腻，故为肢体沉重、怠惰嗜卧。湿邪中阻，下注肠道，则为泄泻。治当燥湿运脾为主，兼以行气和胃。方中以苍术为君药，以其辛香苦温，入中焦能燥湿健脾，使湿去则脾运有权，脾健则湿邪得化。湿邪阻碍气机，气行则湿化，故方中臣以厚朴，芳化苦燥，行气除满，且可化湿。与苍术相伍，行气以除湿，燥湿以运脾，使滞气得行，湿浊得去。陈皮为佐，理气和胃，燥湿醒脾，以助苍术、厚朴之力。使以甘草，调和诸药，且能益气健脾，和中缓急。煎加姜、枣，以生姜温散水湿且能和胃降逆，大枣补脾益气以助甘草培土制水之功，姜、枣相合亦能调和脾胃。综合全方，燥湿与行气并用，而以燥湿为主。燥湿以健脾，行气以祛湿，使湿去脾健，气机调畅，脾胃自和。

【配伍特点】燥湿与行气并用，以燥湿为主。燥湿以健脾，行气以祛湿，使湿去脾健，气机调畅，脾胃自和。

【现代临证】当前的药理学机制研究多围绕其燥湿运脾、行气和胃的功效开展，如调节水液代谢及调节免疫功能的效应机制与其祛湿的功能密切相关，而调节胃肠动力的效应机制则与其行气和胃的功效相关。实验结果显示，平胃散挥发油主要源于苍术、厚朴和陈皮。厚朴、陈皮挥发油具有较强的促进大鼠胃排空作用。亦有研究发现平胃散可有效提高胃组织抵抗脂质过氧化损伤的能力，保护胃组织细胞，使其功能恢复正常。平胃散还可通过抑制大鼠抗利尿激素的释放和醛固酮的分泌，调节机体水、电解质平衡的紊乱，起到保钾排钠的作用。本方功专燥湿和胃，为治疗湿困脾胃的基本方剂。许多调理脾胃的方剂，都是在此基础上扩充而来的。如本方加麦芽、炒神曲，名"加味平胃散"，治宿食不化，嗳腐吞酸，不思饮食；若大便秘结，可再加大黄、芒硝以通下导滞。本方加人参、茯苓，名"参苓平胃散"，治脾虚食滞，大便不实者。本方加黄连、木香，名"香连平胃散"，治食积化热，腹痛泄泻者。《太平惠民和剂局方》还有"不换金正气散"，也是由本方加藿香、半夏而成，治感四时不正之气，头痛发热，呕吐泄泻者。本方合二陈汤名"平陈汤"，治脾胃不和、湿痰停阻、胸膈痞闷、不思饮食者。本方合五苓散煎服，名"胃苓汤"，治饮食停积、脾胃不和、浮肿泄泻者。本方与小柴胡汤合方，名"柴平汤"，功能和解少阳，燥湿健脾，治湿疟脉濡，一身尽痛，手足沉重，寒多热少者。

【临床应用】

杜某，男，45 岁。2020 年 8 月 5 日初诊。

主诉：腹胀纳差乏力半年余。

现病史：患者半年多以前无明显诱因下出现腹胀纳差乏力，多处求医检查治疗，无明显改善，今来我科求治。患者平素贪凉饮冷，形体肥胖。刻下症：脘腹胀满明显，肢体沉重，怠惰嗜卧，不思饮食，口淡黏腻流涎，大便溏薄，色黄无脓血。每日 2～3 次，舌淡红，边有齿痕，苔白腻，脉濡。

既往史：既往体健。

辅助检查：钡餐透视检查提示胃排空缓慢。

辨证分析：《素问・至真要大论》云："诸湿肿满，皆属于脾。"引起湿阻的病因不外乎外感六淫与饮食内伤。平素起居不慎，贪凉饮冷，或气候潮湿，久居湿地，或冒雨涉水，致外湿入侵，水湿停留，困阻中焦而发病。本案患者恣食生冷瓜果、饮料、啤酒等，损伤中焦脾胃阳气，致水湿不运，酿成内湿。湿困脾胃则运化功能障碍，中焦气机不利。脾阳不运，寒湿阻滞，法当运脾除湿，以期振奋已困脾阳，温化中焦寒湿。

西医诊断：胃肠功能紊乱。

中医诊断：胃痞　湿滞脾胃证。

治法：燥湿运脾，行气和胃。

方药：平胃散加减。

苍术 15 g，厚朴 12 g，陈皮 12 g，柴胡 10 g，藿香 10 g，佩兰 10 g，麦芽 20 g，谷芽 20 g，苏梗 10 g，枳壳 10 g，砂仁 6 g，薏苡仁 20，益智仁 10 g，白术 15 g，甘草 6 g。水煎温服，每日 1 剂，早晚分服，共 7 剂。

二诊(2020 年 8 月 12 日)：腹不胀，便溏好转，纳谷稍增，肢体仍有沉重感，但苔仍白腻。守一诊方去苏梗、枳壳，加茯苓 15 g，扁豆 15 g 增强利湿之功。7 剂，服用方法同前。

三诊(2020 年 8 月 19 日)：便质正常，无明显腹胀，纳可，舌淡苔白。守二诊方去谷芽、麦芽继服 14 剂后愈。

按　脾喜燥恶湿，其病多由湿邪所困。"脾生湿，湿困脾"，湿邪致脾气不升，中气下陷，常累及胃降功能。《冯氏锦囊秘录》云："肥人体倦，脾胃不和，食不饱闷，此胃有湿痰，郁滞中焦，以致清阳不升，浊阴不降，痞塞填满。"说明湿邪是脾胃病的重要病因。本案患者湿邪困脾，清阳不升，故见倦怠嗜卧；湿邪困顿，则见肢体困重，脘腹胀满。故治以化痰祛湿，使清升浊降，则能恢复脾胃的健运功能。选方平胃散加减，张景岳评曰："平胃者，欲平治其不平也，此东垣为胃强邪实者设，故其性味从辛、从燥、从苦，而能消、能散，惟有滞、有湿、有积者宜之。"方中重用苍术、白术燥湿运脾。柯韵伯曾言："二术苦甘，皆燥湿健脾之用，脾燥则不滞，所以能健运而得其平。第二术白者柔而缓，苍者猛而悍，此取其长于发汗，迅于除湿，故以苍术为君耳。"陈皮、厚朴、枳壳、柴胡、苏梗行气化湿，消胀除满。藿香、佩兰、薏苡仁、砂仁、益智仁芳香化湿，醒脾止泻，温脾摄涎；谷麦芽健脾助运消积，甘草健脾和中，调和诸药为使。诸药合用，共成燥湿运脾、行气和胃之功。

十四、左金丸

【来源】《丹溪心法》卷一。

【组成】黄连六两(一本作芩)，吴茱萸一两或半两。

【用法】上药为末，水丸或蒸饼为丸，白汤下五十丸。

【功效】清肝泻火，降逆止呕。

【主治】肝火犯胃证。证见脘胁疼痛，嘈杂吞酸，呕吐口苦，舌红，苔黄，脉弦数。

【方解】《医方考》曰："左金者，黄连泻去心火，则肺金无畏，得以行金令于左以平肝，故曰左金。"方中重用黄连为君，清泻肝火，使肝火得清，自不横逆犯胃；黄连亦善清泻胃热，胃火降则其气自和；三可泻心火，寓"实则泻其子"之意。诚如汪昂在《医方集解》中所言："肝实则作痛，心者，肝之子，实则泻其子，故用黄连泻心清火，为君，使火不克金，金能制木，则肝平矣。"然气郁化火之证，纯用大苦大寒既恐郁结不开，又虑折伤中阳，故又少佐辛热之吴茱萸，一者疏肝解郁，以使肝气条达，郁结得开；一者反佐以制黄连之寒，使泻火而无凉遏之弊；一者取其下气之用，以和胃降逆；一者可引领黄连入肝经。如此一味而功兼四用，以为佐使。二药合用，一清一温，苦降辛开，共收清泻肝火、降逆止呕之效。

【配伍特点】辛开苦降，肝胃同治；寒热并用，主以苦寒。

【现代临证】临床用于急慢性胃炎、胃及十二指肠溃疡之胃脘痛，急性肠炎、细菌性痢疾之泄泻，以及急慢性肝炎、胆囊炎、胆结石症等属胃热而有肝气不和者的治疗。左金丸的主要药效物质基础为黄连生物碱、吴茱萸生物碱和苦味素。研究表明，左金丸具有抗溃疡、抑制胃酸分泌及明显抑制小鼠胃排空和小肠推进运动作用。本品水提取液能促进大鼠胃小弯溃疡的愈合，能明显抑制幽门结扎术大鼠的胃液分泌，这可能是其抗溃疡作用机理之一。此外，本品还有镇痛、抗炎和抑菌作用。总生物碱可能是左金丸治疗消化道疾病的主要有效成分，能抑制胃肠运动、胃酸分泌及胃蛋白酶活性，且与其调控胃泌素和前列腺素 E 分泌有关。临证时若吐酸甚者，加乌贼骨、煅瓦楞子、煅蛤壳，以制酸止逆；若气郁者，加柴胡、枳实、陈皮，以疏肝和胃；若烧心者，加生地黄、栀子、丹皮，以凉血清热等。

【临床应用】

赵某，女，43 岁。2020 年 6 月 5 日初诊。

主诉：泛酸、嗳气 3 年余。

现病史：患者 3 年前无明显诱因下出现泛酸、嗳气、烧心，进食油腻食物后加重，反复发作，曾使用铝碳酸镁、PPI 等治疗，停药后症状反复。刻下症：泛酸、嗳气时作，烧心，嘈杂，口干口苦，咽中如有物阻，胸胁胀满疼痛，心烦易怒，恶心欲呕，小便黄，舌红，苔黄，脉弦数。

既往史：既往有胃食管反流病史 3 年。

辅助检查：胃镜示：慢性非萎缩性胃炎伴胆汁反流，食管炎（B 级）。

辨证分析：明代龚廷贤《寿世保元 · 吞酸》曰："夫酸者肝木之味也，由火盛制金，不能平木，则肝木自甚，故为酸也。"说明吐酸与肝气有关。肝气郁结日久，湿中生热，故从火化，遂作酸味。其有积之于久，不能自涌而出，伏于肺胃之间，咯不得上，咽不得下，肌表得风寒则内热愈郁，而酸味刺心。本病有寒热之分，以热证多见。属热者，多由肝郁化热犯胃所致；因寒者，多因土虚木贼，肝气犯胃而成。总以肝气犯胃、胃失和降为基本病机。本案患者因肝郁化热犯胃所致。

西医诊断：胃食管反流病。

中医诊断：吐酸　肝胃郁热证。

治法：清肝泻火，和胃降逆。

方药：左金丸加减。

柴胡 10 g，香附 10 g，黄连 8 g，吴茱萸 3 g，枳壳 10 g，姜竹茹 10 g，姜半夏 9 g，焦山栀 10 g，瓦楞子 30 g，苏梗 10 g，代赭石 15 g，海螵蛸 30 g，白芍 15 g，茯苓 20 g，旋覆花 10 g，桔梗 10 g，木蝴蝶 10 g，生甘草 6 g。水煎温服，每日 1 剂，早晚分服，共 7 剂。

二诊（2020 年 6 月 12 日）：服药后反酸、烧心症状减轻，咽中如有物阻感消失，偶有嗳气，口微苦，情志较前好转，二便调，舌红，苔薄黄，脉弦。守一诊方去桔梗、木蝴蝶再服 10 剂。

三诊（2020 年 6 月 22 日）：服药后偶有胃嘈杂感，不反酸，口不干微苦。守二诊方去旋覆花、代赭石，加谷麦芽各 15 g，再服 10 剂后痊愈。

按　《素问 · 至真要大论》曰："诸呕吐酸，暴注下迫，皆属于热。"清代高斗魁在《四明心法》中阐述道："凡吐酸……然总是木气所致。"说明本病证与肝相关，多属于热。方中柴胡苦辛而入肝胆，功擅条达肝气而疏郁结，香附味辛入肝、脾、三焦经，长于疏肝行气止痛，且能理气宽中，二者合为君药。配以苦寒之黄连，一则尤善清胃热，二则可泻心火，寓"实则泻其子"之意，再与辛热之吴茱萸相伍，亦可入肝经而清肝火，二药配伍，共奏清泻肝火、和胃降逆之功，共为臣药。旋覆花、代赭石，性主降，善于降肺胃之气，共奏和胃降逆止呕之功。姜半夏降逆和胃，瓦楞子、乌贼骨制酸止痛，枳壳行气止痛以疏理肝脾，焦山栀泄热疏肝，苏梗理气宽中止痛，茯苓利水渗湿健脾。白芍养血柔肝，缓急止痛，与柴胡相伍，养肝之体，利肝之用，俱为佐药。桔梗、木蝴蝶、姜竹茹清热利咽，降气和胃。甘草调和药性，与白芍相合，则增缓急止痛之功，为佐使药。诸药合用，共奏疏肝泄热、和胃降逆之功。

十五、参苓白术散

【来源】《太平惠民和剂局方》。

【组成】莲子肉去皮一斤，薏苡仁一斤，缩砂仁一斤，桔梗炒令深黄色一斤，白扁豆姜汁浸去皮，微炒一斤半，白茯苓二斤，人参二斤，甘草炒二斤，白术二斤，甘草二两炙，山药二斤。

【用法】上为细末。每服二钱，枣汤调下。小儿量依岁数加减服之。

【功效】益气健脾，渗湿止泻。

【主治】脾虚湿盛证。证见饮食不化，胸脘痞闷，肠鸣泄泻，四肢乏力，形体消瘦，面色萎黄，舌淡，苔白腻，脉虚缓。

【方解】《医方考》言："然脾胃喜甘而恶苦，喜香而恶秽，喜燥而恶湿，喜利而恶滞。是方也，人参、扁豆、甘草，味之甘者也。白术、茯苓、山药、莲肉、薏苡仁，甘而微燥者也。砂仁辛香而燥，可以开胃醒脾。桔梗甘而微苦，甘则性缓，故为诸药之舟楫，苦则喜降，则能通天气于地道矣。"本方证是由脾虚不运、湿浊内阻所致。脾虚不运，饮食不化；湿浊内阻，气机不畅，清浊不分，故见胸脘痞闷，肠鸣泄泻；脾虚气血生化不足，肢体肌肤失于濡养，故四肢无力、形体消瘦、面色萎黄；舌淡、苔白腻、脉虚缓皆为脾虚湿盛之象。治宜补益脾胃，兼以渗湿止泻。方中人参、白术、茯苓益气健脾渗湿为君。配伍山药、莲子肉助君药以健脾益气，兼能止泻；并用白扁豆、薏苡仁助白术、茯苓以健脾渗湿，均为臣药。更用砂仁醒脾和胃，行气化滞，是为佐药。桔梗宣肺利气，通调水道，又能载药上行，培土生金，为佐药。炒甘草健脾和中，调和诸药，为使药。参苓白术散兼有渗湿行气作用，并有保肺之效，是治疗脾虚湿盛证及体现"培土生金"治法的常用方剂。《古今医鉴》所载参苓白术散，较本方多陈皮一味，适用于脾胃气虚兼有湿阻气滞者。

【配伍特点】主以甘温补脾，化湿助运止泻，佐引药入肺以培土生金。

【现代临证】本方常用于治疗慢性胃肠炎、贫血、慢性支气管炎、慢性肾炎以及妇女带下量多清稀等病，证属脾虚湿盛者。参苓白术散具有调节胃肠运动、改善代谢、提高免疫力、改善肺功能、抗肿瘤、解痉、护肝等药理作用。大量实验及临床研究表明，参苓白术散可通过修复易损伤的消化道黏膜，增强消化道黏膜的屏障保护作用，达到止泻的效果。本方能通过影响动物小肠的吸收、分泌功能及胃和胰腺的分泌功能修复损伤的小肠组织细胞，可通过扶植双歧杆菌、抑制肠球菌等调节菌群。参苓白术散还具有双向调节作用，即小剂量可起到兴奋作用，反之则具有抑制作用，可明显缓解胃肠道痉挛，通过提高消化道对水钠的吸收，达到止泻的临床效果。参苓白术散还可以明显改善肺功能，减轻肺组织的病理变化，降低炎症因子如白细胞介素-1、肿瘤坏死因子的含量。

【临床应用】

王某，女，23岁。2021年7月7日初诊。

主诉：腹泻2周余。

现病史：患者平素饮食不规律，2周前因天气炎热，进食水果、冰饮等生冷食物后出现腹泻，大便5～6次/天，粪质稀，稍进食油腻食物则大便次数增加。在附近诊所就诊，考虑为急性肠胃炎，给予抗生素及黄连素对症处理后症状缓解不明显。刻下症：大便溏泻，日数次不等，面色萎黄，神色疲惫，食少，食后腹胀，乏力，腹隐痛喜按，舌淡边有齿痕，苔白微腻，脉濡。

既往史：既往体健。

辅助检查:暂无。

辨证分析:张景岳有云:“泄泻之本无不由于脾胃。”本案病机为饮食不节、嗜食生冷伤及脾气,导致脾气亏虚、运化无力。脾胃虚弱,运化无权,水谷不化,清浊不分,故大便溏泻;久病脾阳不振,运化失常,故食少,食后腹胀,稍进食油腻食物则大便次数增加;久泻,脾胃虚弱,气血化生不足,故见神色疲惫,面色萎黄;齿痕舌、苔白微腻、脉濡皆为脾虚湿聚之象。《素问·阴阳应象大论》言:“湿盛则濡泻”,脾虚则湿盛,湿胜则内遏脾阳,致脾失健运,可见便溏。脾虚湿困是本案基本病机,故以健脾益气、渗湿止泻治法。

西医诊断:胃肠功能紊乱。

中医诊断:泄泻　脾胃虚弱证。

治法:健脾益气,渗湿止泻。

方药:参苓白术散加减。

党参 15 g,茯苓 20 g,炒白术 15 g,炒扁豆 15 g,陈皮 10 g,炒山药 20 g,莲子 15 g,砂仁 6 g,炒薏苡仁 30 g,芡实 30 g,建曲 15 g,补骨脂 10 g,吴茱萸 3 g,干姜 8 g,炙甘草 6 g。水煎温服,每日 1 剂,早晚分服,共 7 剂。

二诊(2021 年 7 月 14 日):泄泻有所好转,大便成形或偏稀,每日 2～3 次,食欲一般,舌边齿痕减轻,舌质淡红,苔薄白微腻,脉细。守一诊方去吴茱萸、干姜、芡实、补骨脂,继服 7 剂。

按　《医宗必读》云:“泻皆成于土湿,湿皆本于脾虚,仓廪得职,水谷善分,虚而不培,湿淫转甚。”脾胃同居中焦,脾主运化,游溢胃中精气,上输于肺,进以布散周身,五脏得以禀气于胃而体健神足。但由于饮食劳倦、外邪侵袭等因素,脾胃为其所伤,以致脾气虚弱,运化失司,变生湿邪而成泄泻。本方党参、白术、茯苓益气健脾渗湿,为君药。山药、莲子助人参益气健脾,兼能止泻。白扁豆、薏苡仁助白术、茯苓健脾渗湿,共为臣药。患者每日便次较多,故予芡实补脾止泻。《景岳全书·泄泻》言:“久泻无火,多因脾肾之虚寒也,一为脾虚,一为肾火衰。”脾虚是泄泻首要因素,脾虚为因,常责湿困,湿为阴邪,有阳则动,有气则化,故予吴茱萸、干姜、补骨脂,温补脾肾之阳,化湿助运。予砂仁化湿和胃,醒脾止泻;桔梗宣肺利气,以通调水道,又载药上行,以益肺气;建曲健脾和胃,消食化积。以上共为佐药。甘草健脾和中,调和诸药,为使药。诸药相合,共起补脾胃、渗湿浊、行气化滞之功。

十六、白头翁汤

【来源】《伤寒论》。

【组成】白头翁二两,黄柏三两,黄连三两,秦皮三两。

【用法】上药四味,以水七升,煮取二升,去渣,温服一升,不愈,更服一升。

【功效】清热解毒,凉血止痢。

【主治】热毒痢疾。证见腹痛,里急后重,肛门灼热,下痢脓血,赤多白少,渴欲饮水,舌红苔黄,脉弦数。

【方解】本方证是因热毒深陷血分、下迫大肠所致。热毒熏灼肠胃气血,化为脓血,而见下痢脓血、赤多白少;热毒阻滞气机则腹痛里急后重;渴欲饮水,舌红苔黄,脉弦数皆为热邪内盛之象。治宜清热解毒,凉血止痢,热退毒解,则痢止而后重自除。故方用苦寒而入血分的白头翁为君,清热解毒,凉血止痢。黄连苦寒,泻火解毒,燥湿厚肠,为治痢要药;黄柏清下焦湿热，两药共助君药清热解毒，尤能燥湿治痢，共为臣药。秦皮苦涩而寒，清热解毒而兼以收涩止痢，为佐使药。四味清热解毒止痢药合用，功专力宏，为治热毒血痢之良方。江昂《医方集解·泻火之剂》云："此足阳明、少阴、厥阴药也。白头翁苦寒能入阳明血分，而凉血止痢；秦皮苦寒性涩，能凉肝益肾而固下焦；黄连凉心清肝，黄柏泻火补水，并能燥湿止痢而厚肠，取寒能胜热，苦能坚肾，涩能断下也。"

【配伍特点】苦寒之中寓凉血之功，清燥之内存收涩之意。

【现代临证】本方主要病机为肝经湿热郁滞，以湿热迫于下焦为主，故主要用于下消化道疾病、泌尿系疾病以及妇科疾病。常用于治疗溃疡性结肠炎、阿米巴痢疾、细菌性痢疾，属热毒偏盛者。白头翁汤防治溃疡性结肠炎的机制主要包括调节肠道免疫反应，维持肠道免疫平衡，防治溃疡的结肠组织发生恶变，调节肠道微生态，调节肠道屏障功能等方面。抗菌试验表明，本方对志贺氏、福氏、宋氏痢疾杆菌均有抑制作用。组方的四味药均有抗菌作用，其中以黄连、秦皮的抗菌作用最强，黄柏次之，白头翁最弱。临证气滞者，见腹痛、腹胀、下坠等症，加木香、香附、乌药、枳壳行气导滞；若肠中湿浊壅滞，大便黏腻不爽者，加冬瓜皮、大腹皮、冬瓜子，可导大肠积垢；溃疡便血者，加地榆炭、侧柏炭、藕节炭，以收敛止血；久泄不止，大肠滑脱，无脓血者，加诃子肉、五倍子、石榴皮等，酸敛涩肠止泻；久泄气虚，见乏力气短，动则汗出者，加党参或太子参、黄精、山药，以补益中气；若中气下陷，见少腹胀满重坠、便意频频、脱肛等，加升麻、黄芪、柴胡、葛根等，升举阳气。

【临床应用】

李某，男，38岁。2021年7月15日初诊。

主诉：腹泻、腹痛、解黏液脓血便5年，加重5天。

现病史：患者5年前因情绪激动、劳累后出现腹泻，后加重伴腹痛、解黏液脓血便，于外院查电子结肠镜考虑为溃疡性结肠炎，口服美沙拉嗪肠溶片1 g、每日三次，症状反复出现，5天前上述症状加重。刻下症：腹泻，腹痛，大便6～8次/天，黏液脓血便，里急后重，肛门灼热，口渴欲饮，纳呆，食后腹胀，反酸，舌质红，苔黄腻，脉弦滑数。

既往史：既往有溃疡性结肠炎病史5年。

辅助检查：肠镜示：回盲部黏膜糜烂，降结肠及乙状结肠慢性炎症；大便常规：红细胞(＋)，脓细胞(＋＋＋)，潜血(＋)。

辨证分析：《温病条辨·湿温》言："秽湿着里……气机不宣，久则酿热。"湿热相结，其性黏滞趋下，蕴而成毒，毒侵肠络，气血壅滞，夹肠中糟粕，壅滞肠道，脂络受损，肉腐酿脓，便下赤白脓血。本证中患者湿热毒邪蕴结肠道，一方面致使肠道传导失常而致泄泻；另一方面，热毒熏灼肠道，化为脓血，可见下利脓血；湿热阻滞气机，故见腹痛、里急后重；肛门灼热，口渴欲饮，舌红、苔黄腻、脉弦滑数均为湿热阻滞之象。李培生《柯氏伤寒论注疏正》云："自利不渴者，属太阴，以其藏有寒故也"；此条"下利欲饮水者，以有热故也"。一属太阴寒利，一属厥阴热利，以渴否而辨寒热，确是辨证的关键处。再者，此是紧接前条而补述之，汉文言简意赅，可以一隅三反，当知热利下重、渴欲饮水外，应有大便带恶臭气，或下脓血，肛门有灼热感，小便短赤，腹部不舒，脉弦数，舌苔黄等，可以会意。治疗当以清热解毒、凉血止痢为则，方选白头翁汤加减。

西医诊断：溃疡性结肠炎。

中医诊断：泄泻　湿热内阻证。

方药：白头翁汤加减。

白头翁 15 g，黄柏 10 g，秦皮 10 g，黄连 6 g，地榆炭 10 g，炒白芍 15 g，当归 10 g，陈皮 10 g，木香 8 g，苦参 10 g，槟榔 6 g，焦苍术 15 g，炒白术 15 g，茯苓 20 g，防风 6 g，生甘草 3 g。水煎温服，每日 1 剂，早晚分服，共 7 剂。

二诊（2021 年 7 月 22 日）：患者腹痛、腹泻里急后重次数减少，大便日行 2～3 次，大便黏液稍减未见血便，食欲增加，神疲乏力，舌暗红，苔微黄，脉弦细。考虑为久病脾胃虚弱，湿恋脾胃。故守一诊方加芡实 30 g，砂仁 6 g，炒山药 20 g，炒薏苡仁 30 g，继服 10 剂。

三诊（2021 年 8 月 2 日）：服药后大便日行 1～2 次，腹痛、黏液脓血、里急后重等症状基本消失，四肢无力，精神不佳，舌质淡，苔薄腻，脉细弦。辨为湿热渐清，脾虚未复，本虚为主，守二诊方去白头翁、黄柏、秦皮、黄连、地榆炭、苍术、槟榔，加黄芪 15 g，太子参 15 g，豆蔻 8 g。

按　“热利下重者，白头翁汤主之”，清热解毒多用白头翁汤。白头翁苦寒，能清热解毒，凉血止痢，为君药。钱天来《伤寒溯源集》云：“白头翁，《神农本经》言其能逐血止腹痛；陶弘景谓其能止毒痢。”黄连苦寒，能清湿热，厚肠胃，为治痢要药。黄柏泻下焦之火，若中气虚寒及寒湿下利者最忌，热利则非此不可，故以之为臣。秦皮为佐使，其性亦属苦寒，李时珍云：“秦皮色青，气寒味苦性涩，乃厥阴肝、少阳胆经药也，治下痢崩带，取其收涩也，以此推之，则创法立方之义，殆可见矣。”四药均苦寒，药简力专，直中大肠，泻热祛毒。下利易致下焦虚损，故以纯苦之剂以坚之，黄连、黄柏具苦寒之性，不唯清湿热，更有坚阴之功。此正是《素问・脏气法时论》中所说“肾欲坚，急食苦以坚之”之意。刘河间云：“行血则便脓自愈，调气则后重自除。”故方中予芍药、当归养血活血，木香、槟榔行气导滞。《黄帝内经》云：“兼者并行，甚者独行。”患者就诊时处于发病期，表现为肠腑湿热证，兼有脾胃虚弱，故治以白头翁汤清肠化湿，凉血活血为主；加痛泻要方补脾柔肝，祛湿止泻专治泄泻腹痛；再加地榆炭、苦参清热燥湿、凉血止血；焦苍术、茯苓健脾燥湿；木香、槟榔行气导滞；当归养血和血；生甘草和中缓急，调和诸药。药后湿热渐清，脓血便渐少，然脾虚未复，故转为健脾化湿为主，佐以清化活血，疗效显著。

十七、清胃散

【来源】《脾胃论》卷下。

【组成】生地黄、当归身各三分，牡丹皮半钱，黄连六分（拣净，如黄连不好，更加二分；如夏月倍之。大抵黄连临时，增减无定），升麻一钱。

【用法】上为细末。都作一服，水一盏半，煎至七分，去渣，放冷服之。

【功效】清胃凉血。

【主治】胃火牙痛。牙痛牵引头疼，面颊发热，其齿喜冷恶热，或牙宣出血，或牙龈红肿溃烂，或唇舌腮颊肿痛，口气热臭，口干舌燥，舌红苔黄，脉滑数。

【方解】《兰室秘藏》云：“治因服补胃热药，致使上下牙疼痛不可忍，牵引头脑，满面发热大痛。足阳明之别络入脑，喜寒恶热，乃是手足阳明经中热盛而作也，其齿喜冷恶热。”本方证是由胃有积热，循经上攻所致。足阳明胃经循鼻入上齿，手阳明大肠经上项贯颊入下齿，胃中热盛，循经上攻，故牙痛牵引头痛、面颊发热、唇舌腮颊肿痛。胃热上冲则口气热臭，胃为多气多血之腑，胃热则伤及血络，则见牙龈出血，甚则牙龈溃烂；口干舌燥，舌红苔黄，脉滑数俱为胃热津伤之候。治宜清胃凉血。方用苦寒泻火之黄连为君，直折胃腑之热。臣以升麻，一取其清热解毒，以治胃火牙痛；一取其轻清升散透发，可宣达郁遏之伏火，有“火郁发之”之意。黄连得升麻，降中寓升，则泻火而无凉遏之弊；升麻得黄连，则散火而无升焰之虞。胃热及血分，耗伤阴血，故以生地黄凉血滋阴；丹皮凉血清热；当归养血活血，与生地黄合则滋阴养血，与丹皮合则消肿止痛，共为佐药。升麻兼以引经为使；诸药合用，共奏清胃凉血之效，以使上炎之火得降，血分之热得除，于是循经外发诸症，皆可因热毒内彻而解。

【配伍特点】苦寒与辛散并用，降中有升，火郁发之。

【现代临证】本方为治胃火牙痛的常用方，凡胃热证或血热火郁者均可使用。临床应用以牙痛牵引头痛，口气热臭，舌红苔黄，脉滑数为辨证要点。现代本方常用于治疗口腔炎、牙周炎、口腔溃疡、口臭、痤疮等属胃火上攻者。现代药理学研究表明清胃散有镇痛、消炎、活血等药理作用。清胃散煎剂对金黄色葡萄球菌、绿脓杆菌有一定的抑制作用，有增强巨噬细胞吞噬功能，增强机体的非特异性免疫功能。黄连所含多种生物碱如小檗碱、药根碱、黄连碱等均有显著的抗炎活性，小檗碱可兴奋下丘脑-垂体-肾上腺皮质轴，使促肾上腺皮质激素分泌增多而发挥抗炎作用。小檗碱能明显降低炎性组织中前列腺素含量，同时能清除自由基，对炎症所致的毛细血管通透性亢进、水肿及肉芽肿等过程均有抑制作用。升麻、丹皮、生地均有抗炎作用，牡丹皮所含丹皮酚能显著对抗 5-羟色胺、缓激肽，抑制前列腺素合成，抑制炎症细胞游走，对炎症的渗出、水肿、毛细血管通透性增加均有抑制作用。佐药当归也有抗炎作用，可清除超氧阴离子及羟自由基。临证时若兼肠燥便秘者，可加大黄、麦冬、牛膝以导热下行；口渴饮冷者，可重用石膏，再加玄参、花粉以清热生津止渴；胃火炽盛之牙衄，可加牛膝导血热下行，再加山栀子、白茅根凉血止血。

【临床应用】

王某，男，40 岁。2021 年 6 月 23 日初诊。

主诉：反复口腔溃疡 5 年余，再发 5 天。

现病史：患者自诉 5 年前无明显诱因下出现口腔溃疡，后溃疡反复发作，溃疡大小多在 5～10 mm 不等，可单发或并发多个，经久不愈，疼痛难耐，痛甚时连及下颌、耳根及扁桃体疼痛，先后予以“氯己定含片、西瓜霜、冰硼散、康复新液”等药物消炎、止痛、促进溃疡愈合，然疗效均不佳，病情反复。5 天前患者进食火锅后再次出现多个大小不一的口腔溃疡，自服维生素 C、维生素 B_2 及西瓜霜疼痛未明显改善，因而寻求中医治疗，特来我科。刻下症：口腔黏膜及齿龈见大小不等的溃疡面，痛引下颌，口干苦，渴喜冷饮，齿痛，牙龈出血，口腔异味，心中烦闷，进食疼痛加重，小便色黄，大便干结难解。舌质红，苔黄燥，脉滑数。

既往史：既往有口腔溃疡病史 5 年。

辅助检查：暂无。

辨证分析：《素问·至真要大论》云：“火气内发，上为口糜。”患者平素喜食辛辣温燥刺激之品，易化热生火，火热之邪灼胃，循经上行犯于口，致口舌肿痛，发炎起疮，日积月累，发为溃疡。热邪干胃，则见口干口苦，胃中火邪炽盛，故渴喜冷饮。火热之邪易耗气伤津，气虚则推动无力，津液被灼则失于润下，气虚津亏故见大便干结难解。

西医诊断：口腔溃疡。

中医诊断：口疮　胃火炽盛证。

方药：清胃散加减。

生地黄 15 g，当归 15 g，牡丹皮 15 g，黄连 6 g，升麻 8 g，生石膏 15 g，黄芩 10 g，知母 10 g，天花粉 15 g，山栀子 10 g，麦冬 15 g，石斛 10 g，赤芍 20 g，牛膝 10 g，甘草 6 g。水煎温

服，每日 1 剂，早晚分服，共 7 剂。

二诊（2021 年 6 月 30 日）：病史同前，服药后溃疡面缩小减少，齿痛减轻，口稍干渴，小便调，大便软。舌红，苔黄，脉滑。守一诊方去石膏、黄芩，继服 14 剂后愈。

按　《素问·气交变大论》曰："岁金不及，炎火乃行，……民病口疮。"指出口疮是"火"之为患。口腔溃疡一般情况下多认为是热证，由胃热上攻所引起，正如《蒲辅周医案》所载："口腔溃疡为病，一由胃火，一由脾热。"本案患者饮食不洁，内生湿热化毒，热毒内蹿，上蒸口腔，郁热生腐，经络阻滞，不通则痛。《景岳全书·口疮》云："口舌生疮，固多由上焦之火，治宜清热。""实则泻之"，故采用泻火解毒，消肿止痛为法，方选清胃散加减治疗。《医方集解》言："此足阳明胃药也。黄连泻心火，亦泻脾火。脾为心子，而与胃相表里者也。当归和血，生地、丹皮凉血，以养阴而退阳也。升麻升阳明之清阳。清升热降，则肿消而痛止矣。"方中黄连苦寒，直折胃腑之火，患者胃火炽盛，故予石膏、黄芩、山栀子、知母清泻胃火，消肿止痛。升麻清热升散，为阳明引经药，宣达郁遏之伏火。胃热则阴血亦必受损，故以生地、赤芍凉血滋阴。热盛伤津，故以天花粉、麦冬、石斛养阴生津。丹皮清热凉血，当归养血活血，牛膝引血下行。诸药合用，共奏清胃凉血之功。

十八、丁香柿蒂散

【来源】《症因脉治》。

【组成】丁香 6 g，柿蒂 6 g，人参 6 g，生姜 6 g（原著本方无用量）。

【用法】水煎服。

【功效】降逆止呃，温中益气。

【主治】胃气虚寒之呃逆。呃逆不已，胸脘痞闷，舌淡苔白，脉沉迟。

【方解】《丹溪心法·咳逆》云："咳逆为病，古谓之哕，近谓之呃，乃胃寒所生，寒气自逆而呃上。"本方所治呃逆是由胃气虚寒，胃失和降，气机上逆所致。中脏虚寒，气逆不降，则呃逆、呕吐、胸脘痞闷，治当温中益气，降逆止呃。方中丁香辛温，温胃散寒，降逆止呃，是治疗胃寒呃逆之要药。柿蒂苦平，降逆止呃，专治呃逆，两药相配，温胃散寒，降逆止呃，共为君药。生姜辛温，为呕家圣药，与丁香、柿蒂合用，增强温胃降逆之功。因其胃虚，更配人参甘温益气补其虚，皆为臣药。四药合用，共奏温中益气、降逆止呃之功，使胃寒散、胃虚复、气逆平，则呃逆胸痞自除。《医方集解》言："此足阳明、少阴药也。丁香泄肺温胃而暖肾，生姜去痰开郁而散寒，柿蒂苦涩而降气，人参所以辅真气使得展布也。火呃亦可用者，盖从治之法也。"

【配伍特点】温补降并用，主以温降，温而不热，补而不滞。

【现代临证】本方与旋覆代赭汤、橘皮竹茹汤均有降胃气、止呕逆、养胃气之功，同治胃虚气逆之证。丁香柿蒂汤的组成以降逆和胃为主，兼以温中补虚，寓温补于降逆之中。主治胃气虚寒，气逆不降之呃逆，临床主要用于治疗顽固性呃逆、反流性食管炎等病症，亦可用于治疗慢性胃炎、化疗后消化道反应等病症。研究表明，该方剂一是通过直接抑制膈神经，抑制膈肌痉挛；二是通过人参对中枢神经系统的抑制和兴奋功能进行调节，特别是人参促肾上腺皮质功能，使体内皮质激素增加，可协调全身其他神经、内分泌激素发挥作用，使机体神经、内分泌调节恢复平衡，这可能是该方剂治疗神经性呃逆和膈肌痉挛的又一重要机理。丁香所含丁香酚可选择性麻醉神经纤维，能可逆性抑制大鼠迷走神经纤维的复合动作电位。

丁香酚呈浓度依赖性地可逆抑制低频刺激大鼠膈神经引起的复合动作电位和提高兴奋阈值，而高频刺激则可增强这种抑制，因此丁香酚对膈肌痉挛有显著的抑制作用，这是丁香专治呃逆之机理。柿蒂能抑制膈肌收缩，是治疗呃逆的专用药，对胃平滑肌呈双相作用，既有兴奋作用，又有抑制作用。柿蒂也有镇静作用，增强和延长睡眠时间，拮抗吗啡的兴奋作用。人参对高级神经活动的兴奋和抑制过程均有增强作用，使紧张紊乱的神经活动得以恢复正常，能增强神经活动过程中的灵活性，提高脑力劳动。生姜有中枢性镇痛、镇静、解热、抗惊厥作用，并能兴奋呼吸、血管运动中枢。临证兼气滞痰阻、舌苔白腻者，可加半夏、厚朴、陈皮以理气化痰；中寒有饮、舌苔白滑者，可加桂枝、苏梗、茯苓以温化痰饮；胃气不虚者，可减去人参；胃寒较甚者，酌加吴茱萸、荜澄茄、干姜等以增温中祛寒之力；兼气滞胸脘胀满者。加枳壳、香附、木香等以理气除满。

【临床应用】

赵某，男，35 岁。2021 年 5 月 10 日初诊。

主诉：呃逆 2 周，加重 1 天。

现病史：2 周前由于天气炎热，患者每日多次饮用冰饮料，后出现腹部胀满，胃脘不适，呃逆频频，伴有疲倦乏力，面色苍白，喜暖恶寒，大便稀溏。服用多潘立酮等药，效果不理想，呃逆反复发作，今晨起受凉后再次发作，遂来诊治。刻下症：呃逆频作，胃中寒冷、胀闷，面白神疲，喜饮热饮，头晕，心悸，不思饮食，二便不利。舌淡暗，苔白，脉沉涩。

既往史：既往体健。

辅助检查：2021 年 5 月 5 日胃镜提示：慢性非萎缩性胃炎活动期。

辨证分析：《灵枢・口问》曰："谷入于胃，胃气上注于肺，今有故寒气与新谷气，俱还入于胃，新故相乱，真邪相攻，气并相逆，复出于胃，故为哕。"首次提出呃逆的病机是寒邪导致中焦气机逆乱。呃逆是气逆上冲、喉间"呃呃"有声、声短而频、不能自主控制的一种症状，俗称"打嗝"。《素问・宣明五气》载："胃为气逆为哕。"故呃逆病位在膈，而病机在于胃，多为胃中虚冷、胃气上逆动膈而成。本案中患者贪凉冷饮，损伤脾胃阳气，导致胃失和降，胃气上逆，并循手太阴之脉上动于膈，使膈间气机不利，气逆上冲于喉，发生呃逆。寒湿蕴于中焦，脾失健运则腹胀，胃失通降则胃满，脾不升清则腹泻，胃不和降则呃逆，治当散寒化湿、调畅气机。

西医诊断：膈肌痉挛。

中医诊断：呃逆　胃寒气逆证。

治法：温胃祛寒，降逆止呃。

方药：丁香柿蒂汤加减。

丁香 5 g，柿蒂 8 g，党参 8 g，生姜 6 g，桂枝 8 g，旋覆花 12 g，乌药 10 g，陈皮 10 g，木香 10 g，谷麦芽各 20 g，沉香曲 8 g。水煎温服，每日 1 剂，早晚分服，共 7 剂。

二诊(2021 年 5 月 17 日)：病史同前，服药后呃逆未复发，偶有嗳气，胃稍胀，二便调。守一诊方去桂枝、旋覆花、乌药，加柴胡 8 g，姜半夏 8 g，枳壳 10 g，继服 7 剂后愈。

按　《景岳全书・呃逆》曰："然致呃之由，总由气逆，气逆于下，则直冲于上，无气则无呃，无阳亦无呃，此病呃之源所以必由气也。"《成方便读》云："夫呃逆一证，其声短促，连续不断之象，虽其证有火有寒，皆能所致，然无不皆自胃腑而来者，以胃气下行为顺，上行为逆，或邪搏胃中，则失其下降之令，即上出于口而为呃矣。"呃逆的发生与食用过量生冷食物、突吸冷空气、寒气积聚于中焦导致浊气不降、胃阳损伤、气逆动膈进而引发膈动气逆等因素相关。《中医临证备要》言："呃逆……，一般治法用和胃降逆，以丁香柿蒂散为主方，并以丁香、柿蒂为本证主药。"方用丁香为君，取其温胃祛寒，降呃止逆，《本草正义》谓其"温中快气，止上焦呃逆，除胃寒泻利"。柿蒂味苦涩性平，专降逆气，善能止呃逆、呕哕，故可降胃气，止呃逆。《本草求真》载："柿蒂味苦气平，虽与丁香同为止呃之味，然一辛热一苦平，合用深得寒热兼济之妙。"两者相伍，温胃散寒，降逆止呃，共为君药。佐以生姜辛温，温胃散寒，以助丁香温中降逆。因病久多虚，故用党参益气补虚，四药合用，取丁香辛散芳香之品散其中焦寒气，合用柿蒂苦降之味降其逆气，生姜、党参益气健脾，和胃降逆。再配旋覆花降逆止呃，桂枝温胃散寒，木香、陈皮、乌药温中行气，谷麦芽、沉香曲消食化滞，使寒散气降、胃虚得补则呃逆自止而病愈。

十九、益胃汤

【来源】《温病条辨》。

【组成】沙参三钱，麦冬五钱，冰糖一钱，细生地五钱，玉竹一钱五分，炒香。

【用法】水五杯，煮取二杯，分两次服，渣再煮一杯服。

【功效】养阴益胃。

【主治】胃阴不足证。饥不欲食，口干咽燥，大便干结，舌红少津，脉细数。

【方解】胃居中焦为阳土，喜润恶燥，主受纳，其气以降为顺。如热病消灼阴液，或过食辛辣之物，或过用吐、下之剂，或胃病迁延不愈，每致胃阴耗损，虚热内生。胃阴不足，受纳失司，故饥而不欲食。胃之阴津不足，上不能滋润口咽则口干咽燥，下不能濡润大肠则便结。治宜甘凉生津，养阴益胃。如《成方便读》所言："夫伤寒传入阳明，首虑亡津液，而况温病传入阳明，更加汗、下后者乎？故虽邪解，胃中之津液枯槁已盛，若不急复其阴，恐将来液亏燥起，干咳身热等证有自来矣。阳明主津液，胃者五脏六腑之海。凡人之常气，皆禀于胃，胃中津液一枯，则脏腑皆失其润泽。故以一派甘寒润泽之品，使之饮入胃中，以复其阴，自然输精于脾，脾气散精，上输于肺，通调水道，下输膀胱，五经并行，津自生而形自复耳。"胃为五脏六腑之海，十二经皆禀气于胃，胃阴复则气降能食。方中重用生地、麦冬，味甘性寒，功能养阴清热，生津润燥，为甘凉益胃之上品，共为君药。配伍北沙参、玉竹为臣，养阴生津，以加强生地、麦冬益胃养阴之力。冰糖濡养肺胃，调和诸药，为使。全方药简力专，共奏养阴益胃之效。

【配伍特点】甘凉清润，重在益胃，清而不寒，润而不腻。

【现代临证】本方润燥养阴凉血，吴鞠通并未明言本方的具体证候表现，现认为本方的应用指征包括：舌红而干或中见裂纹，舌苔中剥或光剥少苔，脉细数，口干不思食，或知饥不欲食，呃逆、干呕或胃中灼热微痛、大便干燥。临床不论杂病郁火伤阴，或热病伤阴转为杂病，或药物毒副作用伤阴而出现益胃汤证者，均可用益胃汤加减治疗。其针对眩晕、慢性萎缩性胃炎、消化性溃疡、慢性肾功能衰竭、糖尿病、妊娠恶阻、因精神因素引起厌食症、化疗副作用引起的反应等，用益胃汤治疗均可取得一定疗效。研究表明，益胃汤通过改善中枢神经递质代谢，缓解大鼠的应激状态，促进疲劳状态的恢复。该方剂抗菌力度不大，只有麦冬对细菌有抑制作用，地黄对真菌有抑制作用，其抗菌作用可能与其免疫增强作用使机体自身产生抗菌效果有关。

【临床应用】

王某，女，56岁。2020年3月6日初诊。

主诉：反复上腹部疼痛5年余，加重1周。

现病史：患者5年前无明显诱因下出现上腹部疼痛，胃镜检查示慢性萎缩性胃炎，经治疗(具体药物不详)上腹部疼痛好转，后症状反复发作。一周前患者过食辛辣食物后上腹部疼痛明显加重。刻下症：胃隐隐灼痛，嘈杂，口干咽燥，渴喜饮冷，饥不欲食，食则胃胀，手足心热，乏力，大便干结，舌红少津，苔薄黄，脉细数。

既往史：既往有慢性萎缩性胃炎病史5年。

辅助检查：2020年4月20日胃镜示：慢性萎缩性胃炎(C2)。

辨证分析：《临证指南医案》中指出："太阴湿土，得阳始运，阳明燥土，得阴自安，以脾喜香燥，胃喜柔润也。"胃为阳土、喜润恶燥，若胃阴不足，胃失濡养，则胃脘隐隐灼痛，胃阴不足，受纳失司，故饥不欲食，胃之阴津不足，上不能滋润口咽则口干咽燥，下不能濡润大肠则大便干结。本案中患者胃病日久，耗伤胃液，胃络失养，可致胃痛。

西医诊断：慢性萎缩性胃炎。

中医诊断：胃痛　胃阴不足证。

治法：养阴益胃，和中止痛。

方药：益胃汤加减。

生地15 g，麦冬20 g，北沙参15 g，玉竹10 g，太子参10 g，白芍20 g，川楝子6 g，延胡索10 g，山栀子8 g，瓜蒌仁10 g，佛手10 g，玫瑰花10 g，山楂10 g，谷芽15 g，麦芽15 g，甘草6 g。水煎温服，每日1剂，早晚分服，共7剂。

二诊(2020年3月11日)：胃痛明显减轻，偶有隐痛，口微干渴，手足心不热，乏力好转，纳谷香，二便调，舌红，苔薄，脉细。守一诊方去川楝子、山栀、延胡索、生地、谷芽、麦芽，加白花蛇舌草15 g，莪术8 g，生薏苡仁30 g，继服14剂后胃痛、口干悉除。

按　叶天士有言："纳食主胃，运化主脾，脾宜升则健，胃宜降则和。大阴湿土，得阳始运，阳明燥土，得阴自安，以脾喜刚燥胃喜柔润也。"胃阴不足，则胃气不降故可导致纳差、痞满、胃痛、呃逆、便秘诸证，甘寒剂养胃阴使之和降，则胃痛、纳差、痞满等证自然可愈。本案患者系胃病日久，耗伤胃阴，胃络失养所致胃痛，予益胃汤加减养阴益胃，和中止痛。吴鞠通云："欲复其阴，非甘凉不用，汤名益胃者，胃体阳而用阴，取益胃用之义也。"方中重用生地、麦冬，味甘性寒，功能养阴清热，生津润燥，配伍北沙参、玉竹为臣，益胃养阴。白芍长于敛阴。《本草正义》曰："补血，益肝脾真阴，而收摄脾气之散乱，肝气之恣横。"方中甘草配白芍即芍药甘草汤，取其酸甘化阴之妙，芍药、甘草酸甘相合，养阴敛气，气阴兼顾，柔肝制木，缓急止痛。患者虚火灼胃，酌情少佐川楝子、山栀等苦寒之品，以清胃泄肝。患者体倦乏力，予太子参益气健脾，养阴生津。患者大便干结，予瓜蒌仁润肠通便，清热散结。李学军教授认为滋阴的目的在于充养胃阴，用大量滋阴生津之品，势必要黏腻胃腑，必须在滋阴药中少佐理气和胃、醒脾消导之品，故予玫瑰花、佛手、山楂、谷芽、麦芽等，理气助运以使补而不滞、滋而不腻。二诊患者胃痛明显减轻，偶有隐痛，口微干渴，手足心不热，纳谷香，故去川楝子、山栀、延胡索、生地、谷芽、麦芽，加白花蛇舌草、莪术、生薏苡仁清热利湿、化瘀生新。

二十、四神丸

【来源】出自《证治准绳》。

【组成】肉豆蔻二两，补骨脂四两，五味子二两，吴茱萸（浸，炒）一两。

【用法】上为末，生姜八两，红枣一百枚，煮熟取枣肉和末丸，如桐子大。每服五七十丸，空心或食前白汤送下。

【功效】温肾暖脾，固肠止泻。

【主治】脾肾阳虚之肾泻。五更泄泻，不思饮食，食不消化，或久泻不愈，腹痛、腰痛肢冷，神疲乏力，舌质淡，苔薄白，脉沉迟无力。

【方解】《医方集解》曰："久泻皆由肾命火衰，不能专责脾胃。"脾肾为先后天之本，在生理、病理上关系密切。若脾阳亏虚，迁延不愈，日久则损伤肾阳。肾中阳气不足，命门火衰，则不能上温于脾土，肾阳虚不能温煦脾阳而出现泄泻的症状。如《景岳全书·泄泻》所言："今肾中阳气不足，则命门火衰，而阴寒独盛……当阳气未复，阴气盛极之时，即令人洞泄不止也。"五更正是体内阳气处于萌发阶段，若此时肾阳亏虚，命门火衰，阳气当至不至而阴气极盛，命门火衰不能温煦脾土，从而出现泄泻症状。四神丸由二神丸和五味子散组成，方中补骨脂味辛苦性温为君药，具有温中涩肠、行气消食的功效。该药首载于《药性论》："其性味辛苦大温，归脾肾二经。"《本草正义》记载："肉豆蔻，能固大肠，肠既固则元气不走，脾气自健。"重用其以温补命门之火，入肾以治水。五味子咸能补肾，酸能涩精；吴茱萸辛热，除湿燥脾，能入少阴、厥阴气分而补火；生姜暖胃，大枣补土，所以防水。诚如清代程郊倩《古今名医方论》所云："命门无火，不能为中宫腐熟水谷，藏寒在肾，谁复司其闭藏？故木气才萌，不疏之能，补骨脂有温中暖下之能，五味子有酸收固涩之性，吴茱萸散邪补土，肉豆蔻涩滑益脾使气壮，补肾仍是补脾矣。"故《绛雪园古方选注》谓："四种之药，治肾泄有神功也。"故冠之"四神"。《医方集解》记载本方服法宜在"临睡时淡盐汤或白开水送下"，颇为有理，正如汪昂所述："若平旦服之，至夜药力已尽，不能敌一夜之阴寒故也。"故应嘱患者于临睡时服药，更为奏效。

【配伍特点】温涩并用，以温为主；脾肾并补，重在治肾。

【现代临证】本品主要有抑制肠蠕动、调整肠道菌群等作用。临床用于慢性结肠炎、过敏性结肠炎、肠结核、肠易激综合征等属肾阳不足者的治疗。动物实验研究表明，四神丸对家兔离体小肠的自发活动有明显的抑制作用，并能对抗乙酰胆碱及氯化钡引起的肠管痉挛，能减少大黄、蓖麻油引起的腹泻小鼠的腹泻次数，并能抑制正常小鼠和拮抗溴吡斯的明小鼠的炭末推进率；对脾虚小鼠具有肠道菌群调整及促进损伤肠组织恢复的作用。四神丸有效治疗慢性复发性溃疡性结肠炎的机制可能是通过干预肠上皮细胞的能量代谢，平衡细胞渗透压，保持肠上皮细胞屏障完整性，进而减少致炎物质的侵入，减轻肠道炎症。其中补骨脂分离出的香豆素类、黄酮类、单萜酚类三大类化合物均有抗炎作用；中药肉豆蔻水提取物具有止泻、抗炎、增强免疫的作用；从五味子中提取出的木脂素、挥发油、多糖等多种成分均有抗炎免疫的功能，其中多糖与木脂素类发挥主要作用。

【临床应用】

周某，男，70 岁。2021 年 10 月 14 日初诊。

主诉：大便次数多、不成形 2 年余。

现病史：患者2年前因受寒后大便次数多、不成形，每日3～5次，每日于餐后排便，且黎明晨起时必有腹泻，有不消化物，伴肠鸣，脐周疼痛，泻后痛减，遇寒或饮食不节可加重至一日5～6次，腹部冷感，纳谷不馨，体重下降。刻下症：腹泻时作，大便每日3～5次，黎明时分必泻1～3次，纳呆少食，肢冷怕凉，脐周冷痛，形体消瘦，面色㿠白，腰膝酸软，小便清长，睡眠尚可，舌体胖大有齿痕，舌淡白苔白腻，脉沉细。

既往史：既往有肠易激综合征病史2年。

辅助检查：2021年5月6日肠镜检查示大致正常黏膜镜像。

辨证分析：五更泻，又名"鸡鸣泻"，多由命门火衰，火不暖土，脾失健运，肠失固摄所致。肾泻一语最早见于《华佗神医秘传》："肾泻者，五更泻也。"并提出其病机为"其原为肾阳虚亏，既不能温养子脾，又不能禁固于下。故遇子后阳生之时，其气不振，阴寒反胜，则腹鸣奔响作胀，泻去一二行乃安"。明确指出肾泻以黎明前后作泻为主要特征，伴肠鸣腹胀、神疲肢冷等症，是由命门火衰、火不生土所致。脾胃虚弱，生化乏源，不能滋肾，或泄泻日久，以致肾阳不足，肾失其封蛰之权，开而不合以致肾泻。《素问·金匮真言论》曰："鸡鸣至平旦，天之阴，阴中之阳也。"命门火衰应于此时，五更正是阴气极盛、阳气萌发之际，此时，阳气当至而不至，阴寒内盛，不能温暖脾土，脾阳不升而水谷下陷，故于五更之时出现泄泻。肾阳虚衰是本案的根本因素。

西医诊断：肠易激综合征。

中医诊断：泄泻　脾肾阳虚证。

治法：温肾暖脾，固肠止泻。

方药：四神丸合四君子汤加减。

补骨脂10 g，吴茱萸5 g，煨肉豆蔻10 g，五味子10 g，党参20 g，炒白术15 g，茯苓20 g，防风8 g，肉桂8 g，山药20 g，芡实30 g，砂仁6 g，诃子肉15 g，金樱子15 g，陈皮8，炒谷芽20 g，炒麦芽20 g，炙甘草8 g。水煎温服，每日1剂，早晚分服，共7剂。

二诊（2021年10月20日）：大便成形，每日2～3次，偶有小腹坠胀感，腹部冷感明显减轻，仍有不消化食物，腰酸减轻，舌淡苔腻、边有齿痕，脉沉。守一诊方加木香8 g，炮姜8 g，建曲15 g，鸡内金15 g，继服7剂，服用方法同前。

三诊（2021年10月27日）：大便成形，每日1～2次，无坠胀感，腹部冷感消失，舌淡红，苔白，脉沉。守二诊方去防风、肉桂、炮姜、诃子肉，继服10剂后愈。

按　《景岳全书·泄泻》云："肾为胃之关，开窍于二阴，所以二便之开闭，皆肾脏之所主，今肾中阳气不足，则命门火衰……阴气盛极之时，即令人洞泄不止也。"多数慢性腹泻归因于脾肾阳虚，尤其是肾命门火衰。《医方集解》言："久泻皆由命门火衰，不能专责脾胃。"肾为胃之关，肾虚日久，命门火衰，或阴气极盛，不但肾阳愈亏，也可导致脾胃不得温煦而泄泻。肾阳虚怯，火不暖土，脾不运化，水失所制，则水湿之邪愈逞其势。是故肾阳不足，则土得不及；土不制水，肾阳愈伐，水湿更甚，两者互为因果。在治疗上均当温补元阳，培土制水，以伐肾邪。补骨脂辛苦温，温补命门，壮火益土，能补相火以通君火，火旺乃能生土，《玉楸药解》载其："温暖水土，消化饮食，升达脾胃，收敛滑泄、遗精、带下、溺多、便滑诸症。"故以为君。肉豆蔻温脾益胃，涩肠止泻，《本草纲目》谓其："暖脾胃，固大肠。"二药合用，正如《医方集解》所云："大补下焦元阳，使火旺土强，则能制水而不复妄行矣。"吴茱萸辛热除湿燥脾，能入少阴厥阴气分而补火。五味子味甘酸性温，《本经疏证》曰："五味子能收诸气入肾，入肾即为五脏六腑之精。"五味子味酸，温敛收涩，一方面可收敛宗气并引导宗气下丹田以资元气，另一方面可使肺气下归于肾而固肾益气从而上温脾土。党参、白术、茯苓、炙甘草、砂仁、山药补气健脾，肉桂补火助阳、引火归元，五味子、金樱子、诃子肉、芡实收敛固涩、涩肠止泻，陈皮理气燥湿，防风升阳祛风止痛，谷麦芽消食助运。二诊患者诸症显减，但小腹仍有坠胀感，腹部稍有冷感，纳谷不香，故加木香行气止痛，炮姜温中散寒，建曲、鸡内金健脾开胃、消食化积。三诊诸症消除，予二诊方去除部分温阳止泻药物，继服 10 剂巩固疗效。

二十一、四君子汤

【来源】《太平惠民和剂局方》。

【组成】人参（去芦）、甘草（炙）、茯苓（去皮）、白术，各等份。

【用法】上为细末，每服二钱，水一盏，煎至七分，通口服，不拘时，入盐少许，白汤点亦得。

【功效】益气健脾。

【主治】面色萎白，语声低微，气短乏力，食少便溏，舌淡苔白，脉虚缓。

【方解】四君子汤是补气基础方，补益剂第一方。历代补气多以四君子汤为底方。四君子汤是从《伤寒论》中的"理中丸"脱胎，把原方中秉性燥烈的干姜去掉，换成了性质平和的茯苓，由驱除大寒变成温补中气，从了"君子致中和"的古意。方中只人参、白术、茯苓、甘草四味，不热不燥，适度施力。四君子汤证由脾胃气虚、运化乏力所致。脾胃为后天之本、气血生化之源，脾胃气虚，运化失常，则饮食减少，大便溏薄；脾虚化源不足，脏腑组织器官失养，则面色萎白，语声低微；脾主肌肉，脾胃四肢肌肉无所禀受，故四肢乏力；舌淡苔白、脉虚弱皆为气虚之象。治宜补益脾胃之气，以复其运化受纳之功。方中人参甘温，能大补脾胃之气，故为君药。脾虚不运，则易生湿，故臣以甘苦温的白术，健脾燥湿以助运化，与人参相须，益气补脾之力更强。脾喜燥恶湿，故又以茯苓渗湿健脾，为佐药，合白术互增健脾祛湿之力。炙甘草补气和中，既可加强人参、白术补气之功，又能调和诸药，为使药。四药皆为甘温和缓之品，而呈君子中和之气，故以"君子"为名，四药配伍，共奏益气健脾之功。

【配伍特点】甘温和缓，适脾欲缓喜燥之性。

【现代临证】本方长于补中气、健脾胃，很多补益方都从此方加减化裁而成，对多种原因引起的胃功能减退，消化能力弱，各种慢性病出现的脾气虚弱均可加减应用。本方现代常用于治疗慢性胃炎、胃及十二指肠溃疡等属脾胃气虚者。此外，亦可用于肠功能紊乱、糖尿病、乙型肝炎、冠心病、贫血、妊娠胎动不安、小儿感染后脾虚综合征等辨证属脾胃气虚者。本方具有调节胃肠运动的作用，既能抑制胃肠推进运动，减轻腹泻；又能使运动降低的小肠恢复正常。四君子汤主要通过调节植物神经系统，拮抗乙酰胆碱和组胺等作用，促使处于紊乱状态的胃肠分泌、消化、运动及营养功能恢复正常，并可减少胃液分泌，因而亦有利于胃肠溃疡的愈合；能提高胃蛋白酶活性，改善消化吸收功能；能促进机体的造血功能，增加红细胞、血红蛋白、网织红细胞数。此外，该方还具有增强免疫功能、促进代谢、护肝、增强垂体-肾上腺皮质系统功能、抗肿瘤与抗突变、改善微循环、抗血小板聚集、延缓衰老、抗应激反应等作用。《医方集解・补养之剂》言："此手足太阴、足阳明药也。人参甘温，大补元气为君。白术苦温，燥脾补气为臣。茯苓甘淡，渗湿泻热为佐。甘草甘平，和中益土为使也。气足脾运，饮食倍进，则余脏受荫，而色泽身强矣。再加陈皮以理气降逆，半夏以燥湿除痰，名曰六君，以其皆中和之品，故曰君子也。"临证脾胃虚弱兼有气滞，胸腹胀闷不舒，可加陈皮理气化滞，称为异功散，如小儿食少便溏，消化不良的脾气虚者适用；脾胃气虚兼有痰湿，咳嗽痰多，痰清稀，气短者可加陈皮、半夏理气化痰称六君子汤；脾胃气虚，寒湿滞留中焦，脘腹胀痛，呃逆嗳气，呕吐腹泻，舌苔白腻等加陈皮、法半夏、木香、砂仁可以行气止痛、降逆化痰，名为香砂六君子汤。

【临床应用】

周某，女，40 岁。2020 年 9 月 3 日初诊。

主诉：上腹部胀痛半年余，加重 4 天。

现病史：患者半年前公务出差，其间饮食不规律，出现上腹部胀痛，就诊当地医院诊断为慢性胃炎，用药疗效不明显，后上腹部胀痛反复间断发作。4 天前感寒后上腹部胀痛明显。刻下症：胃脘满闷胀痛，胀甚于痛，口淡不渴，纳差，食后腹胀，恶心嗳气，倦怠乏力，小便调，大便溏，舌胖嫩，有齿痕，苔白腻，脉濡缓。

既往史：既往体健。

辅助检查：2020 年 8 月 11 日 C 呼气试验：阴性。

辨证分析：明代方广《丹溪心法附余》言："胃损则不能纳，脾损则不能化，脾胃俱损，纳化皆难，元气斯弱，百邪易侵，而饱闷、痞积、关格、吐逆、腹痛、泻痢等症作矣。"本案乃由饮食劳倦，损伤脾胃之气，使其受纳与运化无力所致。脾主肌肉，脾胃气虚，四肢肌肉失养，故倦怠乏力；脾主运化，胃主受纳，脾胃虚弱，则纳差食少，食则胀；脾运不健，湿浊内生，则大便溏薄；舌胖嫩，有齿痕，苔白腻，脉濡缓，均为脾胃气虚之象。正如《医方考》所云："夫面色萎白，则望之而知其气虚矣；言语轻微，则闻之而知其气虚矣；四肢无力，则问之而知其气虚矣；脉来虚弱，则切之而知其气虚矣。"其治当补益脾胃之气。

西医诊断：慢性非萎缩性胃炎。

中医诊断：胃痛　脾胃虚弱证。

治法：益气健脾，和胃止痛。

方药：四君子汤加减。

党参 15 g，白术 15 g，茯苓 15 g，姜半夏 10 g，陈皮 10 g，木香 10 g，砂仁 6 g，白豆蔻 10 g，枳壳 10 g，厚朴 10 g，苏梗 10 g，藿梗 10 g，炒谷芽 10 g，炒麦芽 10 g，炙甘草 6 g。水煎温服，每日 1 剂，早晚分服，共 7 剂。

二诊（2020 年 9 月 10 日）：胃胀痛明显好转，饮食增加，二便正常，倦怠乏力减轻，苔微腻。守一诊方去枳壳、藿梗，再服 10 剂，服用方法同前。

三诊（2020 年 9 月 21 日）：胃不痛，食后稍胀，纳可，二便调，舌淡苔白。守二诊方去半夏、木香、谷芽、麦芽，继服 10 剂后愈。

按　《金匮要略》载："四季脾旺不受邪。"李杲《脾胃论》云："内伤脾胃，百病由生。"脾胃位居中焦，为后天之本、气血生化之源，脾胃受纳、腐熟、运化主导饮食的运化、精微的吸收及转输、气血津液的生成，进而内养五脏六腑，外养四肢百骸。脾胃健运保障了精、气、血、津液的充沛，脾胃失调则引发气血亏虚进而导致疾病发生。《景岳全书·心腹痛》言："胃脘痛证，多有因食、因寒、因气不顺者，然因食、因寒，亦无不皆关于气。"本案患者饮食不节，耗伤脾胃正气，脾虚不运，痰湿凝聚，感受寒邪后症状加重，当属脾胃气虚、寒湿停滞中焦之证，故予四君子汤化裁成香砂六君子汤益气化湿，行气和中。方中以党参益气健脾，补中养胃为君；臣以白术健脾燥湿；佐以茯苓渗湿健脾，陈皮、木香芳香醒脾、理气止痛，枳壳、厚朴行气消胀，半夏、苏梗降逆化痰，砂仁、白豆蔻、藿梗健脾化湿、理气和胃，谷麦芽消食健运；使以甘草调和诸药。全方扶脾治本，理气止痛，兼化痰湿，和胃散寒，标本兼顾。

二十二、升阳益胃汤

【来源】《脾胃论》卷上，《内伤外辨惑论》卷中。

【组成】黄芪二两，半夏一两，人参一两，炙甘草一两，独活五钱，防风五钱，白芍五钱，羌活五钱，陈皮四钱，茯苓三钱，柴胡三钱，泽泻三钱，白术三钱，黄连一钱。

【用法】上㕮咀，每服三钱，生姜五片，枣二枚，去核，水三盏，同煎至一盏，去渣，温服，早饭、午饭间服之，其药渐加至五钱止(现代用法：水煎服)。

【功效】补脾胃，升阳气，祛湿热。

【主治】脾胃虚弱，湿热中阻。证见倦怠嗜卧，四肢不收，体重节痛，口苦舌干，食不知味，不嗜食，食不消，大便不调，小便频数；兼见洒淅恶寒，惨惨不乐，面色恶而不和。

【方解】本方重用黄芪，配伍人参、白术、甘草补气养胃；柴胡、防风、羌活、独活升举阳气，祛风除湿；半夏、陈皮、茯苓、泽泻、黄连除湿清热；白芍养血和营；既有补中益气汤健脾益气、升发阳气之意，也有黄连温胆汤、半夏泻心汤辛开苦降、清热除湿之功。方中柴胡、防风、羌活、独活四味风药相配，既有助于人参、白术、炙甘草、白芍等药物健脾同时升发脾气，也有助于陈皮、半夏、茯苓、泽泻、黄连等药物清热除湿。

【配伍特点】全方补气与升阳同用，补中寓升；健脾与祛湿同治，标本兼顾。

【现代临证】本方具有补脾胃泻阴火、清热利湿之功。早期文献报道本方可治疗泄泻、胃黏膜脱垂、发作性睡病；又有用以治疗慢性胆囊炎、带下、荨麻疹、多发性神经根炎、慢性萎缩性胃炎、胃扭转、眩晕等病证。现代研究发现本方亦可用于治疗肠易激综合征、顽固性不寐、胃下垂、过敏性鼻炎、低血压、胃癌术后消化不良等病症。临证应根据疾病的性质和兼证，辨证论治，随证治之。如脾胃不和可加木香、苏梗、砂仁理气和胃；反酸可加海螵蛸、瓦楞子、煅牡蛎制酸；哮喘可加麻黄、紫菀、款冬花益肺固卫，止咳平喘；鼻流清涕可加辛夷花、苍耳子、蝉蜕止痒止涕；水肿可加山药、薏仁米、大腹皮健脾利湿，行水消肿；血尿可加槐花、蒲黄炭、白茅根凉血止血；心烦失眠可加酸枣仁、合欢皮、合欢花养心安神；皮肤疾病可加蝉蜕、威灵仙、僵蚕祛风止痒。

【临床应用】

李某，男，36岁。2020年10月14日初诊。

主诉：腹泻1年余，加重半月。

现病史：患者1年前无明显诱因下出现腹泻，每日1～3次不等，反复发作，半月前食用生冷食物腹泻加重。刻下症：大便稀溏，大便日3～5次，质黏腻，有排不尽感，无黏液脓血，进食生冷则加重，自觉消化不良，饭后脘腹胀满隐痛部不适，面色萎黄，时感神疲乏力。纳可眠可，小便调。舌淡红，苔白腻，脉细缓。

既往史：既往体健。

辅助检查：2020年1月9日结肠镜及大便常规＋隐血检查均未见异常。

辨证分析：脾胃虚弱，运化无权，水谷不化，清浊不分，故大便溏泄；脾阳不振，运化失常，则饮食减少，脘腹胀满隐痛不舒，大便次数增多；久泻不止，脾胃虚弱，气血生化乏源，故面色萎黄，时感神疲乏力；中阳不足，脾胃虚寒，失于温养，则腹部隐痛，得热缓解；舌淡红，苔白腻，脉细缓则为脾虚湿阻之象。

西医诊断:肠易激综合征。

中医诊断:泄泻　脾虚湿阻证。

治法:益气健脾,升阳除湿,行气散寒。

方药:升阳益胃汤加减。

黄芪 30 g,党参 15 g,炒白术 15 g,黄连 3 g,法半夏 8 g,陈皮 10 g,茯苓 30 g,泽泻 8 g,防风 8 g,独活 8 g 羌活 8 g,柴胡 8 g,木香 8 g,炒白芍 15 g,炮姜 6 g,炒山药 30 g,甘草 6 g。水煎温服,每日 1 剂,早晚分服,共 7 剂。

二诊(2020 年 10 月 21 日):药后患者各症状明显好转。腹部不痛,腹胀减轻,神疲乏力感减轻,大便时见成形,每日 1～2 次,排便通畅,小便调。舌淡红,苔薄白,脉弦。一诊方去羌活、独活,继服 14 剂后愈。

按 《素问·藏气法时论》曰:“脾病者,虚则腹满肠鸣,飧泄,食不化。”本案患者证属脾虚湿阻,清阳不升,水湿不运,复感寒邪所致泄泻。《素问·阴阳应象大论》云:“清气在下,则生飧泄。”李学军教授指出本案患者脾胃虚弱,导致纳运失司,升降失常,清浊不分,致使大便溏泄,故在注重补益脾胃的同时,也应注重恢复气机的升降,使脾土得温,脾升胃降,大肠传导正常,则泄泻自止。升阳益胃汤寓有“六君子汤”和“痛泻要方”之意,具有健脾益胃、升清降浊之功。方中重用黄芪补中益气,升阳固表,又入肺经,可调补气,寓有“培土生金”之意;配伍党参、茯苓、白术、甘草,共奏健脾益气渗湿之功;半夏、陈皮燥湿行气,气顺则痰自消;此外,风能胜湿、脾气不升是慢性泄泻的主要病机之一,湿是形成泄泻的主要病理因素,风药具有燥湿之性,祛风能升阳除湿,故方中羌活、独活、防风、柴胡等祛风湿药的配伍,使湿随风祛、健脾升阳;白芍养血和营,可防脾虚日久及风药辛香走窜致气血亏耗;少许寒凉的泽泻、黄连则可清利湿热,同时防升阳诸药之燥性刚烈,且黄连亦能涩肠止泻止痢。再加山药进一步增强健脾益气、祛湿止泻之功。因患者偶食生冷,寒邪侵袭,出现腹胀、腹痛等症状,遂在原方基础上加用木香、炮姜温中散寒、行气止痛,理气和胃。全方合用,使诸症悉除。

二十三、黄芪建中汤

【来源】《金匮要略》。

【组成】黄芪一两半,桂枝、生姜各三两,芍药六两,炙甘草二两,大枣十二枚(擘),胶饴(饴糖)一升。

【用法】上六味,以水七升,煮取三升,去滓,内饴,更上微火消解。温服一升,日三服(现代用法:水煎取汁,兑入饴糖,文火加热溶化,分两次温服)。

【功效】温中补气,和里缓急。

【主治】阴阳气血俱虚证。证见里急腹痛,喜温喜按,形体羸瘦,面色无华,心悸气短,自汗盗汗。

【方解】本方始载于《金匮要略·血痹虚劳病脉证并治》中,由小建中汤加黄芪而成,主治“虚劳里急,诸不足”。本方以温中补虚立法,是治疗虚劳的著名方剂。方中黄芪甘温入肺,健脾益气;饴糖甘温补虚,缓急止痛,共为方中君药。桂枝助阳,芍药益阴,二药相合,调和阴阳,化生气血为臣。生姜、大枣辛甘相合,健脾益胃,调和营卫,为佐药。炙甘草益气健脾,调和诸药为使。

【配伍特点】辛甘与酸甘相伍,则营卫同调,阴阳兼顾。

【现代临证】本方具有温中补虚、缓急止痛之功。临床既可以用于治疗反流性食管炎、慢性萎缩性胃炎、胃溃疡、胃癌等消化系疾病，也可用于治疗慢性阻塞性肺疾病、慢性肝炎、白细胞减少、便秘、阳虚感冒、溃疡性结肠炎、慢性盆腔炎、不孕症、子宫内膜异位症、原发性痛经、肌萎缩侧索硬化等其他系统疾病。现代药理学研究表明，黄芪建中汤具有镇静解痉、抑制胃液和胃酸分泌、促进溃疡愈合、止血、调节胃黏膜组织代谢、调节免疫功能、降血糖等作用。临证应根据疾病的性质和兼证，辨证论治，随证治之。如泛酸者，可去饴糖，加吴茱萸暖肝温胃以制酸，另可再加海螵蛸、瓦楞子、煅牡蛎；泛吐清水较多者，可加干姜、陈皮、半夏、茯苓等以温胃化饮；大便色棕黑，或潜血阳性者，可改生姜为炮姜，加三七、蒲黄炭、花蕊石等化瘀止血；大便溏薄者可加白术、砂仁、肉豆蔻等温中止泻。

【临床应用】

许某，男，51 岁。2020 年 12 月 9 日初诊。

主诉：上腹部隐痛 2 年余。

现病史：患者 2 年来无明显诱因下出现上腹部疼痛不适，自服艾司奥美拉唑、铝镁加等药稍缓解，未予系统治疗。但以后每因劳累或受凉而发作。刻下症：胃痛隐隐，脘腹胀满，喜温喜按，倦怠乏力，手足不温，纳差眠差，大便稀溏，小便调。舌淡，苔薄白，脉沉缓。

既往史：既往有“慢性胃炎”病史 2 年余。

辅助检查：2020 年 11 月 13 日胃镜示：慢性非萎缩性胃炎，Hp(－)。

辨证分析：中阳不足，脾胃虚寒，失于温养，故胃脘部隐痛，喜温喜按，每因劳累或受凉而发作；阳虚失于温煦，故倦怠乏力，手足不温；脾胃不足，纳运失司，故纳差，大便稀溏；肝胃不和，故腹胀眠差；舌淡，苔薄白，脉沉缓乃脾胃虚寒之象。

西医诊断：慢性非萎缩性胃炎。

中医诊断：胃痛　脾胃虚寒证。

治法：温中健脾，和胃止痛。

方药：黄芪建中汤加减。

黄芪 15 g，炒白芍 20 g，桂枝 10 g，党参 10 g，炒白术 15 g，茯苓 20 g，甘松 10 g，木香 8 g，炒薏苡仁 30 g，砂仁 6 g，豆蔻 8 g，当归 10 g，丹参 15 g，香附 10 g，枳壳 10 g，干姜 6 g，炙甘草 6 g。水煎温服，每日 1 剂，早晚分服，共 7 剂。

二诊(2020 年 12 月 16 日)：药后患者各症状明显好转。胃脘部隐痛及不适症状较前明显缓解，偶感疼痛，大便较前成形。一诊方去丹参，继服 14 剂后愈。

按　《素问·举痛论》曰：“寒气客于肠胃之间，膜原之下，血不得散，小络急引，故痛。”《兰室秘藏·中满腹胀》云：“或多食寒凉，及脾胃久虚之人，胃中寒则胀满，或脏寒生满病。”清代医家尤怡《金匮心典》言：“里急者，里虚脉急，腹中当引痛也；诸不足者，阴阳诸脉并俱不足。”李学军教授认为，胃痛的发生，不论寒热虚实，均因胃气郁滞所致。而脾胃虚寒者，乃因寒自内生，胃失温养，胃气郁滞而不运，疼痛遂作。在治疗上，非甘温不能扶其衰，不和营不能缓其急。宜温中益气，缓急止痛。方选黄芪建中汤加减。亦正如《金匮心典》所云：“急者缓之必以甘，不足者补之必以温，而充虚塞空，则黄芪尤有专长也。”方中黄芪甘温益气补虚；桂枝配白芍，和营卫而调阴阳；党参、白术、茯苓、炒薏苡仁益气健脾，和中缓急；砂仁、豆蔻芳香化湿以健脾。《景岳全书·心腹痛》载：“胃脘痛证，多有因食，因寒，因气不顺者，然因食因寒，亦无不皆关于气。盖食停则气滞，寒留则气凝。所以治痛之要，但察其果属实邪，皆当以理气为主。”故予香附、枳壳、木香、甘松疏肝行气，开郁醒脾；干姜温中散寒；脾虚易气滞，气滞则血瘀，故加当归、丹参养血和血而化瘀；炙甘草以甘补虚缓急。全方合用，健运脾胃，调和营卫，使里气不急，诸虚自复，共奏温中健脾、和胃止痛之功。

二十四、半夏泻心汤

【来源】《伤寒论》。

【组成】半夏半升（洗），黄芩、干姜、人参、甘草（炙）各三两，黄连一两，大枣十二枚（擘）。

【用法】上七味，以水一斗，煮取六升，去滓，再煎，取三升，温服一升，日三服（现代用法：水煎服）。

【功效】寒热平调，散结除痞。

【主治】寒热互结之痞证。证见心下痞，但满而不痛，或呕吐，肠鸣下利，舌苔腻而微黄。

【方解】方中以辛温之半夏为君，散结除痞，又善降逆止呕。臣以干姜之辛热以温中散寒，黄芩、黄连之苦寒以泻热开痞。以上四味相伍，具有寒热平调、辛开苦降之效。然寒热互结，又缘于中虚失运、升降失常，故佐以人参、大枣甘温益气，以补脾虚。佐使以甘草补脾和中而调和诸药。本方为治中气虚弱、寒热互结痞证之常用方，又是体现寒热平调、辛开苦降法之代表方。

【配伍特点】寒热互用以和其阴阳，苦辛并进以调其升降，补泻兼施以顾其虚实。

【现代临证】本方具有寒热平调、消痞散结之功。临床上常用于治疗急慢性胃肠炎、慢性结肠炎、慢性肝炎、早期肝硬化等属中气虚弱、寒热互结者。本方可通过双向调节胃肠运动功能、抑制幽门螺杆菌及耐药菌、调节免疫及保护胃黏膜等药理作用来发挥治疗作用。研究表明其原方或加减方还可用于治疗胃黏膜脱垂症、胃下垂、糖尿病性胃轻瘫、贲门炎、功能性胃潴留、复发性口腔溃疡、失眠、痤疮等证属寒热错杂所致的多种病证。临证应根据疾病的性质和兼证，辨证论治，随证治之。如湿热蕴积中焦，呕甚而痞，中气不虚，或舌苔厚腻者，可去人参、甘草、大枣、干姜，加枳实、陈皮、生姜以下气消痞止呕。纳差者可加木香、砂仁、谷麦芽等；腹泻便溏者，可去干姜加炮姜、焦山楂、神曲等。

【临床应用】

汪某，女，43 岁。2020 年 10 月 21 日初诊。

主诉：上腹部胀满不适 1 年余。

现病史：患者 1 年多以前无明显诱因下出现上腹部胀满，反复发作，曾间断口服西药治疗，疗效不佳。1 月前因进食生冷后症状加重。刻下症：胃脘部胀满不适，满而不痛，嗳气，口干口苦，时有呕吐，反酸烧心，肠鸣，纳少眠差，便溏，小便正常。舌淡红，苔黄，脉弦细。

既往史：既往体健。

辅助检查：2020 年 1 月 10 日胃镜示：慢性非萎缩性胃炎，Hp（＋）。

辨证分析：饮食不慎易化生痰湿，困阻脾胃郁而化热，寒热互结，进一步影响脾胃运化功能，导致脾胃升降失司，故见胃脘部痞满不舒。脾为阴脏，其气主升，胃为阳腑，其气主降，中气既伤，升降失常，清浊不分，故在上则见呕吐，在下则见肠鸣；舌淡红，苔黄，脉弦细乃寒热错杂之象。

西医诊断：慢性非萎缩性胃炎。

中医诊断：胃痞　寒热错杂证。

治法：寒热平调，散结消痞。

方药：半夏泻心汤加减。

姜半夏 9 g，干姜 4 g，炒黄芩 10 g，炒黄连 6 g，茯苓 20 g，茯神 20 g，枳壳 10 g，厚朴 12 g，吴茱萸 3 g，陈皮 10 g，苏梗 10 g，炒谷芽 20 g，炒麦芽 20 g，甘草 6 g。水煎温服，每日 1 剂，早晚分服，共 7 剂。

二诊（2020 年 10 月 28 日）：胃脘胀满不舒明显好转，嗳气减少，大便偏稀，纳食好转，眠可。一诊方去茯神，加党参 10 g，炒山药 20 g，炒白术 15 g。水煎温服，每日 1 剂，早晚分服，共 7 剂。

三诊（2020 年 11 月 4 日）：病史同前，症状明显好转。继续予以二诊方 14 剂巩固治疗，后愈。

按　《伤寒论·辨太阳病脉证并治下》曰："伤寒五六日，呕而发热者，柴胡汤证具，而以他药下之，柴胡证仍在者，复与柴胡汤。此虽已下之，不为逆，必蒸蒸而振，却发热汗出而解。若心下……但满而不痛者，此为痞，柴胡不中与之，宜半夏泻心汤。"说明本方所治之痞，原系小柴胡汤证误用攻下，损伤中阳，少阳邪热乘虚内陷，以致寒热互结，而成心下痞。痞者，痞塞不通，上下不能交泰之谓。脾胃居中焦，为阴阳升降之枢纽，脾主运化精微，胃主受纳腐熟水谷，上乘津液，下输糟粕，二者一升一降、一纳一运则气血调畅，自无疾也。正如《素问·阴阳应象大论》所云："清气在下，则生飧泄；浊气在上，则生䐜胀。"本案患者心下痞满，但满而不痛，有嗳气。口干苦，时有呕吐，肠鸣便溏，李学军教授认为此乃中气虚弱、寒热互结之痞证。《类证治裁·痞满》言："伤寒之痞，从外之内，故宜苦泄；杂病之痞，从内之外，故宜辛散。……痞虽虚邪，然表气入里，热郁于心胸之分，必用苦寒为泻，辛甘为散，诸泻心汤所以寒热互用也。杂病痞满，亦有寒热虚实之不同。"故以半夏泻心汤主之。方中半夏、干姜温补辛开，黄芩、黄连苦降清泄，清热而不伤阳气，一升一降，调畅气机。同时李学军教授指出患者反酸烧心，眠差，时有呕吐，兼有肝胃郁热之象，加吴茱萸取左金丸之意，以疏肝泻热，茯苓健脾利湿、宁心安神。诸药合用则胀满可除，呕止眠安。在清热的基础上也不忘顾护脾胃，予枳壳、陈皮、厚朴、炒谷芽、炒麦芽以健运脾胃，行气消胀，甘草调和诸药。二诊时患者症状较前减轻，无反酸，眠可，大便溏，故去茯神，加党参、炒白术、炒山药健脾助运。三诊时患者诸症状明显改善，故继续予以上方巩固疗效。全方合用，使诸症得除也。

二十五、柴胡疏肝散

【来源】《医学统旨》。

【组成】柴胡、陈皮各二钱（醋炒），川芎、香附、枳壳（麸炒）、芍药（煨）各一钱半，甘草五分（炙）。

【用法】上作一服，水二盅，煎八分，食前服（现代用法：水煎服）。

【功效】疏肝解郁，行气止痛。

【主治】肝气郁滞证。证见胁肋疼痛，或兼脘腹胀痛，嗳气，善太息，或往来寒热，或月经不调，苔薄，脉弦。

【方解】方中以柴胡为君，善于疏肝解郁。香附善理气疏肝止痛，助柴胡以解肝经气郁；川芎行气活血止痛，助柴胡疏肝行气止痛，共为臣药。陈皮醋炒以入肝经，理气和胃；枳壳行气止痛；白芍养血柔肝，与柴胡配伍既养肝之体，又适肝之用，均为佐药。甘草调和诸药，与白芍配伍，酸甘化阴以缓急止痛，兼为佐使之用。本方为治肝气郁结之代表方。

【配伍特点】疏肝为主，兼理脾土，气血并行，以适肝性。

【现代临证】本方具有疏肝解郁、行气止痛之功。临床上广泛应用于治疗肝郁气滞证的各科杂病中。如功能性消化不良、消化性溃疡、肠易激综合征、肝炎等消化系疾病；心绞痛、心脏神经官能症等心血管系疾病；痛经、更年期、乳腺癌等妇科疾病；带状疱疹、扁平疣、痤疮等皮肤疾病；还可用于前列腺炎、抑郁症、亚急性甲状腺炎、血管性头痛等疾病。现代药理学研究表明，柴胡疏肝散具有调节糖脂代谢、调节炎症反应、调节神经递质、调节肝功能异常等作用。临证应根据疾病的性质和兼证，辨证论治，随证治之。如胃痛较甚者，可加延胡索、川楝子、白芷增强理气止痛之效；嗳气较频，可加沉香、旋覆花、苏梗顺气降逆；泛酸，可加乌贼骨、瓦楞子、煅牡蛎制酸和中；肝胆湿热，可加茵陈、板蓝根、车前草以清热利胆；脾虚肝郁，可加茯苓、白术、合欢皮以疏肝健脾。

【临床应用】

宋某，男，54岁。2021年4月28日初诊。

主诉：上腹部反复胀痛2年余。

现病史：患者2年前无明显诱因下出现上腹部胀痛，多次服用西药及中成药（具体不详）治疗，症状未见明显缓解。刻下症：胃脘部胀痛，时有反酸烧心，嗳气时作，无恶心呕吐，纳寐尚可，大便每日1～2次，时不成形、时完谷不化，小便调。舌红，苔薄黄，脉弦。

既往史：既往体健。

辅助检查：2021年4月26日胃镜示：慢性非萎缩性胃炎活动期。

辨证分析：肝气郁结，横逆犯胃，胃气阻滞，故胃脘部胀满；肝失疏泄，气机不和，故嗳气时作；肝气郁滞，日久化热，故反酸烧心；肝木侮土，肝脾不调，故大便不畅，时不成形、时完谷不化。舌红、苔薄黄、脉弦乃肝气犯胃之象。

西医诊断：慢性非萎缩性胃炎活动期。

中医诊断：胃痛　肝气犯胃证。

治法：疏肝解郁，理气止痛。

方药：柴胡疏肝散加减。

柴胡10 g，炒白芍20 g，赤芍20 g，枳壳10 g，陈皮10 g，香附10 g，黄连6 g，吴茱萸3 g，厚朴10 g，川楝子8 g，延胡索10 g，姜半夏9 g，茯苓20 g，海螵蛸30 g，瓦楞子30 g，蒲公英15 g，鸡内金15 g，炒麦芽20 g，炙甘草6 g。水煎温服，每日1剂，早晚分服，共7剂。

二诊（2021年5月5日）：药后患者各症状明显好转。胃不痛，稍有腹胀，无反酸烧心，纳寐可，二便调。一诊方去延胡索、瓦楞子、川楝子，继服14剂后愈。

按　《灵枢·邪气脏腑病形》曰："胃病者，腹䐜胀，胃脘当心而痛。"《沈氏尊生书胃痛》云："胃痛，邪干胃脘病也……惟肝气相乘为尤甚，以木性暴，且正克也。"李学军教授认为胃痛临证常见"木旺乘土"和"土虚木乘"，表现为肝胃气逆、中焦气壅及脾失健运，以气机升降失调为基本病机。脾主运化主升清，胃主受纳主降浊，脾胃为脏腑气机升降的枢纽。肝主疏泄也是人体气机调畅的关键所在。脾胃的升降运化，需要肝的疏泄。《素问·宝命全形论》言："土得木而达。"故李学军教授认为胃病应肝胃同治，甚至胃病治肝。本案患者因气郁而伤肝，肝木失于疏泄，横逆犯胃，脾胃升降失司，见胃胀、反酸、嗳气等症状，故选用柴胡疏肝散加减。方中柴胡、白芍疏肝行气以解郁；半夏、枳壳、陈皮、厚朴理气和中以降浊；气滞日久化热，故加黄连、吴茱萸、赤芍、蒲公英以清泻肝热；香附、延胡索、川楝子疏肝行气以止痛；茯苓健脾渗湿；海螵蛸、瓦楞子制酸止痛；鸡内金消食健胃；一味麦芽，既有消食和中之功，又可辅以疏肝理气，正如张锡纯在《衷中参西录》所云："虽为脾胃之药，而实善疏肝气。"炙甘草调和诸药。全方合用，共奏疏肝理气、和胃止痛之功。

二十六、半夏厚朴汤

【来源】《金匮要略》。

【组成】半夏一升，厚朴三两，茯苓四两，生姜五两，苏叶二两。

【用法】上五味，以水七升，煮取四升，分温四服，日三夜一服（现代用法：水煎服）。

【功效】行气散结，降逆化痰。

【主治】梅核气。证见咽中如有物阻，咯吐不出，吞咽不下，胸膈满闷，或咳或呕，苔白润或滑腻，脉弦缓或弦滑。

【方解】方中半夏辛苦而温，降逆和胃，化痰散结，为君药。臣以厚朴，行气开郁，下气除满。二者相伍，痰气并治，痰结化，气滞通。佐以茯苓健脾渗湿，脾健祛湿，则痰无由而生。生姜辛温散结助半夏化痰散结，和胃止呕，并可制半夏之毒，亦为佐药。苏叶宣肺疏肝，助半夏、厚朴以宽胸理气，宣通郁结，且本证病位主要在咽喉，苏叶质轻可以上行，引药直达病所，为佐使之用。本方为治疗痰气郁结之梅核气的代表方。

【配伍特点】辛苦行降，痰气并治，行中有宣，降中有散。

【现代临证】半夏厚朴汤为治疗梅核气之经典方，具有行气散结，降逆化痰之功。临床上多用于胃食管反流病、慢性胃炎、胃溃疡、口腔溃疡、顽固性呃逆、功能性消化不良、慢性咽炎、咽喉炎、慢性阻塞性肺疾病、甲状腺结节、亚临床甲减、抑郁症、失眠等疾病。现代药理学研究表明，半夏厚朴汤具有镇呕止吐、改善胃肠功能、镇静催眠、抗抑郁、改善肌肉痉挛等作用。临证应根据疾病的性质和兼证，辨证论治，随证治之。若气郁较甚者，可酌加枳壳、香附、郁金助行气解郁之功；兼见呕恶、口苦、舌苔黄腻，可合用温胆汤加贝母、黄芩、瓜蒌皮化痰清热、宣利气机；胁肋疼痛者，酌加香附、川楝子、延胡索以疏肝理气止痛；咽痛者，酌加玄参、桔梗、木蝴蝶以解毒散结，宣肺利咽。

【临床应用】

胡某，女，42 岁。2021 年 3 月 12 日初诊。

主诉：咽部异物感反复发作 8 月余。

现病史：患者 8 个多月前无明显诱因下出现咽部异物感，伴反酸、烧心，就诊于西医院诊断为"反流性食管炎"，予以雷贝拉唑抑酸护胃治疗，症状好转，但停药后复发。此后，咽部异物感间断发作，每逢发作患者自行服药。刻下症：咽部异物感，伴反酸烧心，食后腹胀，口干口苦，偶有呕吐，纳可眠可，大便黏，小便调，舌边红，苔薄白微腻，脉滑。

既往史：既往有"反流性食管炎"病史 1 年。

辅助检查：2020 年 2 月 28 日胃镜示：反流性食管炎（A 级）。

辨证分析：情志不遂，肝气郁结，影响肺胃气机宣降，津液不得正常输布，聚而成痰，痰与气相搏，阻于咽喉，则咽中如有物阻，吐之不出，吞之不下。气机郁滞于胸中，肺胃宣降失常，则见脘腹胀满；气机郁结，郁而化火，故见反酸烧心、口干口苦；舌边红，苔薄白微腻，脉滑乃气郁痰阻之象。

西医诊断：反流性食管炎。

中医诊断：郁证　痰气郁结证。

治法：行气开郁，化痰散结。

方药：半夏厚朴汤合左金丸加减。

姜半夏 10 g，厚朴 10 g，苏梗 10 g，茯苓 20 g，枳壳 10 g，荷梗 10 g，黄连 6 g，吴茱萸 3 g，陈皮 10 g，青皮 10 g，麦冬 15 g，玄参 15 g，桔梗 10 g，木蝴蝶 8 g，浙贝母 10 g，乌贼骨 30 g，甘草 6 g。水煎温服，每日 1 剂，早晚分服，共 7 剂。

二诊（2021 年 3 月 19 日）：药后患者各症状明显好转。原方继服 7 剂，后愈。

按　《素问·举痛论》云："百病生于气也。"《杂病广要》言："人之一身，无非血气周流，痰亦随之。"《金匮要略·妇人杂病篇》曰："妇人咽中如有炙脔，半夏厚朴汤主之。"究其因，多由七情郁结，气机不畅，肺胃宣降失常，聚津为痰，痰气互结于咽喉而成。李学军教授指出本案患者因情志所伤，肝气郁滞，故上腹部胀满；肝气乘脾，脾失健运，郁而生痰，痰气郁结于咽中，则咽中不适，如有异物感；郁而化火，故见反酸烧心。《丹溪心法》谓："善治痰者，不治痰而治气。气顺则一身之津液亦随气而顺矣。"《医方集解理气之剂》载："气郁则痰聚，故散郁必行气化痰为先。"故以半夏厚朴汤加味，方中以半夏为君，意在化痰散结、降逆和胃；臣以厚朴下气除满，君臣相伍，则降气化痰之功著；加以苏梗增强行气宽中降逆之功；青皮、陈皮、枳壳疏肝理气、燥湿化痰以解郁；桔梗、木蝴蝶清热化痰以利咽；郁久化热，热伤津液，故加黄连、吴茱萸以清泻肝火；麦冬、玄参养阴润喉；茯苓、荷梗健脾渗湿，增强半夏化痰之效；乌贼骨、浙贝母制酸止痛，收敛化痰；甘草调和诸药。全方辛苦合用，辛可行气散结化痰，苦能清热燥湿降逆，共奏行气散结、降逆化痰之功。

二十七、大柴胡汤

【来源】《伤寒论》。

【组成】柴胡半斤，黄芩三两，芍药三两，半夏半升（洗），枳实四枚，大黄二两，大枣十二枚，生姜五两（切）。

【用法】上八味，以水一斗二升，煮取六升，去滓，再煎。温服一升，日三服（现代用法：水煎服）。

【功效】和解少阳，内泻热结。

【主治】少阳阳明合病。证见往来寒热，胸胁苦满，呕不止，郁郁微烦，心下痞硬，或心下急痛，大便不解或协热下利，舌苔黄，脉弦数有力。

【方解】本方以和解少阳的小柴胡汤与轻下阳明热结的小承气汤合方加减而成。方中重用柴胡为君，疏解少阳之邪，臣以黄芩清泄少阳郁热，二药合用，和解清热，以解少阳之邪。轻用大黄、枳实泻热通腑，行气破结，以内泻阳明热结，亦为臣药。

【配伍特点】重解少阳，轻泻阳明。

【现代临证】大柴胡汤具有和解少阳、内泻热结之效，主治少阳阳明合病。临床上常用于治疗胆石症、胆囊炎、急性胰腺炎、胃食管反流性病、高脂血症、糖尿病及周围神经病变等疾病。现代药理学研究表明，大柴胡汤具有抗炎、调控血脂、参与葡萄糖代谢、参与血管生成等作用。临证应根据疾病的性质和兼证，辨证论治，随证治之。兼黄疸者，可加茵陈、栀子、龙胆草、虎杖以清热利湿退黄；胁痛剧烈者，可加香附、川楝子、延胡索、丹参以行气活血止痛；胆结石者，可加金钱草、海金沙、郁金、鸡内金以利胆化石。

【临床应用】

闫某，女，50岁。2022年3月9日初诊。

主诉：失眠多梦半年余。

现病史：患者半年前因与别人争吵生气后出现夜不能寐，入睡困难，多梦易醒，甚则彻夜不眠，曾口服"艾司唑仑片"，但效果欠佳。刻下症：失眠多梦，心烦，急躁易怒，口苦，胃脘痞闷，不欲饮食，小便调，大便干结。舌淡红，苔薄黄，脉弦数有力。

既往史：既往有"慢性胃炎"病史10年余。

辅助检查：2022年1月17日胃镜示：慢性非萎缩性胃炎活动期伴胆汁反流。

辨证分析：情志抑郁，肝失条达，气郁化火，上扰心神，故见不寐多梦，甚则彻夜不眠，急躁易怒；肝郁乘脾，脾失健运，故见胃脘痞闷，不欲饮食，大便干结；舌淡红、苔薄黄、脉弦数有力乃肝郁化火之象。

西医诊断：失眠；慢性非萎缩性胃炎活动期伴胆汁反流。

中医诊断：不寐 肝郁化火证。

治法：疏肝解郁，清心安神。

方药：大柴胡汤加减。

柴胡10 g，枳实10 g，法半夏10 g，黄芩10 g，赤芍20 g，白芍20 g，栀子10 g，首乌藤10 g，龙骨40 g，牡蛎40 g，香附10 g，郁金10 g，当归10 g，茵陈15 g，合欢皮15 g，大黄6 g，炙甘草6 g，生姜3片。水煎温服，每日1剂，早晚分服，共14剂。

二诊(2022年3月23日)：药后患者各症状明显好转。心烦、口苦、便秘等症状不明显。一诊方去大黄、栀子，继服14剂后痊愈。

按 《类证治裁·不寐》云："阳气自动而之静，则寐；阴气自静而之动，则寤；不寐者，病在阳不交阴也。"不寐是以经常不能获得正常睡眠为特征的一类病症，每因饮食不节、情志不畅、劳倦、思虑过度等因素，导致心神不安、神不守舍，不能由动转静而致。其病机为阳不能入于阴，与营卫的关系较为密切。李学军教授认为肝为阳脏，在志为怒，与情志调节关系密切，肝郁可致相火异动，肝胆为表里两经，胆腑郁热，上扰心神。《灵枢·本神》曰："肝藏血、血舍魂。"《素问·五脏生成》言："人卧血归于肝。"肝郁则气血运行不畅，血不能藏于肝，魂无所附，肝不藏魂，故肝胆郁热兼腑实可使人入寐维艰，梦多易醒，易怒。《素问·逆调论》载："胃不和则卧不安。"肝胃同病，故失眠经久不愈。本案患者因与别人争吵后情志不畅、肝气郁滞，郁久化火，上扰心神，神不安则夜不能寐，气机不畅，胃失和降，则见胃脘痞闷；气郁久化热，热结胃肠，则见大便干结。方中柴胡、郁金、香附、合欢皮疏肝胆之气以解郁安神；枳实泻热行气消痞；茵陈、黄芩、栀子清肝泻火；加龙骨、牡蛎重镇安神，首乌藤养心通络使神舍于心，三药合用使阴阳相济，魂归于肝，当得入寐，疗效颇佳；此外肝郁则亦可致血瘀，血瘀则营卫不和，故加赤芍、白芍、当归养血活血，养阴柔肝；半夏、生姜和胃降逆；少量大黄通腑泄热；炙甘草调和诸药。全方合用，共奏疏肝解郁、泻火安神之功。

二十八、保和丸

【来源】《丹溪心法》。

【组成】山楂六两，神曲二两，半夏、茯苓各三两，陈皮、连翘、莱菔子各一两。

【用法】上为末，炊饼丸如梧桐子大，每服七八十丸，食远白汤下(现代用法：共为末，水泛为丸，每服 6～9 g，温开水送下；亦可作汤剂，用量按原方比例酌减）。

【功效】消食化滞，理气和胃。

【主治】食积胃脘证。脘腹痞满胀痛，嗳腐吞酸，恶心呕逆，或大便泄泻，舌苔厚腻，脉滑。

【方解】方中以山楂为君药，取其能消一切饮食积滞，尤善消肉食油腻淤积之功。臣以神曲消食健胃，更长于化酒食陈腐之积；莱菔子消食下气，长于消米面痰气之积。三药同用，可消各种饮食积滞。食停可阻滞气机运化，脾运失健，蕴生内湿，故佐以半夏、陈皮行气化湿，和胃止呕；茯苓健脾化湿，和中止泻。食积易于化热，故佐以苦而微寒之连翘，既可散结以助消积，又可消解食积所生之热。本方为治“一切食积”轻证之常用方。

【配伍特点】重用消食，辅以行化，佐以清散。

【现代临证】保和丸是临床治疗食积的首选之方，具有消食导滞之功。临床既可用于治疗腹痛、腹泻、腹胀、便秘等胃肠道疾病，也可用于治疗支气管肺炎、小儿食积咳嗽等呼吸系统疾病，还可用于治疗高脂血症、缺铁性贫血、不稳定型心绞痛、脂肪肝等肝脏与心血管疾病。现代药理学研究表明，保和丸具有调节肠道菌群、调节血脂等作用。临证应根据疾病的性质和兼证，辨证论治，随证治之。若食积较重者，可加鸡内金、谷芽、麦芽消食导滞；脘腹胀满者，可加枳实、厚朴、槟榔理气除满；食滞化热、大便秘结者，可加大黄、芒硝、枳实通腑消胀，或用枳实导滞丸推荡积滞，清利湿热；脾虚便溏者，可加白术、白扁豆、薏苡仁健脾助运，化湿和中。

【临床应用】

陆某，女，24 岁。2021 年 7 月 21 日初诊。

主诉：上腹部胀满不适 1 月余。

现病史：患者 1 月前因暴饮暴食后出现上腹部胀满不适，无腹痛。刻下症：脘腹痞满，食后尤甚，嗳腐吞酸，恶心呕吐，嗳气时作，无反酸烧心，无口干口苦，纳差眠可，大便不畅，矢气频频，小便调。舌淡，苔厚腻，脉滑。

既往史：既往体健。

辅助检查：2021 年 7 月 19 日胃镜示：慢性非萎缩性胃炎。

辨证分析：饮食停滞，胃腑失和，气机郁滞，则脘腹痞满，食后尤甚，嗳气时作；食滞胃脘，胃失和降，胃气上逆，则嗳腐吞酸，恶心呕吐；食滞胃肠，气机不畅，则大便不调，矢气频频。舌淡、苔厚腻、脉滑乃食积内停之象。

西医诊断：功能性消化不良。

中医诊断：胃痞　饮食内停证。

治法：消食和胃，行气消痞。

方药：保和丸加减。

焦山楂 20 g，神曲 15 g，莱菔子 20 g，炒谷芽 20 g，炒麦芽 20 g，姜半夏 10 g，陈皮 10 g，茯苓 20 g，藿香 10 g，砂仁 6 g，白豆蔻 10 g，枳壳 10 g，厚朴 10 g，槟榔 10 g，苏梗 10 g，荷梗 10 g，连翘 8 g，炙甘草 6 g。水煎温服，每日 1 剂，早晚分服，共 7 剂。

二诊（2021 年 7 月 28 日）：药后患者诸多症状均明显好转。腹不胀满，纳谷香。一诊方去槟榔、荷梗，继服 14 剂后愈。

按　《素问・痹论》曰：“饮食自倍，肠胃乃伤。”《素问・六元正纪大论》云：“太阴所至为积饮否隔。”李学军教授指出本案患者胃司纳谷，脾主运化，胃宜降则和，脾宜升则健。若饮食不节，过食酒肉油腻之物，致脾胃运化不及，则停滞而为食积。食积内停，中焦气机受阻，故见脘腹胀满；食积中阻，脾胃升降失职，浊阴不降则呕吐；气机不畅，则大便不调，矢气频频。治宜消食化滞，理气和胃。《丹溪心法》言："保和丸，治一切食积。"方中重用酸甘性温之山楂为君，长消肉食油腻之积；神曲甘辛性温，长化酒食陈腐之积；莱菔子辛甘而平，长消谷面之食；三药合用，可消各种食积；食积易阻气、生湿、化热，加用枳实、厚朴、槟榔、苏荷梗以增强行气导滞、和胃止呕之功；姜半夏、茯苓燥湿以健脾；藿香、砂仁、白豆蔻芳香化湿，和中开胃；连翘味苦微寒，消积清热；谷麦芽消食化滞；甘草调和诸药。全方合用，共奏消食和胃、行气消痞之功。

二十九、藿香正气散

【来源】《太平惠民和剂局方》。

【组成】大腹皮、白芷、紫苏、茯苓（去皮）各一两，半夏曲、白术、陈皮（去白）、厚朴（去粗皮，姜汁炙）、苦桔梗各二两，藿香（去土）三两，甘草（炙）二两半。

【用法】上为细末，每服二钱，水一盏，姜三片，枣一枚，同煎至七分，热服。如欲出汗，衣被盖，再煎并服（现代用法：散剂，每服 6 g，生姜 3 片、大枣 1 枚煎汤送服；亦可作汤剂，加生姜 3 片、大枣 1 枚，水煎服）。

【功效】解表化湿，理气和中。

【主治】外感风寒，内伤湿滞证。霍乱吐泻，恶寒发热，头痛，胸膈满闷。脘腹疼痛，舌苔白腻，脉浮或濡缓。以及山岚瘴疟，水土不服等。

【方解】方中藿香辛温芳香，既辛散风寒，又芳香化湿，且可辟秽和中而止呕，为治霍乱吐泻之要药，故重用为君。臣以白术、茯苓健脾运湿以止泻；半夏曲、陈皮理气燥湿，和胃降逆以止呕。佐以紫苏、白芷辛温发散，助藿香外散风寒，紫苏尚可醒脾宽中，行气止呕，白芷兼能燥湿化浊；大腹皮、厚朴行气化湿，畅中行滞，且寓气化而湿亦化之义；桔梗上行宣肺利膈，以助解表化湿；煎加生姜、大枣，内调脾胃，外和营卫。甘草调和药性，并协姜、枣以和中，用为佐使药。感受山岚瘴气以及水土不服，症见呕吐腹泻，舌苔白腻者，亦可以本方芳香辟秽，表里双解，和中悦脾而治之。本方为治疗感寒伤湿，脾胃失和证之常用方。

【配伍特点】表里同治而以除湿治里为主、脾胃同调而以升清降浊为要。

【现代临证】藿香正气散具有解表化湿、理气和中之功。主治外感风寒、内伤湿热所致恶寒、发热、头痛昏重、胸膈痞闷、呕吐泄泻。临床多用于治疗感冒、流行性感冒、胃及十二指肠溃疡、急性结肠炎、慢性结肠炎、传染性肝炎、寒哮等疾病。现代药理学研究表明，藿香正气散具有解痉、调节胃肠道运动、保护肠屏障、镇痛、抗菌等作用。临证应根据疾病的性质和兼证，辨证论治，随证治之。若表邪偏重，恶寒无汗者，可加香薷、荆芥、防风以助解表；兼气滞脘腹胀痛者，可加木香、枳壳、延胡索以行气止痛；外感寒湿，饮食生冷，腹痛，泻下清稀者，可服纯阳正气丸温中散寒、理气化湿；湿邪偏重，腹满肠鸣，小便不利，可改用胃苓汤健脾燥湿、和中利水。

【临床应用】

张某，男，50 岁。2021 年 5 月 13 日初诊。

主诉：大便稀水样、次数增多 3 天。

现病史：患者 3 天前因饮用大量冷饮，复感风寒后出现大便稀水样、次数增多，伴胃脘部隐痛不适。刻下症：大便一日 5～6 次，呈稀水样，有少许泡沫，里急后重，无黏液无脓血便，肠鸣时作，恶心呕吐，脘腹胀满，纳差眠差，小便少。舌淡，苔白微厚腻，脉细滑。

既往史：既往体健。

辅助检查：暂无。

辨证分析：寒湿困脾，脾失健运，肠胃气机受阻，故腹痛肠鸣，脘腹痞满；脾胃失和，胃气上逆，故恶心呕吐；清浊不分，传导失司，故大便清稀。舌苔白腻，脉细滑乃外感风寒、内伤湿滞之象。

西医诊断：急性胃肠炎。

中医诊断：泄泻　寒湿内盛证。

治法：散寒化湿。

方药：藿香正气散加减。

藿香 10 g，姜半夏 10 g，厚朴 10 g，紫苏叶 10 g，大腹皮 10 g，茯苓 20 g，防风 8 g，炒白术 15 g，炒白芍 10 g，陈皮 10 g，木香 10 g，白芷 10 g，桔梗 10 g，薏苡仁 30 g，芡实 20 g，白豆蔻 8 g，砂仁 6 g，炮姜 6 g，炙甘草 6 g。水煎温服，每日 1 剂，早晚分服，共 7 剂。

二诊（2021 年 5 月 20 日）：药后患者腹泻明显好转，大便细软，每日 1～2 次。无恶心呕吐、无腹痛肠鸣，时感腹胀，纳差，舌苔白、稍腻，脉细。一诊方去紫苏叶、白芷、防风、桔梗；加神曲 15 g、焦山楂 15 g、炒谷芽 20 g、炒麦芽 20 g，继服 10 剂后愈。

按　急性肠胃炎属中医学“腹痛”“泄泻”范畴。《素问·太阴阳明论》曰：“食饮不节，起居不时者，阴受之。阴受之则入五脏，入五脏则满闭塞，下为飧泄。”《素问·阴阳应象大论》又曰：“清气在下，则生飧泄；浊气在上，则生䐜胀……湿胜则濡泄。”李学军教授指出本案患者过食生冷之物易伤脾胃，脾失运化，精微不布，水谷停滞，混杂于内，胃气上逆则呕吐，浊气下降则泄泻。清浊运化失常，水谷不能各行其道，故大便稀水样，小便量少。治以解表散寒、健脾化湿，加减藿香正气散主之。方中藿香芳香化湿，燥湿以健脾；半夏、厚朴、紫苏叶、大腹皮、木香行气化湿，畅中除满，寓“气则湿化”之意；茯苓、炒白术健脾益气，伍以陈皮加强燥湿醒脾之效；白芷、桔梗宣通肺气，分消湿邪；加大量薏苡仁利水渗湿以实大便，使湿从小便而解；砂仁、豆蔻温中散寒；白芍、防风合陈皮白术成痛泻要方之意，调和肝脾，补脾柔肝，祛湿止泻；芡实、炮姜补脾除湿，温中止泻；甘草调和诸药。如《医方集解·和解之剂》云：“藿香辛温，理气和中，辟恶止呕，兼治表里为君。苏、芷、桔梗散寒利膈，佐之以发表邪；厚朴、大腹行水消满，橘皮、半夏散逆除痰，佐之以疏里滞。苓、术、甘草益脾去湿，以辅正气为臣使也。正气通畅，则邪逆自除矣。”全方共奏温中散寒、健脾化湿之效，气机通调舒畅、寒湿自除，则呕吐腹痛自止。二诊时患者诸症显减，考虑患者既往吐泻伤脾，脾胃之气有待开化，则加焦山楂、建曲、炒二芽等以健脾和中，化滞开胃。

三十、旋覆代赭汤

【来源】《伤寒论》。

【组成】旋覆花三两，代赭石一两，甘草三两（炙），半夏半升（洗），生姜五两，人参二两，大枣十二枚。

【用法】以水一斗，煮取六升，去滓再煎，取三升，温服一升，日三服（现代用法：水煎服）。

【功效】降逆化痰，益气和胃。

【主治】胃虚痰阻气逆证。心下痞硬，嗳气不除，或反胃呕吐，舌淡，苔薄白或腻，脉虚弦或滑。

【方解】方中旋覆花苦辛咸温，其性主降，功擅下气消痰，降逆止嗳，重用为君药。代赭石重坠降逆，与君相伍，降逆下气化痰，为臣药。半夏祛痰散结，降逆和胃；生姜用量独重，一为和胃降逆增其止呕之功，二为宣散水气以助祛痰之力；人参、大枣、炙甘草甘温益气、健脾养胃，以治中虚气弱之本，俱为佐药。炙甘草调和药性，兼作使药。本方为治胃虚痰阻气逆证之常用方。

【配伍特点】沉降与益气相伍，主以降逆，辅以和胃。

【现代临证】旋覆代赭汤是治疗脾胃虚弱所致痰阻气逆的经典方，中医常用来治疗脾胃气虚、痰浊内阻及心下痞硬、嗳气不除。本方具有降逆化痰、益气和胃之功。临床上常用于治疗胃食管反流、术后胃瘫、功能性消化不良、呃逆等消化系统疾病；也可用于顽固性咳嗽、喘病等呼吸系统疾病及失眠、眩晕等神经系统疾病。现代药理学研究表明其可用于抗炎、促胃动力、改善食管黏膜等。临证应根据疾病的性质和兼证，辨证论治，随证治之。若胃气不虚者，可去人参、大枣，加重代赭石用量，以增重镇降逆之效；痰多者，可加茯苓、贝母、陈皮、桔梗等助化痰和胃之力。口干口渴者可加石斛、沙参、玉竹、麦冬等养阴生津；呃逆重者可加柿蒂、丁香、刀豆子、苏梗等降逆止呃；呕吐重者加藿香、佩兰、白蔻仁、砂仁等和中止呕；腹痛者可加元胡、白芍、川楝子、香附等行气止痛。

【临床应用】

刘某，女，59 岁。2021 年 6 月 16 日初诊。

主诉：呃逆反复发作 1 年余。

现病史：患者 1 年前无明显诱因下出现呃逆，伴上腹部胀满，食后尤甚。刻下症：呃逆时作，反酸，嗳气，无烧心，无口干口苦，纳呆眠差，大便不爽，小便调。舌淡红，苔白，脉细滑。

既往史：既往体健。

辅助检查：2021 年 2 月 19 日胃镜提示：① 反流性食管炎。② 慢性非萎缩性胃炎。

辨证分析：脾胃虚弱，痰气交阻，则胃气上逆，而致呃逆、反酸，嗳气时作；脾胃功能失常，中焦气化不利，津液运化失常，则湿邪阻滞中焦，而见纳眠欠佳；肝气郁结，横犯脾胃，而见上腹部胀满，食后尤甚，大便不爽。舌淡红，苔白，脉细滑，为脾胃气虚、痰饮内盛之象。

西医诊断：反流性食管炎；慢性非萎缩性胃炎。

中医诊断：呃逆　胃虚气逆，湿浊阻滞证。

治法：理气和胃，健脾祛湿，降逆止呃。

方药：旋覆代赭汤加减。

旋覆花 10 g，姜半夏 10 g，代赭石 15 g，太子参 10 g，青皮 10 g，陈皮 10 g，木香 9 g，厚朴 9 g，枳壳 9 g，砂仁 6 g，茯苓 20 g，茯神 20 g，煅牡蛎 40 g，黄连 6 g，吴茱萸 3 g，浙贝母 10 g，海螵蛸 30 g，甘草 3 g。水煎温服，每日 1 剂，早晚分服，共 7 剂。

二诊（2021 年 6 月 23 日）：药后患者诸症明显好转。呃逆未发，偶有反酸、嗳气，纳可眠可，二便调。原方再服 7 剂后愈。

按　《素问・宣明五气》云："胃为气逆为哕。"呃逆古名为"哕"。《景岳全书・呃逆》云："然致呃之由，总由气逆。气逆于下，则直冲于上，无气则无呃，无阳亦无呃，此病呃之源所以必由气也。""然病在气分，本非一端，而呃之大要，亦惟三者而已，则一曰寒呃，二曰热呃，三曰虚脱之呃。寒呃可温可散，寒去则气自舒也；热呃可降可清，火静而气自平也；惟虚脱之呃，则诚危殆之证，其或免者亦万幸矣。”本案患者乃脾胃虚弱，痰浊留滞，阻于中焦，浊气上逆所致。李学军教授指出胃气以降为和，以通为顺。该患者病程日久，致脾胃虚弱，胃气上逆，故见呃逆，反酸、嗳气；胃为水谷之海，与脾相表里，一升一降，共司受纳、消化、运转和输布功能，脾胃功能失常，故见纳眠不佳；肝郁日久，横犯脾胃，故见上腹部胀满，大便不爽。治当降逆化痰，益气和胃，健脾祛湿。方中旋覆花、代赭石降逆化痰止呃，以平上冲之胃气；肝郁日久化火，黄连、吴茱萸一则清泻肝火，二则助旋覆花、代赭石降逆和胃；浙贝母、海螵蛸、煅牡蛎清热化痰，制酸安神；青陈皮、木香、厚朴行气化痰除痞；茯苓、茯神、砂仁健脾利湿，使脾健则湿浊得化；太子参补气生津，既能扶正又不助邪，还能防止旋覆花、木香、青陈皮等伤伐太过；甘草调和诸药。全方合用，使逆气得降，中虚得补，湿邪得化，共奏理气和胃、降逆止呕、健脾祛湿之功。

三十一、茵陈蒿汤

【来源】《伤寒论》。

【组成】茵陈六两，栀子十四枚，大黄二两（去皮）。

【用法】上三味，以水一斗二升，先煮茵陈，减六升，内二味，煮取三升，去滓，分三服（现代用法：水煎服）。

【功效】清热利湿退黄。

【主治】湿热黄疸。一身面目俱黄，黄色鲜明，身热，无汗或但头汗出，口渴欲饮，腹微满，小便短赤，舌红，苔黄腻，脉沉数或滑数有力。

【方解】本方重用茵陈蒿为君，苦寒降泄，长于清利肝胆脾胃湿热，乃治黄疸第一要药。栀子泻热降火，清利三焦湿热，合茵陈可使湿热从小便而去，用为臣药。大黄泻热逐瘀，通利大便，伍茵陈则令湿热瘀滞由大便而去，以为佐药。三药成方，通利二便，使湿热瘀滞诸邪从前后二阴而分消，则黄疸渐去。本方为治疗阳黄黄疸之常用基础方。

【配伍特点】主以苦寒，清利泻火与通腑逐瘀并用，重在清利以退黄。

【现代临证】茵陈蒿汤是瘀热黄疸之常用方，具有清热利湿、保肝利胆之效。临床多用于治疗急性黄疸型肝炎、急性肝损伤、急性重症胰腺炎、慢性乙型病毒性肝炎、肝硬化、皮肤病等相关疾病。现代药理学研究表明，茵陈蒿汤具有保肝利胆、调节血脂、降血糖、保护胰腺组织、抗炎镇痛等作用。临证应根据疾病的性质和兼证，辨证论治，随证治之。若湿重于热者，可加茯苓、泽泻、猪苓、薏苡仁以利水渗湿；热重于湿者，可加金钱草、黄柏、龙胆草、虎杖以清热祛湿；胁痛明显者，可加柴胡、枳壳、川楝子、香附以疏肝理气止痛；热毒内盛、身热心烦者，可加黄连、通草、芦根、知母等清热解毒、泻火除烦；恶心呕吐者，可加橘皮、竹茹、半夏、苏梗等和胃止呕。

【临床应用】

梁某，男，37岁。2021年4月15日初诊。

主诉：上腹部胀满不适伴发热、身目发黄1周。

现病史：患者1周前无明显诱因下出现上腹部胀满不适，发热至38.5 ℃，巩膜及皮肤出现黄染，就诊于外院查谷丙转氨酶300 U，黄疸指数80 U，诊断为“急性黄疸型肝炎”，予以保肝、退热等对症处理。刻下症：身目俱黄，上腹饱胀，肝区疼痛，不思饮食，恶心欲吐，口干口苦，小便短少黄赤，大便3日未行，舌红，苔黄腻，脉弦数。

既往史：既往体健。

辅助检查：2021 年 4 月 14 日血生化：谷丙转氨酶 300 U；黄疸指数 80 U。

辨证分析：湿热熏蒸，困遏脾胃，壅滞肝胆，胆汁泛溢，故见巩膜及皮肤出现黄染，黄色鲜明，身热口干口苦；湿热蕴结，脾胃运化失常，气机阻滞，见不思饮食，恶心呕吐，脘腹胀满疼痛；湿热下注，腑气不通，则小便短赤，大便秘结。发热，舌红，苔黄腻，脉弦数皆为湿热内蕴之象。

西医诊断：急性黄疸型肝炎。

中医诊断：黄疸　湿热并重证。

治法：清热通腑，利湿退黄。

方药：茵陈蒿汤加减。

茵陈蒿 30 g，生大黄 10 g，山栀 10 g，柴胡 10 g，垂盆草 30 g，黄芩 10 g，虎杖 15 g，白芍 20 g，枳壳 10 g，姜半夏 8 g，姜竹茹 10 g，白豆蔻 8 g，藿香 10 g，佩兰 10 g，通草 3 g，炙甘草 6 g。水煎温服，每日 1 剂，早晚分服，共 7 剂。

二诊（2021 年 4 月 22 日）：药后患者诸症明显好转。遍身黄疸大减，腹稍胀满。查体：血生化：谷丙转氨酶 70 U；黄疸指数 40 U。一诊方加厚朴 10 g，薏苡仁 30 g，继服 14 剂。调治 1 个月后复查肝功能和黄疸指数正常，随访 1 年无复发。

按　《素问·平人气象论》曰："溺黄赤，安卧者，黄疸；……目黄者曰黄疸。"《金匮要略》将黄疸立为专篇论述，并将其分为黄疸、谷疸、酒疸、女劳疸和黑疸等五疸。《金匮要略》云："黄家所得，从湿得之。"黄疸有阴阳之分，阳黄责之于湿热，阴黄责之于寒湿。本案患者"巩膜及皮肤俱黄，黄色鲜明"，属阳黄，当以湿热瘀滞为病机要点，故法应清热利湿、化瘀通滞以退黄。湿热壅滞于中，疏泄不利，胆汁外溢，浸渍肌肤，故见一身面目俱黄，黄色鲜明；湿热内蕴，气机壅塞，故腹满肝痛；湿热郁蒸，不得下泄，故见小便不利，大便秘结；湿热内郁，津液不化，则口中作渴。李学军教授指出该患者黄疸显现于外，治疗当以退黄为要，故重用茵陈蒿退黄。方中栀子、茵陈蒿相配，使湿热从小便而出；大黄降瘀泄热，通利二便，荡涤胶固之湿热，三者同祛生"黄"之本。方中加柴胡配黄芩和解清热，以除少阳之邪；加枳壳配大黄以内泻阳明热结，行气消痞；芍药柔肝缓急止痛，与大黄相配可治腹中实痛，与枳壳相伍可以理气和血，以除心下满痛；半夏、竹茹和胃降逆；藿香、佩兰、陈皮、豆蔻健脾利湿，调和脾胃；垂盆草、虎杖、通草清热解毒，利湿退黄；甘草调和诸药。全方合用共奏清热通腑、退黄利湿之功。

三十二、龙胆泻肝汤

【来源】《医方集解》。

【组成】龙胆草 6 g，黄芩 9 g，栀子 9 g，泽泻 12 g，木通 6 g，当归 3 g，地黄 9 g，生甘草 6 g，车前子 9 g。

【用法】水煎服。

【功效】清泻肝胆实火，清利肝经湿热。

【主治】(1) 肝胆实火上炎证。头痛目赤，胁痛，口苦，耳聋，耳肿，舌红苔黄，脉弦数有力。

(2) 肝经湿热下注证。阴部肿痒，筋痿阴汗，小便淋浊，或妇女带下黄臭，舌红，苔黄腻，脉弦数有力。

【方解】方中龙胆草大苦大寒，既泻肝胆实火，又祛肝经湿热，两擅其功，故为君药。黄芩、栀子性味苦寒，清热燥湿，可加强君药泻火除湿之功，用以为臣药。泽泻、木通、车前子渗利湿热，导肝火湿热从小便而去；肝经实火，易伤阴血，且方中苦燥渗利之品居多，故用当归、生地黄滋阴养血，使邪去而肝之阴血不伤；火邪或湿热内郁肝经，易致肝胆之气不舒，故用柴胡舒畅肝胆气机，并能引诸药归于肝胆经；柴胡与当归、地黄三者相合，体现养肝体与调肝用之配伍。以上六味皆为佐药。甘草调和诸药，护胃安中，为佐使药。本方为治肝胆实火上炎、肝经湿热下注证之常用方。

【配伍特点】清利并行，泻中有补，利中有滋，降中寓升。

【现代临证】龙胆泻肝汤具有泻肝胆实火、清下焦湿热之功。临床多用于治疗顽固性偏头痛、头部湿疹、高血压病、急性结膜炎、虹膜睫状体炎、急性黄疸型肝炎、急性胆囊炎、急性乳腺炎、阴囊湿疹、尿道炎、急性膀胱炎、带状疱疹等疾病属肝经实火、湿热者。现代药理学研究表明，龙胆泻肝汤具有免疫调节、抗炎、镇痛、抗病毒、抗病原微生物及抗氧化等作用。临证应根据疾病的性质和兼证，辨证论治，随证治之。若肝胆实火热盛，可去木通、车前子，加黄连、茵陈、丹皮、夏枯草等清肝利胆；湿盛热轻者，可去黄芩、生地，加滑石、薏苡仁、白扁豆、茯苓以增强利湿之功；胸闷胁胀，善太息，可加香附、郁金、佛手、合欢皮以疏肝解郁；阴囊肿痛，红热甚者，可加金银花、连翘、黄芩、大黄以泻火解毒。

【临床应用】

程某，女，42岁。2021年2月3日初诊。

主诉：失眠2年余。

现病史：患者2年前无明显诱因下出现入睡困难，寐浅易醒，醒后难入眠，多梦。平素情绪不佳，脾气急躁易怒。刻下症：失眠多梦，口干口苦，头晕头胀，心悸心慌，无反酸烧心，无恶心呕吐，不思饮食，小便黄，大便不畅。舌红，苔黄，脉弦数。

既往史：既往体健。

辅助检查：暂无。

辨证分析：情志抑郁，肝失条达，气郁化火，上扰心神，则不寐多梦，急躁易怒；肝火上冲，则头晕头胀；胆汁上溢，则口干口苦；肝郁乘脾，脾失健运，则不思饮食，小便黄，大便不畅。舌红苔黄、脉弦数有力，为火盛之象。

西医诊断：失眠。

中医诊断：不寐　肝火扰心证。

治法：疏肝泻热，镇心安神。

方药：龙胆泻肝汤加减。

龙胆草6 g，焦栀子10 g，黄芩10 g，木通3 g，柴胡10 g，生地10 g，车前子10 g，泽泻10 g，当归10 g，玫瑰花10 g，丹参15 g，炒白术15 g，茯苓15 g，煅牡蛎40 g，酸枣仁15 g，夜交藤15 g，甘草6 g。水煎温服，每日1剂，早晚分服，共7剂。

二诊(2021年2月10日)：药后患者诸症明显好转。睡眠改善大半，原方继服7剂后愈。

按　《类证治裁·不寐》曰："阳气自动而之静，则寐；阴气自静而之动，则寤；不寐者，病在阳不交阴也。"不寐首分虚实，李学军教授对于不寐的患者，欲寐不能寐多从虚证着手，不欲寐多从实证入手。《普济本事方》卷一云："平人肝不受邪……今肝有邪，魂不得归，是以卧则魂扬若离体也。"《血证论》言："肝藏魂，人寤则魂游于目，寐则魂返于肝。"可见肝乃失眠之源。该患者肝气郁久化火故平素脾气急躁，脉弦；肝脉与督脉交会于巅顶，肝火上扰则见头晕头胀；胆火上炎则见口干口苦；肝火扰心，母病及子则心慌心悸；肝气乘脾、木郁克土则见不思饮食；肝经湿热下注则见小便色黄，大便不畅。治当清泻肝胆实火，清利肝经湿热。李学军教授指出本案中患者情绪急躁、纳差腹胀等肝郁脾虚之象，看似逍遥散证，然患者下焦湿热之象显著，亦有头晕头胀等肝火循经上扰之象，故予以龙胆泻肝汤急以治标，佐以炒白术、茯苓健脾止泻以先安未受邪之地。方中加丹参活血清心除烦，玫瑰花开郁行气，使气行则血行，加夜交藤、酸枣仁、煅牡蛎以养心安神。全方合用共奏疏肝泻热、养心安神之功。

三十三、羌活胜湿汤

【来源】《脾胃论》。

【组成】羌活、独活各一钱，藁本、防风、甘草（炙）各五分，蔓荆子三分，川芎二分。

【用法】上㕮咀，都作一服，水二盏，煎至一盏，去滓，食后温服（现代用法：水煎服）。

【功效】祛风胜湿止痛。

【主治】风湿在表之痹证。肩背痛不可回顾，头痛身重，或腰脊疼痛，难以转侧，苔白，脉浮。

【方解】方中羌活善祛上部风湿，独活善祛下部风湿，合而用之，则发散一身上下风湿之邪，通利关节而止痹痛，共为君药。防风散风胜湿而治一身之痛；川芎上行头目，旁通络脉，既可疏散周身风邪，又能活血行气而止头身之痛；蔓荆子亦轻浮上行，主散头面之邪，并可清利头目，俱为佐药。甘草缓诸药辛散之性，并调和诸药，为佐使药。方中虽集大队辛温升散之品，但量轻力缓，意在微发其汗，使在表之风湿随汗而解。正如张璐所云："无藉大开汗孔，急驱风邪之法，使肌腠馁弱无力，湿邪因之内缩，但风去而湿不去也。"（《张氏医通》卷十三）本方为治风湿痹证之常用方。

【配伍特点】辛温行散，一法独重，药轻力缓，发汗力微。

【现代临证】羌活胜湿汤是治疗风湿痹证的常用方，由羌活、独活、甘草、蔓荆子、藁本、防风、川芎七味药组成。临床上加减后常被应用于偏头痛、肩周炎、颈椎病、感冒、类风湿性关节炎、过敏性紫癜等疾病的治疗。现代药理学研究表明羌活胜湿汤具有明显的抗炎、镇痛的效果。临证应根据疾病的性质和兼证，辨证论治，随证治之。若湿邪较重，肢体酸楚甚者，可加苍术、细辛、桂枝、威灵仙以助祛湿通络；郁久化热者，宜加黄芩、黄柏、知母、薏苡仁等清解里热；胸闷脘痞，腹胀便溏，可加厚朴、苍术、佩兰、石菖蒲燥湿宽中，理气消胀；恶心欲吐，可加法半夏、生姜、苏梗、代赭石降逆止呕。

【临床应用】

陈某，女，48岁。2021年8月13日初诊。

主诉：左肩部疼痛，活动受限2月余。

现病史：患者2月前因淋雨后出现左肩部疼痛，活动时加重，以胀痛为主，抬举受限。刻下症：左肩部胀痛，活动受限，时有头痛，无头晕，无恶心呕吐，纳可，夜寐欠安，二便调。舌红，苔白，脉浮滑。

既往史：既往体健。

辅助检查：暂无。

辨证分析：风湿客于肌肉，阻碍气血，经脉不通，不通则痛，故见肩部疼痛，活动时加重；

风胜则卫气不固，营卫失和，则可见时有头痛、恶风；风寒湿相搏，气血失和，筋脉失于濡养、温煦，导致阴阳失调而不能寐。苔白、脉浮滑皆为邪气在表之象。

西医诊断：肩周炎。

中医诊断：痹证　风寒湿痹证。

治法：散寒通络，祛风除湿。

方药：羌活胜湿汤加减。

羌活 10 g，独活 10 g，蔓荆子 10 g，藁本 10 g，防风 10 g，威灵仙 10 g，酸枣仁 15 g，川芎 10 g，炒白芍 30 g，茯苓 15 g，桑枝 15 g，木瓜 10 g，苍术 15 g，细辛 3 g，桂枝 10 g，炙甘草6 g。水煎温服，每日 1 剂，早晚分服，共 7 剂。

二诊（2021 年 8 月 20 日）：药后患者诸症明显好转。左肩部疼痛明显减轻，活动尚可。一诊方加当归 15 g，片姜黄 10 g，继服 14 剂后愈。

按　《素问·痹论》曰："风、寒、湿三气杂至，合而为痹也。"风寒湿邪为痹证的主要病因，其中湿邪最为关键。湿性黏腻，入侵机体，易留滞经络，阻遏阳气，缠绵难愈。本案患者以肩痛为主症，兼有失眠，故辨病为痹证，证属湿邪痹阻经络。本证多由汗出当风，或久居湿地，风湿之邪侵袭肌表所致。风湿在表，法当祛风胜湿。《脾胃论》卷上有言："如肩背痛，不可回顾，此手太阳气郁而不行，以风药散之。如脊痛项强，腰似折，项似拔，上冲头痛者，乃足太阳经之不行也，以羌活胜湿汤主之。"李学军教授指出该患者因外感风寒湿邪，筋脉阻滞，气血运行不畅，产生疼痛，故用羌活胜湿汤；而酸枣仁汤善治失眠，故用羌活胜湿汤合酸枣仁汤加味。以羌活胜湿汤祛风湿止痛，以酸枣仁汤养血安神。《本草撮要》云："桑枝，味甘苦，入手足太阴经，功专去风湿拘挛。"《药品化义》载："灵仙，性猛急，盖走而不守，宣通十二经络。主治风、湿、痰、壅滞经络中，致成痛风走注，骨节疼痛，或肿，或麻木。"故合用桑枝、威灵仙以祛风湿，利关节，再加以木瓜祛风除湿，舒筋活络；因湿邪较重、肢体酸楚重者，加苍术、细辛以助祛湿通络止痛；加炒白芍合炙甘草成芍药甘草汤酸甘化阴，缓急止痛；加桂枝疏风解表，引药走上肢；二诊加当归、片姜黄配川芎以养血和血，活血止痛；诸药合用共达祛风除湿、通络止痛，兼以养血安神之效。

第四节　专 病 治 验

一、胃食管反流病

胃食管反流病（gastroesophageal reflux disease，GERD）是一种由胃十二指肠内容物反流入食管或口腔引起的不适症状和（或）并发症的疾病，常见的典型症状包括烧心、反酸和胸痛，亦可引起包括咽喉、气道等的相关症状，称为食管外症状。胃食管反流病根据其内镜下的表现，分为非糜烂性反流病（non-erosive reflux disease，NERD）、反流性食管炎（reflux esophagitis，RE）及巴雷特食管（Barrett esophagus，BE）。胃食管反流病分为食管综合征及食管外综合征。前者包括各种食管内症状综合征（典型反流综合征、反流胸痛综合征）及食管损伤综合征（RE、反流性食管狭窄、BE 及食管腺癌）。食管外综合征则包括确认与反流相关的反流性咳嗽综合征、反流性喉炎综合征、反流性哮喘综合征和反流性牙侵蚀症，以及可能与反流相关的特发性肺纤维化。

（一）病因和发病机制

GERD 是以下食管括约肌（LES）功能障碍为主的胃食管动力障碍性疾病，直接损伤因素为胃酸、胃蛋白酶、非结合胆盐、胰酶等反流物。与食管抗反流屏障结构和功能异常、食管清除作用降低、食管黏膜屏障功能降低、食管敏感性增高、免疫反应介导的食管黏膜炎症、酸袋等因素相关。

1. 食管抗反流屏障结构和功能异常

贲门失弛缓症术后、食管裂孔疝、腹内压增高（如妊娠、肥胖、便秘、负重劳动等）及长期胃内压增高（如胃排空延迟、胃扩张等），均可使 LES 结构受损；其他如食物（如高脂肪食物、巧克力等）、药物（如钙通道阻滞剂、地西泮）等均可引起 LES 功能障碍或一过性松弛。在上述情况下，当食管黏膜受到反流物损伤时，可导致 GERD。

2. 食管清除作用降低

食管防御机制包括黏膜的防御功能及食管的清除能力。正常食管黏膜具有防御功能。上皮表面黏液层、不移动水层和表面碳酸氢盐浓度可维持食管腔至上皮表面的 pH 梯度，使 pH 能维持在 2～3。食管上皮是有分泌能力的复层鳞状上皮，其表面的细胞角质层和细胞间的紧密连接构成其结构基础，能防止 H^+ 的逆弥散，并阻挡腔内有毒物质弥散到细胞和细胞间隙。正常情况下，食管通过以下机制对酸进行清除：食管蠕动；大量分泌的唾液；黏膜表面碳酸氢根离子；重力作用。正常人当酸性内容物反流时只需 1～2 次食管继发性蠕动即可排空几乎所有的反流物。约 50%的 GERD 患者食管酸清除能力下降，主要与食管运动障碍有关。GERD 患者均存在不同程度的原发性蠕动障碍。常见于导致食管蠕动异常和唾液分泌减少的疾病，如干燥综合征等。食管裂孔疝时，部分胃经膈食管裂孔进入胸腔，不仅能改变 LES 结构，还能降低食管对反流物的清除作用，从而导致 GERD。

3. 食管黏膜屏障功能降低

长期饮酒、吸烟、刺激性食物或药物可使食管黏膜抵御反流物损害的屏障功能降低。

4. 食管敏感性增高

部分 GERD 患者在没有过多食管酸暴露的情况下，也出现烧心、疼痛等症状。对 GERD 患者和健康人进行食管气囊扩张研究，发现 GERD 患者较健康人食管扩张的感觉阈值明显下降，提示患者存在内脏高敏感。因此除了反流物的刺激外，GERD 症状还可以是食管受到各种刺激后高敏感化的结果。

5. 免疫反应介导的食管黏膜炎症

传统观点认为，食管炎症反应是由于反流物的化学性腐蚀所致，亦即炎症是由黏膜层向黏膜下层方向发展的，但近期研究发现，反流物刺激食管黏膜后，淋巴细胞数量从上皮层向黏膜下层逐步增高，呈现炎症从黏膜下层向黏膜层发展的现象。因此，目前有新的观点认为，免疫因素参与介导反流所致食管黏膜损伤及食管功能的改变。研究发现，GERD 患者食管黏膜中炎症介质较正常人明显升高亦支持这一观点。

6. 酸袋

研究发现，食管下括约肌下方胃食管连接部存在一段特殊区域，在餐后 15～90 分钟，其平均 pH 低于餐后胃内缓冲区。该部位的胃液可逃逸食物缓冲作用，向近端延伸，使远端食管黏膜暴露于高酸胃液。这一区域称为“酸袋”。GERD 患者和食管裂孔疝患者的酸袋范围显著增大，且酸袋的异常与 GERD 和食管裂孔疝的严重程度呈正相关。

食管和胃交接处的解剖结构包括 LES、膈肌脚、膈食管韧带、食管与胃底间的锐角等。LES 是食管末端 3～4 cm 长的环形肌束，其收缩可产生食管胃连接处高压带，上述解剖结构可防止胃内容物反流入食管。此外，正常情况下，一旦发生胃食管反流，大部分反流物通过 1～2 次食管自发和继发的蠕动性收缩将反流物排入胃内，即食管廓清。剩余反流物则由唾液冲洗及中和。最后，反流物进入食管后，食管黏膜屏障凭借唾液、复层鳞状上皮以及黏膜下丰富的血液供应，抵抗反流物对食管黏膜的损伤。其中的任一结构的形态和功能异常引起的抗反流能力下降均可导致 GERD 的发生和演变。

（二）诊断

1. 抑酸剂诊断性试验

抑酸剂诊断性试验指对可疑 GERD 患者使用抑酸药物，根据患者的症状应答情况，判断是否为 GERD。常用的抑酸剂包括质子泵抑制剂（PPI）和钾离子竞争性酸阻滞剂（P-CAB）。诊断性试验的方法为标准剂量 PPI、2 次/天，疗程为 2 周，伴食管外症状患者的疗程需≥4 周，以最后 1 周症状完全缓解，或仅有 1 次轻度症状作为治疗有效的标准。PPI 诊断性试验有效的患者可经验性诊断为 GERD，而对于 PPI 诊断性试验无效的患者则应进一步评估。

2. 上消化道内镜检查

胃镜是诊断 RE 和 BE 最准确的方法，并能判断 RE、BE 的严重程度和有无并发症。RE 定义为内镜下存在食管下段黏膜破损；BE 定义为内镜下食管鳞状上皮与柱状上皮的交界线相对于食管胃结合部上移，并且组织学证实正常复层鳞状上皮被化生的柱状上皮所取代。但胃镜检查对 NERD 诊断不佳。

3. 食管反流监测

食管反流监测包括食管 pH 和食管阻抗-pH 监测，可检测食管腔内有无胃内容物反流，最主要的指标为酸暴露时间百分比（AET），即 24 小时内食管 pH＜4 的时间百分比。中国人群 AET＞4％，认为存在病理性酸反流，可诊断为 GERD。

（三）常规治疗

GERD 的治疗总目标是促进黏膜愈合、控制症状、预防复发和避免并发症。

1. 基础治疗

主要包括生活方式的改变，如减肥、抬高床头、戒烟等，避免睡前进食、避免食用可能诱发反流症状的食物，如咖啡、巧克力、辛辣或酸性食物、浓茶、高脂饮食等。

2. 药物治疗

（1）抑酸剂：目前临床上的抑酸剂主要包括组胺 H_2 受体拮抗剂、PPI 和 P-CAB。目前研究显示，PPI 在缓解 GERD 症状、愈合食管炎方面的疗效优于组胺 H_2 受体拮抗剂，而 P-CAB 的疗效非劣于 PPI，PPI 和 P-CAB 均为 GERD 初始治疗和维持治疗的首选药物。对于初始治疗者，PPI 的疗程为 8 周，单剂量 PPI 无效者可改用双倍剂量，合并食管裂孔疝的患者往往需要双倍剂量 PPI；P-CAB 的疗程≥4 周；若一种抑酸药物无效可尝试更换另一种抑酸药物。

(2) 抗酸剂:仅用于症状轻、间歇发作患者临时症状的缓解。常用的抗酸剂有氢氧化铝、铝碳酸镁等。

(3) 促胃肠动力药:如多潘立酮、莫沙必利等,胃肠促动药联合抑酸药物对缓解 GERD 患者的症状可能有效,可作为与抑酸剂联用的辅助用药。

(四) 中医药辨证论治

1. 肝胃不和证

治法:疏肝理气,和胃降逆。

方药:柴胡疏肝散加减;药用柴胡、白芍、陈皮、枳实、香附、川芎、姜半夏、海螵蛸、浙贝母等。

加减:胸骨后或胃脘部疼痛者,加川楝子、延胡索行气止痛;大便秘结者,加火麻仁、杏仁、决明子泻热通便;嗳气频作者,加旋覆花、苏梗、代赭石下气降逆;脘腹胀满者,加厚朴、大腹皮、佛手行气除满;反酸烧心甚者,加龙胆草、煅蛤壳、山栀子清肝泻火。

2. 肝胃郁热证

治法:清肝泻火,和胃降逆。

方药:左金丸合大柴胡汤加减;药用黄连、吴茱萸、柴胡、黄芩、半夏、白芍、枳实、浙贝母、煅瓦楞子、大黄等。

加减:大便秘结者,加决明子、山栀子、全瓜蒌泻热导滞;反流味苦者,加茵陈、龙胆草、旋覆花清胆和胃。

3. 中虚气逆证

治法:和胃降逆,健脾益气。

方药:六君子汤合旋覆代赭汤加减;药用党参、茯苓、炒白术、半夏、陈皮、生姜、旋覆花、代赭石等。

加减:呕吐清水者,加砂仁、吴茱萸、苏梗和胃止呕;神疲乏力、大便溏薄者,加(炮)干姜、白豆蔻、山药温中补虚;腹胀连肋胁或背痛者,加香附、川楝子、延胡索行气止痛。

4. 气郁痰阻证

治法:化痰祛湿,和胃降逆。

方药:温胆汤合半夏厚朴汤加减;药用陈皮、法半夏、茯苓、生姜、竹茹、炒枳实、厚朴、苏梗、旋覆花等。

加减:心神失养者,加炙甘草、浮小麦、大枣甘缓养心;咽部红肿、痒痛者,加金银花、连翘、板蓝根清热利咽。

5. 气滞血瘀证

治法:疏肝理气,活血化瘀。

方药:血府逐瘀汤加减;药用柴胡、赤芍、枳壳、桔梗、牛膝、当归、川芎、桃仁、红花、地黄、旋覆花、郁金、煅瓦楞子等。

加减:胸痛明显者,加丹参、降香、(炙)乳香、(炙)没药活血化瘀;呕血便血者,加三七粉、白及、仙鹤草、丹皮活血止血;吞咽困难者,加威灵仙、桔梗、赤芍、王不留行破瘀开咽。

6. 寒热错杂证

治法:辛开苦降,和胃降气。

方药:半夏泻心汤加减;药用法半夏、黄连、黄芩、干姜、煅瓦楞子、陈皮、茯苓、吴茱萸、白术、海螵蛸、浙贝母等。

加减：腹泻便溏者，加山药、炒薏苡仁、砂仁健脾渗湿止泻；不寐者，加酸枣仁、合欢皮、夜交藤养血安神；胸痛重者，加香附、川楝子、延胡索行气止痛。

（五）临证经验

李学军教授根据多年临床经验提出胃食管反流病的病因病机不仅与胆和胃相关，与肺、肝、脾也有密切关系。

1. 肺失宣降，气逆不利

肺主气、主宣发肃降，肺气宣发，则脾气可随之而升发，肺气肃降，则胃气可随之而降逆，肺失宣降，则脾胃之气随之而升降失调。清气不升，浊气不降，酸水上犯，灼伤食管，嗳腐吞酸，食物不纳。正如《四圣心源》云："肺胃冲逆，上窍梗阻而不纳。"上窍者咽喉也，咽喉梗阻不顺，则纳谷不畅。肺属金，脾属土，肺金为脾土之子，肺金受邪，可影响其母脾土；脾土亏虚，其子又可反侮脾土，肺与脾关系密切，肺气不顺，脾胃之气亦不调。肺居上焦，主治节，脾胃所生精微需经肺气散布，方可濡养全身，正如《素问·经脉别论》中所说"脾气散精，上归于肺，通调水道，下输膀胱。水精四布，五经并行"。若肺失宣降，则水道不调，水湿中阻而上犯。后世《医部全录·呃门》亦云："阳明所受谷气，欲从肺而达表，肺气逆还于胃，气并相逆，复出于胃，故为哕。"肺气宣降正常，则脾胃之气可调，故喻昌在《医门法律》中言："肺气清肃，则周身之气莫不服从而顺利。"李学军教授根据肺与脾胃的关系及肺与食管同居上焦而强调治脾胃不忘兼顾治肺。

2. 肝胆不利，气逆不顺

刘完素在《素问玄机原病式·六气为病·吐酸》中言："酸者，肝之味，由火盛制金，不能平木，则肝木自甚故为酸也。"朱丹溪云："吞酸者，湿热布积于肝，而出于肺胃之间。"酸乃肝木之味，肝气不舒，郁而化火，火性炎上，而有咽喉不利，肝火烁金，水精不得四布，而化为水湿，随肝火上犯而吐酸。肝木旺而克中土，脾胃升降失调，胃气上逆而泛酸。《类证治裁》曰："上逆而呕吐者，以肝气犯胃，或胃虚肝乘。"《临证备要·吞酸》曰："胃中泛酸，嘈杂有烧灼感，多因于肝气犯胃。"《四明心法·吞酸》曰："凡为吞酸尽属肝木，曲直作酸也……然总是木气所致。"肝为戊木，胆为己木，肝胆相表里，胆气不利多因肝气不疏也，肝气郁滞，胆气上逆而呕苦泛酸。肝木郁滞、肝木化火、肝木克土皆可使气逆不顺，而有吞酸、吐酸之症，治则皆是疏肝降逆也。张仲景提出治肝不忘实脾，李学军教授强调治脾不忘疏肝。

3. 脾胃失调，气逆不降

脾胃为气机升降枢纽，脾主升清，胃主降浊，脾胃失调，胃气上逆，浊气上犯而吐酸。《四圣心源》中有言："人之中气，左右回旋，脾主升清，胃主降浊。在下之气不可一刻而不升，在上之气不可一刻而不降。一刻不升则清气下陷，一刻不降则浊气上逆。浊气上逆，则呕哕痰饮皆作，一切惊悸、眩晕……膈噎、反胃，种种诸病于是出焉。"脾胃为气血生化之源、"后天之本"，脾胃健，则气血生化有源，五脏不致为邪气所犯，肝木不可克土，肺金不可侮土。脾胃虚，水湿不化，阻滞中焦，郁而化热，上泛呕苦，嗳气反酸。脾虚原因诸多，然伤食可谓重要一端，肥甘厚腻不断，酒饮辛辣不绝，伤及食管及脾胃，咽喉不利，灼热不适，纳食不可。李学军教授强调治脾胃当使气机升降有序。

（六）病案举隅

刘某，男，52岁。2015年3月6日初诊。

主诉：胸骨后灼热疼痛不适，伴嗳气、反酸1年。

现病史：患者1年前因饮食辛辣而出现胸骨后灼热疼痛不适，未予重视，平素情绪易激动，嗜食辛辣，发作时口服雷贝拉唑可缓解，但停药后即复发。刻下症：胸骨后灼热感明显，疼痛不适，胃脘嘈杂，烧心，反酸，嗳气，口干口苦，不多饮，纳差，无恶心呕吐，二便调，眠差，舌淡红，苔薄黄，脉细弦。

既往史：有"胃食管反流病"病史。

辅助检查：2014年11月10日电子胃镜检查诊断为：食管炎。

辨证分析：肝气郁滞，失于条达，横逆犯胃伤脾，肝胃不和，脾胃失调，胃失和降，气机逆乱，郁热内生，则发为胃脘嘈杂、烧心、反酸、嗳气、眠差等。木郁不达，胃气失和，继而日久损伤食管，则出现胸骨后灼热疼痛不适。舌淡红，苔薄黄，脉细弦，均为肝胃不和之象。治以疏肝健脾、和胃降逆为主。

西医诊断：胃食管反流病。

中医诊断：吐酸　肝胃不和证。

治法：疏肝健脾，和胃降逆。

方药：柴胡疏肝散加减。

柴胡8 g，赤白芍各15 g，枳壳10 g，白术10 g，茯苓15 g，旋覆花10 g，代赭石15 g，石斛15 g，姜半夏8 g，炒黄芩10 g，炒川连6 g，炒吴茱萸3 g，木蝴蝶6 g，浙贝母10 g，海螵蛸30 g，煅瓦楞子30 g，百合30 g，台乌药10 g，炙甘草6 g。水煎温服，每日1剂，早晚分服，共7剂。

二诊(2015年3月13日)：诉服药以后，诸症明显减轻，故仍守原方再服7剂。后断续于门诊就诊，诸症消失。

按　《素问·至真要大论》言："诸呕吐酸，暴注下迫，皆属于热。"《临证备要·吞酸》曰："胃中泛酸，嘈杂有烧灼感，多因于肝气犯胃。"明代龚廷贤《寿世保元·吞酸》谓："夫酸者肝木之味也，由火盛制金，不能平木，则肝木自甚，故为酸也。"该患者平素喜食辛辣，伤食而败胃，情绪易激动，肝旺克土而伤脾，脾胃失调，胃气上逆，而有嗳气、反酸、口干口苦等症状，日久而损伤食管，出现胸骨后灼热疼痛不适。治宜疏肝健脾、宣肺利气、和胃降逆。药用柴胡、赤白芍、枳壳疏肝理气、清热凉血，白术、茯苓健脾益胃，旋覆花、代赭石、石斛、姜半夏、炒黄芩清热降逆，炒川黄连配炒吴茱萸成左金丸辛开苦降、和胃止呕，木蝴蝶配浙贝母宣肺清热利咽，海螵蛸配煅瓦楞制酸和胃止痛，百合配台乌药养阴安神、理气止痛，炙甘草调和诸药。二诊中患者诸症好转，可见药已对证、疗效显著，故据守原方继服，后断续于门诊复诊直至诸症消失。

二、急性糜烂性胃炎

急性糜烂性胃炎(acute erosive gastritis)又称急性糜烂出血性胃炎、急性胃黏膜病变，是指由各种病因引起的，以胃黏膜糜烂、出血为特征的急性胃黏膜病变。急性糜烂性胃炎是上消化道出血的常见病因之一，呕血和黑便是本病的主要表现。

(一) 病因和发病机制

引起急性糜烂性胃炎的常见病因有：

1. 药物

常见的药物有非甾体类抗炎药(NSAID)如阿司匹林、吲哚美辛、保泰松，肾上腺皮质激素以及一些抗肿瘤化疗药物等。可能的机制有：非甾体类抗炎药呈弱酸性，可直接损伤胃黏膜。同时，NASID类药物还可通过抑制环氧合酶-1(COX-1)的合成，阻断花生四烯酸代谢为内源性前列腺素，而前列腺素在维持胃黏膜血流和黏膜屏障完整性方面有重要作用，从而削弱胃黏膜的屏障功能。国内外动物研究发现，NASID药物能够抑制氧自由基清除，氧自由基的增加使膜脂质过氧化，造成胃黏膜的应激性损害。肾上腺皮质激素可使盐酸和胃蛋白酶分泌增加，胃黏液分泌减少，胃黏膜上皮细胞的更新速度减慢而导致本病。某些抗肿瘤药如氟尿嘧啶对快速分裂的细胞如胃肠道黏膜细胞有明显的细胞毒作用。还有一些铁剂、抗肿瘤化疗药物及某些抗生素等均有可能造成黏膜刺激性损伤而引发本病。

2. 乙醇

乙醇能在胃内被很快吸收，对胃黏膜的损伤作用较强，其致病机制主要有以下几个方面：① 对胃黏膜上皮细胞的直接损伤：乙醇有亲脂性和溶脂性能，能够破坏胃黏膜屏障功能及上皮细胞的完整，导致上皮细胞损害脱落。② 对黏膜下血管损伤：主要引起血管内皮细胞损伤、血管扩张、血浆外渗、小血管破裂、黏膜下出血等改变，造成胃黏膜屏障功能破坏，引起胃黏膜损伤。③ 黏膜上皮及血管内皮损伤引起局部大量炎症介质产生，中性粒细胞浸润，局部细胞损伤进一步加重。④ 部分患者由于黏膜下血管扩张，出现一过性胃酸分泌升高，加重局部损伤。

3. 应激

引起应激的主要因素有严重感染、严重创伤、大手术、大面积烧伤、休克、颅内病变、败血症和其他严重脏器病变或多器官功能衰竭等。由上述应激源引起的急性胃黏膜损害被称为应激性溃疡。引起的机制可能有：严重应激可使交感神经兴奋性增强，外周及内脏血管收缩，胃黏膜血流减少，引起胃黏膜缺血、缺氧，对各种有害物质的敏感性增加；胃黏膜缺血时，不能清除逆向弥散的氢离子，而氢离子损害胃黏膜并刺激肥大细胞释放组胺，使血管扩张，通透性增加；应激状态下可使 HCO_3^- 分泌减少，黏液分泌不足，前列腺素合成减少，削弱胃黏膜屏障功能。同时，儿茶酚胺分泌增加，胃酸分泌增加，导致胃黏膜损伤，出现糜烂、出血，严重者可发生急性溃疡。

4. 胆汁反流

幽门关闭不全、胃切除术后可引起十二指肠-胃反流，反流液中的胆汁和胰液等组成的碱性肠液中的胆盐、溶血卵磷脂、磷脂酶A和其他胰酶可破坏胃黏膜屏障，导致 H^+ 弥散，损伤胃黏膜。同时胰酶能催化卵磷脂形成溶血卵磷脂，从而加强胆盐的损害，引起急性炎症。

急性糜烂性胃炎发生的主要机制与全身性的神经体液内分泌因素有关，即机体在应激状态下中枢促甲状腺素释放激素释放增加，通过副交感神经介导，促进胃酸与胃蛋白酶原分泌，同时也可能使下丘脑调控垂体等内分泌腺体的功能出现障碍，造成胃黏膜微循环障碍，胃黏膜屏障受损，迷走神经异常兴奋，壁细胞激活，胃黏膜内脂质过氧化物含量升高和氧自由基产生增加等后果，从而导致胃黏膜病变。

（二）诊断

1. 临床诊断

(1) 病史：有药物、激素、酒精、手术、烧伤或脑血管意外等应激因素。

(2) 临床症状：有上腹部疼痛、饱胀、反酸、食欲减退、恶心呕吐及反复呕血与（或）便血或失血性休克症状。对于无显性出血的患者，胃液或粪便潜血试验阳性、不明原因血红蛋白浓度降低，应考虑有急性糜烂性胃炎伴出血的可能。

2. 确定性诊断

内镜检查是诊断急性糜烂性胃炎最可靠的方法，病情允许情况下应尽早行内镜检查。

（三）常规治疗

控制或去除诱因、积极治疗原发病是早期急性糜烂性胃炎治疗的关键。而针对性治疗急性糜烂性胃炎的原则首先是抑制胃黏膜损害因素，如抑制胃酸、升高胃内 pH；其次，加强胃黏膜的保护机制。

1. 抑酸剂

主要有质子泵抑制剂（PPI）和组胺 H_2受体拮抗剂。

2. 抗酸剂

主要有氢氧化铝、铝碳酸镁、5%碳酸氢钠溶液等，可口服或从胃管内注入。

3. 胃黏膜保护治疗

主要的胃黏膜保护剂有硫糖铝、铝镁加混悬液、前列腺素 E 等。

（四）中医药辨证论治

1. 脾胃湿热证

治法：清热除湿，理气和中。

方药：连朴饮加减；药用黄连、厚朴、石菖蒲、法半夏、芦根、茵陈、生薏仁。

加减：湿偏重者，宜加苍术、藿香、佩兰、砂仁燥湿醒脾；热偏重者，宜加蒲公英、栀子、黄芩、连翘清胃泄热；恶心呕吐者，宜加竹茹、橘皮、姜半夏、苏梗清胃降逆；气滞腹胀者，宜加枳壳、木香、柴胡、陈皮理气消胀；大便秘结不通者，宜加大腹皮、槟榔、莱菔子、枳实行气导滞；嘈杂不舒者，可合用左金丸清肝泻热；寒热错杂者，可加半夏泻心汤辛开苦降。

2. 肝胃不和证

治法：疏肝和胃，理气止痛。

方药：柴胡疏肝散加减；药用柴胡、佛手、川芎、香附、郁金、陈皮、枳壳、白芍、炙甘草。

加减：胃痛较甚者，加川楝子、木香、延胡索、刺猬皮以加强理气止痛；嗳气较频者，加旋覆花、苏梗、姜半夏、厚朴以宽胸顺气降逆。

3. 寒热错杂证

治法：寒热平调，消痞散结。

方药：半夏泻心汤加减；药用半夏、黄芩、干姜、人参、炙甘草、黄连、大枣。

加减：胃脘寒凉者，加高良姜、制附子、肉桂、甘松温胃散寒；湿热明显者，加蒲公英、车前草、茵陈、薏苡仁清热利湿；腹胀甚者，加厚朴、枳壳、香附、大腹皮行滞除胀；疲乏明显者，加炙黄芪、炒白术、太子参、山药补气健脾。

4. 脾气虚证

治法：益气健脾，和胃除痞。

方药：香砂六君子汤加减；药用党参、炒白术、茯苓、法半夏、陈皮、木香、砂仁、炙甘草。

加减：胀闷较重者，加枳壳、厚朴、柴胡、香附理气运脾；纳呆厌食者，加砂仁、神曲、谷芽、麦芽理气开胃；脾虚下陷者，宜合用补中益气汤升阳举陷。

5. 脾胃虚寒证

治法：温中健脾，和胃止痛。

方药：黄芪建中汤加减；药用黄芪、桂枝、生姜、白芍、饴糖、大枣、炙甘草。

加减：泛吐清水明显者，加干姜、白术、法半夏、陈皮、茯苓温胃化饮；泛酸者，可去饴糖，加海螵蛸、浙贝母、煅瓦楞子、煅牡蛎制酸止痛；里寒较甚，胃脘冷痛、呕吐肢冷者，合用理中丸温中散寒；形寒肢冷、腰膝酸软者，可合用附子理中丸温肾暖脾，和胃止痛。

（五）临证经验

李学军教授认为该病多由情志刺激、饮食不节、脾胃损伤所导致，急性糜烂性胃炎属于中医学“胃脘痛”“吐酸”“反胃”“呕吐”等病证范畴。急性糜烂性胃炎可由肝胃不和所致，肝具有疏泄的功效，若情志失调，肝气郁结于内而无法疏泄，横逆而犯胃，故而出现不通则痛的病情。肝气犯胃，气机不和，肝胃气逆，气机阻滞于胃腑而致胃痛；也可由寒邪犯胃所致，腹部受寒气所侵，寒气郁结于肠胃之中，寒伤中阳，寒凝气滞，脾胃升降失和，中焦气滞，胃气上逆引起呕吐；还可由饮食不当引起，包括酒酿荤腥及不当药物等损伤脾胃，同时又受到风寒影响，内伤脾胃进一步导致脾胃功能失调，气机受阻而脾阳不振，升降失司，出现各种胃肠道症状。

脾胃为后天之本，脾胃损伤必然导致元气不足而产生各种病变。这是脾胃内伤学说的基本观点。如《脾胃论·脾胃虚实传变论》云：“故夫饮食失节，寒温不适，脾胃乃伤。此因喜怒忧恐，损耗元气，资助心火。火与元气不两立，火胜则乘其土位，此所以病也。”《脾胃论·脾胃虚实传变论》又云：“脾胃一伤，五乱互作，其始病遍身壮热，头痛目眩，肢体沉重，四肢不收，怠惰嗜卧，为热所伤，元气不能运用，故四肢困怠如此。”

脾胃内伤可使人体升降浮沉的气化活动发生异常，如《脾胃论·天地阴阳生杀之理在升降浮沉之间论》言：“损伤脾胃，真气下溜，或下泄而久不能升，是有秋冬而无春夏，乃生长之用，陷于殒杀之气，而百病皆起；或久升而不降亦病焉。”由于“清气不升，浊气不降，清浊相干，乱于胸中，使周身气血逆行而乱”从而产生种种疾病。脾胃内伤必然破坏脏腑之间的协调，同时脾胃虚弱则经络、四肢、九窍均失所养。总之，内伤元气不足的发病情况颇为复杂，而脾胃虚弱、阳气不升是其根本。

脾胃与肝的关系比较密切，肝通过疏泄胆汁，促进消化，调节体内的气机升降，来影响脾胃运化水谷的功能。脾运化水谷，输布精微，为肝维持正常的功能提供了物质基础。因此，脾胃得肝之疏泄，则升降协调，运化功能健旺，即“木疏土而脾滞以行”（《医碥·五脏生克说》）。“脾主中央湿土，其体淖泽……其性镇静，是土之正气也。静则易郁，必借木气以疏之。土为万物所归，四气具备，而求助于水与木者尤亟……故脾之用主于动，是木气也”（《读医随笔·承制生化论》）。总之，肝之疏泄功能正常，则脾胃升降适宜，脾之运化也就正常了。脾气健运，水谷精微充足，不断地输送和滋养于肝，肝才能得以发挥正常的作用。即所谓“肝为木气，全赖土以滋培，水以灌溉”（《医宗金鉴·删补名医方论四卷》），“木虽生于水，然江河湖海无土之处，则无木生。是故树木之枝叶萎悴，必由土气之衰，一培其土，则根本坚固，津汁上升，布达周流，木欣欣以向荣矣”（《程杏轩医案·谢翁证治并答所问》）。

肝与脾在病理上的相互影响，主要表现在饮食水谷的消化吸收和血液的运行方面，这种关系往往通过肝与脾之间的病理传变反映出来。或为肝病及脾，肝木乘脾（又名木郁乘土）

而肝脾不调，肝胃不和；或为脾病传肝，土反侮木，土壅木郁。故在辨证治疗脾胃病时一定要注重肝脾的关系是否协调，脾胃的升降是否有序，特别在急性糜烂性胃炎的证治中，省察病因，拿捏好病机，抓主证，兼顾次证，尤其重要。疏肝健脾、和胃降逆应该贯穿诊治的始终。

（六）病案举隅

刘某，男，43岁。2020年7月21日初诊。

主诉：上腹部胀满伴隐痛2天。

现病史：患者2天前因心情不畅始发上腹部胀满，餐后明显，伴上腹部隐痛、泛酸、烧心，遇冷加重。口服抑酸护胃药物后症状减轻，后症状反复。刻下症：上腹部胀满，时有隐痛，嘈杂，烧心，泛酸，欲食而惧食，食后上腹部不适加重，纳可眠可，二便调。舌质淡红，苔白厚腻，脉弦细。

既往史：有“慢性非萎缩性胃炎”病史。

辅助检查：2020年7月20日胃镜检查提示：糜烂性胃炎。

辨证分析：情志不畅，肝失疏泄，气机郁结，肝气横逆犯胃伤脾，肝胃不和，脾虚不运，胃失和降，气机逆乱，则发为胃脘胀满、隐痛、嘈杂、烧心、泛酸等。舌质淡红，苔白厚腻，脉弦细，均为肝郁脾虚、胃失和降之象。治以疏肝解郁，健脾和胃为主。

西医诊断：糜烂性胃炎。

中医诊断：胃痛　肝郁脾虚，胃失和降证。

治法：疏肝解郁，健脾和胃。

方药：柴胡疏肝散合香砂六君子汤加减。

柴胡10 g，香附10 g，枳壳10 g，厚朴10 g，木香10 g，延胡索10 g，砂仁6 g，白芍20 g，炒白术15 g，茯苓20 g，陈皮10 g，法半夏10 g，浙贝母10 g，瓦楞子30 g，海螵蛸30 g，甘草6 g。水煎温服，每日一剂，早晚分服，共7剂。

二诊（2020年7月28日）：胃脘胀满明显好转，胃不痛，但饭后时有泛酸，食欲不振，舌质淡红、苔白舌根黄，脉弦细。守上方去木香、延胡索加吴茱萸3 g，黄连6 g，炒谷芽20 g，炒麦芽20 g。水煎温服，每日1剂，早晚分服，共14剂。后诸症消失。

按　李冠仙《知医必辨·论肝气》云：“肝气一动，即乘脾土，作痛作胀，甚则作泻，又或上犯胃土，气逆作呕，两胁痛胀。”该患者为情志不畅诱发的胃脘不适，结合发病原因、病程时间、伴随症状及舌脉象，可诊断为肝胃不和之胃痛病。李学军教授分析患者虽病症餐后明显，舌苔示白厚腻，但从望诊看病人面色正常，且舌体并不胖大，食欲尚好，大便正常，认为患者虽有脾虚，但并不以脾虚为主要矛盾，其发病由情志因素所致，究其症、脉、舌，辨证为肝郁脾虚、胃失和降，治疗当以调理肝胃。方中柴胡、香附、木香、延胡索疏肝解郁，理气止痛；厚朴、枳壳理气行滞；芍药、甘草养血柔肝，缓急止痛。诸药相合，共奏疏肝、行气、止痛之功。然本病虽根于肝郁，但脾虚已现，故李学军教授治疗时仍然注重健脾，如方中以炒白术、茯苓益气健脾；半夏、陈皮、砂仁行气化湿，温中化痰。患者另诉反酸烧心症状明显，故加瓦楞子、浙贝母、海螵蛸收敛止血、制酸止痛。可见李学军教授治病重视整体观，祛邪不忘扶正，在疏肝和胃基础上加以健脾而使病愈。此乃李学军教授治疗胃病的辨治思维特点“脾宜健，胃宜和，肝宜疏”的具体运用。

三、幽门螺杆菌胃炎

幽门螺杆菌(*Helicobacter pylori*，*H. pylori* 或 Hp)胃炎是一种感染性疾病。组织学上，慢性胃炎的定义是胃黏膜有淋巴细胞、浆细胞浸润；“活动性”则是指胃黏膜有中性粒细胞浸润。Hp 感染诱发的慢性活动性胃炎，即幽门螺杆菌胃炎(Hp 胃炎)。在 Hp 感染基础上，部分患者可有消化不良症状，部分患者可发生消化性溃疡(十二指肠溃疡、胃溃疡)、胃癌以及胃黏膜相关淋巴样组织(MALT)淋巴瘤等严重疾病。总体上，约 70%的 Hp 感染者既无消化不良症状，也无严重病变。但重要的事实是，Hp 胃炎，不论有无症状或有无并发症，几乎均存在活动性胃炎，即存在胃黏膜病理变化。Hp 胃炎缺乏特异性症状，并且症状的轻重程度与胃黏膜的病变程度并不一致。部分患者可出现程度不等的消化不良症状且反复发作，如上腹痛、反酸、烧灼感、腹胀、早饱、嗳气、打嗝、恶心及呕吐等。当胃黏膜发生萎缩、肠上皮化生及异型增生癌前病变时，可以出现贫血、消瘦、腹泻等临床表现。

(一) 病因和发病机制

Hp 感染并出现一系列生理病理变化。

Hp 经口进入胃内，部分可被胃酸杀灭，部分则附着于胃窦部黏液层，依靠其鞭毛穿过黏液层，定居于黏液层与胃窦黏膜上皮细胞表面，一般不侵入胃腺和固有层内。一方面避免了胃酸的杀菌作用，另一方面难以被机体的免疫机能清除。Hp 产生的尿素酶可分解尿素，产生的氨可中和反渗入黏液内的胃酸，形成有利于 Hp 定居和繁殖的局部微环境，使感染慢性化。

Hp 可通过多种途径对胃黏膜造成损伤。Hp 产生多种酶，如尿素酶及其代谢产物氨、过氧化氢酶、歧化酶、蛋白溶解酶、磷脂酶 A 等，对黏膜有破坏作用；Hp 分泌的细胞毒素，可导致胃黏膜上皮细胞发生空泡样变性或坏死。Hp 还能诱导上皮细胞释放 IL-8 和 IL-12 诱发炎症反应，损伤胃黏膜。菌体细胞壁 Lewis X、Lewis Y 抗原引起自身免疫反应可造成自身免疫性损伤。其对胃黏膜炎症发展的转归取决于 Hp 毒株及毒力、宿主个体差异和胃内微生态环境等多因素的综合结果。

(二) 诊断

(1) ^{13}C 或 ^{14}C 呼气试验阳性。

(2) 胃黏膜组织快速尿素酶试验、组织切片染色或细菌培养三项中任意一项阳性。

(3) 粪便抗原检测阳性。

符合以上任一项可诊断为现症感染，其中呼气试验是最受推荐的方法，单克隆粪便抗原试验可作为备选；胃部分切除手术后患者用呼气试验检测幽门螺杆菌的准确性显著下降，可采用快速尿素酶试验和(或)组织学方法检测；若患者无组织检查禁忌，胃镜检查如需活检，推荐快速尿素酶试验作为检测方法；对于血清幽门螺杆菌抗体检测阳性的患者，只能说明其既往感染，但对于消化性溃疡出血、胃 MALT 淋巴瘤和严重胃黏膜萎缩患者，血清学试验阳性亦可诊断为现症感染。

（三）常规治疗

1. 铋剂四联方案

标准计量的 PPI＋铋剂＋两种抗生素，疗程 14 天。

2. 二联方案

双倍剂量的 PPI＋每日≥3 g 阿莫西林(分 3 次或以上给药)，疗程 14 天。

（四）中医药辨证论治

1. 脾胃湿热证

治法：清热化湿。

方药：连朴饮加减；药用黄连、厚朴、石菖蒲、法半夏、芦根、栀子、香豉、竹茹、薏苡仁。

加减：热重于湿者，加蒲公英、连翘、黄芩、竹茹清胃泄热；湿重于热者，加藿香、苍术、白豆蔻、砂仁燥湿醒脾；气滞腹胀者，加厚朴、枳实、枳壳、大腹皮理气消胀；泛酸者，加海螵蛸、浙贝母、煅瓦楞子、煅牡蛎制酸降逆；大便滞结不通者，宜加槟榔、麻仁、杏仁、莱菔子导滞通便。

2. 寒热错杂证

治法：平调寒热。

方药：半夏泻心汤加减；药用姜半夏、黄连、黄芩、干姜、甘草、人参、大枣。

加减：泄泻便溏者，加山药、炒薏苡仁、炒白术、莲子健脾渗湿止泻；湿热明显者，加车前草、蒲公英、茵陈、侧柏叶清热利湿；胃脘寒凉者，加制附子、高良姜、甘松、炙甘草温胃散寒；腹胀者加枳实、厚朴、大腹皮、乌药行滞除胀；疲乏明显者，加炒白术、炙黄芪、山药、黄精补气健脾。

3. 肝胃不和证

治法：疏肝理气和胃。

方药：柴胡疏肝散加减；药用柴胡、陈皮、白芍、川芎、枳壳、甘草、香附。

加减：脘腹胀满者，加厚朴、佛手、木香、大腹皮行气除满；反酸烧心甚者，加龙胆草、黄连、山栀子、茵陈清肝泻火；嗳气频作者，加姜半夏、苏梗、砂仁、旋覆花下气降逆；胸骨后或胃脘部疼痛者，加川楝子、木香、延胡索、玫瑰花行气止痛；大便秘结者，加火麻仁、郁李仁、全瓜蒌、决明子泻热通便。

4. 脾胃虚弱证

治法：健脾益气。

方药：香砂六君子汤加减；药用党参、白术、茯苓、甘草、木香、砂仁、陈皮、法半夏。

加减：纳呆厌食者，加山楂、神曲、白豆蔻、内金理气开胃消食；脘腹胀闷较重者，加枳壳、厚朴、香橼皮、绿梅花理气运脾；脾虚下陷者，宜合补中益气汤升阳举陷。

5. 脾胃虚寒证

治法：温中健脾。

方药：黄芪建中汤加减；药用黄芪、桂枝、白芍、生姜、大枣、茯苓、陈皮、法半夏、木香、砂仁、甘草。

加减：吐酸者，加乌贼骨、煅瓦楞子、鹅管石、煅牡蛎和胃制酸止痛；泛吐清水明显者，加干姜、白术、苏梗、吴茱萸温胃化饮；形寒肢冷、腰膝酸软者，可加附子理中丸温肾暖脾；里寒较甚，胃脘冷痛、呕恶肢冷者，宜加理中丸温中散寒。

6. 胃络瘀阻证

治法：活血通络。

方药：失笑散合丹参饮加减；药用五灵脂、蒲黄、丹参、檀香、砂仁、三七粉、延胡索、川楝子、甘草。

加减：胸痛明显者，加郁金、降香、(炙)乳香、(炙)没药活血化瘀；呕血便血者，加三七粉、白及、仙鹤草、茜草化瘀止血；吞咽困难者，加威灵仙、王不留行、瓜蒌皮、木蝴蝶破瘀开咽。

（五）临证经验

1. 脾胃虚弱、正气不足为感染先导

“邪之所凑，其气必虚”，李学军教授认为脾胃虚弱为 Hp 感染的先导条件。脾胃为后天之本，主运化腐熟水谷、输布气血津液以充养人体正气。脾胃健运，气血通畅，不易受邪气来犯，即《金匮要略》所云之“四季脾旺不受邪”。Hp 属中医学“邪气”“虫毒”范畴，具有较强传染性，但感染具有一定的人群选择性，部分与 Hp 感染者密切接触的人群却能幸免。现代研究显示，免疫力低下会降低机体对 Hp 的清除力，促使 Hp 胃内定植，这与“正气存内，邪不可干”观点相一致。情志不畅、劳逸过度、饮食不节可致脾胃虚弱，运化失职，化生乏源，正气内虚，无以抗邪，给 Hp 胃内定植提供可乘之机，或致反复感染。

2. 脾胃湿热、浊毒内蕴为感染关键

李学军教授认为 Hp 具有湿热邪气致病特点，感染者尤以脾胃湿热证最常见，这与已有 Hp 感染证型研究相吻合。随着人们生活水平的提高，过食肥腻厚味、生冷辛辣，饮酒无度，极易伤及脾胃，内生痰湿。或兼湿热外感，或遇阳旺之躯，湿蕴化火生热，形成湿热病邪，湿热阻滞中焦，脾失升清而湿聚愈盛，胃气不降则热炽更盛，如此循环往复，湿热稽留难去。《温热经纬》云：“湿热之邪，始虽外受，终归脾胃也。”《湿热论》亦云：“太阴内伤，湿饮停聚，客邪再至，内外相引，故病湿热。”从中医病因学角度分析，Hp 为湿热毒邪，湿热之邪停滞中焦，湿积成浊，热积成毒，浊毒内蕴，为 Hp 生长繁殖提供了适宜的环境，导致感染及炎症发生。这与感染者常出现口臭、口干口苦、胃脘痞满、大便溏稀、舌苔厚腻、脉滑数等症状体征相吻合。

（六）病案举隅

陈某，男，32 岁。2021 年 8 月 5 日初诊。

主诉：上腹部反复胀满不适半年余。

现病史：患者平素喜食生冷，半年前无明显诱因下出现上腹部胀满不适、餐后明显，一直未予重视及诊治，后反复发作。刻下症：胃脘胀满不适、餐后明显，胸骨后时有烧灼感，反酸、嗳气，口臭、口苦，喜食生冷，大便每日一行，质稀溏，矢气频，小便调。舌红边有齿痕，苔腻微黄，脉弦数。

既往史：平素体健。

辅助检查：2021 年 8 月 2 日查胃镜示：慢性胃炎伴糜烂，Hp(＋)。病理示：胃黏膜慢性炎。

辨证分析：患者素喜生冷，日久伤及脾胃，胃气不降，脾不升清，湿邪困遏中焦，阻滞中焦气机，土虚木乘，肝气郁滞；加之脾胃运化失权，水聚为湿，谷反为滞，水走肠间，故见胃脘胀满、嗳气、大便溏薄等。湿郁化热，湿热浊邪积于中焦，胃火熏蒸上炎，故见反酸、胸骨后烧灼感、口苦口臭。舌红边有齿痕，苔腻微黄，脉弦数皆为湿邪中阻、湿郁化热之象。

西医诊断：幽门螺杆菌胃炎。

中医诊断：胃痞　湿邪中阻，湿郁化热证。

治法：清热燥湿，健脾和胃。

方药：连朴饮加减。

黄连 9 g，蒲公英 30 g，黄芩 15 g，茵陈 15 g，陈皮 6 g，法半夏 10 g，茯苓 20 g，炒白术 15 g，百合 20 g，仙鹤草 30 g，厚朴 10 g，槟榔 10 g，紫苏梗 10 g，浙贝母 10 g，海螵蛸 30 g，生甘草 6 g。水煎温服，每日 1 剂，早晚分服，共 14 剂。

另予雷贝拉唑钠肠溶片 20 mg，每日 1 片，早餐前空腹口服，共 14 天。

二诊(2021 年 8 月 19 日)：患者诉诸症较前明显改善，仍守原方继服 14 剂，诸症悉除。

停药 1 个月后复查 ^{13}C 呼气试验示 Hp(－)。

按　《灵枢・百病始生》言："风雨寒热，不得虚，邪不能独伤人。"本案为青年男性，平素饮食不洁，耗伤脾胃，正气内虚，故感染湿热浊毒发为本病。患者表现为脾胃湿热之象，湿热不去，诸症难消。故方中予大剂量黄连、蒲公英、黄芩、茵陈清热燥湿、泻火解毒。黄连苦寒、清胃肠之湿热，蒲公英清热解毒，茵陈化浊健胃、清利肝胆郁热，黄芩燥湿胜热。四药同用共除脾胃湿热浊毒之邪。然一味苦寒清泻，必伤及正气，故佐以辛温药物陈皮、法半夏散壅结，化湿浊，祛痰饮；再佐以甘平药物茯苓、白术、百合、仙鹤草以和合调平，扶助脾胃之气；另予浙贝母、海螵蛸清热和胃，收敛制酸；厚朴、槟榔宣畅气机，化湿行滞；紫苏梗理气宽中，生甘草调和诸药。且联合 PPI 治疗，中西药结合，提高 Hp 根除疗效。

四、慢性萎缩性胃炎

慢性萎缩性胃炎(chronic atrophic gastritis，CAG)是慢性胃炎的一种类型，系指胃黏膜上皮遭受反复损害导致固有腺体的减少，伴或不伴纤维替代、肠腺化生和(或)假幽门腺化生(IM)的一种慢性胃部疾病。依据病因与发病部位的不同，CAG 可分为 A 型与 B 型，其中 A 型萎缩性胃炎又称为自身免疫性胃炎，主要由自身免疫功能紊乱引起，易发生恶性贫血，一般消化道症状较少。通常情况下，CAG 无明显体征，有时可有上腹部轻度压痛或按之不适感，其临床表现无特异性，可无明显症状，有症状者主要表现为上腹部不适、饱胀、疼痛等非特异性消化不良症状。部分患者可同时存在胃食管反流病，表现为反酸，烧心等；部分患者可存在胆汁反流样表现，如口苦、嘈杂、嗳气，但不同内镜表现及其病理的严重程度与症状之间无相关性。少数患者还会伴有舌炎、消瘦和贫血等消化道外症状。部分患者可以合并有焦虑、抑郁等精神症状。

(一) 病因和发病机制

现代医学研究认为慢性萎缩性胃炎主要是由于幽门螺杆菌(Hp)感染、胆汁反流等各种因素长期、反复刺激导致胃黏膜腺体破坏，致使胃部血液中的炎症因子和激素水平发生改变而引起的。此外与遗传、免疫、饮食、药物等因素有关。

1. Hp 感染

Hp 感染是 CAG 最重要的病因。Hp 产生多种酶及代谢产物，如尿素酶及其代谢产物氨、过氧化氢酶、蛋白溶解酶及磷脂酶A，能破坏胃上皮细胞之间的连接，损伤胃黏膜屏障，促进黏膜的损伤和萎缩。Hp感染造成了胃内攻击因子与防御修复因子的失衡，长期Hp感染提高了胃黏膜萎缩和肠化的概率，加速了慢性萎缩性胃炎的进展，进而增加了癌变的风险。

2. 胆汁反流

当幽门括约肌功能不全发生松弛时，十二指肠内的胆汁反流进入胃，减弱或破坏胃黏膜屏障功能，致使胃腔内H^+通过损害的屏障弥散入胃黏膜内，刺激组胺分泌，出现炎症。长期的慢性炎症又会进一步减退黏膜的屏障功能，使慢性胃炎久治不愈，继而发展成萎缩性胃炎。研究表明，组胺能作用于血管的H_1、H_2受体，使血管扩张，减少胃黏膜的有效血容量，导致萎缩性胃炎的发生。

3. 遗传因素

慢性萎缩性胃炎的发病与胃癌家族史有一定联系，有胃癌家族史者更易患慢性萎缩性胃炎并进展成胃癌。临床调查发现，一些生活习惯良好，无不良嗜好且Hp阴性的CAG患者，追问家族史，发现家族中有CAG或胃癌患者。

4. 免疫因素

自身免疫性胃炎的患者血清中存在壁细胞抗体和内因子抗体，使食物中的维生素B_{12}无法与其结合被末端回肠吸收，引起维生素B_{12}吸收不良，最终导致恶性贫血。

5. 饮食因素

不良的饮食习惯是诱发慢性萎缩性胃炎的危险因素。烧烤、腌制、油炸、霉变食物和烟草中含有致癌物质，长期接触会增加患萎缩性胃炎的可能性，增加胃癌的发病风险。另外长期饮酒、浓茶、咖啡，纳食辛辣、干硬、生冷、热烫食，摄入过多食盐，进食速度快，进食时间不规律等不良饮食习惯均可增加患病风险。

6. 药物因素

一些药物的长期使用亦可促进慢性萎缩性胃炎的发生。如长期服用非甾体类抗炎药可使胃黏膜前列腺素的合成受限。前列腺素能维持黏膜正常再生，当生成不足时，黏膜屏障更易受到破坏并不易修复。

（二）诊断

1. 内镜检查

慢性萎缩性胃炎可见黏膜红白相间，以白为主，皱襞变平甚至消失，黏膜血管显露；黏膜颗粒或结节状等基本表现。高清内镜结合放大内镜可使胃黏膜观察更为精细，能清楚地看到胃小凹的结构，对胃炎的诊断和鉴别诊断具有一定价值。采用内镜窄带成像技术（NBI）、智能电子分光技术（FICE）、激光共聚焦显微内镜（CLE）等检查能提高诊断准确性。放大胃镜结合NBI观察肠化区域时，可见来自上皮细胞边缘蓝色的反射光，称之为蓝亮嵴（LBC）。CLE对胃黏膜的观察可达到细胞水平，能够实时辨认胃小凹、上皮细胞、杯状细胞等细微结构变化，对慢性胃炎的诊断和组织学变化分级（慢性炎性反应、活动性、萎缩和肠化）具有较好的价值。同时，光学活检可选择性对可疑部位进行靶向活检，有助于提高活检取材的准确性。

2. 病理检查

慢性胃炎病理活检示固有腺体萎缩或肠化，即可诊断为CAG，但需多处活检评估萎缩范围和程度。临床医师可根据病理检查结果并结合内镜所见，最后作出萎缩范围和程度的诊断。取材活检要根据病变情况和需要，用于研究时，建议根据悉尼系统要求取5块标本，胃窦2块取自距幽门2～3 cm的大弯和小弯，胃体2块取自距贲门8 cm的大弯和小弯（约距胃角近侧4 cm）和胃角1块。对可能或肯定存在的病灶要另取。标本要足够大，达到黏膜肌层。用于临床时，建议取2～3块：胃窦小弯、胃体小弯及胃角各1块；不同部位的标本须分开装瓶；须向病理科提供取材部位、内镜所见和简要病史。

3. 血清胃蛋白酶原Ⅰ、Ⅱ以及胃泌素-17的检测

血清胃蛋白酶原Ⅰ、Ⅱ以及胃泌素-17的检测有助于判断有无胃黏膜萎缩及萎缩部位，PG和胃泌素-17测定有助于判断萎缩的范围，胃体萎缩者，PGⅠ、PGⅠ/Ⅱ比值降低，血清胃泌素-17水平升高；胃窦萎缩者，血清胃泌素-17水平降低，PGⅠ、PGⅠ/Ⅱ比值正常；全胃萎缩者则两者均降低。通常使用PGⅠ水平≤70 g/L且PGⅠ/Ⅱ比值≤3.0作为萎缩性胃炎的诊断临界值。国内胃癌高发区筛查常采用PGⅠ水平≤70 g/L且PGⅠ/Ⅱ≤7.0的标准，目前尚缺乏大样本的随访数据加以佐证。

（三）常规治疗

CAG的治疗目标是延缓或阻滞病变的进展，降低癌变风险，改善患者的临床症状。

1. 基础治疗

改变饮食习惯，做到规律饮食，细嚼慢咽，勿暴饮暴食；优化饮食结构，多吃蔬菜和水果，减少生冷、辛辣、油炸、腌制等食物的摄入，戒烟限酒；生活规律，避免熬夜，劳逸结合，加强锻炼；保持心情的舒畅，调节紧张、焦虑情绪。另外，长期服用非甾体抗炎药、抗凝药物者应根据疾病情况进行评估，适当调整用药。

2. 药物治疗

（1）根除Hp：作为CAG的重要致病因素，Hp阳性者应针对此病因进行根除治疗。根据《第五次全国幽门螺杆菌感染处理共识报告》，推荐的Hp根除方案为四联方案（一种PPI＋一种铋剂＋两种抗菌药物），疗程为10～14天。根除Hp可有效减轻胃黏膜炎症的程度，在一定程度上防止了萎缩、肠化的进一步发展。

（2）胃黏膜保护剂：CAG的发生与胃黏膜屏障功能受损有关，保护胃黏膜、加强黏膜的防御功能可减少各种攻击因子对胃黏膜的损害，使炎症得到抑制，促使病变的黏膜得到修复，避免黏膜组织反复损伤进一步诱发病变。常用的胃黏膜保护剂包括铋剂、硫糖铝、铝碳酸镁、瑞巴派特、替普瑞酮等。

（3）抗氧化剂：研究发现补充抗氧化剂能够促进胃黏膜腺体萎缩的逆转，常使用的抗氧化剂有叶酸、维生素、胡萝卜素、茶多酚、硒等。近年来，叶酸不仅能够治疗萎缩性胃炎，还可以干预胃癌的发生，且不良反应较少，所以临床使用较多。

（四）中医药辨证论治

1. 肝胃气滞证

治法：疏肝理气，和胃降逆。

方药：柴胡疏肝散加减；药用柴胡、白芍、枳壳、川芎、香附、陈皮、佛手、苏梗、甘草。

加减：偏寒者，加高良姜、桂枝、荜茇、吴茱萸温中散寒；偏热者，加川黄连、夏枯草、山栀子、黄芩清热泻火；嗳气甚者，加柿蒂、丁香、刀豆壳、旋覆花下气降逆；胀甚者，加香橼皮、厚朴、砂仁、大腹皮行气除胀；吞酸者，加乌贼骨、浙贝母、煅牡蛎、煅瓦楞子制酸止痛；痛甚者，加延胡索、川楝子、台乌药、木香行气止痛。

2. 肝胃郁热证

治法：清肝泻热，和胃止痛。

方药：化肝煎合左金丸加减；药用丹皮、栀子、青皮、陈皮、泽泻、浙贝母、白芍、黄连、吴茱萸、延胡索、甘草。

加减：嘈杂泛酸明显者，加乌贼骨、煅瓦楞子、煅牡蛎、煅蛤壳制酸止痛；嗳气频繁者，加旋覆花、代赭石、郁金、佛手疏肝降逆；烦躁易怒者，加龙胆草、合欢皮、香橼皮、玫瑰花疏肝解郁。

3. 脾胃虚弱证（脾胃虚寒证）

治法：温中健脾，和胃止痛。

方药：黄芪建中汤加减；药用生黄芪、桂枝、白芍、生姜、大枣、茯苓、陈皮、法半夏、广木香、砂仁、炙甘草。

加减：胃脘怕冷明显者，加良附丸或干姜、肉桂温中散寒；大便稀溏者，加炮姜、炒扁豆、炒薏苡仁、莲子健脾渗湿；食后腹胀者，加枳实、佛手、大腹皮、莱菔子行滞除胀；泛吐清水者，加姜半夏、草豆蔻、炒白术、苏梗温胃化饮；纳呆食少者，加炒谷芽、炒麦芽、六神曲、鸡内金消食开胃。

4. 脾胃湿热证

治法：清热化湿，和中醒脾。

方药：连朴饮加减；药用黄连、厚朴、法半夏、石菖蒲、茯苓、陈皮、芦根、蒲公英、生薏苡仁、甘草。

加减：胃痛甚者，加延胡索、金铃子、郁金、佛手疏肝和胃止痛；大便不爽者，加苍术、白术、大腹皮、麻仁燥湿通便；恶心呕吐者，加枳壳、苏梗、竹茹、生姜降逆止呕；纳呆者，加鸡内金、谷芽、麦芽、木瓜开胃消食。

5. 胃阴不足证

治法：养阴和胃，理气止痛。

方药：一贯煎合芍药甘草汤加减；药用北沙参、麦冬、生地、枸杞子、当归、白芍、香橼皮、佛手、鸡内金、甘草。

加减：嘈杂似饥，饥不欲食者，加左金丸辛开苦降；口干甚、舌红赤者，加天花粉、石斛、百合、玉竹养阴益胃；大便干结者，加枳实、全瓜蒌、火麻仁、杏仁润肠通便；纳呆者，加谷芽、麦芽、山楂、砂仁健脾开胃。

6. 胃络瘀血证

治法：理气活血，化瘀止痛。

方药：失笑散合丹参饮加减；药用五灵脂、蒲黄、丹参、檀香（后下）、砂仁、三七粉（冲服）、延胡索、郁金、枳壳、甘草。

加减：胃痛明显者，加枳壳、香附、木香、白芍和胃止痛；大便色黑者，加白及、血余炭、地榆炭、茜草化瘀止血。

（五）临证经验

祖国传统医学中，慢性萎缩性胃炎无对应的病名，根据其临床表现可归为“胃痛”“胃痞”

等范畴。李学军教授深耕临床三十余载，认识到慢性萎缩性胃炎病程漫长，病因多样，常由感受外邪、饮食不节、情志不遂等因素所诱发。李学军教授认为慢性萎缩性胃炎病机总以脾胃虚弱为本，相兼或变生诸邪为标，虚实夹杂致病。在慢性萎缩性胃炎的治疗方面，将"脾胃培源"作为治疗法则，把"活血化瘀"贯穿始终。

1. "脾胃培源"治疗法则

《素问·玉机真藏论》言："胃者五脏之本也。"《素问·五脏别论》云："胃者，水谷之海，六腑之大原也。"李学军教授对于脾胃功能作用的认识继承了先贤的主张，在脾胃病的治疗上则进一步结合自身临证经验，提出脾胃培源的治疗大法。该法强调了脾胃"后天之本，气血生化之源"的重要地位，通过"健脾益气，固本培源"以促正气，达到"正气存内，邪不可干"的目的。在脾胃培源法的指导下，李学军教授自拟脾胃培源方（方药组成：白术、炙黄芪、石斛、白芍、香附、刘寄奴）诸药相合，补泻兼施，共奏健脾益胃、理气活血之功，加减用于临床，对于各型慢性萎缩性胃炎的治疗，收效颇丰。

2. "活血化瘀"贯穿始终

李学军教授认为慢性萎缩性胃炎患者因各种原因耗伤脾胃之气，时日长久，脾胃运化失常，气血生化不足。《伤寒论·辨脉法》云："中焦不治，胃气上冲，脾气不转，胃中为浊，荣卫不通，血凝不流。"脾胃有疾，升降失司，胃络不通，日久可致血瘀。《医林改错》言："元气即虚，必不能达于血管。血管无气，必停留而瘀。"气为血之帅，气不足则血不行，血运无力停留成瘀。故临床对于慢性萎缩性胃炎患者的治疗，在健脾和胃的基础之上，活血化瘀之法当贯穿始终。用药多以木香、芍药、郁金、延胡索、刘寄奴、莪术等行气散瘀止痛，随证加减其他药物。

（六）病案举隅

刘某，女，53岁。2017年4月17日初诊。

主诉：上腹部反复隐痛不适1年余，加重伴乏力1周。

现病史：患者1年前因过度劳累后出现上腹部隐痛不适，多处求医，病情未见明显改善，时反复发作。患者1周前因加班劳累，上述症状加重。刻下症：胃脘疼痛并加重，痛处固定不移，体倦，时有胀满不适，纳差，眠差，无嗳气反酸，口不干苦，二便调，舌淡暗，苔薄白，脉沉细弱。

既往史：平素体健。

辅助检查：2017年4月14日我院行胃镜检查示：慢性萎缩性胃炎，病理示局部腺体萎缩伴肠上皮化生。幽门螺杆菌检测（一）。

辨证分析：过度劳累，饮食不规律，伤及脾胃后天之本。脾胃虚弱，不荣则痛，出现胃脘隐痛不适、时有胀满、纳差乏力的症状。胃不和则卧不安，表现出失眠，加之日久劳累，由气及血，气滞血瘀，则疼痛加重，痛处固定不移。舌淡暗，苔薄白，脉沉细弱，皆为脾胃虚弱、气滞血瘀之象。

西医诊断：慢性萎缩性胃炎。

中医诊断：胃痛　脾胃虚弱，气滞血瘀证。

治法：健脾益气，理气化瘀。

方药：脾胃培源方加减。

炙黄芪15 g，党参10 g，桂枝6 g，白芍20 g，白术15 g，刘寄奴6 g，山药15 g，青皮10 g，

陈皮 10 g，当归 10 g，石斛 15 g，香附 10 g，莪术 8 g，茯苓 15 g，茯神 15 g，枳壳 10 g，紫苏梗 10 g，炙甘草 6 g。水煎温服，每日 1 剂，早晚分服，共 7 剂。

二诊（2017 年 4 月 24 日）：患者胃脘疼痛、胀满减轻，夜寐仍较差，于原方去枳壳，加合欢皮 15 g，合欢花 15 g。水煎温服，每日 1 剂，早晚分服，共 14 剂。

三诊（2017 年 5 月 8 日）：患者上腹部无明显疼痛胀满，乏力改善，纳可，大便稀，一日一次，夜寐可，舌淡苔白腻，脉濡。于二诊方去当归，加炒薏仁米 20 g，白豆蔻 8 g。水煎温服，每日 1 剂，早晚分服，共 14 剂。

四诊（2017 年 5 月 22 日）：患者稍感乏力，余无明显不适，于三诊方去刘寄奴、莪术，予 14 剂。嘱患者后期饮食调理，清淡饮食，忌恣食生冷、肥甘厚腻、辛辣烧烤和腌制的食物，调和情志，适当劳作。2017 年 11 月 6 日我院复查胃镜及病理示：慢性浅表性胃炎。

按 《素问·评热病论》曰："邪之所凑，其气必虚。"《脾胃论》言："内伤脾胃，百病由生。"《普济方·虚劳心腹痞满》云："夫虚劳之人，气弱血虚，荣卫不足，复为寒邪所乘，食饮入胃，不能消化，停积于内，故中气痞塞，胃胀不通，故心腹痞满也。"脾胃虚弱是 CAG 的病机基础，在脾胃虚弱的基础上易产生气滞、血瘀、寒凝、火郁、湿阻等病理产物，病理产物又进一步损伤脾胃，推进疾病的进展。患者因平日工作加班，过度劳累，饮食不规律，伤及后天之本，出现胃脘部疼痛、胀满、乏力等症状，辨证为脾胃虚弱、气滞血瘀，以脾胃培源方为基础方加减治疗。方中白术、黄芪、党参、山药补脾益气；香附、青皮、陈皮、枳壳、紫苏梗健脾疏肝理气；白芍、石斛、桂枝益胃养阴，调和营卫；刘寄奴与莪术行气散瘀，消积止痛；当归补血活血；茯苓、茯神宁心安神；炙甘草调和诸药，健脾益气。二诊患者疼痛、胀满减轻，故去枳壳，但仍感乏力、夜寐差，李学军教授指出实证易除，虚证难以骤补，患者夜寐差乃胃不和所致。正如《内经》所言："胃不和则卧不安。"故加合欢皮、合欢花安神解郁以助眠。三诊因患者居住南方山区且近日阴雨连绵，脾虚易感湿邪，出现大便稀、舌苔白腻、脉濡，加薏仁米利湿、白豆蔻燥湿，因当归润肠故去之。四诊患者无明显疼痛、胀满，故去刘寄奴、莪术，无是证故去是药，防止耗气伤血。

五、功能性消化不良

消化不良（dyspepsia）是临床十分常见的一组上腹部（胃十二指肠）症状，包括器质性和功能性两大类。消化不良指位于上腹部的一个或一组症状，主要包括上腹部疼痛、上腹部烧灼感、餐后饱胀感及早饱，也包括上腹胀气、嗳气、恶心和呕吐等症状。当慢性消化不良症状不能用器质性、系统性或代谢性疾病等来解释其症状产生的原因时，即功能性消化不良（functional dyspepsia，FD）。根据罗马Ⅳ标准，功能性消化不良包括两种亚型：① 餐后不适综合征（postprandial distress syndrome，PDS）。② 上腹痛综合征（epigastric pain syndrome，EPS），而 PDS 与 EPS 可重叠出现。FD 症状常以一个为主，部分可 2 个或以上症状重叠出现，亦可与胃食管反流病或肠易激综合征的症状同时出现。部分患者的发病及病情反复与饮食、精神心理因素有关，该病无明显体征。

（一）病因和发病机制

FD 的病因尚不明确，目前认为其发生有多种因素参与其中，包括幽门螺杆菌感染、遗传及基因多态性、饮食及生活方式、社会心理因素等。FD 可能的发病机制有胃排空障碍及延迟、胃容受性受损、胃和十二指肠的高敏感性、十二指肠低度炎症、脑-肠轴异常、肠道菌群失调等。

1. 胃排空障碍及延迟

胃排空的直接动力是胃和十二指肠的压力差，大部分 FD 患者胃排空速度正常，而胃排空延迟发生率差异较大(10%～40%)。研究最多的为固体食物排空延迟，尤其在伴严重恶心呕吐的患者及女性患者中发生率较高，固体食物胃排空延迟可能导致餐后饱胀感。也有研究显示 FD 患者腹胀症状与胃液排空延迟相关。部分功能性消化不良患者的胃排空减慢与胃窦运动能力减退相关，但其与症状间的直接关系并不确定。少数 FD 患者(不足 5%)存在胃排空加快。FD 患者胃排空障碍的机制尚不明确，但正常胃排空受食物、精神心理、体内环境等多种因素影响，其主要调控机制包括中枢神经系统及胃肠神经通路、Cajal 细胞网络、胃内局部神经反射及幽门的调控，其中任何一环出现问题，均可能导致胃排空异常。

2. 胃容受性受损

胃容受性舒张是指进食刺激口腔、咽部、食管等处的感受器，反射性引起近端胃舒张以容纳食物，因进餐诱发迷走神经兴奋，并由胃壁氮能神经的活动介导而产生。有研究显示胃容受性受损发生在大概 50%的 FD 患者中，并且与早饱、腹胀、体重下降等消化不良症状相关，且焦虑在 PDS 患者发生胃容受性受损的过程中可能起到一定作用。胃容受性受损可导致胃内食物分布异常，食物被重新分布至远端胃，这可能是部分 FD 患者胃排空加速的原因。

3. 胃和十二指肠的高敏感性

胃和十二指肠的高敏感性在 FD 症状发生和发展中有重要作用，其中包括对机械刺激及化学刺激的高敏感。胃对机械刺激的高敏感性可导致腹痛、嗳气、体重减轻等，有 37.4%的 FD 患者存在胃对机械刺激的感觉高敏，其发生率在各亚型中无明显差异，存在感觉高敏的患者往往有较高的症状评分。有研究观察到 FD 患者餐后对胃扩张的高敏感与进餐相关症状的严重程度相关。FD 患者对化学刺激如腔内酸度也表现出高敏状态，如向胃中直接注入 0.1 mol/L 的盐酸，FD 患者出现消化不良症状的比例和严重程度显著增高。有研究表明，在健康人中持续的十二指肠酸灌注可诱导腹胀、烧心、恶心等症状的产生及加重，而 FD 患者可能有更高的腔内内源性的酸暴露，十二指肠酸化可诱导近端胃松弛，增加胃对扩张的敏感性。

4. 十二指肠低度炎症

有研究显示在 FD 患者中，十二指肠嗜酸性粒细胞明显增加，伴随嗜酸性粒细胞脱颗粒增多，此现象也被其他研究证实。人们在部分患有 FD 与 IBS 重叠患者的十二指肠内发现了增多的肥大细胞及其脱颗粒，而嗜酸性粒细胞本身亦可激活肥大细胞。肥大细胞脱颗粒释放的组胺、5-羟色胺、前列腺素及嗜酸性粒细胞脱颗粒释放的碱性蛋白、过氧化物酶、神经毒素等可共同刺激肠神经系统，诱导平滑肌收缩，最终导致腹痛、腹胀、早饱等症状。吸烟可增加该现象在人群中的发生风险。引起十二指肠嗜酸性粒细胞及肥大细胞浸润的原因尚不清楚，食物的过敏或不耐受，尤其是进食小麦等食物，可能导致十二指肠肥大细胞的增多，但尚需进一步证实。也有研究显示，FD 患者黏膜屏障功能受损与十二指肠低度嗜酸性粒细胞浸润和紧密连接蛋白表达异常相关。

5. 脑-肠轴异常

近年来，脑-肠轴异常在功能性胃肠病发病中的作用越来越受到重视。胃肠道运动，感觉和分泌活动的有效调节需与中枢神经系统、自主神经系统（交感和副交感神经）和肠神经系统的交互活动相协调，5-羟色胺能神经和肾上腺素能神经在其中发挥了重要作用。各种脑肠肽也同样涉足了FD的病理生理变化，如促肾上腺皮质激素释放激素分泌增加可致胃高敏状态；P物质参与了胃肠感觉的调节；5-羟色胺、肥大细胞参与了应激对胃肠动力的影响；一氧化氮（NO）在消化道抑制了胃平滑肌的收缩。

6. 肠道菌群失调

近年来，随着相关研究的不断深入，肠道菌群与FD发病的相关性逐渐受到重视，包括FD在内的许多胃肠道疾病都存在肠道菌群失调情况。肠道菌群能基于胃肠动力、肠黏膜屏障受损、脑肠轴等影响FD的发病，从而产生相关临床症状。FD患者的肠道菌群失调，主要表现在肠道菌群组成改变和小肠细菌过度生长两方面。

（二）诊断

1. 诊断标准

FD的诊断采用罗马Ⅳ诊断标准：

(1) 符合以下标准中的一项或多项：① 餐后饱胀不适。② 早饱感。③ 上腹痛。④ 上腹部烧灼感。

(2) 不能解释上述症状的结构性疾病的证据（包括胃镜检查等），必须满足上腹痛综合征或餐后不适的诊断标准。

上腹痛综合征的诊断标准：必须满足以下至少一项：① 上腹痛（严重到足以影响日常活动）。② 上腹部烧灼感（严重到足以影响日常活动），症状发作至少每周1天。

餐后不适综合征的诊断标准：必须满足以下至少一项：① 餐后饱胀不适（严重到足以影响日常活动）。② 早饱感（严重到足以影响日常活动），症状发作至少每周3天。以上诊断前症状出现至少6个月，近3个月符合诊断标准。

2. 相关检查

建议将胃镜检查作为消化不良诊断的主要手段。其他辅助检查包括血常规、血生化、便潜血、腹部超声检查等，必要时可行上腹部CT检查。对经验性治疗或常规治疗无效的消化不良患者可行Hp检查。对怀疑胃肠外疾病引起的消化不良患者，应选择相应的检查以利病因诊断。对部分症状严重或对常规治疗效果不明显的FD患者，可行胃感觉运动功能检测，但不作为常规检查手段。

（三）常规治疗

FD治疗目的是为缓解临床症状，防止病情复发，提高生活质量。

1. 基础治疗

帮助患者认识、理解病情，指导其改善生活方式、调整饮食结构和习惯，去除可能与症状发生有关的发病因素，提高患者应对症状的能力。避免刺激性食物和药物，保持心情舒畅。对早饱、餐后腹胀明显者，建议少食多餐。

2. 药物治疗

(1) 抑酸剂：质子泵抑制剂（PPI）或H_2受体拮抗剂（H_2RA）可作为FD尤其是EPS患者的首选经验性治疗药物，但在控制症状方面，大剂量PPI并不优于标准剂量。2015年，日本消化病学会制订的FD指南认为，PPI和H_2RA均可有效改善FD症状，二者疗效相当。我国《2007 年中国消化不良诊治指南》提出，H_2RA 和小剂量 PPI 均可有效治疗 FD。其他一些弱碱性药也有一定的疗效，如硫糖铝、铝碳酸镁等。

(2) 促胃肠动力药：促胃肠动力药可作为 FD，尤其是 PDS 的首选经验性治疗药物。有多巴胺 D_2 受体拮抗剂、5-羟色胺 4 受体激动剂、毒蕈碱受体拮抗剂等。多巴胺 D_2 受体拮抗剂能增强胃窦运动，改善胃排空，同时减少胃泌素分泌，起到部分抑制胃酸分泌的作用。多潘立酮是多巴胺 D_2 受体拮抗剂中常见的一种，常作为 FD(尤其是餐后不适综合征)经验性治疗的首选。常见的 5-羟色胺 4 受体激动剂包括莫沙比利、西沙比利等。莫沙比利能促进胃肠蠕动，增强胃排空，缓解腹痛、腹胀等症状。

(3) 胃底舒张药：阿考替胺是一种新的化合物，具有松弛胃底、促胃动力的作用，对 PDS 有效。其他具有潜在松弛胃底作用的药物包括 5-HT1A 受体激动剂坦度螺酮(可改善上腹痛及不适症状)和丁螺环酮，可显著降低消化不良症状的严重程度并可改善餐后饱胀、早饱等症状。但该类药物的疗效尚需在我国进一步进行临床验证。

(4) 消化酶：复方消化酶制剂可作为 FD 的辅助治疗，但其疗效仍需要更多的高质量临床研究证实。

(5) 中枢作用药物：有研究结果显示，氟西汀对伴有抑郁的 FD 患者症状疗效明显优于不伴抑郁的 FD 患者。对伴有抑郁、焦虑等心理因素 FD 者可采用三环类药物阿米替林及 5-HT/去甲肾上腺素再摄取抑制剂治疗，宜从小剂量开始，并注意药物的不良反应。建议在专科医师指导下服用。

(四) 中医药辨证论治

1. 脾虚气滞证

治法：健脾和胃，理气消胀。

方药：香砂六君子汤加减；药用党参、白术、茯苓、延胡索、陈皮、广木香、砂仁、炙甘草。

加减：头晕心悸者，党参改为人参，加白芍、黄芪、当归、阿胶益气补血；脘腹胀满者，加枳壳、苏梗、青皮、莱菔子理气消胀；饮食积滞者，加炒麦芽、炒谷芽、鸡内金、焦山楂消食化积；脾虚下陷者，合用补中益气汤升阳举陷。

2. 肝胃不和证

治法：理气解郁，和胃降逆。

方药：柴胡疏肝散加减；药用柴胡、枳壳、川芎、香附、苏梗、白芍、陈皮、法半夏、生甘草。

加减：嗳气、呕恶、反胃之肝郁气逆者，加旋覆花、生赭石、刀豆壳、沉香降逆和胃；纳呆、食少之饮食积滞严重者，加六神曲、鸡内金、枳实、槟榔消食导滞；嘈杂吞酸者，加黄连、栀子、吴茱萸、煅蛤壳清肝泻火；胃痛甚者，加延胡索、木香、川楝子、徐长卿行气止痛。

3. 脾胃湿热证

治法：清热化湿，理气和胃。

方药：连朴饮加减；药用黄连、姜厚朴、石菖蒲、法半夏、黄芩、陈皮、芦根、茵陈、薏苡仁。

加减：头身沉重者，加通草、车前子、白术、泽泻利水渗湿；脘腹胀满者，加枳壳、木香、香橼皮、大腹皮理气消胀。

4. 脾胃虚寒证

治法：健脾和胃，温中散寒。

方药：黄芪建中汤加减；药用黄芪、桂枝、白芍、生姜、甘草、大枣、炒枳实、砂仁、肉桂。

加减：腹部畏寒甚者，加吴茱萸、高良姜、荜澄茄、丁香温中散寒。

5. 寒热错杂证

治法：辛开苦降，和胃消痞。

方药：半夏泻心汤加减；药用清半夏、黄芩、黄连、干姜、党参、厚朴、神曲、浙贝母、乌贼骨、生甘草。

加减：腹泻便溏者，加茯苓、山药、薏苡仁、莲子健脾渗湿止泻；嘈杂反酸者，加煅牡蛎、吴茱萸、煅瓦楞、煅蛤壳制酸止痛。

（五）临证经验

李学军教授结合多年临床经验，对于功能性消化不良的诊疗提出病初调畅气机、久病补血理气的方法。

1. 病初重在调畅气机

胃肠动力异常是功能性消化不良的发病机制之一，李学军教授认为胃肠动力紊乱与气机失调关系密切，故用药多加枳实、香橼、木香、大腹皮、槟榔等以调畅气机。《临证指南医案》云："脾宜升则健，胃宜降则和。"胃气得降则壅滞得通，故用药多选紫苏梗、莱菔子、厚朴、旋覆花、代赭石等和胃降气之品。然脾胃升降相因，脾气不升胃气亦不得降，故临床治疗在和降胃气的同时也应根据病情酌加升提脾气之品，如生黄芪、柴胡、桔梗、葛根等。脾主升清功能正常，精微得布四旁，气血得养。《血证论》有言："木之性主于疏泄，食气入胃，全赖肝木之气以疏泄之，而水谷乃化。"用药可加香附、郁金、川芎、佛手等行气疏肝之品，以助脾胃之气升降。又"肺主一身之气"，故用药酌情添加苏叶、旋覆花、紫菀等宣通肺气；或苏子、瓜蒌、苦杏仁等肃降肺气。肺气降则肝有所制，助降上逆之胃气，如此降中有升，脾胃得安。

2. 病久还宜补血理气

胃为多气多血之腑，功能性消化不良患者病程较长，脾胃久失运化，精微摄入受限，气血生化不足，其人必虚。故对于久病患者，李学军教授主张调畅气机的同时不忘补血理气。《素问·宝命全形论》云："土得木而达。"肝藏血，体阴而用阳，血液运行有赖肝气调畅，脾胃失司则有碍肝血生成，故用药常以玫瑰花、白芍、鸡血藤、当归等补血活血。理气既包括益气固本以扶正，又含有行气祛瘀助血运之意，故首先应辨别气之虚实。气虚血瘀者，加用生黄芪、党参、白术等补气之品，推动血运，既促使瘀血活化，又祛瘀而不伤正。《景岳全书》言："无论是血是痰，必兼皆气为主。"气滞血瘀者，祛瘀的同时佐以木香、砂仁、紫苏梗等行气之品，取"气为血帅，气行则血行"之意，如此逐瘀通络，气血并调，才能气机通畅，痞满自除。

（六）病案举隅

李某，女，36岁。2018年10月25日初诊。

主诉：上腹部胀满痞塞反复发作1年余。

现病史：患者1年多以前无明显诱因下出现上腹部反复胀满痞塞，时有隐痛，渐至纳差食少，消瘦，神疲乏力。曾于多家医院服用中西药治疗，无明显好转，遂来我院门诊求治。刻下症：胃脘痞塞胀满，时有隐痛，纳差食少，消瘦，神疲乏力，面色萎黄无华，头晕眼花，睡眠差，梦多易于惊醒，月经后期量少色淡。舌质淡暗，苔白，脉弦细。

既往史：平素体健。

辅助检查：2018年6月11日胃镜检查示：慢性浅表性胃炎；腹部超声示：肝、胆、胰、脾未见异常；血生化检查正常。

辨证分析：患者因素体脾胃虚弱或饮食不节或情志不畅等，日久导致脾胃损伤，脾胃虚弱，运化无权，湿热、痰瘀、食积等病理产物阻于中焦而致气机升降失常，出现胃脘胀满痞塞、时有隐痛等症状。然病情缠绵不愈，脾胃则愈加虚弱，脾胃为气血生化之源，气血生化乏源，则见纳差食少，神疲乏力。后期脾胃运化失健，气血亏虚，导致肝失所养，肝血不足，则见头晕眼花，睡眠差，梦多惊醒，月经后期量少色淡。舌质淡暗，苔白，脉弦细则皆为脾虚气滞、肝血不足之象。

西医诊断：功能性消化不良。

中医辨证：胃痞　脾虚气滞，肝血不足证。

治法：健脾理气，养血滋肝。

方药：归芍六君子汤加减。

党参 15 g，炒白术 15 g，炒薏苡仁 20 g，当归 10 g，姜半夏 8 g，白芍 20 g，茯苓 15 g，砂仁 6 g，枳壳 10 g，香附 10 g，陈皮 10 g，绿萼梅 10 g，柴胡 10 g，远志 15 g，炙甘草 6 g。水煎温服，每日一剂，早晚分服，共 7 剂。嘱患者可服用山药粥或大枣粥，放松心情，避免进食生冷食物。

二诊（2018 年 11 月 1 日）：患者诉药后胃脘胀满痞塞、隐痛较前好转，纳食较前增加，但仍有乏力，头晕，失眠多梦。李学军教授认为，药后脾气健运，纳食增加，气血生化有源，然脾胃素虚，肝血仍亏，守上方去党参，加炙黄芪 20 g，鸡血藤 20 g，酸枣仁 15 g。水煎温服，每日 1 剂，早晚分服，共 7 剂。

三诊（2018 年 11 月 8 日）：患者服用上药后胃脘胀满痞塞、隐痛消失，面色红润，精神焕然一新，无头晕眼花，睡眠明显好转，月经来潮，色淡红，量正常。嘱患者继续服用汤剂 2 周巩固治疗，之后再以参苓白术颗粒或归脾丸调理。

按　《诸病源候论·脾胃诸病候》云："脾胃二气，相为表里，胃受谷而脾磨之，二气平调，则谷化而能食。"《脾胃论》亦有"百病皆由脾胃衰而生也"的论述。《杂病源流犀烛》有言："痞满，脾病也。本由脾气虚，及气郁不能运行，心下痞塞填满。"祖国医学认为，功能性消化不良当属于"胃痞""胃脘痛""积滞"等病范畴。本病与素体脾胃虚弱、感受外邪、饮食不节、情志失调等诸多因素有关，致脾胃损伤，运化失司，病理产物阻于中焦，进而出现一系列症状。一般认为脾虚气滞是功能性消化不良的中心病理环节，治疗重在健脾和胃，调理气机。本例患者病初虽为脾虚气滞之证，然缠绵不愈，病程绵长，脾胃愈加虚弱，水谷运化失常，气血亏虚。脾虚气弱，则见纳差食少，神疲乏力。脾胃运化失健，肝失所养，肝血不足，则见头晕目花，睡眠差，梦多易于惊醒，月经后期量少色淡。故此患者初期病位在脾，久则及肝，治当健脾养肝，以归芍六君子汤为基本方加减。方中党参、炒白术、炒薏苡仁、茯苓、炙甘草健脾益气，促进运化，使气血生化有源；柴胡、香附、枳壳、陈皮、砂仁、绿萼梅行气导滞止痛；当归、白芍养血柔肝；姜半夏、远志和胃降逆，安神益智；以山药粥、大枣粥增强健脾之功。二诊药后脾气健运，故去党参；然肝血仍亏，故加炙黄芪、鸡血藤以加强补血养血之功；患者失眠多梦，加炒酸枣仁以补肝宁心。三诊患者诸症消失，守方药巩固治疗，后以参苓白术颗粒或归脾丸健脾养心，补益气血以增强体质。

六、嗳气症

嗳气为一种生理现象，表现为气体由上消化道经口腔逸出，并在咽部发出声音。若嗳气发作频繁，导致日常生活困扰，则为过度嗳气。嗳气症定义为令人不适的过度嗳气，足以影响日常生活，气体源自食管或胃，是消化道疾病常见的并发症状。嗳气症患者临床表现以嗳气为主要症状，且发作频繁。部分患者可能伴随功能性消化不良及胃食管反流病的症状，包括上腹痛、上腹胀、餐后饱胀感、早饱、烧心及反流等。通常情况下，患者嗳气症状的发作在安静状态下较活动或说话时更频繁。近年来随着食管腔内阻抗 pH 监测技术的发展，对嗳气症患者的气体传输过程有了明确的认识，根据其气体来源，可分为胃上嗳气及胃内嗳气。前者为行为异常，气体经过咽部吞入食管后未进入胃内，直接在食管逆行排出；后者气体从胃内，经过一过性食管下括约肌松弛(TLESR)的机制到达食管后排出。既往常将吞气症视为胃上嗳气，近年来的研究发现吞气症患者常表现为腹胀或腹部膨隆，仅有少部分患者出现过度嗳气的症状，因此目前将吞气症排除在嗳气症之外。以胃上嗳气为主要气体来源的非特异性过度嗳气对患者的生活质量影响明显，因此很多患者还会表现出焦虑、抑郁等精神状态。

（一）病因和发病机制

非特异性过度嗳气的病因与发生机制尚未明确，食管蠕动功能障碍、胃食管反流、精神心理因素等可能参与其发病。负性生活事件和焦虑抑郁状态在嗳气症患者中也较为常见。

1. “吸气法”与“注气法”

高分辨率食管测压和腔内阻抗技术的发展，为嗳气症的病理生理机制研究提供了客观依据。根据食管多通道腔内阻抗 pH 监测对嗳气患者的检测，目前可将嗳气分为胃上嗳气及胃内嗳气。胃内嗳气的发生机制与生理性嗳气相同，只是发作频率更高。

胃上嗳气可通过两种不同的机制发生，最常见的机制为以膈肌向腹侧移动为主要特征的“吸气法”。膈肌的移动产生与深呼吸类似的胸腔负压，这一过程中声门关闭时食管上括约肌松弛，气体可从等大气压的咽部流入胸腔负压的食管，随后由于用力，食管内的气体迅速经口排出，患者自我感觉为嗳气。在此，食管上括约肌在气体吸入前已经松弛，有别于胃内嗳气的过程中食管上括约肌的松弛，为嗳气发生的最后步骤。由于这一机制中气体流入食管为压力梯度所驱动，其流动速度快。胃上嗳气发生的另一种机制被称为“注气法”，这一机制中咽部压力同步升高，推动气体进入食管，此时升高的咽部压力与不变的食管腔压力之间的压力梯度推动了气体的流动。咽部压力的同步升高来源于舌根的收缩，而不是咽的蠕动性收缩。

2. 胃食管反流

一项比较胃食管反流患者与嗳气患者的嗳气及其与反流事件的关系研究表明，胃上嗳气与胃食管反流之间的关系似乎是双向的。40%的胃上嗳气过量患者有病理性食管酸暴露，而 1/3 的反流似乎是由胃上嗳气过量引起的。一种假设是，胃上嗳气过量是对不适的食道感觉的反应，即胃上嗳气过量更常发生在食管运动无效的患者中。食管运动无效与食管清除率延迟有关，这可能是上述不适食道感觉的基础。

3. 自主反应

有研究指出胃上嗳气的启动来源于胃肠道不适感受的自主反应，患者往往诉腹胀或胃部不适，试图通过主观动作减少不适感。腹上痉挛的发病机制是由于膈肌是可以自主控制的，关于腹上痉挛的一种假说认为，在开始时，嗳气是自我引起的，以缓解上腹部充盈等症状。之后，这个动作变成了一种习得的行为，病人不再意识到他们可以控制嗳气。

4. 心理因素

社会心理因素在该病的发病机制中起着至关重要的作用。有研究发现患者的症状在睡眠时鲜有发生，可支持其为主观行为。而且，患者注意力被分散的时候，嗳气症状发作明显减少，提示心理因素在其发生机制中有一定作用。健康人中经常观察到其刻意的嗳气，亦提示其行为的异常。

（二）诊断

1. 诊断标准

根据罗马Ⅳ功能性胃肠病诊断标准，嗳气分为胃上嗳气和胃内嗳气。在诊断前至少 6 个月出现症状的最近 3 个月内必须满足以下标准：食道或胃出现令人讨厌的嗳气（严重到足以影响正常活动），每周超过 3 天。观察到频繁、重复的嗳气是胃上嗳气过度的支持标准。然而，需要进行腔内阻抗测量来区分胃上嗳气和胃内嗳气。

2. 食管阻抗监测

食管阻抗监测可以区分胃内嗳气和胃上嗳气，且能检测到食管内物质的运动情况，还可通过联合 pH 监测仪进行 24 小时监测，辨析酸、弱酸、弱碱反流以及气体、液体和混合气体的反流状况，也为临床对嗳气症的观察与分类寻求到了切实有效的方法。

（三）常规治疗

非特异性嗳气症的治疗方法包括语言治疗、生物反馈、行为治疗和药物治疗等，但各种治疗方法的疗效仍不明确，缺乏充足的临床证据。此外，依据发生机制的不同，非特异性嗳气症患者需进行相应个体化治疗。

1. 基础治疗

首先观察患者是否有焦虑情绪，向患者充分解释其过度嗳气是一种行为异常，并非器质性病变，以缓解其对病情的过分担忧，有利于治疗。此外，嗳气的习惯有时可通过在嗳气时做扩胸动作而制止。医师通常建议患者改变饮食习惯，如避免进食甜食和嚼口香糖、缓慢进食、小口吞咽、避免进食碳水化合物饮料等。一种技术是语言治疗，重点是在语言病理学家的帮助下忘记这种行为。疗程包括解释、建立对食道空气流入的意识和练习（声门训练、呼吸和发声练习），以停止胃上嗳气过度的机制。横膈膜呼吸练习是另一种可以减少打嗝和恢复胃食管压力梯度的行为疗法。另有研究报道，结构化认知行为疗法对患者的症状改善有效。

2. 药物治疗

（1）巴氯芬：研究显示，巴氯芬是一种抑制 TLESRs 的 γ-氨基丁酸 β 受体激动剂。有报告称，巴氯芬通过减少所有血流事件改善胃上嗳气过度，这种减少与食管下括约肌压力的增加和吞咽速率的降低有关。其功效主要表现在对中枢神经系统产生影响，利用突然降低食管括约肌的收缩与舒张来缓解胃食管反流，从而达到抑制嗳气的效果。因发病机制的不同，采用巴氯芬对非特异性嗳气的治疗效果明显优于吞气症。

（2）促胃动力药：多潘立酮是一种苯丙咪唑类衍生物，为强效的外周多巴胺受体拮抗剂，可增强食道的蠕动和食道下端括约肌的张力，促进胃的蠕动和排空，是功能性消化不良的常用药物之一，也能有效改善患者的嗳气症状。莫沙比利是一种选择性5-羟色胺4受体激动剂，其作用机制是通过促进乙酰胆碱的释放，刺激胃肠道从而发挥促进胃肠动力的作用，它可以增加食管下括约肌的压力，促进食管蠕动及胃排空，从而缓解嗳气症状。

3. 个体化治疗

非特异性嗳气症患者常合并有消化不良及胃食管反流的症状。功能性消化不良的嗳气与对胃扩张的敏感性增高有关，患者试图通过诱发嗳气以缓解上腹不适。消化不良患者虽常合并嗳气，但通常对抑酸治疗无反应。尽管目前尚无吞气症和伴嗳气的消化不良患者存在心理异常的心理病理学证据，但治疗前筛查精神因素仍是非常必要的。过度嗳气可合并胃食管反流病，因此对于诊断困难的患者可考虑行监测和经验性抑酸治疗。心理因素与胃上嗳气的过度发展有关，影响其严重程度，心理干预可用于治疗这种疾病。

（四）中医药辨证论治

1. 肝郁气滞证

治法：疏调气机，降逆止嗳。

方药：四七汤加减；药用半夏、苏梗、厚朴、茯苓、旋覆花、郁金。

加减：若属肝郁化火，脉象弦数有力者，可合用辛开苦降的方法，酌加黄芩、黄连、栀子、姜竹茹等以行气折热降逆，同时嘱告患者一定要禁辛辣油腻之品；若苔白滑腻者，可酌加藿香、佩兰、砂仁、石菖蒲等化湿之品，并嘱患者忌吃甜味黏滑食物。

2. 肝胃郁热证

治法：辛开苦降，理气定嗳。

方药：丹栀逍遥散合左金丸加减；药用柴胡、川楝子、白芍、茯苓、黄芩、黄连、半夏、生姜、陈皮、山栀、甘草。

加减：若郁结难解者，当加疏调气机的药物，如苏梗、郁金、香附、旋覆花；若舌苔黄厚，夹杂食滞者，加焦山楂、六神曲、鸡内金、藿香消食化积；若体胖痰湿素盛者，加莱菔子、白芥子、苏子、冬瓜子化湿消痰，甚至可加皂角、槟榔祛痰导滞；若体质薄弱，素有气虚者，酌减川楝子及黄芩、黄连之量。

3. 脾胃虚寒证

治法：温中健脾，降逆止嗳。

方药：丁香柿蒂汤加减；药用公丁香、柿蒂、党参、生姜、陈皮、旋覆花。

加减：若中虚寒盛者，去生姜，加黄芪、干姜、桂枝、吴茱萸温中散寒；若寒虽不甚而中虚气弱较重者，可加太子参、茯苓、白术、炙甘草补中益气。

4. 脾胃气虚证

治法：补益中气，降逆和胃。

方药：六君子汤加味；药用党参、黄芪、炙甘草、法半夏、白术、茯苓、生姜、大枣、旋覆花、代赭石。

加减：若中气不足，而又兼肝郁气滞，嗳气频频发作，舌胖嫩然尖部略红者，仍当先以疏调木郁为主，可加柴胡、郁金、香附、苏梗疏肝解郁；若其郁结得舒，气机已调，病势见缓，嗳气虽发而不频繁者，可酌减旋覆花、代赭石用量，加山药、砂仁、苏梗、薏苡仁健脾利湿，但药量不可过重，防其壅滞气机而再发。

（五）临证经验

嗳气多由于胃气上逆，古称"噫"。嗳气是脾胃疾病的常见症状，指气从胃中上逆，出而有声，其声沉长，乃胃气上逆所致。李学军教授认为，嗳气病位在胃，发病与肝相关，多因肝胃不和、脾胃虚弱所致，治以疏肝健脾、和胃降逆之法，常用香砂六君子汤加丁香、柿蒂、代赭石、苏梗治疗。

1. 病多肝胃不和，脾胃虚弱

嗳气病位在胃，属胃气不降，上逆而嗳气，其形成与肝脾两脏关系密切。脾胃居于中焦，为气机升降之枢纽。脾胃纳运相得，升降相因，上升之清气与下降之浊气才得以正常运转。《临证指南医案》指出："脾宜升则健，胃宜降则和。"胃的生理特性突出为"降"，只有胃气和降才能保证脏腑通畅。胃的病理特点主要为"滞"，胃气壅滞，不降反升则发生嗳气、呕吐、呃逆等症状。《类证治裁》有言："肝木性升散，不受遏郁，郁则经气逆，为嗳，为胀，为呕吐，为暴怒胁痛，为胸满不食，为飧泄，为疝，皆肝气横决也。"若情志失调，肝失条达，肝气横逆犯胃，则胃气上逆，嗳气频作。

2. 治以疏肝健脾，和胃降逆

《临证指南医案》又云："脾胃之病……其于升降二字，尤为紧要。"嗳气症以胃气上逆为核心病机，故对于其治疗，李学军教授多用枳实、瓜蒌、半夏、厚朴、苏梗、丁香、柿蒂、陈皮、砂仁等和胃降逆之品；若食后加重，水谷不化，可加鸡内金、炒谷麦芽、焦楂曲等健脾消食之属。叶天士曾言："肝为起病之源，胃为传病之所。"《灵枢·病传》载："病先发于肝，三日而之脾，五日而之胃。"提示肝气横犯胃土，即使脾胃原本正常，也会受到影响而出现功能障碍，脾胃失运，气机失调，胃气上逆则发为嗳气。故对于嗳气症的治疗，应在和胃降逆之时不忘健脾疏肝，常用预知子、荔枝核、柴胡、青皮、香附等药物疏肝理气，助胃气恢复顺降功能，气机调达则嗳气得减。

（六）病案举隅

戚某，女，43岁。2019年7月30日初诊。

主诉：嗳气频作4年，伴上腹部疼痛时作1年余。

现病史：患者长期在外打工，饮食无规律，于2015年出现嗳气，反复发作，经中西医药物治疗效果均不佳。2018年6月出现上腹痛，痞满堵闷，嗳气加重，食后更甚，近半年内又出现头晕。刻下症：嗳气频作，食后更甚，胃脘部隐痛胀满，头晕，饮食减少，二便正常。舌质淡，体胖大，苔白腻，脉弦细。

既往史：平素体健。

辅助检查：2019年7月19日彩超提示：慢性胆囊炎；胃镜示：慢性非萎缩性胃炎。

辨证分析：患者因饮食无规律伤及脾胃，致胃气上逆，发为嗳气。脾胃受损，肝木侮土，进一步导致脾气不升，胃气不降，中焦气机阻滞，故见上腹部疼痛痞满，饮食减少，津液不能上呈于脑，故发为头晕。舌质淡，体胖大，苔白腻，脉弦细皆为肝郁脾虚之象。

西医诊断：慢性非萎缩性胃炎；慢性胆囊炎。

中医诊断：嗳气　脾胃气虚，肝胃不和证。

治法：健脾疏肝，和胃降逆。

方药：香砂六君子汤加味。

木香 10 g，陈皮 10 g，白术 15 g，茯苓 20 g，姜半夏 10 g，香附 10 g，砂仁 6 g，厚朴 10 g，苏梗 10 g，代赭石 15 g，枳壳 10 g，丁香 6 g，柿蒂 15 g，白豆蔻 10 g，佛手 12 g，党参 10 g，沉香曲 10 g，甘草 5 g。水煎温服，每日 1 剂，早晚分服，共 10 剂。嘱平素饮食有节，忌食辛辣刺激食物。

二诊（2019 年 8 月 9 日）：嗳气明显减轻，腹痛胀满亦减，食后仍有胀痛不舒，头晕减轻，饮食增加。方证相符，脾气日趋健运，肝气亦舒，胃气和降，效不更方。仍以健脾疏肝、和胃降逆法，上方加乌药 10 g 以加强温中和胃降逆之力。水煎温服，每日 1 剂，早晚分服，共 10 剂。

三诊（2019 年 8 月 20 日）：嗳气已止，腹痛消失，食欲增加。舌质淡，舌体略胖大，苔薄白稍腻，脉弦细。脾虚尚未完全复健，改用香砂六君子丸每服 6 g，日 3 次，温开水送服以巩固疗效。

按　陈无择《三因极一病证方 · 哕逆论证》中指出："大率胃实即噫，胃虚则哕，此由胃中虚，膈上热，故哕。"《金匮要略》有言："上焦受中焦气未和，不能消谷，故能噫耳。"《景岳全书》曰："嗳气多由滞逆，滞逆多由气不行。"本案患者嗳气之发生，因饮食劳倦损伤脾胃，土壅木郁，肝气犯胃，肝胃不和，胃气上逆所致。肝气上逆，胃失和降则嗳气不止；脾失健运，气机不和则胃脘隐痛，饮食减少，痞胀不舒；肝郁气逆上冲则头晕；舌体胖大，舌淡，苔白腻，脉弦细为脾虚湿蕴、肝气郁滞之象，治以香砂六君子汤加味健脾疏肝、理气和胃、温中降逆。药用党参、白术、茯苓、甘草补中健脾；陈皮、苏梗、半夏、木香和胃降逆；砂仁、白豆蔻、厚朴化湿醒脾；枳壳、香附、佛手疏肝理气；加丁香、柿蒂、代赭石以降逆止嗳；沉香曲疏肝降气、化滞和胃。二诊诸症减轻，方证相符，然食后仍有胀痛不适，故守上方加乌药以加强行气和胃降逆之功；三诊病情大有好转，然脾虚尚未完全复健，故改用香砂六君子丸以健脾开胃，巩固疗效。

七、癔球症

癔球症（globus Sensation）是指咽喉部持续或间歇性非疼痛性哽咽感或异物感，中医称之为"梅核气"，是临床上消化内科、耳鼻咽喉科最为常见的病证之一。癔球症可持续或间歇发作，容易慢性化，是一种常见的功能性食管疾病。

（一）病因和发病机制

癔球症的病因仍不明确，根据相关研究总结得出，可能与胃食管反流病及食管咽反流病、食管动力功能异常、内脏的高敏感性、食管胃黏膜异位、精神心理因素、咽喉部和颈部结构异常等因素相关。

1. 机械性或化学性刺激

（1）食管咽反流可直接刺激口咽部，并导致炎症。

（2）食管酸化或扩张引起上食管括约肌反射性收缩。

（3）食管胃黏膜异位导致异位胃黏膜的酸分泌和敏感位置提高。

2. 食管上括约肌(UES)及食管功能异常

(1) 源于食管的异常感觉通过高敏感的迷走神经传导至颈部。

(2) 原发食管动力障碍和食团传输受阻导致食管扩张,食管逆行性增压通过迷走神经反射引起 UES 收缩。异常食团传输不协调,收缩动力障碍可引起类似反射,导致咽喉部哽噎感。

(3) 环咽肌痉挛导致 UES 静息压及残余压明显升高,可刺激迷走神经兴奋性增高,从而引起皮质感觉中枢兴奋,并反射性地使咽部产生异物团块感。

3. 脑-肠轴机制

精神心理因素在癔球症的发病中可能与脑-肠轴机制有关。中枢神经系统与肠神经系统经脑-肠轴交互作用失调,并由此导致食管敏感性增高和运动功能紊乱,这可能是导致癔球症症状发生的重要病理生理机制之一。癔球症患者血浆中降钙素基因相关肽、P 物质水平升高和神经肽 Y 水平下降可能导致患者食管高敏感和动力紊乱,从而诱发患者的癔球症症状发生。贾林等学者发现焦虑抑郁相关的 *SLC6A4* 基因及儿茶酚-O-甲基转移酶(COMT)*Val158Met* 基因可能为癔球症发病的易感基因。

(二) 诊断

目前尚无癔球症诊断的“金标准”,主要靠详细的病史询问结合癔球症主要的临床表现以及检查排除其他相关病因后进行诊断。

癔球症主要表现为咽喉部持续或间歇性非疼痛性哽咽感或异物感。对异物感的其他描述包括有一种特别东西滞留的感觉、黏液聚集的感觉、被束缚的感觉甚至窒息感。症状在餐间更明显,吞咽时可有症状或症状有所改善。癔球症患者还可合并有腹痛、腹胀、便秘、腹泻等消化道症状。与其他的功能性胃肠病一样,具有难治性、易复发、多种症状重叠等特点,给患者工作和生活带来严重困扰。

1. 上消化道钡餐

可发现部分癔球症与食管裂孔疝、胃食管反流病、贲门失弛缓及环咽肌痉挛并存,但尚不能明确上述疾病与癔球症的具体关系,对于咽喉部及上消化道肿瘤诊断率较低,故其在癔球症中诊断价值有限。

2. 内镜检查

内镜检查包括电子喉镜检查及上消化道内镜检查。可以直接观察咽喉部及上消化道器质性病变,对排除咽喉部及上消化道非功能性疾病所致癔球感有重要价值。

3. 食管 24 小时 pH 及阻抗检测

可分辨反流物为酸、弱酸及非酸反流,并可鉴别反流物液体、气体或混合反流,判断反流与症状之间的关系。

4. 高分辨食管测压

可以清晰描绘 UES、移行带、胃食管连接处等的位置,在每次吞咽过程中呈现 UES、食管体部、胃食管连接处压力的动态变化,对各类的食管动力障碍性疾病如贲门失弛缓、食管裂孔疝具有更高的诊断率。

癔球症诊断建立在排除明显器质性、结构性改变基础上,因此治疗重点可针对可能产生症状的病因或机制进行治疗。

（三）常规治疗

1. PPI 试验性治疗

胃食管反流病可与癔球症共存，也可能导致癔球症症状加重。在排除结构性病变后，可使用 PPI 试验性治疗 4～8 周。若 PPI 治疗 4～8 周无效则应停用。PPI 治疗失败的难治性癔球症患者应考虑其他方法，如合用减少一过性下食管括约肌松弛频率的药物或促动力药物等。

2. 消融治疗

上消化道内镜检查已成为癔球症患者评估和治疗的重要组成部分。消融治疗异位胃黏膜可改善患者的咽喉部症状，尤其是当患者生活质量明显受损时，可考虑消融治疗。目前消融技术包括氩离子凝固术和射频消融，两者疗效相当。

3. 精神心理相关治疗

大部分研究均认为癔球症与心理因素有关，癔球症明确诊断后的治疗重点是解释和宽慰，使患者明白这是一种良性的病程，且预后良好。

癔球症表现为良性的自然病程，但容易慢性化。积极治疗可能存在的结构性、炎症性、反流及动力障碍性疾病，提高患者对疾病的认知、调整不良生活方式和精神心理可能起到一定的预防作用。

（四）中医药辨证论治

1. 肝郁脾虚证

治法：健脾益气，疏肝理气。

方药：四君子汤合柴胡疏肝散加减；药用党参、茯苓、白芍、白术、桔梗、陈皮、枳壳、香附、竹茹、柴胡。

加减：气虚明显者，酌加健脾益气药物，如黄芪、山药、人参、白扁豆等；伴有肝郁化火者，加入清肝药物，如黄芩、茵陈、栀子、龙胆草等。

2. 痰凝气滞证

治法：理气化痰。

方药：半夏厚朴汤加减；药用姜半夏、茯苓、白术、厚朴、紫苏梗、桔梗、木蝴蝶、陈皮。

加减：暑湿重者，加入祛暑化湿之品，如砂仁、薏仁米、佩兰、荷叶等；伴有湿热者，加入清热祛湿药物，如藿香、茵陈、黄芩、石菖蒲等。

3. 气滞血瘀证

治法：理气活血。

方药：血府逐瘀汤加减；药用桃仁、生地、红花、当归、瓜蒌、香附、丹参、赤芍、川芎。

加减：伴有胁痛者，加入疏肝止痛药物，如川楝子、延胡索、郁金、佛手；伴有血虚者，加入生血养血之品，如阿胶、熟地、鸡血藤、白芍等。

（五）临证经验

食管古称“咽系”，为“胃之系”。《医贯》记载：“咽系柔空，下接胃本，为饮食之路。”不仅说明食管的解剖特征，还指出其具有“柔空”的生理特点。据现代解剖生理书籍所述，食管的肌纤维和神经分布在人群中各有细微结构的差异。《金匮要略》早有“妇人咽中如有炙脔，半夏厚朴汤主之”的记载。以“妇人”为多，病因以饮食不当，特别是与情志不畅及体质有关。《圣济总录》描述其症状谓“咽喉噎闷，状如梅核”，后世遂有“梅核气”之名。此症一般有属食管功能障碍，有属食管上段炎症，因常伴有慢性咽炎，故食管疾患之诊断易被忽略。慢性咽炎在成人中患病率十之八九，男多于女，而食管功能障碍引起“咽中如有炙脔”，却以妇人为多。李学军教授认为，治疗梅核气虽有古方半夏厚朴汤，但临床治疗仍需辨证论治，随证加减，方能取得佳效。

（六）病案举隅

胡某，女，53岁。2018年7月3日初诊。

主诉：咽中堵闷不适4月，胸骨后隐痛1月。

现病史：患者于4个月前无明显诱因下出现咽中堵闷不适，如有物阻，有痰不易咯出。曾至耳鼻咽喉科诊查，诊断为慢性咽炎，经服药治疗后效果不著，每于情志不畅时症状加重。近1个月来患者出现胸骨后隐隐作痛，无吞咽困难，饮食尚可，口干而饮水不解。服用数种西药，具体不详，疗效欠佳，且有加重之感，遂来我院诊治。刻下症：咽中堵闷不适，有痰不易咯出，胸骨后隐痛，时有嗳气，大便正常，夜寐欠佳，舌淡红，苔薄白，脉细弦。

既往史：有“慢性咽炎”病史。

辅助检查：2018年6月6日电子胃镜检查示：慢性浅表性胃炎，有少量胆汁反流。心电图示：窦性心律不齐。X线食管钡餐检查未见异常。

辨证分析：患者咽中不适，如有物阻，有痰不易咯出辨病为“梅核气”。肝失条达，肝气郁结，气机不畅，则见嗳气时作，胸骨后隐痛，情志不畅时症状加重；进而致脾失健运，聚湿成痰，而成痰气郁结于咽喉，出现咽中不适，如有物阻，有痰不易咯出。舌淡红，苔薄白，脉细弦乃气滞痰阻之象。

西医诊断：癔球症。

中医诊断：梅核气　气滞痰阻证。

治法：疏肝健脾，理气化痰。

方药：半夏厚朴汤加减。

苏梗10 g，厚朴10 g，法半夏10 g，炒枳壳10 g，云茯苓20 g，赤芍15 g，白芍15 g，桔梗10 g，木蝴蝶6 g，刀豆壳15 g，柿蒂10 g，威灵仙10 g，瓜蒌皮10 g，郁金10 g，川通草3 g，生姜3 g，生甘草3 g。水煎温服，每日1剂，早晚分服，共7剂。

二诊（2018年7月10日）：咽中不适减轻，每日咯出少量痰液，胸骨后隐痛明显减轻。守原方继服7剂，水煎温服，每日1剂，早晚分服。

三诊（2018年7月17日）：诸症明显好转，稍有口干。原方去威灵仙、生姜，加麦冬15 g。再服10剂，诸症渐消失。后期用厚朴花6 g，麦门冬15 g，木蝴蝶3 g，生甘草2 g，每日1剂，开水泡闷后代茶饮服，历月余一切安好，症状未见反复。

按　《古今医鉴》言：“梅核气者，窒碍于咽喉之间，咯之不出，咽之不下，有如梅核之状是也。始因喜怒太过，积热蕴隆，乃成厉痰郁结，致斯疾耳。治宜导痰开郁，清热顺气，如陈皮、半夏、香附、川芎、山栀、黄芩、枳壳、苏子之类是也。”本例患者咽中不适，如有物阻数月后继而出现胸骨后隐痛，经检查排除心脏、纵隔疾患，结合胃镜所见，推测可能是食管功能障碍，胃食管反流性病变所引起。按中医学理论分析，痰气交阻，血行不畅，病久入络，然以痰气郁结为主。痰气能得消散，气行则血行，其疾自瘳。加“降逆”之法，降胃气，降胆气，防气逆，符合“胃宜降则和”之原则。立方选药，半夏厚朴汤全方诸药俱用。特意用苏梗而不用苏叶，意在“梗能主中”，助厚朴行气而宽胸利膈，疏调肝气而和胃气，对食管病、胃病，苏梗优于苏叶。方中桔梗、木蝴蝶利咽疏肝，枳壳和胃理气。茯苓甘淡渗湿健脾，以助半夏化痰化饮，除湿利水。通草宣通，威灵仙走而不守，宣通十二经络，与赤芍、白芍、郁金、瓜蒌皮相配，行瘀通络，化痰宽胸。历来常用威灵仙治骨鲠在咽，实际上也是治疗食管疾病的常用良药。胃气上逆而致呃逆者，有用柿蒂、刀豆子之方，此例虽非呃逆。在临床分析中已言及防其胆汁反流，故降逆之法甚为必要。除半夏、枳壳以外，加柿蒂与刀豆壳，以壳代子，更兼理气之功，二味虽非主药，却是本方特点之一。生姜辛温散结，和胃止呕，且制半夏之毒。甘草调和诸药，加强补脾益气之功。二诊药效明显，守原方再进 7 剂。三诊有伤阴之嫌，去威灵仙、生姜，加麦冬以“润燥相合”，诸症渐渐消失，以后改用厚朴花等泡服代茶，巩固疗效，方便服用。

八、胃下垂

胃下垂(gastroptosis)是一种消化系统常见的功能性胃肠疾病，作为以器官形态改变为病名的一种病症。它是指站立时胃的下缘到达盆腔，胃小弯弧线最低点降至髂嵴连线以下，常伴有十二指肠球部位置改变，其形态学改变具有可逆性，下腹饱餐后呈葫芦样外观是其特异性临床表现。该病多发生于妇女产后腹压突然下降，或身材瘦长体形，慢性消耗性疾病及腹部手术后长期从事站立工作者。

（一）病因和发病机制

在正常情况下，胃是一个空腔脏器，在空虚状态下呈现扁袋状，当处于充盈状态时，其表面需要一定的张力来分散重力的下垂趋势，维持胃的正常位置。凡能影响造成膈肌位置下降的因素，如膈肌活动力降低、腹腔压力降低、腹肌收缩力减弱、韧带过于松弛等，均可导致下垂。胃酸逆流、胃肠道神经肌肉病变或结缔组织疾病是胃下垂的主要病因，除此以外，肥胖、怀孕、遗传、年龄等因素也可能与胃下垂有关。

胃下垂的发病机制是固定胃的韧带张力减弱，内脏平滑肌张力低下，腹壁脂肪减少，腹肌弛缓，无力撑托胃体而导致下垂。在正常情况下，人体腹腔内脏位置的固定主要依靠 3 个因素：一是横膈的位置和膈肌的活动能力；二是腹肌力量，腹壁脂肪层厚度的作用；三是邻近脏器或某些相关韧带的固定作用。凡能影响造成膈肌位置下降的因素，如膈肌活动力降低，腹腔压力降低，腹肌收缩力减弱，胃膈韧带、胃肝韧带、胃脾韧带、胃结肠韧带过于松弛等均可导致胃下垂。除此之外，胃壁本身肌张力减弱或胃移动度增大也可引起胃下垂。由于病因及患者体质的不同，其肌力低下的程度、韧带松弛的程度也存在差异，因此胃下垂的程度也不同，如无力型患者往往因其悬吊、固定脏器的组织韧带张力全部下降，常合并全身脏器下垂，而慢性消耗性疾病或久卧少动者，往往是腹肌张力下降，膈肌悬吊力不足和胃肝韧带松弛为主，全身其他脏器无明显异常。

（二）诊断

临床表现：轻度胃下垂者多无症状，中度以上者常出现胃肠动力差、消化不良等症状，患者多自述腹部有胀满感、沉重感、压迫感，腹痛多为持续性隐痛，常于餐后或活动后发生，且与食量有关，进食量愈大，疼痛时间愈长，疼痛程度越重。由于胃下垂治疗疗程长且疗效不显著，患者还可能伴有失眠、头痛、头昏、迟钝、忧郁等神经精神症状，甚至产生低血压、心悸以及站立性昏厥等表现。查体上腹部常可触及较明显的腹主动脉搏动，部分患者可有上腹轻压痛，压痛点不固定，冲击触诊或快速变换体位可听到脐下振水音。

1. X线钡剂造影

X线钡剂造影检查可见立位时胃体明显下降并且向左移位，严重者几乎完全位于脊柱中线的左侧，胃小弯角切迹低于髂嵴连线水平，胃蠕动减弱或见有不规则的微弱蠕动收缩波，餐后6小时仍有1/4～1/3的钡剂残留。根据站立位胃角切迹与两侧髂嵴连线的位置，将胃下垂分为轻、中、重3度：① 轻度：胃小弯弧线切迹的位置低于髂嵴连线以下1～5 cm。② 中度：胃小弯弧线切迹的位置位于髂嵴连线下5～10 cm。③ 重度：胃小弯弧线切迹的位置低于髂嵴连线以下10 cm以上。

2. 上消化道内镜

内镜下诊断胃下垂的依据是门齿-幽门间距/身高比值。患者取仰卧位以及侧卧位，采用常规内镜检查，检查过程中减少注气，避免误差。内镜先端抵达幽门口后测量门齿至幽门之间的距离，并动态观察胃黏膜蠕动情况，内镜检查结束后直立位测量身高，计算门齿-幽门间距/身高比值，＞0.52即可诊断为胃下垂。除此之外，如果内镜测量门齿-齿状线距离＜40 cm时，门齿-幽门距离＞80 cm也提示胃下垂可能。

内镜下依据胃动力可将胃下垂分为4型：① 胃窦弛缓型（Ⅰ型）：胃窦腔扩大，蠕动波减少（＜2次/分），蠕动幅度减弱或向幽门区传播不全，幽门口持续开大，胃底舒张不全。② 胃窦紧张型（Ⅱ型）：胃窦腔缩窄，蠕动波增加（＞4次/分），蠕动幅度增大或见假幽门形成，幽门口持续关闭，胃底腔常扩大，空腹胃液量增加。③ 反流型（Ⅲ型）：患者可见贲门口松弛或食管炎黏膜改变，部分患者同时出现胃十二指肠反流的征象。④ 正常型（Ⅳ型）：无上述异常改变者为正常型。

3. 胃超声造影

受检者空腹12小时后摄入400～600 mL温水，胃充盈后取坐位或者立位进行检查，超声下显示胃小弯角切迹低于髂嵴连线即可诊断该病。

（三）常规治疗

胃下垂的治疗是一个综合治疗的过程，临床上通常以功能锻炼及饮食调理为主，部分症状明显的患者需采取药物干预以及手术治疗。

1. 一般治疗

（1）加强锻炼，增强腹肌张力，并少食多餐，纠正不良的习惯性体位。

（2）饮食方面应选择富有营养、易消化吸收而体积较小的食物，少食多餐，细嚼慢咽，减轻胃的负担增加营养，必要时给蛋白合成制剂及胰岛素等以增加腹腔内脂肪，加强腹肌张力。

2. 药物治疗

药物治疗的目的是通过对症用药来缓解症状，例如，对无力型胃可给予促胃动力药，胃痛者可适当加用解痉药物，便秘者辅以润滑剂，还可辨证口服中药方剂，必要时可放置胃托或腹带辅助治疗。

3. 其他治疗

电兴奋疗法、按摩、推拿疗法、气功疗法以及几种疗法综合治疗均能改善症状。

4. 手术治疗

适用于症状严重、内科治疗无效的重度胃下垂者，可选择胃大部分切除、胃体缩短加悬吊术、胃体悬吊术等手术方案。

（四）中医药辨证论治

1. 脾虚气陷证

治法：健脾益气，升阳举陷。

方药：补中益气汤加减；药用黄芪、人参、当归、橘皮、升麻、柴胡、白术、炙甘草等。

加减：脘腹胀满者，加木香、佛手、香橼、枳壳以行气消胀；大便溏薄者，加山药、白扁豆、莲子、砂仁以益气健脾；恶心呕吐者，加旋覆代赭汤以降逆止呕；畏寒怕冷、四肢不温者，加附子（先煎）、肉桂、干姜、甘松以温中散寒。

2. 胃阴不足证

治法：滋阴润燥，养阴益胃。

方药：益胃汤加减；药用北沙参、麦冬、生地黄、玉竹等。

加减：兼气滞者，加枳壳、柴胡、陈皮、玫瑰花以行气；兼气虚者，加党参、太子参、黄芪、黄精以补气；兼血瘀者，加桃仁、红花、鸡血藤、莪术以活血；兼肠燥便秘者，加郁李仁、火麻仁、杏仁、决明子以润肠。

3. 脾肾阳虚证

治法：温阳散寒，补益脾肾。

方药：附子理中汤合真武汤加减；药用炮附子（先下）、人参、干姜、白芍、茯苓、白术、桂枝、炙甘草等。

加减：兼食滞者，加谷芽、麦芽、神曲、莱菔子健脾消食；兼血瘀者，加莪术、丹参、桃仁、赤芍活血化瘀。

4. 脾虚饮停证

治法：健脾和胃，温化痰饮。

方药：小半夏汤合苓桂术甘汤加减；药用茯苓、桂枝、白术、姜半夏、生姜、炙甘草等。

加减：脾虚甚者，加党参、山药、太子参、黄芪以健脾；兼血虚者，加当归、熟地黄、白芍、鸡血藤以补血。

（五）临证经验

李学军教授指出“胃下垂”的患者，临床表现大致有如下特点：一般以瘦人较为多见，体重与身高不甚相称，呈“负重”型。饮食稍多则自觉胃脘痞胀不适，腹部或有坠胀感，饮水稍多后胃中常有辘辘之声。一般精神体力较差，不耐劳累。如伴有胃、十二指肠溃疡者，多数有上腹部疼痛，伴有慢性胃炎者，胃脘痞胀尤显著，并可有嗳气、嘈杂、隐痛等症状。

胃下垂的病机具有脾胃中气虚弱的一面，同时还兼有气滞和痰饮的病理因素，久病之人，气虚、气滞而易兼血瘀。由于脾胃升降气机失调，水谷腐熟、运化功能不足，中焦阳气不振，气机不畅，以致湿浊痰饮易于潴留，血行滞涩，营卫气血生化之源不足。脾胃与肝密切相关，在脾胃气虚的基础上，肝木容易乘侮，肝气失疏，增加了原有胃中气滞的病理因素。如再加情志抑郁，气血瘀滞，或郁热与血瘀互结，即有可能演变成癥积而致严重的预后。此外，若影响及肾，肾气虚弱，命火不足，不能暖土，使胃中痰饮愈聚愈多。水谷不易腐熟，水反为湿，谷反为滞，可以引起腹胀腹满、呕吐、反胃，或泄泻完谷不化、畏寒、下肢浮肿、脉象沉细等症。所以胃下垂的病位，不能单纯看成是在胃脾，还涉及肝胆和肾等脏腑。病机的演化也较复杂，若因中气虚弱，摄血无权，更可出现合并急性上消化道出血，甚而危及生命。所以，对这种病应予以重视防治为要，勿以为胃下垂无碍，更不可简单地认为仅仅是中气不足，株守补中益气一法一方，治之不效而听之任之。

因胃下垂多与脾胃、肝胆、肾等脏腑相关，病机以脾胃中气虚弱为基础，而气滞、水湿、痰饮是不可避免的病理因素。另外，肝郁可加重气滞，肾虚则易生水湿痰饮，各种因素相互夹杂，终致胃下垂。

治则治法：调中理气，疏肝和胃，温肾化饮。

调中理气法：常用药黄芪、党参、白术、炙升麻、山药、炒枳壳、木香、炒陈皮、炙甘草、大枣等。加减：若遇寒则症状尤甚者，加入高良姜、肉桂、荜澄茄；若胃脘隐痛喜暖喜按者，酌加桂枝或甘松以温中，并配加白芍。

疏肝和胃法：常用药紫苏梗、醋柴胡、炒白芍、炒枳壳、香附、佛手、檀香、当归等。加减：若性情抑郁、胸闷不畅者，加合欢花、郁金、百合；若腹胀甚连及小腹者，加乌药、炒小茴香、防风；若神倦乏力、口干欲饮、舌苔薄净、病久肝胃阴虚者，去檀香，加石斛、麦冬、枸杞子。其他如麦芽、鸡内金、神曲等和胃消滞药物均可随症酌用，特别是麦芽，兼有良好的疏肝作用。

温肾化饮法：常用药制附子、肉桂（后下或研粉另吞）、益智仁、法半夏、白术、泽泻、茯苓、猪苓、干姜、炙甘草等。加减：若脘腹鸣响甚者，加防风、藿香、炒白芍；呕吐甚者，加煅赭石、旋覆花、通草等通利走窜药物，有利于使胃的“下管”通畅，胃中痰饮下行。

（六）病案举隅

王某，女，56 岁。2019 年 8 月 26 日初诊。

主诉：上腹部胀痛反复发作 3 年，眩晕呕吐 1 月余。

现病史：患者 3 年前无明显诱因下出现上腹胀痛时作，以空腹为甚，夜间隐痛绵绵，兼有嘈杂。曾经多家医院诊查，上消化道钡餐检查示胃下垂，胃镜检查为慢性浅表萎缩性胃炎，服药后症状有改善，但仍常发作。近 1 个月兼见头目昏眩，呕吐恶心时作。刻下症：心下痞胀，头晕目眩，恶心欲吐，食欲不振，腰膝酸软，畏寒肢厥，下肢轻浮，小便少，大便正常。舌质淡红，舌苔薄白而润，脉沉弦滑。

既往史：无其他特殊病史。

辅助检查：2017 年 3 月 10 日上消化道钡餐检查提示：胃下垂。2019 年 8 月 23 日胃镜检查提示：慢性浅表萎缩性胃炎。

辨证分析：患者因饥饱劳倦、七情内伤等多种因素导致脾胃受损，升降功能失常，以致提摄无力，发为“胃缓”。清气不能上荣头目，发为头目昏眩；胃气上逆，中焦气机阻滞发为呕吐恶心，心下痞胀；脾胃虚弱运化能力减弱，故食欲不振；脾胃不能够运化水谷转化为气血精微，肾精得不到充养，肾阳不足，阳虚水泛，故腰膝酸软，畏寒肢厥，下肢轻浮，舌质淡红，舌苔薄白而润，脉沉弦滑，均为脾肾阳虚、水饮冒眩之象。

西医诊断：胃下垂。

中医诊断：胃缓　脾肾阳虚，水饮冒眩证。

治法：温肾化饮，健脾制水，和胃降逆。

方药：真武汤合泽泻汤加减。

炮附片 8 g，泽泻 25 g，白术 10 g，白芍 20 g，陈皮 10 g，云茯苓 25 g，苏梗 10 g，柴胡 10 g，炒枳壳 10 g，生姜 10 g，炙甘草 6 g。水煎温服，每日 1 剂，早晚分服，共 7 剂。

二诊（2019 年 9 月 2 日）：患者服药后心下痞胀明显好转，眩晕、腰膝酸软、畏寒肢厥改善，饮食稍增，小便量增多，未见呕吐。守原方续服 14 剂，头晕目眩治愈，余症显减，患者不愿再服药，嘱居家休养。

按 《灵枢・本藏》言："脾应肉，肉(月囷)坚大者胃厚；肉(月囷)幺者，胃薄；肉(月囷)小而幺者，胃不坚；肉(月囷)不称身者，胃下，胃下者，下管约不利。肉(月囷)不坚者，胃缓。"说明胃缓一病，由于脾虚中气不足，胃之肌肉薄弱而下垂，故名胃缓，其所述之病理机制，与现代医学的胃下垂症颇相似。本病自《内经》以后，历代医家均未将此病列为专篇讨论，虽未将胃缓作为专门病症加以讨论，但不少有关脾胃脏腑功能失调的病证载述中，多涉及胃下垂的症状，如腹胀、痞满、嗳气等。《金匮要略》中所述的"其人素盛今瘦，水走肠间，沥沥有声，谓之痰饮"，颇类似本病的症状。故今之治胃下垂症者，多从脾胃中阳入手，温健脾运，升举中气为法。然脾病日久，化源缺乏，肾精不足，肾阳虚衰，脾肾阳虚进一步加重，除心下痞满加重外，出现阳虚水泛之证。盖水之制在脾，水之主在肾，脾阳虚则湿难运化，肾阳虚则水不化气而致水湿内停。肾中阳气虚衰，寒水内停，则小便不利；水湿泛溢于四肢，则沉重疼痛，或肢体浮肿；水湿流于胃肠，则脘腹痞闷；上逆肺胃，则或咳或呕；水气凌心，则心悸；水湿中阻，清阳不升，则头眩。本案患者届已老年前期，患胃下垂、慢性胃炎等病数年，当属脾肾阳虚、水饮冒眩之胃缓，"阳虚水泛"，"心下有支饮"，予温肾化饮，健脾制水，和胃降逆治之，方药用真武汤合泽泻汤加减。方中附子辛甘性热，用之温肾助阳，以化气行水，兼暖脾土，以温运水湿；白术甘苦，健脾益气，利水消肿，助脾运化水湿；泽泻甘淡，利水渗湿，使水湿从小便而出；茯苓利水渗湿，使水邪从小便去；生姜温散，既助附子温阳散寒，又合苓、术宣散水湿；白芍利小便以行水气，合甘草酸甘化阴、柔肝缓急；陈皮、苏梗、柴胡、炒枳壳、生姜理气消痞、和胃降逆。诸药合用，攻补兼施，脏腑同调，降中有升，升中寓降，升降有序，疗效彰显。

九、消化性溃疡

消化性溃疡病（peptic ulcer disease，PUD）是指黏膜层的缺损，深度超过黏膜肌层，达黏膜下层。消化性溃疡最常累及胃十二指肠黏膜，分为胃溃疡（gastric ulcer，GU）和十二指肠溃疡（duodenal ulcer，DU）。溃疡也可以发生在其他部位，包括胃食管交界处、胃肠吻合处和异位胃黏膜等。以往的研究集中在胃酸分泌以及压力、性格类型和遗传在 PUD 发病机制中的作用。组胺 2 受体拮抗剂（histamine 2 receptor antagonists，H_2RA）和质子泵抑制剂（proton-pump inhibitors，PPI）的出现使得 PUD 的治疗发生了重大进步。幽门螺杆菌（Hp）的发现及其在 PUD 中的作用使 PUD 从一种慢性、反复发作的疾病转变为一种可治愈的疾病。在发达国家中，非甾体抗炎药（NSAID）的应用已经成为引起老年人发生 PUD 的主要原因。

（一）病因和发病机制

消化性溃疡的发生源自胃黏膜攻击因子与防御因子的失衡。正常的胃产生酸和胃蛋白酶以促进消化，同时胃和十二指肠也有多层黏膜防御系统以保护自身。黏膜防御的损伤使酸进入已经受损的黏膜，从而导致溃疡的发生。破坏这些防御系统最主要的两种因素即 Hp

感染和 NSAID。此外，PUD 患者也可能没有这些危险因素，即非 Hp 非 NSAID 溃疡，这些患者中部分人会有其他导致溃疡的原因，例如胃泌素瘤等，而另一部分人的溃疡则为特发性。

1. Hp 感染

10%～20%感染 Hp 的患者会发生以胃窦为主的胃炎，从而引起胃酸分泌过多，增加 DU 的风险。胃酸分泌的增加导致十二指肠的胃酸负载增加，引起十二指肠球部的胃化生。一些学者认为，十二指肠球部的胃化生上皮随后从胃部感染 Hp，导致局灶性十二指肠炎，有时也会有糜烂和溃疡随之形成。Hp 感染的患者多为胃窦和胃底的全胃炎，其胃酸分泌降低，易诱发 GU 形成。在这些个体中，胃黏膜防御机制的削弱是导致 GU 的主要原因。

2. 阿司匹林及其他非甾体抗炎药

阿司匹林对于预防心血管事件发挥着重要的作用，已经广泛应用于临床中。另据报道，大约 11%的美国人经常使用 NSAID。长期使用非甾体抗炎药使胃肠道出血的概率增加 5～6 倍。其中，1%～4%的 NSAID 使用者可出现严重的溃疡相关并发症。NSAID 的局部损伤曾被认为是胃和十二指肠黏膜损伤的重要因素，但大多数证据表明 NSAID 可通过抑制前列腺素的合成而损害黏膜屏障。COX 异构体 COX-1 和 COX-2 负责前列腺素的合成。COX-1 在胃中表达，可以促进前列腺素合成，有助于维持胃上皮和黏膜屏障的完整性。COX-2 在正常的胃内不表达，而是在炎症过程中表达。传统的 NSAID 如布洛芬会抑制 COX-1 和 COX-2，而 COX-1 的抑制可以减少前列腺素的合成，从而减少黏膜的防御。

（二）诊断

消化性溃疡诊断包含症状表现、病史、查体检查、幽门螺杆菌检测、电子内镜检查等。

1. 症状表现

长期性、周期性、节律性中上腹部疼痛。由于溃疡发生后可自行愈合，但每次愈合后又易复发，故常有上腹疼痛长期反复发作的特点。上腹疼痛呈反复周期性发作，尤以十二指肠溃疡更为突出。中上腹疼痛发作可持续几天、几周或更长时间，继以较长时间的缓解。全年都可发作，但以春、秋季节发作者多见。溃疡疼痛与饮食之间具有明显的相关性。在一天中，凌晨 3 点至早餐的一段时间，胃酸分泌最低，故在此时间内很少发生疼痛。十二指肠溃疡的疼痛易在两餐之间发生，持续不减直至下餐进食或服制酸药物后缓解。一部分十二指肠溃疡患者，由于夜间的胃酸较高，尤其在睡前曾进餐者，可在半夜发生腹痛。胃溃疡疼痛的发生较不规则，常在餐后 1 小时内发生，1～2 小时后逐渐缓解，直至下餐进食后再重复出现上述节律。疼痛部位：十二指肠溃疡的疼痛多出现于中上腹部、脐上方或脐上方偏右处；胃溃疡疼痛的位置也多在中上腹，但稍偏高处，或在剑突下和剑突下偏左处。疼痛范围约数厘米直径大小。因为空腔内脏的疼痛在体表上的定位一般不确切，所以疼痛的部位也不一定准确反映溃疡所在解剖位置。疼痛性质：多呈钝痛、灼痛或饥饿样痛，一般较轻且能耐受，持续性剧痛提示溃疡穿孔。影响因素：疼痛常因精神刺激、过度疲劳、饮食不慎、药物影响、气候变化等因素诱发或加重，可因休息、进食、服制酸药、以手按压疼痛部位、呕吐等而减轻或缓解。还包括烧心、反酸、嗳气、恶心、呕吐等其他胃肠道症状。食欲多保持正常，但偶可因进食后疼痛发作而畏食，以致体重减轻。全身症状可有失眠等神经官能症表现，或有脉搏缓慢、多汗等自主神经系统紊乱的症状。

2. 病史

消化性溃疡的病史往往比较久，患者可能会存在长期的、反复发作的、有规律性的腹部疼痛史，但也约有15%的患者无明显症状。也可能会存在长期的吸烟、饮酒史，精神过度疲劳，或者饮食不当，比如饮食不规律、暴饮暴食、长期饥饿等情况，以及长期使用某些药物，比如非甾体类抗炎药、糖皮质激素等。还必须明确有无上消化道出血（呕血、黑便）等症状，以及疼痛发生在空腹状态还是餐后等。

3. 查体检查

消化性溃疡体格检查体征主要包括腹肌紧张、腹部压痛及反跳痛明显，疼痛呈进行性加重，可呈被动弯腰体位、或可扪及腹部包块、听诊肠鸣音亢进等。或可见胃型和胃肠蠕动波（提示幽门梗阻）、局限性或弥漫性腹膜炎体征（提示溃疡穿孔）等。

4. 幽门螺杆菌检测

Hp感染的诊断是消化性溃疡的常规检测项目，有侵入性和非侵入性两大类检测方法，前者需做内镜检查和胃黏膜活检，可同时确定有无Hp感染及胃十二指肠疾病，后者仅可提示有无Hp感染。

5. 电子内镜检查

电子内镜检查诊断消化性溃疡及鉴别良、恶性溃疡的准确性显著高于X线钡餐检查。可直接观察胃、十二指肠黏膜，发现溃疡并对溃疡进行分期，分成活动期（A）、愈合期（H）和瘢痕期（S）。可取黏膜活检，进行病理检查和Hp检测，确定溃疡的良恶性及Hp的感染情况。溃疡病出血者还可内镜下进行再出血风险评估和止血治疗。

6. 钡餐检查

钡餐检查发现的胃溃疡仍需由内镜检查证实，并活检排除恶性溃疡。随着内镜检查的普及，这项检查现已较少使用。

（三）常规治疗

消化道溃疡的治疗目的在于去除病因、消除症状、促进溃疡愈合、预防溃疡复发和避免并发症的出现，通常治疗包括消除幽门螺杆菌、停止或减少服用非甾体类抗炎药、服用促进溃疡愈合的药物。除此之外，还应注意生活规律、劳逸结合、饮食清淡、戒烟戒酒，必要时可以进行手术治疗。医生会根据不同患者的病因及发病机制，制定个体化的治疗方案。

1. 药物治疗

（1）根除幽门螺杆菌：Hp根除治疗一般采用三联或四联治疗，不推荐单种药物治疗，目前主要推荐质子泵抑制剂（PPI）＋铋剂＋两种抗生素的四联疗法，推荐的疗程为10天或14天。

（2）抗酸分泌：抗酸分泌的药物主要有组胺2受体拮抗剂（H_2RA）和质子泵抑制剂（PPI）两大类，PP抑制胃酸分泌的作用比H_2RA强而持久。PPI治疗的疗程推荐胃溃疡6周，十二指肠溃疡4周，溃疡愈合率＞90%。H_2RA类药物亦可应用，如西咪替丁、雷尼替丁、法莫替丁、尼扎替丁等。

碱性抗酸药物中和胃酸，可适度缓解溃疡的疼痛，但愈合溃疡率低，现已少用。

（3）保护胃黏膜：现在除胶体次枸橼酸铋用于根除Hp联合治疗外，对于老年人消化性溃疡、难治性溃疡、巨大溃疡和复发性溃疡，建议在抑酸、抗Hp治疗同时联合应用胃黏膜保护剂，主要包括铝镁合剂、替普瑞酮、瑞巴派特等。

2. 手术治疗

大多数消化性溃疡已不需要外科手术治疗，手术治疗主要用于恶性的消化道溃疡及其严重并发症，手术治疗的适应证是：① 消化性溃疡大出血内镜下治疗和（或）动脉栓塞介入治疗失败或急性穿孔。② 瘢痕性幽门梗阻。③ 不能排除恶性的消化性溃疡。

（四）中医药辨证论治

1. 肝气犯胃证

治法：疏肝理气，和胃止痛。

方药：柴胡疏肝散加减；药用柴胡、白芍、枳壳、川芎、香附、沉香、郁金、青皮、炙甘草等。

加减：疼痛明显者，加延胡索、乌药、白芷、三七粉（冲服）行气化瘀止痛；嗳气明显者，加柿蒂、苏梗、旋覆花、代赭石理气降逆和胃；烦躁易怒者，加丹皮、栀子、合欢皮、合欢花疏肝解郁除烦；伴泛酸者，加海螵蛸、煅牡蛎、浙贝母、煅瓦楞子收敛制酸止痛；舌苔厚腻者，加厚朴、薏苡仁、茯苓、砂仁芳香化湿健脾；胃蠕动活跃或亢进者，加防风、炒白术、陈皮、煅瓦楞子健脾和胃解痉；溃疡呈圆形或椭圆形，中心覆盖黄苔或白苔，周围黏膜充血水肿者，加蒲公英、仙鹤草、银花、白及清热消肿生肌。

2. 脾胃气虚证

治法：健脾益气。

方药：四君子汤加味；药用党参、白术、茯苓、厚朴、木香、砂仁（后下）、三七粉（冲服）、海螵蛸、炙甘草等。

加减：脾虚重者，可加用黄芪、山药、黄精、薏苡仁益气健脾渗湿；疼痛明显者，加延胡索、白芷、香附、徐长卿行气化瘀止痛；嗳气明显者，加刀豆壳、柿蒂、旋覆花、代赭石理气降逆止嗳；纳呆食少者，加炒麦芽、建曲、焦山楂、鸡内金理脾开胃消食；舌苔厚腻者，加藿香、白豆蔻、扁豆、薏苡仁芳香化浊利湿。

3. 脾胃湿热证

治法：清热化湿，理气和中。

方药：王氏连朴饮加减；药用黄连、厚朴、石菖蒲、制半夏、香豉、焦山栀子、芦根等。

加减：湿重于热者，加苍术、薏苡仁、石菖蒲、豆蔻（后下）芳香化湿和中；纳呆食少者，加炒麦芽、炒谷芽、建曲、焦山楂消食化积开胃；疼痛明显者，加木香、延胡索、香附、三七粉（冲服）行气化瘀止痛；烦躁易怒者，加丹皮、玫瑰花、黄芩、合欢皮清肝解郁除烦；伴泛酸者，加海螵蛸、浙贝母、煅瓦楞子、煅蛤壳敛疮制酸止痛；舌苔厚腻者，加砂仁（后下）、薏苡仁、白扁豆、茯苓芳香渗湿化浊。

4. 寒热错杂证

治法：寒温并用，和胃止痛。

方药：半夏泻心汤加减；药用黄连、黄芩、干姜、桂枝、白芍、半夏、陈皮、茯苓、枳壳、炙甘草等。

加减：畏寒明显者，加高良姜、香附、吴茱萸、甘松温中散寒止痛；胃脘痞满者，加檀香、大腹皮、槟榔、香橼皮行气消胀除痞；胃脘烧心者，加山栀子、海螵蛸、煅蛤壳、瓦楞子清肝泻热抑酸；嗳气者，加丁香、苏梗、旋覆花、代赭石下气降逆止嗳；嘈杂泛酸明显者，加煅瓦楞子、乌贼骨、浙贝母、煅牡蛎收敛制酸止痛。

5. 瘀血阻络证

治法：活血化瘀，通络止痛。

方药：失笑散合丹参饮加减；药用蒲黄、五灵脂、丹参、檀香、砂仁、延胡索、三七粉（冲服）、郁金、枳壳等。

加减：兼气虚者，加黄芪、党参、白术、黄精益气健脾补虚；兼泛酸者，加海螵蛸、煅瓦楞子、浙贝母、煅牡蛎收敛抑酸止痛；患者呕血或黑便或胃镜下见溃疡合并有出血者，加仙鹤草、丹皮、大黄粉、白及粉凉血止血敛疮。

6. 胃阴不足证

治法：健脾养阴，益胃止痛。

方药：一贯煎合芍药甘草汤加减；药用沙参、麦冬、炒白芍、当归、枸杞子、生地、玉竹、石斛、香橼、甘草等。

加减：干呕者，加姜半夏、竹茹、黄芩、苏梗清热和胃止呕；反酸嘈杂似饥者，加煅瓦楞子、浙贝母、海螵蛸、煅牡蛎收敛制酸止痛；神疲乏力者，加黄芪、太子参、山药、黄精益气养阴健脾；大便干燥者，加火麻仁、郁李仁、杏仁、知母润肠清热通便；舌红光剥者，加玄参、天冬、胡黄连、天花粉滋阴清热生津；失眠者，加酸枣仁、合欢皮、远志、首乌藤养心解郁安神；溃疡呈现红色瘢痕或白色瘢痕者，用香砂六君子汤善其后。

7. 脾胃虚寒证

治法：温中散寒，健脾和胃。

方药：黄芪建中汤加减；药用黄芪、桂枝、白芍、高良姜、香附、广木香、炙甘草、大枣等。

加减：泛吐清水明显者，加姜半夏、陈皮、苏梗、砂仁温脾降逆止呕；泛酸明显者，加黄连、吴茱萸、乌贼骨、瓦楞子清肝抑酸降逆；大便潜血阳性者，加炮姜炭、茜草、白及、仙鹤草凉血收敛止血；胃黏液稀薄而多者，加用胃苓汤运脾渗湿利水；溃疡继续变浅、变小、中心覆盖白苔，周围黏膜皱襞向溃疡集中者，加党参、当归、莪术、白芷益气活血生肌；胃蠕动缓慢者，加枳实、白术、甘松、刘寄奴理气健脾和胃。

（五）临证经验

李学军教授结合中西医对消化性溃疡的认识及个人临床经验，对于治疗消化性溃疡有着自己独到的心得。众所周知，幽门螺杆菌感染在消化性溃疡的发病中占据非常重要的地位，能否有效地杀灭幽门螺杆菌决定着本病预后。李学军教授认为，对于幽门螺杆菌的治疗，西医学已做了大量工作，并且疗效肯定，但中医学在此领域并非无所作为，如将辨证立法与现代药理研究相结合以组方选药，中西药结合的方法较之单纯用西药对于提高幽门螺杆菌的根除率确有一定效果，其疗效不仅仅局限于单纯的杀菌作用，更体现了中医整体治疗的优势。

李学军教授以中医辨证与辨病相结合的学术思想及扶正祛邪理论为指导治疗的原则，结合现代药理研究，选用可能对消化性溃疡有治疗作用并能杀灭幽门螺杆菌的药物，取得了良好的临床疗效。临证主要使用黄芪、白术健脾益气，补中焦脾胃之气，功在扶正；黄芩、黄连清热燥湿，祛中焦湿热，意在祛邪；厚朴、枳壳等行脾胃之气，助白术健脾和胃消胀；丹参、三七粉活血化瘀止痛；白及收敛止血，消肿生肌。诸药共奏扶正祛邪之法，且黄芩、黄连、厚朴、三七粉、黄芪等均有大量报道证实对幽门螺杆菌有不同程度的杀灭或抑制作用。

（六）病案举隅

刘某，男，32岁。2021年5月6日初诊。

主诉：上腹部刺痛1年。

现病史：患者1年来经常上腹部刺痛，症状时轻时重，多方求治服中西药治疗，效果均不甚理想，现为求进一步诊治特来我科门诊。刻下症：胃脘刺痛时作，夜间尤甚，食欲不振，消瘦乏力，偶有恶心欲吐，寐欠佳，大便不畅，小便尚调。舌质暗红，苔白，脉弦细涩。

既往史：有"十二指肠球部溃疡"病史。

辅助检查：2021年5月5日胃镜检查提示：十二指肠球部溃疡；^{14}C幽门螺杆菌呼气试验检测：幽门螺杆菌（＋）。

辨证分析：患者经常上腹部刺痛，辨病为"胃痛"，症状时轻时重，迁延不愈，且伴食欲不振，偶有恶心，消瘦乏力为脾虚血瘀、胃失和降之证，且患者多方求治经服中西药治疗，效果均不甚理想，进一步导致脾胃气血阻滞，故胃脘刺痛时作，夜间尤甚。舌质暗红，苔白，脉弦细涩为脾胃虚弱兼气滞血瘀之象。

西医诊断：十二指肠球部溃疡。

中医诊断：胃痛 脾胃虚弱，气滞血瘀证。

治法：健脾理气，化湿和胃，活血止痛。

方药：香砂六君子汤合丹参饮加减。

党参15 g，炒白术15 g，茯苓20 g，木香10 g，陈皮10 g，延胡索10 g，香附10 g，丹参15 g，檀香8 g，砂仁6 g，当归10 g，赤芍15 g，白芍20 g，白豆蔻8 g，姜半夏9 g，瓦楞子30 g，三七粉3 g，甘草6 g。水煎温服，每日1剂，早晚分服，共7剂。同时与标准"四联疗法"杀菌治疗两周。

二诊（2021年5月13日）：服用上方1周，胃脘刺痛明显减轻，乏力、食欲不振较前好转，偶有恶心，无其他特殊不适主诉。舌略红，苔白，脉弦。继以原方去檀香、三七，加甘松10 g，苏梗10 g。水煎温服，每日1剂，早晚分服，共7剂。

三诊（2021年5月20日）：服用上方后患者胃脘刺痛未见，仍感时有乏力，嘱停服"四联疗法"。患者因病程较长，身体虚弱，当缓补之，继上方去香附、延胡索，加黄芪20 g，山药20 g。续服14剂，水煎温服，每日1剂，早晚分服。诸症皆除。

按 《黄帝灵枢经》云："中脘穴属胃，隐隐痛者，胃脘痛也。"又云："食则呕，胃脘痛，腹胀善噫，心下急痛。"如单从症状上来认识消化性溃疡的话，其主要根据是胃部疼痛，可归属于中医"胃痛"的范畴。但究竟是否为消化性溃疡，尚难断定。应根据患者的病史及检查加以确诊。《临证指南医案·胃脘痛》言："初病在经，久痛入络，以经主气，络主血，则可知其治血之当然也，凡气既久阻，血也因病，循行之脉络自痹，而辛香理气，辛柔和血之法，实为对待必然之理。"本医案中，根据患者病史考虑为脾胃虚弱、痰湿内生、气滞血瘀、胃失和降而致胃痛。脾胃虚弱、痰湿内生则胃脘作痛，食欲不振，消瘦乏力，纳差，寐欠佳，大便不畅；气滞血瘀、胃失和降则见胃脘刺痛，夜间尤甚，恶心欲吐；舌暗红、苔白、脉弦细涩亦为脾胃虚弱、气滞血瘀之象，故拟香砂六君子汤合丹参饮加减健脾理气，化湿和胃，活血止痛。方中党参、白术、茯苓健脾益气；木香、陈皮、香附、檀香、延胡索理气止痛；半夏、砂仁、白豆蔻化湿和胃，降逆止呕；当归、赤芍、丹参、三七粉活血止痛；白芍、甘草缓急止痛；煅瓦楞子收敛生肌，抑酸止痛。诸药合用，切中病机，疗效显著。

十、食管癌

食管癌(esophageal cancer)是起源于食管的恶性肿瘤，2018年的全球癌症数据显示食管癌的发病率和死亡率在所有恶性肿瘤中居第7位及第6位。食管癌早期多无明显特异性症状，可因炎症刺激表现为吞咽时胸骨后不适感、烧灼感或针刺感，尤以进食粗糙食物时为著，食物通过缓慢或有滞留感，下段食管癌可表现为剑突下不适感。中晚期食管癌患者可表现为吞咽困难、反流或呕吐、胸骨后疼痛、消瘦等。另外，食管肿瘤压迫气管可引起刺激性干咳或呼吸困难；肿瘤侵入气管形成食管-气管瘘，可引起呛咳及误吸；压迫喉返神经引起声嘶；侵及膈神经导致呃逆；肿瘤破溃或侵犯大血管可导致大出血；肿瘤远处转移引起肝大、黄疸、腹块、腹腔积液、骨骼疼痛等。根据组织来源，主要将食管癌分为食管鳞状细胞癌(esophageal squamous cell carcinoma，ESCC，以下简称食管鳞癌)和食管腺癌(esophageal adeno-carcinoma，EAC)。食管鳞癌是食管癌最主要的组织学类型，主要发生在发展中国家，我国是食管鳞癌的高发区。

(一) 病因和发病机制

食管癌是中国第三大常见癌症，也是癌症相关死亡的第四大原因。食管癌的确切病因及发病机制目前尚不清楚。食管癌的发生与地区生活条件、饮食习惯、存在强致癌物、缺乏抗癌因素以及遗传易感性有关。食管癌的高危因素包括：① 大量吸烟及饮酒。② 长期亚硝酸盐及真菌霉素饮食。③ 长期进食槟榔以及热咖啡。④ 与超重、胃食管反流病(GERD)、Barrett食管密切相关。⑤ 遗传因素：食管癌有遗传倾向，有阳性家族史的食管癌发病率为正常人群的8倍，同时食管癌中存在大量基因突变，比如*CCND1*、*MYC*以及*p53*基因。⑥ 感染因素：人乳头瘤病毒感染者罹患食管鳞癌的风险比普通人群升高近3倍。目前有关食管癌的发病机制，主要有以下几个方面：

1. 遗传学和表观遗传学研究

从遗传学和表观遗传学方面阐明食管癌的病理机制有助于探索治疗药物的分子靶向治疗可能。研究认为，Circ-PRMT5与食管癌淋巴转移率和远处转移率呈正相关，它通过靶向miR-203促进食管癌的迁移能力；SNHG7在食管癌组织和细胞中的表达显著上调，SNHG7可以通过调节p15和p16的表达部分促进食管癌的发展。

2. 外泌体研究

近年来，基于外泌体的研究较为突出，外泌体在肿瘤发展级联的不同阶段中发挥重要作用。在食管癌中，外泌体通过转移生物成分(DNA、RNA和蛋白质)来介导细胞-细胞和细胞-微环境的通讯，并通过调节肿瘤增殖、血管生成、上皮间质转化、免疫逃逸、微环境重塑、介导治疗耐药性及免疫抑制，从而促进食管癌的恶性进展。外泌体UCA1是诊断食管癌的有前途的生物标志物，敏感性为86.7%，特异性为70.2%，UCA1在体外和体内通过抑制细胞增殖、侵袭和迁移以及集落形成从而抑制食管癌肿瘤的发生与发展。

3. 肿瘤微环境研究

研究发现，肿瘤微环境由多种不同的细胞和蛋白质组成，包括免疫细胞、细胞外基质和肿瘤血管。肿瘤微环境具有几个重要特征，包括缺氧、酸中毒、慢性炎症和免疫抑制，这些特征与肿瘤增殖、迁移、细胞凋亡、免疫逃避和血管生成有关。值得注意的是，肿瘤微环境不是一成不变的，而是涉及细胞及其分泌物的不断重塑，以使其更适合肿瘤存活。

4. 菌群失衡

食道黏膜作为上消化道的重要组成部分，也有菌群定植，菌群失衡可能会促进食道癌的发展和进展，上消化道中较低的微生物丰富度与食管鳞状细胞发育不良有关，被认为是ESCC的癌前病变，具核梭杆菌和牙龈卟啉单胞菌与食管癌患者较短的生存期相关，并且可能通过激活ESCC患者的相关趋化因子导致肿瘤的恶性进展。已有研究证实食管微生物群与食管癌治疗结果之间存在关联并证明了进一步研究的合理性，但个体食管微生物群的筛查是否可用于识别和选择具有不良结局倾向的患者需要进一步研究。

（二）诊断

1. CT 检查

推荐胸段食管癌CT扫描常规包含颈、胸、腹部区域；食管胃交界部癌CT扫描根据病情可纳入盆腔区域（临床判断必要时）。必要时可以使用静脉滴注以及口服对比增强，CT平扫/增强扫描及多角度重建影像，用于判断食管癌位置、肿瘤浸润深度、肿瘤与周围结构及器官的相对关系、区域淋巴结转移以及周围血管侵犯。

2. 上消化道造影

用于评估食管原发肿瘤情况。其对于食管癌的位置和长度判断较直观，但是不能评估原发灶侵犯深度或区域淋巴结转移情况。检查操作指南应至少3个摄片体位：正位、左前斜位及右前斜位，上界包括下咽，下界达胃幽门以下。

3. 食管普通光镜

食管癌临床诊断的必要检查项目之一，兼顾食管癌原发病灶大体分型与活检病理学确诊。内镜下分型详见食管癌分类章节内容。存在食管不全或完全梗阻患者，食管内镜可能无法获得肿瘤远端累及信息，可结合上消化道造影或胸部CT/MRI/PET-CT影像进行判断。

（三）常规治疗

食管癌早期以手术切除为主，中晚期患者宜采用包括手术、化疗、中医药、生物免疫调节及放疗在内的综合治疗。食管癌0期及部分Ⅰ期，病变浅小局限，无淋巴结转移的，可视为局部病变，行局部切除治疗，无须扩大手术；Ⅰ～Ⅱa期为外科治疗最佳适应证，远期生存率高；Ⅱb期和部分Ⅲ期病人，虽然肿瘤外侵明显或局部淋巴结转移，只要病变局限，病人情况允许，应力争彻底切除及区域淋巴结清扫，以达到根治目的，手术前后行放、化综合治疗；Ⅲ期病人应行综合治疗，术前新辅助治疗可望提高手术切除率和远期生存率；Ⅲ期癌外后行放、化综合治疗；Ⅲ期癌外侵明显不能切除、进食梗阻严重者，根据病人情况可行姑息手术，解决进食营养问题，进行综合治疗，提高生活质量，延长生存期；Ⅳ期不适宜手术，采用以中医药为主的综合治疗及对症处理。中医药可贯穿于全部治疗过程中，特别对于晚期及手术、放化疗后病人。

（四）中医药辨证论治

1. 痰气互阻证

治法：开郁降气，化痰散结。

方药：旋覆代赭汤合四逆散加减；药用柴胡、枳壳、白芍、旋覆花、代赭石、法半夏、郁金、草河车等。

加减：泛吐痰涎多者，加陈皮、桔梗、胆南星、全瓜蒌或含化玉枢丹理气化痰，消肿解毒；大便不通者，加生大黄、莱菔子、火麻仁、桃仁泄热导滞，润肠通便；口渴心烦，气郁化火者，加山豆根、栀子、沙参、黄芩清肝泻热，除烦解郁。

2. 血瘀痰滞证

治法：祛瘀散结，化痰解毒。

方药：血府逐瘀汤加减；药用当归、生地、桃仁、红花、枳壳、赤芍、川芎、桔梗、柴胡、半夏、全瓜蒌等。

加减：瘀阻明显者，加三棱、莪术、穿山甲、郁金活血化瘀，消肿散结；呕吐物如赤豆汁者，可另服云南白药化瘀止血，解毒消肿。

3. 阴虚内热证

治法：滋阴润燥，清热生津。

方药：一贯煎合益胃汤加减；药用沙参、麦冬、生地、石斛、玉竹、当归、川楝子、地骨皮、知母、鳖甲等。

加减：肠腑失润，大便干结者，加火麻仁、全瓜蒌、莱菔子、玄参理气导滞，润肠通便；嗳气明显者，加旋覆花、煅赭石、竹茹、苏梗下气消痰，降逆止嗳。

4. 气虚阳微证

治法：益气养血，温阳开结。

方药：当归补血汤合桂枝人参汤加减；药用黄芪、当归、干姜、党参、白术、熟地、白芍、桂枝、半夏等。

加减：大便干燥者，加用石斛、麦冬、玄参、全瓜蒌养阴清热，润肠通便；呕吐不止者加旋覆花、煅赭石、柿蒂、苏梗理气消痰，降逆止呕；泛吐白沫者加用吴茱萸、丁香、白蔻仁、刀豆壳温中降气，和胃止呕。

（五）临证经验

李学军教授博览古代各家学说，结合自身临床经验，认为食管癌的病机不离气滞、痰结、瘀阻、虚损。可从如下几方面论治调护。

1. 饮食、起居不节，必纠正不良生活习惯

中医文献中论及噎膈成因时，提出其与饮食的不良习惯有关。如元代朱丹溪认为："夫气之为病或饮食不谨，或外冒风雨，或内感七情，或食味过厚，偏助阳气，积成膈热。"明代李梃认为此症是"饮食""淫欲"或"杂病误服辛香燥药"所致。一些医家还指出好热饮者，特别是喜食热酒之人易生膈证，清代喻昌《医门法律》提出："过饮滚酒，多成膈证，人皆知之。"宋代严用和《济生方》指出："治疗之法，调顺阴阳，化痰下气，阴阳平匀，气顺痰下，膈噎之疾无由作矣。"说明饮食不节亦是诱因之一。故而，李学军教授认为本病治疗必以纠正不良生活饮食习惯，否则百药无效。

2. 七情郁结，脾胃被伤，当疏肝解郁，顾护脾胃

根据食管癌吞咽困难的临床表现，其属于中医"噎膈"范畴。明代李中梓提出："大抵气血亏损，复因悲思忧恚，则脾胃受伤，血液渐耗，郁气生痰，痰则塞而不通，气则上而不下，妨碍道路，饮食难进，噎塞所由成也。"《诸病源候论》曰："夫阴阳不和，则三焦隔绝，三焦隔绝，则津液不利，故令气塞不调理也，是以成噎。此由忧恚所致，忧恚则气结，气结则不宣流，使噎。”李学军教授认为，脾胃不健，七情不遂，则气机失调，结而不顺，故成噎膈。《古今医统大全》亦云：“膈噎始因酒色过度，继以七情所伤。”治疗当注重疏肝解郁，顾护脾胃，调畅气机。恰如《证治汇补》所言：“治郁之法多以调中为要者，无他。盖脾胃居中，心肺在上，肾肝处下，四脏所受之邪，过于中者，中气常先受之。况乎饮食不节，寒暑不调，停痰积饮，而脾胃亦先受伤，所以中焦致郁恒多也。治宜开发运动、鼓舞中州，则三阴三阳之郁不攻自解矣。”

3. 气滞血瘀，痰湿凝结，治宜益气活血，化痰消瘀

明代徐灵胎言：“噎膈之证必有瘀血，顽痰逆气，阻隔胃气。”清代杨素园指出：“食管中系有形之物阻扼其间，而非无故狭隘也明矣。”明确指出食管内长了有形之物。古代文献中有人将膈证分为气膈、血膈、痰膈、火膈、食膈五种，说明与气、血、痰、火及饮食有关。如《明医指掌》称：“膈病多起于忧郁，忧郁则气结于胸臆而生痰，久则痰结成块，胶于上焦，道路窄狭，不能宽畅，饮或可下，食则难入，而病已成矣。”说明此病与气滞血瘀，痰湿凝结形成肿物有关。李学军教授认为治疗宜益气活血，化痰消瘀。正气充盛也是发病的决定条件，若机体精充气足，气化功能正常，则脏腑功能旺盛，气血流布无碍，虽感受邪气也不一定发病；若正气虚弱，气机升降出入失常，脏腑功能下降，则气血流动减缓，痰浊瘀毒等渐成。此外，“怪病多由痰作祟，顽疾必兼痰和瘀”，故而李学军教授认为祛痰勿忘治瘀，消瘀兼顾化痰。

4. 气血亏损、年高肾衰或先天禀赋不足，当先后天同补为重

人的气血亏损和年老肾虚作为内因与食管癌发病有关。元代朱丹溪有言：“噎膈、翻胃各虽不同，而病本一也。”认为二者均多因气血虚弱而成。明代赵献可《医贯》论膈证时亦指出：“惟男子年高者有之，少无噎膈。翻胃者，饮食倍常。尽入胃矣。”明代张景岳指出：“噎膈一证，必以忧愁思虑，积劳积郁或酒色过度，损伤而成……阴伤则精血枯涸，气不行则噎膈病于上，精血枯涸则燥结病于下。”以上说明人体的脏腑虚弱、气血亏损，年高之人精枯阴伤，都能诱发噎膈证。故而，李学军教授认为，本病治疗当先后天同补为要。脾为后天之本，气血生化之源，脾主运化，将水谷精微运化至五脏六腑、四肢百骸以营养全身。肾为先天之本，若肾的蒸腾气化失司，其温煦功能减弱，则血行缓慢，久之可导致血瘀。而肾的温煦作用减弱，虚寒内生，血得寒则凝，亦可导致血瘀阻塞局部经络气血形成癌肿，导致疼痛。

（六）病案举隅

张某，男，78岁。2022年11月18日初诊。

主诉：进食哽噎感3月余，加重1周。

现病史：患者于3月前无明显诱因下自觉咽部异物感，未予以重视，未行系统诊治。近1周患者自觉进食哽噎感加重，遂至当地西医医院行胃镜检查及病理，提示：（贲门）腺癌，部分呈印戒细胞癌，由于患者高龄而未行放、化疗。现患者及家属为寻求中医治疗，于我院门诊就诊。刻下症：进食哽噎不顺，进硬食时明显，自觉咽部异物感，胸中痞满不适，食后腹胀，时呕吐痰涎，口淡无味，四肢无力，纳眠欠佳，大便稀溏，小便正常。舌质淡红，苔白腻，脉细滑。

既往史：患者既往有高血压、糖尿病史。

辅助检查：2022年11月11日胃镜检查及病理提示：（贲门）腺癌，部分呈印戒细胞癌。

辨证分析：患者因饮食不节、年老体弱等多种原因导致痰瘀交结于食道，发为“噎膈”。痰瘀交结于食道而致食管狭窄，遂发进食哽噎感，食后胸闷不适，时呕吐痰涎。食后腹胀，食欲不佳，口淡无味，四肢无力，舌质淡红，苔白腻，脉细滑皆为痰气互阻、肝郁脾虚之象。

西医诊断：食管下段贲门腺癌。

中医诊断：噎膈　痰气互阻，肝郁脾虚证。

治法：健脾开郁，化痰散结。

方药：旋覆代赭汤合六君子汤加减。

旋覆花 10 g，太子参 30 g，代赭石 15 g，姜半夏 10 g，生黄芪 30 g，陈皮 10 g，莪术 10 g，炒白术 15 g，茯苓 20 g，郁金 10 g，桔梗 10 g，木蝴蝶 6 g，白花蛇舌草 30 g，白英 30 g，龙葵 15 g，草河车 15 g，砂仁 8 g，焦神曲 15 g，焦麦芽 15 g，鸡内金 15 g。水煎温服，每日一剂，早晚分服，共 14 剂。

二诊（2022 年 12 月 2 日）：诸症减轻，纳谷香，守上方去焦神曲、焦麦芽，加藤梨根 15 g，鸡血藤 15 g。水煎温服，每日 1 剂，早晚分服，共 14 剂。

三诊（2022 年 12 月 16 日）：患者病情平稳，纳食正常，哽噎症状明显减轻，二便调，舌淡红，苔薄白，脉沉细。二诊方继服 14 剂，后断续于门诊就诊，诸症基本消除。

按　《素问·刺法论》云："正气存内，邪不可干。"《素问·评热病论》言："邪之所凑，其气必虚。"虚则补之，实则泻之，虚极宜扶正，实重宜祛邪，二者互相作用，若一味"扶正"则恐会敛邪；若仅仅"祛邪"，又会伤正，所以为了祛邪不伤正，扶正不留邪。对于肿瘤诊治，"扶正祛邪"治则可以很好两者兼顾。本案患者年老体弱，饮食不节，脾胃虚弱，气血亏虚，故口淡无味，四肢无力，纳眠欠佳，大便稀溏；脾虚运化无力，痰湿内生，土虚木郁，气机阻滞，痰瘀互结于食管，故进食哽噎不顺，进硬食时明显，自觉咽部异物感，胸中痞满不适，食后腹胀。李学军教授根据中医药扶正祛邪相结合的原则，考虑患者痰气互阻，肝郁脾虚致病，予旋覆代赭汤合六君子汤加减健脾开郁，化痰散结。方中生黄芪、太子参、白术、茯苓健脾益气，固本扶正，提高患者的免疫功能和抗病能力；旋覆花、代赭石、半夏、陈皮下气消痰，降逆和胃，祛涎散结；桔梗、木蝴蝶化痰利咽、疏肝和胃；白英、龙葵、草河车、白花蛇舌草解毒抗癌以祛邪；郁金、莪术行气解郁，活血消积；焦神曲、焦麦芽、鸡内金、砂仁利湿导滞，开胃消食。诸药合用，共奏健脾开郁、化痰散结、扶正抗癌之功。二诊时患者诸症减轻，纳谷香，守上方去焦神曲、焦麦芽，加藤梨根、鸡血藤活血补血、清热消肿，加强抗肿瘤、促进免疫之力。三诊患者病情稳定，无明显不适，效不更方，持之以恒，守法治疗，定期复查。

十一、胃癌

胃癌（gastric cancer）是指发生于胃部的癌症，一般源于胃上皮细胞，是消化道最常见的恶性肿瘤。胃癌早期症状常不明显，如游移不定的上腹部不适、隐痛、嗳气，泛酸、食欲减退、轻度贫血等，部分类似胃十二指肠溃疡或慢性胃炎症状，有些病人服用止痛药、抗溃疡药或饮食调节后疼痛减轻或缓解，因而往往被忽视而未做进一步检查，随着病情的进展，胃部症状渐转明显，出现上腹部疼痛，食欲不振、消瘦，体重减轻和贫血等。后期常有癌肿转移，出现腹部肿块，左锁骨上淋巴结肿大，黑便、腹水及严重营养不良等。胃癌按照 Lauren 分型分为肠型胃癌和弥漫型胃癌。肠型胃癌是胃癌高发地区最常见的类型，其发生与慢性萎缩性胃炎、肠化生的发生有关，同时与环境、饮食及某些高危因素密切相关。弥漫型胃癌无胃黏膜萎缩的背景，多见于年轻女性，其发生与基因改变有一定关系，易出现淋巴结转移和远处转移，预后较差。胃癌的发病率在过去半个世纪中有明显下降，但全球范围内仍位于肿瘤发病的第 5 位，肿瘤相关死亡位于第 3 位。东亚、拉丁美洲和东欧仍为胃癌的高发病率地区。

提高对胃癌病因及危险因素的认识，有助于预防胃癌的发生。

（一）病因和发病机制

1. 饮食因素

饮食结构中经常食用高盐、腌制、辛辣、烟熏肉类、热茶、剩饭菜、缺乏维生素C、缺乏足够的新鲜蔬菜和水果摄入、高油脂饮食、加工食品等均可增加胃癌的发生率。以上饮食因素可能会导致胃黏膜出现DNA合成、细胞增殖的异常。在英国24%的胃癌每日摄入食盐量超过6 g，韩国的研究显示高食盐摄入量使得胃癌的风险增加22%。烟熏食物、加工食品等增加胃癌发生的风险，可能与在食物加工过程中，产生杂环胺、N-亚硝基化合物和多环芳烃等致癌物有关。

2. 吸烟和饮酒

吸烟人群与不吸烟者相比，胃癌发生的风险为1.39倍。每日大量饮酒则可能导致机体对酒精代谢产物的慢性炎症反应，破坏胃黏膜屏障，导致亚硝酸盐的摄入增加，从而增加胃癌的发生率。

3. 幽门螺杆菌

幽门螺杆菌被世界卫生组织认定为Ⅰ类致癌因子，感染者中1%～3%可能发展为胃癌，大规模临床人群研究已证实，Hp感染在胃黏膜萎缩、肠化生和异型增生的发生和发展中也起着重要作用；根除Hp可改善胃黏膜炎症，阻止或延缓胃黏膜萎缩、肠化生的发生和发展，并能部分逆转萎缩。根除幽门螺杆菌可改善胃黏膜上皮细胞增殖失衡和凋亡状态，有效预防溃疡及胃癌发生，应作为肠型胃癌的一级预防措施。

4. 宿主基因因素

人白细胞介素-1β(interleukin 1 beta，IL-1β)基因是可影响Hp感染临床结局的最重要的宿主基因，该基因具有很强的促炎性，且Hp感染可上调该基因。IL-1β基因和IL-1受体拮抗剂基因的多态性与胃癌患病风险的增加有关。亚甲基四氢叶酸(methylenetetrahydrofolate, MTHF)还原酶的多态性与胃癌相关。*IFNGR1*基因编码干扰素-γ(interferon-gamma，IFN-γ)受体链1与胃癌的发生有关。*IFNGR1*基因测序显示，56C>T、H318P和L450P变异与Hp抗体浓度高有关。该变异在非洲裔中比在白人中更普遍。这些结果表明了IFN-γ信号传递在人类Hp感染中的重要作用，并可能部分解释了Hp感染在非洲非常普遍，但致病性较低的原因。

5. 慢性胃疾病

与胃癌相关的慢性胃疾病主要包括慢性萎缩性胃炎和胃溃疡两大类。肠型胃癌的发生发展遵循Correa模型，即从慢性胃炎进展到慢性萎缩性胃炎，然后进展到肠上皮化生，再到异型增生，最终发展为腺癌。胃黏膜正常外分泌腺的减少会导致胃酸过少，胃内微生物定植增加，其中一些微生物含有硝酸还原酶，能进行具有基因毒性的亚硝化作用，从而增加了胃癌的发生率。肠上皮化生则是指泌酸腺或胃窦黏膜的表面上皮、小凹上皮和腺上皮被肠上皮取代。与局灶或胃窦分布为主的肠化生患者相比，累及从贲门至幽门的胃小弯或整个胃的广泛肠化生患者发生胃癌的风险更高。而另一类自身免疫性慢性萎缩性胃炎，则与血清中壁细胞和内因子的抗体水平升高紧密相关。免疫介导的壁细胞数量减少可导致严重胃酸过少和内因子生成不足，从而导致维生素B_{12}吸收不良和恶性贫血。良性胃溃疡和胃癌之间的相关性则可能与共同的危险因素Hp感染有关。进展为胃癌的胃溃疡患者更可能存在持续性 Hp 感染(HR=3.4)。消化性溃疡病患者若存在持续性 Hp 感染或基线胃黏膜萎缩分级较高和年龄较大的情况，胃癌的患病风险则会显著增加。

6. 其他

体重过重(BMI≥25kg/m^2)可增加胃癌的患病风险。随 BMI 的数值增加，患癌风险增加。EB 病毒(Epstein-Barr virus,EBV)感染与许多恶性肿瘤(尤其是鼻咽癌)有关。后有研究发现，在胃癌肿瘤细胞中存在 EBV 感染的证据。据估计目前全世界 5%～10%的胃癌与 EBV 感染相关。EBV 相关性胃癌多见于男性，好发于贲门部且术后风险增加，术后 10 年风险明显增加，15～20 年达到最高。胃癌不同的手术方式，术后患癌风险不同，与 Billroth Ⅰ术式(胃十二指肠吻合术)相比，Billroth Ⅱ术式(胃空肠吻合术)后胃癌的风险更高。风险增加的确切原因尚不明确，可能与碱性胆汁和胰液的反流有关。另外，A 型血的人胃癌危险度高于其他血型 20%～30%，患肠化生和异型增生的比例也高于其他血型。某些职业暴露如煤矿、石棉、橡胶行业工人中胃癌相对高发。

针对早期胃癌，可以行内镜下治疗；进展期无其他脏器转移的胃癌可行外科手术治疗；而对于有其他脏器转移的胃癌则需行化疗，以上治疗方案若结合中医药，疗效更佳。

(二) 诊断

1. 实验室检查

(1) 血液检查：常见贫血，约 50%为缺铁性贫血，是长期失血所致；或由营养缺乏导致恶性贫血，则见巨幼细胞贫血；血沉增快。

(2) 大便潜血试验：大便潜血试验常呈持续阳性，检测方便，可辅助诊断。

(3) 肿瘤标志物检测：目前临床所用胃癌标志物主要有 CEA、CA19-9 等，但特异性均不强，联合检测可增加其灵敏性及特异性。

CEA 癌胚抗原是一种富含多糖的蛋白复合物，是胚胎和胎儿期产生的癌胚抗原，可评价胃癌的预后。与进展低分化腺癌相关，亦与肿瘤大小、浆膜面浸润、淋巴结转移相关，可与其他指标联合应用以评价胃癌的化疗疗效。如 CEA 水平下降范围>50%或降至正常范围并持续 4 周以上，可作为治疗有效指标，如治疗后持续增高，提示预后不良。

CA19-9 是一类含黏液成分的大分子糖蛋白，与肿瘤大小、淋巴结转移及浸润深度相关，是胃癌患者独立判定预后的指标。血清中高水平的 CA19-9 提示胃癌患者生存期缩短，可与其他指标联合应用提示胃癌的腹膜复发、腹腔种植，是比 CEA 更为敏感的指标。

2. 影像学检查

(1) 胸部 X 射线检查：必须同时拍胸部正位和侧位片，排除有无肺转移，对于胸片发现病灶而难以定性的可选用胸部增强 CT 检查。

(2) 上消化道造影检查：作为胃癌诊断常规检查。行气钡双重对比造影有助于观察肿瘤在胃腔内浸润范围、肿块部位及胃腔狭窄程度、有无幽门梗阻等，并可通过观察胃黏膜的形态、胃壁的柔软程度等，与胃炎性病变、胃壁在性病变及胃淋巴瘤等相鉴别。

(3) CT 检查：CT 检查已广泛应用于临床，有助于观察胃部肿瘤对胃壁的浸润深度、与周围脏器的关系、有无淋巴结转移和远处(如肝脏、卵巢、腹膜、网膜等)转移。对于胃部肿瘤较大者，建议行腹部、盆腔 CT 检查，以了解盆腔有无转移，特别是对于女性患者，观察有无卵巢转移。对于无 CT 造影剂过敏的患者，均应行增强 CT 扫描，有助于检出微小转移灶。

(4) 超声检查：超声检查简单易行、价格便宜，可作为胃癌患者的常规检查。主要用于发现腹盆腔重要器官及淋巴结有无转移，也可用于锁骨上、颈部淋巴结检查。对于有条件的医院还可开展超声导引下行肝脏、淋巴结穿刺活检，有助于肿瘤诊断及分期。

3. 腔镜检查

（1）内镜检查：是胃癌诊断中最重要的手段之一，对于胃癌的定性定位诊断和手术方案的选择具有重要作用。对拟行手术治疗的患者为必需的常规检查项目。此外，内镜检查前必须充分准备，建议应用去泡剂和去黏液剂，仔细观察各部位，采集图片，对可疑部位应用染色和放大技术进一步观察，进行指示性活检，这是提高早期胃癌检出率的关键。提高胃癌的发现率，是现阶段降低胃癌死亡率的重要手段之一。

（2）超声内镜检查：可直接观察病变本身，还可通过超声探头探测肿瘤浸润深度及胃周肿大淋巴结，是一种较为可靠的胃癌术前分期方法，有助于胃癌的诊断、临床分期及制订手术方案。

4. 细胞学检查

（1）内镜细胞学检查，在纤维镜直视下，用冲洗、擦刷及印片 3 种方法取细胞，其阳性率较高；或插入胃管用缓冲液反复冲洗胃壁，再收集缓冲液，沉渣后作涂片进行细胞学检查，两种细胞学检查阳性率均可达 90%以上。

（2）腹水细胞学或术中腹腔冲洗或灌洗细胞学检查，可明确是否存在腹腔游离癌细胞（FCC），对指导临床分期具有重要意义。

（三）常规治疗

临床上应采取综合治疗的原则。根据患者的机体状况，肿瘤的病理类型、侵犯范围（病期）和发展趋向，有计划地、合理地应用现有的治疗手段，以期最大幅度地根治、控制肿瘤和提高治愈率，改善患者的生活质量。

1. 手术治疗

仍是胃癌的唯一有效的治疗方法，也是姑息性治疗的主要手段。胃癌手术治疗的主要方法包括远端胃大部切除术、近端胃大部切除术、全胃切除及全胃合并脾、胰体尾切除术、Appleby 术、胃癌合并受累脏器联合切除术以及姑息性手术。

2. 放射治疗

放射治疗对不适合作切除的病人帮助不大，其原因是不能进行解剖定位。放射治疗可以缓解贲门癌梗阻症状和减轻不能切除病变的慢性出血。

3. 化学治疗

由于临床收治的大部分是进展期胃癌，单纯手术的疗效甚差，作为综合治疗重要组成部分的化疗，是当今治疗胃癌的重要手段之一。目前对胃癌比较有效的药物有 5-氟尿嘧啶、呋喃氟尿嘧啶、优福啶、丝裂霉素 C、阿霉素、卡氮芥、环己亚硝脲、甲环亚硝脲、阿糖胞苷、顺氯氨铂、氟环胞苷羟基脲等。化疗方法主要有单剂化疗和联合化疗，但一般认为联合化疗的效果优于单剂化疗。术前化疗可提高手术治疗的疗效。术中化疗是防止医源性播散的重要措施之一，术中化疗常用药物为丝裂霉素 C（MMC）。术中及术后化疗者的预后优于对照组。术后辅助化疗是胃癌最常用的综合治疗方法。术后化疗多采用联合化疗，联合化疗方案的种类繁多，但一般均以 5-Fu 及 MMC 为基药。术后辅助化疗的疗效优于单纯手术，而术后免疫化疗又优于术后化疗。对于术后复发病人亦适于应用免疫化疗。

（四）中医药辨证论治

1. 肝胃不和证

治法：疏肝和胃，降逆止痛。

方药：柴胡疏肝散加减；药用柴胡、郁金、枳壳、半夏、川芎、丹参、白芍、当归、玫瑰花、白屈菜、甘草等。

加减：恶心呕吐者，加用旋覆花、代赭石、苏梗、竹茹降气消痰，和胃止呕；纳呆食少者，加用焦麦芽、焦山楂、焦神曲、鸡内金健脾开胃，消食化积。

2. 脾胃虚寒证

治法：温中散寒，健脾和胃。

方药：附子理中汤加减；药用附子、党参、半夏、高良姜、白术、茯苓、娑罗子、陈皮、荜茇、紫豆蔻、甘草。

加减：体倦乏力明显者，加用生黄芪、人参、黄精、当归健脾益气，养血活血；食少纳呆者，加用山楂、神曲、炒谷芽、炒麦芽消食化积，健脾和胃；大便稀溏者，加用麸炒薏苡仁、莲子、芡实、炮姜健脾利湿，温中止泻。

3. 瘀毒内阻证

治法：解毒祛瘀，清热养阴。

方药：膈下逐瘀汤加减；药用五灵脂、桃仁、红花、牡丹皮、赤芍、当归、川芎、仙鹤草、生蒲黄、露蜂房、延胡索、陈棕炭、肥玉竹、白屈菜、藕节、白英、龙葵。

加减：腹中结块，硬满刺痛者，加用穿山甲、乳香、夏枯草、海藻活血通络，化痰散结；排便困难者，加用大黄、芒硝、火麻仁、桃仁清泄热结，润肠通便；发热者，加用生地黄、丹参、山慈菇、青蒿清热解毒，凉血消肿。

4. 气血双亏证

治法：补气养血，健脾补肾。

方药：十全大补丸加减。药用黄芪、白术、茯苓、当归、熟地黄、白芍、人参、川芎、肉桂、生姜、大枣、甘草。

加减：如血虚明显者，加鸡血藤、阿胶、枸杞子、龙眼肉补血养血，益气滋阴；纳呆食少者，加砂仁、薏苡仁、谷芽、麦芽健脾开胃，消食化积；下利清谷、腰膝酸冷者，加补骨脂、肉豆蔻、吴茱萸、金樱子补肾助阳，温脾止泻。

（五）临证经验

中医古籍中并无胃癌之名称，但有关诸症的描述并不少见。汉代张仲景在《金匮要略》中描述："朝食暮吐，暮食朝吐，宿谷不化，名曰胃反。"指出胃反的主要症状是"朝食暮吐"，这与胃癌晚期幽门梗阻情况相似。元代朱丹溪对"噎膈反胃"作了详细的叙述："大概因血液俱耗，胃脘亦槁，在上近咽之下，水饮可行，食物难入，间或可食，亦入不多，名之曰噎；其槁在下，与胃为近，食虽可入，难尽入胃，良久复出，名之曰膈，亦名翻胃。"李学军教授认为古籍中有关一些治疗噎膈、反胃的方药，可供参考，但限于历史条件，当时诊为反胃、膈中等病的都是晚期久治不愈者，故预后差。而且，现代研究证实，胃癌若早期发现，早期诊断，早期治疗，还是可以大大减缓病情进展，缓解患者病痛，提高患者生存率。

1. 胃癌本虚，当滋阴养血，扶养正气

胃癌为消耗性疾病，其本为正虚。《内经》有云："正气存内，邪不可干；邪之所凑，其气必虚。"李东垣谓："元气之充足，皆由脾胃之气无伤。"若脾胃之气损伤，元气则不能充，诸病之所由生。正虚则不压邪，机体正常功能不得发挥则病情险峻，故扶正为其治疗之本。李学军教授认为气血亏虚是胃癌患者正虚的主要临床表现，故治疗胃癌时注重使用石斛、麦冬、熟地、当归、白芍、鸡血藤、阿胶、山药、枸杞子、龙眼肉、百合、玉竹、黄精等滋阴养血之品，再配伍少量补气行气补阳的药物使补而不滞、阳中求阴。故李学军教授在治疗胃癌时主要通过补血养阴已达扶养正气之功，正气足则驱邪有力，以达到化瘀、祛痰、消积等目的。

2. 百病生于气，重疏肝理气，健脾和胃

《素问・举痛论》曰："百病生于气也。"《丹溪心法》亦云："气血冲积，万病不生，一有怫郁，诸病生焉……人身诸病，多生于郁。"由此可知古代医家较早便察觉气机的郁滞是诸多疾病发生的关键。《金匮翼・积聚统论》载："凡忧思郁怒，久不能解者，多成此疾。"《医学津梁》言："忧郁不解，思虑太过，忿怒不伸，惊恐变故，以致内气并结与上焦。"此皆为负面情绪导致胃癌发生的论述，可见气机郁滞和胃癌存在一定的相关性。气郁可致脾胃及其他脏腑虚衰，各脏腑虚劳不利，进而痰、瘀、热等邪气蓄积，血郁、痰湿郁、食郁、火郁接踵而至，气痰瘀交结，客于虚体，则生癌毒，正如《医宗必读・积聚》所述"积之成也，正气不足，而后邪气踞之"。肝主疏泄，调畅气机，脾主升清，运化水谷精微，胃主降浊，腐熟水谷，故而治疗胃癌时调理肝、脾、胃乃重要举措，李学军教授常使用柴胡、枳壳、厚朴、苍术、白术、茯苓、香附、陈皮等药物疏肝理气，兼以健脾和胃。

3. 久病必瘀，当活血化瘀，兼化湿浊

癌病多为宿有旧疾，久病正虚，邪毒内生；或年高体衰，阴阳失衡，脏腑失调，虚邪郁滞，终致痰瘀互结而成肿块。《医宗必读・积聚》云："积之成也，正气不足，而后邪气踞之。"邪毒之气，由外入里，正不胜邪，邪毒久羁，脏腑气血阴阳失调，气郁、痰浊、血瘀或邪毒等互结，形成肿块。尽管胃癌的形成有外感六淫、内伤七情、饮食劳倦以及脏腑功能失调等因素，但其最基本的病理环节之一是痰瘀内阻。痰瘀既属于病理产物，也属于病理因素，在胃癌发生、发展过程中，气虚不运化水液则生痰，血滞为瘀，气滞不行亦可导致痰瘀互结。《沈氏尊生书》曰："积聚、癥瘕、痃癖，因寒而痰与血食凝结病也。"痰湿流行，归于脉道，脉管不利，血涩瘀滞，脉不行血，周身失荣。李学军教授认为胃癌患者当根据临床辨证予以白花蛇舌草、半枝莲、白英、龙葵、山慈菇、夏枯草、蒲公英、桃仁、红花、三棱、莪术、藿香、佩兰、薏苡仁、陈皮、砂仁、豆蔻等活血解毒健脾化湿。

（六）病案举隅

吴某，男，58岁。2018年8月2日初诊。

主诉：反复上腹疼痛伴呕吐3月余，加重1周。

现病史：患者2018年5月于外院行胃镜检查并取活检发现胃癌，行胃切除术（具体不详），病理示：低分化腺癌（印戒细胞癌），pT2N，Mx，淋巴结转移（3/6），上下切缘净，术后用氟尿嘧啶、亚叶酸钙化疗，患者虽已做放化疗，但对印戒细胞癌敏感性不高，为寻求帮助，于我院门诊就诊。刻下症：胃脘疼痛，脘腹胀满，时有呕吐，乏力，纳眠欠佳，二便尚可。舌暗红少苔，舌有瘀斑，脉沉细滑。

既往史：有"胃癌"病史。

辅助检查：暂无。

辨证分析：患者因素体内虚、饮食失调等多种原因致脏腑功能失调，痰瘀酿毒久羁发为“胃癌”，放化疗耗气伤阴而致呕吐，腹胀痛，纳少，乏力。舌暗红少苔，舌有瘀斑，脉沉细滑皆为气虚阴亏、瘀毒内蕴之象。

西医诊断：胃低分化腺癌术后。

中医诊断：胃癌　瘀毒内蕴，气虚阴亏证。

治法：解毒祛瘀，益气养阴，理气降逆，活血止痛。

方药：膈下逐瘀汤合沙参麦冬汤加减。

太子参 30 g，生黄芪 30 g，姜半夏 10 g，南沙参 20 g，麦冬 15 g，玉竹 15 g，枳壳 10 g，乌药 10 g，白芍 20 g，当归 10 g，五灵脂 10 g，红花 10 g，延胡索 10 g，香附 10 g，桃仁 10 g，藤梨根 15 g，山慈菇 10 g，枸杞子 15 g，女贞子 10 g，鸡内金 10 g，炒扁豆 10 g，炙甘草 6 g。水煎温服，每日 1 剂，早晚分服，共 14 剂。

二诊（2018 年 8 月 16 日）：诉服药以后，诸症明显减轻，舌淡红苔薄白，脉沉细滑。守上方去枳壳、五灵脂、鸡内金、南沙参；加白花蛇舌草 15 g，土茯苓 20 g，白英 15 g，莪术 10 g。水煎温服，每日 1 剂，早晚分服，共 14 剂。

三诊（2018 年 8 月 30 日）：复查未见异常，B 超示肝内小囊肿，仍守上方，逐渐减少祛邪药，增强患者的免疫功能，巩固疗效；后断续于门诊就诊，诉无明显不适。

按　《灵枢·五变》云：“脾胃之间，寒温不次，邪气稍至，蓄积留止，大聚乃起。”李学军教授认为“正气存内，邪不可干”“养正积自除”“正气不存，邪将焉去”，故治疗肿瘤性疾病以扶正祛邪为根本治疗大法。正如《丹溪心法·积聚痞块》所言：“凡积病不可用下药，徒损真气，病亦不去，当用消积药使之融化。”同时积证日积月累，非伊朝夕，攻伐之品，亦当有渐，过则伤正，正气伤则不能运化，而邪反固，不可不慎。本案患者胃癌术后，正气已伤，又放化疗期间出现呕吐，腹胀痛，纳少，乏力等副作用，急则治其标，当下治疗当扶正祛邪、以扶正为主。根据其症状及舌苔脉象分析其既有气阴亏虚之证，亦有瘀毒内蕴之象，故予膈下逐瘀汤合沙参麦冬汤加减解毒祛瘀，益气养阴，理气降逆，活血止痛。

方中生黄芪、太子参补脾气而不燥；枸杞子、女贞子滋补肝肾之阴；沙参、麦冬、玉竹养阴清热生津；枳壳、乌药、香附、延胡索理气宽中，活血止痛；半夏化痰消积，降逆止呕；白芍、炙甘草柔肝敛阴，缓急止痛；扁豆、鸡内金化湿和中，健脾开胃；桃仁、红花、当归、五灵脂活血养血，化瘀止痛；藤梨根、山慈菇清热利湿，解毒消肿，化痰散结。诸药相合，使中虚得复，瘀积得散，逆气得降，痰浊得消，诸证得除。放化疗后，患者一般情况可，为防复发，则以扶正与祛邪并重为原则，以益气补肾、养阴活血、解毒抗癌为法。二诊因患者症状好转，故减去枳壳、五灵脂、鸡内金、南沙参；加入白花蛇舌草、土茯苓、白英、莪术进一步清热解毒，化瘀散结。三诊患者无特殊不适，继续辨证减少祛邪药，增强患者的免疫功能，巩固疗效。整个施治过程重视患者脾胃功能的维护贯穿整个治疗过程的始终，这是提高对放化疗等攻击性治疗耐受性、减轻放化疗副作用、改善患者生活质量的重要措施。

十二、胃潴留

胃潴留（gastric retention，GR）或称胃排空延迟，又叫作胃轻瘫，是指胃内容物积贮而未及时排空。凡呕吐出 4～6 小时以前摄入的食物，或空腹 8 小时以上胃内残留量＞200 mL

者,表示有胃潴留存在。本病可分为器质性与功能性两种。器质性胃潴留主要包括消化性溃疡所致的幽门梗阻,胃窦部及其邻近器官原发或继发的肿瘤压迫、阻塞或异物嵌顿所致的幽门梗阻。功能性胃潴留是指胃窦部蠕动消失或明显减弱,胃、十二指肠未见明显梗阻性病变,且符合胃潴留标准者。其特征在于在没有机械阻塞的情况下胃排空延迟。胃潴留患者可表现为早期饱腹感或餐后饱胀、消化不良,严重者出现恶心、呕吐和上腹痛。体格检查可见脱水表现,上腹部膨隆,中上腹压痛并伴振水声,见到胃型,有自左向右的胃蠕动波增强者,多提示胃出口处阻塞;如只见到胃型而无蠕动波,则提示为胃张力缺乏。

(一)病因和发病机制

功能性胃潴留多由胃张力缺乏所致,与胃动力紊乱有关,即胃内压降低,十二指肠压及幽门阻力增加,胃排空迟缓,出现胃潴留。正常胃内压依赖于胃正常的收缩运动,胃蠕动的节律迟缓或失常均可引起胃的内压降低,导致胃潴留。胃潴留常见类型为糖尿病相关胃潴留、手术后胃潴留和特发性胃潴留。糖尿病相关胃潴留主要见于1型糖尿病患者,发生率为25%～55%,部分2型糖尿病患者也有相关症状。随着2型糖尿病患病率的上升,胃潴留作为并发症也在增加。术后胃潴留是多种外科手术术后并发症之一,可见于迷走神经切断术、胃底折叠术、减肥手术以及心脏和肺移植手术等,其机制多为手术过程中迷走神经损伤。没有原发性异常的胃潴留患者诊断为特发性胃潴留,这部分患者可能会占到所有胃潴留患者的1/3。

胃潴留的发病可归因于几种内在机制,胃壁平滑肌细胞的收缩由肠神经系统调节,而肠神经系统又与自主神经系统有关。Cajal间质细胞充当起搏器,产生慢波电活动,肠神经突触触发后释放神经递质,从而激活上述导致肌肉收缩的级联。最后,通过胃的强制收缩、幽门窦的阶段性收缩和十二指肠蠕动促进食物通过胃。因此,所有可能影响自主神经系统、肠神经系统、Cajal间质细胞或胃或十二指肠壁中的肌肉层的疾病都可能导致胃潴留。此外,胃运动的内分泌调节是由肠内分泌细胞分泌的胃肠素和ghrelin介导。虽然这些机制尚未完全明确,但它们在胃潴留发病机制中发挥作用。

高血糖也被认为是胃潴留的可能触发因素。血糖水平升高会增加胃排空时间,干扰胃窦幽门的收缩,也会降低促运动化合物的有效性。此外,糖尿病神经病变可能损害自主神经和迷走神经。通常,胃排空可能由于感觉功能障碍而延迟,导致反射迟钝、收缩运动减少以及运动障碍。

(二)诊断

1. 血液检查

可见不同程度的贫血、低蛋白血症、低钾血症、低钙血症,血气分析检查提示酸碱平衡紊乱,部分患者可有尿素氮升高。

2. X线钡餐检查

钡剂胃排空明显减慢,X线钡餐下提示钡剂在4小时后仍存留50%或6小时后仍未排空。

3. 超声检查

胃肠超声检查可见上腹或左上腹部可探及囊实性肿块,即胃型,内为无回声区,有漂浮光点及光团,随体位向重力低位移动,下胃管抽吸后,肿块亦随之缩小。

4. 上消化道内镜检查

上消化道内镜下可见大量的滞留物。

5. 胃管吸收

胃管可吸出 4 小时前摄入的食物。

6. 胃排空检测

胃排空延迟的诊断主要是通过观察排除其他原因(包括机械性梗阻)后的胃排空延迟和相关症状来完成的。首先,需要通过内镜检查排除机械阻塞。固体餐的胃排空闪烁扫描测试是胃排空延迟诊断的"金标准"。固体胃排空测量优于液体,因为即使重度胃排空延迟患者胃液排空也可能正常。通常,将放射性核素烹饪的低脂蛋白粉用于在 0 小时、1 小时、2 小时和 4 小时进行餐后成像。该方法被美国神经胃肠病学和运动学会与核医学学会联合共识提倡为标准诊断方法。

目前采用不易消化的无线胶囊测量胃排空是最新的诊断技术。无线运动和 pH 胶囊可以作为测量胃排空时间的替代方案。口服摄入后,胶囊将记录并报告运动性和 pH。在胃潴留患者中,运动指数通常会降低。pH 增加 3 倍被认为是从胃到十二指肠成功通过的标志,通过时间不应超过 5 小时。一项关于该胶囊与传统胃排空闪烁扫描测试诊断效果对比的研究发现,来自胶囊的数据有效地将健康受试者与胃排空延迟患者区分开来,其敏感性和特异性类似于 4 小时胃排空闪烁扫描测试。可消化固体结合的非放射性核素^{14}C进行呼气测试,可能成为诊断胃排空延迟的常用方法。一旦摄入并从胃中排空,含^{14}C的物质就会代谢为$^{14}CO_2$,通过呼吸从肺部排出。尽管呼气测试目前仅用于临床研究,但其在医院床边和社区中的潜在适用性(可能无法获得闪烁扫描测试设备)使其成为未来有吸引力的替代诊断方法。

(三)常规治疗

胃潴留的治疗包括饮食调整及药物治疗。药物治疗以促动力和止吐为主,最关键的问题在于需要相应地识别和治疗可能的病因。例如,在高血糖症的糖尿病患者中应该更好地控制血糖水平;有感染者,应相应地治疗胃肠道和呼吸道感染。

1. 注意饮食

(1) 应限制纤维和脂肪、易产气食物的摄入量。

(2) 规律饮食,定时定量,可形成条件反射,有助于消化腺的分泌,更利于消化。

(3) 危重症患者开始吃饭时,应给少量的米汤、藕粉等清淡流质食物,每次限 30～60 mL,如无不适,可逐渐加至 150 mL。

2. 对症治疗

(1) 纠正水、电解质与酸碱失衡。

(2) 补充维生素和微量元素。

(3) 给予促进胃动力药物:甲氧氯普胺是最常用的促动力和止吐药物。与甲氧氯普胺相似,多潘立酮通过抑制多巴胺受体和抑制呕吐来刺激胃动力。红霉素亦有促进胃动力作用,然而药物耐受性及其副作用常常限制其长期使用,多潘立酮以及红霉素会增加心脏性猝死的风险。在某些情况下,副拟交感神经药物溴吡斯的明可用于刺激胃肠动力。单独的促动力疗法可以补充止吐治疗,因此可以开具吩噻嗪类药物氯丙嗪、新型的去甲肾上腺素能和特异性的 5-羟色胺能抗抑郁剂(NaSSA)米氮平。

(4) 手术治疗：幽门成形术和胃空肠吻合术被用来治疗难治性胃潴留，但这些技术是否具有临床价值，尚需进一步验证，部分胃切除术和幽门成形术(仅用于某些经过谨慎选择的患者)应慎用。

(5) 其他：如果保守治疗不足以缓解症状并改善胃排空，则可能需要植入胃电刺激器。然而，特发性胃潴留的患者很少对这种治疗有反应。幽门肉毒杆菌毒素注射可能是一种替代方案，但这种方法的有效性尚未得到证实。

(四) 中医药辨证论治

1. 脾胃虚弱证

治法：补气健脾，温中和胃。

方药：香砂六君子加减；药用人参、白术、茯苓、甘草、柴胡、陈皮、半夏、砂仁、木香等。

加减：胃脘部疼痛者，加香附、佛手、川楝子、延胡索行气止痛；嗳气频频者，加旋覆花、苏梗、代赭石、丁香下气降逆。

2. 胃阴不足证

治法：益胃生津，和胃降逆。

方药：益胃汤加减。药用沙参、麦冬、生地黄、玉竹等。

加减：阴液枯竭、胃气衰败者，加西洋参、生晒参、太子参、白术益气养阴健脾；呃逆者，加枇杷叶、柿蒂、刀豆壳、竹茹降逆止呃；厌食者，加山楂、谷芽、麦芽、六神曲健脾开胃。

3. 寒热错杂证

治法：平调寒热、理肠和胃。

方药：半夏泻心汤加减。药用半夏、黄芩、干姜、人参、炙甘草、黄连、大枣等。

加减：反酸、呕恶者，加代赭石、旋覆花、海螵蛸、煅瓦楞降逆制酸；失眠者，加珍珠母、酸枣仁、远志、煅牡蛎宁心安神；口腻而黏，或时有黏沫吐出者，加藿香、佩兰、砂仁、扁豆化湿和胃。

4. 肝胃不和证

治法：疏肝理气，和胃降逆。

方药：柴胡疏肝散加减。药用柴胡、陈皮、川芎、芍药、枳壳、香附、炙甘草等。

加减：若胁肋痛甚者，加当归、郁金、乌药、延胡索理气宽胸，活血定痛；肝郁化火，口渴舌红、脉象弦数者，加山栀、麦冬、黄芩、丹皮清肝除烦，活血养阴。

(五) 临证经验

李学军教授认识到胃潴留的患者多以呕吐、反胃来就诊，饮食入胃，久而复出，吐出完谷，中医称为呕吐。一般认为：本证初起是因胃寒脾弱，不能消谷，长期不愈，后天累及先天，可导致命门火衰，下焦虚寒。这种病的特点是食入不化，停留中脘，经过半天或一天后，完全吐出，吐势缓慢，状若完谷，并无异味，所以称它为“朝食暮吐，暮食朝吐”。此病由渐而来，反复发作，日久则导致脾肾阳虚，而见面色皖白，唇口无华，神气疲惫，胃纳不香，脉象多是沉弱无力，甚则沉迟不应指，舌胖苔腻滑润液多，大便溏薄，小便短少，形体消瘦。故李学军教授认为，胃潴留初期治疗当以温中和胃，降逆止吐方法调理中焦；中期当以疏肝解郁和胃降逆；晚期当以温肾助阳，补火暖土为法。

1. 温中和胃，降逆止吐

反胃多是阳虚，脾胃受寒，损伤中气至脾胃失和，胃气失降，浊气上逆而成。表现为呕吐次数增加，含有未消化宿食，正如《金匮悬解》所云："不能消谷，胃中虚冷故也……虚则伤脾，脾伤则不磨，故朝食而暮吐，暮食而朝吐，宿谷不化。"这种病在早期并不很重，但由于治疗欠当，中土受伤，脾胃升降失调，吐势日渐增重，始能成为反胃。在没有形成暮食朝吐，或朝食暮吐的时候，治疗时以调整脾胃功能即可，气逆则降气，有寒则温阳，日久形成吐出完谷、朝食暮吐即可用温中和胃，以降逆定吐。

2. 疏肝解郁，和胃降逆

肝郁为胃潴留病情加重之根。《辨证录》有云："人有饮食入胃而即吐者，此肝木克胃土也……治法不必止吐，而惟在平肝。"肝气郁结，郁久化热，横逆犯脾伤胃，致脾胃虚弱，不能受纳水谷，而易发生"呕吐""反胃"；另一方面，肝郁影响血脉运行，血虚而不能舍心，致心神失养，情志为病。《血证论》有言："食之入胃，肝木之气疏泄，水谷乃化。"对于胃潴留患者，肝气郁结之证当以疏肝理气健脾为重，以开郁结，调气机，则水谷乃化。

3. 温肾助阳，补火暖土

肾乃先天之本，主命门之火，脾乃后天之本，气血生化之源，命门之元气为人体三焦气化原动力，故中焦脾胃受纳消化，腐熟水谷，输布精微，升清降浊，有赖于命门原火推动。《难经·三十六难》云："命门者，诸神精之所舍，元气之所系也。"脾胃虚寒，中阳不振，清阳不升，浊阴不降，则饮食不振，泛吐清涎，朝食暮吐，暮食朝吐，澄澈清冷，脾肾阳虚。命门火衰则腰膝困凉，四肢厥冷，腹胀泄泻，消谷不化，肾阳不足，脾阳不升，面色㿠白。李学军教授认为胃潴留晚期的治疗，必温肾助阳，补火暖土，从温命门之火着手。

（六）病案举隅

胡某，男，63岁。2020年4月7日初诊。

主诉：间断恶心呕吐伴上腹痛3年，加重1天。

现病史：患者3年前胃癌术后时有恶心呕吐及上腹疼痛，时轻时重，未予以重视。昨日晨起忽然呕吐，时时泛恶，吐出水液稀涎及隔夜食物，上腹疼痛不减，现患者为寻求中医治疗，于我院门诊就诊。刻下症：恶心，呕吐，胃脘胀痛，时有嗳气反酸，纳寐欠佳，神疲体倦，大便溏而不爽，小便正常。舌质淡暗，苔白腻，脉弦细。

既往史：胃癌术后3年余，经当地医院诊为残胃炎，胃潴留。

辅助检查：无。

辨证分析：患者胃癌术后时有恶心呕吐及上腹疼痛，吐出水液稀涎及隔夜食物，昨日晨起再发呕吐、上腹疼痛，辨病为"反胃"，因手术致气机阻滞，肝胃不和，胃气上逆而发为呕吐、胃脘疼痛；脾胃虚寒，胃中无火难以腐熟水谷，而致神疲体倦，吐出水液稀涎及隔夜食物；肝胃不和，脾气不升，胃气不降则见大便溏而不爽，时有嗳气反酸。舌质淡暗、苔白腻、脉弦细为肝胃不和中虚寒盛之象。

西医诊断：胃潴留。

中医诊断：反胃　中虚寒盛，肝胃不和证。

治法：温中散寒，疏肝和胃。

方药：香砂六君子汤合左金丸加减。

陈皮10 g，党参15 g，姜半夏10 g，苏梗10 g，枳实10 g，砂仁6 g，干姜10 g，吴茱萸4 g，

黄连 6 g，木香 10 g，茯苓 20 g，炒白术 15 g，丁香 6 g，炒麦芽 20 g，炒谷芽 20 g，炙甘草 4 g。水煎温服，每日 1 剂，早晚分服，共 7 剂。忌食生冷、油腻食品。

二诊（2020 年 4 月 14 日）：反胃止，仍有腹胀，大便不畅，得矢气较舒，舌淡红，苔薄白稍腻，脉沉细。守上方去黄连、吴茱萸加六神曲 15 g，厚朴 10 g。水煎温服，每日 1 剂，早晚分服，共 14 剂。

三诊（2020 年 4 月 30 日）：上方药连服 14 剂，诸症消失，纳谷香，神清气爽，胃痛、反胃未犯。

按　《医贯》云："饮食倍常，尽入于胃矣，但朝食暮吐，暮食朝吐，或一两时而吐，或积至一日夜，腹中胀闷不可忍而复吐，原物酸臭不化，此已入胃而反出，故曰翻胃。"《素问·厥论》言："脾主为胃行其津液者也，阴气虚则阳气入，阳气入则胃不和，胃不和则精气竭。"本案患者由于久病伤胃，脾胃虚寒，土壅木郁，复因饮食所伤，胃失和降而致反胃、胃痛，时时泛恶，呕吐，吐出水液稀涎、隔夜食物，嗳气酸腐为肝胃不和，木郁作酸，如《外台秘要》所载："病源夫荣卫俱虚，气血不足，停水积饮，在于胃管则藏冷，藏冷而脾不磨，脾不磨则宿谷不化，其气逆而成胃反也。"胃失和降，肝气上逆则时有嗳气反酸；便溏不爽，苔白腻属脾虚痰湿征象。急则治标，故首方重在温中健脾、化痰消食而止呕，用木香、干姜、陈皮、党参、半夏、砂仁、白术、茯苓、丁香温中健脾，和胃化痰，降逆止呕；佐以黄连、吴茱萸辛开苦降，清肝和胃，制酸止呕；苏梗、枳实降气导滞；炒麦芽、炒谷芽开胃消食；甘草调和诸药。药后二诊肝气得疏胃气得降，痰食得消，呕吐则止，然患者脾胃素弱，健运失职，仍有腹胀，大便不畅，矢气较舒，舌淡苔白，脉沉细，故继用行气助运之法，守原方去黄连、吴茱萸加六神曲、厚朴。药后三诊肝气条达，脾气健运，呕吐胃痛痊愈，纳谷香，神清气爽，诸症消失。

十三、溃疡性结肠炎

溃疡性结肠炎（ulcerative colitis，UC）是一种病因不明、机制不清的结直肠慢性非特异性炎症性疾病。UC 与克罗恩病（Crohn's disease，CD）一起统称为炎症性肠病（inflammatory bowel disease，IBD）。UC 多为年轻起病，病程长，易反复，病变局限于大肠黏膜与黏膜下层。临床表现为腹泻、黏液脓血便，可伴腹痛、里急后重和发热等全身症状，可有关节、皮肤、黏膜、眼和肝胆等肠外表现。UC 治疗起来比较棘手，无根治方法，严重影响患者生活质量，患者有癌变风险，预后不佳。以往认为，IBD 是以西方白种人为主要患病人群的疾病，从 20 世纪中叶起在西方国家发病率逐渐增高，至今仍呈上升趋势。但近 30 年来日本发病率呈逐步增高趋势，近十多年我国就诊人数亦明显增加。UC 可发生在任何年龄，最常发生于青壮年期。

（一）病因和发病机制

IBD 的病因和发病机制尚未完全明确，已知肠道黏膜免疫系统异常反应所导致的炎症反应在 IBD 发病中起重要作用，目前认为这是由多因素相互作用所致，主要包括环境、遗传、感染和免疫因素。

1. 环境因素

近几十年来，全球 IBD 的发病率持续增高，这一现象首先出现在社会经济高度发达的北美、北欧，继而是西欧、南欧，最近才是日本、南美，以往该病在我国少见，近年来发病率呈上升趋势。这一现象反映了环境因素的影响，如饮食、吸烟、卫生条件或暴露于其他尚不明确的因素等。

2. 遗传因素

IBD 发病的另一个重要现象是其遗传倾向。IBD 患者一级亲属发病率显著高于普通人群，而患者配偶的发病率不增加。通过全基因组扫描及候选基因的研究，已经发现了近 200 个可能与 IBD 相关的染色体上的易感区域及易感基因。*NOD2/CARD15* 基因是第一个被发现和肯定的与 IBD 发病相关的基因，该基因突变通过影响其编码的蛋白的结构和功能而影响 NF-κB 的活化，进而影响免疫反应的信号传导通路。*NOD2/CARD15* 基因突变见于白种人克罗恩病患者，但在日本、中国等亚洲人并不存在，反映了不同种族、人群遗传背景的不同。与 UC 关系较密切的基因或位点主要包括 TNFSF15、HLA-DR 等。

3. 微生物因素

多种微生物参与了 IBD 疾病的发生发展过程，但至今尚未找到某一特异微生物病原与 IBD 有恒定关系。近年来关于微生物致病性的另一种观点正日益受到重视，这一观点认为 IBD 是针对自身正常肠道菌群的异常免疫反应引起的。有两方面的证据支持这一观点：① 来自 IBD 的动物模型，用转基因或敲除基因方法造成免疫缺陷的 IBD 动物模型，在肠道无菌环境下不会发生肠道炎症，但如重新恢复肠道正常菌群状态，则出现肠道炎症。② 临床上观察到细菌滞留易促进 IBD 发生，而粪便转流能防止 IBD 复发，抗生素或微生态制剂对某些 IBD 患者有益。

4. 免疫因素

肠道黏膜免疫系统在 IBD 肠道炎症发生、发展、转归过程中始终发挥重要作用。研究证明 IBD 患者的 Th1 细胞存在异常激活。除了特异性免疫细胞外，肠道的非特异性免疫细胞及非免疫细胞如上皮细胞、血管内皮细胞等，免疫反应中释放出各种导致肠道炎症反应的免疫因子和介质，包括免疫调节性细胞因子如 IL-2、IL-4、IFN-7，促炎症性细胞因子如 IL-1、IL-6、IL-8 和 TNF-α 等亦参与免疫炎症反应。此外，还有许多参与炎症损害过程的物质，如反应性氧代谢产物和 NO 可以损伤肠上皮。随着对 IBD 免疫炎症过程的信号传递网络研究的深入，近年不少旨在阻断这些反应通道的生物制剂正陆续进入治疗 IBD 的临床应用或研究，如英利昔单抗（一种抗 TNF-α 单抗）对 IBD 的疗效已被证实并在临床推广应用，反证了肠黏膜免疫因素在 IBD 中发挥重要作用。

目前 IBD 的发病机制可概括为：环境因素作用于遗传易感者，在肠道菌群的参与下，启动了肠道特异性免疫及非特异性免疫系统，最终导致免疫反应和炎症过程。可能由于抗原的持续刺激或（及）免疫调节紊乱，这种免疫炎症反应表现为过度亢进和难于自限。一般认为，UC 和 CD 是同一疾病的不同亚类，组织损伤的基本病理过程相似，但可能由于致病因素不同，发病的具体环节不同，最终导致组织损害的表现不同。

（二）诊断

UC 缺乏诊断的金标准，主要结合临床表现、实验室检查、影像学检查、内镜和组织病理学表现等进行综合分析，在排除感染性和其他非感染性结肠炎的基础上做出诊断。若诊断存疑，应在一定时间（一般是 6 个月）后进行内镜及病理组织学复查。

1. 临床表现

UC 最常发生于青壮年期，根据我国资料统计，发病高峰年龄为 20～49 岁，男女性别差异不明显[男∶女约为(1.0～1.3)∶1]。临床表现为持续或反复发作的腹泻、黏液脓血便伴腹痛、里急后重和不同程度的全身症状，病程多在4～6周以上。可有皮肤、黏膜、关节、眼、肝胆等肠外表现。黏液脓血便是UC最常见的症状。不超过6周病程的腹泻需要与多数感染性肠炎相鉴别。

2. 肠镜检查

结肠镜检查并黏膜活组织检查(以下简称活检)是UC诊断的主要依据。结肠镜下UC病变多从直肠开始，呈连续性、弥漫性分布。轻度炎症的内镜特征为红斑、黏膜充血和血管纹理消失；中度炎症的内镜特征为血管形态消失，黏膜糜烂、出血黏附在黏膜表面，常伴有粗糙呈颗粒状的外观及黏膜脆性增加(接触性出血)；重度炎症则表现为黏膜自发性出血及溃疡。缓解期可见正常黏膜表现，部分患者可有假性息肉形成，或瘢痕样改变。病程较长的患者，黏膜萎缩可导致结肠袋形态消失、肠腔狭窄，以及炎(假)性息肉。伴巨细胞病毒(cytomegalovirus，CMV)感染的UC患者，内镜下可见不规则、深凿样或纵行溃疡，部分伴大片状黏膜缺失。内镜下黏膜染色技术能提高内镜对黏膜病变的识别能力，结合放大内镜技术通过对黏膜微细结构的观察和病变特征的判别，有助于UC诊断，有条件者也可以选用共聚焦内镜检查。如出现了肠道狭窄，结肠镜检查时建议进行多部位活检以排除结直肠癌。如果不能获得活检标本或内镜不能通过狭窄段时，应完善CT结肠成像检查。

3. 黏膜活检

建议多段、多点取材。组织学上可见以下主要改变。活动期：① 固有膜内有弥漫性、急性、慢性炎性细胞浸润，包括中性粒细胞、淋巴细胞、浆细胞、嗜酸粒细胞等，尤其是上皮细胞间有中性粒细胞浸润(即隐窝炎)，乃至形成隐窝脓肿。② 隐窝结构改变，隐窝大小、形态不规则，分支，出芽，排列紊乱，杯状细胞减少等。③ 可见黏膜表面糜烂、浅溃疡形成和肉芽组织。缓解期：① 黏膜糜烂或溃疡愈合。② 固有膜内中性粒细胞浸润减少或消失，慢性炎性细胞浸润减少。③ 隐窝结构改变可保留，如隐窝分支、减少或萎缩，可见帕内特细胞(Panethcell)化生。

UC活检标本的病理诊断：活检病变符合上述活动期或缓解期改变，结合临床，可报告符合UC病理改变。宜注明为活动期或缓解期。如有隐窝上皮异型增生(上皮内瘤变)或癌变，应予注明。隐窝基底部浆细胞增多被认为是UC最早的光学显微镜下特征，且预测价值高。组织学愈合不同于内镜下愈合。在内镜下缓解的病例，其组织学炎症可能持续存在，并且与不良结局相关，故临床中尚需关注组织学愈合。

4. 其他检查

无条件或不符合行结肠镜检查的情况下，可行钡剂灌肠检查。检查所见的主要改变：① 黏膜粗乱和(或)颗粒样改变。② 肠管边缘呈锯齿状或毛刺样改变，肠壁有多发性小充盈缺损。③ 肠管短缩，袋囊消失呈铅管样。肠腔狭窄时如结肠镜无法通过，可应用钡剂灌肠检查、CT结肠成像检查显示结肠镜检查未及部位。

5. 手术切除标本病理检查

手术标本见病变局限于黏膜及黏膜下层，肌层及浆膜侧一般不受累。

诊断要点：在排除感染性和其他非感染性结肠炎的基础上，可按下列要点诊断：① 具有上述典型临床表现者为临床疑诊，安排进一步检查。② 同时具备上述结肠镜和(或)放射影像学特征者，可临床拟诊。③ 如再具备上述黏膜活检和(或)手术切除标本组织病理学特征者，可以确诊。④ 初发病例如临床表现、结肠镜检查和活检组织学改变不典型者，暂不确诊

UC，应予密切随访。

（三）常规治疗

治疗的目的是诱导并维持临床缓解及黏膜愈合，防治并发症，改善患者的生活质量。

1. 对症治疗

强调休息、饮食和营养。重度患者应入院治疗，及时纠正水、电解质平衡紊乱，贫血者可输血，低蛋白血症者输注入人血白蛋白。病情严重者应禁食，并予完全胃肠外营养治疗。对腹痛、腹泻的对症治疗，要权衡利弊，使用抗胆碱能药物或止泻药如地芬诺酯（苯乙哌啶）或洛哌丁胺宜慎重，在重度患者应禁用，因有诱发中毒性巨结肠的危险。抗生素治疗对一般病例并无指征。但对重度有继发感染者，应积极抗感染治疗，给予广谱抗生素，静脉给药，合用甲硝唑对厌氧菌感染有效。

2. 药物治疗

（1）氨基水杨酸制剂：是治疗轻、中度 UC 的主要药物。包括传统的柳氮磺吡啶（SASP）和其他各种不同类型 5-氨基水杨酸（5-ASA）制剂。

（2）糖皮质激素：适用于对氨基水杨酸制剂疗效不佳的轻、中度 UC 患者，对重度 UC 患者静脉注射糖皮质激素为首选治疗药物。

（3）免疫抑制剂：硫唑嘌呤类药物，如硫唑嘌呤（AZA）或巯嘌呤（6-MP）适用于激素无效或依赖患者。

（4）生物制剂：当激素及上述免疫抑制剂治疗无效或激素依赖或不能耐受上述药物治疗时，可考虑生物制剂治疗。

3. 外科手术治疗

绝对手术指征包括：大出血、穿孔、癌变及高度疑为癌变。相对手术指征包括：① 积极内科治疗无效的重度 UC，合并中毒性巨结肠内科治疗无效者宜更早行外科干预。② 内科治疗疗效不佳和（或）药物不良反应已严重影响生活质量者，可考虑外科手术。一般采用全结肠切除加回肠造瘘或回肠肛门小袋吻合术。

4. 维持治疗

激素不能作为维持治疗药物。由氨基水杨酸制剂或激素诱导缓解后以氨基水杨酸制剂维持，用原诱导缓解剂量的全量或半量，如用 SASP 维持，剂量一般为 2～3 g/d，并应补充叶酸。远端结肠炎以美沙拉嗪栓局部用药为主，加上口服氨基水杨酸制剂更好。硫唑嘌呤类药物用于激素依赖、氨基水杨酸制剂不耐受者的维持治疗，剂量与诱导缓解时相同。以英夫利昔单抗（IFX）诱导缓解后继续 IFX 维持。氨基水杨酸制剂维持治疗的疗程为 3～5 年或更长。对硫嘌呤类药物及 IFX 维持治疗的疗程未有共识，视患者具体情况而定。

5. 患者教育

（1）活动期患者应有充分休息，调节好情绪，避免心理压力过大。

（2）急性活动期可给予流质或半流质饮食，病情好转后改为营养、易消化的少渣饮食，调味不宜过于辛辣。注重饮食卫生，避免肠道感染性疾病。不宜长期饮酒。

（3）按医嘱服药及定期医疗随访，不要擅自停药。反复病情活动者，应有终身服药的心理准备。

（四）中医药辨证论治

1. 大肠湿热证

治法：清热化湿，调气行血。

方药：芍药汤加减；药用炒芍药、黄芩、黄连、大黄炭、槟榔、当归炭、木香、肉桂等。

加减：大便脓血较多者，加白头翁、紫珠、地榆、槐花凉血止痢；大便白冻、黏液较多者，加苍术、薏苡仁、莲子、炒白术健脾燥湿；腹痛较甚者，加延胡索、乌药、枳实、防风理气止痛；身热甚者，加葛根、金银花、连翘、败酱草解毒退热。

2. 脾虚湿阻证

治法：健脾益气，化湿止泻。

方药：参苓白术散加减；药用人参、茯苓、炒白术、桔梗、山药、白扁豆、莲子肉、砂仁、炒薏苡仁、甘草等。

加减：便中伴有脓血者，加败酱草、黄连、广木香、炒地榆清热凉血；大便夹不消化食物者，加神曲、枳实、炒麦芽、炒谷芽消食导滞；腹痛畏寒喜暖者，加炮姜、桂枝、炒白芍、香附温中止痛；寒甚者，加附子、肉桂、益智仁、干姜温补脾肾；久泻气陷者，加黄芪、升麻、柴胡、防风升阳举陷。

3. 脾肾阳虚证

治法：健脾温肾，温阳化湿。

方药：理中汤合四神丸加减；药用人参、干姜、白术、甘草、补骨脂、肉豆蔻、吴茱萸、五味子、生姜、大枣等。

加减：腹痛甚者，加白芍、防风、木香、玄胡缓急止痛；小腹胀满者，加乌药、小茴香、枳实、大腹皮理气除满；大便滑脱不禁者，加赤石脂、诃子、石榴皮、五倍子涩肠止泻。

4. 肝郁脾虚证

治法：疏肝理气，健脾和中。

方药：痛泻要方合四逆散加减；药用柴胡、炒白芍、枳实、陈皮、防风、白术、甘草等。

加减：排便不畅、矢气频繁者，加厚朴、大腹皮、槟榔、六神曲理气导滞；腹痛隐隐、大便溏薄、倦怠乏力者，加党参、茯苓、炒扁豆、炒山药健脾化湿；胸胁胀痛者，加青皮、香附、枳壳、玫瑰花疏肝理脾；夹有黄白色黏液者，加黄连、木香、葛根、苦参清肠燥湿。

5. 瘀阻肠络证

治法：活血化瘀，理肠通络。

方药：少腹逐瘀汤加减；药用当归、赤芍、红花、蒲黄、五灵脂、延胡索、没药、小茴香、乌药、肉桂等。

加减：腹满痞胀甚者加枳实、厚朴、大腹皮、乌药行气消痞；肠道多发息肉者加莪术、皂角刺、乌梅、连翘化瘀散结；腹痛甚者加木香、香附、白芍、防风理气止痛；晨泻明显者加补骨脂、五味子、肉豆蔻、吴茱萸温肾暖脾，固肠止泻。

6. 寒热错杂证

治法：温中补虚，清热化湿。

方药：乌梅丸加减；药用乌梅、黄连、黄柏、肉桂（后下）、细辛、干姜、党参、炒当归、制附片等。

加减：大便伴脓血者，去川椒、细辛，加秦皮、炒地榆、茜草、白及凉血止血；腹痛甚者，加徐长卿、延胡索、防风、木香理气止痛。

7. 热毒炽盛证

治法：清热解毒，凉血止痢。

方药：白头翁汤；药用白头翁、黄连、黄柏、秦皮等。

加减：便下鲜血、舌质红绛者，加紫草、生地榆、生地炭、丹皮凉血止血；高热者，加水牛角粉、栀子、金银花、芦根清热解毒，凉血散热；汗出肢冷，脉微细者，静脉滴注参附注射液或生脉注射液。

（五）临证经验

慢性溃疡性结肠炎以腹泻、腹痛、脓血便为主证，病情迁延不愈反复发作。临床中常见的多为轻、中型患者，病变多局限在直肠和乙状结肠，起病缓慢，发作期与缓解期交替。慢性溃疡性结肠炎的患者，多为慢性复发型或慢性迁延型。其症状以腹泻为主，病程一般超过6个月，腹泻频率为每日3～6次，腹痛、脓血便等症状轻，时好时坏。“慢性泄泻、久痢、休息痢”很好地反映了慢性溃疡性结肠炎患者的主证特点，即以腹泻为主且病程迁延漫长。因此，李学军教授认识到溃疡性结肠炎病位在大肠，与肝脾肾关系密切，病机特点多为“本虚标实，寒热错杂”。

1. 病理基础为脾虚湿盛

脾居中焦，与胃相合，为后天之本，气血生化之源。脾失健运，水反为湿，谷反为滞，清浊相混，水走肠间而为泄泻。李学军教授吸取张景岳“泄泻之本，无不由于脾胃”的观点，认为脾虚、湿盛二者相互影响、互为因果，以致脾虚湿盛日益加重。湿邪其性重浊黏滞，故本病发病缓慢，病程长，反复难愈。脾虚湿盛是慢性泄泻发生发展的主要病理基础。

2. 久病不愈，脾肾阳虚

肾为先天之本，司二便。水谷精微能否正常吸收，糟粕能否正常排除，均有赖于肾阳的濡润与蒸化温煦。因此，李学军教授认为慢性溃疡性结肠炎的另一个主要的病理途径是：素体不健，或久病伤正，脾胃虚寒，中阳不振，脾病及肾，损伤肾阳，肾阳虚衰，命火不足，无以濡润蒸化温煦，火不生土水谷运化无权，清阳下陷水谷糟粕混夹而下；久泻不愈责之肾虚开合失司。

3. 肝乘脾虚，肝郁气滞

情志因素影响溃疡性结肠炎发病，李学军教授认为忧郁或恼怒，导致脾虚失运或肝气犯脾，脾虚运化失常，湿邪中阻；气滞血瘀，脾气不升，胃气不降熏蚀肠道，均可导致泄泻，并反复发作。

4. 上热下寒，寒热错杂，本虚标实

根据本病反复发作、迁延日久的特点，脾虚湿盛，湿阻中焦，湿浊下注，肾阳虚损，水谷精微无以蒸腾气化，清阳下陷水谷糟粕混夹而下，泄泻溏薄，形寒肢冷；同时，湿阻中焦，水湿不能上承涵养肝阳胃火，水火不能相济，多见上热下寒之证。李学军教授认为溃疡性结肠炎反复发作，脾肾阳虚之泄泻溏薄、形寒肢冷症状与湿热蕴毒大肠之下利脓血、里急后重等症状并存或交替出现，形成脾肾虚寒与大肠瘀毒内热、寒热错杂的病理特征。

5. 久病不愈，多责之疮毒

李学军教授认为“久病不愈，多责之疮毒”，湿郁日久可蕴毒、化热，而气滞血行不畅可导致瘀血内停，内停之瘀血与肠内毒热互搏日久便可腐肉成脓。腹痛、腹泻、下利脓血久治不愈、易于复发的主要原因是湿热蕴毒。湿邪既是病因也是本病的病理产物，湿蕴化热，湿为重浊阴邪，与热相合，缠绵不愈。

由此可见，作为具有“慢性泄泻”特征的溃疡性结肠炎，其病性属本虚标实，寒热错杂。以虚为本，病在脾肾，以湿蕴、气滞、瘀阻为标。

（六）病案举隅

黄某，女，41岁。2019年9月12日初诊。

主诉：黏液脓血便间断发作5年余。

现病史：患者5年前饮食辛辣刺激食物后开始出现大便次数增加，大便每日6～8次，时伴黏液脓血便，便质稀溏。曾服用柳氮磺吡啶、美沙拉嗪、泼尼松等药物治疗，病情时轻时重。刻下症：大便次数增加，大便每日7～8次，稀便，夹有黏液脓血，血多于脓，伴里急后重，左下腹痛且胀，口干口苦，纳食尚可，夜寐欠安。舌红，苔黄腻，脉细数。

既往史：有“溃疡性结肠炎”病史。

辅助检查：2019年9月5日电子结肠镜检查示：溃疡性结肠炎；大便常规示黏液（＋＋），红细胞50个/高倍镜，白细胞15个/高倍镜。

辨证分析：湿热毒邪侵犯肠道，深入血分，导致黏液脓血便、里急后重、腹痛腹泻等症。湿热毒邪留恋日久，导致肠道气机失调，包括气虚、气滞、气陷。气虚则正气无力抗邪；气滞则肠道传导失司，出现腹胀、里急后重等症；甚则矢气即出。湿热毒邪郁阻肠络，深入血分，血溢脉外，导致血热、血虚、血瘀。血热则见黏液脓血便，肠道内痈形成；反复便血，阴血亏虚，则见肠道失于濡养，溃疡难愈，以及贫血；血瘀则见病情迁延、反复发作。

西医诊断：溃疡性结肠炎。

中医诊断：痢疾　大肠湿热证。

治法：清肠化湿，凉血止血。

方药：白头翁汤合葛根芩连汤加减。

白头翁30 g，黄芩12 g，黄连6 g，黄柏9 g，秦皮10 g，葛根15 g，马齿苋30 g，生地榆30 g，茜草15 g，仙鹤草30 g，苦参10 g，木香8 g，防风6 g，炒白芍10 g，生甘草6 g。水煎温服，每日1剂，早晚分服，共14剂。

并予中药三黄汤加味保留灌肠，具体方药如下：

大黄15 g，黄芩15 g，黄连15 g，白及15 g，炙甘草6 g。

二诊（2019年9月26日）：诉服药后诸症明显减轻，故仍守原方，共服药与灌肠3月余，病情明显好转，大便每日1～2次，无黏液脓血，无腹痛，查大便常规及血沉均正常。

按　《症因脉治·卷四·痢疾论》云：“痢疾之证，便下脓血，或赤、或白、或黄，或三色杂下，里急后重，欲便而不得便，即便而复登厕，逼迫恼人。”《类经·十七卷·疾病类·肠澼》言：“肠澼一证，即今之所谓痢疾也。自仲景而后，又谓之滞下。其所下者，或赤或白，或脓或血，有痛者，有不痛者，有里急后重者，有呕恶胀满者，有噤口不食者，有寒热往来者，虽其变态多端，然总不外乎表里寒热，而尤于虚实之辨，更为切要，知此六者，庶不致杀人矣。”《临证指南医案》曰：“血流之中，必有瘀滞，故致病情缠绵不去。”金元时期刘完素指出“调气则后重自除，行血则便脓自愈”。李学军教授认为患者反复黏液脓血便，里急后重，腹痛腹胀，处于溃疡性结肠炎发作期，病因以湿、热、瘀为主，运用白头翁汤合葛根芩连汤清热解毒，凉血止痢；加马齿苋凉血止痢，解毒消痈；生地榆、茜草凉血止血；苦参清热燥湿，凉血止痢；仙鹤草收敛止血，止痢补虚；木香、炒白芍、防风行气止痛，升阳止泻，缓急解痉；生甘草清热解毒，调和诸药。并配合清肠栓局部用药，清除肠道炎症，缓解肠道损伤。本例患者初诊即以清肠、化湿、凉血、止血为主，复诊在病势好转后，继续服用原方及灌肠，治疗切中病机，故而取得良好疗效。

十四、肠易激综合征

肠易激综合征(irritable bowel syndrome，IBS)是一种常见的功能性肠病，其临床特征为反复发作的腹痛或腹部不适，伴有排便习惯改变或排便性状改变，常规检查缺乏可解释症状的形态学和生化指标的异常。根据排便习惯改变的主要表现将 IBS 分为 4 个主要亚型：便秘型(IBS with predominant constipation，IBS-C)、腹泻型(IBS with predominant diarrhea，IBS-D)、混合型(IBS with mixed bowel habits，IBS-M)和未定型(IBS unclassified，IBS-U)。尽管 IBS 是功能性的疾病，但其对生活质量影响的严重程度并不比器质性疾病低，患者往往反复就医和用药，耗费了大量的医疗资源，是消化科医师重点关注的疾病。

(一) 病因和发病机制

IBS 的病因仍不明确，是多因素综合作用的结果。既存在可增加疾病易感性的因素，如遗传、环境和心理社会等因素；也存在与症状产生和发作相关的因素，如感染、饮食等因素，不同病因可引起不同的 IBS 症状群。IBS 的病理生理机制复杂，不同个体可能存在不同的甚至多个发病机制。目前一致认为各种因素引起“脑-肠轴”失调，导致相应不同的病理生理机制，可能是产生 IBS 症状的关键。

1. 遗传及基因多态性

遗传因素可能会促进 IBS 的发生，部分 IBS 患者有家族性发病倾向，研究显示同卵双生患者双方发病率显著高于异卵双生患者。此外，多种功能蛋白的基因单核苷酸多态性(single nucleotide polymorphisms，SNPs)改变与部分 IBS 患者发病相关，目前较明确的包括炎症因子如 TNF-α 和 IL-10 等基因多态性，神经递质代谢或转运蛋白如 5-HT 转运体和受体基因多态性等。IBS 患者与正常人相比更有可能存在 TNF-α(-308 G/A)SNP 杂合子，而高合成 IL-10(-1082G/A)SNP 中 GG 基因型可以降低 IBS 的患病风险。IBS 人群中，5-HT 转运酶(serotonin transporter，SERT)基因 SLC6A4 启动子区的 5-HT 转运体相关多态性区(5-HTTLPR)变化明显高于正常人群。

2. 心理社会因素

IBS 存在多种精神心理共病，如焦虑、抑郁、睡眠障碍等，这些精神心理共病是 IBS 的危险因素，并且预示着患者更差的生活质量和预后。IBS 患者具有很高的神经质水平，神经质被认为是 IBS 最明显的病理性人格特征。此外，近 2/3 的 IBS 患者有负面性生活事件经历(如失业、家人死亡、性虐待、体罚、手术和婚姻破裂等)和某些社会问题(工作、经济和人际关系等)，这些生活中的慢性应激是造成心理问题的重要原因。越来越多的证据提示童年或成年时期经历的长期持续的应激因子与 IBS 发病或症状发作相关联。童年时期的创伤性经历(主要是虐待史和母爱剥离)是成年人 IBS 发生的独立危险因素。最近的研究发现，父母的不良养育方式(惩罚、过度保护和忽视)增加了儿童 IBS 的发生率。

3. 饮食因素

食物不耐受、饮食不洁被认为可能是 IBS 症状复发的诱因或伴随情况，特别是食物不耐受研究较多，以碳水化合物不耐受为主，如麸质、谷类、奶制品、果糖等常诱发或加重 IBS 患者的症状，可能与患者耐受性差，或食物引起产气以及肠道菌群改变有关。

4. 肠道菌群紊乱

研究发现 IBS 患者的肠道菌群与健康个体有差异。多数研究显示 IBS 患者肠道菌群结构变化，如厚壁菌门的丰度更高而拟杆菌门丰度较低，双歧杆菌和乳酸杆菌数量减少而肠杆菌数量增多，双歧杆菌/肠杆菌比值降低，并且黏膜菌群中类杆菌和梭菌增多而拟杆菌减少。补充益生菌后患者的症状明显改善，也充分说明肠道菌群紊乱在 IBS 发病中的作用。肠道菌群失调可能破坏肠黏膜屏障，激活肠道免疫，促进内脏高敏感发生和胃肠动力异常，在 IBS 发病中起重要作用。

5. 感染后 IBS

部分 IBS 患者有胃肠道急性感染的病史，已有研究证实胃肠道感染为诱发肠易激综合征明确病因之一，称之为感染后 IBS(post-infectious irritable syndrome，PI-IBS)。

（二）诊断

1. 临床表现

IBS 的典型症状根据其类型的不同主要包括腹痛、腹泻、便秘等。可以合并上消化道症状如烧心、早饱、恶心、呕吐等，也可有其他系统症状如疲乏、背痛、心悸、呼吸不畅、尿频、尿急、性功能障碍等。部分患者伴有明显的焦虑、抑郁倾向。常无特异性临床体征。

2. 诊断标准

(1) IBS 西医诊断标准(罗马Ⅳ)

反复发作的腹痛，近 3 个月内平均发作至少每周 1 日，伴有以下 2 项或 2 项以上：① 与排便相关。② 伴有排便频率的改变。③ 伴有粪便性状(外观)改变。诊断前症状出现至少 6 个月，近 3 个月符合以上诊断标准。罗马Ⅳ对 IBS 诊断标准作了部分调整，主要包括：① 罗马Ⅲ中“排便后症状改善”调整为“与排便相关”。② 发作频率由既往的“每周发作至少 3 日”调整为“每周发作至少 1 日”。③ 在伴随症状中删除“发作时”一词。

(2) IBS 分型(罗马Ⅳ)

应使用 Bristol 粪便性状量表进行 IBS 亚型诊断。IBS 亚型应基于患者排便异常时的 Bristol 粪便性状分类，当患者每月至少有 4 日排便异常时，IBS 亚型分类更准确。主导型的排便习惯是基于粪便性状，至少有一次排便不正常的天数[IBS 分型与排便习惯异常有关(IBS-C、IBS-D 和 IBS-M)，评定时患者应停用针对排便异常的药物]。

① IBS 便秘型(IBS-C)：>1/4(25%)的排便为 Bristol 粪便性状 1 型或 2 型，且<1/4(25%)的排便为 Bristol 粪便性状 6 型或 7 型。

② IBS 腹泻型(IBS-D)：>1/4(25%)的排便为 Bristol 粪便性状 6 型或 7 型，且<1/4(25%)的排便为 Bristol 粪便性状 1 型或 2 型。

③ IBS 混合型(IBS-M)：>1/4(25%)的排便为 Bristol 粪便性状 1 型或 2 型，且>1/4(25%)的排便为 Bristol 粪便性状 6 型或 7 型。

④ IBS 不定型(IBS-U)：患者符合 IBS 的诊断标准，但其排便习惯无法准确归入以上 3 型中的任何一型，故称之为不定型。依据 Bristol 粪便性状量表诊断便秘型 IBS 时，应包括 1

型至3型粪便。

(3) 诊断思路

IBS的诊断应基于以下4个主要方面进行：① 临床病史。② 体格检查。③ 最少限度的实验室检查。④ 结肠镜检查或其他适当检查(有临床指征时进行)。因为多种疾病症状与IBS类似(如炎症性肠病、乳糜泻、乳糖不耐受等)，需要通过有限的相关检查来准确鉴别这些疾病。

(4) 报警征象

在IBS的诊断中，对报警征象需引起重视，并针对性地检查以排除相关疾病。《中国肠易激综合征专家共识意见(2015)》提出IBS的报警征象包括：年龄大于40岁新发病患者、便血、粪便隐血试验阳性、贫血、腹部包块、腹水、发热、体重减轻、结直肠癌家族史。对有报警征象的患者要有针对性地选择进一步检查排除器质性疾病。

(三) 常规治疗

1. 生活方式、饮食习惯和心理的调整

生活方式和社会行为的调整能够减轻IBS症状，如减少烟酒摄入、注意休息、充足睡眠等行为改善。限制的食物种类包括：① 富含FODMAPS(即难吸收的短链碳水化合物，如果糖、乳糖、多元醇、果聚糖、低乳半聚糖)等成分的食物。② 高脂肪、辛辣、麻辣和重香料的食物。③ 高膳食纤维素食物可能对便秘有效(但对腹痛和腹泻不利)；寒凉食物可能会加重腹泻。④ 一旦明确食物过敏原，应避免摄入含有该过敏原成分的食物。

2. 药物治疗

对IBS的药物治疗主要根据症状选择合适的药物。常用药物有解痉剂、止泻剂(腹泻型)、胃肠动力剂、通便剂、肠道微生态制剂等。对伴有明显焦虑或抑郁状态的患者，可选用抗焦虑、抑郁药物。

(1) 解痉剂：① 选择性胃肠平滑肌钙离子通道阻滞剂。适用于治疗腹泻型或痉挛性便秘的IBS患者，如：匹维溴铵，50 mg/次，3次/天，口服；奥替溴胺，40 mg/次，2～3次/天，口服。② 离子通道调节剂：此类药物可直接作用于细胞膜多离子通道，对平滑肌运动具有双向调节作用，故适用于各型、特别是混合型和不定型IBS患者，如：马来酸曲美布汀，100 mg/次，3次/天，口服。

(2) 止泻剂：适用于腹泻的治疗。如：洛哌丁胺，2 mg/次，3～4次/天，口服；复方苯乙哌啶，1～2片/次，2～3次/天，口服；思密达，3～6 g/次，3次/天，口服。

(3) 促动力剂：适用于腹胀和便秘型IBS，如：莫沙必利，5～10 mg/次，3次/天，口服；伊托必利，50 mg/次，3次/天，口服。

(4) 通便剂：对IBS-C可试用容积性泻剂，如：聚卡波非钙，1 g/次，3次/天；甲基纤维素、欧车前制剂亦可选用。渗透性轻泻剂，如聚乙二醇、乳果糖等。刺激性泻剂应慎用。

(5) 抗抑郁药：对伴有抑郁等心理因素者，可试用抗抑郁药，现多用选择性5-羟色胺(5-HT)再摄取抑制剂(SSRIS)。

(6) 胃肠微生态制剂：适用于伴有肠道菌群失调的IBS患者。常用药物有思连康(双歧杆菌四联活菌片)、培菲康(双歧杆菌三联活菌胶囊)、金双歧(双歧杆菌乳杆菌三联活菌片)、整肠生(地衣芽孢杆菌活菌胶囊)、亿活(布拉氏酵母菌散)等。

(7) 抗生素：利福昔明可改善非便秘型IBS总体症状以及腹胀、腹泻症状。

（四）中医药辨证论治

IBS腹泻型：

1. 肝气乘脾证

治法：抑肝扶脾。

方药：痛泻要方加味；药用白术、白芍、防风、陈皮等。

加减：若肝郁气滞、胸胁脘腹胀痛者，可加枳壳、香附、元胡、川楝子理气止痛；若脾虚明显、神疲食少者，加黄芪、党参、扁豆、山药健益气脾；若久泻不止者，可加酸收之品，如乌梅、诃子、石榴皮、赤石脂涩肠止泻。

2. 脾胃虚弱证

治法：健脾益气。

方药：参苓白术散加减；药用党参、白术、茯苓、莲子肉、薏苡仁、砂仁、桔梗、白扁豆、山药、炙甘草等。

加减：若脾阳虚衰、阴寒内盛者，亦可用附子理中汤加减温阳健脾；若久泻不愈、中气下陷而兼有脱肛者，可用补中益气汤升阳补中，并重用黄芪、党参；还可以辨证选用升阳益胃汤、黄芪建中汤等。

3. 脾肾阳虚证

治法：温补脾肾。

方药：附子理中汤合四神丸加减；药用附子、党参、白术、干姜、五味子、补骨脂、肉豆蔻、吴茱萸、炙甘草等。

加减：若年老体弱、久泻不止、中气下陷者，加黄芪、升麻、柴胡、防风补中益气，升阳举陷；亦可合桃花汤温中祛寒，涩肠止痢。

4. 大肠湿热证

治法：清热利湿。

方药：葛根芩连汤加减；药用葛根、黄芩、黄连、炙甘草等。

加减：若偏湿重者，加薏苡仁、厚朴、藿香、砂仁化湿导滞；若夹食滞者，加神曲、山楂、麦芽、谷芽消食化积；若有发热、头痛、脉浮等风热表证者，加金银花、连翘、薄荷、芦根疏散风热；如在夏暑期间，症见发热头重、烦渴自汗、小便短赤、脉濡数等证者，为暑湿入侵，表里同病，可用新加香薷饮合六一散祛暑解表，清热化湿。

IBS便秘型：

1. 肝郁气滞证

治法：疏肝理气。

方药：六磨汤加味；药用沉香、木香、槟榔、乌药、枳实、生大黄等。

加减：若腹部胀痛甚者，加厚朴、柴胡、莱菔子、大腹皮行气导滞；若便秘腹痛、舌红苔黄、气郁化火者，加黄芩、栀子、龙胆草、丹皮清肝泻热；若气逆呕吐者，加半夏、陈皮、代赭石、苏梗降逆止呕；若七情郁结、忧郁寡言者，加白芍、柴胡、合欢皮、郁金疏肝解郁；若跌仆损伤、腹部术后、便秘不通，属气滞血瘀者，加红花、赤芍、桃仁、当归活血化瘀。

2. 大肠燥热证

治法：泻热润肠通便。

方药：麻子仁丸加减；药用麻子仁、白芍、枳实、大黄、厚朴、杏仁、白蜜。

加减：若津液已伤者，加生地、玄参、麦冬、沙参养阴生津；若肺热气逆、咳喘便秘者，加瓜蒌仁、苏子、黄芩、紫菀清肺润燥；若兼郁怒伤肝、易怒目赤者，加服更衣丸泻火通便；若燥热不甚或药后大便不爽者，可用青麟丸清泄湿热；若兼痔疮、便血者，可加槐花、地榆、苦参、黄柏清热凉血；若热势较盛、痞满燥实坚者，可用大承气汤峻下热结。

IBS 混合型：

寒热夹杂证

治法：平调寒热。

方药：乌梅丸加减；药用乌梅、细辛、干姜、黄连、当归、附子、蜀椒、桂枝、党参、黄柏等。

加减：若积滞未尽，应少佐消导积滞之品，如枳壳、山楂、神曲、槟榔等消食导滞；若痢久脾虚气陷，导致少气脱肛，可加黄芪、柴胡、升麻、防风益气升阳。

（五）临证经验

肠易激综合征是最常见的功能性胃肠病，临床表现为腹痛腹胀，腹部不适，大便性状和排便习惯的改变等。本病的确切病因尚不清楚，可发生于任何年龄，以 20～50 岁多见。其发病机制与肠道动力与感觉异常有关，并常常合并心身疾病的表现。本病属于中医学的“泄泻”“腹痛”“便秘”等范畴。李学军教授认为泄泻病变与脾、胃、大肠、小肠和肝肾有关，主要病理因素是湿，发病关键是脾虚湿胜，肝脾不和；病机为湿困脾土，肝脾不合；以健脾化湿，调和肝脾，为基本治疗法则。《景岳全书》记载：“凡遇怒气便做泄泻者，必先以怒时夹食。”明确提出此病与情志不畅密切相关，肝气乘脾泄泻主要由土虚木乘所致。肝主疏泄，脾主运化，肝脾生理上相互依存，病理上相互关联，若肝强脾弱，则肝气横逆冲脾，或肝气上逆，疏泄失调，影响脾胃升降、水谷运化，导致肠道无以泌别清浊，粪质完谷不化或溏泄。临床上治疗本病还需根据病因病机、临床主证的不同，辨证论治，并配合按摩、功能锻炼、心理疏导等方法。而便秘病病情复杂多样，病位在大肠，与肝脾肾密切相关，饮食不节是诱发因素也是致病因素，往往与情志相关，诊治当辨证辨病相结合，分清寒热虚实、脏腑阴阳，急则治标，标本兼治，重点治本，防治复发。施治过程中以润、导为要，兼顾温、养，不用或少用峻下之品，以免损伤正气，图一时之快。

（六）病案举隅

李某，女，56 岁。2019 年 9 月 4 日初诊。

主诉：反复大便次数增多 3 年余，加重 1 周。

现病史：患者因情志因素约 3 年前开始出现大便次数增多，每日大便3～4 次，质稀，便前腹痛，便后缓解，未予重视，常自服“地衣芽孢杆菌活菌胶囊”等药物后稍有好转，但常于情志不调或饮食不节后上述症状反复。近 1 周患者生气后再次出现大便次数增多，每日大便 3～4 次，质稀。刻下症：大便次数增多，每日大便 3～4 次，质稀，时有腹胀肠鸣，忧郁烦闷，纳眠可，舌淡暗苔白，脉弦滑。

既往史：平素体健。

辅助检查：2019 年 8 月 30 日电子结肠镜检查示：大致正常肠黏膜像。

辨证分析：本病病位在肠，但与肝、脾、胃等脏腑关系密切。饮食不节则脾性黏滞，反复难愈，脾喜燥恶湿，湿邪又反损脾胃，故反复腹泻数年；情志失和，肝失疏泄，则肝气乘于脾土，而见肝脾同病，肝气郁滞则腹胀肠鸣，忧郁烦闷；气行不畅，复加湿邪阻滞故，气滞日久则血行不畅，而致血瘀。舌淡暗苔白、脉弦滑乃肝郁脾虚之象。

西医诊断：肠易激综合征。

中医诊断：泄泻　肝郁脾虚证。

治法：疏肝健脾，化瘀除湿。

方药：痛泻要方加减。

生黄芪 20 g，炒白术 15 g，炒薏苡仁 30 g，陈皮 10 g，佩兰 10 g，木香 8 g，绿萼梅 10 g，三七粉 3 g(冲)，芡实 20 g，炒白芍 15 g，防风 8 g，柴胡 6 g，茯苓 20 g，蒲黄炭 10 g(包)，甘草 6 g。水煎温服，每日 1 剂，早晚分服，共 14 剂。

二诊(2019 年 9 月 18 日)：诸症缓解，已无明显腹痛，大便每日 1 次，质软，无腹胀，舌淡苔白，脉弦细。前方去蒲黄炭，又服药 2 周后诸症痊愈，随访 2 个月未复发。

按　《医学心悟》曰："湿多成五泻，泻之属湿也。"《罗氏会约医镜·泄泻》云："泻由脾湿，湿由脾虚。"《景岳全书·泄泻》载："泄泻之本，无不由于脾胃。"《金匮要略》言："见肝之病，知肝传脾，当先实脾。"《医方考》谓："泻责之脾，痛责之肝，肝责之实，脾责之虚，脾虚肝实，故令痛泻。"《医学求是》述："木郁不达，风郁不达，风木冲击而贼脾土，则痛于脐下。"李学军教授纳百家之言，认为泄泻病位在肠，但与肝、脾、胃等脏腑关系密切。本案患者属肝郁脾虚之证，治当疏肝健脾、化瘀除湿，予痛泻要方加减，方中生黄芪、炒白术补气健脾；炒薏苡仁、佩兰、茯苓健脾化湿；炒白芍、防风、甘草养肝柔肝、养肝阴、调肝气、缓急止痛；芡实健脾止泻除湿；并以柴胡、绿萼梅、木香、陈皮疏肝和胃、理气化痰；三七粉、蒲黄炭活血化瘀止痛为点睛之笔，共奏健脾解郁、除湿化瘀之效，标本兼治。二诊中患者诸症缓解，已无明显腹痛，可见药已对证、疗效显著，故据守原方去蒲黄炭继服 2 周，后断续于门诊复诊直至诸症消失。

十五、功能性便秘

功能性便秘(functional constipation，FC)是以排便次数减少、粪便干结、排便费力等为主要表现，缺乏器质性、生化学等异常的功能性肠病，病程至少 6 个月。慢性便秘的发生与饮食、疲劳、精神状态等因素有关。饮食不规律、女性、吸烟、长期久坐、年老体弱者更易发生便秘。此外，FC 的诊断需要更严格的临床排查或相关的辅助检查明确排除器质性疾病和代谢性疾病等引起的便秘，区分 FC 和功能性排便障碍(functional defecation disorders，FDD)还需要进行相应的病理生理学评估。

(一) 病因和发病机制

流行病学研究报道的主要与 FC 发病相关或使症状加重的因素有：早期排便训练不佳、纤维素摄入不足、身体状况较差、缺乏体力活动、内分泌功能紊乱、应激和创伤、精神心理障碍、受虐待、受家庭成员中便秘患者的影响、对排便行为的不正确认知、合并用药等。FC 多发于育龄期妇女，可能与女性激素紊乱有关。

1. 结肠传输延缓

结肠集团运动是维持结肠动力最重要的形式，集团运动常见于餐后，由胃-结肠反射引起。研究发现慢传输型 FC 患者空腹时结肠集团运动减少，餐后集团运动亦显著减少，导致结肠传输延缓。结肠传输延缓是慢传输型 FC 的主要病理生理，表现为全结肠传输减慢和结肠各段传输减慢，其中以全结肠、左半结肠减慢较为多见。

2. 结肠动力异常

FC 患者结肠动力指数下降，表现为结肠对清晨觉醒和进餐的收缩反应明显低于健康者；结肠传输延缓与结肠收缩减少、缺乏高幅推进性收缩、对进餐引起的胃-结肠反射迟钝有关。24 小时结肠压力监测发现，难治性便秘患者结肠缺乏推进性收缩波、对睡醒和进餐缺乏反应，表现为结肠无力。采用无线胶囊技术通过联合检测肠腔 pH 和压力，发现结肠传输时间明显延缓的 FC 患者结肠收缩次数和压力曲线下面积明显低于正常人和传输时间正常或轻度延缓的便秘患者，且结肠动力由结肠近段向远段无明显逐渐加强。有学者认为，FC 患者可能存在目前显微镜下尚不能显示的肌性改变，特别在结肠无力的患者，这是结肠动力低下的基础。

3. 直肠肛门功能的异常

临床上常见慢传输型 FC 患者合并有排便障碍。FC 患者也可存在直肠感觉阈值显著增高，直肠最大耐受量增加。部分 FC 患者以排便障碍为主要表现，存在不协调排便（即试图排便时肛门括约肌或盆底肌不协调性收缩）或在试图排便时直肠推进力不足，这两种亚型属于功能性排便障碍。

4. 小肠动力异常

FC 患者还存在小肠和胃动力、胆囊功能异常。在结肠传输延缓和结肠传输正常的患者中，均存在小肠动力的异常，包括空腹和餐后动力异常，缺乏移行性复合运动、动力参数的改变。FC 患者在结肠传输延缓同时，胃排空速率低于正常者。说明大部分慢传输型便秘患者可能是全胃肠道运动功能障碍所致；在部分患者中，结肠传输减慢可能是全胃肠动力障碍的主要部分，这也提示肠神经调控机制在其发病中的重要性。

5. 肠神经系统的改变

正常的结肠动力有赖于平滑肌、肠神经系统（enteric nervous system，ENS）和脑-肠轴功能的正常。FC 患者结肠动力低下与平滑肌对肽能神经递质（如 P 物质、VIP）反应性下降、肌间神经丛抑制性神经递质一氧化氮的增加有关。乙状结肠环形肌对电场刺激引起的收缩反应模式发生改变，表明 ENS 功能异常。在结肠无力的患者，左半结肠黏膜肌层和环形肌层 5-HT 受体表达明显减少，环形肌层 5-HT 受体水平与结肠传输时间呈正相关，提示在该结肠肠段同时存在 5-HT 兴奋性受体减少与抑制性受体增加。已经证实有多种激素可影响结肠的运动，引起便秘。

（二）诊断

功能性便秘的诊断参照罗马Ⅳ标准，需要排除肠道及全身器质性因素、药物及其他原因导致的便秘并符合以下标准。

必须符合下列 2 个或 2 个以上的症状：至少 25%的时间排便感到费力；至少 25%的时间排便为块状便或硬便（参照布里斯托粪便量表 1-2 型）；至少 25%的时间排便有不尽感；至少 25%的时间排便有肛门直肠梗阻或阻塞感；至少 25%的时间排便需要手法辅助（如用手指协助排便、盆底支持）；每周自发性排便少于 3 次。不使用泻药时很少出现稀便。不符合肠易激综合征的诊断标准。诊断之前症状出现至少 6 个月，且近 3 个月症状符合以上诊断标准。

（三）常规治疗

1. 一般治疗

在饮食方面，功能性便秘患者应每天摄入足够的水分及膳食纤维；在运动方面，每天保持适当的运动能够促进结肠传输；在排便习惯上，应养成固定时间排便的习惯，排便时间不宜过长，排便时应尽量排除外界因素的干扰，不宜玩手机及看书，集中注意力，专注于排便。

2. 药物治疗

临床常用的药物包括容积性泻药、渗透性泻药、刺激性泻药、促动力药、微生态制剂、灌肠药及栓剂等。

（1）容积性泻药

容积性泻药是通过保留粪便中的水分，增加粪便的体积，使粪便变得松软，从而更易于排出体外。代表药物包括欧车前、麦麸、车前草、甲基纤维素及聚卡波非钙等。值得注意的是，临床使用这些药物时，应补充足够的液体，主要用于轻度功能性便秘患者。

（2）渗透性泻药

渗透性泻药是通过在肠腔内形成高渗状态，从而促进水和电解质分泌，增加肠道水分，使粪便变软，体积增加，促进肠道的蠕动，使粪便从体内排出。代表药物包括乳果糖、聚乙二醇、盐类泻药（如硫酸镁、磷酸钠）等。临床主要用于轻中度功能性便秘患者。乳果糖还有利于促进肠道益生菌的生长，特别适用于合并心功能不全和肾功能不全的老年功能性便秘患者。临床上使用盐类泻药应注意用量，过量易导致电解质紊乱，老年及肾功能不全患者应慎用。

（3）刺激性泻药

刺激性泻药是指刺激肠肌间神经丛的感觉神经末梢，促进肠道的收缩和蠕动，刺激肠腔液体分泌，从而促进大便排出的药物。临床主要用于重度功能性便秘的患者，只能短期使用。代表性药物包括二苯基甲烷类（如比沙可啶、匹可硫酸钠、酚酞类），蒽醌类（如鼠李皮、芦荟、番泻叶、大黄等），蓖麻油等。临床上蒽醌类药物长期使用会造成结肠黑变病，故不宜长期服用。

（4）促动力药

促动力药可直接作用于肠神经末梢，释放运动性神经递质，拮抗抑制性神经递质或直接作用于结肠平滑肌，促进肠道运动，达到排便的目的。临床主要用于排便次数少、粪便干硬的慢传输型便秘患者。代表性药物包括莫沙必利、普芦卡必利、伊托必利等。

（5）微生态制剂

微生态制剂含有健康人肠道正常菌群及其代谢物，可通过正常的菌群寄生于肠道，形成占位性保护，调整人体肠道菌群间的微生态平衡。研究表明，益生菌可改善功能性便秘患者的临床症状。临床常用的微生态制剂包括地衣芽孢杆菌活菌、双歧杆菌三联活菌、酪酸梭菌二联活菌散（常乐康）、枯草杆菌二联活菌颗粒（妈咪爱）等。

（6）灌肠药及栓剂

通过经肛给药，直接润滑肛门直肠内的粪便，刺激肠壁，促进直肠的排便反射，从而软化粪便，促进粪便排出。适用于粪便堵塞患者临时使用，临床常用药物包括开塞露、甘油栓、复方角菜酸酯制剂等。

3. 精神心理治疗

对于合并精神心理障碍和睡眠障碍的功能性便秘患者，应给予正确的心理疏导和医学认知，良好的心理健康状态和睡眠，可以改善便秘症状，如有严重的焦虑抑郁和睡眠障碍患者，可及时就诊心理相关科室，给予抗焦虑抑郁和改善睡眠的药物。

（四）中医药辨证论治

1. 热积秘证

治法：清热润肠。

方药：麻子仁丸加减；药用火麻仁、芍药、杏仁、大黄、厚朴、枳实等。

加减：若津液已伤者，可加生地、玄参、麦冬、玉竹养阴生津；若肺热气逆、咳喘便秘者，可加瓜蒌仁、苏子、黄芩、蜜紫菀清肺通便；若兼郁怒伤肝、易怒目赤者，加服更衣丸泻火通便；若燥热不甚或药后大便不爽者，可用青麟丸清泄湿热；若兼痔疮、便血者，可加槐花、地榆、玄参、黄柏清热凉血；若热势较盛、痞满燥实坚者，可用大承气汤峻下热结。

2. 寒积秘证

治法：温通散积。

方药：温脾汤加减；药用附子、大黄、芒硝、当归、干姜、人参、甘草等。

加减：若便秘腹痛者，可加枳实、厚朴、木香、乌药行气导滞；若腹部冷痛、手足不温者，加高良姜、小茴香、花椒、桂枝温中通阳。

3. 气滞秘证

治法：顺气导滞。

方药：六磨汤、四逆散加减；药用柴胡、白芍、炒枳壳、沉香粉、木香、乌药、瓜蒌仁等。

加减：若腹部胀痛甚者，可加厚朴、莱菔子、陈皮、香附理气消胀；若便秘腹痛、舌红苔黄、气郁化火者，可加黄芩、栀子、龙胆草、丹皮清肝泻热；若气逆呕吐者，可加半夏、陈皮、代赭石、苏梗降逆止呕；若七情郁结、忧郁寡言者，加合欢皮、香附、茯神、玫瑰花疏肝解郁；若跌仆损伤，腹部术后，便秘不通，属气滞血瘀者，可加红花、赤芍、桃仁、当归活血通便。

4. 气虚秘证

治法：益气润肠。

方药：黄芪汤加减；药用黄芪、生白术、火麻仁、陈皮、白蜜等。

加减：若乏力出汗者，可加党参、防风、山药、白芍益气和营；若排便困难、腹部坠胀者，可合用补中益气汤补气升阳；若气息低微、懒言少动者，可加用生脉散益气养阴；若肢倦腰酸者，可用大补元煎滋补肝肾、益气养血；若脘腹痞满、舌苔白腻者，可加白扁豆、生薏苡仁、砂仁、厚朴行气化湿；若脘胀纳少者，可加炒麦芽、砂仁、焦山楂、鸡内金消食开胃。

5. 血虚秘证

治法：滋阴养血，润燥通便。

方药：润肠丸加减；药用当归、生地、火麻仁、桃仁、枳壳等。

加减：若面白眩晕甚者，加玄参、何首乌、枸杞子、黄芪益气养血；若手足心热、午后潮热者，可加知母、胡黄连、玄参、黄柏养阴清热；若阴血已复、便仍干燥者，可用五仁丸润肠通便。

6. 阴虚秘证

治法：滋阴润燥。

方药：增液汤加减；药用玄参、麦冬、生地、火麻仁、当归、沙参、石斛等。

加减：若口干面红、心烦盗汗者，可加白芍、玉竹、石斛、知母养阴清热；若便秘干结如羊屎状者，加柏子仁、瓜蒌仁、杏仁、桃仁润肠通便；若胃阴不足、口干口渴者，可用益胃汤养阴生津；若肾阴不足、腰膝酸软者，可用六味地黄丸滋阴补肾；若阴亏燥结、热盛伤津者，可用增液承气汤增液通便。

7. 阳虚秘证

治法：温润通便。

方药：济川煎加减；药用当归、牛膝、附子、肉苁蓉、泽泻、升麻、枳壳等。

加减：若寒凝气滞、腹痛较甚者，加肉桂、木香、陈皮、甘松温阳行气；胃气不和、恶心呕吐者，可加半夏、砂仁、豆蔻、苏梗和胃降逆。

（五）临证经验

李学军教授在临床治疗过程中发现便秘患者尤以老年患者居多，人到老年，脾气渐衰，天癸渐竭，而出现气虚、津血亏，气虚则“无力行舟”，津血亏则“无水行舟”，临床注重补脾气，养津血，以补通塞治其本。糟粕长期停于肠中易导致气滞、血瘀等标证，调气祛瘀兼治其标。并且注重引导患者养成良好的饮食起居习惯。如此，疗效显著，屡起沉疴。

1. 补气养血，治其本

便秘表现为闭塞不通的症状，表现为实象，但老年便秘患者十之八九多因虚致闭，常伴有各种虚证的表现，其中以气虚、血虚为多。临床表现为粪质虽不干硬，但亦有排便困难，临厕努挣乏力，汗出气短，面白神疲，肢倦懒言者，多为气虚，临床常重用黄芪、党参、生白术等补气健脾，其中尤喜用生白术。生白术除具健脾补气之外，还有滋阴润肠之功，正如《本草正义》中言：“白术最富脂膏，故虽苦温能燥，而亦滋津液……万无伤阴之虑。”气得补则排泄糟粕有力推动，且气为津血之师，可推动大肠血和津液的输布。临床表现为大便干结，面色无华，口唇色淡，心悸气短，失眠多梦，健忘者，则血虚偏重，多选用当归、何首乌、熟地黄等养血补血，其中当归效果尤佳。如《本草正义》所云：“当归，其味甘而重，故专能补血，其气轻而辛，故又能行血，补中有动，行中有补，诚血中之气药，亦血中之圣药……佐之以攻则通，故能祛痛通便。”当归既能养血又可行血，且配伍通下类药物可兼制通下药的峻猛之性，防治结肠黑变病的发生。“大肠者，传导之官，变化出焉”，大肠得血滋养则传导之职可司；“津血同源”，血旺则大肠津液充足，肠道濡润，传输自然顺畅，便秘自除。

2. 调气祛瘀，治其标

气虚气必滞，糟粕作为实邪亦可阻滞气机，习惯性便秘多病程长，缠绵难愈，必兼气滞。故调气以畅达全身气机。调气主要分为肃降肺气和疏肝理气两个方面。肺主一身之气，肺与大肠相表里。诚如唐宗海在《医经精义·脏腑之官》所言：“大肠之所以能传导者，以其为肺之腑，肺气下达，故能传导。”李学军教授治疗便秘时重视肃降肺气，多加用瓜蒌仁、杏仁、苏子、桔梗、紫菀等，开上提下既可降气亦可润肠通便，肺气肃降则升降有序，大肠气顺则传导有度，有“提壶揭盖”“上窍开泄，下窍自通”之意。肝主疏泄，调畅全身气机，故临床多加用柴胡、枳实、木香、郁金、合欢花等疏肝理气。肝气得疏，气机调达，则气的升降出入平衡协调，气血津液输布正常，且患者情志得以舒畅。气滞气虚推动无力必致血瘀，慢性便秘患者大多兼有血瘀，临床多用赤芍、川芎、桃仁、莪术、酒大黄等祛瘀活血，瘀血祛则新血生。

3. 注重细节，调起居

老年习惯性便秘除与体质因素密切相关外，还与其饮食结构、生活习惯等多种因素有关,养成良好的生活习惯对于便秘的治疗也大有裨益。故临证需重视对患者饮食起居进行宣教和指导,包括:① 合理膳食,多食粗粮及含纤维丰富的食物。② 食后不宜长时间坐卧,应适当活动,并顺时针按揉腹部。③ 养成定时排便的习惯。④ 解除心理负担,保持心情舒畅。

(六) 病案举隅

陈某,女,63 岁。2019 年 8 月 8 日初诊。

主诉:反复大便干结难解十余年。

现病史:患者十余年前无明显诱因下出现排便次数减少,3～4 日一行,质干成球状,排便困难,平时无便意。就诊于当地医院,行肠镜检查未见明显异常。曾长期服用西药及中成药的通便药,现已效果不佳。刻下症:大便干结难解,4～5 日一行,便后神疲乏力,口干,时有头晕,纳差,腹胀痛,失眠多梦,小便尚调,舌淡暗,苔薄白少津,脉细弦。

既往史:平素体健。

辅助检查:2019 年 8 月 6 日无痛肠镜提示:未见明显异常。

辨证分析:患者素来脾胃虚弱,脾虚运化失司,气血津液生化乏源,肠道失于濡润,肠燥津亏,无力推动,则致大便燥结不通而成便秘;脾胃虚弱,运化无力,气机阻滞,故见便后神疲乏力,头晕纳差,腹胀痛;胃不和则卧不安,故见失眠多梦;老年习惯性便秘多病程长,缠绵难愈,糟粕长期停于肠中易致气滞血瘀,故见舌淡暗,苔薄白少津,脉细弦。

西医诊断:功能性便秘。

中医诊断:便秘　脾虚肠燥,气滞血瘀。

治法:健脾润燥,行气活血。

方药:黄芪汤加减。

黄芪 20 g,生白术 30 g,当归 15 g,火麻仁 30 g,莱菔子 20 g,杏仁 10 g,陈皮 10 g,枳壳 10 g,木香 10 g,桃仁 10 g,三七粉 3 g(冲),厚朴 10 g,生白芍 20 g,香附 10 g,知母 10 g,酸枣仁 10 g,柴胡 10 g,生甘草 6 g。水煎温服,每日 1 剂,早晚分服,共 14 剂。嘱其每日多食富含纤维的蔬菜、水果,饭后进行适量活动,顺时针按揉腹部,每日坚持定时排便。

二诊(2019 年 8 月 22 日):患者诉大便 2～3 日一行,粪质较前变软,饮食、睡眠较前好转,腹无胀痛,口干不苦,舌脉同前。上方去莱菔子、香附,加麦冬 15 g,玄参 15 g,继服药 2 周后,排便正常,诸症消失。停药观察 3 个月,便秘未再复发。

按　《素问·厥论》曰:“太阴之厥,则腹满胀,后不利。”《素问·举痛论》云:“热气留于小肠,肠中痛,瘅热焦渴,则坚干不得出,故痛而闭不通矣。”《景岳全书·秘结》言:“秘结证,凡属老人、虚人、阴脏人及产后、病后、多汗后,或小水过多,或亡血、失血、大吐、大泻之后,多有病为燥结者,盖此非气血之亏,即津液之耗。凡此之类,皆须详查虚实,不可轻用芒硝、大黄、巴豆、牵牛、芫花、大戟等药。”人到老年脾气渐衰,便秘以脾虚为本,多兼夹气滞血瘀等标实之象,以本虚标实、虚实夹杂多见。本案患者属脾虚肠燥、气滞血瘀之证,当用健脾润燥、行气活血之法,予黄芪汤加减治之。方中黄芪、生白术健脾补气,脾运则气血生化有源,其中生白术富脂膏,除具健脾补气之外,还有滋阴润肠之功;火麻仁、当归、生白芍、炒莱菔子、桃仁,取其性滑质润,养血活血,润肠通便;苦杏仁、厚朴、枳壳又可肃降肺气,肺气肃降则升降有序,大肠气顺则传导有度;木香、香附、陈皮、柴胡疏肝理气、导滞止痛,气机调达,则气血津液输布正常;三七粉祛瘀活血,瘀血祛则新血生;酸枣仁养心安神,知母滋阴润燥,又可稍清内热；生甘草调和诸药，提示具补脾益气、缓急止痛之功。诸药配伍，标本兼治，健脾补气，养血活血，理气化瘀，润肠通便。二诊患者症状较前明显好转，大便2～3日一行，粪质较前变软，睡眠可，腹无胀痛，口干不苦。患者气已顺，瘀渐除，然有津伤之嫌，故去莱菔子、香附，加麦冬、玄参。继服药2周后，排便正常，诸症消失，随诊未再犯。

十六、肝硬化

肝硬化(hepatic cirrhosis)是由不同病因引起的肝脏慢性、进行性、弥漫性病变，主要病理变化是在肝细胞广泛变性坏死基础上肝脏纤维组织增生，形成再生结节和假小叶，导致正常肝小叶和血管解剖结构的破坏。临床上出现肝功能损害和门静脉高压的相应表现，晚期可出现多种并发症。依据肝损伤病因及病史、典型的肝功能损害及门静脉高压症状、体征及实验室和辅助检查结果，失代偿期肝硬化诊断并不困难；代偿期肝硬化的诊断则需结合多种检查手段。肝硬化的治疗效果有限，提倡病因治疗为主的综合治疗。肝移植是目前失代偿期肝硬化治疗最有效的方法。

(一) 病因和发病机制

肝硬化的病因多样，各种慢性肝脏疾病几乎均可引起肝脏的纤维化，最终导致肝硬化。临床常见的病因包括感染性因素(病毒性肝炎、寄生虫病)、化学损伤性因素(酒精性、药物性、毒物性肝病等)、自身免疫性因素(自身免疫性肝炎、原发性胆汁性胆管炎、原发性硬化性胆管炎等)、胆汁淤积性因素(先天性胆道闭锁、进行性家族性肝内胆汁淤积等)、代谢性及遗传性因素(非酒精性脂肪性肝病、Wilson病、遗传性血色病、糖原累积病等多种遗传代谢性肝病)、血管性因素(肝外门静脉阻塞、肝窦阻塞综合征、右心血液回流障碍等)。

1. 病毒性肝炎

慢性HBV、HCV或HBV重叠HDV感染均可能发展到肝硬化，其中慢性HBV感染是我国肝硬化的主要病因，HCV导致的肝硬化近年来呈上升趋势。病毒性肝炎发展到肝硬化的病程长短不一，少则数月，多则数十年。

2. 酒精性肝病

酒精性肝病是欧美国家最常见的肝硬化原因，近年来我国的发病率也有所增加。

3. 非酒精性脂肪性肝炎

非酒精性脂肪性肝炎是非酒精性脂肪性肝病发展到肝硬化的必经阶段。

4. 自身免疫性疾病

自身免疫性肝炎(autoim-mune hepatitis，AIH)、原发性胆汁性胆管炎(primary biliary cholangitis，PBC)、原发性硬化性胆管炎(primary sclerosing cholangitis，PSC)等免疫性疾病可最终发展成肝硬化。此外，系统性红斑狼疮等全身自身免疫性疾病在肝脏的损害也可表现为肝硬化。

5. 遗传代谢性疾病

很多遗传代谢性疾病，如肝豆状核变性(Wilson病)、血色病、半乳糖血症、01-抗胰蛋白酶缺乏症、糖原贮积症、酪氨酸血症等均可导致肝硬化。在我国以肝豆状核变性及血色病较为常见，分别为先天性铜代谢异常及铁代谢异常导致铜及含铁血黄素沉积在肝脏或其他脏器引起的疾病。

6. 其他

长期服用或接触双醋酚酊、甲基多巴、四环素、异烟肼、磷、砷、四氯化碳等化学毒物或药物导致的中毒性或药物性肝炎；Budd-Chiari 综合征、慢性充血性心力衰竭、慢性缩窄性心包炎以及肝窦阻塞综合征等引起的淤血性肝损伤；各种原发性和继发性因素导致的长期慢性肝内外胆管梗阻、胆汁淤积及长期营养不良等原因均可引起肝硬化。

（二）诊断

肝硬化应依据肝功能减退和门静脉高压的临床表现、影像学和内镜检查、实验室检查结果等综合诊断，诊断困难者可行肝穿刺活体组织检查，同时应尽量进行病因筛查。临床上根据代偿期和失代偿期的不同，诊断标准也有所不同。

1. 代偿期肝硬化的诊断标准（满足下列四条之一）

（1）组织学符合肝硬化诊断。

（2）内镜显示食管胃底静脉曲张，排除非肝硬化性门静脉高压。

（3）B 超、CT 等影像学检查提示肝硬化或者门静脉高压。

（4）无影像学、组织学及内镜检查者，如以下 4 条异常指标存在 2 项即可提示存在肝硬化：$PLT<10\times10^9/L$，且无其他原因可以解释；血清 $ALB<35\ g/L$，排除营养不良或肾脏疾病等其他原因；$INR>1.3$ 或 PT 延长（停用溶栓或抗凝药 7 天以上）；AST/ PLT 比率指（APRI）：成人 APRI 评分>2。

2. 失代偿期肝硬化的诊断标准

（1）具备肝硬化的诊断标准。

（2）在肝硬化基础上，出现门静脉高压并发症和（或）肝功能减退，如腹水、食管胃底静脉曲张破裂出血、肝性脑病、肝肾综合征、黄疸、肝掌、蜘蛛痣等。

（三）常规治疗

肝硬化一旦确诊，应早期及时治疗，预防并发症，定期复查。常规治疗主要包括病因治疗、抗炎抗纤维化治疗、并发症的治疗。

1. 病因治疗

临床上通过各种检查明确肝硬化的病因后，应根据病因的不同针对性地治疗。如 HBV、HCV 所致的肝硬化抗病毒治疗可参考《慢性乙型肝炎防治指南（2019 更新版）》和《丙型肝炎防治指南（2019 更新版）》。酒精性肝硬化治疗可参考《酒精性肝病防治指南（2018 更新版）》。非酒精性脂肪性肝病的治疗可参考《非酒精性脂肪性肝病防治指南（2018 更新版）》。自身免疫性肝病所致肝硬化可分别参考《自身免疫性肝炎诊断和治疗共识（2018）》和《原发性胆汁性肝硬化的诊断和治疗共识（2015）》和《原发性硬化性胆管炎诊断和治疗专家共识（2015）》。

2. 抗炎抗纤维化治疗

对于一些患者，无法进行病因治疗或者已经经过充分的病因治疗后仍存在肝炎肝纤维化进展，可以选择抗炎抗纤维化的治疗。临床上包括：① 抗炎类药物，如异甘草酸镁、甘草酸二铵、复方甘草酸铵等。② 肝细胞膜修复保护剂，如多烯磷脂酰胆碱。③ 解毒类药物，如谷胱甘肽、乙酰半胱胺酸、硫普罗宁等。④ 抗氧化类药物，如水飞蓟素类、双环醇等。⑤ 降酶药物，如联苯双酯。⑥ 改善肝细胞能量代谢，如腺苷三磷酸、辅酶 A、维生素类等。

3. 并发症的治疗

肝硬化常见并发症包括腹水、消化道出血、感染、肝性脑病、肾功能损伤、脾大脾功能亢进、肝肺综合征、门静脉血栓、肝硬化心肌病，临床可评估患者的病情，根据并发症的不同对症治疗。

（四）中医药辨证论治

1. 肝气郁结证

治法：疏肝理气。

方药：柴胡疏肝散；药用柴胡、白芍、枳壳、香附、川芎、陈皮、炙甘草。

加减：兼脾虚证者，加四君子汤益气健脾；伴有苔黄、口干苦、脉弦数、气郁化火者，加丹皮、栀子、黄连、茵陈清肝泻火；伴有头晕、失眠、气郁化火伤阴者，加制首乌、枸杞、生地、酸枣仁养阴安神；胁下刺痛不移、面青、舌紫者，加元胡、丹参、三七粉、郁金化瘀止痛；精神困倦、大便溏、舌质淡体胖苔白腻、脉缓、寒湿偏重者，加干姜、砂仁、豆蔻、石菖蒲芳香化湿。

2. 水湿内阻证

治法：运脾化湿，理气行水。

方药：实脾饮；药用白术、熟附子、干姜、木瓜、大腹皮、茯苓、厚朴、木香、草果、薏苡仁、车前子、甘草。

加减：水湿过重者，加桂枝、猪苓、泽泻、通草渗湿利水；气虚明显者，加人参、黄芪、山药、黄精益气健脾；胁满胀痛者，加柴胡、郁金、青皮、砂仁疏肝理气。

3. 湿热蕴结证

治法：清热利湿，攻下逐水。

方药：中满分消丸合茵陈蒿汤；药用黄芩、黄连、知母、厚朴、枳实、陈皮、茯苓、猪苓、泽泻、白术、茵陈蒿、栀子、大黄、甘草。

加减：热毒炽盛、黄疸鲜明者，加龙胆草、半边莲、白花蛇舌草、虎杖清热利湿；小便赤涩不利者，加陈葫芦、马鞭草、车前草、白茅根利尿通淋；热迫血溢、吐血、便血者，去厚朴，加水牛角、生地、丹皮、生地榆凉血止血；昏迷属热入心包者，鼻饲安宫牛黄丸清热开窍。

4. 肝肾阴虚证

治法：滋养肝肾，活血化瘀。

方药：一贯煎合膈下逐瘀汤；药用生地、沙参、麦冬、阿胶（烊）、牡丹皮、当归、赤芍、白芍、枸杞子、川楝子、丹参、桃仁、红花、枳壳。

加减：内热口干、舌红少津者，加天花粉、玄参、山药、玉竹养阴生津；腹胀明显者，加莱菔子、大腹皮、厚朴、香橼皮行气消胀；阴虚火旺者，加知母、黄柏、天冬、石斛清热养阴；低热明显者，加青蒿、地骨皮、白薇、鳖甲退热除蒸；鼻衄甚者，加白茅根、旱莲草、地榆、茜草凉血止血。

5. 脾肾阳虚证

治法：温补脾肾。

方药：附子理中丸合五苓散，或《济生》肾气丸合五苓散；药用熟附子、干姜、党参、白术、猪苓、茯苓、泽泻、猪苓等。偏于脾阳虚者用附子理中丸合五苓散，偏于肾阳虚者用《济生》肾气丸合五苓散。

加减：腹部胀满、食后较甚者，在附子理中丸合五苓散基础上加木香、砂仁、厚朴、大腹皮行气消胀；如面色灰暗、畏寒神疲、脉细无力者，可在《济生》肾气丸合五苓散基础上加巴戟天、仙灵脾、仙茅、黄芪温肾益气；如腹壁青筋显露者，加赤芍、桃仁、川芎、郁金活血化瘀。

6. 瘀血阻络证

治法：活血行气，化瘀软坚。

方药：膈下逐瘀汤；药用当归、川芎、赤芍、桃仁、红花、丹参、乌药、延胡索、牡蛎、郁金、炒五灵脂、枳壳。

加减：瘀积明显者，加炮山甲、蛰虫、水蛭、鳖甲消瘀化积；腹水明显者，加葶苈子、瞿麦、槟榔、大腹皮行气利水；若兼见气虚者，加白术、人参、黄芪、山药益气健脾；兼见阴虚者，加鳖甲（研末冲服）、石斛、沙参、百合养阴软坚；兼见湿热者，加茵陈、白茅根、猪苓、虎杖清热利湿。

（五）临证经验

1. 病虽在肝，实为脾失健运

肝硬化腹水属于中医“臌胀”范畴，是中医风、痨、臌、膈四大顽症之一，病情缠绵难愈。臌胀是根据腹部膨胀如鼓而命名，在早在《灵枢 · 水胀》就有“腹胀……色苍黄，腹筋起，此其候也”的记载，由于病因病机不同，又有“气鼓”“血鼓”“水鼓”“虫鼓”之称，但气、血、水三者互相牵连为患，仅有主次之分，而非单独为病。李学军教授认为本病病因比较复杂，病机往往虚实互见，但均与肝、脾有关，而病变中心主要在脾，这是因为肝病日久，有乘克脾土之转归，《金匮要略》由此而总结出“见肝之病，知肝传脾，当先实脾”的规律。《素问 · 至真要大论》曰：“诸湿肿满，皆属于脾。”说明湿与脾的关系非常密切。湿郁中焦，影响脾运，或脾阳（气）虚，中土不运，导致三焦不通，决渎失职，进一步妨碍水液之运行，致湿郁于中，引起肿满，前者为邪气为病，后者为本气自病，但总以妨碍脾之运化，脾失所司，则津液气化凝滞，肿满随之而生，臌胀多由此发。总之，李学军教授认为本病病因虽较复杂，但病机总关乎脾，或湿郁困脾，或脾虚湿停。

2. 治当理脾，先运脾后健脾

关于臌胀的治疗古今历来多有歧见，有主张攻逐水饮的，有提倡温阳化气的，有强调活血祛瘀的，或主张攻补兼施者。李学军教授认为本病主要由于脾之运化有碍引起，故治疗当以理脾为主，脾能得以运化，水湿无从而生。因此，李学军教授治疗本病，常以运脾法为先，邪去胀消后再健脾运化，扶正培本至为重要。

运脾，临证常用张锡纯之“鸡胵汤”“鸡胵茅根汤”加减，张氏认为：“是臌胀者，当以理脾胃为主也。”李学军教授亦持此观点。方中鸡内金善化有形瘀积，直入于脾；白茅根，系取其行气利水之作用，正如张锡纯所云：“故凡气之郁而不畅者，茅根皆能畅达之。善利水又善理气，故能佐鸡内金，以奏殊功也。”加减之法为：① 有气滞之证，制厚朴、炒莱菔子、炒陈皮、砂仁当用，厚朴用生姜一味加工的名姜厚朴或制厚朴，入脾、胃、大肠三经，有下气散满、燥湿破积之功用；陈皮、砂仁等乃促脾胃运化、升发中焦气机之品，常佐以炒莱菔子、炒谷麦芽等。② 有血瘀之证，南红花、酒丹参、炒桃仁当用，均取入血行肝之效。③ 有积块之证，炙鳖甲、京三棱、蓬莪术当用，炙鳖甲为醋炙酥用，入肝、脾二经，有滋阴潜阳、软坚散结、消癥瘕的作用；京三棱、蓬莪术均能破血，配伍使用，可加强消坚破积之力。李学军教授强调，攻坚破积之剂，用之不当，易使正气受伤，故对虚弱之人应与参、芪同用，以顾护正气。有黄疸者则又重用绵茵陈，以其能入足太阳膀胱经，泄脾胃之湿热，使邪从下解。

邪气胀满消除后，当以健脾为主，临证常用四君子汤，此方出自《太平惠民和剂局方》，李学军教授用其验之临证甚效。健脾之中，李学军教授喜加生姜、大枣，生姜“解郁调中，畅胃口，而开痰下食”，用生姜少许佐使群药殊有奇功；大枣乃脾经血分之药，“补剂加运之，以发脾胃升腾之气”。姜、枣同用健运脾胃，调运中州甚佳。

3. 逐水虽猛，但决不可妄为

肝硬化臌胀多属水臌，腹水增长较快者，病势急迫，非逐水不足以缓其急迫，但此只用于正气未伤，饮食不减，溲少便秘，体实者。李学军教授认为，运用逐水攻下治臌胀，应当视患者的体质和标本缓急，权宜暂用，掌握用量，小量开始，逐渐增加药力，衰其大半而止。决不可任意妄为，以免逐水攻下既伤脾胃，更损人体阴津。在选方药上，如有可攻之证，欲攻下者，亦不可妄投十枣汤、舟车丸之属，可参考傅氏决流方(黑牵牛子、制甘遂、肉桂、车前子)。方中黑牵牛子、制甘遂逐水，肉桂温通肾阳，车前子利水而不伤阴，共奏温阳逐水之功。因阳虚腹水是为顺候，阴虚腹水乃属逆候，病情更为深层，阴虚隐生内热，阳气亦易浮动。阴津不足，血脉枯涩，脉络不畅，易出现热伤血络，邪陷心包，致消化道出血及肝性脑病。故有“阳虚易治，阴虚难疗”，此乃经验之谈。

(六) 病案举隅

张某，男，51 岁。2021 年 5 月 6 日初诊。

主诉：反复腹部膨满 3 年，加重 1 月。

现病史：患者 3 年前因饮酒出现腹部逐渐膨满，遂就诊于当地医院，完善相关检查，诊断为酒精性肝硬化，经对症治疗后病情好转出院。后患者未能控制饮酒，反复因腹水住院治疗。1 月前患者腹部膨满再犯，为求进一步治疗，特来我科就诊。刻下症：腹部胀大，绷急如鼓，胀满不适，皮色发黄，纳少，阴囊水肿按之凹陷，便干三日未行，小便色黄而短，痰多色白，口干不喜饮水，舌质紫暗，苔黄厚腻，脉弦滑数。

既往史：既往有酒精性肝硬化病史。

辅助检查：无。

辨证分析：患者嗜酒数年，酒食不节伤及肝脾，肝气犯脾，脾失健运，水湿内停，湿聚成痰，痰郁日久化热，痰湿阻滞，脾被湿困，以致水湿与酒郁滞化热，下注肾囊则阴肿，上行熏蒸则发黄，形成臌胀瘀结黄疸。舌质紫暗、苔黄厚腻、脉弦滑数乃湿热蕴结之象。

西医诊断：肝硬化失代偿期。

中医诊断：臌胀　湿热蕴结证。

治法：健脾散结，利湿行水。

方药：中满分消丸合茵陈蒿汤加减。

茯苓 20 g，猪苓 20 g，泽泻 15 g，黄连 6 g，黄芩 10 g，姜半夏 9 g，枳壳 10 g，厚朴 10 g，太子参 15 g，枳椇子 15 g，生白术 15 g，陈皮 10 g，砂仁 6 g，豆蔻 6 g，京三棱 9 g，莪术 9 g，知母 10 g，茵陈 15 g，栀子 10 g，甘草 6 g。水煎温服，每日 1 剂，早晚分服，共 5 剂。

二诊(2021 年 5 月 11 日)：服药 5 剂腹胀较前好转，时有腹痛，皮黄色较前好转，情绪急躁易怒，口干苦，大便偏干，纳可，舌红，苔薄黄，脉弦滑。遂按上方去砂仁、豆蔻、黄连，加槟榔 10 g，麦冬 20 g，夏枯草 15 g。水煎温服，每日 1 剂，早晚分服，共 7 剂。

三诊(2021 年 5 月 18 日)：7 剂服后，小便颜色由深变浅，大便亦畅，腹胀减轻。守上方继服 7 剂。

四诊(2021 年 5 月 25 日)：服药后腹胀大减，囊肿全消，脉滑数之象已不明显，且皮黄消除。因舌瘀紫色未退，仍按上方服用，再服 14 剂，病已去八九，纳食知味，舌苔白，质色较暗，腹部稍膨，胀感已除，嘱其继服以促后效，防止复发。

按　本案患者为肝硬化失代偿期，证属中医“臌胀”。李学军教授引《金匮要略》：“见肝之病，知肝传脾，当先实脾。”《素问・至真要大论》“诸湿肿满，皆属于脾”及《张氏医通・腹满》“嗜酒之人，病腹胀如斗，此得之湿热伤脾。胃虽受谷，脾不输运，故成痞胀”等理论，认为本病主要由于脾之运化障碍引起，故治疗当以理脾为主，脾能得以运化，水湿无从而生。治当健脾散结、清利湿热、理气化瘀，从中焦论治，予中满分消丸合茵陈蒿汤加减。方中太子参、白术健脾利水；茯苓、猪苓、泽泻、茵陈利水渗湿，使湿热从下焦而去；枳椇子解酒毒，止渴除烦，止呕，利大小便；黄连、黄芩、栀子清热燥湿；半夏、枳壳、厚朴、陈皮行气利水，化痰燥湿；砂仁、豆蔻化湿行气；三棱、莪术活血化瘀；知母清热滋阴，防止利水太过；甘草益气补中，调和诸药。全方共奏健脾益气、清热利湿、行气活血之功。二诊症状较前好转，利水太过伤阴，阴虚内热，故见便干口苦，情绪急躁易怒，故加槟榔行气导滞，麦冬滋阴清热，夏枯草清肝泻火、散结消肿。三诊诸症均见明显好转，继服 7 剂。四诊诸症消失，舌见瘀象，再服 14 剂善后，疗效彰显，随诊未见复发。

十七、急性胰腺炎

急性胰腺炎(acute pancreatitis，AP)是临床常见的消化系统急症之一，首先由荷兰解剖学家 NicholaesTulp(1593—1674 年)描述。目前 AP 被认为是由多种病因导致的胰腺组织自身消化所致胰腺水肿、出血及坏死等炎性损伤。急性腹痛是其主要临床症状，常较剧烈，多位于中左上腹甚至全腹，部分病人腹痛向背部放射，病人病初可伴有恶心、呕吐和轻度发热，伴有血淀粉酶或脂肪酶升高，多数患者病情轻，预后好；少数患者炎症放大，出现持续器官功能障碍及胰腺坏死感染，病死率高。

（一）病因和发病机制

急性胰腺炎最常见的两个病因是胆石症及饮酒，其他因素包括高甘油三酯血症、胰管阻塞、食物过量、特殊感染、外伤及手术等。部分患者的致病因素不是单一的，而是复合因素共同作用所致。

1. 胆道疾病

胆石症及胆道感染等是 AP 的主要病因，其中胆石症最为常见，胆源性 AP 在 AP 病因构成比中约占 40%。由于 70%～80%的胰管与胆总管汇合成共同通道开口于十二指肠壶腹部，一旦结石、蛔虫嵌顿在壶腹部，或胆管内炎症或胆石移行时损伤 Oddi 括约肌等，都将使胰管流出道不畅，产生胰管内高压。微小胆石(长径＜3 mm)容易导致 AP，但因其在胆道系统内的流动性及常用影像学方法难以识别，增加了临床诊断的困难。

2. 饮酒

酒精性 AP 在 AP 病因构成比中约占 30%。50～80 g/d 的酒精摄入量即可导致 AP，对于女性，酒精导致 AP 的阈值可降低至 40 g/d。酒精在胰腺中通过氧化和非氧化通路得以代谢，氧化通路中产生的大量活性氧促进胰酶提前激活并损伤线粒体。同时，非氧化代谢通路中产生的大量游离脂肪酸乙酯导致胰腺腺细胞中 Ca^{2+} 水平明显增加，也可促进胰酶提前活化。

3. 高甘油三酯血症

高甘油三酯血症(hypertriglyceridemia，HTG)在 AP 病因构成比中位居第 3 位，约 10%。高甘油三酯血症胰腺炎(hypertriglyceridemia pancreatitis，HTGP)在中青年(<50 岁)患者中相对多见，男性多于女性；而胆源性胰腺炎更常见于老年患者(>70 岁)。

4. 胰管阻塞

胰管结石、蛔虫、狭窄、肿瘤(胰腺导管内乳头状黏液肿瘤、壶腹周围癌及胰腺癌)均可引起胰管阻塞和胰管内压升高。胰腺分裂症是一种胰腺发育过程中主、副胰管未融合的先天性发育不全，大部分胰液经狭小的副乳头引流，容易发生引流不畅，导致胰管内高压，常导致 AP 反复发作。

5. 食物

胆石、饮酒、HTG 及胰管阻塞所导致的 AP，常因进食较多动物脂肪、高胆固醇、红肉及蛋类而促进其发病，可能与这些食物诱导胰酶分泌有关，大量胰液不能充分引流，胰管内压力增加。

6. 手术、创伤与内镜诊疗

手术、腹部钝挫伤等损伤胰腺组织或导致胰腺严重血液循环障碍，可引起 AP。经内镜逆行胆胰管造影(endoscopic retrograde cholangiopancreatography，ERCP)术后 AP 发生率约为 3.5%。年轻患者、十二指肠乳头球囊扩张、逆行胰管注射造影剂、括约肌预切、Oddi 括约肌功能异常被认为是 ERCP 术后 AP 的高危因素。经口推进式小肠镜的长时间操作，也可以引发 AP。

7. 药物

药物性 AP 分为 2 型：① Ⅰ型：AP 的复发与某种药物存在明确的相关性，再给药之后可在数小时至数天期间 AP 复发，其中Ⅰa 型没有混杂其他 AP 因素；Ⅰb 型可能混有其他 AP 病因。② Ⅱ型：不符合Ⅰ型，但服药与 AP 的发生有时间关联。涉及这两型的药物多达 120 种，包括胺碘酮、全反式视黄酸、硫唑嘌呤、地塞米松、依那普利、呋噻咪、氢化可的松、异烟肼、氯沙坦、辛伐他汀、丙戊酸、美沙拉秦、甲硝唑、四环素等，这些药物性 AP 多以病例报道为主，其与 AP 的因果关联证据依然不足。

药物性 AP 的可能机制有：① 高敏反应，潜伏期可达 4～8 周，与剂量无关，如硫唑嘌呤、甲硝唑、四环素等。② 药物蓄积的毒性反应，可在某种药物使用后数月发生，如丙戊酸；一些引起 HTG 的药物也属于此类。药物性胰腺炎通常比较轻，常可自限。

8. 感染、局部及全身炎症

急性胰腺炎可继发于腮腺炎病毒、柯萨奇病毒、EB 病毒、轮状病毒、支原体等多种感染，常随感染痊愈而自行缓解。十二指肠降段疾病，如球后穿透溃疡、邻近十二指肠乳头的肠憩室炎可波及胰腺。各种自身免疫性血管炎、胰腺血管栓塞等血管疾病可影响胰腺血供。

9. 遗传

钙感应受体(calcium-sensing receptor，CASR)、胰蛋白酶原基因(trypsinogen gene，PRSS1)和胰蛋白酶抑制剂基因(trypsin inhibitor Kazal type 1，SPINK1)的突变/上调、囊性纤维化跨膜调节因子(cysticfibrosis transmembrane regulator，CFTR)的变异参与 AP 发病。仍有一些 AP 病因不明，称为特发性 AP；由于微胆石所致 AP 临床诊断困难，占特发性 AP 病因的 60%～80%。

（二）诊断

任何有急性、持续中上腹痛，难以解释的休克或血尿淀粉酶增高的患者，均应考虑急性胰腺炎的可能。急性胰腺炎的诊断标准为：① 与急性胰腺炎相符合的腹痛症状。② 血清淀粉酶和/或脂肪酶至少高于正常上限 3 倍。③ 腹部影像学检查符合急性胰腺炎影像学改变。具有上述 3 项的 2 项标准可诊断急性胰腺炎。

1. 症状及体征

患者常呈急性腹痛，起病较急，多有较明确起病时间，腹痛常较剧烈且持续不缓，多位于中左上腹，甚至全腹，部分患者腹痛向背部放射。患者病初可伴有恶心、呕吐，轻度发热。体检可发现腹肌紧张，中上腹压痛，肠鸣音减少，轻度脱水貌。

2. 实验室检查

淀粉酶：急性胰腺炎起病后 2～12 小时开始升高，48 小时开始下降，持续 3～5 天。起病 6 小时后，血淀粉酶＞500 U/L 或 12 小时后尿淀粉酶＞1000 U/L 可作为参考。血清酶活性高低与病情严重程度无相关性。

脂肪酶：急性胰腺炎时血清脂肪酶水平增高与淀粉酶平行。血清脂肪酶于起病后 24～72 小时开始升高，持续 7～10 天，其敏感性和特异性均略优于血淀粉酶，但脂肪酶增高持续时间较长，有助于发作后胰腺炎的诊断。

3. 影像学检查

腹部超声：轻型 AP 时，可见胰腺弥漫性、均匀地增大，外形饱满，界限模糊，内部回声减弱，但比较均匀，也可有胰腺局部肿大。重症 AP 时，胰腺实质肿胀，失去正常形态，内部回声不规则，可表现为回声减弱或增强，或出现无回声区，回声的改变取决于胰腺坏死和内出血的情况。B 超还可用于判断有无胆道结石和胰腺水肿、坏死。

腹部 CT：胰腺 CT 平扫有助于 AP 起病初期明确诊断，胰腺增强 CT 可精确判断胰腺坏死和渗出的范围，并判断胰腺外并发症是否存在，通常建议起病 5～7 天后进行。

（三）常规治疗

1. 内科治疗

（1）禁食：发病早期严格禁食，轻型一般禁食 4～7 日，当疼痛减轻、发热消退、白细胞计数和血、尿淀粉酶降至正常后即可进食，可先给予少量无脂流质，数日后逐渐改为低脂低蛋白饮食，若有复发表现，需再度禁食。重型病人则需禁食 2 周以上。

（2）维持水、电解质及酸碱平衡：由于病人有呕吐、禁食、胃肠减压等情况，所以全部病人均应静脉补液。补液中除输注晶体溶液外，还应酌情补充血浆、白蛋白或全血等胶体溶液，另要及时补充钾离子和钙离子。

（3）解痉、镇痛：剧痛能产生或加重休克，使胰液分泌增加，应积极采取措施加以控制。常用解痉镇痛药有阿托品、654-2、冬眠灵、杜冷丁等。

（4）控制感染：急性胰腺炎一旦并发细菌感染，多较难控制，特别是发生胰腺脓肿后病死率极高，故主张早期应用抗生素。发病初期由于对病原菌不甚清楚，抗生素应选择广谱药物，如第三代头孢菌素，另外需兼顾厌氧菌的治疗。

（5）H_2 受体拮抗剂：可有效地抑制胃酸分泌而减少胰液分泌。

（6）生长抑素及其类似制剂：生长抑素具有抑制胰腺的基础分泌和受刺激后的分泌，减少胰酶的含量,因而对胰腺细胞有保护作用。生长抑素的类似制剂有 8 肽和 16 肽的人工合成品,临床最常用的是施他宁,因施他宁在体内的半衰期较短,仅为 3 分钟左右,因此多采用持续静脉滴注给药的方法,将 3 mg 施他宁溶于 5%葡萄糖溶液或生理盐水 500 mL 内,首次负荷量以 250 μg/h 速度持续静脉滴注,以后 3.5 μg/(kg · h),至症状改善时停药。急性胰腺炎的疗程一般为 3～5 天,重症急性胰腺炎为 5～7 天甚至更长。

(7) 糖皮质激素:对于激素的应用尚有争论,多数人倾向有下列情况可考虑应用糖皮质激素:① 重症急性胰腺炎伴休克。② 发生败血症。③ 发生急性呼吸窘迫综合征。④ 有糖皮质功能不全的表现。

(8) 经鼻空肠置管:肠内营养。

2. 手术治疗

适用于急性坏死性胰腺炎。在成人主张非手术疗法日益增加,但小儿非手术疗法死亡率仍很高。有报道早期手术能减轻小儿坏死性胰腺炎的死亡率,但小儿强刺激耐受性差,故手术方式宜简不宜繁,宜小不宜大。一般进行胰包膜切开及腹腔引流即可,与成人扩大手术野的观点不同。

(四) 中医药辨证论治

早期:

1. 肝郁气滞证

治法:疏肝理气。

方药:柴胡疏肝散合清胰汤加减;药用醋柴胡、枳壳、泽泻、川芎、陈皮、法半夏、厚朴、郁金、丹参、白芍、大黄、生甘草等。

加减:若兼瘀象者,加延胡索、莪术、丹参、赤芍活血化瘀;若兼热象者,加黄连、吴茱萸、蒲公英、茵陈清热利湿;若寒湿中阻、腹胀、舌苔白腻者,可加乌药、肉桂、砂仁、白豆蔻温中化湿。

2. 肝胆湿热证

治法:清利肝胆湿热。

方药:茵陈蒿汤合龙胆泻肝汤或清胰汤加减;药用茵陈、龙胆草、大黄、栀子、柴胡、枳实、木香、黄连、延胡索、黄芩、车前子、通草、生地黄、当归。并发黄疸时可从阴黄、阳黄辨证论治。

加减:若胁痛较甚者,可加郁金、川楝子、香附、白芍理气止痛;若热毒内盛、心烦懊恼者,可加黄柏、蒲公英、连翘、金银花清热解毒;若恶心呕吐者,可加橘皮、竹茹、半夏、苏梗和胃降逆。

3. 结胸里实证

治法:通里攻下,理气活血。

方药:清胰汤合大陷胸汤加减;药用柴胡、黄芩、枳实、厚朴、丹皮、元胡、川栋、生大黄、芒硝(冲服)、甘遂末等。

加减:若砂石阻滞者,可加金钱草、海金沙、鸡内金、郁金利胆排石;恶心呕逆明显者,加姜半夏、苏梗、竹茹、陈皮降逆止呕;发热甚者,加金银花、连翘、黄连、虎杖清热解毒。

4. 瘀热(毒)互结证

治法:清热泻火,祛瘀通腑。

方药：泻心汤或大黄牡丹皮汤合膈下逐瘀汤加减；药用大黄、黄连、黄芩、当归、川芎、桃仁、红花、赤芍、延胡索、生地黄、丹参、厚朴、炒五灵脂、牡丹皮、芒硝等。

加减：毒热重者，酌情加用黄连解毒汤、犀角地黄汤、清胰解毒汤、安宫牛黄丸等清热解毒，凉血开窍。AP病程中常常因炎症反应或继发感染而发热，后期残余感染或积液等导致正虚邪恋证而发热，需要顾护阳气而不得专于清热解毒。

5. 内闭外脱证

治法：通腑逐瘀，回阳救逆。

方药：小承气汤合四逆汤加减；药用生大黄、厚朴、枳实、熟附子、干姜、甘草、葛根、赤芍、红花、生晒参，并发神志改变等胰性脑病时，进行相应辨证论治。

加减：若神昏谵语者，可配服安宫牛黄丸、至宝丹清热解毒，镇惊开窍；若动风抽搐者，加用钩藤、石决明，另服羚羊角粉或紫雪丹清热开窍，镇静息风；若衄血、便血、肌肤瘀斑重者，可加地榆炭、侧柏叶炭、紫草、茜根炭凉血止血；大便不通、腹满烦痛者，乃热毒炽盛所致，可加芒硝、枳实、木香、槟榔行气导滞。

后期：

1. 脾气虚证

治法：益气健脾。

方药：补中益气汤加减；药用黄芪、人参、当归、橘皮、升麻、柴胡、白术、丹参、炙甘草等。

加减：中焦阳虚明显者，可加理中汤加减温中健脾；脾虚湿盛者，可加参苓白术散加减健脾渗湿。

2. 气阴两伤证

治法：益气养阴。

方药：生脉散合益胃汤加减；药用人参、麦冬、五味子、生地、玄参、玉竹、北沙参等。

加减：若兼烦热口干，舌红，脉细弦者，加丹皮、栀子、赤芍、黄芩清热除烦；如腹中冷痛，畏寒喜温，舌苔白者，加肉桂、吴茱萸、当归、甘松温中止痛。

3. 中焦虚寒、肝脾不和证

治法：温中补虚，和里缓急。

方药：小建中汤加减；药用饴糖、桂枝、芍药、生姜、大枣、炙甘草、丹参等。

加减：若脾虚胃弱明显者，可配服香砂六君子汤以健脾和胃。

4. 寒热错杂证

治法：寒热平调，消痞散结。

方药：半夏泻心汤加减；药用半夏、黄连、黄芩、干姜、大枣、人参、丹参、甘草等。

加减：泛吐清水较多者，加干姜、制半夏、陈皮、茯苓温胃降逆；胃脘冷痛、里寒较甚、呕吐、肢冷者，加理中丸温中健脾；若兼有形寒肢冷、腰膝酸软者，可用附子理中汤温阳健脾；无泛吐清水，无手足不温者，可改用香砂六君子汤行气健脾。

5. 瘀血阻滞证

治法：活血化瘀，行气止痛。

方药：血府逐瘀汤加减；药用桃仁、红花、当归、生地黄、牛膝、川芎、桔梗、赤芍、枳壳、柴胡、甘草。

加减：若瘀血阻滞于左侧腹者，可与桂枝茯苓丸加减化瘀消症；瘀血阻滞于小腹者，可与桃核承气汤加减泻热逐瘀；瘀血阻滞于右侧腹者，可与奔豚汤加减疏肝化瘀；瘀血水湿阻滞于脐周者,可与当归芍药散加减养血利湿。

(五)临证经验

李学军教授认为 AP 病因以饮食不当为主,与劳倦、受寒、情志不畅、虫积等有关。病理因素以食积、气滞、湿热为主,也可伴有寒郁、虫扰等等。由于酒食不节,胃气壅滞,和降失司,脾气受损,无以运化,气机壅滞不通,与食滞相合,郁而生热,易发本病;如兼劳倦之际,脾胃功能已弱,亦易诱发;若兼受寒,影响胃腑腐熟水谷的生理特点,寒凝气滞与食积互结,病发后脘腹疼痛亦甚;如原有肝胆气滞,湿热内蕴,肝郁不达,胆腑不随胃降,"邪在胆,逆在胃",更易发生本病,复因饮食所伤,情志不畅,则尤易诱发。此外,少数蛔虫内扰,壅塞而上逆,也是发病因素之一。体虚邪盛,或老年气阴本虚,心气不足,心血瘀阻,则卒发本病,其势尤重,变端尤速,预后严重。

李学军教授认为 AP 除病史、症状及上腹部体征以外,舌苔初起一般不厚不腻,常呈薄白或薄黄之象。重症正虚邪实者,舌质或淡或红。呕吐津伤则舌干少苔。凡肝胆湿热较甚,胆液不循常道下泄者,可见目黄,舌下络膜色黄,重者肤色亦黄。卒然脘腹剧痛,面色白而无华者病重,由于中焦气机壅滞,心血骤虚,不荣于面部所致。痛甚而腹胁腰部皮肤见有瘀斑者,湿热邪盛,及营及血,瘀热外现,亦属病势严重之征。脉象一般以有力为实,无力属虚。有力者或弦或滑,无力者或细或濡,甚则沉细、微弱。应以四诊合参,判断邪正虚实,辨别病理因素,明确证候,推测预后。

初起邪实体虚者,治当以祛邪为急。因食滞所伤,故应消导;气滞而肝胆失疏,宜行气疏泄解郁;湿热内盛而偏热者,急以清热为主;湿热并重者,清化相合;由受寒诱发而有寒象者,当佐以温药;蛔厥虫扰者,治以驱蛔;胃家实,胆气不随胃降,不通则痛,当以通腑为要。导其滞,祛其湿热、气滞、虫积,病邪下泄,气机得行,病情可得以好转。李学军教授强调通腑之法必须权衡轻重、缓急、邪正虚实,掌握时机,善于配伍,恰当运用剂量,注意煎服药方法,不得孟浪,更不可犯虚实之戒。一般常用方如大柴胡汤、保和丸、大黄黄连黄芩泻心汤、四逆散、香苏散等,随证选用,配伍加减。并结合针灸、外治等综合治疗。至于出现休克,或胰腺邻近组织受累,或并发心、肺、肾功能衰竭,糖尿病、低血钙、继发感染等,病证表现不一,应随证辨治,中西医结合及时抢救。

(六)病案举隅

吕某,女,43 岁。2019 年 10 月 14 日初诊。

主诉:急性胰腺炎后,左腹及背部痛 2 个月。

现病史:患者于 2 个月前因上腹疼痛、发热,呕吐,住院治疗,诊为急性胰腺炎。禁食并经中西药物联合治疗,5 日后诸症渐渐缓解,2 周后出院。唯左上腹仍一直有痛感,迄今已 2 个月,遍服多种中、西药物,左腹背疼痛仍不得改善,仍以卧床为主,生活不能自理。刻下症:左腹及背部疼痛,连及腰背,时轻时重,坐卧均痛,食欲不振,呕恶欲吐,口渴心烦,面色苍白,手足不温,肠鸣下利,舌质淡红,舌苔薄黄,脉沉细弦。

既往史:有急性胰腺炎病史。

辅助检查:2019 年 10 月 14 日 B 超提示:胆囊壁稍粗糙;胰腺大小在正常范围。血象呈轻度贫血,白细胞正常范围;血淀粉酶正常范围。大便常规、尿常规均无异常。

辨证分析:患者气滞而肝胆失疏,邪实体虚者,肝胆气滞,湿热内蕴,肝郁不达,胆腑不随胃降，“邪在胆，逆在胃”，影响胃腑腐熟水谷，体虚卫外不固，易受寒诱发，寒凝气滞与食积互结，又原有病情未愈，诱发本病寒热互结反复不愈。肝郁血瘀、寒凝气滞则左腹及背部疼痛，连及腰背，时轻时重，坐卧均痛，面色苍白，手足不温；胆胃不和、湿热内蕴则食欲不振，呕恶欲吐，口渴心烦，肠鸣下利。舌质淡红、舌苔薄黄、脉沉细弦乃肝脾不和、寒热错杂之象。

西医诊断：急性胰腺炎治疗后。

中医诊断：腹痛　肝脾不和，寒热错杂证。

治则：寒温并投，疏肝理脾。

方药：半夏泻心汤合四逆散加减。

姜半夏 10 g，干姜 8 g，柴胡 10 g，炒枳壳 10 g，香附 10 g，炒白术 15 g，延胡索 10 g，赤芍 10 g，炒白芍 20 g，桂枝 10 g，郁金 10 g，黄芩 8 g，炒薏苡仁 30 g，黄连 6 g，路路通 10 g，丝瓜络 10 g，炙甘草 6 g。水煎温服，每日 1 剂，早晚分服，共 7 剂。

二诊(2019 年 10 月 21 日)：左腹及背部疼痛有所改善，无坐卧不安之状。大便畅但微溏，进食少，大便量亦少。原方加入炒麦芽 20 g，炒谷芽 20 g，水煎温服，每日 1 剂，早晚分服，共 14 剂。

三诊(2019 年 11 月 4 日)：左腹及背部疼痛明显改善，余症状不明显。原方去路路通、黄连，加太子参 15 g，茯苓 15 g。再服 14 剂，左腹及背部疼痛基本消失，余无特殊，从事轻工作。随访 6 个月，病已向愈，未再服药，饮食起居颇为注意，以防复发。

按　急性胰腺炎在目前的研究中仍未有确切的中医病名诊断，但根据其临床症状、体征的特点，可发现在中医学文献中有诸多的描述，如《素问・六元正纪大论》曰：“木郁之发，民病胃脘当心而痛，上支两胁，膈咽不通，食饮不下，甚则耳鸣眩转，目不识人，善暴僵仆。”《灵枢・厥病》云：“厥心痛，痛如以锥针刺其心，心痛甚，脾心痛也。”《素问・五常政大论》言：“少阳司天，火气下临，肺气上从……心痛，胃脘痛，厥逆，膈不通，其主暴速。”根据 AP 主要临床表现特点及其腹痛的部位与性质可将其纳入“胃脘痛”“腹痛”“脾心痛”“厥心痛”“结胸”等范畴。近年来类似病例颇多，多为寒热兼夹、气滞血瘀。关键是医者应客观地认知病久必有寒象，理宜用温药，勿以西医“炎症”观点而仍一味用苦寒之品，离开辨证，走入误区，不利于病。本案患者肝胆郁滞见左腹及背部疼痛两月不愈，同时脾胃不和则食欲不振、呕恶欲吐；寒凝气滞见面色苍白、手足不温，湿热内蕴则口渴心烦、肠鸣下利。故辨证当属肝脾不和、寒热夹错杂证，治当寒温并投、疏肝理脾，予半夏泻心汤合四逆散加减。方中四逆散疏肝理脾，理气止痛；半夏泻心汤寒热平调，降痞除满；加郁金、香附、延胡索行气活血，化瘀止痛；加炒白术、炒薏苡仁健脾利湿止泻；路路通、丝瓜络、桂枝通经活络。诸药合用，相得益彰，沉疴立起。二诊患者左腹及背部疼痛有所改善，无坐卧不安之状，大便畅但微溏，进食少，大便量亦少。原方加入炒麦芽、炒谷芽健脾开胃。三诊患者左腹及背部疼痛明显改善，余症状不明显。原方去路路通、黄连，加太子参、茯苓益气健脾，标本兼治，切中病机，疗效甚佳。

十八、克罗恩病

克罗恩病(Crohn’s disease，CD)是一种慢性炎性肉芽肿性疾病，多见于末段回肠和邻近结肠，但从口腔至肛门各段消化道均可受累，呈节段性或跳跃式分布。近年来，我国的 CD 发病率呈上升趋势，并逐渐年轻化。CD 起病大多隐匿，从发病到确诊往往需要数年及数月，病程呈慢性、长短不等的活动期与缓解期交替，有终生复发倾向，且迄今尚无彻底治愈本病的治疗方案。临床上对于慢性起病的患者，当出现反复发作性右下腹或脐周痛、腹泻、体重下降，特别是伴有肠梗阻、腹部压痛、腹块、肠瘘、肛周病变、发热等表现时，应考虑诊断。少数患者急性起病，可表现为急性肠梗阻等急腹症。对于初诊不典型者，应随访观察以逐步明确诊断。由于具有组织病理学的活检和黏膜可视化的评估等优点，内镜无疑是诊断 CD 以及评估病情的金标准，是 CD 的常规首选检查。磁共振成像可以在无放射性的情况下评估整个肠壁及周围肠壁的变化（如淋巴结肿大、水肿、蠕动脂肪等征象），在判断肠壁是否存在炎症方面具有很高的准确性，已被推荐作为 CD 患者病情评估的常规检查。

（一）病因和发病机制

克罗恩病(CD)是一种病因和发病机制尚未明确的慢性非特异性肠道炎症性疾病，已成为最常见的消化系统疑难病之一。目前普遍认为 CD 是在地理环境、饮食药物、免疫、肠道菌群及肠系膜改变等一系列复杂因素综合作用下，启动肠道免疫致使的免疫屏障功能失调。

1. 地理环境

流行病学研究显示，当前我国 CD 的发病高峰为 18～35 岁，且随着城市化的快速进展，我国的发病率呈逐年显著增长趋势。此前的城乡分布研究为克罗恩病提供了病因学线索，城市里的危险因素为工业化学品导致的空气、水源、土地污染等，尤其是城市密集的人口，使得病原体更易广泛传播。农村的危险因素则主要与农业化学品及寄生虫有关。

2. 饮食药物

既往研究表明，精制糖、饱和脂肪酸等的过量摄入可能通过影响 Th17/Treg 轴使肠道处于炎症环境中；冷藏冷冻是克罗恩病重要的危险因素，嗜冷菌长期侵扰与克罗恩病相关，食物残渣和代谢产物是肠道中非菌性抗原的主要成分，为饮食抗原的一类；NSAIDs 作为非甾体抗炎药被广泛应用，其胃肠道不良反应的表现呈多样化，高频率服用非甾体抗炎药，会明显增加克罗恩病的危险性；口服避孕药、长期服用抗生素等同样会增加 CD 的患病风险；吸烟者易患克罗恩病，其机制可能是通过加强细胞自噬、促进炎症因子产生等促进 CD 发病。

3. 免疫功能

机体免疫功能低下和紊乱与 CD 的发病明显相关。Th1、Th17 和 Treg 细胞的比例与肠道免疫密切相关，其中异常活化的效应 $CD4^+$ T 细胞是肠黏膜异常免疫和后续炎症的重要机制，幼稚 T 细胞不同方向的极化和产生的细胞因子是克罗恩病发生的重要病理生理因素。研究表明，克罗恩病患者可能因 Treg/Th17 平衡被破坏从而失去正常免疫耐受，促使免疫激活和促炎因子释放，最终导致免疫功能紊乱。

4. 肠道菌群

肠道微生物抗原及抗原呈递以及黏膜屏障的受损在克罗恩病中起重要的作用。研究证明，肠道菌群可引发黏膜炎症并发展为慢性复发性炎症。克罗恩病患者肠内的乳杆菌属、双歧杆菌属、酵母菌属等数量明显增加，而小梭菌、真杆菌属数量明显呈下降趋势。菌群数量和种类的改变，引起了肠黏膜微生态平衡破坏，上皮细胞反应紊乱引发免疫应答失调。此外易造成氧化还原电势缺乏，黏膜屏障功能减退和免疫功能下降，导致肠黏膜损害及通透性增加，引发肠道炎症反应。

5. 肠系膜改变

肠系膜中包含丰富的脂肪组织、淋巴管等结构，而越来越多的证据表明，这些均与 CD

的炎症活动关系密切。克罗恩病患者的病变肠段常常被肠系膜脂肪包裹，可伴随肠道纤维化、血管周围炎症、血管壁增厚等组织改变。肠系膜脂肪组织分泌功能发生改变，炎性介质增加的同时抗炎基因上调。肠系膜细胞可结合寡聚化结构域蛋白及 Toll 样受体形成炎症调节网络，参与炎症反应。此外，肠系膜淋巴管会发生代偿性增生改变，淋巴上皮细胞水肿和管壁增厚会导致淋巴管狭隘或阻塞。克罗恩病溃疡好发于末端回肠，此部位的血供与其余稀发部位相比明显减少，提示肠系膜组织可能参与克罗恩病的发生。

（二）诊断

本病临床表现形式多样，缺乏特异性表现，诊断相对困难，临床误诊、漏诊多见。X 线、钡剂检查仍是重要的基本方法，内镜联合活检具有重要的诊断价值，B 超、加强临床与病理科的联系、组织切片的多次读片等能帮助诊断。

1. 临床表现

腹泻、腹痛、体重减轻是 CD 的常见症状，其他症状取决于病变累及部位与严重程度，可伴发热、食欲不振、疲劳、贫血的全身表现，可有关节、皮肤、黏膜、眼、肝胆等器官受累的肠外表现，可伴有肛周病变（肛周脓肿、肛周瘘管、皮赘、肛裂等）、瘘管形成、腹腔脓肿、肠腔狭窄和肠梗阻、消化道出血、穿孔等并发症。由于肛周病变较其他表现发病率高，且少部分 CD 患者以肛周脓肿和肛周瘘管为首诊表现，故伴有肛周病变应高度疑为本病。

2. 肠镜检查与黏膜活检

结肠镜检查和黏膜组织活检是 CD 诊断的主要依据，CD 早期内镜下表现为阿弗他溃疡，病情进展后溃疡增大加深，相互融合形成纵行溃疡；相对特异的内镜下表现为鹅卵石样改变、肠壁增厚且伴不同程度狭窄、团簇样息肉增生等。为明确 CD 胃肠道受累情况需采用有关内镜检查，以便为诊断提供更多有利证据并进行疾病评估。小肠胶囊内镜检查对发现异常小肠黏膜高度敏感，但特异性低，且发生滞留的风险大，故主要适用于结肠镜及小肠放射影像学检查阴性但临床上高度怀疑 CD 者。小肠镜检查是一种侵入性检查，可取活检和内镜下治疗，主要适用于对小肠病变进行确认及鉴别者，或 CD 已确诊需要其以指导或治疗者。胃镜检查可了解上消化道受累情况，有助于 UC 与 CD 鉴别，影响治疗策略，故被列为 CD 的常规检查。对于黏膜活检，仍然强调多段、多点取材。局灶性的慢性炎性反应、局灶性隐窝结构异常和非干酪样肉芽肿是 CD 黏膜活检特征性表现。CD 的病理通常需要观察到 3 种以上特征性表现或观察到非干酪样肉芽肿和另一种特征性光学显微镜下表现，且需要同时排除肠结核等以进行临床诊断。

3. 实验室检查和影像学检查

实验室检查主要用于评估患者的炎症程度和营养状况等。炎症指标包括血常规、C 反应蛋白（CRP）、血沉（ESR），营养指标如人血白蛋白等均是实验室的常规检查项目，有条件单位可将粪便钙卫蛋白列为常规检查。抗酿酒酵母菌抗体（ASCA）或抗中性粒细胞胞质抗体（ANCA）的敏感性和特异性在中国疾病人群中显著低于欧美人群，故不作为 CD 的常规检查项目。

（三）常规治疗

目前还没有治愈克罗恩病的方法，也没有某种单一治疗方法对每个人都有效。治疗的目标之一是减少引发体征和症状的炎症。另一个目标是通过限制并发症来改善长期预后。

最好的情况下，这不仅能缓解症状，还能实现长期缓解。

1. 抗炎药

(1) 皮质类固醇：泼尼松和布地奈德等皮质类固醇可以帮助减少身体炎症，但不是对所有克罗恩病患者都有效。皮质类固醇可用于短期(3～4 个月)症状改善和诱导缓解。皮质类固醇也可与免疫系统抑制剂联合使用，以诱导从其他药物中获益。然后，最终逐渐减少服用。

(2) 口服 5-氨基水杨酸盐：这些药物通常对克罗恩病无效。其中包括含有磺胺的柳氮磺吡啶和美沙拉嗪等。口服 5-氨基水杨酸盐在过去被广泛使用，但是现在基本认为作用很有限。

2. 免疫系统抑制剂

免疫系统抑制剂能减轻炎症，对于某些人来说，组合使用这些药物比单独使用一种药物效果更好。

(1) 硫唑嘌呤和巯嘌呤：这些是治疗炎性肠病时最广泛使用的免疫抑制剂。使用这些药物需要定期检测血液以寻找副作用，比如对肝脏感染和炎症的抵抗力降低。这些药物还可能引起恶心和呕吐。

(2) 甲氨蝶呤：这种药物用于其他药物对克罗恩病患者无效时。用药期间需要密切观察副作用。

3. 生物制品

主要针对免疫系统产生的蛋白质。用于治疗克罗恩病的生物制品类型有：

(1) 维得利珠单抗：该药物可以阻止一定的免疫细胞分子(整合素)和肠道内膜中的其他细胞结合，从而发挥疗效。维得利珠单抗是一种肠道特异性药物，已被批准用于克罗恩病。

(2) 英夫利西单抗、阿达木单抗和培塞利珠单抗：这些药物被称为 TNF 抑制剂，功效是中和免疫系统蛋白，即肿瘤坏死因子(TNF)。

(3) 乌司奴单抗：该药被批准用于治疗克罗恩病，可干预白细胞介素(一种与炎症相关的蛋白质)的行为。

(4) 瑞莎珠单抗：这种药物针对一种被称为白细胞介素-23 的分子发挥作用，被批准用于治疗克罗恩病。

4. 抗生素

抗生素可以减少瘘管和脓肿的引流量，有时可以治愈克罗恩病患者的上述症状。一些研究人员还认为，抗生素有助于减少可能引起肠道发炎的有害细菌。常用的抗生素包括环丙沙星和甲硝唑。

5. 其他药物

除消炎外，一些药物也许能帮助缓解体征和症状。根据克罗恩病的严重程度，可选用以下一项或多项措施：

(1) 止泻药：如洋车前子壳粉或甲基纤维素等纤维补充剂可以增大粪便体积，帮助缓解轻度至中度腹泻。对于更严重的腹泻，洛哌丁胺可能会有效。

(2) 止痛药：对于轻度疼痛，建议使用对乙酰氨基酚等，不建议使用布洛芬或萘普生钠等其他常见的止痛药。这些药物可能恶化症状，甚至导致病情加重。

(3) 维生素和补充剂：补充足够的营养。

6. 营养疗法

通过口服或营养管给予特殊饮食(肠内营养)或经静脉注射营养物(肠外营养)。这可以改善整体营养并让肠道休息。肠道休息可以在短期内减轻炎症。一般在短期内使用营养疗法,并联合使用免疫系统抑制剂等药物治疗CD。如果肠狭窄,建议低纤维饮食,以减少粪便的体积和数量,以此降低肠道阻塞风险。

7. 外科手术

如果饮食和生活方式的调整、药物治疗或其他疗法均不能缓解CD体征和症状,建议进行手术治疗。在手术中会切除消化道的受损部分,然后重新连接健康部分。手术也可以用来关闭瘘管和引流脓肿。克罗恩病手术的好处通常是暂时的。这种疾病经常复发,经常在重新连接的组织附近复发。近半数的克罗恩病患者至少需要进行一次手术,但是手术并不能治愈克罗恩病。最好的方法是术后用药,以减少复发的风险。

(四)中医药辨证论治

1. 湿热内蕴证

治法:清热利湿,分消止泻

方药:葛根芩连汤加减。药用葛根、黄芩、黄连、金银花、茯苓、通草、车前子。

加减:若湿重于热、胸腹满闷、口不渴或渴不欲饮、舌苔微黄厚腻、脉濡缓者,合平胃散燥湿运脾;夹食滞者,加神曲、麦芽、山楂、鸡内金消食化积;在夏暑期间,症见发热头重、烦渴自汗、小便短赤、脉濡数者,是暑湿入侵、表里同病,用新加香薷饮合六一散清热化湿。

2. 肝气郁结证

治法:疏肝理气,和胃降逆。

方药:柴胡疏肝散加减。药用柴胡、白芍、陈皮、枳实、香附、川芎、海螵蛸、浙贝母等。

加减:胸骨后或胃脘部疼痛者,加川楝子、广木香、延胡索、莪术活血行气止痛;大便秘结者,加火麻仁、苦杏仁、郁李仁、决明子泻热通便;嗳气频作者,加砂仁、旋覆花、代赭石、苏梗下气降逆;伴脘腹胀满者,加厚朴、佛手、大腹皮、莱菔子行气除满;反酸烧心甚者,加龙胆草、煅蛤壳、焦栀子、黄芩清肝泻火。

3. 气滞血瘀证

治法:行气化滞,活血化瘀

方药:大黄牡丹汤加减。药用大黄、牡丹、桃仁、瓜子、芒硝、厚朴、茯苓、半夏、皂角刺等。

加减:若下焦蓄血、大便色黑者,加桃核、桂枝、三七、甘草温通血脉,散积化瘀;若腹痛剧烈、痛处固定、入夜尤甚者,加蒲黄、五灵脂、丹参、延胡索活血祛瘀而止痛。

4. 脾胃虚弱证

治法:健脾益气,调和气血

方药:参苓白术散加减。药用党参、山药、白术、扁豆、茯苓、薏苡仁、砂仁、桔梗等。

加减:若脾阳虚衰、阴寒内盛、腹部冷痛、完谷不化者,加吴茱萸、肉桂、干姜、甘松温脾止痛;若久泻不愈、中气下陷、脱肛者,加黄芪、升麻、柴胡、黄精益气升阳;若泄泻日久、脾虚夹湿、肠鸣辘辘、大便溏者,舌苔厚腻,加防风、羌活、苍术、炒白芍、厚朴祛风胜湿。

5. 脾肾虚寒证

治法:温肾健脾,固涩止泻

方药:附子理中丸合四神丸加减。药用附子、党参、炒白术、干姜、补骨脂、吴茱萸、肉豆蔻、五味子、甘草、大枣等。

加减：若年老体弱、久泻不止者，加黄芪、升麻、柴胡、防风补气升提；若腹痛绵绵、喜暖喜按、大便溏薄者，加桂枝、生姜、炒白芍、肉豆蔻温中补虚。

（五）临证经验

李学军教授认为此病的病位在肠道，涉及脾、胃、肝、肾、肺等多个脏腑。中医古籍中虽无克罗恩病之名称，根据临床表现，其属“泄泻”“肠痈”“久痢”“腹痛”“肠澼”“便血”等范畴。针对克罗恩病，中医辨证论治的治疗特色显示出独特的优势，可减少该病的发作，减轻患者的痛苦，提高患者的生存质量。李学军教授根据患者临床表现，认为该病的根本病机为本虚标实，本虚即脾胃虚弱，标实指气机不畅，热、痰、湿、瘀、毒相互搏结于肠腑，损伤血络，血败肉腐，发为腹痛、便血、泄泻等证。

《素问·平人气象论》曰：“人以水谷为本。”《脾胃论》云：“内伤脾胃，百病由生。”脾胃为后天之本，饮食不节、感受外邪、情志失调，皆可损伤脾胃，脾胃虚弱，运化失常，湿邪内生，气机阻滞，郁而化热，热伤津液，炼津成痰，痰湿又可加重郁滞，瘀血内生，化热成毒成脓，发为克罗恩病。李学军教授认为治疗克罗恩病当遵守急则治标，缓则治本，补益脾胃贯彻始终。临床多使用具有益气健脾和胃类中药治其本，佐以具有行气、清热、祛湿、化痰、活血、解毒类功效的中药治其标，重在“扶正固本”，使后天之本得以充养，扶正以祛邪。李学军教授常用四君子汤合痛泻要方为基础方，伴有湿热症状，则配伍黄芩、枳壳、黄连、黄柏；伴有寒湿、寒凝者，则选择附子、肉桂、干姜、细辛；伴有气滞者，则加木香、陈皮、枳壳、香附；伴有气滞血瘀者，可用赤芍、川芎、广木香配伍延胡索；对于伴有浊毒、郁火，则用当归、黄芩、连翘配白芍。李中梓《医宗必读·痢疾》曰：“是知在脾者病浅，在肾者病深。肾为胃关，开窍于二阴，未有久痢而肾不损者。”病程日久，脾虚及肾，配伍莲子、芡实、山药、金樱子之类脾肾同补。

（六）病案举隅

张某，男，20 岁。2021 年 5 月 28 日初诊。

主诉：右下腹胀痛不适 2 月余。

现病史：患者 2021 年 3 月无明显诱因下出现右下腹胀痛不适，外院诊断为克罗恩病，住院治疗(具体不详)，好转出院，后间断腹痛，为求进一步治疗，遂就诊于我科。刻下症：右下腹部胀痛，腹痛即泄，泄后痛减，大便溏稀，一日 3～5 次，无黏液脓血便，频频嗳气，体倦乏力，畏寒肢冷，纳呆眠差，小便正常，舌淡暗、苔白腻、脉弦细。

既往史：患者 1 年前右下腹疼痛，外院住院治疗(具体不详)。

辅助检查：外院 2021 年 3 月 15 日电子结肠镜诊断为克罗恩病。

辨证分析：木旺土虚，肝气不舒，脾气不健，见腹部胀痛、嗳气；土虚木乘，肝脾不和，脾失健运，见腹痛即泄，泄后痛减；脾不升清，见大便溏稀；脾虚不运，故见纳呆眠差；脾虚日久，无以温养五脏四肢，故见体倦乏力、畏寒肢冷。舌淡暗，苔白腻，脉弦细乃肝郁脾虚之象。

西医诊断：克罗恩病。

中医诊断：腹痛　肝郁脾虚证。

治法：补脾柔肝，散寒止痛。

方药：四君子汤合痛泻要方加减。

党参 15 g，黄芪 15 g，茯苓 20 g，炒白术 15 g，炒山药 20 g，炒薏苡仁 30 g，陈皮 10 g，防

风 9 g，炒白芍 20 g，炮姜 6 g，丹参 15 g，莲子 20 g，芡实 20 g，煅龙骨 40 g，煅牡蛎 40 g，炒麦芽 20 g，炒谷芽 20 g，炙甘草 6 g。水煎温服，每日 1 剂，早晚分服，共 7 剂。

二诊（2021 年 6 月 4 日）：诉药后腹痛明显好转，夜寐安，其余诸症减轻，上方去煅龙骨、煅牡蛎，加山萸肉 15 g，瓦楞子 30 g；后断续于门诊就诊，诸症消失。

按 《素问·举痛论》云："寒气客于肠胃，厥逆上出，故痛而呕也。寒气客于小肠，小肠不得成聚，故后泄腹痛矣。"《医方考》言："泻责之脾，痛责之肝；肝责之实，脾责之虚，脾虚肝实，故令痛泻。"本案患者腹痛频发，痛则腹泻，泄后痛减，且喜嗳气，为木旺克土，因病程较长，脾虚日久，虚则生寒，故在补脾柔肝之时，当注意温脾散寒，补脾运脾，予四君子汤合痛泻要方加减治之。方中四君子汤益气健脾；痛泻要方补脾柔肝，祛湿止泻；再加黄芪补气升阳，益卫固表，生津养血；丹参活血定痛；山药、薏苡仁、莲子、芡实补益脾肾、化湿止泻；煅龙骨、煅牡蛎收敛固涩、镇静安神以助其睡眠；炒麦芽、炒谷芽开胃消积；少佐炮姜温中止泻，散寒止痛。二诊中患者腹痛明显好转，夜寐安，其余诸症减轻，上方去煅龙骨、煅牡蛎，加山萸肉、瓦楞子加强补益固涩、化瘀散结之力，后断续于门诊就诊直至诸症消失。

参 考 文 献

[1] 王鹏，沈劼，施圣杰，等. 中医外治法历史源流与现代研究进展[J]. 南京中医药大学学报，2022，38(11)：990-999.

[2] 邢建菲，苏倩奕，吴海新，等. 中医外治法在慢性萎缩性胃炎中的应用研究进展[J]. 世界中医药，2023，18(1)：137-140.

[3] 赵海娟，魏清琳. 中医外治法治疗功能性消化不良的研究进展[J]. 中国民间疗法，2021，29(12)：110-113.

[4] 刘沈林. 消化道疾病的外治法经验[J]. 湖南中医杂志，1994(5)：22-23.

[5] 李红，徐云生. 中医外治法治疗便秘型肠易激综合征研究进展[J]. 中国处方药，2022，20(12)：187-190.

[6] 韦丽萍. 中医外治法在腹泻型肠易激综合征中的应用进展[J]. 内蒙古中医药，2021，40(2)：155-157.

[7] 柳鹏飞，张伟，田耀洲. 中医外治法治疗腹泻型肠易激综合征研究进展[J]. 江西中医药，2020，51(1)：78-80.

[8] 李哲，李洁. 浅谈中医外治法治疗胃食管反流病经验[J/OL]. 中医临床研究[2022-10-25]. http://kns. cnki. net/kcms/detail/11. 5895. R. 20221024. 1442. 002. html.

[9] 高晴倩，万华，陈筱筱. 中医外治法源流探析[J]. 中医文献杂志，2021，39(3)：49-51.

[10] 孙占学，李日庆，张丰川，等. 中医外治法源流[J]. 中华中医药杂志，2016，31(11)：4416-4419.

[11] 王捷虹，王倩，袁海光，等. 中医外治法治疗呃逆的研究进展[J]. 现代中医药，2021，41(2)：7-12.

[12] 曾小香. 浅谈脾胃学说与针灸临床[J]. 新中医，2011，43(7)：156-157.

[13] 袁青，靳瑞. 脾胃学说与针灸论治[J]. 中医药通报，2004(5)：5-9.

[14] 牛桦，曹海波，王寅. 王寅针灸调理脾胃学术思想临床应用[J]. 中国针灸，2016，36(9)：967-970.

[15] 靳瑞，黎文献. 脾胃论治在针灸疗法的应用[J]. 新中医，1980(5)：37-38，40.

[16] 项燕，李瑞. 李瑞教授脾胃论治在针灸临床中的应用[J]. 针灸临床杂志，2012，28(10)：59-63.

[17] 孙敬青，张涛. 王乐亭针灸治疗体系中的脾胃思想[J]. 北京中医药，2017，36(1)：41-42.

[18] 郑雅玲，金荣疆，黄依杰，等. 基于"脾胃"学说探讨针灸调节肠道菌群的研究概述[J]. 世界科学技术：中医药现代化，2020，22(3)：793-798.

[19] 周利，田佳玉，张唐法. 张唐法论针灸"治未病"思想在脾胃病防治中的应用[J]. 中国中医基础医学杂志，2016，22(6)：831-832.

[20] 张红果,李定祥.《针灸大成》治疗脾胃病特色探讨[J].中国中医药现代远程教育,2014,12(5):41-43.

[21] 胡媛媛.周利主任针灸结合中药治疗脾胃病经验[J].中国中医药现代远程教育,2020,18(23):64-65.

[22] 李玉丽,易腾达,廖小年,等.经典名方沙参麦冬汤的源流及应用探究[J].中医药学报,2021,49(11):51-57.

[23] 徐婧.连朴饮基于脑肠同调途径治疗功能性消化不良的作用机制研究[D].武汉:湖北中医药大学,2020.

[24] 王小双.橘皮竹茹汤成分分析及质量标准研究[D].哈尔滨:黑龙江省中医药科学院,2021.

[25] 叶铁林,刘雪妮,史传奎.桂枝汤药理作用研究进展[J].药物评价研究,2022,45(2):390-396.

[26] 陈发贵,李翠华,庾洋,等.经典名方枳实薤白桂枝汤文献分析与考证[J].中药与临床,2022,13(3):78-85.

[27] 王文君.三子养亲汤镇咳、祛痰、平喘作用的药理研究[J].光明中医,2021,36(20):3525-3526.

[28] 尉苗苗,毛慧芳,梁永林,等.开阖枢理论解读四神丸[J].中医研究,2021,34(10):4-8.

[29] 魏立晓,杨晓轶.从"肾为胃之关"探讨四神丸治疗肾泻及验案举隅[J].中医临床研究,2021,13(29):77-79.

[30] 樊威伟,张勉之,张大宁.国医大师张大宁教授治疗腹泻经验浅析[J].天津中医药,2021,38(5):577-580.

[31] 李雪莹,王佐梅,姚欣卉,等.四神丸药理作用及临床应用研究进展[J].辽宁中医药大学学报,2021,23(4):122-126.

第四章　杂病诊疗

第一节　窦性心动过速

窦性心动过速是指窦性心律超过 100 次/分，属于常见的心律失常。患者自觉心中悸动，惊慌不安，不能自主。临床一般多呈发作性，每因情志波动或劳累过度而发作，且常伴胸闷、气短、失眠、健忘、眩晕、耳鸣等症状。窦性心律是正常的心脏节律，正常的心脏电活动是由窦房结发放冲动，窦房结发放冲动之后，先使心房收缩，继而出现心室收缩，心室收缩之后，完成心脏的射血动作。如果出现窦性节律增快，超过 100 次/分，就会诊断为窦性心动过速。窦性心动过速包括生理性原因和病理性原因。生理性原因，主要包括先天性因素、剧烈运动、情绪紧张或激动。病理性心动过速，包括心肌病变本身，甲状腺功能亢进、贫血等均可导致心动过速，临床应筛查病因，根据病因治疗。中医将其归属于“心悸”。病情较轻者为惊悸，较重者为怔忡，可呈持续性。

一、病因病机

李学军教授认为本病多与素体虚弱、久病失养、情志内伤、外邪侵袭有关，病位主要在心，与肝、脾、肺相关。病机有虚实两端，虚者气血阴阳亏虚，心血不足，心失所养，或心阳不振，心失温养，均可致心悸；实者气滞、血瘀、痰湿均可阻滞心脉，心神不宁而致心悸。临床亦多见虚实夹杂，相互转化，虚、痰、瘀合而致悸。故临床辨证尤为重要。

二、辨治特色

（一）补益当辨气血阴阳

心悸病机属虚者，临床当辨气血阴阳的不同。治疗分别予以益气、补血、养阴、温阳之法。《仁斋直指方》云：“人之所主者心，心之所养者血，心血一虚，神气不守，此惊悸之所肇端也。”《济生方》曰：“夫惊悸者，心虚胆怯之所致也。”临床多相兼致病，表现为气阴两虚、气血两虚、阴阳两虚等。气阴两虚可用益气养阴之法，方用生脉散；气血亏虚可用补益气血之法，方用八珍汤；阴阳两虚可用滋阴温阳之法，方用炙甘草汤；心阳不足，痰饮内生，可用温阳化饮之法，方用桂枝甘草龙骨牡蛎汤。

(二) 重视活血化瘀之法

心主血脉,为五脏六腑之大主。其一表现为心主生血,水谷精微化为营气和津液,上灌心脉,在心阳的作用下,奉心化赤而形成血液;其二表现为心主行血,心气充沛,推动血液在脉管中正常地运行。血液的正常运行离不开心气的充沛,血液的充盈,脉道的通利。若气血不充,阴阳失调,或痰湿内生,均可导致瘀血内结,脉道不通,不通则痛,患者除出现心悸外,时感胸痛,可发展为胸痹之证。故在治疗心悸时,全程应注重活血化瘀之法,善用丹参、三七、延胡索、桃仁、红花等活血行气之药。

三、病案举隅

胡某,女,35 岁。2022 年 3 月 10 日初诊。

主诉:反复心慌 1 年余。

现病史:患者 1 年前因工作时常熬夜,经常感觉心慌,胸闷不适,时有左手臂内侧放射痛,后至当地医院完善心电图、心脏彩超、心肌酶等检查,诊断为"窦性心动过速",予以稳心颗粒、复方丹参片等口服,经休息及药物治疗,症状好转。后常因熬夜、受寒、情志不畅而反复发作,心率最高可达 120 次/分,休息后可逐渐缓解。刻下症:心悸胸闷,面色憔悴,烦躁易怒,纳谷不香,睡眠差。舌红,苔白腻,舌下络脉青紫,脉促。

既往史:既往体健,否认其他相关病史,否认食物、药物过敏史。

辅助检查:2022 年 3 月 10 日心电图示:窦性心动过速。心脏彩超、心肌酶未见异常。

辨证分析:患者心阳不振,失于温煦,故心悸、胸闷,辨病为"心悸"。又常因熬夜、受寒、情志不畅时发作,久病体虚,肝脾不和,痰湿内生,血瘀气滞,故烦躁易怒,饮食不馨,睡眠差,舌淡红,苔白腻,舌下络脉青紫,脉促。可辨证为心阳不振,痰瘀互结证。

西医诊断:窦性心动过速。

中医诊断:心悸　心阳不振,痰瘀互结证。

治法:温通心阳,化痰祛瘀。

方药:桂枝甘草龙骨牡蛎汤合温胆汤加减。

桂枝 15 g,黄芪 20 g,党参 15 g,煅龙骨 30 g,煅牡蛎 40 g,法半夏 9 g,竹茹 10 g,枳实 10 g,陈皮 10 g,薤白头 9 g,茯苓 20 g,郁金 10 g,当归 10 g,丹参 15 g,炙甘草 10 g。水煎温服,每日 1 剂,早晚分服,共 7 剂。嘱患者注意休息,心情调畅,忌辛辣油腻、寒凉之物。

二诊(2022 年 3 月 17 日):服上药后,心悸较前好转,饮食可,睡眠一般,舌淡红,苔微腻,脉细,时有促象。守上方,加酸枣仁 15 g,合欢皮 10 g,石菖蒲 8 g。10 剂,煎服法同前。

三诊(2022 年 3 月 28 日):服上药后,患者诉心悸胸闷明显好转,舌淡红,苔薄白,脉细。续服 7 剂善后,后未来复诊,随访症状未犯。

按　《素问·平人气象论》曰:"乳之下,其动应衣,宗气泄也。"这是对心悸最早的记载和描述。《素问·举痛论》云:"惊则心无所倚,神无所归,虑无所定,故气乱矣。"《素问·痹论》言:"脉痹不已,复感于邪,内舍于心","心痹者,脉不通,烦则心下鼓。"汉代张仲景认为,心悸的病因主要有惊悸、水饮、虚损及汗后受邪等;而在《丹溪心法·惊悸怔忡》中提出这么一个理论:心悸当"责之虚与痰";清代王清任更重视瘀血阻滞对于心悸的影响。李学军教授则认为心悸多与"虚""痰""瘀"有关,患者多表现为虚实夹杂,或心气亏虚,心阳不振,痰浊、瘀血内生，营血运行不畅，或心情不舒，外惊所扰，气血逆乱，或心血不足，阴虚火旺，影响气血运行，因此治疗应把握病机，精准辨证，针对性的治疗。本案中患者习于熬夜，暗耗心气，不耐受寒，心阳不振，情志不畅，心气郁结，阳虚、气滞导致痰瘀内生，阻滞心脉而成本病。舌红，苔白腻，舌下络脉青紫为痰瘀内生之象。方药选用桂枝甘草龙骨牡蛎汤合温胆汤加减，桂枝、甘草辛甘化阳，振奋心脉；黄芪、党参益气助阳，温补并行；薤白头通阳散结，行气导滞；龙骨、牡蛎重镇潜敛，安神定悸。半夏、竹茹、枳实、陈皮行气化痰，清心除烦；茯苓利水健脾，宁心安神；当归、郁金、丹参养血活血，化瘀解郁。全方共奏温阳定悸、化痰祛瘀之功。二诊加酸枣仁、合欢皮、石菖蒲化痰安神，改善睡眠。三诊诸症明显好转，继服 7 剂善后，后随诊症状未再犯。

第二节　高　血　压

高血压病是以体循环动脉血压增高为主要特征，可伴有心、脑、肾等器官的功能或器质性损害的临床综合征。非同一日测量 3 次血压，收缩压≥140 mmHg，和（或）舒张压≥90 mmHg 即可诊断。临床上高血压可分为原发性高血压和继发性高血压。主要临床表现为眩晕、头痛、颈项紧张、呕吐、肢体麻木、注意力不集中等症状，多因劳累、熬夜、情绪激动时加重。高血压是最常见的慢性病，也是心脑血管病最主要的危险因素，中医多将其归属于“眩晕”“头痛”“中风”等范畴。

一、病因病机

《证治汇补・眩晕》云：“以肝上连目系而应于风，故眩为肝风，然亦有因火，因痰，因虚，因暑，因湿者。”认为眩晕与肝密切相关，病因复杂多样。《丹溪心法》言：“头眩，痰挟气虚并火，治痰为主，挟补气药及降火药，无痰不作眩。”重视痰饮对眩晕的影响。明代张介宾则认为眩晕以虚为主，认为“虚者居其八九，而兼火兼痰者，不过十中一二耳”。李学军教授撷取前贤经验，根据多年临床经验，认为临床高血压病患者多为中老年患者，肝肾亏虚是发病的根本。《素问・上古天真论》曰：“八八，天癸竭，精少，肾脏衰，形体皆极，则齿发去。”中老年患者多表现为肾精不足，无以养肝，乙癸同源，则发展为肝肾不足。肝体有赖于肝血滋养，若肝血、肝阴不足，则相火妄动，肝阳上亢，风火相煽，上逆作眩。故高血压病位主要在肝肾，病理因素以风、火、痰、瘀为主，病机主要为肝肾亏虚，肝阳上亢。

二、辨治特色

（一）重视补益肝肾

肝为风木之脏，为刚脏，其性主动主升。若肝肾阴虚，水不涵木，或情志过极，劳累过度，气火上逆，均可扰动清窍，引起眩晕，发为本病。故临床常可用补益肝肾之法，常可取得良效。方药常选取天麻钩藤饮或六味地黄丸。若阴虚火旺者，可加知母、黄柏、生地黄、玄参、牡丹皮等药；若肝阳上亢，引起心神不宁，失眠多梦者，可加酸枣仁、珍珠母、远志、生龙骨、生牡蛎等药；若腰膝酸软者，可加重牛膝用量，同时加杜仲、桑寄生、续断、女贞子、墨旱莲等；若急躁易怒者，可加合欢皮、合欢花、玫瑰花、柴胡、绿萼梅等药。

（二）重视补益脾胃

脾胃为后天之本，主运化水谷及水液。高血压病患者一方面脾胃受损，运化无力，痰饮内生，清阳不升，导致风火挟痰、扰动清窍；另一方面肝气犯胃，胃气上逆，引动冲气，导致患者恶心欲吐。因此治疗过程中，应注重补益脾胃，恢复脾胃的升降功能。常用方剂半夏白术天麻汤健脾祛湿，化痰息风。健脾化湿可合用苍术、薏苡仁、白扁豆、芡实，醒脾化湿可合用藿香、佩兰、砂仁、石菖蒲，健运脾胃可合用焦山楂、建曲、炒谷芽、麦芽，和胃降逆可合用代赭石、竹茹，陈皮、厚朴，脘腹胀满可合用厚朴、木香，砂仁、白豆蔻。

三、病案举隅

谈某，男，54 岁。2022 年 6 月 7 日初诊。

主诉：反复眩晕 3 年，加重 2 天。

现病史：患者 3 年前劳累后突感眩晕，头目胀痛，伴有恶心欲吐，遂至当地医院测血压 180/100 mmHg，完善相关检查未见明显异常，诊断为“高血压病”，予以常规降压药物口服。期间药物服用不规范，症状时有反复。2 天前因与家人争吵，眩晕再发并加重。刻下症：眩晕时作，恶心欲吐，下午加重，头目胀痛，面色潮红，烦躁易怒，手足心热，腰膝酸软，饮食欠佳，睡眠差，大便干，小便调。舌红，苔薄黄，脉弦数。

既往史：既往体健，否认其他相关病史，否认食物、药物过敏史。

辅助检查：血压 180/90 mmHg。

辨证分析：患者素有高血压病史，症状以眩晕为主，辨病为“眩晕”。肝阳上亢，扰动清窍，心神不宁，故见眩晕，头目胀痛，烦躁易怒，睡眠差；肝肾亏虚，虚火内生，筋脉失养，故见手足心热，腰膝酸软，大便干结；脾胃受损，运化无力，故见饮食欠佳。舌红，苔薄黄，脉弦数乃肝肾亏虚，肝阳上亢之象。

西医诊断：原发性高血压。

中医诊断：眩晕　肝肾亏虚，肝阳上亢证。

治法：补益肝肾，平抑肝阳。

方药：天麻钩藤饮加减。

天麻 15 g，钩藤 15 g，石决明 20 g，牛膝 15 g，桑寄生 15 g，益母草 15 g，栀子 10 g，黄芩 10 g，生地 10 g，玄参 15 g，生龙骨 30 g，生牡蛎 30 g，茯苓 20 g，茯神 20 g，菊花 10 g，甘草 6 g。水煎温服，每日 1 剂，早晚分服，共 7 剂。嘱患者注意休息，心情调畅，忌辛辣油腻、寒凉之物。

二诊（2022 年 6 月 14 日）：患者眩晕明显减轻，睡眠稍安，情绪不佳，纳谷不香，大便调，舌淡红，苔薄黄，脉弦。守上方去益母草、生地、黄芩，加柴胡 10 g，白芍 20 g，合欢皮 15 g，山楂 15 g，神曲 15 g。14 剂，煎服法同前。

三诊（2022 年 6 月 28 日）：服上药后诸症大减，眩晕恶心呕吐消失，血压恢复正常，常规服用降压药，配合休息及调畅情志，血压波动在正常范围内，继服上药 7 剂善后。

按　《素问·至真要大论》曰："诸风掉眩，皆属于肝。"叶天士云："肝为风木之脏，因有相火内寄，体阴用阳，其性刚，主动主升，全赖肾水以涵之。"李学军教授认为肝肾同源，肝血的充足依赖于肾精的涵养；肾精的充足亦依赖于肝血的涵养。《景岳全书》言："眩晕一证，虚者居其八九，而兼火兼痰者，不过十中一二耳。"说明眩晕者，肝肾亏虚是发病的根本。若肝肾亏虚，阴不制阳，相火妄动，风火相煽，阳亢于上，则发为本病，表现为血压升高，眩晕，头目胀痛，面色潮红，烦躁易怒，手足心热。相火上逆，引动冲气，胃气上逆，故恶心欲吐。下午人体阳气旺盛，加重阳亢之象，故患者下午感觉症状较重。本案辨证为肝肾亏虚，肝阳上亢证，治疗予以天麻钩藤饮加减。方中天麻、钩藤平肝息风，石决明既可平肝潜阳，助天麻、钩藤加强息风之力，又可清热明目，减轻患者头目胀痛之感。牛膝、益母草功可活血利水，牛膝又可引火下行。桑寄生功擅补益肝肾，为治本之药。栀子、黄芩、菊花清泄肝经火热；生地、玄参凉血养阴，润燥通便。龙骨、牡蛎平肝潜阳，重镇安神；茯苓、茯神加强安神之功；甘草益气补中，缓急止痛，调和诸药。二诊患者眩晕显减，大便调，眠改善，唯情绪不佳，饮食不馨，去益母草、生地、黄芩，加柴胡、白芍、合欢皮疏肝解郁，养血柔肝；山楂、神曲健运脾胃。药后血压恢复正常，疗效显著，再服 7 剂用以善后，随访血压平稳，诸症消失。

第三节　慢性支气管炎

慢性支气管炎是由于感染或非感染因素引起气管、支气管黏膜及其周围组织的慢性非特异性炎症。其病理特点是支气管腺体增生、黏液分泌增多。临床出现有连续两年以上，每年持续三个月以上的咳嗽、咳痰或气喘等症状，结合影像学改变，排除其他类型的心肺疾病即可诊断。本病早期症状轻微，多在冬季发作，春暖后缓解；晚期炎症加重，症状长年存在，不分季节。疾病进展又可并发阻塞性肺气肿、肺源性心脏病，严重影响劳动力和健康。中医将其归属于"咳嗽""痰饮""喘证"等范畴。

一、病因病机

李学军教授认为咳嗽与外邪的侵袭及脏腑功能失调有关，其病因可分为外感和内伤。正如《医学三字经》所言："肺为脏腑之华盖，呼之则虚，吸之则满，只受得本然之正气，受不得外来之客气，客气干之则呛而咳矣；亦只受得脏腑之清气，受不得脏腑之病气，病气干之，亦呛而咳矣。"《素问·咳论》曰："皮毛者，肺之合也，皮毛先受邪气，邪气以从其合也。"咳嗽之外因多为寒冷、气候变化所诱发，风寒袭肺，肺气失宣，而发为咳嗽、咳痰；内因多责之肺、脾、肾，三脏功能失调，肺失宣降，脾失运化，肾失摄纳，导致气机失调，水液代谢失常，而发为本病。

二、辨治特色

李学军教授治疗本病时遵循"急则治其标，缓则治其本"的原则。在急性发作期，若患者表现为咳嗽，痰多色白，恶寒发热，舌淡红，苔白滑，脉浮或滑者，辨为外寒内饮证，方选小青龙汤加减；若见咳嗽气急，痰多色黄，口干口苦，舌红，苔黄腻，脉滑数，则辨为痰热壅肺证，方用清金化痰汤或桑白皮汤加减。在本病缓解期，若患者表现为自汗怕风，动则尤甚，易于感冒，声低气短，少气懒言，则辨为肺气不足证，方选玉屏风散合补肺汤加减；若见患者伴有食少，腹胀，便溏，面色萎黄，体倦乏力，则辨为脾胃气虚证，方选六君子汤加减；若患者见咳嗽，喘促，动则喘甚，腰膝酸软，则辨为肾不纳气证，根据肾阴虚和肾阳虚的不同，分别予以金水六君煎、金匮肾气丸加减。

三、病案举隅

蒋某，女，54 岁。2020 年 5 月 19 日初诊。

主诉：反复咳嗽、咳痰 3 年，加重 1 周。

现病史：患者近 3 年来每于冬春季节，天气变化之际，出现咳嗽、咳痰，反复不愈，胸部 X 线提示：双肺纹理紊乱、增粗。服用盐酸氨溴索、阿莫西林等西药症状缓解，但仍反复发作。1 周前患者因贪凉饮冷，咳嗽逐渐加重。刻下症：咳嗽频作，痰多，色白，质稀，易咳出，动则汗出，恶风，纳差，夜晚咳嗽加重，睡眠一般，二便调，舌白胖，脉滑。

既往史：既往体健，否认其他相关病史，否认食物、药物过敏史。

辅助检查：2020 年 5 月 19 日胸部 CT 线提示：双肺肺纹理紊乱、增粗。

辨证分析：患者以咳嗽、咳痰为主，辨病为“咳嗽”。外邪侵袭，营卫不和，卫阳受伤，故见恶风、汗出；风寒袭肺，肺气不利，宣降失常，痰饮内生，故见咳嗽、咳痰；痰多、色白、质稀、易咳出为寒饮之征。舌白胖、脉滑，为外寒内饮之象。

西医诊断：慢性支气管炎急性发作。

中医诊断：咳嗽　外寒内饮证。

治法：解表散寒，温肺化饮。

方药：小青龙汤合三子养亲汤加减。

麻黄 6 g，桂枝 9 g，白芍 15 g，细辛 3 g，干姜 6 g，法半夏 10 g，苦杏仁 10 g，五味子 8 g，莱菔子 10 g，白芥子 10 g，紫苏子 10 g，紫菀 10 g，款冬花 10 g，茯苓 20 g，陈皮 10 g，炙甘草 6 g。水煎温服，每日 1 剂，早晚分服，共 7 剂。嘱患者注意休息，避免风寒，心情调畅，忌辛辣油腻、寒凉之物。

二诊（2020 年 5 月 26 日）：患者诉咳嗽、恶风、汗出明显好转，痰量减少，时有胸闷烦躁，口苦不干，饮食睡眠可，舌苔薄黄，脉滑数。有化热之象，守上方去麻黄、细辛，加黄芩 10 g，桑白皮 10 g，全瓜蒌 15 g。7 剂，煎服法同前。

三诊（2020 年 6 月 2 日）：服上药后，患者诉咳嗽、咳痰大减，无胸闷烦躁，饮食欠佳，睡眠可，大便溏，舌淡红，苔薄白，脉细缓。守上方，去黄芩、白芥子、全瓜蒌、杏仁，加焦山楂 15 g，桔梗 10 g，炒谷芽 20 g，炒麦芽 20 g。7 剂，煎服法同前。

四诊（2022 年 6 月 9 日）：服上药后，诸症消失，嘱避风寒，调饮食，少食寒凉及辛辣刺激食物。

按　《素问·宣明五气》曰：“五气所病……肺为咳。”患者主要表现为咳嗽、咳痰，辨病为“咳嗽”。因贪凉饮冷后诱发，伴有痰多，色白，易咳，恶风，夜晚症状加重，辨证为外寒内饮证，兼夹营卫不和之象。舌脉符合寒饮之征。咳嗽为临床常见之病，历代医家对于咳嗽的论述可谓甚详。《黄帝内经》云：“五脏六腑皆令人咳。”根据不同的症状分为肝咳、肺咳、心咳、肾咳、脾咳、胃咳、胆咳等。《景岳全书》云："咳嗽之要，止惟二证。何为二证？一曰外感，一曰内伤，而尽之矣。"对咳嗽的病因病机做了精简的概述，后世医家多从其说。对于咳嗽的辨证论治，处方用药，更是博大精深，名方辈出。本案患者贪凉饮冷，寒饮停肺，肺气上逆，故见咳嗽，咳痰，咳痰色白清晰易咳，为寒饮之征。寒伤阳气，故恶风，夜晚症状加重。辨证为"外寒内饮"证，方用小青龙汤合三子养亲汤加减。李学军教授认为小青龙汤为治疗外寒内饮咳嗽的经典名方，《伤寒论》云："伤寒表不解，心下有水气，干呕，发热而咳，或渴，或利，或噎，或小便不利，少腹满，或喘者，小青龙汤主之。"临床见咳嗽，咳痰，色白质稀，恶风，恶寒，舌苔白腻，即可用之，疗效颇佳。方中麻黄、桂枝解表散寒；干姜、细辛温肺化饮；白芍、五味子收敛肺气，防止肺气耗散太过；半夏、苦杏仁、莱菔子、白芥子、紫苏子、紫菀、款冬花温肺下气，止咳化痰；陈皮、茯苓理气健脾，利湿化痰；炙甘草入肺经，止咳化痰，调和诸药。二诊有化热之象，故去麻黄、细辛，加黄芩、桑白皮清肺热，全瓜蒌清热涤痰，宽胸散结。三诊热象已散，咳嗽大减，去黄芩、白芥子、全瓜蒌、杏仁，加桔梗宣畅肺隔，利咽排痰，加焦山楂、谷芽、麦芽健运脾胃，疗效显著，后未再犯。

第四节　慢性阻塞性肺病

慢性阻塞性肺病是一种具有气流受限特征的可以预防和治疗的慢性呼吸系统疾病，以气流受限不完全可逆、呈进行性发展为特征，病因多与肺部对香烟烟雾等有害气体或有害颗粒的异常炎症反应有关。临床多表现为反复咳嗽、咳痰、气喘等症状，随着病情不断发展，可逐渐影响循环系统，并发肺动脉高压、慢性肺源性心脏病、心力衰竭等，对患者的生命健康造成了严重的威胁。中医根据其症状将其归属于"肺胀""咳嗽""喘证"等范畴。

一、病因病机

李学军教授认为本病的发生多责之肺、脾、肾，病理因素以痰为主。肺为储痰之器，脾为生痰之源，肾为生痰之本。《素问·大奇论》云："肺之雍，喘而两胠满。"《灵枢·胀论》言："肺胀者，虚满而喘咳。"病变早期，病情较急，外邪犯肺，肺失宣降，表现为咳嗽、气喘。肺主通调水道，肺气不利，水道不施，酿饮为痰，痰饮储肺，则表现为咳痰、胸胀满；随着病情加重，脾失健运，水湿不化，痰饮上泛袭肺，肺的宣降功能进一步受到影响，咳、痰、喘等症状加重。病情日久，肺病及肾，肺肾两虚，肾气亏虚，不能纳气，以成气短、喘促、动则尤甚之证。久病入络，痰湿日久，阻碍气机，痰瘀互结，肺病及心，痹阻心脉，以致心悸、胸痹。

二、辨治特色

（一）分期论治

李学军教授临床治疗慢性阻塞性肺病，根据病情变化，可以分为急性期、稳定期。在疾病早期，患者常因外感急性发作，病位以肺为主，临床表现为咳嗽、咳痰、气喘，或伴有恶寒、发热等外感症状，舌淡红，苔白腻或黄腻，脉浮或滑，治疗以小青龙汤、清金化痰汤、桑白皮汤、定喘汤为主，外散表邪，内化痰饮。病情日久，患者症状反复发作，肺病及肾，喘促，动则尤甚，腰膝酸软，则应用补益肺肾之法，方用金水六君煎、六味地黄丸、肾气丸、补肺汤、玉屏风散等。肺病及心，出现心悸、胸痹，则应用通阳散结、活血通络之法，方用瓜蒌薤白半夏汤、血府逐瘀汤、丹参饮等。

（二）注重补益脾胃

李学军教授认为，慢性阻塞性肺病患者临床除表现为咳痰、气喘等肺部疾病外，肺病及脾，脾胃多虚，表现为食少、便溏、腹胀、舌有齿痕等。盖因子盗母气，肺气亏虚，脾土受病。故治疗应"虚则补其母"，在疾病发展的全过程中，注重补益脾胃、健脾化湿、脾胃健旺，既可补土生金，补益肺气，又可以后天补先天，壮益肾气。临床常用六君子汤、二陈平胃散、参苓白术散等。

三、病案举隅

马某，男，61 岁。2019 年 3 月 20 日初诊。

主诉：反复咳嗽、咯痰、气喘 5 年。

现病史：患者 5 年前因劳累受寒后出现胸闷、咳喘，于当地医院就诊，完善相关检查，诊断为"慢性阻塞性肺病"，经治疗后缓解，后每因天气变化，病情复发加重，多次住院治疗。刻下症：胸部满闷，咳嗽、咯痰、气喘、活动后加剧，痰多色白，易咯出，时有腰膝酸软无力，无发热恶寒，无咳血，纳谷不香，睡眠一般，二便调，舌淡暗，苔薄白腻，脉沉细数。

既往史：既往有糖尿病史，血糖控制在正常范围。否认其他相关病史，否认食物、药物过敏史。

辅助检查：暂无。

辨证分析：患者胸部满闷，咳嗽、咯痰、气喘，辨病为"肺胀"。肺失宣肃，痰湿蕴肺，故咳嗽、咳痰、气喘，痰多色白，易咯出；肾失摄纳，故见动则尤甚，腰膝酸软；湿邪困阻脾胃，故见纳谷不香。舌淡暗，苔薄白腻，脉沉细数，为肺肾两虚之象。

西医诊断：慢性阻塞性肺病。

中医诊断：肺胀　肺肾两虚证。

治法：补益肺肾，健脾化湿。

方药：金水六君煎合玉屏风散加减。

黄芪 20 g，炒白术 15 g，防风 8 g，熟地 10 g，当归 15 g，党参 15 g，陈皮 15 g，茯苓 20 g，法半夏 10 g，五味子 10 g，紫菀 15 g，款冬花 10 g，山茱萸 15 g，苏子 10 g，炒谷芽 20 g，炒麦芽 20 g，干姜 6 g，炙甘草 10 g。水煎温服，每日 1 剂，早晚分服，共 7 剂。嘱患者注意休息，心情调畅，忌辛辣油腻、寒凉之物。

二诊（2019 年 3 月 27 日）：患者自觉胸闷、咳嗽、咳痰、气喘症状较前改善，饮食尚可，睡眠可，大便干燥，舌淡暗，苔薄白腻，脉沉细。守上方去干姜，加全瓜蒌 15 g，肉苁蓉 15 g。14 剂，煎服法同前。

三诊（2019 年 4 月 10 日）：诸症大减，纳谷香，二便调，偶有干咳，咳痰较少，时有胸闷，舌淡暗，苔薄白，脉沉细。守上方去炒谷芽、炒麦芽，加丹参 15 g，麦冬 15 g。14 剂，煎服法同前。后未来医院就诊，随访诸症消失。

按 《灵枢·胀论》曰："肺胀者，虚满而喘咳。"李学军教授认为本案患病多年，胸闷、咳喘明显，辨病当属"肺胀"，乃虚实夹杂，本虚标实之证。早期以标实为主，肺气失宣，咳喘气急。稳定期多见肺肾两虚，治疗重在补益肺肾，化痰去饮，兼补脾胃。本案中以金水六君煎合玉屏风散加减，黄芪、党参、白术、谷芽、麦芽补益肺脾；防风散表邪，宣发肺气；熟地、山茱萸、当归补益肺肾、生血养精；山茱萸合五味子可收敛耗散之肺气；紫菀 、款冬花、苏子、法半夏、陈皮、茯苓、干姜止咳下气，化痰平喘，健脾祛湿；诸药合之，肺脾肾三补以治本，化痰祛湿以治标。二诊胸闷、咳嗽、咳痰、气喘症状较前改善，大便干燥，去干姜加肉苁蓉、全瓜蒌补肾阳、益精血，润肠通便。三诊患者干咳，时有胸闷，有阴伤瘀存之象，去炒谷芽、炒麦芽，加丹参、麦冬润肺化瘀。使肺肾得充，脾胃得健，痰饮均去，则症状大减。

第五节　糖　尿　病

糖尿病是一组因胰岛素绝对或相对分泌不足以及靶组织细胞对胰岛素敏感性降低引起蛋白质、脂肪、水和电解质等一系列代谢紊乱的综合征，主要临床表现为多饮、多食、多尿和体重下降。临床分型主要分为 1 型糖尿病和 2 型糖尿病。1 型糖尿病主要是因胰岛 B 细胞受到破坏，导致胰岛素出现绝对的缺乏，因此机体自身无法再产生胰岛素，治疗主要以注射胰岛素为主；而 2 型糖尿病则是因胰岛功能受损，导致机体胰岛素产生减少而引发糖尿病，治疗可以选择药物口服，或者胰岛素注射等方法控制血糖。中医将其归属于"消渴"范畴。

一、病因病机

李学军教授认为本病与先天禀赋不足、饮食不节、情志失常、劳逸无度有关。《素问·奇病论》云："此肥美之所发也，此人必数食甘美而多肥也，肥者令人内热，甘者令人中满，故其气上溢，转为消渴。"随着生活水平的改善和日常工作的需要，患者过食甘肥，缺乏运动，是导致糖尿病发生的最主要原因。对于本病的基本病机，李学军教授推崇阴虚燥热学说，阴虚为本，燥热为标。两者又常常互为因果，阴虚加重燥热，燥热又可进一步伤阴。病位主要责之肺、胃、肾。王肯堂在《证治准绳》中提出了三消分类："渴而多饮为上消，消谷善饥为中消，渴而便数有膏为下消。"后世多从其说。临床上患者往往多饮、多食、多尿同时存在或无明显不适表现，因此辨证时，若以多饮为主者，责之肺热；以多食为主者，责之胃热；多尿为主者，责之肾虚。

二、辨治特色

《医学心悟》记载"治上消者，宜润其肺，兼清其胃"，"治中消者，宜清其胃，兼滋其肾"，"治下消者，宜滋其肾，兼补其肺"。在传统三消分治外，李学军教授推崇张锡纯之说："谓其证皆起于中焦而极于上下。"脾胃受损，脾不能为胃散精于肺，肺津不足，以致口渴，肺通调水道功能失常，故小便频多。因此治疗消渴病以养阴润燥为基本大法，同时补益脾胃，助其散精，布达全身。此外，消渴病情日久，阴虚燥热化瘀，影响血液循环，而成糖尿病眼底病变、心脑血管病变、糖尿病肾病等并发症，故活血化瘀应贯穿治疗全程，以预防并发症的产生。

三、病案举隅

李某，女，51岁。2021年7月20日初诊。

主诉：多饮、多尿3年余，加重1月。

现病史：患者3年前无明显诱因下出现乏力，口渴多饮，小便量多，遂至当地医院查空腹血糖8.3 mmol/L，餐后血糖13.5 mmol/L，后确诊为2型糖尿病，予以二甲双胍等降糖药口服，配合糖尿病饮食及运动，症状较前好转。期间患者空腹血糖控制在5.0～9.0 mmol/L，餐后血糖控制在8.0～11.5 mmol/L，糖化血红蛋白控制在6.0%～7.8%。近1个月上述症状加重。刻下症：患者自觉神疲乏力，口渴多饮，饮水不解，口舌干燥，饮食欠佳，食后腹胀，眠差梦多，小便频多，大便时溏时干，舌边尖红，苔薄黄，脉细数。

既往史：既往有高血压病史，血压控制在正常范围内。否认其他相关病史，否认食物、药物过敏史。

辅助检查：（我院）空腹血糖8.6 mmol/L，糖化血红蛋白7.0%。

辨证分析：患者患糖尿病多年，自诉口渴多饮，饮水不解，小便频多，辨病为"消渴病"；肺热伤津，阴虚火旺，见口渴多饮，饮水不解，口舌干燥，眠差梦多；脾胃虚弱，运化无力，见神疲乏力，饮食欠佳，食后腹胀。舌边尖红，苔薄黄，脉细数为肺热津伤、脾胃虚弱之象。

西医诊断：2型糖尿病。

中医诊断：消渴 肺热津伤，脾胃虚弱证。

治法：生津润肺，健运脾胃。

方药：玉液汤合四君子汤加减。

生黄芪20 g，生山药30 g，知母10 g，天花粉10 g，五味子8 g，鸡内金10 g，葛根15 g，太子参15 g，黄芩10 g，炒谷芽15 g，炒麦芽15 g，炒白术15 g，茯苓15 g，酸枣仁15 g，陈皮10 g，生甘草6 g。水煎温服，每日1剂，早晚分服，共7剂。嘱患者注意休息，心情调畅，忌辛辣油腻、寒凉之物。

二诊（2021年7月27日）：服上药后，患者觉口渴多饮、口舌干燥及乏力明显好转，食后仍易腹胀，纳可眠安，仍有小便量多，大便正常，舌淡红，苔薄白，脉细弱。守上方，去黄芩，加枳壳9 g，山茱萸15 g。7剂，煎服法同前。

三诊（2021年8月3日）：患者诸症大减，偶感腹胀不适，二便调。守上方，14剂，煎服法同前。后随访诸症消失。

按 《灵枢·五变》曰："五脏皆柔弱者，善病消瘅。"指出五脏虚弱是发生消渴的重要因素。《太平圣惠方·三消论》中根据证候，分立三消辨证之法："一则饮水多而小便少者，消渴也；二则吃食多而饮水少，小便少而赤黄者，消中也；三则饮水随饮便下，小便味甘而白浊，腰腿消瘦者，消肾也。"上消治肺，中消治脾胃，下消治肾。临床亦多从上消、中消、下消辨证论治。《景岳全书·三消干渴》云："凡治消之法，最当先辨虚实。若察其脉证，果为实火，致耗津液者，但去其火，则津液自生而消渴自止。若由真水不足，则悉属阴虚，无论上中下，急宜治肾，必使阴气渐充，精血渐复，则病必自愈。若但知清火，则阴无以生，而日渐清败，益以困矣。"李学军教授认为临床消渴病患者表现不一，因此治疗应有是症，用是药。本患者肺热津伤，阴虚内热，同时兼夹有脾胃虚弱，故予玉液汤合四君子汤加减治之，方以山药、知母、葛根、天花粉润肺生津为主，黄芪、太子参、炒白术、鸡内金、陈皮、炒谷芽、炒麦芽益气健脾、和胃化积，黄芩清肺热，少用五味子收敛肺气，茯苓、酸枣仁安神助眠，全方共奏生津润肺、健运脾胃、安神助眠之功。二诊热象减轻，食后仍易腹胀，小便量多，予以去黄芩，加山茱萸、枳壳收敛肾气以涩小便，同时行气消胀。三诊巩固治疗，以收全功。

第六节　甲状腺功能亢进症

甲状腺功能亢进症简称“甲亢”，是由于甲状腺合成释放过多的甲状腺激素，造成机体代谢亢进和交感神经兴奋，引起甲状腺肿大、心悸、出汗、进食和便次增多及体重减少的病症。多数患者还常常同时有突眼、眼睑水肿、视力减退等症状。甲亢若迁延失治或误治，随着病情的进展可有心律失常、房颤等甲亢性心脏病或甲亢危象等表现。传统医学将其归属于“瘿病”的范畴。

一、病因病机

中医对于瘿病的认识由来已久，早在《山海经》中就有了“瘿病”的记载，《诸病源候论·瘿候》云：“瘿者，由忧恚气结所生……诸山水黑土中，出泉流者，不可久居，常食令人作瘿病，动气增患。”大都认为瘿病的病因在于饮食水土失宜及情志失常。由于碘盐的大范围应用，当下因饮食及水土因素致瘿病者较少，情志因素占据最主要原因。由于生活节奏的加快及工作压力的增加，疾病初期，患者多有情志不畅，肝气郁滞，气机运行不畅则阻碍水液的代谢，饮停为痰；肝气乘脾，脾胃受损，无力运化水液，痰湿内生，肝脾受损，痰气交阻。病情日久，影响血液的输布运行，气滞、痰凝、血瘀交结于颈前而致瘿肿。痰瘀日久化火，灼伤阴液，心阴亏虚，心神失养，而致心悸失眠。故李学军教授认为其病位主要在颈前，与心脾相关；病机为肝气郁滞，脾胃虚弱，气滞、血瘀、痰凝壅结颈前，久则伤阴，而至气阴两虚，虚实夹杂。

二、辨治特色

（一）疏肝理气，调畅情志

《重订严氏济生方·瘿瘤论治》云：“夫瘿瘤者，多由喜怒不节，忧思过度，而成斯疾焉。”肝属木，喜条达而恶抑郁。长期精神紧张、焦虑抑郁均可引起肝脏失其条达之性，肝郁则乘脾土，气滞、痰湿、血瘀一成，又可化热伤阴，虚火灼心。心乃五脏六腑之大主，为生之本和神之居。人体的思维意志情感活动总属于心，肝郁则心气受损，气阴两伤，表现为心悸、失眠、烦躁。故临床治疗瘿病应着重调畅情志，疏肝理气，安养心神。予四逆散、柴胡疏肝散、甘麦大枣汤、温胆汤之类，常用柴胡、香附、郁金、合欢皮、厚朴花、合欢花、玫瑰花、绿萼梅、酸枣仁、夜交藤、远志、茯神、龙骨、牡蛎等药。

（二）顾护气阴，辨证用药

瘿病日久，气阴亏虚，用药应注意扶护正气。若患者脾胃气虚，表现为食后腹胀、纳呆便溏者，可用党参、黄芪、山药、莲子、鸡内金、焦山楂、建曲、谷芽、麦芽、薏苡仁等健运脾胃；若阴血亏虚，肝风内动，表现为眼球突出、手指颤动者，可加石决明、钩藤、白芍、天麻、牡蛎、白蒺藜等平肝息风；若火盛伤阴，心阴亏虚，表现为心悸烦躁，夜寐不安或胃阴亏虚，表现为胃脘隐隐灼痛，咽干口燥者，可用天冬、麦冬、生地、玄参、沙参、玉竹等养阴清热。

三、病案举隅

王某，女，38 岁。2021 年 8 月 10 日初诊。

主诉：颈部异物感 1 年余。

现病史：患者 1 年前无明显诱因下出现颈部不适，有异物感，体重减轻，心悸，汗出，烦躁易怒，遂去当地医院检查确诊为“甲状腺功能亢进症”。予以常规抗甲状腺药物治疗后症状反复，未见明显改善，遂来我科就诊。刻下症：颈部异物感，颈部发胀，甲状腺轻度肿大，心悸，失眠，手颤，汗出，情绪烦躁易怒，食欲亢进，睡眠差，大便溏，小便正常，舌暗红，苔薄腻，脉弦数。

既往史：既往体健，否认其他相关病史，否认食物、药物过敏史。

辅助检查：2021 年 8 月 5 日血液检测提示：FT_3：8.31 pmol/L，FT_4：25.78 pmol/L，TSH：0.098 mIU/L；甲状腺彩超提示：甲状腺弥漫性病变。

辨证分析：患者颈部有异物感，甲状腺轻度肿大，辨病为“瘿病”。心悸，失眠，手颤，汗出，情绪烦躁易怒，舌暗红，苔薄腻，脉弦数为肝郁气滞、痰瘀互结之证。

西医诊断：甲状腺功能亢进症。

中医诊断：瘿病　肝郁气滞，痰瘀互结证。

治法：疏肝理气，消瘿散结。

方药：柴胡疏肝散合消瘰丸加减。

柴胡 10 g，炒枳壳 10 g，白芍 15 g，香附 9 g，陈皮 10 g，青皮 8 g，生牡蛎 30 g，生龙骨 30 g，浙贝母 10 g，玄参 10 g，夏枯草 15 g，当归 10 g，鸡血藤 10 g，赤芍 15 g，茯苓 20 g，茯神 20 g，甘草 6 g。水煎温服，每日 1 剂，早晚分服，共 7 剂。嘱患者注意休息，心情调畅，忌辛辣油腻、寒凉之物。

二诊（2021 年 8 月 17 日）：服上药后，症状明显减轻，无心悸汗出，手颤减轻，饮食、睡眠可，舌暗红，苔薄白，脉弦。守上方，继服 7 剂，煎服法同前。

三诊（2021 年 8 月 24 日）：服上药后，患者诉颈部异物感、颈部发胀较前明显好转，余症消失，口舌干燥，饮食睡眠可，舌淡红，苔薄，脉细数。守上方，去青皮、陈皮，加麦冬 15 g，玉竹 10 g。7 剂，煎服法同前，后随访诸症消失。

按　《诸病源候论·瘿候》曰：“瘿者，由忧恚气结所生，亦曰饮沙水，沙随气入于脉，搏颈下而成之。初作与瘿核相似，而当颈下也，皮宽不急，垂捶捶然是也。恚气结成瘿者，但垂核捶捶，无脉也。饮沙水成瘿者，有核无根，浮动在皮中。”又云：“诸山水黑土中，出泉流者，不可久居，常食令人作瘿病，动气增患。”《三因方》认为本病：“此乃喜怒忧思有所郁而成也。”《外科正宗·瘿瘤论》言：“夫人生瘿瘤之症，非阴阳正气结肿，乃五脏瘀血、浊气、痰滞而成。”

主张瘿瘤的主要病理因素以气、痰、瘀为主，交结于颈前，合而为病。李学军教授认为气滞、痰凝、血瘀壅结颈前是瘿病的基本病机，初期多为气机郁滞、津凝痰聚、痰气搏结颈前所致，日久引起血脉瘀阻，气、痰、瘀三者合而为患。治疗应着重把握病理因素，疏肝理气，化痰散结，活血祛瘀。在治疗后期应注意养阴，防止气、痰、瘀交结，郁而化热伤阴。本患者瘿病乃肝郁气滞、痰瘀互结所致，予柴胡疏肝散合消瘰丸加减治疗，方中柴胡、白芍、香附、炒枳壳、陈皮、青皮疏肝理气，生牡蛎、浙贝母、玄参、夏枯草消瘿散结，龙骨、茯苓、茯神安神助眠，当归、鸡血藤、赤芍活血通络，全方共奏疏肝理气、消瘿散结之功。二诊巩固治疗，三诊诸症大减，去青皮、陈皮，加麦冬、玉竹养阴润燥，后诸症悉除。

第七节　更年期综合征

更年期综合征，又称围绝经期综合征，是指女性由于年龄渐增，卵巢功能下降而表现为月经紊乱，烦躁易怒，烘热汗出，面目潮红，心悸失眠，眩晕耳鸣，腰膝酸软，皮肤蚁行感等诸多方面的一组症候群，对围绝经期女性的工作和生活以及身心健康产生了严重的不良影响。随着人口老龄化的不断加快，更年期综合征的发病率呈不断上升的趋势。目前对于该病的发病机制尚未完全阐明，研究认为本病的发生主要与激素水平的紊乱有关，其次还受到情志、体质、社会及生活环境等多种因素的影响。现代医学常采用激素治疗改善患者的临床症状，但由于激素的副作用较多，患者依从性不高。中医对于本病有着独特的认识，将其归属于“绝经前后诸证”的范围，对于本病的记载散见于“脏躁”“百合病”“心悸”“不寐”等病证中。

一、病因病机

《素问·上古天真论》曰：“女子七岁，肾气盛，齿更发长……七七，任脉虚，太冲脉衰少，天癸竭，地道不通，故形坏而无子也。”天癸者，即肾气充盈到一定程度时所产生的促进人体生长发育及保持生育能力的一种物质。陈自明《妇人大全良方》云：“冲为血海，任主胞胎，肾气全盛，二脉流通，经血渐盈，应时而下。”肾藏精，为天癸之源、水火之宅、五脏阴阳之本，内寓元阴元阳，若肾气亏虚，阴阳失衡，则会影响他脏阴阳失调，引起人体一系列的症状。“女子以肝为先天”，肝为藏血之脏。李学军教授认为本病的病位主要在心肾，涉及肝、脾，基本病机在于肝郁肾虚，阴阳失衡，气血失调。

二、辨治特色

李学军教授认为本病亦可名为心肝脾肾综合征，而其中治疗的关键在于调治肝肾的功能。肝主疏泄，肾主闭藏，二者相互制约、相互调节，藏泄互用；肝主藏血，肾主藏精，肝血与肾精相互滋养和补充，精血同源；肾为阴阳之本，肝气内含肝阴肝阳，肝肾阴阳之间存在相互滋养和相互制约的关系，即阴阳互滋互制。正是由于肝肾的藏泄互用、精血同源和阴阳互滋互制，月经才能正常来潮。女性围绝经期，肾气亏虚，水不涵木，肝血不足，肝木犯脾，相火妄动，心神失养，阴阳失衡，而出现月经紊乱，心烦失眠，烘热汗出，皮肤蚁行感等症状。因此治疗在辨治肾阴虚、肾阳虚、阴阳两虚的同时，全程应用逍遥散疏肝养血健脾，同时根据病情应用玫瑰花、绿萼梅、合欢花、合欢皮、郁金、百合、首乌藤、五味子等安神解郁之药，肝肾心脾同调。

三、病案举隅

赵某，女，48 岁。2021 年 7 月 16 日初诊。

主诉：月经紊乱、心烦易怒、烘热汗出 4 月余。

现病史：患者 4 月前无明显诱因下出现月经紊乱、心烦易怒、烘热汗出，反复发作。刻下症：月经量少，色暗，经期不定，心烦易怒，难以控制，下午自觉面部烘热潮红，随即汗出，时感头晕乏力、腰酸不适，饮食欠佳，睡眠差，小便正常，大便干燥，舌红苔少，脉细数。

既往史：既往体健，否认其他相关病史，否认食物、药物过敏史。

辅助检查：暂无。

辨证分析：患者女性，年近半百，主要表现为月经紊乱、心烦易怒、烘热汗出，辨病为“绝经前后诸证”。肝肾亏虚，血海失养，则月经紊乱，烘热汗出；肝气郁结，气机不畅，见心烦易怒；肾精不足，头脑、腰府失养，则头晕乏力、腰酸不适，大便干燥；舌红苔少，脉细数为阴血亏虚表现。故辨证为“肝郁血虚，心肾不交证”。

西医诊断：更年期综合征。

中医诊断：绝经前后诸证　肝郁血虚，心肾不交证。

治法：疏肝解郁，滋阴养血，养心安神。

方药：逍遥散合天王补心丹加减。

柴胡 10 g，生白芍 20 g，当归 10 g，酸枣仁 20 g，柏子仁 20 g，麦冬 15 g，天冬 10 g，生地 15 g，太子参 15 g，茯苓 15 g，茯神 15 g，五味子 15 g，山茱萸 10 g，生龙骨 30 g，生牡蛎 30 g，生白术 15 g，玄参 10 g，建曲 20 g，生甘草 6 g。水煎温服，每日 1 剂，早晚分服，共 7 剂。嘱患者注意休息，心情调畅，忌辛辣油腻、寒凉之物。

二诊（2021 年 7 月 23 日）：服上药后，患者心烦易怒、烘热汗出、睡眠较前好转，纳谷香，仍时感头晕乏力、腰酸不适。守上方去龙骨、茯苓、建曲，加黄芪 20 g，牛膝 15 g，丹参 15 g。7 剂，煎服法同前。

三诊（2021 年 7 月 30 日）：患者诸症大减，仍感大便偏干。守上方去五味子，加麻子仁 15 g。7 剂，煎服法同前，后随访诸症消失。

按　妇女在绝经前后出现烘热面赤，进而汗出，精神倦息，烦躁易怒，头晕目眩，耳鸣心悸，失眠健忘，腰背酸痛，手足心热，或伴有月经紊乱等与绝经有关的症状，称“经断前后诸证”，又称“经绝前后诸证”。古代医籍中无更年期综合征病名，但有关本病的病因病机、临床表现及治疗论述较多，散见于老年血崩、脏躁、白合病、郁证、老年经断复来等病证中。如《金匮要略 · 妇人杂病脉证并治》指出：“妇人脏躁，喜悲伤欲哭，象如神灵所作，数欠伸。”《素问 · 六元正纪大论》云：“郁之甚者治之奈何……木郁达之，火郁发之，土郁夺之，金郁泄之，水郁折之。”本案患者症状多样，乃肝郁血虚、心肾不交所致，治用逍遥散合天王补心丹加减疏肝解郁、滋阴养血、养心安神。方中柴胡、白芍、当归养肝体，疏肝用，调畅情志，气血同调；太子参、麦冬、天冬、生地、玄参滋阴养血益气，除骨蒸之潮热；白术、建曲益气健脾、消食开胃；酸枣仁、柏子仁、茯苓、茯神、龙骨、牡蛎养心安神；五味子、山茱萸补益肝肾，收敛心气，全方肝、肾、心、脾同调，气血同调，以恢复机体的阴阳平衡，共奏疏肝解郁，滋阴养血，养心安神之功。二诊患者纳谷香，心烦易怒、烘热汗出、睡眠较前好转，但仍时感头晕乏力、腰酸不适，故去龙骨、茯苓、建曲加黄芪、牛膝、丹参，加强益气养血、补益肝肾之力。三诊诸症大减，仍感大便偏干，去五味子，加麻子仁以润肠通便。

第八节 尿路感染

尿路感染是由于病原体入侵泌尿系统，导致尿道、输尿管、膀胱等部位感染引起的疾病，是临床常见的泌尿系统疾病之一。根据感染部位分为上尿路感染和下尿路感染；根据有无出现尿路异常分为单纯性尿路感染和复杂性尿路感染。临床表现为尿频、尿急、尿痛，或伴有血尿、腰痛、恶寒、发热、输尿管压痛等症状或体征。临床女性的发病率较高，常用抗生素进行治疗，但是由于部分病人对于抗生素的耐药或者不敏感，导致尿路感染反复发作，对患者的日常生活造成了很大的影响。中医药治疗尿路感染的历史由来已久，古书中并无尿路感染病名的记载，根据其症状，多归属于“淋证”范畴。

一、病因病机

淋之病名，首见于《黄帝内经·素问》，称之为“淋”“淋满”。《金匮要略》将淋证病机总结为“热在下焦”。《诸病源候论》提出“诸淋者，由肾虚膀胱热故也”，是对淋证病机的高度概述，后世多从其说，并进行衍生。李学军教授认为，淋证多表现为尿频、尿急、尿痛，或痛引腰腹，病位在膀胱和肾，涉及肝脾。病理因素多以湿热为主。病因多见于外感湿热；或恣食辛辣刺激、肥甘厚味之品，导致脾胃湿热内生；或情志不畅，肝气郁滞，气郁化火；或久病体虚、劳欲过度，导致脾肾亏虚，虚火内生。湿热蕴结下焦，引起肾与膀胱气化不利是本病的基本病机。《景岳全书》曰：“然淋之初病，则无不由乎热剧。”疾病初起，病情较急，湿热蕴结，损伤下焦，多为实证；疾病日久，正气亏虚，脾胃虚弱，肾气不足，以致脾肾两虚，而成虚实夹杂之证。

二、辨治特色

李学军教授临床治疗尿路感染多根据病情缓急，分期进行辨证治疗。唐代孙思邈在《备急千金要方》中将淋证分为热淋、气淋、石淋、劳淋、膏淋，后世加入血淋，而形成“六淋”之说。湿热损伤肾与膀胱，小便灼热刺痛而成热淋；湿热伤络，小便带血，而成血淋；湿热久蕴成石，小便带有砂石，而成石淋；肝气乘脾，湿热内生，而成气淋；病情日久，损伤正气，脾肾亏虚，而成劳淋，劳累即犯；肾不固藏，脂液精微外溢，小便如米泔水，而成膏淋。在急性发作期，以清利湿热为主，根据辨证的不同，兼以凉血止血、排石通淋、疏肝理气；在疾病缓解期或对于反复发作的患者，应以扶助正气为主，补益脾肾，兼以清利湿热。若患者热盛伤阴，肾阴不足，加之服用大量清热利湿之品，更伤阴液，因此对于在治疗后期应注意养阴清热，防止阴伤太过。

三、病案举隅

方某，女，55岁。2021年4月5日初诊。

主诉：反复发作尿频、尿急、尿痛1年余。

现病史：患者1年前无明显诱因下出现尿频、尿急、尿痛，未予以重视，后至当地医院就诊。尿常规检查提示：白细胞(++)，红细胞(+)。诊断为“尿路感染”，服用消炎药后症状消失，复查尿常规正常。后每于劳累、食用生冷、辛辣刺激食物后排尿不适，症状反复。刻下症：尿频、尿急、尿痛，排尿有发热感，小腹酸胀，体倦乏力，腰酸不适，情绪急躁易怒，口干苦，饮食少，睡眠差，大便正常，舌边尖红，苔薄黄腻，脉弦细数。

既往史：既往体健，否认其他相关病史，否认食物、药物过敏史。

辅助检查：2021年4月5日尿常规：白细胞(+++)，红细胞(+)。

辨证分析：患者主要表现为尿频、尿急、尿痛，伴有小腹酸胀，近期尿常规示：白细胞(+++)，红细胞(+)，辨病为“淋证”。排尿有发热感，情绪急躁易怒，口干苦，睡眠差，舌边尖红，苔薄黄腻，脉弦细数为湿热内蕴之证。

西医诊断：尿路感染。

中医诊断：淋证　湿热蕴结证。

治法：清热利湿通淋。

方药：八正散加减。

瞿麦15 g，萹蓄20 g，通草6 g，车前草15 g，滑石20 g，栀子10 g，茯苓20 g，茯神20 g，连翘10 g，淡竹叶10 g，炒白术10 g，柴胡10 g，白芍15 g，熟地10 g，蒲公英20 g，菟丝子10 g，白茅根30 g，石韦15 g，鸡内金15 g，甘草6 g。水煎温服，每日1剂，早晚分服，共7剂。嘱患者注意休息，心情调畅，忌辛辣油腻、寒凉之物。

二诊(2021年4月12日)：服上药后，尿频、尿急、尿痛减轻，仍有口干咽干，大便偏干，时感手足心热。守上方去菟丝子、熟地，加知母10 g，黄柏10 g。7剂，煎服法同前。

三诊(2021年4月19日)：患者诉尿频、尿急、尿痛及小腹酸胀感明显减轻，无口干咽干及手足心热，时有腰酸不适。守上方，去通草、滑石，加山茱萸15 g，杜仲15 g。7剂，煎服法同前。

四诊(2021年4月26日)：患者诉诸症消失，复查尿常规恢复正常，继续服三诊方7剂巩固疗效。同时嘱多饮水，注意休息，避风寒，少食生冷油腻、辛辣刺激之物。

按　元代朱震亨《丹溪心法·淋》云：“淋者，小便淋沥，欲去不去，不去又来，皆属于热也。”隋代巢元方在《诸病源候论》中言：“诸淋者，由肾虚而膀胱热故也……肾虚则小便数，膀胱热则水下涩，数而且涩，则淋沥不宣，故谓之淋，其状小便数起少出，少腹弦急，痛引于脐。”将淋证的症状和病机论述得极为清晰，即发于肾虚和膀胱湿热，引起尿频、尿急及尿痛，甚至痛连脐腹。李学军教授认为本案发于膀胱湿热，气机不利，兼有肝气郁结，肾阴不足，故治疗以八正散为主清热利尿、化湿通淋；加茯苓、茯神、淡竹叶助其利尿除烦，兼以安神；白茅根、石韦凉血止血、利尿通淋；连翘、蒲公英清热解毒、利湿通淋；柴胡、白芍疏肝解郁；熟地、菟丝子补益肝肾；炒白术、鸡内金健运脾胃。全方共奏清热化湿、利尿通淋、补益肝肾、健运脾胃之功，标本同治。二诊患者尿频、尿急、尿痛减轻，但仍有口干咽干，大便偏干，时感手足心热，故去燥腻之菟丝子、熟地，加知母、黄柏以养阴清热。三诊患者诸症显减，时有腰酸不适，去通草、滑石，加山茱萸、杜仲补益肝肾，以充腰府。四诊患者诸症消失，继服三诊方巩固疗效，同时嘱其摄生调养，以防再犯。

第九节 慢性肾小球肾炎

慢性肾小球肾炎是由多种病因引起的、多种病理类型组成的、原发于肾小球的一组疾病。表现为不同程度的水肿、血尿、蛋白尿、高血压、肾功能不全，后期病情严重，可引起慢性肾功能衰竭。本病病程缓慢，病程较长，但可因上呼吸道感染引起急性发作。研究表明，慢性肾炎在导致终末期肾衰的病因中位列第一，占据 64.1% 。慢性肾小球肾炎的发病率在我国有逐年上升的趋势，对于本病的治疗，西医以对症治疗为主，采取 ACEI/ARB 、利尿剂、激素、免疫抑制剂、抗凝剂等药物进行症状控制，在取得疗效的同时，不良反应亦较为明显。中医药对于减轻本病的临床症状、改善预后有着独特的优势，临床可根据其症状归属于“水肿”“虚劳”“腰痛”“肾劳”等病证范畴。

一、病因病机

慢性肾小球肾炎多由急性肾小球肾炎迁延发展而来，因反复外感引起急性发作。《景岳全书·肿胀》云：“凡外感毒风，邪留肤腠，则亦能忽然浮肿。”风为百病之长，六淫之首，可兼夹寒、热、湿邪侵袭人体，导致肺失通调，水津不布，湿邪内生，发为“阳水”。外因责之肺，内因责之脾、肾。脾主运化水湿，肾主水，水液的输布代谢除了依赖于肺的通调水道功能，还依靠脾的运化，肾阳的蒸腾气化作用，脾肾阳虚，水湿困阻，则见水肿，发为“阴水”。临床慢性肾小球肾炎患者以阴水多见。肾主闭藏，能够固摄精微，若脾肾亏虚，精微不固，则见蛋白尿；水湿郁久化热，湿热伤络，或脾不统血，可见血尿。《金匮要略》云：“血不利则为水”，血瘀可引起水肿，水肿又加重瘀血状态。故李学军教授认为，本病乃本虚标实之证，本虚以脾肾阳虚为主，标实以湿热、血瘀为主，交杂致病。

二、辨治特色

（一）温补脾肾以治本

《景岳全书·肿胀》言：“凡水肿等症，乃肺、脾、肾三脏相干之病。盖水为至阴，故其本在肾；水化于气，故其标在肺；水惟畏土，故其制在脾”。慢性肾小球肾炎患者多慢性病程，临床以阴水多见，故治疗之本在于温补脾肾，方选金匮肾气丸、济生肾气丸、真武汤、右归丸、参苓白术散之类。本病极易由外感诱发加重，故用药可酌加麻黄、桔梗、防风、蝉蜕等宣肺解表祛风等药，取“提壶揭盖”之意，宣肺利水。如此，肺、脾、肾三脏通调，三焦畅通，有利于去除湿热、血瘀等实邪。

（二）清利湿热、活血化瘀以治标

李学军教授认为，本病病程较长，一方面可导致湿热内生，引起咽痛、口干、发热、舌苔黄腻等表现；另一方面，久病成瘀，《血证论》有云："瘀血化水，亦发水肿。"现代病理学发现，慢性肾小球肾炎患者肾小球可发生微循环障碍，血管壁增厚，血管痉挛、缺血缺氧，这都表明活血化瘀对于治疗慢性肾小球肾炎患者的重要性。因此治疗本病在温补脾肾以治本之外，还应注重祛除实邪，清热利湿、活血化瘀。临床可选用桃红四物汤、五味消毒饮、黄连解毒汤、五苓散之类，常用黄芩、黄连、黄柏、茵陈、蒲公英、金银花、连翘、益母草、泽兰、丹参、川芎、茯苓、泽泻等药物。

三、病案举隅

段某，女，43 岁。2021 年 10 月 11 日初诊。

主诉：反复双下肢水肿 1 年余。

现病史：患者 1 年前因于田间劳作，劳累后感冒，未予重视，后出现面部、双下肢水肿，于当地医院检查诊断为"慢性肾小球肾炎"，予以西医常规治疗后，水肿逐渐消退，期间每于劳累或感冒后双下肢水肿。近日因劳累双下肢水肿再发，西医治疗乏效，故前来门诊就诊。刻下症：双下肢水肿，体倦乏力，腰酸不适，怕冷，手脚凉，纳呆，睡眠可，小便少，大便微溏，舌淡胖，苔白腻，脉沉细弱。

既往史：有高血压病史 3 年，规律口服降压药，血压波动在正常范围内。否认其他相关病史，否认食物、药物过敏史。

辅助检查：2021 年 10 月 11 日检测提示：尿蛋白（＋＋），尿潜血（＋），肌酐 131 μmol/L。

辨证分析：本案患者患有慢性肾小球肾炎 1 年余，以双下肢水肿为主证，辨病为"水肿"。脾阳亏虚，故见体倦乏力，纳呆便溏；腰为肾之府，肾阳不足，故见腰酸不适，怕冷，小便少，手脚凉。舌淡胖，苔白腻，脉沉细弱均为脾肾阳虚之象。

西医诊断：慢性肾小球肾炎。

中医诊断：水肿　脾肾阳虚证。

治法：温补脾肾，化气利水。

方药：济生肾气丸合玉屏风散加减。

炙黄芪 30 g，制附子 6 g，肉桂 10 g，党参 15 g，炒白术 15 g，防风 8 g，杜仲 10 g，山药 20 g，菟丝子 15 g，陈皮 10 g，牛膝 10 g，山萸肉 15 g，茯苓 20 g，泽泻 10 g，丹皮 10 g，当归 10 g，益母草 10 g，炙甘草 6 g。水煎温服，每日 1 剂，早晚分服，共 7 剂。嘱患者注意休息，心情调畅，忌辛辣油腻、寒凉之物。

二诊（2021 年 10 月 18 日）：服上药后，患者双下肢水肿较前好转，怕冷减轻，时有腰酸，饮食及大小便正常，舌淡红，苔薄白腻，脉沉细。守上方，继服 7 剂，煎服法同前。

三诊（2021 年 10 月 25 日）：患者诸症大减，自觉咽干，夜间燥热。守上方，去附子、泽泻，加知母 10 g，黄柏 8 g。10 剂，煎服法同前。后随访诉症状消失，尿常规未见异常，血肌酐恢复正常。

按　《素问·至真要大论》云："诸湿肿满，皆属于脾。"指出若外感水湿，水湿内侵，困遏脾阳，脾胃失其升清降浊之能，水无所制，发为水肿。《素问·水热穴论》又云："地气上者属于肾，而生水液。”“肾者，胃之关也，关门不利，故聚水而从其类也。”说的正是肾阳虚衰所致的水肿。本案乃脾肾阳虚，湿邪、瘀血交杂致病，故治疗以补益脾肾、温阳利水为主，兼以活血化瘀、祛风利水。方中附子、肉桂、杜仲、菟丝子补肾助阳；党参、炙黄芪、炒白术、山药健脾利水；茯苓、泽泻利水渗湿；牛膝、丹皮、当归、益母草活血利水，兼以养血；陈皮、防风祛风胜湿，行气利水；炙甘草调和诸药。诸药合用，脾肾同理，气血通调，阳气得充，则水湿得阳之助，合渗湿之品，使水湿得去。全方共奏温补脾肾、化气利水之功。二诊症状明显改善，续服原方。三诊患者诸症大减，自觉咽干，夜间燥热，有生热伤阴之嫌，去附子、泽泻，加知母、黄柏养阴清热，顾护阴液。后随访诉症状消失，疗效明显。

第十节　类风湿关节炎

类风湿关节炎是一种病因尚未明确、以侵蚀性和对称性的多关节炎为主要特征的慢性全身性免疫性疾病。本病临床以对称性小关节疼痛、肿胀、屈伸不利，甚则僵直变形为表现特征。该病好发于手、腕、足等小关节，常反复发作，病变可累及心脏、肺、眼和肾等多个器官。临床常通过具体临床表现、血清抗体 RF、ACPA 和典型的影像学改变可以诊断类风湿关节炎。根据该病的临床表现和病理特征，中医学将其归属于“历节”“尪痹”“痹证”等范畴。古代医家根据病情特点，也有“骨痹”“鹤膝风”“鼓槌风”等描述。

一、病因病机

李学军教授认为肝肾亏虚是本病发生的内因，而风寒湿邪侵袭、饮食所伤和劳逸失调则为本病发病的诱因。肝藏血，主筋。《素问·痿论》云：“宗筋主束骨而利机关。”肝血充足，则肢体关节筋骨屈伸流利，若肝血亏虚，筋脉失充，则筋骨酸麻、肿胀、疼痛、屈伸不利。肾藏精，主骨生髓，为先天之本。肾精充足，筋骨得以矫健。肾虚致肾髓不能养骨，外邪乘虚而入，留滞筋骨关节，发为酸麻胀痛、屈伸不利等症状。脾归中焦，化生水谷为气血津液，转输全身，内养五脏六腑，外充四肢百骸，为“后天之本”“气血生化之源”。李东垣认为“内伤脾胃，百病由生”，《黄帝内经》中也强调“四季脾旺不受邪”，故在该病的治疗和预后中都要重视顾护脾胃。《素问·痹论》言：“所为痹者，各以其时，重感于风寒湿之气也。”指出六淫侵袭是类风湿关节炎发病的外在诱因。东汉张仲景《金匮要略·中风历节病脉证并治》认为“历节”病机是由于肝肾不足，筋骨痿软，风寒湿邪乘虚侵袭，客于经脉筋骨关节，气血运行不利所致。若病情反复发作，迁延不愈，致津血凝聚，痰瘀互结，耗伤气血，伤及肝肾，内舍脏腑，可致五脏痹。

二、辨治特色

《医宗必读·痹篇》提出“治风先治血，血行风自灭”。吴鞠通《温病条辨》指出风湿疾病“大抵不越寒热两条，虚实异治”。结合前人经验，李学军教授根据该病的病因病机认为风寒湿阻而致关节肿痛僵直为其标，肝肾脾虚而致关节筋骨失养为其本，故治疗以祛邪通络宣痹止痛,益气活血补益肝脾肾为其基本治疗方法。

(一) 祛邪通络,宣痹止痛

李学军教授认为急则治其标、缓则治其本,病之初起多见实证,此时应准确辨别寒热虚实和病邪本质后进行治疗。风寒湿阻型治疗宜祛风散寒、除湿通络,常用蠲痹汤加减;风热湿蕴型治疗宜清热除湿、祛风通络,常用白虎加桂枝汤或宣痹汤加减;痰瘀互结型治疗宜化痰行瘀、蠲痹通络,常用双合汤加减;寒热错杂型治疗宜温经散寒,清热除湿,常用桂枝芍药知母汤加减。

(二) 益气活血,补益肝脾肾

李学军教授认为应紧紧抓住"久病多瘀""久病入络"等特点,辨证采用益气活血补益肝脾肾的治疗原则。肝肾不足型治疗宜培补肝肾、通络止痛,常用独活寄生汤加减;气血虚弱型治疗宜益气养血、通络止痛,常用黄芪桂枝五物汤加减。

三、病案举隅

崔某,女,48岁。2021年6月1日初诊。

主诉:腕肘关节疼痛酸楚3年余。

现病史:患者3年前无明显诱因下出现腕肘关节疼痛酸楚,肿胀不明显,屈伸不利,活动受限,晨起关节自觉僵硬,时轻时重,遇劳倦疲惫后加重。3年来症状反复发作,病情逐渐加重,且出现腕肘关节轻微畸形,于今年4月在当地县人民医院就诊,诊断为"类风湿关节炎",给予抗风湿治疗,症状稍有好转,一个月前停药后,症状再次加重,欲求进一步治疗遂来我科就诊。刻下症:腕关节疼痛变形微僵,屈伸旋转受限,神疲乏力,气短自汗,形体消瘦,语声低微,唇甲淡白,心悸,大便溏,小便正常,纳呆眠可,舌淡苔薄,脉细弱。

既往史:无特殊病史。

辅助检查:2021年4月7日当地县医院血液检查提示:RF:98.7 IU/mL。腕关节DR提示:腕关节及肘关节骨质疏松,关节缘骨质增生,关节间隙狭窄。

辨证分析:患者腕肘关节疼痛,屈伸不利,活动受限伴晨僵,轻微畸形,辨病为"痹证"。脾胃虚弱,运化无权,气血生化乏源,则形体消瘦,神疲乏力,语声低微,唇甲淡白,气短自汗,心悸,大便溏;脾胃虚弱,气血不足,血不养筋,筋脉失充,则腕关节疼痛变形微僵,屈伸旋转受限。舌淡苔薄,脉细弱,为脾胃虚弱、气血不足之象。

西医诊断:类风湿关节炎。

中医诊断:痹症 脾胃虚弱,气血不足证。

治法:补脾培源,益气养血,通络养筋。

方药:黄芪桂枝五物汤合脾胃培源方加减。

炙黄芪30 g,桂枝15 g,炒白芍30 g,干姜10 g,炒白术15 g,炒薏苡仁15 g,石斛10 g,当归15 g,太子参15 g,香附10 g,刘寄奴8 g,鸡血藤15 g,徐长卿10 g,甘草6 g,大枣4枚。水煎温服,每日1剂,早晚分服,共7剂。忌食辛辣刺激、生冷油腻之物,避风寒,畅情志。

二诊(2021年6月8日):服上药后,症状减轻,腕肘关节疼痛减轻,晨僵改善,无心悸汗出,自觉平日活动有力,大便溏,纳可眠可,舌淡红,苔薄白,脉细。守上方,继服7剂,煎服法同前。

三诊（2021 年 6 月 15 日）：服上药后，患者诉腕肘关节疼痛僵硬较前明显好转，余症消失，纳谷不香，睡眠可，大便稀溏，舌淡红，苔薄，脉细。患者脾胃虚弱，守上方加茯苓 20 g，炒薏苡仁量增至 30 g，取健脾化湿之义。煎服法同前。

按 《素问·痹论》言："风、寒、湿三气杂至，合而为痹也。"《济生方·痹》云："非独责之于风寒湿，体虚相合，痹证乃生。"指出类风湿关节炎的发生与内、外二因均有关系。王肯堂在《证治准绳》中载："痹病有风、有湿、有寒、有热……皆标也，肾虚，其本也。"李学军教授认为肝肾亏虚是本病发生的内因，究其根本，源于脾胃虚弱，生化乏源，气不养血，血不养筋骨。而风寒湿邪侵袭、饮食不节和劳逸不当则为本病发病的外因。疾病初期，应以祛邪、消除外因为主。患病日久，久病多虚，久病及肾，治疗应以扶正固本、温肾补肾为主。又本病久痛入络，久痛多瘀，故治疗期间应不忘活血通络，并将其贯穿始终。但体虚者病程初期也可见虚实夹杂，日久不愈者可见痰瘀痹阻经脉伴肝肾亏虚，本虚标实。故临证时应综合分析，按主次先后，诸种治疗方法协同使用。本患者患病 3 年余，脾胃虚弱，气血不足，肝肾亏虚而致关节筋骨失养，故治疗当补脾培源，益气养血，通络养筋。予黄芪桂枝五物汤益气温经、和血通痹；予李学军教授验方脾胃培源方补益中土、培补后天，使气血生化有源，筋脉得养，故关节疼痛僵硬较前明显好转。

第十一节　肩　周　炎

肩关节周围炎，又称"肩周炎"。是由于多种原因导致肩盂肱关节囊炎性粘连的慢性非特异性炎症，临床上以疼痛、僵硬及各方向活动受限为主要表现。好发人群为中老年人，女性多于男性。长期过度活动、姿势不良所产生的慢性劳损是主要的诱因，并且由于中老年人体质下降，肝肾渐亏，气血不足，筋脉失于濡养，或因受到外伤、感受风寒湿邪等因素，导致肩关节经脉闭塞不通，气血凝滞，血不能上荣濡养于筋骨，寒凝经脉而发病。《阴阳十一脉灸经》最早记载肩痹的症状为"肩似脱，臑似折"。晋代皇甫谧所著的《针灸甲乙经》提及肩周炎症状为"肩痛不能自举""肩背痹痛""肩痛不可自带衣"。中医认为本病属于"痹证"范畴，又称"肩痹""漏肩风""五十肩"等。

一、病因病机

李学军教授认为肩周炎的病因分为内因和外因。外因多以感受风寒湿邪、慢性劳损和跌扑外伤为主，内因与肾、肝、脾功能失调密切相关。肩周炎的主要病机可归结为风寒湿邪痹阻经脉，气滞血瘀和肝肾亏虚、气血不足。肩部外伤或慢性劳损致脉络瘀阻；或情志抑郁，气机郁结，血行不畅；或平素饮食无节，耗伤脾胃之脏腑，痰湿聚生于内，上阻于肩。故肩部之经脉痹阻，气滞血瘀，不通则痛。中老年人肝气渐衰，肾精渐枯，气血渐亏，而肝藏血主筋，肾藏精主骨，筋枯髓减，则肩部筋骨失于濡养，故不荣则痛。以上皆为肩周炎之病因病机。

二、辨治特色

（一）以泻实为主——祛风散寒除湿、舒筋通络止痹

《素问·痹论》曰："风寒湿三气杂至，合而为痹也。"说明风寒湿三邪侵袭机体易致本病。《圣济总录》云："若因伤折内动经络，血行之道不得宣通，瘀积不散，则为肿为痛。"说明外伤或劳损后也可诱发本病。所以在治疗上也要采取对症治疗，临证时，兼风寒湿邪者，常表现为肩部疼痛，疼痛拒按，遇寒加重，得热痛缓，舌质淡，苔薄白或白腻，脉弦紧或濡缓，治疗予以祛风散寒，除湿通络；兼风湿热邪者，表现为关节红肿热痛，得冷则舒，或见皮肤红斑，发热汗出，口渴烦躁，小便赤涩，舌质红，苔黄或黄腻，脉滑数或浮数，治疗予以清热通络、祛风除湿；兼气滞血瘀者，病者可由外伤劳损引起，常表现为肩部肿痛，活动受限，以夜间尤甚，舌质暗红或有瘀斑，苔白腻或薄黄，脉弦或涩，治疗予以理气活血、祛瘀止痛。

（二）以补虚为本——补益肝肾、理气活血

骨痿必致筋无所依，筋枯亦致骨病，肝肾亏虚，气血不足乃肩周炎发生之"本"。临证时兼肝肾亏虚者，常表现为肩关节疼痛经久不愈，时轻时重，腰膝酸软，肌肉瘦削，伴畏寒肢冷，阳痿遗精，或伴骨蒸劳热，口干心烦，舌质红、苔薄白或少津，脉沉细或细数，治疗予以补益肝肾、通络止痛；兼气血不足者，可见关节酸疼，气候变化、劳倦活动后加重，神疲乏力，面色少华，形体消瘦，肌肤麻木，短气自汗，唇甲淡白，舌淡苔薄，脉细弱，治疗予以益气养血、和营通络。

三、病案举隅

谢某，男，58岁。2020年11月3日初诊。

主诉：右肩疼痛2年余，加重伴活动受限2月。

现病史：患者2年前搬运重物后出现肩部疼痛不适，活动受限，未予以重视及治疗。两月前晨起突发右肩部抬举不利，伴酸楚疼痛，遂至当地医院就诊，诊断为"右肩肩关节周围炎"。后自行购买消肿止痛贴及布洛芬缓释胶囊治疗，效果不佳，今为寻求进一步治疗，就诊于我科门诊。刻下症：右肩部疼痛酸楚，屈伸不利，用力时疼痛加重，伴身体瘦削，面色无华，唇甲淡白，腰膝酸软，畏寒肢冷，小便清长，夜尿频多，纳可眠可。舌淡苔薄白，脉沉细。

既往史：无特殊病史。

辅助检查：2020年11月3右肩关节X线检查示：肩部软组织钙化，X线片可见关节囊、滑液囊、冈上肌肌腱等处有密度淡而不均的钙化斑影。

辨证分析：患者有外伤劳损病史，再发加重，症状以疼痛、屈伸不利为主，辨病为"肩周炎"。精血不足，无法上荣于肩，慢性劳损致脉络瘀阻，故见肩部酸楚疼痛，屈伸不利；肝肾亏虚，精血不足，机体失于濡养，故见面色无华，唇甲淡白，畏寒肢冷；肾阳不足，下焦失于温煦，则见腰膝酸软，小便清长，夜尿频多。舌淡苔薄白，脉沉细为肝肾亏虚、气血不足之象。

西医诊断：右肩部肩周炎。

中医诊断：肩痹　肝肾亏虚，气血不足证。

治法：补益肝肾，益气活血。

方药：独活寄生汤加减。

独活 10 g，桑寄生 12 g，杜仲 10 g，牛膝 10 g，桑枝 10 g，秦艽 10 g，黄芪 20 g，桂枝 10 g，防风 10 g，细辛 3 g，羌活 10 g，茯苓 20 g，川芎 10 g，丹参 15 g，干地黄 10 g，当归 10 g，白芍 20 g，甘草 6 g。水煎温服，每日 1 剂，早晚分服，共 7 剂。忌食辛辣刺激、生冷油腻之物，避风寒，少活动。

二诊（2020 年 11 月 10 日）：上药后，患者疼痛明显减轻，屈伸不利改善，睡眠欠佳，舌淡红，苔薄白，脉沉数。守上方加威灵仙 10 g，首乌藤 15 g。继服 10 剂，煎服法同前。

三诊（2020 年 11 月 20 日）：上药后诸症大减，配合减少劳作，居家休息配合肩关节推拿康复治疗，肩部活动范围趋于正常，继服上药 10 剂善后。

按　《素问·举痛论》云："寒气客于脉外则脉寒，脉寒则缩踡，缩踡则脉绌急，绌急则外引小络，故卒然而痛，得炅则痛立止，因重中于寒，则痛久矣。"《证治准绳·杂病篇》言："肾虚不能生肝，肝虚无以养筋，故机关不利。"《临证指南医案》载："阳明有亏，不束筋骨，利机关，即肩垂背曲；……阳明气衰，厥阴风动，右肩麻痛。"李学军教授认为患者人至中年，肝气渐衰，肾精渐枯，气血渐亏，天癸将竭，致肝肾亏虚，气血不足，若气血不能上荣肩部，筋骨失于濡养，骨痿必致筋无所依，筋枯亦致骨病。故临床表现为关节疼痛反复发作经久不愈，伴腰膝酸软，疲倦时加重，唇甲淡白，畏寒肢冷，小便清长，夜尿频多。本案辨证为肝肾亏虚、气血不足，治疗予以独活寄生汤加减。方中独活辛苦微温，长于除久痹，治伏风以蠲痹止痛；桑寄生性平味甘苦，善治风湿痹痛，补肝肾，强筋骨；秦艽祛风湿，止痹痛；桂枝、细辛、防风温经散寒止痛；牛膝、杜仲补肝肾而强筋骨，其中牛膝兼能活血利关节；桑枝、羌活尤善治肩臂之酸痛麻木；黄芪、茯苓益气健脾，淡渗利湿；川芎、丹参、干地黄、当归养血活血，化瘀通络；白芍、甘草酸甘化阴，缓急止痛。诸药相伍，共奏补肝肾、强筋骨、祛邪气、舒筋通络止痹痛之功效。二诊患者肩部疼痛明显减轻，屈伸不利改善，睡眠欠佳，加威灵仙祛风除湿、通络止痛，首乌藤养血安神、祛风通络。药后诸症大减，再服 10 剂用以善后，疗效显著，随访疼痛消失，活动自如。

第十二节　功能性子宫出血

功能性子宫出血是指由神经内分泌功能紊乱引起的子宫异常出血且没有全身和内外生殖器官的器质性病变，常表现为月经无规律、经期过长、经量过多甚至不规则阴道流血等。具有病程长，病情重，易反复的特点，常继发贫血、感染、不孕甚至休克等严重并发症，可于女性各年龄段发病，严重影响患者身心健康和正常生活。本病属中医"崩漏"的范畴，正如《医宗金鉴·妇科心法要诀》所云："妇人行经之后，淋沥不止，名曰经漏，经血忽然大下不止，名为经崩。"

一、病因病机

对于功能性子宫出血的病因病机，祖国医学认为，崩漏的病机，主要归结于脾肾不足，冲任不固而不能制约经血，经血从胞中非时妄行。李学军教授认为可辨证分为虚证、实证两大类，虚证包括脏器亏虚、气血亏虚；实证可见血热、瘀血等。正如《妇科玉尺》所言："崩漏，究其源，则有六大端：一由火热、二由虚寒、三由劳伤、四由气陷、五由血瘀、六由虚弱。"《诸病源候论》中提出"漏下者，由劳伤血气，冲任之脉虚损故也"，"崩中者，脏腑损伤，冲脉任脉血气俱虚故也"。强调冲脉之虚损是引起崩漏的根本原因。《素问・痿论》谓："悲哀太甚，则胞络绝，胞络绝则阳气内动，发则心下崩，数溲血也。"进一步指出肝为女子之先天，肝失疏泄则气血运行失常发而为病。本病主要责之于肾，与肝、脾失调关系密切。外感六淫、内伤七情或饮食失调等都可引起肾之阴阳失衡，冲任不固，月经失调。

二、辨治特色

李学军教授认为关于崩漏的治疗，需遵循《丹溪心法附余》中提出的三大法则："初用止血以塞其流，中用清热凉血以澄其源，末用补血以复其旧"，即"塞流、澄源、复旧"。在临证中始终坚持急则治其标，缓则治其本的原则。对于出血期强调补肾健脾、收敛止血，临床上常用生地、熟地、龟板、煅龙骨等药加强固本补肾之功，同时使用棕榈炭、仙鹤草、紫珠叶、白及等收敛止血，并适当少加化瘀止血之药，祛瘀生新。同时考虑"有形之血不能速生，无形之气所当急固"，在使用止血药的同时注重益气健脾，从而调补中焦脾土，巩固后天之本，喜用黄芪、白术、黄精、党参等健脾益气。由于本病患者常合并焦虑、紧张情绪，因而治疗时不忘佐以柴胡、荷梗、合欢皮、玫瑰花等疏肝解郁之品。对于崩漏出血止后，需注重巩固疗效，着重补肾固涩，同时温养胞宫，以顺应正常的月经周期，善用巴戟天、熟地、金樱子、芡实等温阳固肾之剂。李学军教授辨治崩漏，不拘泥于一方一证，遣方用药灵活平和，又重视崩漏病人的日常调养，嘱咐患者培养健康的作息与生活习惯，适当加强营养，保持积极乐观的心态等。

三、病案举隅

患者，女，27 岁。2020 年 7 月 15 日初诊。

主诉：月经紊乱 3 年余，阴道不规则出血 15 天。

现病史：患者 3 年前无明显诱因下出现月经紊乱，先后不定期，月经周期为 20 至 40 天，多次求治疗效不佳。近 15 天出现阴道不规则出血。刻下症：月经来临已经半月，量多，色暗红，有血块，伴有腹痛、腰酸不适。面色萎黄，乏力倦怠，纳食尚可，眠差，大便溏，一日 2～3 次。舌质淡红，苔薄白，脉细弱。

既往史：无特殊病史。

辅助检查：2020 年 7 月 15 日尿液检测提示：尿 HCG(—)。妇科彩超提示：子宫未见明显异常。

辨证分析：患者反复出现月经期延长，淋漓不尽，辨病为"崩漏"，证属脾肾两虚，冲任不固证。崩漏日久，气血生化不足，不能濡养故见面色萎黄、乏力倦怠。脾虚日久，无以运化水湿，而出现便溏。肾气不充故见腹痛、腰酸不适。舌质淡红，苔薄白，脉细弱乃脾肾两虚之象。

西医诊断：功能性子宫出血。

中医诊断：崩漏　脾肾两虚，冲任不固。

治法：补肾健脾，固冲摄血。

方药：固本止崩汤加减。

当归 15 g，黄芪 20 g，炒白术 15 g，熟地 15 g，党参 15 g，三七 8 g，茜草 15 g，旱莲草 15 g，薏苡仁 20 g，茯苓 20 g，茯神 20 g，杜仲 10 g，续断 15 g，酸枣仁 15 g，菟丝子 10 g，炮姜 6 g，炒白芍 10 g，炙甘草 6 g。水煎温服，每日 1 剂，早晚分服，共 7 剂。忌食辛辣刺激、生冷油腻之物，避风寒，畅情志。

二诊(2020 年 7 月 22 日)：患者诉出血渐止，但觉口中黏腻，上方加用砂仁 6 g，白豆蔻 6 g。续服 14 剂，煎服法同前。

三诊(2020 年 8 月 5 日)：患者诉近半月未再出血。口中黏腻感消失，神清气爽。原方去砂仁、豆蔻，加用金樱子 15 g，淫羊藿 10 g。续服 1 月，后随访半年，未复发。

按　《诸病源候论·妇人杂病诸候》云："血非时而下，淋沥不断，谓之漏下；忽然崩下，谓之崩中。"李东垣在《兰室秘藏》中论"肾水阴虚，不能镇守胞络相火，故血走而崩之"，认为崩主要责之于脾肾之虚。本案中患者崩漏淋漓不尽已有半月，经量多，色暗红，面色萎黄，腰酸不适，大便溏等均是脾肾两虚，冲任不固的表现。月经带有血块，经行腹痛表明内有瘀滞。治宜培补脾肾，固冲摄血。方中当归补血活血；黄芪益气健脾；熟地、杜仲、续断、菟丝子、旱莲草补益肝肾以填精止血；炒白术、茯苓、薏苡仁健脾渗湿；三七、茜草化瘀止血；党参益气养血；酸枣仁、茯神养血安神；炮姜温经止血；白芍、炙甘草养血止血、缓急止痛，又能调和诸药。二诊时患者诉口中黏腻，乃湿气不化，胶固其中，予以砂仁、豆蔻芳香化湿开胃。三诊时患者经血已止，口中黏腻感消失，去砂仁、豆蔻，加入金樱子、淫羊藿加强补肾之功，奏固本培元之效。

第五章　用药心得

一、酸枣仁-知母

酸枣仁：为鼠李科植物酸枣的成熟种子，秋末冬初采收，晒干。味甘酸性平，归肝、胆、心经。能养心益肝，宁心安神，敛汗，生津。本品甘酸性平，具有内补外敛之特点。既能滋养心肝阴血而安神志，又能外敛营阴以止虚汗，故为养心安神、敛汗之要药。《本草经疏》云其"久服之，功能安五脏"，对于心肝血虚、心神失养、虚火妄动、营阴外泄所致的虚烦不眠、惊悸不安、神怯多梦、心慌汗出等，均为必用之品，本品能酸甘化阴，有生津止渴之功。

知母：为百合科植物知母的根茎，春秋二季采挖。味甘苦，性寒，归肺、胃、肾经。能清热泻火，滋阴润燥。本品甘寒，善清肺胃气分实热，而除烦止渴，用于温热病邪热亢盛，壮热、烦渴、脉洪大等肺胃实热证；本品质润，入肾经，能滋阴润燥，用于骨蒸潮热、阴虚消渴、肠燥便秘。《本草纲目》曰："肾苦燥，宜食辛以润之；肺苦逆，宜食苦以泻之。知母之辛苦寒凉，下则润肾燥而滋阴，上则清肺金泻火，乃二经气分药也。"

酸枣仁、知母伍用，出自《金匮要略》之酸枣仁汤。二者配对，酸苦合用，心肝并治，养心阴，益肝血而安神定志，清虚热、除烦躁而疗虚烦不眠。现多用于治疗神经衰弱、失眠等。肝藏血，肝血不足则肝魂不守而失眠多梦。心主血，血旺则心神安定。心血虚，则虚火内扰，神失所养而虚烦不寐、心悸健忘。酸枣仁甘酸性平，酸入肝，益肝血，而补肝虚，所谓以酸收之，以酸补之之意。《名医别录》归纳酸枣仁的作用为"主烦心不得眠，脐上下痛，血转久泄，虚汗烦渴，补中，益肝气"。《成方便读》云："夫肝藏魂，有相火内寄，烦由心生，心火动则相火随之，于是内火扰乱，则魂无所归。"知母苦寒而润，清相火，滋肾阴，清虚热，填肾水以降心火。两药合用，养肝血，清虚热，安神助眠。

现代药理学研究表明，酸枣仁具有镇静催眠、抗焦虑、抗惊厥、抗心律失常、改善心肌供血、降血压、调血脂、抗肿瘤、增强免疫力等作用。

临证经验：李学军教授常用酸枣仁、知母配伍治疗肝血不足，心神失养，虚热内扰之虚烦不眠的患者。不寐总属阳盛阴衰，阴阳失交，李学军教授认为长期失眠患者多责于阴虚不能纳阳。养神，神安则寐，肝血不足，无力滋养心神，故虚烦不安，酸枣仁可养血补肝，宁心安神；阴血不足，虚热内生，热扰心神，故虚烦不眠，配伍知母可滋阴润燥，清热除烦。两药合用，养血清热，除烦安眠。李学军教授认为凡临证有虚烦不眠、头晕目眩、咽干口燥等心肝血虚症状的患者均可配伍使用。李学军教授常用剂量：酸枣仁，10～15 g，打碎。知母，10～15 g，清热泻火宜生用，滋阴润燥宜盐水炙用。

二、黄芪-白术

黄芪：又名黄耆，为豆科植物蒙古黄芪或膜荚黄芪的根，春秋二季采挖，除去须根和根头，晒干。味甘，性温，归脾肺经。黄芪是升阳补气之圣药，能补气升阳，固表止汗，托疮生肌，利尿消肿。本品甘温，入脾经，善于补益脾气，用于脾胃气虚和中气下陷诸证，《医学衷中参西录》称“善治胸中大气下陷”；本品入肺经，补肺气，走表分而固皮毛，用于肺气虚及表虚自汗、气虚外感诸证；本品既能补气，又能利水消肿，可治脾虚水湿失运之浮肿尿少者；本品补气，升发托毒，生肌敛疮，可用于痈疽难溃或久溃不敛者。此外，本品能通过补气间接达到生血作用。

白术：为菊科植物白术的根茎，冬季下部叶枯黄、上部叶变脆时采挖，烘干或晒干，再除去根须。味甘、苦，性温。归脾、胃经。功能健脾益气，燥湿利水，止汗，安胎。本品入脾经，善于补健脾气，燥湿利水，为脾胃虚弱证治疗要药，《本草求真》誉“为脾脏补气第一要药”；能补气健脾消痰饮、退水肿，善治中焦运化失常的各种痰饮、水肿疾患；本品健脾益气，助运化，生胃气而固表止汗，治脾虚气弱，肌表不固而自汗；本品补脾气，善治脾虚胎动不安。

二药相伍，相须为用，肺脾兼顾，既增加健脾燥湿之功，又有补肺固表之力。黄芪、白术伍用，黄芪、白术均为常用的补气药。黄芪善补脾肺之气而固表、利水，《本草正义》云：“黄耆，补益中土，温养脾胃，凡中气不振，脾土虚弱，清气下陷者最宜。”白术善健脾补中而止汗、燥湿，《本草汇言》曰：“白术，乃扶植脾胃，散湿除痹，消食除痞之要药。脾虚不健，术能补之；胃虚不纳，术能助之。”两药性味相投均为甘温性味，临床上对两药相须配伍，可实现益卫固表、消除水肿、补中气、健脾胃的功效，用于各类气虚水肿、盗汗、脾不统血、脾虚泄泻等病症患者。

现代药理学研究表明，黄芪有提高免疫和非特异性抵抗力、促进胃肠运动、利尿和抗肾损伤、促进造血、延缓衰老、抗肝损伤、降血糖、降血压、降血脂等作用；白术有促进胃肠运动、提高免疫力、抑制子宫平滑肌收缩、利尿等作用。

临证经验：李学军教授常用黄芪、白术配伍治疗自汗、体倦乏力、水肿、纳差腹胀等气虚诸症。李学军教授认为临床上免疫力低下、体虚多病、易伤风感冒的患者多归因于气虚。气虚者，卫表不固，风寒之邪往往乘虚而入，故易感冒；气虚无力推动，脏腑功能减退，故体虚多病、抗病能力低下；气虚不摄，津液外泄，故常自汗出。针对此类患者，黄芪可大补肺脾之气，外可固表止汗，白术益气健脾，内可培土生金。二药相合，可使气旺表实，卫外有力，脏腑功能旺盛，体健力强。针对体倦乏力、食少便溏、脱肛、内脏下垂等脾气虚弱及中气下陷诸证，李学军教授也常用黄芪、白术配伍以补中益气，升阳举陷。此外，李学军教授还常将黄芪、白术配伍运用到水肿病的治疗中。气虚推动无力，可致水液输布排泄障碍，黄芪、白术均可补气，又能利水消肿，特别适用于治疗脾虚水湿不运之水肿尿少者。李学军教授常用剂量：黄芪，20～30 g，治气虚卫表不固、疮疡脓成不溃、溃后不敛者，多用生品；蜜炙可增强其补中益气作用，多用于气血不足、中气下陷、肺脾气虚证。白术，10～15 g，燥湿利水宜生用，补气健脾宜炒用，健脾止泻宜炒焦用。

三、补骨脂-肉豆蔻

补骨脂：为豆科植物补骨脂的成熟果实，秋季采收，晒干。味辛、苦，性温，归肾、脾经。功能温肾助阳，纳气平喘，温脾止泻，外用消风祛斑。《玉楸药解》言其：“温暖水土，消化饮食，升达脾胃，收敛滑泄、遗精、带下、溺多、便滑诸证。”本品性温助阳，温补命门，强腰膝，壮阳固精，善治肾阳虚损诸证；补火助阳，又能纳气归肾，治肾阳虚衰，肾不纳气之虚喘；本品补中兼涩，涩肠止泻，治脾肾阳虚之五更泻；外用能消风祛斑，用于白癜风、斑秃等疾患。

肉豆蔻：又名肉果，为肉豆蔻科植物肉豆蔻的成熟种仁，冬、春两季果实成熟时采收，除去皮壳后干燥。味辛，性温，归脾、胃、大肠经。功能温中行气，涩肠止泻。《本草正义》云："肉豆蔻，除寒燥湿，解结行气，专理脾胃，颇与草果相近，则辛温之功效本同，惟涩味较甚，并能固及大肠之滑脱。"本品辛温而涩，温通而降，能暖脾胃，固大肠，用于虚寒泻痢；本品辛香温燥，能温中行气，用于胃寒气滞证。

补骨脂、肉豆蔻伍用，名曰二神丸，出自《普济本事方》。补骨脂以补火生土而止泻，肉豆蔻以温脾涩肠而止泻，二药同用，相辅相助，脾肾双补，共奏补肾壮阳，健脾止泻之效。补骨脂温补命门，壮火益土，《本草经疏》谓其："能暖水脏，阴中生阳，壮火益土之要药也。"肉豆蔻温脾益胃，涩肠止泻，《本草纲目》谓其："暖脾胃，固大肠。"二药合用，脾肾同治，补火生土，补涩兼顾，标本同治，用治脾肾阳虚之肾泻证，效如桴鼓，故有二神之名。两者都具有治疗脾虚泄泻的基础，可产生协同作用，相辅相成，增强疗效。治脾胃虚寒，不思饮食，泄泻不止，与五味子散相合组成四神丸，是治疗脾肾阳虚之五更泻常用配伍。《张氏医通》云："五更泄，是肾虚失其闭藏之职也……命门之火熄而水独治，故令人水泻不止。"故当釜底抽薪，暖肾水以温脾土。

现代药理学研究表明，补骨脂具有止泻、抗肿瘤、抗氧化、抗菌止喘等作用；肉豆蔻具有止泻、抗肿瘤、抗炎镇痛、保肝、抗氧化、抗菌等作用。现临床多用于治疗慢性痢疾、慢性肠炎、肠结核及肠功能紊乱等属脾肾阳虚者。

临证经验：李学军教授常用补骨脂、肉豆蔻治疗脾肾阳虚、虚寒泻痢或五更泻的患者。"久泻皆由肾命火衰，不能专责脾胃"，李学军教授认为年老体衰、肾阳虚弱是多数老年患者泄泻的根本原因。肾阳虚衰，不能温养脾胃，运化失司，水谷不化，夹杂而下，故见久泻、完谷不化，五更乃阴气极盛之际，阳气当至而不至，人亦应之，脾阳不升而水谷下趋，故见五更泻。补骨脂既能补肾壮阳，又能温脾止泻，且具收敛固涩之性，为治疗脾肾阳虚、下元不固之要药；肉豆蔻温可暖脾，涩可固脱。二药配伍，一涩一温，具有脾肾双补，涩肠止泻之效。李学军教授临证时凡遇久泻、完谷不化、腹痛喜温等脾肾阳虚泄泻的患者均配伍使用。李学军教授常用剂量：补骨脂，10～15 g。肉豆蔻，6～8 g，煨制去油用。

四、当归-川芎

当归：为伞形植物当归的根，秋末采挖，干燥后切片用。味甘、辛，性温，归肝、心、脾经。功能补血活血，调经止痛，润肠通便。《本草正》云："当归，其味甘而重，故专能补血，其气轻而辛，故又能行血，补中有动，行中有补，诚血中之气药，亦血中之圣药也。"本品甘温质润，补血效良，为补血圣药，主治一切血虚血证。本品辛散温通，为血中之气药，既能补血，又能活血，为活血行瘀之要药，可治血瘀诸证。妇女月经不调，经闭，痛经，胎产诸证，不论血虚血滞，皆常用为主药。痈疽疮疡，跌打损伤，肠燥便秘以及痹证，亦可应用。

川芎：为伞形科植物川芎的根茎，夏季采挖，晒后烘干，除去根须。味辛，性温，归肝、胆、心包经。功能活血行气，祛风止痛。本品辛温行散，走而不守，能上行头巅，下达血海，外彻皮毛，旁通四肢，既能活血又可行气，为血中之气药，张锡纯谓"其力上升、下降、外达、内透无所不知"，凡气滞血瘀诸证，皆为常用。对于妇女因寒凝气滞，血行不畅而致的月经不调，腹痛，经闭，腹部肿块等症，亦有较好效果。本品秉升散之性，能上行头目，活血行气，祛风止痛，为治头痛要药。其辛散温通，能祛风活血止痛而“旁通脉络”，为治疗风湿痹痛所常用之药。

当归和川芎常常配对伍用，名曰佛手散，出自宋·许叔微的《普济本事方》，载其主治：① 血虚、血瘀头痛，月经不调，痛经，闭经等。② 产后淤血腹痛。③ 风湿痹痛。可主治妊娠伤胎、难产、胞衣不下等。二药合用，互制其短而展其长，气血兼顾，共奏活血祛瘀、养血和血之功。《医宗金鉴》云：“命名不曰归芎，而曰佛手者，谓妇人胎前、产后诸症，如佛手之神妙也。”当归甘补辛散，苦泄温通，质润而腻，养血中有活血之力；川芎辛温而燥，善于行走，有活血行气之功。当归偏养血和血，川芎偏行气散血。《医宗金鉴》言：“当归、川芎为血分之主药，性温而味甘辛，以温能和血，甘能补血，辛能散血，古人俱必以当归君川芎，或一倍或再倍者，盖以川芎辛窜，捷于升散，过则伤气，故寇宗奭曰，不可单服、久服，亦此义也。然施之于气郁血凝，无不奏效。故用以佐当归而收血病之功，使瘀去新生，血各有所归也。”归芎配对伍用可协同增强养血和血、活血祛瘀、调经止痛的功效，为李学军教授临床常用的养血活血药对。

现代药理学研究表明当归可促使子宫收缩，提高兴奋度，解除痉挛；能保护心脏功能，预防心律失常，调节血脂；能控制血小板凝聚，降低血液黏稠度。川芎可抑制大脑活动，提高血管、呼吸中枢兴奋度；能保护心脏功能，增强心肌的收缩力度，降低血管周围阻力，扩张血管，改善局部组织的缺氧、缺血现状；能增强平滑肌张力及收缩强度，镇痛、抗痉挛效果突出。

临证经验：李学军教授认为当归、川芎合用，活血、养血、行气三者并举，且润燥相济，当归之润可制川芎辛燥，川芎辛燥又防当归之腻，使祛瘀而不耗伤气血，养血而免致血壅气滞。临证所见头痛、眩晕、面色无华，或妇人月经不调、痛经、闭经等凡因血虚、血瘀所致者均予配伍使用。李学军教授常用剂量：当归，10～15 g，酒炒可增强活血通经之力。川芎，8～10 g。

五、女贞子-墨旱莲

女贞子：为木犀科植物女贞的成熟果实，冬季果实成熟时采收，稍蒸或置沸水中略烫后干燥，或直接干燥。味甘、苦，性凉，归肝、肾经。功能滋补肝肾，明目乌发。本品甘苦性凉，为清补之品，补而不腻是其特点。《本草正》言其：“养阴气，平阴火，解烦热骨蒸，止虚汗，消渴，及淋浊，崩漏，便血，尿血，阴疮，痔漏疼痛。亦清肝火，可以明目止泪。”能滋肾水益肝阴，真阴复则上荣于头目，故能乌发明目。所以肝肾阴亏，虚火内动，骨蒸劳热，腰膝酸软以及须发早白者，用之甚宜。

墨旱莲：又名旱莲草，为菊科植物鳢肠的地上部分，花开时采收，晒干。味甘、酸，性寒，归肝、肾经。功能滋补肝肾，凉血止血。本品甘酸滋润，长于滋补肝肾之阴，常用于治疗肝肾阴虚所致头晕目眩，视物昏花，须发早白，腰膝酸软等症；本品甘寒入血，还能凉血止血，故又可用治阴虚火旺，血热妄行的多种出血证。《本草正义》云：“鳢肠，入肾补阴而生长毛发，又能入血，为凉血止血之品。”

女贞子、墨旱莲伍用，名二至丸。二药均入肝、肾经，相须伍用，补益肝肾，明目乌发。主治：肝肾阴亏，头晕、目眩、失眠健忘、须发早白。《医方集解》言：“此足少阴药也，女贞甘平，少阴之精，降冬不凋，其色青黑，益肝补肾；旱莲甘寒，汁黑入肾补精，故能益下而荣上，强阴而黑发也。”两药相须为用，补腰膝、壮筋骨、强阴肾、乌须发，价廉而功大。

现代药理学研究发现，二至丸在保肝降酶、增强免疫调节、改善血液系统功能、抗肿瘤、改善骨质疏松、抗衰老、抗氧化、抗变态反应性炎症、提升智力等方面均有较好的功效，还具有植物雌激素样作用。其临床广泛可用于治疗慢性支气管炎、慢性萎缩性胃炎、肝炎、高脂血症、放化疗后白细胞减少症、心律失常、老年性便秘、更年期综合征、不孕症等病证。

临证经验：李学军教授常用女贞子、墨旱莲配伍治疗头晕目眩、心悸失眠、须发早白、消渴潮热、更年期综合征等证属肝肾阴虚的患者。肝藏血，发为血之余，肾藏精，其华在发，故肝肾阴亏可见须发早白；阴亏于下，虚热内生，可发为消渴；虚热上扰，故见头晕、目眩；热扰神明，故心烦易怒，失眠多梦。女贞子、墨旱莲均甘寒入肝肾经，均可滋补肝肾，故可治疗肝肾阴虚或阴虚火旺所致诸证。此外，李学军教授认为在治疗遗精、潮热、鼻衄、齿衄、崩漏等阴虚诸证时亦可随证使用，均取得很好的临床疗效。李学军教授常用剂量：女贞子，8～15 g。墨旱莲，8～15 g。

六、龙骨-牡蛎

龙骨：为古代大型哺乳动物如象类、犀牛类、三趾马等的骨骼化石，全年均可采挖，清除泥土和杂质后生用或煅用。性平，味甘、涩，趋向沉降，归心、肝、肾经。功能镇静安神，平肝潜阳，收敛固涩，收湿敛疮。本品甘涩微寒质重，主入心、肝二经。质重可镇静、潜阳，味涩可收敛、固脱，故有镇心安神、平肝潜阳、收涩固脱之功。常用于治疗惊狂烦躁、心悸不宁、失眠多梦，虚阳浮越的头晕目眩以及自汗盗汗、遗精滑精、遗尿漏尿、久泻久痢、便血便溏、妇女崩带不止等病证。《别录》云其："疗心腹烦满，四肢痿枯，汗出，夜卧自惊，恚怒，伏气在心下不得喘息，肠痈内疽，阴蚀，止汗，缩小便，尿血，养精神，定魂魄，安五脏。"外用有收湿、止血、生肌敛疮之功，可治外伤出血和疮溃不敛等症。

牡蛎：为牡蛎科动物长牡蛎、大连湾牡蛎、或近江牡蛎的贝壳，全年均可采收，去肉，洗净，晒干。味咸，性微寒，趋向沉降，归肝、胆、肾经。功能潜阳补阴，重镇安神，软坚散结，收敛固涩。生品味咸，性寒，趋向沉降，为平肝潜阳之要药，兼可滋阴清热，善治阴虚阳亢之证又长于软坚散结，常为治痰核、瘰疬、癥瘕必选之药。《本草纲目》言其："化痰软坚，清热除湿，止心脾气痛，痢下，赤白浊，消疝瘕积块，瘿疾结核。"煅后则体现出味涩之效，能收敛固涩，而止滑脱，亦为治多汗、遗尿、崩漏、带下之证要药。《药性切用》总结其生、制品区别为"潜热生研，涩脱火煅"。

龙骨、牡蛎伍用，出自《伤寒论》桂枝甘草龙骨牡蛎汤，二药配对，相须为用，相互促进，共奏镇潜固涩，养阴涩阳，安魂定魄，软坚散结，收敛固涩之效。张锡纯使用龙骨、牡蛎治神经衰弱诸症，确有镇静安眠之功，其治疗机制，正如张锡纯所云："人身阳之精为魂、阴之精为魄。龙骨能安魂，牡蛎能强魄。魂魄安强，精神自足，虚弱自愈也。是龙骨、牡蛎，固为补魂魄精神之妙药也。"又谓："龙骨入肝以安魂，牡蛎入肺以定魄。魂魄者心神之左辅右弼也。"

龙骨与牡蛎配伍，还可用于治疗和预防小儿佝偻病，软骨病；对小儿多汗、夜惊、食欲不振、消化不良、发育迟缓等症也有治疗作用，如龙牡壮骨颗粒。龙骨主要含碳酸钙、磷酸钙，尚含铁、钾、钠、氯、硫酸根等。现代药理学研究证明其具有镇静抗抑郁的作用；牡蛎含 85%～95%的碳酸钙、磷酸钙及硫酸钙，并含镁、铝、硅、氯化铁及有机质等。与龙骨的成分基本相同。药理研究表明其具有抑制肿瘤生长、延缓衰老、降低血糖、调血脂、抗动脉粥样硬化等作用。

临证经验：龙骨、牡蛎相须为用，二者均可镇静安神，李学军教授常以二者相伍治疗患者烦躁不安、心悸不宁、失眠多梦等症状。两药均入肝、胆经，在头晕目眩、耳鸣耳聋等肝阳上亢的患者中李学军教授也常配伍使用以平肝潜阳。此外，两药均有收敛固摄的功效，因此每当病人出现自汗盗汗、久泻久痢、遗精遗尿、崩漏带下等滑脱不固的症状时，李学军教授均配伍龙骨、牡蛎以收敛固涩，均得良效。李学军教授常用剂量：龙骨，15～30 g，宜打碎先煎，镇静安神、平肝潜阳宜生用；收敛固涩、收湿敛疮宜煅用。牡蛎，15～40 g，宜打碎先煎，收敛固涩、制酸止痛宜煅用，余皆生用。

七、赤石脂-禹余粮

赤石脂：为硅酸盐类矿物多水高岭石族多水高岭石，主含四水硅酸铝。全年均可采挖，拣去杂石，研磨水飞或火煅水飞用。味甘、酸、涩，性温，归大肠、胃经。功能涩肠，止血，生肌敛疮。本品甘温酸涩，质重入下焦，长于涩肠止泻、收敛止血，适用于久泻久痢、便血、崩漏。外用有收湿敛疮生肌的作用，用治疮疡不敛、湿疮流注。此外，本品能收敛止带、止血，用于妇女肾虚带脉失约之赤白带下，《名医别录》言其：“主养心气，明目，益精，疗腹痛泄澼，下痢赤白，小便利，及痈疽疮痔，女子崩中、漏下、产难、胞衣不出。”

禹余粮：为氢氧化物类矿物褐铁矿，主含碱式氧化铁，拣去杂石，洗净泥土，干燥，醋煅用。味甘、涩，性微寒，归胃大肠经。功能涩肠止泻，收敛止血。禹余粮甘涩质重，功专收敛，为固涩下焦之品，走气分能涩肠止泻，入血分能涩血止血。《本草纲目》曰：“禹余粮，手、足阳明血分重剂也。其性涩，故主下焦前后诸病。”适用于久泻滑脱不禁及便血、痢血、崩漏、带下等病证。

赤石脂、禹余粮伍用，出自《伤寒论》赤石脂禹余粮汤，主治伤寒下痢不止。二药配对，相须为用，气血兼顾，涩肠止泻、止血之力倍增。《医宗金鉴》载其用于治疗久痢不止，大肠虚脱，服理中丸而痢益甚者。《医方考》云：“下之利不止者，下之虚其里，邪热乘其虚，故利；虚而不能禁固，故不止；更无中焦之证，故曰病在下焦。涩可固脱，故用赤石脂；重可以镇固，故用禹余粮。然惟病在下焦可以用之。”

现代赤石脂、禹余粮配伍常用于治疗慢性结肠炎，慢性肠炎；还可以用于治疗阴道炎，宫颈炎，功能性子宫出血等病症。

临证经验：李学军教授认为赤石脂、禹余粮二药均质重而性涩，功效相类，以涩肠止泻、止血为长，二药相配，效专力强，尤其适用于久泻滑脱不禁及便血患者。此外，对于妇人崩漏、带下、月经过多者亦可配伍使用，以起到收敛作用。李学军教授常用剂量：赤石脂，20～30 g，先煎。禹余粮，20～30 g，先煎。

八、茯苓-山药

茯苓：为多孔菌科真菌茯苓的菌核。多寄生于松科植物赤松或马尾松等树根上。7～9月采挖，阴干，生用。味甘、淡，性平，归心、肺、脾、肾经。功能利水渗湿，健脾，宁心。《医学衷中参西录》载其：“是以《内经》谓淡气归胃，而《慎柔五书》上述《内经》之旨，亦谓味淡能养脾阴。盖其性能化胃中痰饮为水液，引之输于脾而达于肺，复下循三焦水道以归膀胱，为渗湿利痰之主药。”本品淡渗甘补，药性平和，趋向沉降，既可祛邪，又可扶正，利水而不伤正气，为利水消肿之要药。凡脾虚湿困引起的痰饮、泄泻，水湿内停引起的小便不利、水肿胀满诸症，其为必用之品。对心脾不足之惊悸失眠，用本品能益心脾以助生化之源，而有宁心安神之效。故《本草衍义》云其："行水之功多，益心脾不可阙也。"

山药：又名薯蓣，为薯蓣科植物薯蓣的根茎。冬季茎叶枯萎后采挖，切去根头，洗净，去皮，切片，干燥。味甘，性平，归脾、肺、肾经。功能补脾养胃，生津益肺，补肾涩精。本品甘平，既能补脾、肺、肾之气，又能滋脾、肺、肾之阴，兼能收涩止泻、涩精止带，平补气阴、不热不燥、补而不腻是其所长。用于脾虚食少、久泻不止、肺虚喘咳、肾虚遗精、带下、尿频、虚热消渴。《本草纲目》云其："益肾气，健脾胃，止泻痢，化痰涎，润皮毛。"

二药合用，可增强健脾益肾止泻和滋补脾阴两个方面作用。茯苓、山药伍用，在我国传统中医临床上属于健脾益肾化湿止泻的常用配伍，在《神农本草经》中将山药与茯苓列为上品。临床常用于病后气弱，或老人、小儿之调养。也可加入健脾益气方药中以加强主要药物的功用。如《医方考》曰："山药、茯苓，味甘者也，甘从土化，土能防水，故用之以制水脏之邪，且益脾胃而培万物之母也。"又二药皆味甘，甘从土化，补脾以甘，正如《素问・五脏生成》所云"脾欲甘"。土能防水，用之祛水脏之邪，且补益脾胃而培养后天之本，诚如《慎柔五书》所言："用山药补脾，用茯苓以去脾家之湿，则山药成补脾之功。"故可用于治疗脾虚泄泻或久病脾肾不足所致的脘闷不思食、神疲体倦、腹胀腹泻等。

临证经验：茯苓、山药为健脾化湿的常用配伍，李学军教授常用二药配伍治疗食少便溏、泄泻、小便不利、水肿等脾虚湿聚诸证。李学军教授认为茯苓得山药则利湿而不伤阴，山药得茯苓则补脾而不留湿，两药合用，补中有利，利中有补，合为平补缓利之剂。除此之外，山药与茯苓合用能滋补脾阴，起到治疗消渴的作用。李学军教授常用剂量：茯苓，10～15 g。山药，10～20 g，麸炒可增强健脾止泻作用。

九、乌梅-木瓜

乌梅：为蔷薇科植物梅的近成熟果实。夏季果实近成熟时采收，低温烘干后闷至皱皮，色变黑时即成，去核生用或炒炭用。味酸、涩，性平，归肝、脾、肺、大肠经。功能敛肺，涩肠，生津，安蛔。本品味酸而涩，气厚善敛，其上入肺经能敛肺气，下入大肠经能涩肠止泻，又能安蛔生津。适用于肺虚久咳，久泻久痢，虫积腹痛，津枯烦渴，食欲不振等症。如《本草纲目》所言："敛肺涩肠，治久嗽，泻痢，反胃噎膈，蛔厥吐利，消肿，涌痰，杀虫，解鱼毒、马汗毒、硫黄毒。"此外，本品炒炭后，涩重于酸，收敛力强，能固冲止漏，可用于崩漏不止，便血等。

木瓜：为蔷薇科落叶灌木贴梗海棠的近成熟果实。夏、秋二季果实绿黄时采收，置沸水中烫至外皮灰白色，对半纵剖，晒干，切片，生用。味酸，性温，归肝、脾经。功能舒筋活络，和胃化湿。本品酸温气香，入肝经，善益筋和血而化湿，温而不燥，酸而不敛湿邪，长于舒筋活络，化湿和胃。为治痹证筋脉拘挛、关节屈伸不利之要药，水肿脚气、吐泻转筋，亦为常用。《本草正》云："木瓜，用此者用其酸敛，酸能走筋，敛能固脱，得木味之正，故尤专入肝益筋走血。疗腰膝无力，脚气，引经所不可缺，气滞能和，气脱能固。以能平胃，故除呕逆、霍乱转筋，降痰，去湿，行水。以其酸收，故可敛肺禁痢，止烦满，止渴。"

乌梅、木瓜伍用出自《临证指南医案》，体现脾胃之疾养胃阴之学说。乌梅味酸，有益胃生津止渴之效。木瓜酸温，具益脾和胃，生津液，助消化之功。二药伍用，生津止渴，开胃助消化之力倍增。叶天士创脾胃之疾养胃阴之说，观其立论云："纳食主胃，运化主脾。脾宜升则健，胃宜降则和。"又云："太阴湿土，得阳始运，阳明燥土，得阴自安。以脾喜刚燥，胃喜柔润也。”叶氏养胃阴者，取甘平或甘凉之品，药用石斛、麦冬、生白芍、沙参、生白扁豆、乌梅之类，以使津液来复，通降和合。遵叶氏之法，乌梅味酸，清凉生津，益胃止渴；木瓜酸温，和肝脾、生胃津、助消化。二药伍用，其功益彰，养胃阴、生胃津、开胃口、增食欲。对热性病后期消化系统疾病（如萎缩性胃炎、胃十二指肠溃疡），表现为不饥少纳，口干，舌红少苔、欠润，脉细数者，在养胃阴的基础上，加上乌梅、木瓜，其效更著。

临证经验："胃为阳明之土，非阴柔不肯协和"，李学军教授认为过食辛辣之物，或久病均可耗伤胃阴，乌梅、木瓜二药伍用养胃阴、生胃津、开胃口、增食欲，临证时对慢性萎缩性胃炎、功能性消化不良、胃十二指肠溃疡等表现为胃痛、口干少津、食欲不振、纳少、舌红、脉细等胃阴不足者均可配伍使用。此外，对于小腿挛急，酸软不适的患者，李学军教授也常予二者以舒筋活络止痛。李学军教授常用剂量：乌梅，10～15 g。木瓜，8～12 g。

十、赤芍-白芍

赤芍：为毛茛科植物芍药或川芍药的根，主产于黑龙江、吉林、辽宁等地；川赤芍主产于四川、西藏、山西等地。春、秋二季采挖，切片，生用，或炒用。味苦，性微寒，归肝经。功能清热凉血，散瘀止痛。本品主入肝经，善走血分，清肝火，凉血热，散瘀血，通经脉，消瘀肿，主要以凉血活血为主。故凡血热、血瘀之证，或妇女经闭、痛经，产后瘀血积聚，以及损伤瘀肿等一切瘀血留滞作痛等症，皆可用之。《本草经疏》云："赤芍药，主破散，主通利，专入肝家血分，故主邪气腹痛。"此外，本品清肝泻火可用于肝火上攻，目赤肿痛，或目生翳障。

白芍：为毛茛科植物芍药的根，主产于浙江、安徽。夏、秋二季采挖，去头尾，置于沸水中煮后去皮或去皮后再煮，切片，晒干。生用、酒炙用或清炒用。味苦酸，性微寒，归肝、脾经。功能养血调经，敛阴止汗，柔肝止痛，平抑肝阳。本品苦酸微寒，主入肝、脾经，能养血敛阴，调经止痛，尤宜于血虚萎黄，月经不调，崩漏下血；其味酸收敛，敛阴而止汗，为止汗之佳品，用治自汗盗汗；"肝为刚脏"，体阴而用阳，依赖阴血滋养而柔和。白芍能补肝血，敛肝阴，并柔肝止痛，平抑肝阳，血旺则肝柔不痛，阴充则肝阳不亢。常用于肝脾不和所致的胁痛，腹痛，四肢挛痛以及肝阴不足，肝阳上亢之头痛眩晕等。《本草求真》谓其"敛阴益营"，"于土中泻木"。

白芍与赤芍在《神农本草经》中通称芍药，唐末宋初，始将二者区分。两者性均微寒，但有"白补赤泻，白收赤散"之别。白芍苦酸微寒，以补为功，有养血敛阴，柔肝止痛之效；赤芍苦而微寒，以泻为用，具清热凉血、祛瘀止痛之力。《本草正义》云："补血，益肝脾真阴，而收摄脾气之散乱，肝气之恣横，则白芍也；逐血导瘀、破积泄降，则赤芍也。故益阴血，滋润肝脾，皆用白芍；活血行滞，宣化疡毒，皆用赤芍。"二者合用，一敛一散，一补一泻，具有清热凉血，养血活血之效。

临证经验：李学军教授认为白芍养血和营，赤芍行血化瘀，白芍性收敛而以补为功，赤芍性疏散而以泻为用，二者合用，一敛一散，一补一泻，具有清热凉血，养血活血，柔肝止痛之功，故常用于治疗阴血不足兼有血瘀的慢性萎缩性胃炎患者，或血虚而兼有瘀滞之月经不调、闭经、痛经的患者。此外两药均性凉且入肝经，故李学军教授常以两者配伍治疗肝经有热或肝阴亏虚之发热、烦躁、口干舌燥、目赤而痛等症。李学军教授常用剂量：赤芍，10～20 g。白芍，10～30 g。

十一、玄参-生地黄

玄参：又名元参，为玄参科植物玄参的根，冬季茎叶枯萎时采挖，晒或烘干，切片，生用。味甘、苦、咸，性微寒，归肺、胃、肾经。功能清热凉血，滋阴降火，解毒散结。本品甘苦寒而质润，能清热凉血，养阴生津。但苦重于甘，又具咸味。善于解毒散结。如《本草正义》所言："玄参，禀至阴之性，专主热病，味苦则泄降下行，故能治脏腑热结等证。味又辛而微咸，故直走血分而通血瘀。亦能外行于经隧，而消散热结之痈肿。"玄参能壮肾水以制浮游之火，具清上彻下之功，为滋阴降火要药，且有润燥除烦软坚解毒之效。常用于热病伤津、斑疹、咽喉肿痛或肾阴不足，虚火上扰，虚劳发热，以及痈疮瘰疬等证。

生地黄：为玄参科植物地黄的块根。秋季采收，烘焙至八成干，切片，生用。味甘、苦，性寒，归心、肝、肾经。功能清热凉血，养阴生津。本品味甘苦而性寒，质润，入营、血分。既清解营血分之热，用治热入营血证，又凉血宁络止血，用治血热妄行之出血；既养阴生津以止渴，用治热病灼伤阴津，烦渴多饮，内热消渴，又养阴润燥，滋肾降火，用治阴虚内热、骨蒸潮热、温病后余热未尽，夜热早凉，以及肠燥便秘。故《本经逢原》言其："内专凉血滋阴，外润皮肤荣泽，病人虚而有热者宜加用之……用此于清热药中，通其秘结最佳，以其有润燥之功，而无滋腻之患也。"

二药同入血分，相须配用，清热凉血，养阴生津之力倍增，既可用于血热实证，又可用于阴虚证。玄参、生地黄伍用，出自《温病条辨》增液汤，主治阳明温病，津液不足，大便秘结。《温病条辨》云："温病不大便，偏于阴亏液涸之半虚半实证。方取元参为君，其味苦微寒，壮水制火，通二便，启肾水上潮于天……生地亦主寒热积聚，逐血痹，用细者取其补而不腻，兼能走络也。三者合用，可收增水行舟之功。"

临证经验：李学军教授认为大便闭结，有虚有实。其实者，或热积，或寒结。其虚者，或因气馁，或因津枯。其津枯者，临床十分常见，且病程迁延，反复难愈，当以甘寒养阴，以增水行舟，可使肠中坚结之浊顺流而下。玄参咸苦而寒，清热养阴生津，启肾水以润肠燥；生地黄甘苦而寒，清热滋阴，壮水生津。二药相须为用，养阴增液而清热，使肠燥得润，大便自下。此外，玄参、生地黄均能滋阴清热凉血养血，李学军教授临证见潮热心烦、失眠盗汗、虚烦不安、口舌干燥、舌质红脉细数等阴虚内热的患者均配伍使用。李学军教授常用剂量：玄参，10～15 g。生地黄，10～15 g。

十二、沙参-麦冬

北沙参为伞形科植物珊瑚菜的根，夏、秋两季采挖，除去根须，洗净，稍晾，置沸水中烫后，除去外皮，干燥，或洗净直接干燥。味甘、微苦，性微寒，归肺、胃经。功能养阴清肺，益胃生津。南沙参为桔梗科植物轮叶沙参或沙参的根，春、秋二季采挖，除去根须，洗后趁鲜刮去粗皮，干燥，切厚片或短段，生用。味甘，性微寒，归肺、胃经。功能养阴清肺，益胃生津，化痰，益气。北沙参味甘、微苦，性微寒，入肺、胃经。既能养肺胃之阴，又能清肺胃之热。为治疗肺阴虚、肺有燥热之干咳少痰，以及胃阴虚或热伤胃阴、津液不足之口渴咽干等证之良药。《本草从新》言其："专补肺阴，清肺火，治久咳肺痿。"南沙参味甘，性微寒，入肺经，功似北沙参，也能清肺热养肺阴，虽养阴清热之力不及北沙参，但还能益肺气、化痰，用于治疗气阴两伤的干咳痰黏，气短喘促等；又入胃经，能清胃热、养胃阴，用于温热病邪热耗伤气阴，症见咽干口渴、乏力等。此外，本品略有补脾肺之气的功效，可用于热病后期、气阴两虚者。

麦冬：为百合科植物麦冬的块根，夏季采挖，洗净，去根须干燥。味甘、微苦，性微寒，归心、肺、胃经。功能养阴生津，润肺清心。本品甘寒入胃，长于养阴益胃、清热生津，且为治疗胃阴不足之佳品；质润入肺经，既善养肺阴润肺燥，又兼清肺热；入心经能养心阴、清心火而除烦安神。《医学衷中参西录》言其："能入胃以养胃液，开胃进食，更能入脾以助脾散精于肺，定喘宁嗽。"对此三经，无论是阴虚有热，或温病热邪伤及其阴所致之证，皆为常用要药，尤以养胃阴、生津液之功殊长。兼有滋阴润肠通便之功，还可用于热病伤阴之肠燥便秘。

二药合用，相须配对，肺胃同治，清肺凉胃，养阴生津力强。沙参、麦冬伍用，出自《温病条辨》沙参麦冬汤、益胃汤等，主为肺、胃阴亏而设。《温病条辨》云："阳明温病，下后汗出，当复其阴，益胃汤主之。"又云："燥伤肺胃阴分，或热或咳者，沙参麦冬汤主之。"《成方便读》有言："夫伤寒传入阳明，首虑亡津液，而况温病传入阳明，更加汗、下后者乎？故虽邪解，胃中之津液枯槁已盛，若不急复其阴，恐将来液亏燥起，干咳身热等证有自来矣。"胃居中焦为阳土，喜润恶燥，如热病消灼阴液，或过食辛辣之物，或过用吐、下之剂，或胃病迁延不愈，每致胃阴耗损，虚热内生。胃阴不足，受纳失司，故饥而不欲食，口干咽燥，便结。如叶天士《临证指南医案》所言："阳明燥土，得阴自安"。沙参、麦冬同用，滋养肺胃之阴，生津润燥，为"甘寒救其津液之法"。

现代临床常用以治疗小儿迁延性肺炎、支气管炎、肺结核、肺炎、口疮，又用以治疗秋燥咳嗽、阴虚胃痛、小儿厌食症、口糜、呃逆等辨证属胃阴亏损者。现代药理学研究表明沙参具有调节免疫平衡的功能，可提高淋巴细胞转换率，还有祛痰、抗真菌、强心作用；麦冬有抗疲劳、清除自由基、提高细胞免疫功能等作用。

临证经验："阳明燥土，得阴自安"。李学军教授认为胃喜润恶燥，若热病久灼，或过食辛辣，或过用吐、下之剂，或胃病迁延不愈，均可致胃阴耗损，虚热内生，临床可见胃脘嘈杂、饥不欲食、口干咽燥、便结难解，舌红少津等症状。沙参、麦冬同用，为甘寒救其津液之法，能清热生津，养阴润燥。此外，对表现为干咳少痰、咽干口渴、或大便干结、潮热盗汗等肺阴亏虚或津亏肠燥的患者李学军教授均临证配伍使用。李学军教授常用剂量：沙参，10～15 g。麦冬，10～15 g。

十三、芡实-莲子

芡实：别名鸡头米，为睡莲科植物芡的成熟种仁，秋末冬初采收成熟果实，除去果皮，取出种仁，再除去硬壳，晒干，捣碎生用或炒用。味甘、涩，性平，归脾、肾经。功能益肾固精，健脾止泻，除湿止带。本品味甘、涩，性平，主归脾、肾经，补中兼涩，既益肾健脾，又固精、止带、止泻，作用与莲子相似，用于治疗肾虚遗精遗尿、脾肾两虚带下、脾虚食少泄泻等病证。然本品益肾固涩之中，又能除湿止带，故为治疗虚、实带下之佳品。《本草求真》云："芡实如何补脾，以其味甘之故；芡实如何固肾，以其味涩之故。惟其味甘补脾，故能利湿，而泄泻腹痛可治；惟其味涩固肾，故能闭气，而使遗、带、小便不禁皆愈。"

莲子：为睡莲科植物莲的成熟种子，秋季采收，晒干，生用。味甘、涩，性平，归脾、肾、心经。功能补脾止泻，止带，益肾涩精，养心安神。本品甘可补益，涩可固涩，又性平力缓，为药食两用、补涩兼施之佳品。入脾、肾经，补益脾肾又止泻、固精、止带，用于治疗脾虚食少泄泻、肾虚遗精滑精带下等病证；又入心经，养心血，益肾气，交通心肾而有安神之功，故又能用于治疗心肾不交之虚烦、心悸、失眠等病症。《本草纲目》载："莲之味甘，气温而性涩，禀清芳之气，得稼穑之味，乃脾之果也。"

二药合用，相辅相助，统理心脾肾三脏，且涩中寓补，以补助涩，从而使固涩之力得以加强。《素问·太阴阳明论》云："饮食不节，起居不时者，阴受之，……阴受之则入五脏……下为飧泄。"脾主运化，胃主受纳，长期饮食不节，饥饱失调，或劳倦内伤，或久病体虚，或素体脾胃虚弱，使胃肠功能减退，不能受纳水谷，也不能运化精微，反聚水成湿，积谷为滞，致脾胃升降失司，清浊不分，混杂而下，遂成泄泻。正如《景岳全书·泄泻》所言："泄泻之本，无不由于脾胃。"慢性泄泻以脾虚为主，当予运脾补虚，辅以祛湿。芡实甘涩性平，味甘补脾有祛湿止泻之功，脾主健运，脾虚则健运失职，湿盛则濡泻，用之则脾气康复，湿去则泻止。《本草求真》有言："惟其味甘补脾，故能利湿，而泄泻腹痛可治。"为健脾除湿，涩肠止泻之佳品。莲子味甘气平而性涩，既能补益，又有收涩之功。其最益脾胃，兼养心益肾固精之效，素有"脾果"之美称。《玉楸药解》谓："莲子甘平，甚益脾胃，而固涩之性，最宜滑泄之家，遗精、便溏，极有良效。" 二药合用，相辅相助，从而使固涩之力得以加强。

现代药理学研究发现芡实中有效成分具有降糖、抗氧化、抗疲劳、抗神经细胞毒性等作用。莲子具有抗氧化、降血糖、抗肿瘤、抗炎等多种生物活性。两药合用，涩中寓补，健脾止泻力强。

临证经验：李学军教授认为芡实、莲子均为收涩之品，具有健脾止泻之功，为治疗脾虚泄泻常用药对。慢性泄泻以脾虚为主，当予运脾化湿之法，二者合用，常用于治疗脾虚失运或脾肾两虚之久泻久痢，切中病机，疗效彰显。同时，芡实、莲子均有益肾固精的作用，也被常用来治疗肾失封藏之遗精、早泄、遗尿、带下等病证。此外，李学军教授认为虽暴泻不宜补涩，但若患者泻下无度，耗伤气阴，亦可配伍使用。李学军教授常用剂量：芡实，10～30 g。莲子，10～15 g。

十四、丁香-干姜

丁香：又名公丁香，为桃金娘科常绿乔木丁香的花蕾，于 9 月至次年 3 月采摘，晒干，生用。味辛，性温，归脾、胃、肺、肾经。功能温中降逆，补肾助阳。本品辛温芳香，主归脾胃经，长于温中散寒、降逆止呕、止呃，为治胃寒呕吐、呃逆之要药；亦治虚寒所致脘腹冷痛，食少吐泻。又归肾经，有温肾助阳起痿之功，常用于肾阳不足之宫冷、阳痿等。《日华子本草》言其："治口气，反胃，疗肾气，奔豚气，阴痛，壮阳，暖腰膝，杀酒毒，消痃癖，除冷劳。"

干姜：为姜科多年生草本植物姜的根茎，冬季采挖，切片晒干或低温烘干，生用。味辛，性热，归脾、胃、肾、心、肺经。功能温中散寒，回阳通脉，温肺化饮。本品辛热无毒，守而不走。主入脾胃，长于温脾胃之阳，祛脾胃之寒，为温中散寒之要药，脾胃实寒、虚寒证均可应用；又入心、肾经，回阳之力虽逊于附子，但常与附子配伍，可增其疗效，减其毒性，故《证治要诀》云"附子无姜不热"；兼入肺经，上能温肺散寒以化痰饮，中能温脾运水以消痰涎，亦为治疗寒饮喘咳之良药。《本草纲目》云："干姜，能引血药入血分、气药入气分。又能去恶养新，有阳生阴长之意，故血虚者用之。凡人吐血、衄血、下血，有阴无阳者，亦宜用之，乃热因热用，从治之法也。"

二药合用，辛散温通，温中健脾，顺气降逆。干姜、丁香伍用，出自《景岳全书》之归气饮，现仍多用于胃气虚寒引起的呃逆证。《黄帝内经》首先提出呃逆病位在胃，并与肺有关；病机为气逆，与寒气有关。如《素问·宣明五气》云："胃为气逆为哕。"饮食不当，进食太快太饱，过食生冷，过服寒凉药物，致寒气蕴蓄于胃，胃失和降，胃气上逆，并可循手太阴之脉上动于膈，使膈间气机不利，气逆上冲于喉，发生呃逆。如《丹溪心法·咳逆》言："咳逆为病，古谓之哕，近谓之呃，乃胃寒所生，寒气自逆而呃上。"二药相合，温中散寒，降逆止呃。

现代药理学研究表明丁香酚呈浓度依赖性地可逆抑制低频刺激大鼠膈神经引起的复合动作电位和提高兴奋阈值；生姜有中枢性镇痛、镇静、解热、抗惊厥作用，并能兴奋呼吸、血管运动中枢。

临证经验：李学军教授认为呃逆有虚实寒热之分，临床虚寒之呃逆常见。寒证呃逆多呃声沉缓有力，胸膈及胃脘不舒，得热则减，遇寒则甚，进食减少，口淡不渴，舌质淡红苔薄白，脉迟缓。治当温中和胃，降逆止呃。丁香、干姜是李学军教授治疗胃寒呃逆常用配伍，丁香温胃祛寒，降逆止呃，《本草正》谓其："温中快气，治上焦呃逆，除胃寒泻痢。"干姜辛散温通，逐寒温经发表，健脾燥湿，消痰止呕。二药相合，温中散寒，降逆止呃。此外，李学军教授还常用两者配伍治疗寒客脾胃引起的恶心呕吐、脘腹冷痛、肠鸣泄泻等病症。李学军教授常用剂量：丁香，6～8 g。干姜，6～10 g。

十五、藿香-佩兰

藿香：为唇形科植物广藿香的干燥地上部分。枝叶茂盛时采割，日晒夜闷。反复至干，生用。味辛，性温。归脾、胃、肺经。具有芳香化湿，和中止呕，解暑发表之功。《本草正义》载："藿香，清芳微温，善理中州湿浊痰涎，为醒脾快胃，振动清阳之妙品。"本品辛散发表而不峻烈，微温化湿而不燥热，善于散暑湿表邪，醒脾开胃，和中止呕，理气止痛。常用于治疗夏季受寒轻而暑湿重，出现寒热头痛，胸膈满闷，腹痛吐泻等症状的患者。因湿困脾阳，气滞湿阻，中焦失和所致倦怠无力，脘痞呕吐，胃呆不饥，舌苔垢浊者最为适用。其鲜品夏季代茶，能降温避暑。

佩兰：为菊科植物佩兰的干燥地上部分。夏、秋二季分两次采割，除去杂质，晒干，切段，生用。味辛，性平。归脾、胃、肺经。具有芳香化湿，醒脾开胃，发表解暑之功。本品芳香辛散，药性平和，辛散温通，芳香达透之力不如藿香，但利水除湿，消除中焦秽浊陈腐之功则优于藿香。《本草经疏》载："兰草辛平，能散结滞，芳香能除秽恶，则上来诸证自瘳，大能开胃除恶，清肺消痰，散郁结之圣药也。"常用于治疗夏伤暑湿，头胀胸闷，身重寒热等证。又为解除湿浊困脾，湿热郁蒸导致的口中甜腻或口臭多涎之良药。

藿香、佩兰伍用，出自《太平惠民和剂局方》之藿香正气散。藿香与佩兰是临床上极为常用的暑湿时令之要药。藿香芳香而不嫌其燥烈，温煦而不偏于燥热，既能散表邪，又能化里湿而醒脾开胃。佩兰气香辛平，其醒脾化湿之功较强，并有一定的利水作用，历来被推为治脾瘅口甘要药。二药相须为用，芳香化浊，清热祛暑，和胃止呕，醒脾增食之功益彰。

现代药理学研究表明，藿香具有调节胃肠功能、抗病原微生物、抗炎、解热、镇痛、止咳、化痰、抗氧化、抗癌、调节免疫、解痉等药理作用；但在临床使用时应注意广藿香味辛性微温，气虚多汗者忌用，阴虚火旺者禁用。佩兰具有镇静催眠、抗肿瘤、抑菌、抗炎、兴奋胃平滑肌、降脂、免疫调节、消毒等药理作用；对其安全性而言，佩兰安全范围较广，如《开宝本草》所言"兰草：味辛，平，无毒"，但在临床使用时也要注意，佩兰味辛，阴虚、气虚者忌服。

临证经验:李学军教授指出藿香、佩兰配伍具有祛暑解表、芳香化湿、醒脾和胃的作用。多用于治疗暑湿,湿温初起而见身重体倦、恶寒发热、脘痞不舒、舌苔黏腻等症状。二者均具有辛而微温的特性,都入脾胃经和肺经,对于夏令时节的暑湿感冒,可以起到解暑作用。对于治疗寒湿导致的头疼,以及胸部、上腹部痞满、胀闷,具有化湿和胃的功效。李学军教授每见湿浊困脾所致脘腹胀满、恶心呕吐等症,惯用二者之鲜品,屡收良效。李学军教授常用剂量:藿香,3～10 g,不宜久煎。佩兰,3～10 g,不宜久煎。

十六、砂仁-豆蔻

砂仁:为姜科植物阳春砂、绿壳砂或海南砂的干燥成熟果实。于夏、秋二季果实成熟时采收,晒干或低温干燥,生用,用时打碎。味辛,性温,归脾、胃、肾经。具有化湿开胃,温脾止泻,理气安胎之功。《本草经疏》载其:"气味辛温而芬芳,香气入脾,辛能润肾,故为开脾胃之要药,和中气之正品,若兼肾虚,气不归元,非此为向导不济。"本品辛温行气宽中,芳香醒脾开胃,性温而不太燥,行气而不破气,调中而不伤中,并能和胃止呕。专用于治疗脾胃气滞所致脘腹胀痛,呕吐,泻痢,不饥食少等证,又能理气安胎,故对妊娠气滞之胎动不安,用之亦效。

豆蔻:为姜科草本植物白豆蔻或爪哇白豆蔻的干燥成熟果实,又名白豆蔻。于秋季果实由绿色转成黄色时采收,晒干,生用,用时捣碎。味辛,性温,归肺、脾、胃经。具有化湿行气、温中止呕、开胃消食之功。《本草经疏》载其:"主积冷气及伤积吐逆,因寒反胃。暖能消物,故有主消谷;温能通行,故主下气。"本品辛温香燥,其气清爽,能行三焦之濡气而宽中快胃,尤善疏散肺中滞气,且可温中化湿而醒脾开胃,为暖脾胃、化湿浊、行气止呕止痛之品。常用于胃气不和之胸腹胀满,呕吐嗳气,食欲不振,胃脘时胀且痛者。

砂仁、豆蔻伍用,砂仁与豆蔻皆辛温芳香,擅入中焦脾胃,皆有化湿醒脾、行气宽中之功。豆蔻芳香气清,温燥之性较弱,偏于调畅胃气,以止呕止痛为长。砂仁香气较浓,温燥之性略强,偏于燥湿散寒,以醒脾宽中为要。二药伍用,各取所长,具有较强的化湿醒脾、暖胃散寒、行气止痛、和中止呕作用。

现代药理学研究表明,砂仁具有增强胃肠功能、抗氧化、降血压、降血糖、抗炎、镇痛等药理作用;白豆蔻具有保护胃肠及肝脏功能、抗疲劳、抑制炎症等药理作用。但二者均属于芳香温燥之品,故在临床使用时应注意阴虚血燥者慎用。

临证经验:李学军教授指出砂仁、豆蔻同为化湿药,均具有化湿止泻、行气止痛、温中止呕的作用,常相须为用。多用于治疗脾胃虚寒,运化失职,湿浊内蕴,气机不得宣畅,以致纳呆食少,胸闷不舒,脘腹胀痛,反胃呕逆,大便稀溏等症。然砂仁化湿行气之力偏中下焦,而豆蔻偏中上焦。故砂仁化湿行气力略胜,温中重在脾而善止泻;豆蔻临床上可用于湿温痞闷,温中偏胃而善止呕。李学军教授常用剂量:砂仁,3～6 g,后下,或研末冲服。白豆蔻,3～8 g,后下,或研末冲服。

十七、苍术-白术

苍术:为菊科多年生草本植物茅苍术或北苍术的干燥根茎。春、秋二季采挖,除去泥沙,晒干,撞去须根,生用或麸炒用。味辛、苦,性温,归脾、胃、肝经。具有燥湿健脾、祛风散寒、养肝明目之功。《药品化义》载其："味主辛散，性温而燥，燥可祛湿，专入脾胃，主治风寒湿气，山岚瘴气，皮肤水肿，皆辛烈逐邪之气也。"本品辛温发散，能散风湿之邪；苦温燥湿，能健脾化浊；芳香辟浊，能驱四时不正之气。对于治疗寒湿外郁经络的风寒湿痹，湿浊内困脾胃的胸腹胀满、泄泻等病症，都有较好的疗效。此外，尚有养肝明目之功，可治夜盲。

白术：同前文（二、黄芪-白术）。

苍术、白术伍用，出自《张氏医通》。白术健脾益气，燥湿固表。苍术健脾燥湿，祛风明目。二者同为脾胃经要药，均能燥湿健脾。然白术偏于补，守而不走，最善补脾；苍术偏于燥，走而不守，最善运脾。补脾则有益气之力，运脾则有燥湿之功，二者相配，一散一补，一胃一脾，白术得苍术，补脾之不足而泻湿浊之有余；苍术得白术，运脾泻湿之有余而益脾之不足，故燥湿与健脾互为促进。

现代药理学研究表明，苍术具有促进胃肠运动、治疗胃溃疡、抗病毒、抗缺氧、护肝、抗炎、降血糖、抗癌等药理作用，但在临床使用时应注意苍术味辛性温，气虚多汗者忌用，阴虚火旺者禁用；白术具有改善胃肠道功能、调节免疫、抗癌、保护神经、抗炎、抑菌、改善糖代谢等药理作用，但在临床使用时应注意白术味甘性温，阴虚内热、气虚多汗者忌服。

临证经验：李学军教授指出二者皆具健脾、燥湿之功，配伍可用于治疗脾胃不健，纳运失常，症见纳差乏力，纳后腹胀，脘闷呕恶等；或湿气下注肠间，症见腹胀、肠鸣、泄泻等。然白术以健脾益气为主，适用于脾虚湿困而偏于虚证者；苍术以苦温燥湿为主，适用于湿浊内阻而偏于实证者。此外，苍术还有发汗解表、祛风湿及明目作用，常用治风寒夹湿表证，风湿痹证，夜盲症及眼目昏涩等证。白术还有利尿、止汗、安胎之功效，常用治脾虚水肿及脾肺气虚，卫气不固，表虚自汗，易感风邪，脾虚胎动不安等证。李学军教授常用剂量：苍术，10～20 g。白术，10～20 g，炒用可增强补气健脾止泻作用。

十八、半夏-厚朴

半夏：为天南星科植物半夏的干燥块茎。夏、秋二季采挖，除去外皮和须根，晒干，捣碎生用，或用生石灰、甘草制成法半夏，用生姜、白矾制成姜半夏，用白矾制成清半夏。味辛，性温；有毒，归脾、胃、肺经。具有燥湿化痰、降逆止呕、消痞散结之功。《药性论》载其："消痰涎，开胃健脾，止呕吐，去胸中痰满，下肺气，主咳结。新生者摩涂痈肿不消，能除瘤瘿。气虚而有痰气，加而用之。"本品为脾胃二经主药，其辛散降逆，温燥化痰，为和脾胃、降逆化痰的要药。尤其降逆功效较好，长于止呕吐。燥可去湿而善治湿痰，辛散能通而消散痞结。常用于治疗气逆湿阻的呕吐、恶心、痞满，气逆痰郁的咳嗽、吐痰等证。外敷可消痈疽肿痛。此外，还能行湿润燥，通便和胃，用于治疗老人虚秘及胃不和而卧不安之症。

厚朴：为木兰科植物厚朴或凹叶厚朴的干燥干皮、根皮及枝皮。4～6 月剥取，根皮及枝皮直接阴干，干皮置沸水中微煮后，堆置阴湿处，"发汗"至内表面变紫褐色或棕褐色时，蒸软，取出，卷成筒状，干燥，切丝，生用或姜汁炙用。味苦、辛，性温，归脾、胃、肺、大肠经。具有燥湿消痰、下气除满之功。《名医别录》言其："温中益气，消痰下气。疗霍乱及腹痛胀满，胃中冷逆及胸中呕不止，泻痢淋露，除惊，去留热心烦满，厚肠胃。"本品苦辛而温，辛温能燥湿散结，苦能下气行滞。以行气滞、散实满、燥湿除胀为见长。既能下有形之实满，又能散无形之湿满。凡食积停留，气滞不通，胸腹痛，便秘，或湿滞伤中而致脘闷，吐泻等证，均可用之。取其燥湿消痰作用，可治痰饮喘咳。

半夏、厚朴伍用，出自《金匮要略》之半夏厚朴汤。半夏与厚朴均有燥湿化痰、降逆消痞之功。然半夏长于化痰降逆消痞，厚朴长于下气除胀散满。二药同用，相使配对，一偏治痰湿，一偏治气滞，具有燥湿化痰，行气降逆，开郁散结之功，为诊治痰气郁结之证所宜。

现代药理学研究表明，半夏具有镇咳祛痰、止呕、抗胃溃疡、凝血、抗肿瘤、抗菌、抗炎、抗癫痫等药理作用，但在临床使用时应注意本品性温燥，阴虚燥咳、血证、热痰、燥痰者应慎用，不宜与川乌、草乌、附子同用，生品内服宜慎；厚朴具有抗肿瘤、降血脂、预防动脉粥样硬化、降血压、抗菌、抗炎、降血糖等药理作用，但在临床使用时应注意本品辛苦温燥，易耗气伤津，故气虚津亏者及孕妇当慎用。

临证经验：李学军教授指出梅核气多由七情郁结，痰气交阻所致。肝喜条达而恶抑郁，脾胃主运化转输水津，肺司通调水道之职。若情志不遂，肝气郁结，肺胃宣降失常，津液输布失常，聚而成痰，痰气相搏阻于咽喉，则咽中如有"炙脔"，吐之不出，咽之不下；肺胃失于宣降，胸中气机不畅，则见胸胁满闷，或咳或呕；苔白润或白滑，脉弦缓或弦滑，均为气滞痰凝之证，宜用半夏厚朴汤治之。半夏辛温入肺胃，化痰散结，降逆和胃；厚朴苦辛性温，燥湿消痰，下气除满。二药相合，化痰结，降逆气，痰气并治。李学军教授常用剂量：半夏，3～10 g，法半夏长于温化寒痰；姜半夏长于降逆止呕；清半夏长于燥湿化痰。厚朴，3～10 g。

十九、大腹皮-槟榔

大腹皮：为棕榈科植物槟榔的干燥果皮。冬季至次春采收未成熟的果实，煮后干燥，纵剖两瓣，剥取果皮，习称"大腹皮"；春末至秋初采收成熟果实，煮后干燥，剥取果实，打松，晒干，习称"大腹毛"，生用。味辛，性微温，归脾、胃、大肠、小肠经，具有行气宽中、行水消肿之功。《日华子本草》载其："下一切气，止霍乱，通大小肠。"《本草汇言》言其："为宽中利气之捷药也。"本品辛而微温，具宣发之力，以化湿疏滞而宣通水道。气机通畅则小便自利，为行气宽中、利尿消肿之药。适用于治疗气滞湿阻所致的胸腹积水胀满或水气外溢的皮肤脚气水肿诸证。

槟榔：为棕榈科植物槟榔的干燥成熟果子。春末至秋初采收成熟果实，用水煮后，干燥，除去果实，取出种子，干燥，切薄片，生用、炒黄或炒焦用。具有杀虫、消积行气、利水、截疟之功。《药性论》载其："宣利五脏六腑壅滞，破坚满气，下水肿。治心痛，风血积聚。"本品苦辛芳香能开泄，质重而坚，具降气行滞、化湿利水之功；既为驱虫的要药，又是行气导滞、化湿利水的常用药。用于治疗虫积痰滞、气急喘急、胸腹胀闷、水肿脚气等病证。

大腹皮、槟榔伍用，大腹皮质轻上浮，辛温行散，专行无形之滞而行气宽中，利水消肿；槟榔质体沉重，苦辛降下，善行有形之积滞，而消积行水，二药伍用相互促进，行气消胀，利水消肿之力倍增。

现代药理学研究表明，大腹皮具有兴奋胃肠道平滑肌、促进胃肠动力、抗氧化、降血糖、抗抑郁等药理作用，但在临床使用时应注意大腹皮的使用可能会导致少数患者出现过敏反应，如腹泻、荨麻疹等，另外气虚体弱者慎用；槟榔具有驱虫、调节胃肠道、刺激副交感神经、抑制中枢、抗抑郁、抗病毒、抗炎、降血脂、预防动脉粥样硬化等药理作用，但在临床使用时应注意脾虚便溏、气虚下陷者忌用，孕妇慎用。

临证经验：李学军教授临证处方时，习惯以大腹皮、大腹子（即槟榔）合并伍用，多用于治疗腹水，症见腹大如鼓，面目浮肿，下肢水肿，小便不利者；或气滞食积证，症见脘腹胀满，食欲不振，嗳腐食臭，大便干结不畅者。李学军教授指出二者即一物二种，其成熟的种子为槟榔，种子的成熟果皮为大腹皮。如《本草经疏》言："大腹皮即槟榔皮也，其气味所主，与槟榔大略相同。槟榔性烈，破气最捷，腹皮性缓，下气稍迟。"二药协同为用，行气消胀、利水消肿、去滞除满的力量增强。李学军教授常用剂量：大腹皮，5～10 g。槟榔，3～10 g，驱绦虫、姜片虫 30～60 g；生用力佳，炒用力缓，焦槟榔功能消食导滞，用于食积不消，泻痢后重。

二十、茯苓-猪苓

茯苓：同前文（八、茯苓-山药）。

猪苓：为多孔菌科真菌猪苓的干燥菌核。春、秋二季采挖，除去泥沙，干燥，切厚片，生用。味甘、淡，性平，归肾、膀胱经。具有利水渗湿之功。《本草纲目》言其："开腠理，治淋、肿、脚气，白浊，带下，妊娠子淋，胎肿，小便不利。"并谓其："开腠理，利小便，与茯苓同功。但入补药不如茯苓也。"本品甘淡性平，专注渗泻，其利尿作用较强，为治疗淋浊尿闭，小便不通，水肿胀满，脚气浮肿及泄泻的常用药。

茯苓、猪苓伍用，见于《伤寒论》五苓散，主治膀胱气化不利之蓄水证。茯苓与猪苓性味相同，淡渗而利湿之力俱佳。唯茯苓既补又利，可补可泻，常随配伍而取其补泻。猪苓利水渗湿功过茯苓，而无补益之效。二者配伍，相须为用，以增强利水渗湿之功，且具利而不伤正之特点。如《明医指掌》载其："治疗水湿内停所致之水肿、小便不利，常与泽泻、茯苓、白术等同用。"

现代药理学研究表明，茯苓具有保肝、利尿、镇静、调节免疫、抗炎、抗肿瘤、降血脂、抗病毒、延缓衰老等药理作用，但在临床使用时应注意阴虚火旺者忌服；猪苓具有利尿、增强免疫、抗肿瘤、护肝、抗炎、抗氧化、抗纤维化等药理作用，但在临床使用时应注意无水湿者忌服。

临证经验：李学军教授指出茯苓、猪苓利水渗湿，为治疗水湿内停的要药，水湿内停的小便不利、水肿等症常用。若水湿内停，症见水肿尿少，小便不利，泄泻者，茯苓、猪苓配伍泽泻、白术、桂枝同用，如《伤寒论》之五苓散，利水渗湿，温阳化气。若水热互结的水肿，症见小便不利，发热、口渴心烦者，茯苓、猪苓配泽泻、阿胶、滑石同用，如《伤寒论》之猪苓汤，利水渗湿，清热养阴。李学军教授常用剂量：茯苓，10～30 g。猪苓，10～15 g。

二十一、旋覆花-代赭石

旋覆花：为菊科植物旋覆花或欧亚旋覆花的干燥头状花序。夏、秋二季花开放时收采，除去杂质，阴干或晒干，生用或蜜炙用。味苦、辛、咸，性微温，归肺、脾、胃、大肠经。具有降气、消痰、行水、止呕之功。《药性论》载其："主肋胁气，下寒热水肿，主治膀胱宿水，去逐大腹，开胃，止呕逆不下食。"本品咸能软坚，消痰，苦以下气行水，辛温能宣通壅滞，故有下气消痰，化饮消痞，和胃止呕，泻肺通肠之功，对于痰壅气逆，痰结胸痞，喘咳痰多，唾如胶漆，胸脘水饮，呕吐噫气等病症皆适用。

代赭石：为氧化物类矿物刚玉族赤铁矿。采挖后，除去杂石，砸碎，生用，或煅后醋淬、研成粗粉用。味苦，性寒，归肝、心、肺、胃经。具有平肝潜阳、重镇降逆、凉血止血之功。《日华子本草》言其："止吐血、鼻衄，肠风痔瘘，月经不止，小儿惊痫，疳疾，反胃，止泻痢脱精，尿血遗溺，金疮长肉，安胎健脾，又治夜多小便。”本品苦寒清热，质重降逆，兼有凉血之能，尤以降气血之上逆为专长。常用于治肝阳上亢的眩晕耳鸣，吐衄及肝胃气逆的噫气，呃逆，呕吐或气逆喘息等，均有卓效。

旋覆花、代赭石伍用，出自《伤寒论》之旋覆代赭汤。旋覆花苦降辛温通散，宣通壅滞，下气消痰。代赭石苦寒清热，质重降逆，兼能凉血，尤以降气血上逆为专长。旋覆花以宣为主，代赭石以降为要。二药配伍，相须为用，宣降合法，共奏降肺胃，镇肝逆，下气消痰之功。正如元·罗谦甫所云：“以代赭石之重，使之敛浮镇逆，旋覆花之辛，用以宣气涤饮。”从而达到“浊降痞硬可消，清升噫气可除”之目的。

现代药理学研究表明，旋覆花具有抗肿瘤、抑菌、抗炎、抗氧化、神经保护及细胞保护等药理作用，但在临床使用时应注意阴虚劳嗽、肺燥咳嗽者慎用；代赭石具有镇静、促进红细胞及血红蛋白新生、保护胃肠黏膜、促进肠道蠕动等药理作用，但在临床使用时应注意孕妇慎用；此外因含微量砷，故不宜长期服用。

临证经验：李学军教授指出旋覆花与代赭石属于相须配伍，《伤寒论》中的旋覆代赭汤即是用此药对为主组方。张仲景主要是用来治疗伤寒吐下后痰涎内阻、气机不畅、心下痞硬、嗳气不除之证。现代临床上可广泛用于治疗肝胃气逆所致的多种病症，疗效显著。旋覆花与赭石，一轻清，一重镇，合而用之，补偏救弊，以达降胃气而不戕伐清阳之效。李学军教授常用剂量：旋覆花，3～10 g，包煎。代赭石，15～20 g，先煎，平肝潜阳、重镇降逆宜生用，止血宜煅用。

二十二、青皮-陈皮

青皮：为芸香科植物橘及其栽培变种的幼果或未成熟果实的果皮。5～6 月间收集自落的幼果，晒干，称为“个青皮”；7～8 月间采收未成熟的果实，在果皮上纵剖成四瓣至基部，除去瓤瓣，晒干，习称“四花青皮”，生用或醋炙用。味苦、辛，性温，归肝、胆、胃经。具有疏肝破气、消积化滞之功。《本草备要》载其：“除痰消痞，治肝气郁结，胁痛多怒，久疟结癖，疝痛，乳肿。”本品辛温散结，苦泄沉降，既能疏肝破结，又能消积止痛，为疏肝导滞的药物。常用治肝气郁滞之胁痛、疝气、乳痈及食积不消的胸腹胀痛、气逆等证。

陈皮：为芸香科植物橘及其栽培变种茶枝柑、大红袍、温州蜜柑、福橘的干燥成熟果皮。采摘成熟果实，剥去果皮，晒干或低温干燥，切丝，生用。味辛、苦，性温，归脾、肺经。具有理气健脾、燥湿化痰之功。《神农本草经》言其：“味辛温。主胸中瘕热逆气，开达上焦之气。利水谷。通利中焦之滞。久服，去臭，下气，通神。芳香辛烈，自能辟秽邪而通正气也。”本品苦辛而温，芳香入脾、肺经。味辛则散结气，苦温则散寒燥湿，滞气行则脾胃自健，寒温去则痰涎自消，故为理气健脾，燥湿化痰之要药，故凡寒湿内阻、气机壅滞、消化不良、痰多咳嗽等症，均可应用。

青皮、陈皮伍用，青皮与陈皮，同为橘的果实，幼果为青皮，成熟的果皮为陈皮。因其老嫩不同，而功效亦不尽相同，各有侧重。青皮苦辛酸烈，沉降下行，偏于疏肝胆气分，又能消积化滞。陈皮辛散升浮，偏理脾肺气分，长于行气健脾，燥湿化痰。二药伍用，既能调理肝脾、又能调理脾胃，使肝疏，脾升，胃降，共奏疏肝健脾、理气止痛、调中和胃之功。

现代药理学研究表明，青皮具有抗肿瘤、抗菌、抗氧化、升压、解痉、利胆、兴奋心肌、扩张支气管等药理作用；陈皮具有升压、抗血小板聚集、抗肿瘤、抗炎、抗氧化、抗衰老、强心、抗过敏、抑菌等药理作用，但在临床使用时应注意气虚者慎服。

临证经验：李学军教授指出青皮与陈皮，虽本一物，性味亦同，但功效却不尽相同，各有偏重。青皮多入于肝，擅长疏肝破气；陈皮多入于脾，擅长燥湿健脾。青皮入胃而消积化滞力颇强，陈皮入胃而和胃降逆功较佳。大凡肝气郁结、胁痛乳胀及疝气痞积等症，则宜用青皮疏之；脾胃失健、脘腹胀满及吐泻纳呆等，则当取陈皮和之。但因肝气为病，常乘及脾土，脾胃之病又可侮及肝木。故二者相伍既能调和肝脾，又能调和脾胃，统一调理肝、脾、胃三脏。李学军教授常用剂量：青皮，3～10 g，醋炙用增强疏肝止痛之力。陈皮，3～10 g。

二十三、金钱草-海金沙

金钱草：为报春花科植物过路黄的干燥全草。夏、秋二季采收，除去杂质，晒干，切段，生用。味甘、咸，性微寒，归肝、胆、肾、膀胱经。具有利湿退黄、利尿通淋、解毒消肿之功。《现代实用中药》言其："解热，镇咳，止渴，止血，利尿。治小儿痫热，疳病，瘰疬；研汁点暴赤眼；以盐揉贴肿毒并风癣。"本品甘淡利尿，咸能软坚，寒能清热，故有利尿排石、清湿热、退黄疸的作用，尤为排石要药。适用于治疗尿路结石，尿痛淋漓，胆道结石及黄疸等病证。对于治疗疮疡肿瘤，不论内服外敷、均有显著的解毒消肿之功。

海金沙：为海金沙科植物海金沙的干燥成熟孢子。秋季孢子未脱落时采割藤叶，晒干，搓揉或打下孢子，除去藤叶，生用。味甘、咸，性寒，归膀胱、小肠经。具有清热利湿、通淋止痛之功。《本草纲目》载其："治湿热肿满，小便热淋、膏淋、血淋、石淋，茎痛，解热毒气。"该品甘淡利尿，寒可清热，其性下降，善泻小肠、膀胱血分湿热，功专通利水道，而为治淋病尿道灼痛之要药，五淋通治，以石淋为长。由于能清利湿热，故亦可用治疗湿热肿胀喘满及湿热黄疸等病证。

金钱草、海金沙伍用，金钱草利胆排石，清利湿热，通淋止痛。海金砂擅入小肠、膀胱血分，功专清二经血分之热，利尿通淋。二药相配，性味相近，皆入膀胱经，相互促进，清热利尿，增强通淋排石之力。金钱草、海金沙为治疗诸淋要药，由于结石往往会导致疼痛并伴有尿频、尿急、尿不尽及血尿，故二药可作为治疗尿道结石的首选药物。

现代药理学研究表明，金钱草具有抗结石、抗炎、抗氧化、利胆、利尿、保护心脑血管、调节免疫等药理作用，但在临床使用时应注意脾胃虚寒者禁用；海金沙具有利胆、抗氧化、防治结石、抗菌、抗血管斑块生成、降血糖、促进创面愈合等药理作用，但在临床使用时应注意肾阴亏虚者慎用。

临证经验：李学军教授指出金钱草、海金沙作为治疗尿道结石的首选药物。两种药物的药效几乎相同，既能起到清热利湿的作用，又能起到消肿利尿的作用，还能起到利胆的作用。对于泌尿系统疾病有一定的治疗作用，可改善患者出现的尿痛、尿急、尿不尽等症状，对于排尿点滴状也能够起到相应的改善作用。二者通常与鸡内金相伍，被称为"三金"；治疗胆结石再加郁金，被称为"四金"。共同发挥清热利湿，通淋化石之功效。李学军教授常用剂量：金钱草，10～20 g。海金沙，8～15 g，包煎。

二十四、山楂-神曲

山楂：为蔷薇科植物山里红或山楂的干燥成熟果实。秋季果实成熟时采收，切片，干燥，生用或炒黄、炒焦用。味酸、甘,性微温,归脾、胃、肝经。具有消食健胃、行气散瘀、化浊降脂之功。《本草纲目》载其:“化饮食,消肉积,癥瘕,痰饮,痞满吞酸,滞血痛胀。”本品酸甘,微温不热,功善消食化积,能治各种饮食积滞,尤为消化油腻肉食积滞之要药。凡肉食积滞之脘腹胀满、嗳气吞酸、腹痛便溏者,均可应用。本品入肝经血分,能行气散结止痛,炒用兼能止泻止痢;又能通行气血,有活血祛瘀之效。

神曲:为辣蓼、青蒿、杏仁等药加入面粉混合后经发酵而成的曲剂。生用或炒用。味甘、辛,性温,归脾、胃经。具有消食和胃之功。《汤液本草》言其:“疗脏腑中风气,调中下气,开胃消宿食。主霍乱心膈气,痰逆,除烦,破症结及补虚,去冷气,除肠胃中塞,不下食。”本品辛而不甚散,甘而不壅,温而不燥,为行气调中,消食开胃之佳品。适用于治疗食积气滞,谷食不化,腹胀腹泻等症状;又因本品略能解表退热,故尤宜治疗食滞兼外感表证者。

山楂、神曲伍用,山楂消食化积,善消肉食油腻食积,兼活血行气止痛。神曲消食和胃,和中止泻,善消米面食积。二药合用,增强消食化积之力。饮食不节,暴饮暴食,症见脘腹胀满,嗳腐吞酸,恶食,或呕吐泄泻,脉实有力者,配伍莱菔子、半夏、茯苓、陈皮、连翘同用消食化积;脾虚食积,脘腹痞胀,食少不化,大便溏薄或不畅,苔腻微黄,脉象濡弱者,配伍人参、白术、陈皮、甘草、茯苓、木香、麦芽同用消食健脾;食积兼湿阻,症见脘腹胀满,舌苔白腻者,配伍苍术、陈皮、厚朴、甘草、生姜、大枣同用消食化积,燥湿和胃。

现代药理学研究表明,山楂具有促进胃肠蠕动、软化心脑血管、调节免疫、抗氧化、抗肿瘤、抑菌、抗血小板聚集、降低胆固醇及甘油三酯等药理作用,但在临床使用时应注意胃酸分泌过多者、脾胃虚弱者慎用;建曲具有抑菌、促进肠道修复、增强平滑肌收缩等药理作用,但在临床使用时应注意脾阴虚、胃火盛者慎用,如《本草经疏》所云:“脾阴虚,胃火盛者不宜用;能落胎,孕妇宜少食。”

临证经验:山楂与建曲同用,可治疗多种食积不化的病证。李学军教授指出山楂味酸、甘,性微温,善消食化积,破气化瘀,破泄之力较强。神曲味甘、辛而性温,其辛不甚散,甘而不甚壅,温而不甚燥,醒脾助运,导滞之力较胜。二药同用,相须配对,可增强消食除积、破滞除满之力。李学军教授每见暴饮暴食、胃胀腹痛、嗳气腐臭、矢气频频等证,惯用二者,屡收良效。李学军教授常用剂量:山楂,10～20 g,焦山楂消食导滞作用增强,用于肉食积滞,泻痢不爽。神曲,10～20 g,消食宜炒焦用。

二十五、羌活-独活

羌活:为伞形科植物羌活或宽叶羌活的干燥根茎及根。春、秋二季采挖,除去须根及泥沙,晒干,切片,生用。味辛、苦,性温,归膀胱、肾经。具有解表散寒、祛风除湿、止痛之功。《日华子本草》言其:“治一切风并气,筋骨拳挛,四肢羸劣,头旋眼目赤疼及伏梁水气,五劳七伤,虚损冷气,骨节酸疼,通利五脏。”本品因产于羌胡而得名,气味雄烈、上升发表作用较强。入膀胱,长于表散肌表游风及寒湿之邪,走肝肾经又可通利关节而止疼痛。故对外感风寒或风湿而引起的头痛、背强、一身尽痛、风寒湿痹及关节疼痛等证,皆可应用。对上半身肌肉风湿痛,或腰背部肌肉有自觉畏冷者,用之尤宜。

独活:为伞形科植物重齿毛当归的干燥根。春初苗刚发芽或秋末茎叶枯萎时采挖,除去须根和泥沙,摊晾至表皮干燥,烘至半干,堆置2～3天,发软后再烘至全干,切片,生用。味辛、苦,性温,归肾、膀胱经。具有祛风除湿、通痹止痛、解表之功效。《名医别录》载其:“治诸风，百节痛风无久新者。”本品辛温苦燥，辛温散寒通痹，苦温行散燥湿，更善祛在里在下之伏风，且能止痛，为治风寒湿痹的常用药，凡风寒湿邪所致之痹症，无论新久，均可应用；因其主入肾经，性善下行，尤以下肢痹痛为多用。

羌活、独活伍用，羌活气清性烈，发散力强，善行气分，质体清轻，能直上巅顶，横行肢臂，善治上部风邪；独活味较厚，其性和缓，善行血分，长于祛风湿，能通行气血，疏导腰膝，下行腿足，治伏风头痛、腰腿膝足湿痹等，偏治下部。二药相伍，一上一下，一治足少阴之伏风，一治足太阳之游风，相须相助，既增强了祛风胜湿、通痹止痛作用，又照顾到表里上下之病位，配伍甚妙。

现代药理学研究表明，羌活具有抗炎、抗菌、抗氧化、抗病毒、抗肿瘤、解热镇痛等药理作用，但在临床使用时应注意本品辛香温燥之性较烈，故阴虚血亏者慎用；此外用量过多，易致呕吐，脾胃虚弱者不宜服。独活具有抗炎、解热镇痛、抗血小板聚集、抗肿瘤、调节免疫、抑制软骨破坏、增加成骨细胞存活率等药理作用，但在临床使用时应注意阴虚血燥者慎用。

临证经验：李学军教授指出羌活具有祛风解表、除风湿、止痛之功，常被用作辛温解表药。但羌活的辛温解表，不同于麻黄、桂枝的解表，它是以风湿（或风寒）袭表，侵犯经络，出现头痛项强、肢节酸痛时，应用最佳。特别是风湿之邪侵犯机体上半部时，如头痛、项强、脊背肩胛酸痛等，与细辛、桂枝、木瓜、川芎、秦艽、威灵仙等配合，疗效显著。独活以祛风胜湿、通痹止痛为胜。所治疗的部位以机体下半部为主，如腰膝酸痛、足跟痛等。临床上风湿袭表者，羌活为主；风湿入骨者，独活为主；风湿侵犯全身者，羌活、独活可配伍选用。李学军教授常用剂量：羌活，3～10 g。独活，3～10 g，外用适量。

二十六、海藻-昆布

海藻：为马尾藻科植物海蒿子或羊栖菜的干燥藻体。夏、秋二季采捞，除去杂质，洗净，切段，干燥。味苦、咸，性寒，归肝、胃、肾经。具有消痰软坚散结、清热利水消肿之功。《药性论》载其：“治气痰结满，疗疝气下坠，疼痛核肿，去腹中雷鸣，幽幽作声。”本品苦能泄结、咸可软坚，寒可清热。故有软坚散结，清热消痰之功，并有利水消肿作用。可用于治疗痰湿凝滞，气血瘀阻，项下结块，渐大不痛之瘿瘤。为治瘿瘤瘰疬的常用之药。

昆布：为海带科植物海带或翅藻科植物昆布的干燥叶状体。夏、秋二季采捞，除去杂质，漂净，切宽丝，晒干。味咸，性寒，归肝、胃、肾经。具有消痰软坚散结、清热利水消肿之功。《玉楸药解》言其：“清热利水，治气臌水胀，瘰疬瘿瘤，癫疝恶疮，与海藻、海带同功。”本品味咸性寒，消痰散结之力较海藻为强，能清热化痰，软坚散结。常用于瘿瘤瘰疬、噎膈、水肿、带下等的治疗；本品还能利水道而消肿，常与利湿之防己、大腹皮、车前子等同用，以增强利水消肿之效。

海藻、昆布伍用，出自《证治准绳》之二海丸。海藻能软坚散结，利水泄热，偏于有形实证。昆布消痰结，散瘿瘤，消导力强，下气最速。两药配伍，消痰散结，化瘤之力增强。

现代药理学研究表明，海藻具有抗 Hp、抗肿瘤、抗凝血、抗高血压、降低胆固醇、抗病毒等药理作用，但在临床使用时应注意不宜与甘草同用；脾胃虚寒蕴湿者忌用，如《本草经疏》谓其：“脾家有湿者勿服。”昆布具有降血糖、镇咳、抗肿瘤、抗凝血、抗菌、抗病毒、降血压、调节血脂等药理作用，但在临床使用时应注意脾胃虚寒蕴湿者忌用，如《医学入门》曰其：“胃虚者慎服。”

临证经验:李学军教授指出海藻咸寒,软坚、消痰、利水、泻热,为治瘿瘤瘰疬常用之药。昆布咸寒,清热利水、软坚散结,破积消瘰,可用于瘿瘤瘰疬、噎膈、水肿、带下等病的治疗。二者同为咸寒之品,参合为用,相得益彰,消痰破积、软坚散结、消瘰化瘤之力增强。临床常用于治疗瘰疬痰核,瘿瘤肿块及肿瘤,囊肿,消化道癌肿等病证,效果颇佳。李学军教授常用剂量:海藻,8～12 g。昆布,8～15 g。

二十七、柴胡-白芍

柴胡:为伞形科植物柴胡或狭叶柴胡的干燥根。春、秋二季采挖,除去茎叶及泥沙,干燥,切段,生用或醋炙用。味辛、苦,性微寒,归肝、胆、肺经。具有疏风退热、疏肝解郁、清胆截疟、升举阳气之功。《药性论》载其:"治热劳骨节烦疼,热气,肩背疼痛,宣畅血气,劳乏羸瘦;主下气消食,主时疾内外热不解。"本品气平微寒,具轻清上升,宣透疏达之性,长于疏散少阳半表半里之邪,为治邪在少阳,寒热往来的主药。因能调达肝气,疏理气滞,又能举清阳之气上升,故亦为肝气不舒,胸胁胀痛,及清阳下陷,久泻脱肛等症的常用之品。其既有疏肝解郁之功,又有宣畅气血之用,因而亦可治疗妇女月经不调、情志抑郁、乳房胀痛等病证。本品能升举脾胃清阳之气,可用于治疗中气不足,气虚下陷所致的脘腹重坠作胀,食少倦怠,久泻脱肛,子宫脱垂等脏器下垂病证。

白芍:同前文(十、赤芍-白芍)。

柴胡、白芍伍用,出自《和剂局方》之逍遥散。柴胡辛散,疏肝解郁,调畅气机,使阳气升发;白芍酸收,敛肝和营,使阴血归经。二药合用,一散一收,一气一血,疏肝之中兼敛肝,升阳之中兼敛阴,补肝体而和肝用,使肝气疏行,肝血得补,疏柔相济,动静结合,以发挥肝藏血、主疏泄之功能。正符合肝体阴而用阳之旨、刚柔相济之性。为治疗肝郁血虚之常用药对。

现代药理学研究表明,柴胡具有抗癌、抗抑郁、抗炎、保护心脏、保护肝脏、保护肾脏等药理作用,但在临床使用时应注意柴胡其性升散,古人有"柴胡劫肝阴"之说,阴虚阳亢,肝风内动,阴虚火旺及气机上逆者忌用或慎用。白芍具有抗炎镇痛、抗抑郁、抗癌、抗血栓、降血脂、降糖、保肝、改善心肌、改善骨关节炎等药理作用,但在临床使用时应注意不宜与藜芦同用;阳衰虚寒之证不宜用。

临证经验:李学军教授指出柴胡、白芍乃疏肝解郁之常用药对。柴胡清轻,长与疏达走窜,辛散善行,为疏风解郁之佳品;白芍之功以补养阴血见长,又能柔肝平肝。二者相用,既能疏肝解郁以治肝用之不达,又能柔肝益阴以补肝体。肝主疏泄为气之用,司藏血以阴为体,能调畅一身之气血;且肝脉布胁肋,上注胸中。故疏肝解郁,便能疏调气血,而欲疏调气血,则常用柴胡与赤芍、白芍并用,盖因活血之力,赤者为优。用柴胡芍药以调气和血,以治血行不畅,气血瘀滞诸证。李学军教授常用剂量:柴胡,3～10 g,疏散退热宜生用,疏肝解郁宜醋炙,升举阳气可生用或酒炙。白芍,10～20 g。

二十八、枳实-枳壳

枳实:为芸香科植物酸橙及其栽培变种或甜橙的干燥幼果。5～6 月间收集自落的果实,除去杂质,自中部横切为两半,晒干或低温干燥,较小者可直接晒干或低温干燥,切薄片,生用或麸炒用。味苦、辛、酸，性微寒，归脾、胃经。具有破气消积、化痰散痞之功。《名医别录》载其："除胸胁痰癖，逐停水，破结实，消胀满，心下急痞痛，逆气，胁风痛，安胃气，止溏泄，明目。"本品苦寒降泄，专除气机壅结而除胀消积。其性下行，故可通便。凡积滞内停，气机受阻而见腹满胀痛，便秘及泻痢后重之证，不论气血痰食，皆可应用。唯破气作用较强，能伤正气，若非体壮邪实之证，则不宜应用。

枳壳：为芸香科植物酸橙及其栽培变种的干燥成熟果实。生用或麸炒用。味苦、辛、酸，性微寒，归脾、胃经。具有理气宽中、行滞消胀之功。《日华子本草》载其："健脾开胃，调五脏，下气，止呕逆，消痰。治反胃，霍乱泻痢，消食，破症结痃癖，五膈气，除风明目及肺气水肿，利大小肠，皮肤痒。"本品性味、归经与枳实相同，但作用较为缓和，功能理气宽中、行滞消胀。用于治疗胸胁气滞，胀满疼痛，食积不化，痰饮内停，脏器下垂等病证。

枳实、枳壳伍用，枳实、枳壳系一物二种，枳实取于幼果，枳壳取于成熟之果。二者功效大抵类似，皆能破气散结，行气消痞。但枳实力峻，枳壳力缓。枳实性沉而主下，枳壳性浮而主上，枳实主入脾胃，破气作用较强，能消积除痞，导滞通便；枳壳主入脾肺，以行气宽中除胀为主。二者伍用，相须配对，使行气破结之力增强，并直通上下，气机得畅，气下则痰喘止，气行则痞胀除，气利则后重除。

现代药理学研究表明，枳实具有调节胃肠道、调节子宫机能、升压、强心、抗氧化、抗菌、镇痛、抗凝血等药理作用；枳壳具有调节胃肠道、抗抑郁、调节免疫、抗肿瘤、保护心脑血管、降血脂等药理作用。但二者在临床使用时，均应注意脾胃虚弱及孕妇慎用。

临证经验：李学军教授指出枳实、枳壳，一物也。枳壳利胸膈，枳实利肠胃。枳壳轻扬，药力较弱，故其功效只称"行气"而不称"破气"，除入脾胃经外，并可入肺经，故可治咳嗽、肤痒等症；枳实较坚结，药力较强，故其功效称"破气"而不称"行气"，专入脾胃经，常治痞痛、痰癖、食积、便秘以及脏器下垂等。枳实既可破气消痞，又可益气，若配伍人参、白术、茯苓、甘草、生姜则可用于气虚夹滞之证；若配伍芒硝、大黄或瓜蒌、薤白、桂枝，则可用于阳明实热或胸痹胸痛之气实证。若用枳壳则力弱，需加大剂量。李学军教授常用剂量：枳实，3～10 g。枳壳：3～15 g。

二十九、紫菀-款冬花

紫菀：为菊科植物紫菀的干燥根和根茎。春、秋二季采挖，除去有节的根茎和泥沙，编成瓣状晒干，或直接晒干，生用或蜜炙用。味辛、苦，性温，归肺经。具有润肺下气、化痰止咳之功。《日华子本草》载其："调中及肺痿吐血，消痰止渴，润肌肤，添骨髓。"本品性温而不热，质润而不燥，辛散苦泻，入肺经气分，兼入血分，长于开泄肺郁，降逆定喘，为化痰止咳要药，无论肺寒肺热，均可应用，故常用于风邪外束，肺气闭塞的咳嗽、痰多之症；并治肺虚久咳，劳嗽咯血。本品虽体质柔润，但滋养之功不足，以之治肺虚久咳，全在适当配伍。

款冬花：为菊科植物款冬的干燥花蕾。12 月或地冻前当花尚未出土时采挖，除去花梗和泥沙，阴干，生用或蜜炙用。味辛、微苦，性温，归肺经。具有润肺下气、止咳化痰之功。《药性论》言其："主疗肺气心促，急热乏劳，咳连连不绝，涕唾稠黏，治肺痿肺痈吐脓。"本品辛甘温润，入肺经气分，兼入血分。以其温而不热，辛而不燥，甘而不滞，为润肺化痰止嗽之良药。故凡一切咳嗽属于肺病者，不论外感内伤，寒热虚实，皆可施用，但用于肺虚久嗽，肺寒痰多之咳嗽最为适宜。

紫菀、款冬花伍用，紫菀与款冬花配伍，为临床上治疗咳嗽常用药对。紫菀辛散苦泄，祛痰作用明显，长于化痰止咳。冬花辛温，止咳作用较强，擅于宣肺气而止咳，二者伍用，可收泄肺祛痰之功，痰去则咳自止。另紫菀与款冬花本为清润不燥之品，若取二者蜜炙之品，润肺止咳作用更加显著，故也常用于肺虚燥咳、痰中带血的治疗。既可应用于寒性咳喘，又可应用于热性咳喘。但热邪盛时，则不宜应用。

现代药理学研究表明，紫菀具有祛痰、镇咳、平喘、抑菌、抗病毒、抗肿瘤、抗氧化、利尿等药理作用，但在临床使用时应注意实热者慎用；款冬花具有抗氧化、抗肿瘤、止咳、化痰、平喘、兴奋呼吸、抗炎、抗血小板聚集、利胆、抗溃疡等药理作用，但在临床使用时应注意阴虚劳嗽者忌用。

临证经验：李学军教授指出紫菀、款冬花都是性温而不燥，均能化痰止咳平喘，多用于治疗咳嗽痰多，咯痰不爽。无论内伤外感，属寒属热，或宿喘，或新嗽，皆可用之。款冬花偏入气分，温肺化痰而治久病寒咳气喘；紫菀偏入血分，宣肺化痰而治久病热咳劳咳。前者偏于止咳，后者偏祛痰，二药合用，润肺止咳，适用于久咳、劳嗽而咯血者，一般多蜜炙用。李学军教授常用剂量：紫菀，6～10 g，外感暴咳宜生用，肺虚久咳蜜炙用。款冬花，6～10 g，外感暴咳宜生用，内伤久咳蜜炙用。

三十、白前-前胡

白前：为萝藦科植物柳叶白前或芫花叶白前的干燥根茎及根。秋季采挖，洗净，晒干，生用或蜜炙用。味辛、苦，性微温，归肺经。具有降气、消痰、止咳之功。《名医别录》载其："主胸胁逆气，咳嗽上气。"本品性微温而不燥烈，专入肺经，长于祛痰，降肺气以平咳喘，为肺家咳嗽要药。无论属寒属热，外感内伤，新咳久咳均可用之，尤以痰湿或寒痰阻肺，肺气失降者为宜。

前胡：为伞形科植物白花前胡或紫花前胡的干燥根。前者冬季至次春茎叶枯萎或未抽花茎时采挖，除去须根，洗净，晒干或低温干燥；后者秋、冬二季地上部分枯萎时采挖，除去须根，晒干，切薄片，生用或蜜炙用。味苦、辛，性微寒，归肺经。具有降气化痰、散风清热之功。《名医别录》言其："主疗痰满胸胁中痞，心腹结气，风头痛，去痰实，下气。治伤寒寒热，推陈致新，明目益精。"本品苦辛微寒，辛能宣肺散风，苦能降气祛痰，微寒可以清热，为治外感风热及痰火郁肺所致的咳嗽、气喘、吐痰黏稠的常用药。

白前、前胡伍用，白前降气消痰肃肺气，前胡宣散风热，清化热痰。白前重在降气，前胡偏于宣清，二药伍用，一宣一降又清，恢复肺之肃降功能，气降痰化，咳嗽自止。前胡、白前配伍同用其性平和，小儿咳嗽无论新久、寒热均可用之；外感风热，发热头痛，咽痛，咳嗽气急，配伍桔梗、杏仁、贝母、桑叶、连翘、薄荷、牛蒡子、芦根、甘草同用疏散风热，宣肺化痰止咳；咳嗽日久不愈，夜甚，喉痒，胸闷，多痰者，配伍荆芥、杏仁、贝母、橘红、蝉蜕、瓜蒌、连翘、百部、紫菀、桔梗、甘草同用宣肺降气，化痰止咳。

现代药理学研究表明，白前具有抗炎镇痛、抗血栓、抗肿瘤、抗氧化等药理作用，但在临床使用时应注意气虚咳嗽则不宜用；前胡具有抗心衰、降血压、抗心肌缺血、抗肿瘤、抗凝血等药理作用，但在临床使用时应注意气血亏虚者忌用，如《本草经疏》所云："不可施诸气虚血少之病。"

临证经验：李学军教授指出前胡、白前配伍同用，降气化痰，多用于治疗咳嗽伊始，肺气郁闭不宣，清肃之令不行，肺气逆而不降，气滞痰生，嗽喘不宁，咯痰不爽之证。但前胡性微寒，兼能疏散风热，尤多用于外感风热或痰热咳喘。白前性微温，祛痰作用更强，多用于寒痰或湿痰阻肺之咳喘。白前重在降气；前胡偏于宣清。二药伍用，一宣一降，清化结合，恢复肺之肃降功能，则气降痰化，咳嗽自愈。故对慢性支气管炎、支气管哮喘、百日咳等，用之均有良效。李学军教授常用剂量：白前，6～10 g。前胡，6～10 g。

三十一、麻黄-杏仁

麻黄：为麻黄科植物草麻黄、中麻黄或木贼麻黄的干燥草质茎。秋季采割绿色的草质茎，晒干，除去木质茎、残根及杂质，切段，生用、蜜用或捣绒用。味辛、微苦，性温，归肺、膀胱经。具有发汗解表、宣肺平喘、利水消肿之功。《神农本草经》载其："主中风、伤寒头痛，温疟。发表出汗，去邪热气，止咳逆上气，除寒热，破症坚积聚。"本品中空而浮，长于升散。善于宣肺气，开腠理，透毛窍，散风寒。为感冒风寒，表实无汗，肺气壅闭，气喘咳嗽的常用要药。另能散风止痒，散邪透疹，用于治疗麻疹透发不畅，以及风疹身痒等证。还能宣肺开腠，温化膀胱，用治水肿而兼有表证者。还可以温散寒邪，疏通经络，治疗风湿痹痛，阴疽痰核诸病证。

杏仁：为蔷薇科植物山杏、西伯利亚杏、东北杏或杏的干燥成熟种子。夏季采收成熟果实，除去果肉和核壳，取出种子，晒干，生用，或炒用，用时捣碎。味苦，性微温，有小毒，归肺、大肠经。具有降气止咳平喘、润肠通便之功。《药性论》言其："治腹痹不通，发汗，主温病。治心下急满痛，除心腹烦闷，疗肺气咳嗽，上气喘促。"本品苦辛而温，主入肺经气分，功专苦降润泄，兼能辛宣疏散，故善破壅降逆、疏理开通。并能降气定喘，宣肺止咳，润肠通便。临床常用于治疗风寒闭肺所致的胸膈逆满，咳嗽痰喘及肠燥便秘之证。

麻黄、杏仁伍用，出自《伤寒论》之麻黄汤和麻杏石甘汤。麻黄与杏仁同入肺经，二者伍用，功可宣肺降气，调畅气机。麻黄擅于宣畅肺气，杏仁长于宣降肺气。肺主宣发和肃降，宣降相宜则肺气和顺，二药一宣一降，相辅相成，正合肺之机宜，止咳平喘作用显著，故前人有"麻黄以杏仁为臂助"之说。二药为临床常用药对。无论寒热，均可随证配伍用之，治寒可与干姜、细辛配伍，如小青龙汤；治热可与清肺之石膏配伍，如麻杏石甘汤。另外，麻黄与杏仁尚有宣肺解表之功，故可单独用于治疗外感风寒所致的胸满气逆、咳嗽喘促之证。

现代药理学研究表明，麻黄具有止咳、平喘、利尿、镇痛、抗变态反应、抗炎、抗病毒、抗肿瘤、抗氧化、抗凝血等药理作用，但在临床使用时应注意本品发汗宣肺力强，凡表虚自汗、阴虚盗汗及肺肾虚喘者均当慎用。杏仁具有镇咳平喘、抗炎、镇痛、抗肿瘤、抗氧化、抗溃疡、调节免疫、降血脂等药理作用，但在临床使用时应注意内服不宜过量，以免中毒；大便溏泻者慎用；婴儿慎用。

临证经验：李学军教授指出肺之生理功能为主宣发肃降，调整呼吸，调节水液代谢，宣发水谷精微。麻黄通过宣肺、温肺，兼降气而止咳喘；杏仁通过降气、温肺，兼宣肺而治咳嗽。麻黄、杏仁配伍则一宣一降，宣则肺气得以呼浊，降则肺气得以吸清，共同调节肺的功能，使升降有序，水津得以输布，气机出入正常，则咳喘诸症皆消。二者合用，常用于治疗风寒客表，寒饮内停而症见恶寒发热，无汗，喘咳，痰多而稀者；或风热袭肺而症见咳逆气急鼻痛，舌苔薄白或黄者，均疗效显著。李学军教授常用剂量：麻黄，3～10 g，生麻黄发汗散寒、行水消肿、宣肺平喘；蜜麻黄润肺止咳，多用于表证已解、气喘咳嗽者。杏仁：5～10 g，生品入煎剂宜后下。

三十二、五味子-细辛

五味子：为木兰科植物五味子或华中五味子的干燥成熟果实。秋季果实成熟时采摘，晒干或蒸后晒干，除去果梗和杂质，生用，或照醋蒸法蒸至黑色、干燥后用，用时捣碎。味酸、甘，性温，归肺、心、肾经。具有收敛固涩、益气生津、补肾宁心之功。《神农本草经》载其："主益气，咳逆上气，劳伤羸度，补不足，强阴，益男子精。"本品五味具备，独以酸、咸为胜，故能收敛肺气之耗散，益气生津，并能益肾气固摄真元。其性温而不燥，不论肺肾阴虚阳虚都可使用。适用于治疗肺虚久咳，心衰气短，肾虚滑精，自汗盗汗，津枯口渴，久泻不止等病证。此外，本品既能补益心肾，又能宁心安神，亦能治疗阴血亏损，心神失养，或心肾不交之虚烦心悸、失眠多梦之证。

细辛：为马兜铃科植物北细辛、汉城细辛或华细辛的干燥根和根茎。夏季果熟期或初秋采挖，除净地上部分和泥沙，阴干，切段，生用。味辛，性温，归心、肺、肾经。具有解表散寒、祛风止痛、通窍、温肺化饮之功。《神农本草经》载其："主咳逆，头痛脑动，百节拘挛，风湿痹痛，死肌。明目，利九窍。"本品辛温性烈，能外散风寒，内化寒饮；上疏头风，下通肾气；既能开窍，又能止痛。是治疗风寒外感之头痛、身痛，水饮内停之咳嗽气喘的要药。与寒药同用，可治诸多热证，如胃火牙痛，口舌生疮等；与热药同用，共治风寒湿痹，有祛风止痛之效。此外，其辛有走窜之功，研末吹鼻，又有通窍取嚏之效。古方多作开关醒神救急之用。

五味子、细辛伍用，出自《伤寒论》之小青龙汤。五味子酸涩收敛，敛肺滋肾，生津敛汗，涩精止泻；细辛辛散温通，温肺化饮，发散风寒，祛风止痒。肺主气，司呼吸，肺气宜宣；外感风寒，易致肺气郁闭，而治宜宣通肺气、温散寒邪为治；细辛辛散开肺，五味子酸收敛肺，二者一开一合，开无耗散肺气之弊，合无敛遏邪气之虞，为开合理肺之妙剂，止咳定喘之效尤为显著。

现代药理学研究表明，五味子具有镇静催眠、镇痛、抗惊厥、抗抑郁、保护心血管、改善微循环、改善肠道蠕动等药理作用，但在临床使用时应注意凡表邪未解，内有实热，咳嗽初起，麻疹初期均不宜用。细辛具有镇痛、抗炎、止咳、平喘、抗病毒、抑菌、镇静、抗氧化、抗抑郁、抗肿瘤等药理作用，但在临床使用时应注意本品辛香温散，故气虚多汗、阴虚阳亢头痛、阴虚燥咳或肺热咳嗽者忌用；不与藜芦同用；同时用量不宜过大，素有"细辛不过钱"之说，《本草别说》载："细辛若单用末，不可过半钱匕，多则气闷塞，不通者死。"

临证经验：李学军教授指出五味子、细辛二者，临床凡见咳嗽气喘，痰白清稀而有泡沫，舌淡苔白而滑者，不论外感、内伤，均可用之。对兼有风寒者尤宜。需根据邪正盛衰、病程长短灵活调整用药比例。如新病外感风寒偏重，以宣散为主，加大细辛用量；久病肺气受损，以敛肺为主，重用五味子。还需注意表邪未解、内有实热、痰火扰心、肺热痰多等咳喘者忌用此药对。李学军教授常用剂量：五味子，5～15 g。细辛，1～3 g，散剂每次服 0.5～1 g，外用适量。

三十三、木香-乌药

木香：为菊科植物木香的干燥根。秋、冬二季采挖，除去泥沙及须根，切段，大的再纵剖成瓣，干燥后撞去粗皮，生用或煨用。味辛、苦，性温，归胃、大肠、三焦、胆经。具有行气止痛、健脾消食之功。《日华子本草》载其："治心腹一切气，止泻，霍乱，痢疾，安胎，健脾消食。疗羸劣，膀胱冷痛，呕逆反胃。"本品辛散苦降，芳香温燥，能理三焦之气，尤善行脾胃气滞。为行气止痛的要药，兼能健脾消食。用于气滞所致的胸腹胀痛，呕吐，下痢后重及食积脘腹痞满，呃逆，反胃，食欲不振等。若于滋补剂中加之少许，借其芳香宣通之性，具有防止滋腻而至胸闷食减的作用。

乌药：为樟科植物乌药的干燥块茎。全年均可采挖，除去细根，洗净，趁鲜切片，晒干，生用。味辛，性温，归肺、脾、肾、膀胱经。具有行气止痛、温肾散寒之功。《日华子本草》言其："治一切气，除一切冷，霍乱及反胃吐食，泻痢，痈疖疥癞，并解冷热。"本品辛开温通，理气散寒。上走脾肺，下达肾与膀胱，尤善温散下焦寒湿，治气逆寒郁的疝气，少腹胀痛，小便频数及月经痛。并用于治疗气逆所致的腹满痞胀，反胃等病证。

木香、乌药伍用，木香辛散苦降，芳香化湿，能理三焦之气，尤善行脾胃气滞。乌药辛温开通，理气散寒止痛，尤善温散下焦寒湿。二药合用，理气化湿，行气散寒止痛之功大增。

现代药理学研究表明，木香具有促进胃肠道蠕动、利胆、抗炎、抗肿瘤、抗菌、抗氧化、强心、抗惊厥、保肝等药理作用，但在临床使用时应注意阴虚津液不足者慎用；乌药具有抗炎、镇痛、抗肿瘤、抗菌、抗氧化、保肝、促进胃排空、抗高血压等药理作用，但在临床使用时应注意气虚、内热者慎用，如《本草经疏》所云："病属气虚者忌之。""妇人月事先期，小便短赤，及咳嗽内热，口渴，口干、舌苦，不得眠，一切阴虚内热之病，皆不宜服。"

临证经验：李学军教授指出木香能理三焦之气，尤善行脾胃气滞，为行气止痛的要药，兼能健脾消食，用于治疗气滞所致的胸腹胀痛，呕吐，食积脘腹痞满，反胃，食欲不振等病证；乌药上走脾肺，下达肾与膀胱，尤善温散下焦寒湿，治气逆所致的腹满痞胀，反胃等病证。两药相须为用，其散寒、行气、止痛之功效更加显著，用于治疗寒凝气滞所致之脘腹胀痛，纳呆呕恶，少腹坠痛等病症，功能性胃肠病症属气滞不通者尤宜使用。李学军教授常用剂量：木香，6～10 g，生用行气力强，煨用实肠止泻，用于泄泻腹痛。乌药，6～10 g。

三十四、丁香-柿蒂

丁香：同前文（十四、丁香-干姜）。

柿蒂：为柿树科植物柿的干燥宿萼。冬季果实成熟时采摘，食用时收集，洗净，晒干，生用。味苦、涩，性平，归胃经。具有降气止呃之功。《滇南本草》载其："治气隔反胃。"本品味苦性柔，善降逆气，为止呃之专药。然其性平，用治胃寒气逆而呃逆者，宜与丁香、生姜配伍；用治胃热呃逆者，宜与竹茹、芦根之类合用。

丁香、柿蒂伍用，出自《济生方》之柿蒂汤。丁香性温，其气芳香，能温中散寒，味辛以行滞气，降逆气，有升清降浊之力。柿蒂苦涩，降逆气而止呃。二药相合，丁香以辛温升散为主，柿蒂以涩敛下行为要，一散一敛，一升一降，相互制约，相互为用，共奏温中散寒，和胃降逆之功。二药以降气止呃力胜，不惟治呃，且能止呕。并可因配药不同而改变其性，如二味配以大量生地，可治津伤热呕，其效亦宏。《本草求真》有云："柿蒂味苦气平，虽与丁香同为止呕之味，然一辛热一苦平，合用深得寒热兼济之妙。如系有寒无热，则丁香在所必用，不得固执从治，必当佐以柿蒂。有热无寒，则柿蒂在所必需，不得泥以兼济之必杂以丁香，是以古人用药，有合数味而见效者，有单用一味而见效者，要使药与病对，不致悖谬而枉施耳。"

现代药理学研究表明，丁香具有抗肿瘤、抗抑郁、抗氧化、抗菌、抗病毒、抗炎、镇痛、抗溃疡等药理作用,但在临床使用时应注意不宜与郁金同用。柿蒂具有抗动脉粥样硬化、抗衰老、抗肿瘤、抗痉挛、止血等药理作用,但在临床使用时应注意气虚及阴虚者禁用;脾胃虚弱者,产后及外感风寒者,贫血者慎用。

临证经验:李学军教授指出丁香、柿蒂二药配伍,温中散寒,降逆止呃之功相得益彰,大为增强。若胃寒呃逆,丁香、柿蒂配伍同用,温中降逆止呃。若虚寒呃逆,呃逆不止,胸脘满闷,舌淡苔白,脉沉迟者,丁香、柿蒂配伍人参、生姜同用,温中补虚,降逆止呃。若呃逆兼气郁痰多者,丁香、柿蒂配伍青皮、陈皮同用,行气化痰,降气止呃。若呃逆兼心烦者,丁香、柿蒂配伍竹茹、黄连同用,清降和胃,降逆止呃。李学军教授常用剂量:丁香,3～6 g,或研末外敷。柿蒂,6～10 g。

三十五、桂枝-甘草

桂枝:为樟科植物肉桂的干燥嫩枝,味辛、甘,性温,归心、肺、膀胱经,具有发汗解肌、温通经脉、助阳化气、平冲降气的功效。桂枝辛散温通,能振奋气血,透达营卫。可外行于表解散肌腠风寒,横走四肢温通经脉寒滞,且能散寒止痛,活血通络,故为治疗风寒感冒、风湿痹痛及胃寒腹痛、血寒经闭等症的常用要药。因其发汗作用和缓,凡风寒感冒不论有汗无汗皆可应用。尤其对体虚感冒、上肢肩臂疼痛,或体虚新感风寒而引起的痹痛,最为相宜。桂枝具有通阳化气的作用,能增强化湿利水的效果,所以亦常配合利水化湿药物以治痰饮、蓄水之症。

甘草:属豆科植物,最早载其于《神农本草经》,性味甘平,归脾、胃、肺、心经,具有清热解毒、补脾益气、润肺化痰、缓急止痛、调和诸药的功效。本品生用偏凉,能清热解毒,可治咽喉肿痛、疮疡肿毒诸症;炙用性温,能益气补虚,可治中气不足、气虚血少。具有甘缓之性,又能缓急止痛,可治腹痛挛急。甘草与热药同用可缓其热,与寒药同用可缓其寒,能使补而不骤,使泻而不速,拥有调和药性、降解百药毒性之功效。

桂枝、甘草伍用,出自《伤寒论》桂枝甘草汤,以治发汗过多,其人叉手自冒心,心下悸欲得按之证。桂枝辛甘而温,可出入气营之间,具有温经通阳之功;甘草甘平,拥有健脾益气之效。桂枝与甘草相伍,专行营分而走里,有辛甘化阳之力。且辛从甘化,使阳中有阴,内补营气而养血,留恋中宫而载运阳气。益心气,通心阳之功较著。主治心阳虚,心悸,怔忡和心阳、心阴俱虚,心动悸,脉结代等病症。

药理学研究显示,桂枝挥发油具有抗炎、抗菌、抗病毒、抗过敏、解热镇痛、利尿等作用。桂枝配伍运用得当,对肝脾失调所致的多种慢性虚劳性疾病,确有较好的调补作用。临床将复方中加入桂枝,用于治疗胃炎,尤其是脾阳不足的患者,其疗效显著、准确。数据挖掘和网络药理学的方法发现甘草主要化学成分有黄酮、皂苷、香豆素、多糖类等化合物,且其活性成分具有抗肿瘤、抗炎、抗病毒、保肝等多种约理作用。现代临床方剂常配伍甘草用于抗炎、保护心脑血管及神经、抗病毒、抗肿瘤,其特征性成分发挥相关作用的重要靶点为蛋白激酶B(PKB)1、白细胞介素(IL)-6、肿瘤坏死因子(TNF)、表皮生长因子受体(EGFR)等,其中发挥心脑血管保护作用的重要特征通路为酪氨酸激酶抑制剂耐药性通路、环磷酸鸟苷(cGMP)/PKG 信号通路,发挥神经保护作用的重要特征通路为癌症中的蛋白多糖通路等。

临证经验:桂枝、甘草配伍,出自《伤寒论》桂枝甘草汤,《古今选注》曰:"桂枝复甘草,是辛从甘化,为阳中有阴,故治胸中阳气欲失。且桂枝轻扬走表,佐以甘草留恋中宫,载还阳气，仍寓一表一里之义，故得以外止汗而内除烦。”桂枝合甘草，具有补中益气、补益心阳的功效，李学军教授常根据病机加减运用于治疗心律失常、心动过缓、心肌缺血、冠心病等疾病，也可辅助治疗慢性胃炎、结肠炎、胃溃疡、十二指肠溃疡等消化系疾病。李学军教授常用剂量：桂枝，6～10 g。甘草，3～9 g。

三十六、防风-白芷

防风：为伞形科植物防风未抽花茎植株的干燥根，味辛、微甘，性温，归肝、膀胱、脾经，具有祛风、解表、胜湿、止痉之功效。防风药用历史悠久，始载于《神农本草经》列为上品。本品性浮升散，善行全身，以祛风邪，为治风通用之品，因其微温不燥，甘缓不峻，发汗之力不如麻、桂，辛燥之性不及羌活，药力缓和，所以有“风药中润剂”之称。故不论风寒、风热皆可配用。由于本品以祛风为长，又能胜湿，故临床常用于治疗外感风邪，头痛身痛，或风寒湿痹，关节酸痛等病证。防风还有祛风止痒之功，祛风解痉之效，故亦可用于治疗皮肤痒疹，或破伤风等病证。另外，防风还能散脾家之郁火及搜除脾家之湿邪，对于诊治口臭、口疮及痛泻也较常用。若便血崩漏兼有表邪者，炒炭用之亦兼可止血。

白芷：为伞形科植物白芷的干燥根，根据产地的不同白芷可分为川白芷、杭白芷、禹白芷、祁白芷、重庆白芷、湘白芷、台湾白芷和兴安白芷等。性温，味辛，归肺、胃、大肠经。具有解表散寒，祛风止痛，宣通鼻窍，燥湿止带，消肿排脓之功效。本品辛温芳香，辛能解表散风，温可散寒除湿，芳香又能上达通窍、故能散风寒，化湿浊，通鼻窍。入胃肺能散二经风湿之邪，而以足阳明胃经为主。足阳明经脉循行头面，故凡风寒引起的头痛，牙痛、鼻塞、鼻渊等头面诸疾，本品乃为要药。因能散风邪、除寒湿，对皮肤风湿瘙痒、经闭痛经、寒湿带下亦可辨证应用。借其辛散作用，又可解毒消肿排脓，所以亦为乳痈肿痛、肠风脏毒及其他疮肿的常用药。此外，亦可治目痒泪出。

防风、白芷二药为临床常用散寒止痛药对。《普济方》书中介绍用此药对炼蜜为丸，如弹子大，每嚼一丸，专治偏正头风、痛不可忍者。其祛风止痉、祛风散结的作用，可以从玉真散、仙方活命饮等经典方中体现出来，临证时可灵活运用。因防风为通治风邪之要药，能治“三十六般风”。而白芷能发散风寒、通窍止痛。二药同属辛温解表之品，合而用之，相须为用，祛风止痛之效增强。因能祛散经络中之风邪外出，故本药对还有祛风止痉，止痛定搐的作用。与其他清热解毒，消肿溃坚药物合用，则有祛风散结，消肿止痛之功。

现代药理研究证实，防风中升麻素为发挥防风解热作用的主要成分；镇痛作用与其有效成分中色原酮、香豆素、聚乙炔和1-酰基甘油等有关；防风中多糖类成分具有抗肿瘤作用；防风还具有明显的抗炎、抗菌和抗过敏作用；能够增强免疫系统功能。有实验证明大剂量防风可延长凝血酶原时间，有效降低血浆黏度。而白芷提取物对金黄色葡萄球菌、表皮葡萄球菌、变形杆菌、乙型副伤寒沙门菌、枯草芽孢杆菌、铜绿假单胞菌、大肠杆菌、肺炎克雷伯菌、叶啉单胞菌、厌氧消化链球菌及阴道加德纳菌等多种细菌均有抑制作用。白芷中紫花前胡苷、珊瑚菜素、氧化前胡素等香豆素类成分具有抗炎、免疫调节功效，还可使破损的创面愈合。白芷总挥发油具有镇痛、抗过敏作用。白芷醇提取物具有舒张血管的作用。白芷中的香豆素成分对于多种肿瘤细胞的生长皆有抑制作用。除此以外白芷还具有抗血小板凝聚、抗氧化、清除自由基、抑制黄嘌呤氧化酶及促进生物利用度较差药物的吸收等作用。

临证经验：白芷长于治阳明经头痛，防风善于辛散上部风邪，李学军教授常配伍川芎、羌活、细辛等祛风散寒止痛类中药同用，用于治疗风邪头痛，或有恶寒、发热、鼻塞等风寒表证的患者。因其祛风燥湿功效明显，亦常配伍应用于治疗皮肤风湿瘙痒者。对寒湿困脾及肝郁脾虚引起的腹胀、腹痛、腹泻者，也可辨证运用，往往收获良效。李学军教授常用剂量：防风，3～10 g。白芷，6～10 g。

三十七、桑叶-菊花

桑叶：是桑科植物桑的干燥叶，是原卫生部（现为国家卫健委）批准的“药食同源”食品。桑叶始载于《神农本草经》，味苦、甘，性寒，归肺、肝经。具有疏散风热、清肺润燥、清肝明目之功。本品轻清发散，甘寒清润，既能疏解肺卫风热，宣散燥气；又能清泻肝胆气分之火，以利头目。除用于治疗风热表证及燥热咳嗽外，对头痛、头晕、目赤等症，不论外感风热引起，还是肝热、肝阳所致者，皆可应用。又因兼有凉血作用，故能治血热吐血诸证。

菊花：为菊科植物菊的干燥头状花序，性微寒，味甘苦，归肺、肝经，具有散风清热、平肝明目、清热解毒的作用，是原卫生部首批批准的药食同源的药材之一。《本草纲目》中记载：“菊能利五脉，调四肢，治头风热补。”《中国药典》中将药用菊花分为“亳菊”“滁菊”“贡菊”“杭菊”“怀菊”。本品轻清凉散，甘凉益阴，苦可泄热，善解头目风热，又能平肝息风。故对外感风热，头痛目赤或肝阳上亢，肝风内动引起的头晕目眩，皆为常用之品。其中杭菊花，偏于疏泄风热；滁菊花，偏于平肝明目；野菊花解毒消肿，善治疗疮肿毒。

二药性味归经相同，都能清疏肝肺风热，为常用疏风散热药，然桑叶清疏之力较强、能走肺络；菊花平肝之力较胜，兼能益阴。二药相须为用，外可疏散在表之风热，内可清肝平肝。桑叶、菊花伍用，为辛凉解表之剂，出自清·吴鞠通《温病条辨》名方桑菊饮。用于治疗风温咳嗽。二药适用于有汗不解的风热证。从散风热来讲，桑叶长于散风，菊花长于清热；从归经来说，二味同入肺肝之经，桑叶偏于肺经，菊花则偏入肝经。二药合参，散风清热、解表退烧之力增强，还可平肝息风、清热除烦。

现代药理学研究显示，桑叶所含绿原酸、芦丁、异槲皮苷、多糖、黄酮类和相关化合物，其中的槲皮素衍生物可通过降低氧化应激和促进脂肪酸 β 氧化直接改善的脂质和葡萄糖代谢，发挥抗糖尿病活性；桑叶提取物中的黄酮类具有抗氧化的功能，桑叶提取物因能有效地抑制细胞增殖和主动脉血管平滑肌细胞的迁移，改善血管内皮功能，和减少动脉粥样硬化负担，从而防止动脉粥样硬化；其提取物还可以抑制环氧合酶-1 和环氧合酶-2 和 5-脂氧合酶，双重抑制花生四烯酸途径，从而产生解热和镇痛作用。大量的实验证明其除了以上的治疗作用外还具有护肝、抗焦虑、抗多巴胺、抗炎、抗肿瘤、免疫调节、抑制黑色素等药理作用。而菊花提取物中的绿原酸类物质，因可改变细菌细胞膜通透性，加速细胞内容物外排以及溶解细菌的细胞膜和细胞壁等，而具有显著的抗菌、抗病毒能力；还可以降低体内肿瘤坏死因子-α、白细胞介素-2、循环免疫复合物和 MDA 含量，抵抗炎症部位氧化。其中的槲皮素可通过抑制 NF-κB 途径抑制细胞因子和诱导型一氧化氮合酶表达，发挥抗炎作用。菊花多糖 CMP、CMP-1、CMP-2 和 CMP-3 能抑制多种肿瘤细胞增长。菊花总黄酮能显著降低血糖水平和糖耐量水平。菊花醇提取物能显著增加心肌收缩力，并能够明显增加心脏的冠状动脉血流量。菊花总黄酮通过调节一氧化氮的介导途径控制钙、钾离子通道，产生保护血管舒张反应性、扩张血管等作用。除此之外，各种菊花提取物都具有良好的抗氧化、护肝作用。

临证经验：桑叶、菊花为常用的疏散风热药，李学军教授常用于因正气不足，卫外不固，感染风热病邪，肺气宣降失常，肺卫受病，诱发风热表证者，或风温初起，症见发热、头痛、咽痛、咳嗽等患者，均可取得较好疗效。又因两药均可入肝经，具有清热解毒、清肝明目的功效，故李学军教授也常用于肝经风热、肝火上炎所致的目赤肿痛，及肝阳上亢之头晕、目眩、头痛、烦躁易怒、血压升高等症。李学军教授常用剂量：桑叶，10～20 g。菊花，10～15 g。

三十八、火麻仁-郁李仁

火麻仁：又名大麻仁、麻子仁，为桑科植物大麻的干燥成熟种子，始载于《本草拾遗》有云："早春种为春麻子，小而有毒；晚春种为秋麻子，入药佳，谓火麻。"味甘，性平，归脾、胃、大肠经，具有润肠通便、滋阴补血、通淋活血的功效。《神农本草经》言："火麻仁，味甘，平，多脂质润，功能润肠通便，且略兼滋养之力，适用于老人、产妇及体弱津血不足的肠燥便秘。"《伤寒杂病论》中记载治疗心动悸、脉结代之名方炙甘草汤，是由火麻仁和甘草、生姜、人参、生地黄、阿胶、麦门冬、大枣配伍组成。火麻仁复脉通心，滋阴通便，与阿胶相伍，专主大肠之枯约，可治疗"伤寒脉结代，心动悸"的症状。

郁李仁：为蔷薇科植物欧、郁李、长柄扁桃的干燥成熟种子。性平，味辛、苦、甘，归脾、大肠、小肠经，润肠通便，下气，利水。本品辛开苦降，多脂滑利，能利尿下气，润滑大肠而通便导滞。故气滞肠燥、大便不通者为常用。四肢浮肿，腹水胀满、脚气浮肿、小便不利之症也可以用之。郁李仁始载于《神农本草经》："郁李仁，味酸，平，无毒。治大腹水肿，面目四肢浮肿，利小便水道。"《本草经疏》中载其："郁李仁，主大腹水肿，面目四肢浮肿者，《经》曰，诸湿肿满，皆属脾土，又曰，诸腹胀大，皆属于热。脾虚而湿热客之，则小肠不利，水气泛溢于面目四肢，辛苦能润热结，降下善导癃闭，小便利则水气悉从之而出矣。""郁李仁，性专降下，善导大肠燥结，利周身水气，然而下后多令人津液亏损，燥结愈甚，乃治标救急之药。"

火麻仁寒温适中，滑利下行，甘平益血而滋润肠燥，适用于津枯血燥之大便秘结，同时具有益脾胃、滋肝肾的作用。郁李仁作为种仁类中药，含有大量的油脂类成分，润肠通便作用较强，善导大肠气滞便结，燥涩不通。二者相须为用，一缓泻，一滋养，具有较好的补虚润肠通便作用。

现代医学研究发现，火麻仁具有良好的抗氧化性、降压降脂、保护肝脏、改善记忆力、增强免疫力、抗疲劳等作用。而郁李仁因其有效成分郁李仁苷 A，泻下的同时还具有镇静、利尿作用；另外还具有抗炎镇痛、扩张血管、增强细胞代谢、祛痰止咳平喘等作用。

临证经验：李学军教授认为两者作为种仁类中药，油脂含量丰富，可润肠通便，促进消化，常用于治疗因饮食不节、暴饮暴食等所致脘腹胀满、腹痛、恶食、大便秘结、舌红苔腻等证患者。因郁李仁辛开苦降，下气利水，润肠通便作用较强，也可用于治疗胃肠积热、损伤津液所导致的大便秘结、小便短赤、腹痛、口干口臭等证。两者配伍使用还可补虚润肠，亦常用于治疗长期习惯性便秘患者。李学军教授常用剂量：火麻仁，10～20 g。郁李仁，10～20 g。同捣煎服。

三十九、夏枯草-蒲公英

夏枯草：为唇形科植物夏枯草的干燥果穗。性辛，苦，寒。归肝、胆经，具有清肝泻火、明目、散结消肿的功效。《重庆堂笔记》云："夏枯草，微辛而甘，故散结之中，兼有和阳养阴之功，失血后不寐者服之即寐，其性可见矣。陈久者尤甘，入药为胜。”本品长于泄肝胆之郁火，畅利气机之运行。《神农本草经》中载其：“主寒热、瘰疬、鼠瘘、头疮，破症。散瘿结气，脚肿湿痹。”临床上适用于治疗肝胆郁火所致的目赤瘰疬；亦可用于治疗肝阳上亢、头痛目眩、高血压等病证。

蒲公英：别名华花郎、蒲公草、食用蒲公英、尿床草、西洋蒲公英、婆婆丁，为菊科植物蒲公英、碱地蒲公英或同属数种植物的干燥全草。味苦、甘，性寒。归肝、胃经。可清热解毒，消肿散结，利尿通淋。《本草经疏》载其：“蒲公英味甘平，其性无毒。当是入肝入胃，解热凉血之要药。乳痈属肝经，妇人经行后，肝经主事，故主妇人乳痈肿乳毒，并宜生暖之良。”本品苦寒泄热散结，甘寒清热解毒，兼能散滞气、通乳窍，对痈肿疔毒，内服外用均有良效。临床上可用于治疗急性乳腺炎，淋巴腺炎，瘰疬，疔毒疮肿，急性结膜炎，感冒发热，急性扁桃体炎，急性支气管炎，胃炎，肝炎，胆囊炎，尿路感染。

蒲公英配夏枯草，二者皆为清热之品，均入厥阴肝经，蒲公英清热解毒、疏郁散结、行滞通络；夏枯草善于清肝火、散郁结。二药配用，清热解毒之中寓于化滞散结，清解而不郁遏，使清热解毒、行滞散结之力加强。《本草求真》言：“蒲公英，入阳明胃、厥阴肝，凉血解热，故乳痈、乳岩为首重焉。缘乳头属肝，乳房属胃，乳痈、乳岩，多因热盛血滞，用此直入二经，外敷散肿臻效，内消须同夏枯、贝母、连翘、白英等药同治。”

现代药理发现夏枯草及其有效成分具有抗炎、抗肿瘤、调节免疫、降血糖、降血压、抗病毒的功能；蒲公英具有保肝利胆、抗炎、抑菌、抗疲劳、抗肿瘤、抗癌、抗突变、抗辐射、抗氧化、降血糖等作用。

临证经验：夏枯草性寒，能清肝火，散郁结，为治疗由痰火所致的结节之要药；而蒲公英性味苦，甘、寒，具有清热解毒，消肿散结，利湿通淋的功效。两者搭配具有清热解毒、消肿散结的功效。李学军教授认为，外感湿热之邪，或嗜酒，过食肥甘辛辣，湿邪内生，郁久化热所致咽喉肿痛、目赤肿痛、小便短赤；或脾胃运化失常，湿浊内生，蕴而化热，阻遏肝胆之黄疸、胁肋疼痛灼热、腹胀厌食、舌红苔黄腻、脉弦数等病症，均可配伍使用。但病程较长、无发热、体质虚弱等症者不宜适用。李学军教授常用剂量：夏枯草，10～15 g。蒲公英，15～30 g。

四十、射干-山豆根

射干：又称乌扇，乌蒲，为鸢尾科植物射干的干燥根茎。其味苦，性寒，归肺经。可清热解毒，消痰，利咽。首载于《神农本草经》言其：“主咳逆上气，喉痹咽痛，不得消息，散结气，腹中邪逆，食饮大热。”临床上可用于治疗感受风热，或痰热壅盛所致的咽喉肿痛等证，也可用于治疗痰涎壅盛，咳嗽气喘等证。

山豆根：又名广豆根，为豆科植物越南槐的干燥根和根茎，性味苦、寒，归肺、胃经。可清热解毒，利咽消肿。在《开宝本草》中载其：“主解诸药毒，止痛。消疮肿毒，急黄发热咳嗽，杀小虫。”临床上常用于治疗火毒蕴结、乳蛾喉痹、齿龈肿痛和口舌生疮。近年来，也常用于恶性肿瘤如肝癌、肺癌、膀胱癌及子宫颈癌等的治疗。

射干泄火解毒，降气祛痰散结；山豆根直折实热火毒，清泄心肺胃热。二者均为咽痛喉痹之要药。但射干偏于降火散血；山豆根泻火解毒力强，二药合用，增加清热解毒利咽、祛痰散血消肿之效。

射干中含有黄酮类、挥发油、酚酸类、甾类及三萜类等多种活性成分，具有抗炎、抗菌、抗病毒、抗肿瘤、止咳及神经保护等药理活性。山豆根中黄酮类和生物碱类成分被发现具有抗肿瘤、抗炎、抗氧化、抗菌、抗病毒等作用。

临证经验：李学军教授认为，感受风寒、风热等邪后，邪气侵入体内，停留于咽喉部经络；或感受温热病邪，不断灼伤人体阴液；或过食辛辣刺激之品，导致胃热，热邪循经络上行；或过食肥甘厚腻之物，导致脾胃虚弱，气血津液得不到充分补充；或脾胃运化功能减弱，导致体内生出痰湿，痰湿堵塞于咽喉部经络，均可出现咽喉肿痛、咳痰困难、咽喉痰鸣等证。山豆根与射干配伍使用，能够起到清火解毒、消痰利咽的作用。且射干苦降下行，清热破结、降逆消痰之力强；而山豆根苦寒清利，泻火解毒之力著，二药伍用，可使清热利咽，祛痰散结的效果更加显著，临床使用该药对适当配伍，均取得很好的疗效。李学军教授常用剂量：射干，6～9 g。山豆根，6～9 g。

四十一、木蝴蝶-桔梗

木蝴蝶：木蝴蝶为紫葳科植物木蝴蝶属木蝴蝶的干燥成熟种子，又称千层纸、千张纸、毛鸦船、玉蝴蝶等。《滇南本草》曰："千张纸，此木实似扁豆而大，中实如积纸，薄似蝉翼，片片满中，故有兜铃千张纸之名。"性苦、甘、凉，归肺、肝、胃经，有润肺、利咽、疏肝、和胃的功效。但其功能与主治历代以来有不同记载。《滇南本草》中载其："定喘、消痰、破蛊积、通行十二经气血，除血蛊、气蛊之毒，又能补虚、宽中、进食。"《本草纲目拾遗》言其："治心气痛、肝气痛、下部湿热。又项秋子云：凡痈毒不收口，以此贴之，即敛。"《中国药典》谓其："清肺利咽、疏肝和胃，用于肺热咳嗽，喉痹，音哑，肝胃气痛。"

桔梗：别名梗草、苦桔梗、土人参等，始载于《神农本草经》，为桔梗科植物桔梗的干燥根，味苦、辛，性平，归肺经，具有宣通肺气、疏风解表、祛痰排脓、利咽、升提之功效。《本草崇源》言："桔梗为气分之药，上中下皆可治。"临床用于治疗咳嗽痰多、胸闷不畅，咽痛音哑、肺痈吐脓、痢疾腹痛、小便癃闭等病证。且该药具有载药上行的作用，可以作为引经药使用。史载于《伤寒杂病论》的桔梗汤中桔梗与甘草的经典配伍，具有泻火、解毒、润肺止咳、祛痰平喘、消肿排脓等功效。

桔梗质轻浮，辛散苦泄，性平和，善上行，走肺经，善开宣肺气、化痰宽胸，使气行血行。木蝴蝶可润肺疏肝，和胃生肌，且该药轻淡，以膜入药，疏肝不伤阴，养阴不郁滞，起到疏肝养肺和胃之功。两药配伍应用，有润肺化痰、疏肝和胃之效。

现代药理学研究表明，木蝴蝶化学成分主要有黄酮及其苷、对羟基苯乙醇和环己醇、紫檀碱、挥发油及脂肪酸等物质，其中以黄酮及其苷类化合物为主，具有抗氧化、抗菌、抗炎、镇痛、抗癌、降糖、抗诱变等多种生物活性。桔梗中含有桔梗皂苷、黄酮类、聚炔类、脂肪酸、甾醇、维生素、酚酸类化合物与其他生物活性化合物等多种化学成分，具有抗炎、镇痛、抗肿瘤、护肝、抗氧化、抑制胃酸分泌、免疫调节、抗糖尿病、抑制胰脂肪酶抗肥胖、改善心功能等作用。

临证经验：李学军教授认为，桔梗宣肺祛痰，木蝴蝶润肺利咽，若痰湿蕴肺，又遇外感而引触，转而化热，使肺气不清，失于宣肃，则表现为痰热郁肺，症见咯痰黄稠、咳嗽喘急、舌苔黄腻、脉滑数者，可两者配伍使用，润肺化痰，可取得良好疗效；若单纯外邪犯肺，肺气壅遏不畅，气滞痰阻，症见咳嗽、胸骨后堵闷、咽部有痰、咽喉不适有异物感、舌苔白、脉弦滑者，也可应用。李学军教授常用剂量：桔梗，3～10 g。木蝴蝶，3～6 g。

四十二、金银花-连翘

金银花:别名双花、忍冬,为忍冬科忍冬属植物干燥花蕾。气清香,味淡,微苦,以未开放色黄白而无枝叶者佳。具有清热解毒,凉血止痢的功效。本品甘寒轻扬,气味芳香。甘寒解毒,既可清气分邪热,又可解血中热毒。轻扬宣散,既能疏解表邪,又能透热外出,为温热病初起及热毒疮痈的要药。多用于治疗外感风热,温病初起,痈疮肿毒及热毒血痢等病证。

连翘:为木犀科植物连翘的干燥果实,最早于《本草图经》中就有记载。连翘味苦,性微寒,归肺、心、小肠经,具有清热解毒、消肿散结、疏散风热等功效。本品苦寒,轻清而浮,能散肺热,清心火。既能透达表邪外出,又能解除里热内泄,具有解毒消肿散结之功,为治疗疮毒痈肿的要药。常适用于治疗外感风热,温病初起的高热,烦渴神昏及疮痈肿毒,瘰疬等病证。此外,尚有清热利尿作用。

银花、连翘伍用,出自《温病条辨》银翘散,以治温病初起诸证。金银花性味甘寒,气味芳香,功能清热解毒,既可清风温之热,又可解血中之毒,性平稳而功显著,偏于透上半身之热;连翘味苦微寒,轻清而浮,亦为清热解毒要药。善清心而去上焦诸热,散结消肿而治疮,偏于透达全身躯壳之热。二药伍用,并走于上,轻清升浮宣散,清气凉血。金银花配连翘,清热解毒力量倍增,既能透热解表,又能清解里热,还能流通气血,宣导十二经脉气滞血凝,以消肿散结止痛。

现代临床上,金银花在解热、抗炎、抗菌、抗病毒、抗氧化、护肝利胆以及增强免疫力等方面均具有较显著功效,同时,在抗肿瘤、调控血脂、血糖以及保护神经、治疗妇科疾病等方面也因其化学成分及药理作用发挥出一定的功效。连翘则具有抗炎、抑菌、抗病毒、抗氧化、保肝、抗肿瘤、免疫调节等活性。

临证经验:《素问·至真要大论》曰:“热者寒之。”李学军教授认为金银花、连翘两药配伍具有强烈的清热解毒、疏散风热的能力。故大凡感受温邪、或暑气等,症见发热、恶寒,身热较重,或咳嗽少痰,或咳痰不爽,咽痛咽红,口渴,舌边尖红,苔薄白或微黄,脉浮数者,李学军教授常配伍使用。另因为两者具有较强的解毒能力,故疮疡、痈疖,有红肿热痛,属“阳症”者使用,亦可取得良好疗效。李学军教授常用剂量:金银花,10～30 g。连翘,10～15 g。

四十三、辛夷-苍耳子

辛夷:又称木笔花、望春花,为木兰科植物望春花、玉兰或武当玉兰的干燥花蕾,其性温味辛,具有祛风散寒、宣通鼻窍之功效。本品辛温升散,体轻性浮,既能发散风寒表证,又散肺中风邪而升清阳以通鼻窍,常用于治疗外感风寒鼻塞等证,尤为治鼻渊之要药。

苍耳子:为菊科植物苍耳的干燥成熟带总苞的果实,又被称为葈耳、毛苍子、痴头猛等。其味辛,性平、苦温,归肺经,具有通鼻窍、祛风、除湿、散风止痛等功效。本品辛苦温润,苦温燥湿,甘缓不峻,善于疏达宣散,有上达头顶,下走足膝,内通骨髓,外透皮肤之说,为治鼻渊、瘙痒的常用药。取其通窍而治鼻渊头痛;取其祛风止痒能治风疹麻癣皮肤湿疮;取其散风燥湿可用于治疗痹痛、肢节不和等证。

辛夷、苍耳子配对为临床治疗鼻病的最常用药对。其伍用出自《证治准绳》苍耳子散,用于治疗鼻渊。辛夷上走脑舍,祛风通鼻,散寒止痛;苍耳子辛苦温润,上行脑巅,散风除湿,宣肺通窍。二药均辛温入肺，相须配对，并走于上，疏散风寒，宣通鼻窍的力量增强。

现代药理研究证实，辛夷花蕾中化学成分主要包括挥发油中的枸橼醛、丁香油酚、桉油精、乙酸龙脑酯、β-桉油醇、1，8-桉叶素、樟脑、β-蒎烯以及木脂体和辛夷木脂体等木脂素类成分，具有抗炎、抗血小板活性因子的活性、收敛、保护黏膜、改善局部血液循环、促进分泌物的吸收以及抑菌、抗病毒等作用。苍耳子则具有抗炎镇痛、抗菌、抗病毒、降糖、降脂、抗肿瘤等作用。

临证经验：李学军教授认为鼻渊多因风热邪毒，袭表犯肺；或风寒侵袭、郁而化热、风热壅遏肺经、肺失清肃，致使邪毒循经上犯，结滞鼻窍，灼伤鼻窦肌膜。辛夷、苍耳子为临床治疗鼻病的最常用药对。因此，针对临床上鼻流黄涕或粘白涕，嗅觉减退，发热，恶寒，头痛，咳嗽，痰多，舌红，苔微黄，脉浮数者，李学军教授常配伍使用。李学军教授常用剂量：辛夷，3～6 g；外用适量，研末塞鼻。苍耳子，6～12 g。

四十四、黄芩-黄连

黄芩：别名山茶根、土金茶根，是唇形科黄芩属多年生草本植物，最早有关黄芩的记录载于《神农本草经》。黄芩味苦，性寒，归肺、心、肝、大肠经，具有清热燥湿，止血，安胎等功效，尤长于泄肺火、行肌表、清大肠之热。常用于治疗热病烦热不退，或肺热咳嗽，或湿热泻痢，以及黄疸、目赤、胎热不安等病症。凡所见上、中二焦湿热邪火之证，均可应用。炒用止血，可用于治疗热盛迫血妄行的吐血、衄血、便血以及崩漏出血等病证。

黄连：是毛茛科多年生草本植物，味极苦、性寒，具有清热燥湿，泻火解毒之功。大寒能清，味苦性燥，为泻实火、解热毒之要药。尤长于泻心胃实热，止湿热痢疾。常用于治疗温热病邪热炽盛的壮热烦渴，神昏、躁扰不宁等病证。对治疗湿热痢疾，下痢脓血，实热疮疡肿毒及湿疮瘙痒等病证，功效显著。亦为治疗火毒目赤的常用药物。然本品属苦寒之性，少量应用，尚有健胃之功，可促进消化，若过量则苦寒败胃，反使消化不良。

黄连、黄芩合用，出自《伤寒论》之三泻心汤、葛根汤、葛根黄芩黄连汤等名方，分别用治湿热中阻之胸膈痞闷、湿热泄泻等证。二药皆为苦寒之品，黄芩尤以清肺火为多用，黄连尤长于泻心胃实热，止湿热痢疾，两药合用，以泄上、中二焦邪热为见长，清热燥湿，泻火解毒效果显著。另外，黄芩还具有凉血安胎之功，黄连还具有清热止呕之效。二药相合则清热安胎效增，但药量宜轻，且中病即止，不可久用。

现代研究表明，黄连化学成分丰富，含有生物碱类、木脂素类、黄酮类、苯丙酸及其衍生物类等化学成分，小檗碱是黄连最重要的活性成分之一，具有抗菌、抗病毒、抗胃溃疡等药理作用，还在降糖、降血脂、抗肿瘤以及抗心脑血管疾病方面发挥着重要的作用。而黄芩不仅具有传统意义上的保肝、抗病毒、抗菌等作用，在心血管保护、抗肿瘤、抗氧化等方面，已成为医学、制药研究的新方向。黄芩中主要含有黄酮类成分，具有抗炎、抗肿瘤、抗菌、降血压等多种现代药理活性。

临证经验：黄连黄芩的配伍使用，可见于经典名方葛根芩连汤，出自《伤寒论》。一般认为本方有解表清里之功，主治身热下利，胸脘烦热，口中作渴，喘而汗出的病证。并认为本方为太阳阳明经药，如《医方集解》所言："此足太阳阳明药也，表证尚在，医反误下，邪入阳明之腑，其汗外越，气上奔则喘，下陷则利，故舍桂枝而用葛根，专治阳明之表（葛根能升阳明清气，又为治泻圣药），加芩连以清里热，甘草以调胃气，不治利而利自止，不治喘而喘自止矣。

又太阳表里两解之变法也。"其中黄芩、黄连共用可以清解里热。李学军教授认为该配伍使用具有燥湿止泻，清利湿热的作用。故临床上常用于治疗湿热下注所致肠炎、溃疡性结肠炎引起的腹胀腹痛，大便溏泄者；还可以清理胃肠道湿热，可应用于治疗湿热蕴结肠道所致的发热口渴，暴注下泄，肛门灼热或湿热下痢等诸证。李学军教授常用剂量：黄连，2～6 g。黄芩，3～10 g。

四十五、香附-黄连

香附：别名莎草、雷公头、香附子，为莎草科植物莎草的干燥根茎，性平，味辛、微苦、微甘，具有疏肝解郁，理气宽中，调经止痛等功效，始见于梁・陶弘景的经典著作《名医别录》。本品辛能散，苦能降，甘能缓，芳香性平，无寒热偏性，故为理气良药。肝为藏血之脏，气为血之帅，气行则血行，肝气调和则血行通畅。本品通行三焦，长于疏肝解郁，理气止痛，故凡肝气郁滞所致之胸胁脘腹胀痛，妇女月经不调，以及胎产诸病，最为相宜，李时珍称其为"气病之总司，女科之主帅"。

黄连：同前文(四十四、黄芩-黄连)。

香附长于疏肝理气并止痛，且芳香性平，无寒热偏胜。黄连泻心火解热毒。经云"诸痛痒疮，皆属于心"，"火郁发之"。两药配对，行气泻火，一疏一清，使心火去，郁滞解则疼痛除。

香附的现代药理学研究证实其具有抗焦虑抑郁、降脂降糖、解热镇痛等诸多作用。而黄连可通过不同的途径和作用靶点起到保护心脑血管、抗肿瘤、降血糖、抗病原微生物、抗炎以及改善消化系统功能等作用。

临证经验：李学军教授认为肝胃不和，脾失健运，导致肝气犯胃，患者会出现腹胀满、胃脘部堵闷、吞酸、呃逆、食欲不振、消化不良等病证，中医称为"心下痞"，治宜疏肝和胃，降逆消痞。香附、黄连配伍使用，可疏肝解郁，清泻肝火，和胃消痞，针对此证临床使用，多可取得良好疗效。另外香附长于理气止痛，黄连长于泻心火，故还可用于治疗心火上炎所致的口舌生疮、目赤肿痛诸症。李学军教授常用剂量：香附，6～12 g。黄连，2～6 g。

四十六、菊花-薄荷

菊花：同前文(三十七、桑叶-菊花)。

薄荷：属于唇形科多年生植物，干燥地上部分为其药用部位。薄荷始见于《唐本草》，是我国常用传统辛凉解表药之一，薄荷性凉，味辛，归肺、肝经，可疏散风热，清头目，利咽喉，透疹止痒。本品轻清芳香，辛凉行散，为疏散风热、清利头目、透疹止痒的常用药，且有辛散解郁，芳香辟秽的作用，可用于肝气不舒而致的胸胁胀闷及暑月痧胀、吐泻、腹痛。

薄荷疏肝，菊花凉肝，二药相互配对，既能散风热，又可泻肝火。现代药理学研究表明，菊花在保护心血管、降低胆固醇、抗病原体、抗菌、抗炎症、抗衰老、抗氧化方面均有良好的临床应用。菊花醇提取物能显著增加心肌收缩力，木犀草素具有显著的清除自由基和保护细胞能力，菊花中的水溶性多糖能使淋巴细胞免疫增殖速度加快，增强体内的免疫系统功能，促进免疫调节，菊花提取物中的绿原酸类物质具有显著的抗炎、抗菌、抗病毒能力，还有明显的降糖、护肝、抗肿瘤的作用，菊花多糖可以通过促进有益的肠道菌群生长，调节肠道微生态平衡和恢复免疫系统来改善溃疡性结肠炎。薄荷则具有发汗解热、中枢兴奋、抗早孕、抗菌、抗炎、抗病毒、驱虫、健胃、祛痰止咳、镇痛、镇静催眠、促透皮吸收等作用。

临证经验：作为清热解毒常用药，菊花和薄荷常配伍使用，如桑菊饮，菊花和薄荷在其中可以起到很好的清热解毒、疏风散热的功效。李学军教授常将此配伍应用于风热感冒引起的咽喉肿痛、声音嘶哑；另外其还可泻肝火，可以改善肝阳上亢之眼睛干涩、目赤肿痛等症；还常用于治疗慢性咽炎、扁桃体炎、牙痛、口腔溃疡、高血压病等。李学军教授常用剂量：菊花，10～15 g。薄荷，10～15 g；不宜久煎。

四十七、黄连-大黄

黄连：同前文（四十四、黄芩-黄连）。

大黄：别名火参、黄良、肤如、将军等，为蓼科植物掌叶大黄、唐古特大黄或药用大黄的干燥根及根茎。《神农本草经》对其有言："大黄，味苦寒，归胃肝大肠经，主下淤血、血闭、寒热，破癥瘕、积聚、留饮、宿食，荡涤肠胃，推陈致新，通利水谷，调中化食，安合五脏。"本品苦寒沉降，气味俱厚，力猛善走，能直达下焦，荡涤胃肠积滞、清泄血分实热，用于治疗胃肠宿食燥粪，腹部胀痛，大便不通；或湿热下痢，里急后重；或因实热亢盛而致壮热不退，神昏谵语；或因火热迫血妄行而致吐血衄血；或因实热产生痈肿疔疮，结膜充血，颅脑充血之头痛，牙龈肿痛以及湿热黄疸等病证。并可与热药同用，以下寒实积滞。此外，借其入血降泄之功，又能活血行瘀，可治妇女瘀血经闭，产后瘀阻，以及跌仆损伤。研末外敷，又有清火消肿解毒之功。大黄生用泻下力猛，制用则泻下和缓，酒制升腾以治上焦之热，炒炭则活血化瘀，均不宜久煎。

大黄味苦，性寒，入脾、胃、大肠、心包、肝经，泻血分实热，既能攻肠胃积滞，又能清热燥湿，消痈散肿。黄连味苦，性寒，入心、肝、胆、胃、大肠经，功专清泻心胃火热，兼能凉肝胆，解热毒，燥湿邪。两者相伍，苦以泻火，寒以胜热。大黄泻血分之热兼以攻坚破积，黄连清气分之热兼以散结燥湿，共用使热清，血止，黄消，疮愈。

现代药理学研究证实，黄连的有效成分主要为小檗碱及黄连素，其具有抗病原体、抗菌、止腹泻、抗炎、解热、镇静催眠、降血糖、修复溃疡、抗肿瘤、抗脑缺血、抗血小板聚集及保护心血管系统的作用。而大黄属药用植物，含有多种化学成分，包括蒽醌、蒽酮、芪、鞣质、苯丁酮、色原酮以及其他类，如糖类、有机酸类、挥发性成分及微量元素；并具有保肝、利尿、抗肿瘤、泻下、消除氧自由基、抗炎镇痛及抑菌的药理作用。

临证经验：大黄、黄连配用，出自《伤寒论》大黄黄连泻心汤，用于治疗热邪内结于胃的痞证。李学军教授认为，大黄泻火通便，凉血解毒；黄连清热燥湿解毒，二药相须为用，降火泻热解毒之力大增，既能消气分实热，又能泻血分火毒，同时，还具有下结除滞，涤肠通便之功，两者少量使用，可促进消化。临床上常用于治疗热痞证，症见胃脘部堵闷、按之柔软不坚硬疼痛、口渴心烦、关上脉浮者；或热痢证，症见腹痛下利、里急后重、大便不爽、舌红、苔黄腻者；或实热火毒上炎所致的目赤肿痛，口舌生疮，牙龈肿痛者。李学军教授常用剂量：黄连，2～6 g。大黄，3～9 g，后下。

四十八、黄连-吴茱萸

黄连：同前文（四十四、黄芩-黄连）。

吴茱萸:为芸香科植物吴茱萸、石虎或疏毛吴茱萸的干燥近成熟果实。其味辛、苦,性热,有小毒,具有散寒止痛、降逆止呕、助阳止泻的功效。本品辛散苦降,性热燥烈,性善下行。长于温肝暖脾,降逆止呕。又善于疏肝解郁,行气止痛,且能燥湿。常用于治肝胃虚寒,浊阴上逆之头痛、呕吐涎沫,肝胃不和之胁痛、呕吐吞酸,以及寒疝腹痛、寒湿脚气等。

黄连苦寒,清热燥湿,泻火解毒,清心除烦。吴茱萸温中散寒,下气止痛,降逆止呕,杀虫。二药寒热配对,常取连、萸六一之比。黄连苦寒直折肝火上炎之势;吴茱萸辛温,同类相求,引热下行,开散郁结,平肝制酸。两药合用黄连多而吴茱萸少,一主一辅,一寒一热,辛开苦降,相反相成。既可清泻肝火,降逆和胃,又可清热调气散结。另外,黄连清肠止痢,吴茱萸温中行气,两药合用,还有清热燥湿止痛之功。

现代药理研究表明,黄连中含有小檗碱、黄连碱及掌叶防己碱等主要有效成分,能够广谱抗菌,并且具有抗炎、解热、抗细菌毒素、抗腹泻、抗病原体、镇静催眠、抗溃疡、抗肿瘤等多种药理作用。吴茱萸主要成分为生物碱、苦味素、挥发油及黄酮等,具有镇痛、抗炎、抗菌、降压、抗肿瘤、抗胃溃疡、松弛血管及调节物质代谢等作用。两者都具有确切的抗菌消炎作用,联合用于消化系统炎症,溃疡及功能紊乱,均能收到较好的疗效。

临证经验:黄连、吴茱萸伍用,出自《丹溪心法》左金丸,本方具有清泻肝火、降逆止呕的功效,主治肝火犯胃证,症见胁肋胀痛、胃脘嘈杂、口干口苦、呕吐酸水等。其中黄连苦寒,能清肝火、清胃热、泻心火。吴茱萸辛热,除了能制约黄连之苦寒外,还能疏肝解郁、助黄连和胃降逆、引黄连入肝经。二药相伍,共奏清泻肝火、降逆止呕之效。黄连、吴茱萸各等分,张景岳称之为黄连丸,以治便血、痔肿;《串雅内编》方名变通丸,用于治疗痢疾腹痛。基于对经典方的深刻理解,李学军教授常配伍应用于治疗肝火犯胃所致脘胁疼痛、口苦嘈杂、呕吐酸水等症;也可用于治疗急、慢性胃炎及胃十二指肠球部溃疡有上述症状者,及急、慢性肠炎,大便下血、痔疮肿痛等病证。李学军教授常用剂量:黄连,2~6 g。吴茱萸,2~4 g。

四十九、紫苏-藿香

紫苏:为唇形科紫苏属植物,《本草纲目》记载,其叶、梗、子均可入药。紫苏叶解表散寒、行气和胃;紫苏梗理气宽中、止痛安胎;紫苏子降气消痰、平喘润肠。味辛、辣,性微热,入肺、脾经,具散寒解表,行气和胃,理气安胎,解鱼蟹毒等功效。本品辛温浮香,入脾、肺二经,长于行气分,既能发散风寒,又能理气宽中,调整肠胃功能,因此,除用于外感风寒而致的寒热无汗,头痛鼻塞等证外,还可用于脾肺气滞所致的咳嗽胸闷,呕吐恶心,对于外感风寒而兼有胃肠症状者,尤为适用。但是本品发汗作用不如麻、桂,故常用治外感风寒之轻证。紫苏还能疏气滞,畅气机,可治疗脾胃气滞引起的胎动不安,呕恶食少等症,具有安胎作用。另外,本品还具有解鱼蟹中毒之效,能用于治疗因食鱼蟹所致的呕吐、腹泻、腹痛等病证。

藿香:同前文(十五、藿香-佩兰)。

藿香、紫苏配为药对,常用于治疗内科、妇科疾病。为治伤于暑、湿、风寒而兼湿浊中阻之证的常用药对。二药相辅相成,有疏解表邪,化湿理气,和胃止呕之功。

现代研究表明,紫苏叶含有多种有效成分,如挥发油类,主要为紫苏醛、β-石竹烯、芳樟醇等;黄酮类,如芹菜素、木犀草素等;花色苷类,如天竺葵苷、芍药素-3-葡萄糖苷等;酚酸类,主要为迷迭香酸、咖啡酸;苷类,如紫苏苷、苯丙素苷等;三萜类,如齐墩果酸、熊果酸;甾体类,如β-谷甾醇、豆甾醇等。紫苏叶具有广泛的药理活性,如抗氧化、抗肿瘤、抗菌、抗炎等。

而藿香所含的挥发油类，黄酮类，酚酸类等多种化学成分，具有调节消化系统，抗病原微生物，抗炎和抗氧化等功能。

临证经验：李学军教授认为生活不节，或饥饱不匀，易损伤脾胃，脾胃运化失职，津液不得运化转输，停聚而生湿。紫苏与藿香配伍使用，具有解表化湿、和胃、止呕等功效。李学军教授常用此药对配伍治疗脾虚湿蕴型慢性溃疡性结肠炎；或饮食积滞、湿浊内阻所致的急性胃肠炎；或湿浊中阻所致的眩晕、妊娠恶阻；或脾虚湿盛所致的胃脘痛。李学军教授常用剂量：紫苏，6～12 g。藿香，6～12 g，鲜品 15～30 g，不宜久煎。

五十、玄参-升麻

玄参：功效同前(十一、玄参-生地黄)。

升麻：又名龙眼根、窟窿牙根和周麻等，是毛茛科金莲花亚科升麻族升麻属多基源、多年生草本植物。升麻作为药用最早载其于《神农本草经》，其性微寒、味辛微甘，归肺、脾、胃和大肠经，可发表透疹、清热解毒、升举阳气。本品甘辛微寒，体质空松。微寒清热，轻浮升散，具有轻清升透之特性。既能疏散肌表风热，透疹解毒，又能泄阳明胃火，更能升脾胃清阳之气。故能发表透疹，解毒升阳，以治阳明头痛，斑疹不透，咽肿，口舌生疮以及中气下陷所致的久泻脱肛、子宫脱垂等证。升麻善发阳明肌腠之邪，善解时令疫疠之毒，故邪郁肌腠，时令疫毒在表者，用之最宜。然单纯表证，较少应用。

玄参苦寒质润入血分，既能清热凉血解毒，又能养阴生津，味咸软坚。升麻甘辛微寒，轻清升散，疏风清热，透疹解毒，可升脾胃清阳。二药相使为用，升散降泄，升散不助热，降泄不闭邪，相辅相成，清热解毒，凉血滋阴，对于壅结之邪毒能透解无余。

现代药理研究证实，玄参具有舒张血管、抗心肌纤维化、抗氧化、保肝、降血糖、抗炎、抗癌、抗菌、杀灭疟原虫的作用。升麻的主要化学成分三萜皂苷类化合物、酚酸类物质、色原酮和挥发油类等，具有抗肿瘤、镇痛消炎、抗病毒、免疫调节、抗骨质疏松和调节神经-内分泌功能紊乱等药理作用。

临证经验：玄参升麻配伍，见于《类证活人书》玄参升麻汤，可清热解毒化斑。书中载其用于治疗伤寒发汗吐下后，毒气不散，表虚里实，热发于外，身斑如锦纹，甚则烦躁谵语；兼治喉闭肿痛。“阳明为病，胃家实是也。胃实则谵语，故谵语宜入阳明门。”究其病机皆因胃中热盛，上乘于心，心为热冒，则神识昏乱而语言谬妄也。李学军教授根据其病机辨证，加减论治，在临床上常用于治疗阴虚津伤，虚火上浮所致的顽固性口腔溃疡；以及病毒感染致咽喉肿痛不利，口腔糜烂等病证。因该方能够凉血止血、清热解毒，故对于因过敏引起的皮肤丘疹、斑疹、瘙痒等证，也有很好的治疗作用。李学军教授常用剂量：玄参，9～15 g。升麻，3～9 g。

参考文献

［1］ 李中国，方兰. 酸枣仁汤方药解析及其助眠机制[J]. 中国民间疗法，2020，28(16)：110-111.

［2］ 张晓云，许燕妮，赵海梅，等. 理论论证四神丸中补骨脂、肉豆蔻核心药对的配伍地位[J]. 中华中医药学刊，2019，37(7)：1660-1662.

［3］ 曲晓琳，张婧茜，殷佳，等. 补骨脂-肉豆蔻药对现代研究进展[J]. 山东中医杂志，2022，41(3)：348-353.

［4］ 罗宝生. 当归与川芎药理作用研究进展及对比[J]. 中国处方药，2016，14(5)：20-22.

［5］ 李伟霞，唐于平，王欢，等. 药对研究(Ⅶ)：当归-川芎药对[J]. 中国中药杂志，2013，38(24)：4220-4226.

[6] 王浩，庄威，薛晓鸥. 中药复方二至丸考源、沿革及现代药理研究进展[J]. 辽宁中医药大学学报，2017，19(12)：93-97.

[7] 张永玲，范文涛. 张锡纯应用龙骨、牡蛎药对经验[J]. 长春中医药大学学报，2019，35(5)：869-871.

[8] 周滢，周萍. 山药与茯苓配伍规律及临床运用机制[J]. 中国实验方剂学杂志，2012，18(13)：279-281.

[9] 郝瑞，张莉莉，顾成娟，等. 薏苡仁、莲子、芡实治疗脾虚泄泻经验：仝小林三味小方撷萃[J]. 吉林中医药，2020，40(8)：992-994.

[10] 曾方兴，曾庆明，朱瑞雪，等. 广藿香的临床应用及其用量[J]. 长春中医药大学学报，2020，36(6)：1119-1122.

[11] 曾庆明，曾方兴，张海宇，等. 佩兰的临床应用及其用量探究[J]. 吉林中医药，2021，41(8)：1086-1089.

[12] 黄国中，王琴，马路凯，等. 砂仁主要活性组分的研究进展[J]. 食品研究与开发，2021，42(9)：219-224.

[13] 代丹，吴浩然，胡春晨，等. 豆蔻的临床应用及其用量探究[J]. 吉林中医药，2021，41(10)：1359-1362.

[14] 刘思佳，姚杰，宋雪，等. 苍术属药用植物的化学成分、药理作用、临床应用概况[J]. 中华中医药学刊，2023，41(1)：151-154.

[15] 杜航，何文生，胡红兰，等. 白术活性成分药理作用研究进展[J]. 江苏中医药，2022，54(5)：76-80.

[16] 王依明，王秋红. 半夏的化学成分、药理作用及毒性研究进展[J]. 中国药房，2020，31(21)：2676-2682.

[17] 王艳艳，王团结，丁琳琳. 基于系统药理学的厚朴药理作用机制探究[J]. 中草药，2019，50(24)：6024-6031.

[18] 马艳春，范楚晨，冯天甜，等. 茯苓的化学成分和药理作用研究进展[J]. 中医药学报，2021，49(12)：108-111.

[19] 林贞妍，耿乐，刘璇，等. 猪苓多糖的药理作用及机制研究进展[J]. 中药药理与临床，2023，39(7)：100-105.

[20] 景永帅，张钰炜，张丹参，等. 大腹皮本草考证、化学成分和药理作用研究进展[J]. 中国药房，2021，32(14)：1784-1788.

[21] 周明玺，郭亦晨，李珂，等. 槟榔活性成分及药理毒理作用研究进展[J]. 中成药，2022，44(3)：878-883.

[22] 杨梦婷，高乐，王相，等. 经典名方旋覆代赭汤的研究进展[J]. 中药药理与临床，2021，37(3)：214-221.

[23] 曹丽娟，张旭，陈朝银，等. 核桃青皮的化学成分及药理作用研究进展[J]. 湖北农业科学，2016，55(18)：4629-4633，4663.

[24] 梅全喜，林慧，宋叶，等. 广陈皮的药理作用与临床研究进展[J]. 中国医院用药评价与分析，2019，19(8)：899-902.

[25] 岑庚钰，蒙小丽，梁远芳，等. 海金沙化学成分和药理作用研究概况[J]. 中国民族民间医药，2018，27(14)：48-50.

[26] 黄盼，周改莲，周文良，等. 广金钱草的化学成分、药理作用及质量控制研究进展[J]. 中华中医药学刊，2021，39(7)：135-139.

[27] 董嘉琪，陈金鹏，龚苏晓，等. 山楂的化学成分、药理作用及质量标志物(Q-Marker)预测[J]. 中草药，2021，52(9)：2801-2818.

[28] 尹磊，朱月健，李冬梅，等. 六神曲炮制及现代研究进展[J]. 亚太传统医药，2021，17(1)：186-189.

[29] 马丽梅，杨军丽. 羌活药材的化学成分和药理活性研究进展[J]. 中草药，2021，52(19)：6111-6120.

[30] 阿古达木，陈薇薇，徐杉，等. 独活寄生汤临床运用及药理研究进展[J]. 辽宁中医药大学学报，2020，22(10)：163-167.

[31] 肖琼华，陈子熙，郑钦，等. 海藻抗肿瘤药理作用研究进展及临床应用[J]. 中外医疗，2020，39(19)：196-198.

[32] 孙立靖，王彦，台杰，等. 昆布药理作用研究概述[J]. 中国药业，2009，18(2)：59-60.
[33] 李月阳，雷根平，董盛，等. 柴胡的现代药理作用研究进展[J]. 海南医学院学报，2022，28(22)：1748-1754.
[34] 张燕丽，田园，付起凤，等. 白芍的化学成分和药理作用研究进展[J]. 中医药学报，2021，49(2)：104-109.
[35] 张红，孙明江，王凌. 枳实的化学成分及药理作用研究进展[J]. 中药材，2009，32(11)：1787-1790.
[36] 王慧，钟国跃，张寿文，等. 枳壳化学成分、药理作用的研究进展及其质量标志物的预测分析[J]. 中华中医药学刊，2022，40(9)：184-192，10038.
[37] 柳佚雯，李睿，罗寅珠，等. 白前化学成分和药理活性研究进展[J]. 中华中医药学刊，2022，40(8)：17-28.
[38] 宋芷琪，李斌，田琨宇，等. 前胡与紫花前胡的化学成分和药理作用研究进展[J]. 中草药，2022，53(3)：948-964.
[39] 侯阿娇，郭新月，满文静，等. 款冬花的化学成分及药理作用研究进展[J]. 中医药信息，2019，36(1)：107-112.
[40] 卓小玉，陈晶，田明，等. 麻黄的化学成分与药理作用研究进展[J]. 中医药信息，2021，38(2)：80-83.
[41] 张德珂，聂金娥，钱芳芳. 中药苦杏仁药理作用研究进展[J]. 山东化工，2021，50(22)：100-102，105.
[42] 郑加梅，尚明越，王嘉乐，等. 木香的化学成分、药理作用、临床应用研究进展及质量标志物预测[J]. 中草药，2022，53(13)：4198-4213.
[43] 邢梦雨，田崇梅，夏道宗. 乌药化学成分及药理作用研究进展[J]. 天然产物研究与开发，2017，29(12)：2147-2151.
[44] 王萍，汪镇朝，刘英孟，等. 丁香挥发油的化学成分与药理作用研究进展[J]. 中成药，2022，44(3)：871-878.
[45] 张雅利，郭辉，田忠民. 柿子的药理作用研究及临床应用[J]. 中成药，2006(5)：720-722.
[46] 邢楠楠，屈怀东，任伟超，等. 五味子主要化学成分及现代药理作用研究进展[J]. 中国实验方剂学杂志，2021，27(15)：210-218.
[47] 吴昊，温晓茵，颜鹏，等. 细辛的化学成分及药理作用研究进展[J]. 中国实验方剂学杂志，2021，27(4)：186-195.
[48] 殷俊芳，黄宝康，吴锦忠. 苍术属药用植物的药理作用研究进展[J]. 药学实践杂志，2008(4)：252-254，315.
[49] 谢明，宗可欣，富波，等. 中药白术的研究综述[J]. 黑龙江医药，2015，28(2)：299-301.
[50] 曹思思，史磊，孙佳琳，等. 防风的化学成分及药理作用研究进展[J]. 现代中药研究与实践，2021，35(1)：95-102.
[51] 吉庆，马宇衡，张烨. 白芷的化学成分及药理作用研究进展[J]. 食品与药品，2020，22(6)：509-514.
[52] 赖玲林，彭小芳，冷恩念，等. 中药桑叶药理作用的研究进展[J]. 安徽医药，2016，20(12)：2210-2214.
[53] 周衡朴，任敏霞，管家齐，等. 菊花化学成分、药理作用的研究进展及质量标志物预测分析[J]. 中草药，2019，50(19)：4785-4795.
[54] 吉庆，马宇衡，张烨. 白芷的化学成分及药理作用研究进展[J]. 食品与药品，2020，22(6)：509-514.
[55] 任星宇，罗敏，邓才富，等. 白芷挥发油提取方法及药理作用的研究进展[J]. 中国药房，2017，28(29)：4167-4170.
[56] 蔡琳，付田田. 菊花的药理临床应用探讨[J]. 黑龙江科学，2020，11(8)：26-27.
[57] 周衡朴，任敏霞，管家齐，等. 菊花化学成分、药理作用的研究进展及质量标志物预测分析[J]. 中草药，2019，50(19)：4785-4795.
[58] 陈晓思，梁洁，林婧，等. 薄荷的化学成分、药理作用和质量标志物预测研究概况[J]. 中华中医药学刊，2021，39(3)：213-217.

[59] 高榆嘉,张文静,刘萌,等.薄荷药理作用的研究进展[J].吉林医药学院学报,2020,41(3):215-217.

[60] 李丽萍.桂枝的药理作用分析及其临床应用研究[J].中国医药指南,2017,15(4):180-181.

[61] 徐锋,王德健,王凤,等.桂枝挥发油的药理作用研究进展[J].中华中医药杂志,2016,31(11):4653-4657.

[62] 李泽宇,郝二伟,李卉,等.甘草配伍应用的药理作用及机制分析[J].中国实验方剂学杂志,2022,28(14):270-282.

[63] 王波,王丽,刘晓峰,等.中药甘草成分和药理作用及其现代临床应用的研究进展[J].中国医药,2022,17(2):316-320.

[64] 朱华,秦丽,杜沛霖,等.桂枝药理活性及其临床应用研究进展[J].中国民族民间医药,2017,26(22):61-65.

[65] 周瑞,项昌培,张晶晶,等.黄连化学成分及小檗碱药理作用研究进展[J].中国中药杂志,2020,45(19):4561-4573.

[66] 龚发萍,郑鸣.黄芩的化学成分及药理作用[J].临床合理用药杂志,2021,14(34):176-178.

[67] 候雯,徐建.中药香附在人体不同生理系统中的药理作用研究进展[J].四川中医,2022,40(1):213-216.

[68] 张晓娟,张晓燕,李建华,等.三化汤研究进展[J].辽宁中医药大学学报,2022,24(6):69-75.

[69] 张开弦,姚秋阳,吴发明,等.大黄属药用植物化学成分及药理作用研究进展[J].中国新药杂志,2022,31(6):555-566.

[70] 刘丽,张笑敏,许浚,等.吴茱萸化学成分和药理作用及质量标志物(Q-marker)的预测分析[J].中草药,2020,51(10):2689-2702.

[71] 唐飞,冯五文,敖慧.紫苏叶药理作用研究进展[J].成都中医药大学学报,2021,44(4):93-97,112.

[72] 任琦琦,刘洋洋,冯剑,等.经典名方中藿香类药材的本草考证[J].中国实验方剂学杂志,2023,29(6):1-13.

[73] 凡杭,聂安政,包莉,等.藿香化学成分与药理作用研究进展[J].中国野生植物资源,2021,40(11):45-53.

[74] 王永慧,叶方,张秀华.辛夷药理作用和临床应用研究进展[J].中国医药导报,2012,9(16):12-14.

[75] 程云霞,马天宇,时新刚,等.苍耳子化学成分及药理作用研究进展[J].食品与药品,2019,21(6):496-499.

[76] 关秀锋,王锐,李晓龙,等.金银花的化学成分与药理作用研究新进展[J].化学工程师,2020,34(4):59-62.

[77] 齐丽娜,陈炫好,金华,等.中药连翘化学成分及药理活性研究进展[J].天津中医药大学学报,2021,40(2):168-175.

[78] 李翎熙,陈迪路,周小江.玄参化学成分、药理活性研究进展及其质量标志物分析预测[J].中成药,2020,42(9):2417-2426.

[79] 孙慧娟,朱鏐娈,王宪波,等.升麻的研究进展[J].中国中医基础医学杂志,2021,27(5):837-840,849.

第六章　养生集锦

第一节　《黄帝内经》之养生论

养生是指通过不同的方法来保持生命健康，预防疾病，延长寿命的过程。《黄帝内经》是中医学理论的奠基之作，其中关于养生的理论极具价值，至今都有着不可替代的地位，其中整体观念是指导养生思想的核心。该经典强调“形与神俱”，身心相联，即所谓“无形则神无以附，无神则形无以活，形为神之宅，神为形之主”。《灵枢·天年》言：“神气舍心，魂魄毕具，乃成为人。”讲述了身体和心灵的相互关系，认为身体和精神相辅相成，“没有形体，精神就无所依附；没有精神，形体就无法活动。身体是精神的居所，精神是身体的主人”。另外，《黄帝内经》提倡“天人合一”的养生观，主张内外兼修，认为人和外部环境是紧密相连的整体，彼此相互影响，互相促进。李学军教授熟读《黄帝内经》，对其中蕴含的养生思想更是有深入而独特的理解，认为养生不光是人本身的调养，也更是根据外界环境“三因制宜”，即谓因人、因时、因地而有所改变且灵活变通的过程。下文将从饮食、起居、情志等七个不同方面阐述从《黄帝内经》中感悟与获得的养生思想。

一、食饮有节

“食饮有节”首先强调了饮食的选择和节制，而不是简单地指定特定食物。《黄帝内经》提到每种食物都有其“所养”，强调了饮食的多样化，以及饮食对于养生的基础至关重要。如《素问·生气通天论》曰：“谨和五味，骨正筋柔，气血以流……长有天命。”《素问·六节藏象论》云：“天食人以五气，地食人以五味。”“五味入口，藏于肠胃，味有所藏，以养五气。”《素问·脏气法时论》言：“五谷为养，五果为助，五畜为益，五菜为充，气味合而服之，以补精益气。”说明了食物对于人体生命活动的重要性，以及脾胃对于人体正常功能的关键作用。正如中医认为“脾胃为后天之本，气血生化之源”，机体生理功能及活动的正常运行均依赖于脾胃的正常受纳、腐熟、运化，饮食水谷方能化为精微物质及气血而以此濡养四肢百骸。这些论述强调了饮食对于维持正常生理活动的必要性。因此，要保持健康，并避免疾病，就需要注重对于脾胃功能的顾护和调养，并且遵循节制的饮食原则。这种节制体现在每日饮食的控制和饮食品种的选择上，例如“早吃好，午吃饱，晚吃少”这种饮食规律以及适度食用五谷、五果、五畜和五菜来补充精气。《素问·生气通天论》载：“膏粱之变，足生大丁，受如持虚。”“因而饱食，筋脉横解，肠澼为痔。”说明饮食要五色五味，搭配丰富，力求营养均衡。合理的膳食结构应该是以五谷为主，以果、肉、菜类为辅，只有做到食物合理搭配，才能使人体得到各种不同的营养，以满足生命活动的需求，保证人体生长发育和健康长寿。二为饮食有时节。

《论语·乡党第十篇》记载“不时不食”，强调饮食需应时节，将时节与食物紧密结合，如立春吃萝卜，谓之“咬春”；三月吃龙须菜，沾沾仙气等。这种应时节饮食的方法，早已是中华民族悠久的传统民俗，可见，人们早已将饮食养生融于日常生活，遵循着食饮有节的原则。

二、起居有常

《黄帝内经》强调的起居，实乃睡眠问题，不仅仅在于它的重要性，更在于要按时辰休息，《黄帝内经》强调“天人合一”，无论饮食还是睡眠，都提倡与自然相适应，顺应自然规律。《素问·四气调神大论》指出“春三月，夜卧早起，广步于庭”，“夏三月，夜卧早起，无厌于日”，“秋三月，早卧早起，与鸡俱兴”，“冬三月，早卧晚起，必待日光”。古人早已顺应四时变化，调整作息规律来养生。《灵枢·大惑论》中提出“阳气尽则卧，阴气尽则寤”，《灵枢·口问》中提出“阳气尽，阴气盛，则目瞑；阴气尽，而阳气盛，则寤矣”，均强调人体通过规律作息以适应环境，并自我调节阴阳的平衡，因而良好的睡眠是保证人体健康的前提；然而，现代人由于工作学习生活的压力，手机、电脑等电子产品的普及，忽略午休、熬夜通宵为常有之事，甚则昼夜颠倒，这都是严重违背自然规律的不良生活习惯。睡眠是人体最重要的养生方式之一，不仅要保证充足的睡眠，更应“按时而睡”，顺之方能“苛疾不起”。据相关调查，大学生熬夜现象普遍，熬夜是危害大学生身心健康体质的重要因素。同时，有实验研究表明，熬夜对机体的损伤包括神经系统、内分泌系统、免疫系统、应激系统等各个系统。由此可见，起居有常，规律作息，做到天人合一，保证机体充足的睡眠，才能保持充沛的精力，才可养生防病。

三、情志舒畅

《素问·上古天真论》曰：“恬淡虚无，真气从之，精神内守，病安从来。”只有恬淡虚无，精神内守，才能真气从之，达到病安从来的目的，实则一方面是精神的修养，另一方面强调积极进取、乐观向上、欢乐愉快生活的精神状态。精神的饱满与情绪的平衡是中医养生之重点，亦为中医养生之难点，在物欲横流的当今社会，很难有人能达到恬淡虚无的境界，也很难有人能始终如一地保持平和的情绪状态。现代人多为外物所困扰，无论是金钱、权利、地位还是其他，都一直致力于这些外物的追求，忽略了反观内心，让自己的心神得到调整和休养。因此，淡泊名利、知足常乐，对当今社会的养生观有重要的指导意义。正如老子“甘其食，美其服，安其居，乐其俗”的观点。道家讲究“静心”，就是讲求内心的安定平静，不为外物所烦扰，即回归本心，回归内心的安然宁静。《庄子·刻意》云：“平易恬淡，则忧患不能入，邪气不能袭，故其德全而神不亏。”《黄帝内经》亦指出“心主神明”“心为五脏六腑之大主”，故调养心神对机体的平衡有至关重要的作用。可现实是，随着现代生活节奏的加快，工作学习生活的压力日渐增大，情志抑郁、急躁易怒等不正常的情绪变化日益严重，消极情志的危害也越来越大，导致情志致病的概率也在大幅度增加。

如何对病人进行心理上的治疗及学会管理自己的情绪已成为当下重要的课题。喜、怒、忧、思、悲、恐、惊“七情”属于人们的情志活动，是机体正常的生理现象，正如《素问·阴阳应象大论》所言：“人有五脏化五气，以生喜怒悲忧恐。”情志是脏腑机能活动表现之一，脏腑气血是情志变化的基础。《灵枢·平人绝谷》记载“血脉和利，精神乃居”，血液充足调和，则精力充沛，情绪稳定。而血液的正常运行有赖于气机出入正常，故有“气和则神安”“喜怒之所生，皆生于气”。因此，脏腑气血的温煦，对情志的发展具有良好的推动作用。而过度情志的产生则会伤害相应的内脏。《素问·阴阳应象大论》云：“怒伤肝，喜伤心，思伤脾，忧伤肺，恐伤肾。”因此，重视情志的调节，对于养生而言是一个不容忽视的重要环节。

形神相倚，只有调节好自身的心态，不为外物所扰，内心安然宁静，精神守之于内而不至耗散，气血才能和调，五脏六腑才能发挥其正常的生理功能，人体自身的抵抗力自然就会更加强健。

提到养生，大多数人想到的是通过食疗、锻炼等调养脏腑功能，健全体质，注重“养形”而忽略了心神的调摄、内环境与外环境的协调平衡等，因此不少人一边养生保健，一边忍受着内心的疲惫。世界卫生组织提出“健康不仅是躯体没有疾病，还要具备心理健康、社会适应良好和有道德”。因此，《黄帝内经》着眼于整体，以“天人合一”为核心，顺应自然规律，和调阴阳，顺畅气血，达到形、神、内、外的协调平衡。其“形神俱养、内外兼修”的养生观念对后世产生了深远的影响，对当今社会的防病保健更具有重要的指导意义。在指导养生过程中，总结先贤之经验，并与实际相结合，从整体入手，方能阴平阳秘，延年益寿。

四、劳逸结合

在《黄帝内经》的养生理论中，注重强调动静结合、相互转换的演化规律，其对中医养生提供了宝贵的思想价值。在书中认为“动以养形，静以养神”，随后指出“动中有静，静中有动”，只有认识到两者相互独立又相互联系的观点，才可以形成健康的体魄。因此在日常生活中既要劳作，又应注意劳作的程度，不宜过分劳伤。其中也提到了“五劳七伤”：久视伤血，久卧伤气，久坐伤肉，久立伤骨，久行伤筋等；同时也忌好逸恶劳，而是提倡劳逸结合，应尽量在日常生活中努力调节，达到劳逸的相对平衡。生病亦多“起于过用”，劳逸失度必然导致机体气血精液的耗伤，阴阳平衡失度，五脏六腑的功能皆为之影响。

明代医家马莳在《素问注证发微》中注有：“术数者，修养之法则也，上古之人，为圣人而在上者，能知此大道而修之，法天地之阴阳，调人事之术数。”其实“术数”即为养生的方法和技术，也就是要合理运用养生法则。《黄帝内经》从形神俱养的养生观出发，提倡以动养身，以静养神，适度的劳动和锻炼，动静相合。通观整篇《黄帝内经》，于运动养生方面得出如下结论：一是在生活实践中，我们要法于阴阳，运动有度、有法；二是身体出现问题时，我们可以通过导引按跷，即传统的运动功法来恢复健康；三是我们要通过运动要达到骨正筋柔的状态，这样才能够气血以流，身体康健，形与神合。而运动养生，可以采取多种方法，比如家务劳动、适度的体育锻炼、导引、气功等，可以调动人体气血，疏通经络，通利四肢百骸，提升自身的身体素质，防病于未然。

五、导引有度

传统功法是中华民族传统医学宝库中的瑰宝，它是中医基础理论和中医传统功法养生康复理论指导下产生的一种预防疾病、祛病延年的身心锻炼方法。导引养生源远流长，从陶唐氏、阴康氏时代的“作舞以宣导”，《庄子·刻意》中的“吹响呼吸，吐故纳新，熊经鸟申……彭祖寿考者之所好也”；战国时期《行气玉佩铭》所载“行气，深则蓄，蓄则伸，伸则下……顺则生，逆则死”之法；及马王堆三号汉墓出土的帛画《导引图》、东汉华佗的“五禽戏”到明代流传的“易筋经”等，均提倡导引养生，以祛病延年。另有研究表明，传统功法八段锦是一种简单易操作的运行训练，其动作要领通过“调宗气”改善患者的脏器功能，是慢性阻塞性肺疾病稳定期患者的有效康复方法。有学者通过临床研究发现练习太极拳可降低通气阻力，可以提高肺泡通气量、改善肺通气功能，主要机制是呼吸深度增加而非呼吸频率加快。可见，“流水不腐，户枢不蠹”，蕴涵了运动养生的深刻哲理，恰当的运动，是永葆健康的重要方法。

六、外避邪风

《黄帝内经·素问》有言：“虚邪贼风，避之有时。”对于“虚邪”“贼风”，唐代王冰校注云：“邪乘虚入，谓之虚邪。窃害中和，谓之贼风。”其中道理为，外来的致病因素往往于人体正气虚损时乘机侵袭人体而产生疾病，并且是在不知不觉中破坏人体的气血阴阳平衡而发病的。这就要求人们在养生中应防患于未然，防微杜渐。这涉及两个方面，一是“辟邪”，二是“存正”。首先“辟邪”，不仅要外避邪风，更要因时而避之。《灵枢·本神》载：“故智者之养生也，必顺四时而适寒暑，和喜怒而安居处，节阴阳而调刚柔，如是则僻邪不至，长生久视。”《素问·六节藏象论》谓：“不知年之所加，气之盛衰，虚实之所起，不可以为工矣。”因此养生不仅应顺应四时阴阳消长规律，还应“有所避”，如春天要避风，夏天应避暑、避湿，秋天防燥，冬天要注意防寒保暖等等；亦要防止“非其时而有其气”侵袭人体造成的伤害。《素问·四气调神大论》曰：“从阴阳则生，逆之则死；从之则治，逆之则乱。”人的生命活动是遵循自然界的客观规律而进行的，人体滋生具有与自然界变化规律基本上相适应的能力，养生过程中，掌握、顺应其变化规律，并主动采取各种养生措施适应其变化，就能辟邪防病，体健延衰，健康长寿。其次，固护人体的正气是防止外邪侵害的重要内部因素，即“存正”。它亦包括两方面，即固护先天和调补后天，因此，在养生保健中，应重视调护脾肾，从整体入手，先后天同调，方能“正气存内，邪不可干”。

七、房事有节

《礼记·中庸》曰：“君子之道，造端乎夫妇；及其至也，察乎天地。”要认知天地间的大道理，应先从认知夫妇道开始，正所谓“一屋不扫，何以扫天下”。夫妇道不可小视，其中蕴含着深刻的人生哲理，而在夫妇道中，最需要正确对待的问题，就是“性”的问题。性，又称为“入房”“房事”等，是道教一种重要的医学养生方法。《易经·系辞下》云：“天地氤氲，万物化醇；男女构精，万物化生。”天地交感化生万物，古人将之引申为男女两性的交合。汉代班固《汉书·艺文志》有言：“房中者，情性之极，至道之际。是以圣王制外乐以禁内情，而为之节文。传曰‘先王之作乐，所以节百事也。’乐而有节，则和平寿考。及迷者弗顾，以生疾而陨性命。”条文指出了男女交合是情性之极至，但要“乐而有节”，不仅能使人气血和平，还可延年益寿，反之，则轻者伤身，重者丧命。可见，房事有节，亦是摄生保健的关键，正如《素问·阴阳应象大论》所曰：“能知七损八益，则二者可调，不知用此，则早衰之节也。”具体而言，“七损”指性生活中“闭、泄、竭、勿、烦、绝、费”七种会损伤人精气的情况，“八益”指性生活中“治气、致沫、知时、蓄气、和沫、积气、待嬴、定倾”八种能补益人精气的行为。《医心方》虽有收录，然而并不受主流医家的重视，直到 1973 年湖南长沙马王堆书简的出土，关于“七损八益”的千年争讼才渐渐少了。

房事养生是中国传统文化中重要的组成部分。如上所述，《黄帝内经》中有不少直接对房事养生的论述，而由《黄帝内经》所构建的中医理论体系对房事养生具有原则性指导意义。但是，一方面，就中医主流而言，多因子嗣延续和疾病治疗而涉及房事，并没有积极而全面地关注人的性生活；另一方面，性被不断地进行异化、变形，以致失去了其本来的质朴面目，产生了许多变态性现象，如某些道教方术中的“阴阳双修”。探究《黄帝内经》有关房事养生的论述。发掘其积极思想内涵对文化传承和今天的人类生活都将有所裨益。

《黄帝内经·上古天真论》已经指出人类生命的天然年限是百岁。《灵枢·天年》亦云：“百岁，五脏皆虚，神气皆去，形骸独居而终矣。”说明人寿一百岁是天赋的年限，故活到一百岁就算尽其“天年”。《尚书》洪范篇言：“一曰寿，百二十岁也。”说明活到一百至一百二十岁，就可称得高寿或“寿星”了。但是人的寿命一般都活不到百岁，这些除了受社会制度、公共卫生、环境因素影响以外更要取决于个人养生保健。精、气、神被称为人体“三宝”，其中又以“气”为生命活动的原动力。《庄子·知北游》曰：“人之生，气之聚也。”《素问·宝命全形论》载：“人以天地之气生。”《难经·八难》则谓：“气者，人之根本也。”说明了“气”的物质性及其特殊重要性。李东垣在《脾胃论》曾述：“气乃神之祖，精乃气之子。气者，精神之根蒂也。大矣哉！积气以成精，积精以全神。”《寿亲养老新书》则言：“主身者神，养气者精，益精者气，资气者食。食者，生民之大、活人之本也。”论述了精、气、神和饮食之间的密切联系。中医所说的“精”，不只是生殖之精，主要是指五脏六腑之精。所谓之“神”，是神志和生命活动之外现。人体诸气得保，精和神自然得到充养，脏腑气血、肢体各种功能的协调亦得到保障。撷其要为“少思以养神，少欲以养精，少劳以养力，少言以养气”。这是古代养生家的经验之谈，不可忽视。

上古之人“度百岁乃去”，今时之人“半百而衰”。上古之人深受先秦养生思想的影响，涌现出大量积极的养生方法。通过对上古之人的养生思想进行梳理，归纳总结出“食饮有节、起居有常、情志舒畅、劳逸结合、导引有度、外辟邪风及房事有节”的日常养生方法，以树立健康的养生思想，指导今人如何健康养生，进而达到未病先防，得以“度百岁乃去”。

第二节 《伤寒杂病论》之养生论

养生，顾名思义，是人类为了自身良好的生存与发展，有意识地根据人体生长衰老不可逆的量、质变化规律，所进行的一切物质和精神的身心养护活动。养生学起源于远古、奠基于先秦、成形于秦汉、充实于魏晋隋唐、发展于宋元、鼎盛于明清、弘扬于现代。东汉末年，医圣张仲景在其著作《伤寒杂病论》中不仅发展并确立了中医辨证论治的基本法则，同时在继承《内经》养生思想的基础上渗透了其养生学的观念。《伤寒论序》言：“怪当今居世之士，曾不留神医药，精究方术，上以疗君亲之疾，下以救贫贱之厄，中以保身长全，以养其生。”这充分反映了仲景重视养生的观念。仲景在继承秦汉之前养生思想的同时，又结合自身经验发扬壮大了养生方面的内容，特别是进一步深化《内经》“治未病”的学术思想，强调防患于未然的重要性。李学军教授尤其推崇仲景在养生方面的观点，认为仲景的养生学思想在当今社会不应忽略，理应深入研究。为此本章将从以下七个方面来阐述李学军教授对《伤寒杂病论》养生思想的理论思考与总结。

一、天人相应

天人相应，顾名思义，就是认为人与外环境是一个和合通应的整体，人与自然、人与社会、人体内部都应保持协调，其养生的目的就是达到人、自然、社会之间和谐融洽的状态。《素问·宝命全形论》曰："人以天地之气生，四时之法成。"人类生活在自然环境中，自然环境包括气候环境、地理环境和生物环境等，而人与这些环境互相通应、息息相关，人只有将自身融入大自然中，与之和谐融洽，才能尽终天年，这即为天人相应观。《伤寒论序》云："夫天布五行，以运万类，人禀五常，以有五脏，经络府俞。"即是仲景之天人相应观的具体体现。

仲景之天人相应观主要表现在以下两个方面。其一，调护机体以顺应四时之变。一年四季，自然界有着春温、夏热、秋凉、冬寒的气候变化，生物体受其影响而产生春生、夏长、秋收、冬藏等相应生命变化，人体也不例外，四时变化对人体的影响存在着多元性，应通过主动调摄以顺应四时变化，随时随地与其保持和谐一致。如果违背了这些规律，就有可能产生各种病理变化。《伤寒论·伤寒例》言："此君子春夏养阳，秋冬养阴，顺天地之刚柔也。"其二，若为时行之气或疫气当令时，当归避，以免中伤人体。《金匮要略·脏腑经络先后病脉证第一》谓："若人能养慎，不令邪风干忤经络，……病则无由入其腠理。"

二、顾护脾胃

脾胃为后天之本，为气血生化之源。脾为五脏之一，胃为六腑之一，两者关系密切。在五行归类方面，脾胃均属土，脾为己土，胃为戊土；在解剖位置方面，两者同位于膈下脐上，层于中焦，以膜相连；在经络方面，两者互相连属，互为表里；在运化水谷方面，脾主运化，胃主受纳，两者配合共同组成气血化生之源；在调节气机上，脾气主升，胃气主降，两者协调共同组成气机升降之枢纽。所以从古至今，各医家十分重视脾胃的保养，只有脾胃功能健旺，人体才能气血充足，气机通畅，自然健康长寿。《素问·平人气象论》言："平人之常气禀于胃，胃者，平人之常气也，人无胃气曰逆，逆者死。"因此，顾护脾胃，最重要的是调和胃气。仲景在《伤寒杂病论》中不仅继承了《内经》顾护脾胃、重视胃气的思想，同时也将其具体运用到实践中。

《伤寒杂病论》中可处处体现仲景顾护脾胃、重视胃气的思想。在攻邪祛病方面，仲景在《伤寒杂病论》中应用汗、吐、下三法，提倡中病即止、不可过妄，以免重伤胃气。在处方用药方面，常配用生姜、大枣、甘草等护胃气之药，生姜、大枣、甘草相配具有助汗化源，调理脾胃之功，其中甘草、大枣用之最多，同时尚配有粳米、人参以护胃气。这些药物有的是用来补益中气、健脾益胃，有的是用来扶正祛邪，总而言之，都是为了保存胃气，集中体现了仲景顾护脾胃的养生思想。在药后宜忌方面，如桂枝汤方后云："服已，须臾啜热稀粥一升余，以助药力。"理中汤服后曰："如食顷，饮热粥一升许，微自温，勿发揭衣被。"服十枣汤后言："得快下利后，糜粥自养。"其他诸如此类的药后宜忌方面描述众多，无不体现了仲景时时顾护胃气的养生思想。在预后方面，因脾胃为气血化生之源，"有胃气则生，无胃气则死"，仲景提倡病后同样要顾护脾胃、重视食养，此为不殆之法而必有久久之功。

三、治未病

祖国医学很早就认识到，疾病发生之后再进行治疗，就即使痊愈，对自身健康都会有所损伤，因此必须提前进行预防，这即所谓“治未病”。中医养生学始终强调“治未病”，认为预防疾病的发生是保持健康、延年益寿至关重要的环节。中医学治未病思想最早源于《内经》，如《素问·四气调神大论》云：“圣人不治已病治未病，不治已乱治未乱。……夫病已成而后药之，乱已成而后治之，譬犹渴而穿井，斗而铸锥，不亦晚乎！”《素问·刺热》有言：“肝热病者左颊先赤，心热病者颜先赤，脾热病者鼻先赤，肺热病者右颊先赤，肾热病者颐先赤。病虽未发，见赤色者刺之，名曰治未病。”《灵枢·逆顺》则曰：“上工治未病，不治已病，此之谓也。”仲景在《伤寒论》中并未明确提出“未病”和“治未病”的概念，仅在《金匮要略》首篇中提出“夫治未病者，见肝之病，知肝传脾，当先实脾”的原则。但不容怀疑的是，仲景十分重视对《内经》未病医学思想的继承和发展，尤其在未病医学方面，全面继承和发展了《内经》的理论内核，并赋予其鲜活长久的生命力。仲景的“治未病”思想可概括为如下几个方面：

（一）未病先防

未病先防是指人们在没有患病的时候，积极采取措施预防疾病的发生。中医养生从未病先防的角度提出：一方面要遵循“饮食有节，起居有常，不妄作劳”和“精神内守，病安从来”的养生之道；另一方面要求人们“顺应天时，天人合一”，积极消除致病因素，避免或减少邪气对人体的侵害，就可保证不发病或虽病亦不重。《金匮要略·脏腑经络先后病脉证第一》云：“若人能养慎，不令邪风干忤经络。”仲景其“未病先防”的预防思想一方面归属于“养慎”一说，养慎即调护机体以顺应四时之变，也即注意四时变化、外避虚邪贼风，这是防病保健的一个重要方面。而仲景同时在《金匮要略·脏腑经络先后病脉证第一》中又云：“若五脏元真通畅，人即安和。”指出只有五脏正气通畅，人体才能健康。

（二）既病防变

既病防变是指已经生病了就要及时治疗，并积极采取措施预防疾病加深、加重和复杂化。疾病的转变是由表入里，由轻变重，由简单到复杂的过程，因此，在防治疾病的过程中必须掌握疾病的发生、发展规律及其转变途径，做到早期诊断、有效治疗、预测疾病的发展、及时阻断疾病的加重。《金匮要略》指出，先安未受邪之地，使病不复传。先发制人，有助于祛邪。如《金匮要略·脏腑经络先后病脉证》曰：“上工治未病，何也？师曰：夫治未病者，见肝之病，知肝传脾，当先实脾，四季脾旺不受邪，即勿补之。”这主要说明脏与脏之间，既有相互联系，又是相互制约，一脏有病，可以影响他脏。强调在诊治时，应当照顾整体，治其未病之脏腑，防疾病之传变。

（三）病后防复

病后防复是指在病愈或病情稳定之后，要注意预防复发。疾病初愈正气尚虚，邪气留恋，机体处于不稳定状态，机体功能还没有完全恢复之时，此时机体或处于健康未病态，或潜病未病态，或欲病未病态，故都要注意调摄，防止疾病复发。《伤寒论》于六经病篇之后，设有“辨阴阳易差后劳复病脉证并治”，指出伤寒热病，基本近愈，但脏腑余邪未了，气血阴阳未平，饮食不节，就会发生劳复、食复之变，从而示后人大病新愈、正气未复，或余邪未了者，应该慎起居、节饮食、勿作劳，做好疾病后期的善后治疗与调理。

四、注重体质

体质，又称“素质”“禀质”“气质”“形质”等。体质是不同个体在形质、功能和心理方面的身心特征。是在先天禀赋和后天获得的基础上所形成的形态结构、生理功能、心理状态方面相对稳定的个体化特性。体质具有个体差异性、形神一体性、群类趋同性、相对稳定性、动态可变性、连续可测性、后天可调性等特点。中医学对体质的认识，源于《黄帝内经》，常用“形”“素”“质”等表述体质，明确指出体质与脏腑的形态结构、气血盈亏有密切的关系，并研究了个体及不同群体的体质差异性，如《灵枢·寿夭刚柔》言：“人之生也，有刚有柔，有弱有强，有短有长，有阴有阳。”《灵枢·阴阳二十五人》则应用阴阳五行学说对体质分类及其特征进行较为详细的描述，并将体质分为木、火、土、金、水五大类型，又根据经络气血在头面、四肢所反映出的生理特征将每一类再分为五类，即所谓的阴阳二十五人。《伤寒杂病论》虽未有按照二十五种体质的分类，但全文中却处处体现了体质学思想。《伤寒杂病论·伤寒例》中有“又土地温凉，高下不同；物性刚柔，餐居亦异”之说，指出东西南北中五方由于地域环境气候不同，居民生活习惯不同，从而形成体质不同，易患不同的病证，因此治法随之而异。各篇中亦有强人、羸人、本有寒、旧微溏、阳气重、酒客、虚家、喘家等象征病人体质之词，并列妇人病专题，这些都是仲景注重体质的有力例证。

五、四时养生

四时养生，亦称四季养生，即根据一年四季的天地阴阳变化，通过对起居、饮食、情志等生命活动方式的调整，结合人自身生理特点，达到与自然和谐统一的健康状态。即《素问·四气调神大论》中所述：“逆之则灾害生，从之则苛疾不起，是谓得道。”自然之中，节气交替，气候不同。因气候变化，而有春、夏、秋、冬四时，因四时变化万物而有生、长、收、藏。故《素问·四气调神大论》云：“夫四时阴阳者，万物之根本也。”一年之中，四时更替，六气变化，皆有常度，春则温、夏则热、秋则凉、冬则寒，既不能太过，亦不能不及。人体若能顺应天地，合于四时阴阳，则健康无病。若气候反常，或人不能随季节更替作相应调整时，则会产生不适，甚至招致疾病。四时气候不同，人体之中，生理与病理亦有相应变化，因天人相互感应。如《素问·金匮真言论》所言：“春善病鼽衄，仲夏善病胸胁，长夏善病洞泄寒中，秋善病风疟，冬善病痹厥。”即说明，季节不同，易发疾病不同，发病程度不同。

仲景在继承《黄帝内经》“四时养生”的基础上有着自己的深刻阐发，在《伤寒杂病论·伤寒例》中言：“此君子春夏养阳，秋冬养阴，顺天地之刚柔也；小人触冒，必婴暴疹；须知毒烈之气，留在何经，而发何病，详而取之。是以春伤于风，夏必飧泄；夏伤于暑，秋必病疟；秋伤于湿，冬必咳嗽；冬伤于寒，春必病温。”从而由此指出“春夏养阳，秋冬养阴，顺天地之刚柔也”为四时养生之法。

1. “春夏养阳，秋冬养阴”

意思是指春夏保养人体生长之阳气，秋冬保养人体秋冬收藏之阴气。自然界的阳气和阴气分别是指春夏的生长之气和秋冬的收藏之气，具体说就是春生、夏长、秋收、冬藏。春天阳气上升，天地间孕育的是生发之气，因此当生的不要杀，当给的不要夺，当赏的不要罚，这样才能适应春生之气，春季养阳就是要使身体和精神充满生气，不要遏制它。夏天阳气旺盛，阴气伏于地，天地之气相交，孕育的是“长气”，因此夏季养阳的要点是不要厌恶白天日长，要注重调养意志，不要轻易发怒或伤心，使自己神气充实。秋天是收获的季节，伏于地下的阴气开始上升，秋风清凉有劲，孕育着收敛清肃的“收气”，所以秋季养阴也要顺应秋天的收敛之气，重在安逸宁静，以缓和秋凉肃杀之气的刑罚。冬三月阴气盛极，万物潜伏，自然界呈现出闭藏的景象，因此冬季养阴之道是早睡晚起、精气内藏、避寒就温，以适应自然界的“闭藏”之气。

2. “顺天地之刚柔也”

一则要顺应四季变化，春、夏、秋、冬四个季节在消长、进退的变化过程中，产生了风、寒、暑、湿、燥、火六种气候，形成了春温春生、夏热夏长、秋凉秋收、冬寒冬藏的特点，产生了自然界万物生长、发展的规律，人体要维持自身的气血运行，就必须顺应自然，按照四时的气候变化规律来维持自身的生命活动，否则，人体的正常生理活动就会受到干扰，适应环境变化的能力和抵御疾病的能力就会相应降低，或者因外界气候的骤然变化而致病，或者因自身五脏六腑功能失调而致病。二则要顺应昼夜变化，人的阴阳之气一天之内随昼夜阴阳消长进退也发生相应的改变，虽然昼夜寒温变化的幅度并没有像四季那样明显，但对人体仍有一定的影响，总体而言，昼夜阴阳变化主要以影响人之阳气为主，阳气白天多趋向于表，夜晚多趋向于里。正由于阳气有昼夜的周期变化，在某些病理变化中也表现一定的昼夜变化规律，因此，顺应昼夜阴阳变化进行相应养生，是十分必要，也是行之有效的，可以根据自然界昼夜阴阳变化与人阴阳之气相应的原理，安排好日常生活作息，既要注意提高人体适应自然环境的能力，又不违背昼夜变化的阴阳规律，从而达到良好的养生效果。

六、注重饮食

《素问・平人气象论》曰：“人以水谷为本，故人绝水谷则死。”饮食是人类赖以生存和维护健康必不可缺的物质之一。饮食不但可以营养身体，而且可以防治疾病。饮食养生，简称“食养”，是在中医理论的指导下，根据食物的特性，合理地选择和加工食物，利用食物从而获得滋养精气、平调阴阳、维护健康、延年益寿的方法。饮食养生有滋养调理、延年益寿、御邪防病等作用，同时饮食养生原则有全面膳食、合理搭配；审因施膳、以人为本；食饮有节、注意宜忌等。

中医学的食疗理论在《黄帝内经》中就有涉及，像《灵枢・五味》篇专门论述饮食与疾病的关系，可以奉作食疗的经典。张仲景则继承了《黄帝内经》中的食疗思想，并加以发展和创新，在《伤寒杂病论》中灵活地运用食疗药物和方剂于临床施治养护，对后世影响巨大，可谓是中医饮食疗法的奠基人。

仲景在其著作《伤寒杂病论》中有众多食疗方剂，如用百合鸡子黄汤治百合病误吐后损伤脾胃之阴证，用当归生姜羊肉汤治血虚寒疝证，用甘麦大枣汤治疗脏躁证，用猪肤汤治阴虚火炎之咽痛证，用甘草汤和桔梗汤治少阴客热之咽痛证等，均体现了仲景注重食疗的治病思想。

除食疗方剂以外，仲景常运用生姜、大枣、酒、米粥等资助药力和调畅营卫；运用蜂蜜、大枣等缓和药性或解其毒性而更好地发挥药效；运用粳米、生姜、大枣、米粥、大麦等以顾护脾胃达到祛邪而不伤正的作用；运用饴糖、大枣、百合、生姜、小麦、羊肉、鸡子黄、煮饼、米粥、猪肤等补益人体五脏气血阴阳之不足。

七、扶助阳气

中医学认为阴阳乃人之根本，而阳的作用尤为重要。《素问·生气通天论》言："阳气者，若天与日，失其所则折寿而不彰。""阳气固，虽有贼邪，弗能害也。"阳气犹如红日温暖大地般温煦着机体，阳气旺盛则形与神俱，阳气衰耗则折寿不彰，故临床以及养生当在辨证基础上重视扶助阳气，"阳存则生，阳亡则死"。阳气能够增强脏腑组织器官的功能活动，促进机体的新陈代谢，具有抑制体内阴寒之气、抵御外邪以及将内邪驱除体外的作用，人体的阳气不足，内脏机能则下降，抵御疾病的能力减弱，对外界的适应性也降低，容易患病。

扶阳当理解为维护、增强、调理阳气的功能，是针对纠正阳气在量上的不足及质上的不用所采取的一系列治法的统称，它是在审证求因、辨证论治的指导下，运用多种治法，以恢复阳气正常气化功能的方法。张仲景对机体阳气受损之病变机理、发展转归有着深刻的认识，对阳气虚损原因之论述，或因外感阴寒，损伤阳气；或素体阳虚，内生虚寒；或失治误治，耗损阳气。在治疗上，仲景多以通扶阳气以助其功，或温扶阳气以助其用。这种扶助阳气的思想贯穿仲景学说之始终。

同时仲景在养生方面也将扶助阳气的思想运用在其中，以桂枝在桂枝汤类方剂的运用为例，可窥一二。在主治外感风寒表虚证的桂枝汤中，运用桂枝取其解肌、祛风、助卫阳以散表寒；在主治太阳中风兼太阳经气不舒证的桂枝加葛根汤中，运用桂枝以助护卫阳以解肌祛风，助护脾阳以化气生津，协助葛根升津舒经以解表；在主治太阳病发汗太过致阳虚汗漏并表证不解之证的桂枝加附子汤中，运用桂枝与附子配伍温通心肾之阳以达补阳敛汗、扶阳解表之功；在主治外感风寒引发宿疾喘息证的桂枝加厚朴杏子汤中，运用桂枝除了助护卫阳以解表散寒外，同时也宣通胸阳以散饮邪，并助朴杏平喘息；在主治太阳病发汗过多损伤心阳之证的桂枝甘草汤中，运用桂枝与甘草合用以通补心阳；在主治火逆、下之、烧针等误治而致心阳虚烦躁证的桂枝甘草龙骨牡蛎汤中，运用桂枝以护阳、通阳、补益心阳，并合龙骨牡蛎以镇潜安神。

第三节　《脾胃论》之养生论

李东垣为金元四大家之一，生活于公元 1180—1251 年，正值金元混战，人民疲于奔命，食饮无节，起居无时，劳役过度，恐惧忧伤，情志不畅，以致脾胃受损而百病变生。李东垣在其师张元素脏腑辨证用药思想的影响下，继承和发展了张元素的医学理论，并结合自身临床体会，撰著《脾胃论》，创立了脾胃学说，并提出了"内伤脾胃，百病由生"的论点。《脾胃论》全书遵崇《内经》"人以水谷为本"的宗旨，以"人以胃气为本"的思想为基础，着力阐发"内伤脾胃，百病由生"的病机理论，倡导培补脾土、潜降阴火的治则思想，形成较为系统的脾胃内伤病的辨证论治理论体系。《脾胃论》大量引用《内经》《脉经》《难经》的经典原文，也深受张仲景、张元素学术思想的影响。书中详细论及饮食不节、劳倦内伤、喜怒忧恐太过等均可伤及脾胃，并指出重视饮食起居及顾护脾胃等思想，其内容折射出治未病、养生、摄生的重要理念。

李学军教授熟读东垣《脾胃论》，并将其奉为圭臬。李学军教授认为顺应四时、顾护胃气、饮食有节、起居有时、劳役适中、淡泊情志、医药无伤，是李东垣《脾胃论》中论述养生的主要学术思想。本节也将从这几个方面进行详细论述。

一、顺应四时，顾护胃气

东垣提出治病用药的四大原则：时禁、经禁、病禁和药禁。其中时禁者，即强调凡用药须法于阴阳，本四时升降之理。顺从春发夏浮，秋收冬藏的自然规律，吐、汗、下、补法不可随意轻用。例如“冬不用白虎，夏不用青龙，春夏不服桂枝，秋冬不服麻黄”；若是表虚自汗者，“春夏加黄芪，秋冬加桂”；若是咳嗽，“春令大温，只加佛耳草，款冬花”“夏月病嗽，加五味子，麦门冬”；而腹痛者，春夏可用芍药，冬月慎不可用，“盖大寒之药也，只加干姜或加半夏”。如此之类，在书中屡见举例。在《随时用药加减法》一篇中，更有详细论述，治病服药唯有遵循万物浮沉之道，随时用药，才不至于逆其根，伐其本。顾护好人体正气，也才不惧外邪犯病或病瘥往复。“夫四时阴阳者……与万物沉浮于生长之门。逆其根，则伐其本，坏其真矣，故阴阳四时者，万物之终始也，死生之本也，逆之则灾害生，从之则苛疾不起，是谓得道……从阴阳则生，逆之则死；从之则治，逆之则乱”，可见法于四时阴阳对于养生、摄生的重要性。李东垣治病多随时制方，始终遵循《内经》中所提出的“必先岁气，毋伐天和，是为至治”“无违时，无伐化”“无伐生生之气”的根本原则。治病乃护生卫生的过程，若病未得治反使生生之气有伤，则非医之所为也。

二、食饮有节，以护胃气

东垣认为，饮食不节是脾胃受伤最直接的原因，其在《脾胃论·脾胃盛衰论》中言：“饮食不节，则胃先病，脾无所禀而后病。”并指出，凡过饱、过饥、饮食不规律、寒温不适，都会损伤胃气。《内外伤辨惑论·饮食劳倦论》有云：“苟饮食失节，寒温不适，则脾胃乃伤。”另外其又提出了“饮”与“食”之伤当分而论治，在《内外伤辨惑论·饮食自倍肠胃乃伤分而治之》明确提出“饮食自倍，肠胃乃伤……分之为二：饮也，食也”，“饮者，无形之气，伤之则宜发汗利小便，使上下分消其湿，解酲汤、五苓散之类主之；食者，有形之物，伤之则宜损其谷，其次莫若消导，丁香烂饭丸、枳术丸之类主之”。在《兰室秘藏·饮食所伤论》中亦有关于饮与食要分开治疗的论点，并指出“如能慎言语、节饮食，所谓治未病也”。东垣引用《内经》其言：“饮食，热无灼灼，寒无沧沧，寒温中适，故气将持，乃不致邪僻也。”意思是说：如果注意饮食，吃的东西不太烫热，也不太冰凉，寒温适度，避免太冷太热对胃的刺激，那么就能够保持胃气不受损伤，有害的邪僻之气也就无从产生了。此为常法，但应因时因人制宜变法。其主张夏日喜寒饮，可暂食寒；冬日喜热饮，可暂食热；五味所禁亦不可绝论。因此，重视饮食调控，通过补中气，实元气，补养正气，以保证“正气存内，邪不可干”，才能使人体处于平衡健康的状态。

三、平日防摄，寒温中适

对于平素起居细节，东垣在《摄养》一篇中亦提出许多调护方法。起居所慎，一者要顺应四时气候之变更，如《素问·四气调神大论》所言“春三月……夜卧早起……此春气之应，养生之道也”，“夏三月……夜卧早起……此夏气之应，养长之道也”，“秋三月……早卧早起……此秋气之应，养收之道也”，“冬三月……早卧晚起……此冬气之应，养藏之道也”，指出春、夏、秋、冬四时之起居与养生息息相关，此乃常道，若遵循之，则是奉生生之道，使生、长、收、藏之道如常循环。二者要与一日朝暮之寒温及所居止处之寒温相应，李东垣对此论述较为细致详尽，如浴后、汗忌当风，认为风寒之邪最易从汗孔入，“须以手摩汗孔合”，使汗孔周密而病不可侵；着衣要保暖适度，随天气变化而变，若遇卒风暴寒，衣薄，或“争努周身之气以当之”，或添衣；气因寒而短，或久居高屋，可用沸汤一碗熏口鼻，宜食滋味汤饮以调胃气；大热渴喜寒饮，或者冬寒喜欢热物，应求适度，不可多食；因为饥饿无法入睡时，可少少饮食，因为过饱睡眠不安时，则可少少行坐；天气变更宜先避开，保暖避寒。并强调平应少劳役，以免耗伤元气。如此之细的摄养嘱咐，可见东垣对生活之细致，对养生之讲究，对患者之用心。四时变更或天气骤变，人体自身难以及时适应并调整，只有在起居之时做到使生生之气无伤，才可能不受邪干，否则可能受到六淫邪气的侵袭而为病。故平日起居之际应当做到“衣服，寒无凄怆，暑无出汗，食饮者，热无灼灼，寒无沧沧，寒温中适，故气将持，乃不致邪僻也”。

四、劳役适中，养形维神

劳倦过度可耗气，肺主一身之气，脾胃为元气之本，劳倦可伤及脾肺之气，《素问·举痛论》有言：“劳则气耗。”劳倦可损伤内脏精气，导致脏器虚弱。李东垣认为“劳倦则脾先病，不能为胃行气而后病”及“有所劳倦，形气衰少，谷气不盛，上焦不行，下脘不通”，指出劳倦可使脾胃损伤，故其在指出脾胃重要性的同时，也反映出其重视生命机体的养摄。东垣还强调：“可以小役形体，使胃与药得转运升发，慎勿大劳役使复伤。”另外，劳力太过还可劳伤筋骨，《素问·宣明五气》云：“久立伤骨，久行伤筋。”可见劳役适中对于疗愈疾病和平日养生的重要性。东垣认为劳心、劳肾、伤肝也可引起脾胃疾病的发生。鉴于此，他提出了“少劳役为上”这一预防脾胃发病之大法。即“安于淡薄，少思寡欲，省语以养气，不妄作劳以养形，虚心以维神”。如此才能从根本上预防脾胃疾病的发生。

劳役适中，正常的劳动和体育锻炼有助于气血疏通，可使体魄增强，只有在过度劳倦的情况下才能导致脾胃受损。形体劳役过度，累及脾胃，脾输精气不足，可致困倦无力、嗜卧、泄泻等证发生。即“形体劳役则脾病，脾病则怠惰嗜卧，四肢不收，大便泄泻。”

五、淡泊情志，省语养神

李东垣于《安养心神调治脾胃论》一篇中，引《灵兰秘典论》所云：“心者君主之官，神明出焉。凡怒、忿、悲、思、恐惧，皆损元气。夫阴火之炽盛，由心生凝滞，七情不安故也”，从而可明晰情志不畅对机体气机运行和生生之气的影响，若情志不畅失于适当的调节，机体便可发生相应的疾病反映。东垣指出治疗因情志不畅所致之疾，唯在调和脾胃，“使心无凝滞，或生欢欣，或逢喜事，或天气暄和，居温和之处，或食滋味，或眼前见欲爱事，则慧然如无病矣”。遵内经之解义，情志对元气影响甚大，喜怒忧思恐皆可以损伤元气，然心主神明，为君主之官，故七情与心君密切相关。七情不安缘于阴火炽盛，而阴火则是由于心脉不通，凝滞而化之。东垣认为“经营之气不能颐养于神，乃脉病也”，并指出“善治斯疾者，惟在调和脾胃”，胃中元气得以舒伸，则生化有源，气血得生，“血生则脉旺”，脉中祥和从而心无凝滞，则情志可调。从脾胃出发调养心神，防治情志之疾，可谓东垣从脾胃治未病的一大启发。李东垣在病间调护中亦常嘱病家“宁心绝思”“服药讫，忌话语一二时辰许”等，宁心绝思使气机在最佳的机体状态下运行通畅，省言使神不伤气亦不伤，其意皆在为护气养神继而身心健康提供理论依据，为《内经》“如环无端”“相输如环”“环周不休”“周流不休”“循环往复”等论述提供合理的解释，为血脉循环相关疾病的临床研究提供新的研究思路。

六、医药无伤，尤重脾胃

《黄帝内经》有云：“病生于阳者，得之风寒暑湿燥火”，“病生于阴者……阴阳喜怒”。李东垣根据这一论点，认为脾胃虚弱会引发阴火，“既脾胃虚衰，元气不足，而心火独盛。心火者，阴火也……火与元气不能两立”。《黄帝内经》中提出“劳者温之……盖温能除大热，大忌苦寒之药泻胃土耳”，由此，东垣提出了甘温除热法，并在《脾胃论·卷上》提出“肝之脾胃病”“肺之脾胃病”“心之脾胃病”“肾之脾胃病”，探讨了脾胃与治疗脏腑病的相关性，并创制了补中升阳的方剂。东垣在《脾胃论》中提出用调中益气汤、升阳益胃汤、清暑益气汤、补中益气汤、神圣复气汤等经典药方用来治疗“肝之脾胃病”“肺之脾胃病”“心之脾胃病”“肾之脾胃病”。这些药方均有补中益气、升阳益胃、健脾利湿的作用。由此可见，东垣治疗时以补脾胃为要，用药时尤以补益脾胃的药为主。且用药物治病的过程实际也是一个护生摄生的过程。东垣用药法于四时，不失气宜，无伐天和，无失天信。东垣有言：“凡治病服药，……必本四时升降之理，汗、下、吐、利之宜。春宜吐，象万物之发生，耕、耨、科、斫，使阳气之郁者易达也。夏宜汗，象万物之浮而有余也。秋宜下，象万物之收成，推陈致新，而使阳气易收也。冬周密，象万物之闭藏，使阳气不动也”。在治疗中既以整体观念为根本指导，且又重视详加辨证，唯恐失治、误治而反害生，东垣对于外感与内伤的辨析中就明确地体现了其护中以护生的思想，如“脾胃之气下流，使谷气不得升浮，是春生之令不行，则无阳以护其荣卫，则不任风寒，乃生寒热，此皆脾胃之气不足所致也……内伤脾胃，乃伤其气；外感风寒，乃伤其形。伤其外为有余，有余者泻之；伤其内为不足，不足者补之。内伤不足之病，苟误认作外感有余之病而反泻之，则虚其虚也。实实虚虚，如此死者，医杀之耳！”

参考文献

［1］ 郭然. 浅析《黄帝内经》中的养生理论［J］. 中西医结合心血管病电子杂志，2020，8(23)：158-162.

［2］ 沈小淞，范小婷. 论“上古之人与今时之人”浅析中医养生思想［J］. 中国民族民间医药，2022，31(9)：20-22.

［3］ 邓沂.《黄帝内经》饮食养生与食疗药膳探析［J］. 中国中医基础医学杂志，2003，9(5)：69.

［4］ 由娟. 大学生亚健康状况调查［J］. 现代预防医学，2007，34(14)：796-797.

［5］ 丁琳，胡小波. 睡眠剥夺对机体的影响［J］. 微量元素与健康研究，2010，27(6)：45-48.

［6］ 蔡立英. 睡眠剥夺：敲响健康警钟［J］. 世界科学，2013(7)：26-27.

[7] 刘敏.伤寒论的养生学思想[C]//中华中医药学会.第十次全国中医养生康复学术会议论文集,2012:39-41.

[8] 马烈光,蒋力生.中医养生学[M].北京:中国中医药出版社,2016.

[9] 刘美荷.浅谈《伤寒论》中顾护胃气的学术思想[J].中国中医药信息杂志,2003(S1):103-104.

[10] 张芳."治未病"起源与发展[J].实用中医内科杂志,2013,27(1):6-8.

[11] 郑洪新.中医基础理论[M].北京:中国中医药出版社,2016.

[12] 周慧敏,胡旭.仲景理论之"食疗"方剂临床运用[J].中医药临床杂志,2017,29(6):784-786.

[13] 王孝康,刘林利.《伤寒杂病论》食疗法探讨[J].中国中医药现代远程教育,2015,13(5):6-7,12.

[14] 刘春援.从《伤寒论》用桂枝看仲景的护阳养生思想[J].江西中医学院学报,2009,21(1):14-16.

[15] 徐海荣,段永强,梁玉杰,等.李东垣从脾胃论养生摄生思想探析[J].中医药导报,2015,21(10):3-8.

[16] 雷云霞,盛好.东垣《脾胃论》治诸疾学术渊源及理论特色[J].四川中医,2018,36(7):33-35.

[17] 张雪,刘志顺.浅谈针灸"病—症—位"结合取穴与辨证论治[J].中国针灸,2016,36(5):456-458.

[18] 陈相宜,吴承艳.《脾胃论》治未病思想探讨[J].中医药导报,2018,24(4):25-27.

[19] 谢雁鸣,刘保延,朴海银,等.基于临床流行病学调查的亚健康人群一般特征的探析[J].中国中西医结合杂志,2006,26(7):612-616.

[20] 周俭,白克江.《脾胃论》养生特点及贡献探析[J].河南中医药大学学报,2008,23(135):77-78.

[21] 周一谋.肖佐桃.马王堆医书考注[M].天津:天津科学技术出版社,1988:7.

[22] 李秀.《脾胃论》治疗肝与脾胃内在关系学术思想探析[J].世界最新医学信息文摘:连续型电子期刊,2015,15(15):77-78.

[23] 王宪东,江南,王国栋,等.《脾胃论》学术思想研究[J].医药,2016,9(4):113.

[24] 李东垣.脾胃论[M].北京:人民卫生出版社,1957:9,4,16,37,33,34,29,7,8,25,15,13,6,18,21,45,54.

[25] 黄心怡,李步双.浅谈《黄帝内经》形神俱养、内外兼修之整体养生观[J].中医临床研究,2022,14(12):1-3.

第七章　临 床 研 究

第一节　李学军治疗脾胃病临证经验

一、治疗慢性萎缩性胃炎

慢性萎缩性胃炎(chronic atrophic gastritis,CAG)是一种重要的胃癌前病变,其特点是黏膜层变薄,胃黏膜腺体萎缩或丧失。在2018年全球癌症统计数据中,CAG是第五大最常见癌症和第三大癌症的死亡原因。由于症状特异性的缺乏及胃镜体检意识的薄弱,许多患者一经检出即是CAG,甚至发展为胃癌。因此对CAG患者进行早期诊断和治疗,有利于早期发现肿瘤,降低胃癌死亡率。在治疗上,目前西医主要以对症治疗为主,如抗Hp感染、改善胃动力、保护胃黏膜等,但是以上治疗方法的效果一般,患者病情常易反复,且需要长期服药,预后欠佳。因此,寻找新的治疗方案尤为重要。近年来,中医药因其治疗和调理的双重功能及副作用少而越来越为CAG患者所接受。李学军教授是安徽中医药大学第二附属医院脾胃病科主任,江淮名医,安徽省名中医,安徽省名老中医学术经验传承人指导老师,临床诊治消化系统疾病三十余载,对于中医药治疗CAG有着独特的见解,疗效较好,现总结经验如下。

(一) 病因病机

中医学上自古并无CAG的病名,临床上中医认识CAG多从症状出发,病名归为"胃脘痛""痞满""吐酸""嘈杂"等。脾胃乃后天之本,脾胃的功能与五脏六腑息息相关,饮食、水谷、精气的输布代谢及气机血液的运行都依赖中州脾胃的运化调和。李学军教授继承前贤经验,结合临床,认为CAG的病因不外乎饮食劳倦、情志失常;病位主要在胃,与肝脾心密切相关。脾胃受损,土虚木乘,肝胃不和,心神受扰,气滞、血瘀、湿热、浊毒壅塞胃腑,导致黏膜萎缩,是引起CAG的主要发病机制。

1. 饮食劳倦,脾胃失和

《景岳全书·劳倦内伤》云"凡饥饱劳倦,皆能伤人。盖人以饮食为生,饮食以脾胃为主,今饥饱不时,则胃气伤矣。又脾主四肢,而劳倦过度,则脾气伤矣……然而两者之中,则尤以受饥为甚。"李学军教授认为,随着人们生活节奏的加快和生活方式的转变,人们或工作劳累,饥饱不时,或追求形瘦体美而过度节食,或嗜食辛辣油腻满足口腹之欲等,是造成CAG患者逐年增多且年轻化的重要原因之一。脾胃虚弱,无力运化津液水谷,气机阻滞,上下不通,郁结于中,胃黏膜受损,是CAG发生的病机关键。

2. 情志致病，心肝及胃

李学军教授指出，CAG的发病与情志因素密切相关，情志不遂，心神受扰，肝胃不和，气血乃伤。在临床中，可以观察到CAG患者多有焦虑抑郁、悲忧恐惧、失眠多梦等症状。情志致病，首责之肝，继责之心，脾胃为之所碍。肝属木，司疏泄，木曰曲直，以条达为畅，能够通调人体气机；心主神明，为五脏六腑之大主，能够通调人体血液。肝气郁结，横逆犯胃，则中焦气机运行不畅，气滞血阻，胃脘胀满疼痛；心为脾胃之母，脾胃本虚或受损，子不欲养，则心气无力推动血液在脉管中运行，血流滞缓，阻滞气机，又可反过来影响脾胃运化；心神失养，又可导致烦躁、失眠多梦等症状。《素问·调经论》云："五脏之道皆出于经隧，以行血气，血气不和，百病乃变化而生。"CAG患者胃黏膜在内镜观察下多呈红白相间且以白相居多、散见充血斑、黏膜呈颗粒状或结节状等特征。庞海江等运用益气活血解毒方治疗CAG患者，结果显示血液流变学指数均较治疗前降低。李学军教授认为这与CAG患者气滞血瘀的病理状态是相吻合的，气滞血瘀是CAG发生的重要病理因素。

3. 浊毒为患，黏膜受损

"浊毒"的概念萌芽于中医"浊邪""毒邪"理论，在现代经过众多临床医学家的总结而逐渐成形，临床上多用来指导癌症及癌前病变的治疗。国医大师李佃贵认为"浊毒"是CAG发生的重要环节，也是癌变的重要病理因素，胃镜下观察到胃黏膜的充血、糜烂、干燥、透见等是"浊毒"壅滞中焦的判断要点。邱健行在治疗CAG时，认为"气虚"及"浊毒"是其病机关键，并自拟经验方健脾化浊解毒方用以治疗CAG。要翠翠等使用院内制剂"化浊解毒方"治疗60例CAG伴肠上皮化生患者，结果显示治疗组内镜像、腺体萎缩及肠上皮化生分级明显优于对照组。李学军教授结合"浊毒"理论及多年治疗CAG的经验认为，CAG患者脾胃本虚，血气不和，气滞血瘀，阻滞中焦，水湿不化，郁而化热，气滞、血瘀、湿热交结日久而成"浊毒"，损伤胃腑黏膜。因此，CAG的病机关键是脾胃虚弱，以气虚为主，气滞、血瘀、湿热是其重要病理因素，浊毒是众多病理因素形成的结果。

（二）经验特色

1. 补虚为本，汤丸结合

李学军教授认为CAG病机复杂，其病变以脾胃气虚为本。在CAG的病程阶段中，早期和中期多以气虚为主，脾胃气虚，运化无力，患者可出现脘腹胀满、纳呆食少、倦怠乏力、便溏或便秘等症状；在CAG后期，由于病程时间长，气滞、血瘀、湿热、浊毒等病理因素郁久化热伤阴，患者可表现为胃脘隐痛、口干口苦、舌红、苔少、脉细数等阴虚的症状；而有的患者素体阳虚，亦可从阳化寒，出现脘腹隐痛、喜温喜按、腹泻便溏等。虽然CAG临床症状繁多，但总以脾胃气虚为本贯穿病程始终，阴虚、阳虚随证而辨。针对CAG的病机特点，李学军教授结合脾胃病科多年临床实践，制定出治疗CAG的经验方——脾胃培源方，并制作成丸剂——脾胃培源丸，临床应用多年，疗效较好。脾胃培源方是由白术、炙黄芪、太子参、白芍、香附、刘寄奴六味药组成。白术、炙黄芪、太子参补中益气、阴阳双补；白芍养血柔肝，以资后天气血之源；同时配伍香附能疏肝理气，使其补而不滞，调畅气机；刘寄奴消食化积，破血通经，理气健脾。诸药合用，共奏补中益气、固本培源之功效，脾胃同调，气血同调，阴阳同调。李学军教授在治疗CAG前期，多用汤剂，依据患者症状，辨证治疗；在患者临床症状明显缓解后，再给其服用丸剂，缓缓图之，以求长效。

2. 精简配伍，善用对、角药

（1）清肝和胃——黄连、吴茱萸

黄连合吴茱萸出自《丹溪心法》所载“左金丸”，主治肝胃不和所致的嘈杂吐酸、口苦胁痛。黄连性味苦寒，主入胃经，为清胃热之佳品；吴茱萸辛热，功能散寒之痛，降逆止呕。《素问》云：“诸逆冲上，皆属于火”“诸呕吐酸，暴注下迫，皆属于热”。李学军教授认为临床见CAG伴有嘈杂吞酸、恶心欲吐等症状，多为肝胃郁热，黄连苦能燥湿，寒可清肝胃之火，少佐吴茱萸引药入肝胃经，降逆止呕，又可制黄连之苦寒，疗效颇佳，临床上用量黄连多为5～6 g，吴茱萸2～3 g。

（2）制酸止痛——乌贼骨、浙贝母、煅瓦楞子

乌贼骨合浙贝母，来自验方乌贝散。乌贼骨，又名海螵蛸，为乌贼的内壳，性味咸涩，微温，归肝肾经。功能收敛止血，制酸止痛，收湿敛疮。浙贝母，性味苦寒，归肺、心经，功能清热化痰止咳，解毒散结消痈。两者配伍，对于CAG患者合并胃酸过多、胃十二指肠溃疡而致胃脘疼痛者，疗效尤佳。瓦楞子，性味咸寒，归肺胃肝经。《本草逢原》云：“其壳煅灰，治积年胃脘瘀血疼痛。”临床多作煅用。李学军教授认为此三者为制酸止痛之要药，用量多在15～30 g，依据患者病情轻重加减用量和药味。

（3）抑癌解毒——白花蛇舌草、薏苡仁、莪术

CAG属于癌前病变之一，CAG—肠化生—异型增生—胃癌被认为是癌变的途径。因此李学军教授临床上治疗CAG患者常用抑制肿瘤的中药，防患于未然。《广西中药志》云：“白花蛇舌草治小儿疳积，毒蛇咬伤，癌肿。”功能解毒消痈，利湿通淋，现临床上广泛用于治疗恶性肿瘤，李学军教授治疗CAG时多用蛇舌草20 g。薏苡仁归脾胃肺经，功能利水渗湿、健脾止泻、清热解毒散结。现代药理学研究发现，薏苡仁提取物可以抑制癌细胞，起到抗肿瘤的作用，李学军教授治疗CAG时主要用生薏苡仁，用量多为20～30 g。莪术功能破血行气，消积止痛。现代研究表明，莪术醇具有抗肿瘤作用，并且可提高人体免疫机制，治疗CAG时用量多为8～10 g。三药合用，既可健脾化湿，活血解毒，又具有抗肿瘤的作用，为抑制CAG发展为胃癌的最佳配伍。

3. 重视情志，安神解郁

李学军教授认为CAG患者多伴有焦虑、抑郁症状，情志不遂，首责之于肝，继责之于心。因此治疗CAG时应善用安神解郁之药，增加疗效。对于焦虑、抑郁患者，可用合欢花、玫瑰花、绿萼梅等花类药，调畅情志，临床用量多为10～15 g。《神农本草经》云：“合欢花味甘平，主安五脏，利心志，令人欢乐无忧。”玫瑰花归肝脾经，既可行气解郁，又可和血散瘀。绿萼梅是药食两用之品，功可平肝和胃，调畅气机。对于轻度失眠患者可合用茯苓、茯神，既可养心安神，又可健脾化湿，用量为10～15 g；对于失眠、焦虑较为严重者，可合用煅龙骨、煅牡蛎，用量为20～40 g，两药皆为重镇安神之最佳配伍。

（三）病案举隅

沈某，女，58岁，2020年8月12日初诊。主诉：胃脘胀痛伴反酸、烧心一年余，加重1个月。患者1年前无明显诱因，出现反复胃脘胀痛，当时未予以重视，后逐渐加重，伴反酸、烧心，遂至医院就诊。2020年4月20日胃镜示：慢性萎缩性胃炎；食管炎（A级）。病理示：（胃窦活检）慢性萎缩性胃炎，中度。就诊症状：胃脘胀痛，反酸、烧心时作，嗳气，咽干胀痛，口干口苦，纳寐可，二便调，舌淡红，苔薄白，脉弦细。西医诊断：慢性萎缩性胃炎；食管炎。中医

诊断：胃脘痛（肝胃不和证）。处方：青陈皮各 20 g，竹茹 10 g，桔梗 10 g，莪术 10 g，代赭石 15 g，木蝴蝶 10 g，海螵蛸 30 g，煅瓦楞 30 g，浙贝母 10 g，茯苓神各 15 g，黄连 5 g，黄芩10 g，厚朴 10 g，生薏苡仁 20 g，麦冬 15 g，玄参 15 g，白花蛇舌草 20 g，炒吴茱萸 3 g，法半夏 10 g，苏藿梗各 10 g。14 剂，水煎服，每日 1 剂，早晚分服。二诊（2020 年 8 月 26 日）：患者诉胃脘胀痛及反酸、烧心症状好转，嗳气时作，咽干时痛，舌淡红，苔薄黄，脉弦滑。守上方，去吴茱萸、黄芩、莪术，加瓜蒌皮 15 g、旋复花 10 g、煅龙牡各 40 g。三诊（2020 年 9 月 9 日）：患者诉上症减轻，时吐清水，苔根黄腻，脉弦细。守二诊方去青陈皮、代赭石、麦冬、玄参，加片姜黄 10 g，蝉蜕 10 g，僵蚕 10 g。四诊（2020 年 9 月 23 日）：患者诉胃脘胀痛及反酸烧心较前明显减轻，偶有嗳气，夜间口干明显，舌淡红，苔薄白，脉弦细。守三诊方，去片姜黄、黄连、藿香，加麦冬、玄参各 15 g。五诊（2020 年 10 月 9 日）：患者诸证大减，舌脉同前。予以脾胃培源丸（安徽中医药大学第二附属医院制剂室，50 g/瓶，每日 3 次，每次 6 g，饭后服用，温开水送服），补益脾胃，改善萎缩。2021 年 1 月 8 日胃镜：慢性非萎缩性胃炎。病理：（胃窦活检）慢性胃炎。六诊（2021 年 1 月 8 日）嘱患者服用脾胃培源丸巩固治疗，如未有其他症状，1 月后停药，每年定期检查胃镜，忌饮酒及生冷辛辣刺激食物。

按　该患者因胃脘疼痛就诊，患者诊断为胃脘痛病，辨为肝胃不和证，以半夏泻心汤及左金丸为基础方，患者胃脘胀满，予以青皮、陈皮、厚朴、紫苏梗、藿香疏肝解郁，行气化湿；反酸烧心加乌贼骨、煅瓦楞子、浙贝母；咽痛加桔梗、木蝴蝶；咽干加麦冬、玄参，有增液汤之意。二诊患者热象减轻，仍有反酸嗳气等胃气上逆及咽部症状，故去吴茱萸、莪术，加旋复花降逆，煅龙牡重镇安神，以瓜蒌皮易黄芩清热涤痰，宽胸散结，润燥滑肠。三诊胃脘胀满、反酸、嗳气症状好转，患者呕吐清水，故去青皮、陈皮、麦冬、玄参、代赭石，加片姜黄温胃止呕，蝉蜕、僵蚕利咽。四诊无呕吐清水，患者口干明显，故去姜黄、黄连、藿香，加玄参、麦冬养阴增液。五诊患者症状大减，予以脾胃培源丸巩固治疗。六诊患者胃镜显示萎缩消失，患者实现了由慢性萎缩性胃炎到慢性非萎缩性胃炎的转变。

（四）结语

慢性萎缩性胃炎是常见的消化系统难治性疾病，属于胃癌前病变之一。目前西医治疗主要以对症治疗为主，疗效一般，症状易反复，中医药治疗 CAG 有着一定的优势。李学军教授临床治疗 CAG 多年，认为本病以脾胃虚弱为本，尤以气虚为主，脾胃虚弱，土虚木乘，肝气犯胃，气滞血瘀，湿热内生，聚而成毒，浊毒伤胃，黏膜受损而致发病。因此治疗上以补益脾胃为本，重视调畅情志，调和气血，化浊解毒，同时要注重调节饮食，不能劳累过度，注意预后调护，定期复查胃镜，保养为善。

二、运用白术调治胃肠疾病

李学军教授潜心岐黄三十余载，治疗脾胃疾病学验颇丰，临证擅用白术调治胃肠疾病，疗效显著，现择其部分经验简要介绍。

（一）白术功效

1. 性味归经、功效主治

中药白术是多年生草本植物白术其干燥根茎。性温，味苦、甘、温。归脾、胃经。功效：

健脾益气，燥湿利水，安胎，止汗。主治：脾虚泄泻，纳呆，腹胀，痰饮眩晕，胎动不安等。

2. 古籍摘要

中药白术使用历史源广流长，经典条文、古籍对其记载亦数不胜数，例如，《神农本草经》称白术“上品”，言：“术，味苦、温……久服，轻身延年，不饥。”《别录》言：“主大风在身面……暖胃，消谷嗜食。”《本草纲目》言：“消痞……补胃和中。”《本草通玄》言其为“补脾胃之药，更无出其右者。”《医学启源》言“除湿……和中……强脾胃。”《医药法象》言“去诸经之湿，理胃。”《本草衍义补遗》言“除湿之功为胜。”《药性论》言：“止呕逆……吐泻不住及胃气虚，冷痢。”《药性论》言其有“止下泄之功”。《本草经集注》言其“有赤、白两种”。《本草求真》言：“白术……为脾脏补气第一要药也。”……可见自古以来，医家便喜用白术治疗胃肠疾病，李学军教授敏而好古，潜精积思，结合大家经验临床实际，对白术的运用有更深刻的体会。

3. 用法、用量

白术的炮制种类很多，常用的多为：麸炒白术、土炒白术、生白术、焦白术、盐白术以及白术炭等。随炮制的变化，功效亦不同，如：生白术以健脾通便见长；麸炒白术燥湿之功更胜；焦白术则温中止泻效更佳；土炒白术则健脾、止呕止泻效更优……写入最新版《中国药典》中白术常用剂量为 6～12 g。自古至今，白术的使用灵活多变，多以小剂量为主，大量用此药的医家，也不在少数。吾师认为白术治疗胃肠疾病时用法用量不同，功效亦有改变，应做到辨证论治，辨病用量。

（二）应用特色

胃肠疾病有病程长、难治愈、易反复等特点，包括：功能性消化不良、肠激综合征、慢性萎缩性胃炎、消化性溃疡等众多疾病。李学军主任治验丰富，对白术运用独到，现列举一二，以飨医道。

1. 功能性消化不良(FD)

FD 多属中医“胃痞”“痞满”等范畴，病证特点为脘腹满闷不舒，多由中焦气机阻滞，脾胃升降失职所致。《证治汇补》言：“痞满……多脾胃受亏……不及运化为患。”《全生指迷方》记载用宽中丸(白术、橘皮为丸)，以木香汤送服，治脘痞胀满疗效佳。《脾胃论》中以枳术丸为基础，白术倍枳实，善治脾虚食滞，痞满不欲食之证。现代药理研究表明，白术具有促进胃肠运动的作用，陈镇等通过观察白术挥发油 25 mg/kg、50 mg/kg、100 mg/kg 对实验小鼠的胃肠功能影响，发现白术挥发油能够有效改善胃肠运化功能。王晓红证明用大剂量白术(50～100 g)治疗脾虚湿胜所致胃痞疗效显著，健脾促消化功能强。赵鲁卿等以炒白术为要创制健脾理气方，显示可通过抑制 MLCK，激发 PGE2-EP4-cAMP/PKA 信号通路，提升实验大鼠肠道紧密连接蛋白结构及功能，从而修正其黏膜屏障。李学军教授独创健脾消痞方(炒白术15 g，党参 15 g，陈皮 10 g，茯苓 15 g，木香 10 g，香附 10 g，砂仁 6 g，姜半夏 10 g，大腹皮 10 g，藿香 10 g，郁金 10 g，谷麦芽各 20 g，炙甘草 6 g)治疗 FD 脾虚气滞证，该方在名方香砂六君子汤基础上加减而出。方中主取炒白术在内的四君(炒白术、茯苓、党参、甘草)以滋脾胃，鼓舞运化。总览全方，以健脾益气、理气消滞为重点，兼以和胃渗湿。配伍加减消补兼施，调治升降，使虚可补，滞能行，气得畅，标本兼施，显著缓解患者胃脘部不适，减轻患者病痛之苦。

2. 慢性萎缩性胃炎(CAG)

CAG 多属中医“嘈杂”“痞满”“胃痛”等范畴，临床表现无特异性，常见上腹痛、食欲不振、饱胀、嗳气、消瘦、贫血等，可继发癌变。多由脾胃虚弱所致。《临证指南医案》言："脾宜升则健，胃宜降则和。"现代药理研究显示，中药白术能有效抵抗炎症，从而降低胃肠道病变的风险。朱杭溢等实验证明白术水煎液能上调大鼠的 Th 细胞 IL-2 及下调 IL-6、IL-17，可导致细胞的活化与增殖，从而提高 T 细胞抗炎效果并修复黏膜损伤。李多等指出白术内酯Ⅰ可明显降低 CAG 模型大鼠血清中 CRP、IL-6、TNF-α 的水平，从而起到抗炎、保护胃黏膜的作用。沈妙燕自拟慢萎康方以炒白术为君药，配茯苓健脾利水；党参、黄芪益气和胃；白芍、砂仁等行气止痛；干姜、半夏温中化痰等共 15 味中草药治疗脾胃虚弱型 CAG 治疗效果良好；柳青自拟胃安方以白术、黄芪补气健脾，燥湿和中为要药，党参补气养血；赤芍、丹参、枳壳、砂仁活血止痛，化郁宽中等共 12 味草药，能有效地清除自由基、抗氧化，从而保护胃黏膜。李学军教授创脾胃培源方（白术 10 g，炙黄芪 15 g，党参 10 g，桂枝 6 g，白芍 15 g，刘寄奴6 g，山药 15 g，青皮 10 g，陈皮 10 g，当归 10 g，香附 10 g，莪术 8 g，炙甘草 6 g）治疗慢性萎缩性胃炎气虚血瘀证，方以白术合炙黄芪、山药、党参，以健脾益气为要，全方共奏调和阴阳、理气化瘀、健脾养胃、益气和中之效。

3. 腹泻型肠易激综合征（IBS-D）

IBS-D 多属中医"泄泻""腹痛"等范畴。《素问 · 太阴阳明论》言："饮食不节，起居不时者……下为飧泄。"《寿世保元》言："脾胃虚弱……或不思饮食，或食而不化……此肾泻也。"参苓白术散、理中丸、升阳益胃汤、痛泻要方等经方效方，其中白术皆为要药，行健脾燥湿之功，有效治疗泄泻。现代药理研究表明，白术可以一定程度地调节肠道微生态及促进胃肠排空、蠕动。钟熊等实验发现肠道为白术多糖代谢的主要场所，白术多糖代谢与肠道益生菌生长相互影响。陈翔等以炒白芍、炒白术为君药的自拟方治疗 IBS-D 总有效率为 92.90%优于对照组（匹维溴铵片）的 78.60%（$P<0.05$），既明显减轻患者症状，又可降低其副作用及复发率，疗效好，预后佳。季瑜等自拟健肠Ⅰ号方以炒白术为君药治疗 IBS-D，全方补脾柔肝，收涩止泻，观察组的总有效率为 93.91%明显要优于对照组（马来酸曲美布丁）的总有效 72.11%（$P<0.05$），改善症状明显，副作用小，疗效明显。李学军教授自拟暖中固元方（炒白术 15 g，怀山药 15 g，炮姜 5 g，炒防风 8 g，党参 20 g，芡实 15 g，薏苡仁 20 g，茯神15 g，莲子 15 g，桂枝 8 g，肉豆蔻 10 g，炒白芍 15 g，补骨脂 10 g，陈皮 8 g，吴茱萸 4 g，炙甘草 6 g）治疗脾肾阳虚型 IBS-D，由四神丸加用参苓白术散及痛泻要方为基础加减而出，从脾肝肾论治，尤以脾肾为要，使脾健湿化，固肾止泻，泻肝理气，补虚泻实，疗效彰显。

4. 便秘型肠易激综合征（IBS-C）

IBS-C 多属中医"大便难""秘结""不更衣""后不利""脾约"等范畴。病位在大肠，与脾胃关系紧密，如李杲所言："治病必求其源，不可概用牵牛巴豆之类下之。"说明应治其脾胃之源。《伤寒论》记载："伤寒八九日……若其人大便硬……去桂加白术汤主之。"现代药理研究表明，中药白术在治疗胃肠道疾病时能够双向调节，既能抑制亦能刺激肠管。余平等研究证明，白术的醇提物浓度在 1.0 mg/mL 之前对肠肌张力无影响，随着白术的醇提物浓度增长，抑制肠肌的收缩力越强，甚至完全抑制。张建国等介绍关于名医治疗便秘临证运用生白术的验案，白术为君，健运脾胃，配伍养阴、通便、行气之中药治疗便秘，效显。陈思敏等实验显示生白术能够显著改善 STC 模型大鼠便秘的症状，提高大便的含水量、提升炭末推进率、促进肠道传输，其通便功效具有一定"剂量-效应"正相关作用。曹菲通过人体试验研究发现，白术剂量与患者 Cleveland 评分曲线呈负相关，药物剂量增加，便秘症状改善越明显。《伤寒论类方》言："白术生肠胃之津液。"《本草正义》言："最富脂膏……滋津液。"吾师深悟"增水利行舟”之理，谓生白术的燥性相比炒白术力弱，可濡润肠道，增强运化，利便。临证多用生白术 30～60 g，常治便秘脾虚血亏津伤之证，随证加减，如：气虚盛者加用黄芪、党参等；血虚盛者加用当归、熟地等；阳虚盛者加用肉苁蓉、附子等；阴虚盛者加用麦冬、生地等。灵活运用，疗效甚佳。

（三）病案举隅

李某，女性，48 岁，职员，淮南人。2018 年 10 月 13 日初诊。主症：患者大便干结十年余，4～6 日一行，伴口干、咽干，月经后期，量少，小便尚可，纳寐尚可，脉细数，舌红苔薄。就诊于当地医院，肠镜：结直肠未见异常。他医处方：大黄 5 g，生地黄 10 g，麻子仁 10 g，连翘 10 g，砂仁 3 g。7 剂，水煎服，一日一剂，150 mL/次，效不显。吾师察色诊脉后予以调整处方：生白术 30 g，玄参 15 g，生地黄 12 g，麦冬 15 g，当归 12 g，肉苁蓉 20 g，火麻仁 15 g，生麦芽 20 g。7 剂，水煎服，一日一剂，150 mL/次。二诊：2018 年 10 月 20 日，患者诉大便二日一行，时有胸胁胀满，脉弦细，舌红苔薄白。处方：生白术 40 g，玄参 12 g，生地黄 12 g，当归 12 g，肉苁蓉 12 g，黑芝麻 20 g，郁李仁 15 g，炒枳壳 15 g，莱菔子 15 g，紫菀 10 g，杏仁 10 g。7 剂，水煎汤，一日一剂，150 mL/次。三诊：2018 年 10 月 27 日，患者诉腹胀得舒，大便正常，脉缓和，舌淡红，苔薄白，症状改善，续服二诊方 7 剂，以善其后。

按 该患者以津亏肠燥为主要发病机制。六腑以通为用，以降为和。《内经》言：“年四十，而阴气自半也。”说明胃肠功能受年龄因素作用，影响气血津液的化生。此患者阴血亏而肠道干涩，造成便秘，治宜滋阴润肠通便。他医之方效不显，因其未能辨证论治，一味强调攻下，而滋阴之力不足。吾师方中使用大剂量白术合元参、麦冬、细生地共奏滋阴健脾之效，使滋阴而不碍脾胃。《王旭高医书六种》言：“白术生肠胃之津液……加白术。”足可以见白术生津通便之效。《温病条辨》言：“元参、麦冬、细生地……增水行舟……汤名增液。”吾师亦强调缓补阴液兼以行气，因大量滋阴药反倒抑制肠蠕动。欲通下窍先开上窍，故用紫菀、杏仁来宣肺降气，再加枳壳、莱菔子等以复六腑以通为用之常。

（四）结语

白术为补益脾气第一要药，可攻可守，双向调节，吾师临床巧用白术根据病情寒热虚实、轻重缓急、剂量多少炮制选择，因病因人而定，治本求源。

三、运用祛湿止泻法治疗腹泻型肠易激综合征

肠易激综合征（IBS）临床症状多表现为腹痛，腹胀、排便习惯及大便性状改变。根据其临床症状可分为腹泻型、便秘型、混合型和不定型。近期关于 IBS 全球患病率的 Meta 分析显示，罗马Ⅲ标准下的 IBS 患病率约为 9.2%，罗马Ⅳ标准下的 IBS 合并患病率为 3.8%。而腹泻型肠易激综合征（IBS-D）是罗马Ⅳ标准中最常见的亚型。西医治疗 IBS-D 主要通过解痉止痛、缓解腹泻，消炎、调节肠道菌群等方法为主。但疾病易反复，也有一定风险，疗效待观。李学军教授是安徽省名中医，从事脾胃病科临床工作二十余年，治疗 IBS 经验丰富，笔者有幸师从李学军主任，受益良多。现总结其治疗腹泻型肠易激综合征的临床经验，以供读者参考。

（一）病因病机

IBS-D为西医病名，祖国医学虽未有明确病名，但依据其临床特点，可将其归属于“泄泻”“腹痛”等范畴。李学军教授认为IBS-D多以湿邪为主，病位在肠，与肝、脾、肾有关。

1. 湿邪

李学军教授认为引起IBS-D诸多病理因素中以湿盛为主，脾阳虚弱，或外感湿热、寒湿。《素问·阴阳应象大论》曰：“湿盛则濡泻。”指出湿气盛而发此病。徐陆周认为因外感、饮食等原因，致湿邪侵入机体，故湿邪为患。

2. 脾虚是发病基础

《素问·五常政大论》曰：“其病飧泄，邪伤脾也。”指出邪气犯脾，脾失健运。常因感受风、寒、暑、湿，或饮食不节，以致脾土运化失调而发生泄泻。

3. 肝失疏泄

《素问·举痛论》指出：“怒则气逆，甚则呕血及飧泄。”肝失疏泄致中焦气机升降失常，木郁乘土，以致脾气虚弱，则水谷不运，故而发生泄泻。

4. 肾阳不足

肾阳温煦，能激发各脏腑的生理功能，若肾阳不足，失于温煦，则火不暖土，脾失健运，水谷不化。肾主水，肾虚则水液不行，水液偏走于肠间，发为泄泻。

（二）辨治思路

李学军教授治疗IBS-D，以祛湿邪为要，健脾为核心，兼顾脏腑生理、病理特点。可将其分为湿热证、寒湿证、脾虚湿盛证、肝郁脾虚湿盛证、肾阳亏虚水泛证。灵活运用祛湿止泻法。

1. 湿热证

《素问·刺热》提出：“脾热病者……腹满泄。”湿热积滞下迫于肠道而发生湿热泄泻，故应选用清湿热之剂。主症：大便泻下急迫，色黄，口渴欲饮，小便短赤，肛门灼热。脉滑数，舌红苔黄腻。治法：清热利湿生津，方用葛根芩连汤加减。方药：黄连、葛根、黄芩、厚朴、麦冬、扁豆、车前子、茵陈、白头翁、炒莱菔子、白豆蔻。加减：口干津亏加用石斛，脾虚者加用党参、白术。葛根芩连汤为表里双解方，可治疗太阳阳明、邪热下利、表邪内陷所致的肠腑热盛，失于传导的泄泻。葛根有缓解肠道痉挛、消炎、促进病理产物排泄的作用；黄连、黄芩配伍，清热利湿。小檗碱是黄连中所提取药物，可有杀菌、止泻、消炎之用，是现代西医常用的治疗腹泻的药物。黄连、黄芩配合使用能起到体内外抑菌作用。

2. 寒湿证

《素问·金匮真言论》云：“长夏善病洞泄寒中。”指出寒湿之邪侵袭，易发为泄泻。故应选用温化之剂。主症：泄下清晰，如水样，肠鸣时作，兼有恶寒，肢体酸痛。舌淡苔薄白，脉濡缓。治法：散寒化湿。方用藿香正气散加减：藿香，白术，茯苓，薏苡仁，陈皮，厚朴，大腹皮，紫苏，白芷。加减：若表邪重可加荆芥、防风。有研究表明，藿香中某些成分具有杀菌、抗炎，促血管作用。白术能够修护胃肠黏膜、调节肠道微生态，促进肠道蠕动。

3. 脾虚湿盛证

《素问·至真要大论》云：“诸湿肿满皆属于脾。”指出湿邪伤脾。脾气虚，则水湿泛溢。故应选用健脾利湿之法。主症：腹泻，身重乏力，精神不振，纳谷不香，面色萎黄，形体消瘦。

脉弦细，舌淡苔薄。治法：健脾祛湿。方用参苓白术散加减：党参、白术、山药、薏苡仁、炒扁豆、陈皮、山药、莲子、砂仁、茯苓、桔梗。加减：腹痛湿盛加用干姜、肉桂。脾虚、乏力明显加用黄芪、人参。有研究表明，此方能够调节肠道功能，促进分泌吸收，有效保护肠道黏膜，提高机体免疫。钟熊等研究发现白术多糖在肠道中代谢尤为活跃，白术多糖在代谢同时能影响肠益生菌。

4. 肝郁脾虚湿盛证

《景岳全书泄泻》云："凡遇怒气便做泄泻者，必先以怒时挟食，致伤脾胃。"主症：腹泻，胁胀，情绪不宁，肠鸣时作，郁闷时加重。脉沉弦，舌淡红苔薄。治法：补脾柔肝。方用痛泻要方合四君子汤加减。方药：党参，炒白术，茯苓，炮姜，陈皮，防风，炒白芍，砂蔻仁，木香，川连，吴茱萸，炒薏仁米，山药，焦楂曲，炙甘草。加减：久泄者可加用柴胡、升麻，四肢欠温者加用肉蔻、干姜。痛泻要方中防风合白术可升散脾之清阳，降脏腑之浊气，现代药理研究表明，此方能多靶点调节胃肠道，同时缓解患者紧张情绪，调节情志。

5. 肾阳亏虚水泛证

肾主水，肾虚则水液不行，水液偏走于肠间，发为泄泻，李学军教授认为此证应温固肾阳、脾肾同治。自拟健脾培元方加减。主症：大便稀溏肠鸣，纳差乏力，形寒肢冷，腰膝酸软，肛门坠胀，舌质淡红，苔白，脉沉细弦。治法：健脾化湿，温肾固涩。方药：党参、炒白术、茯神、怀山药、薏苡仁、莲子肉、芡实、桂枝、炒白芍、炒防风、陈皮、炮姜、补骨脂、肉豆蔻、吴茱萸、炙甘草。加减：阳气明显亏虚加用附子、肉桂。精神不振、纳食不运，加用黄芪、白术。《内科摘要》中四神丸用以稳补肾阳，固涩止泻；《太平惠民和剂局方》中参苓白术散平补脾胃之气，健脾化湿；《丹溪心法》中痛泻要方疏肝止泄。李学军教授所拟之方，即在此三方基础之上加减而成。

（三）加减运用

1. 用药心得

李学军教授认为此病因人而异，处方用药应辨证加减。治在脾虚，白术、茯苓、黄芪、党参、山药可健脾化湿，同时加用木香、陈皮以防健脾药物致使气机滞结。肝旺者，肝气乘脾，与肝经实火不同，故不能使用龙胆草、山栀等苦寒药物。而应加用白芍、陈皮等理气柔肝之品。对于肠腑湿热证，可加用车前子、六一散利水渗湿，清湿热。厚朴、扁豆化湿醒脾，防止脾胃寒凉过重。

2. 善用风药

风药善行数变，与 IBS-D 病情反复类似。风药清扬升散，脾气上升，同气相召，同时肝之五行属木，风之于五行也亦属木，肝与风相通。风药可助肝阳气升发疏泄。风具有升、散、燥之特性，湿邪见风可清散。风药有促进肝之阳气升发的作用。李学军教授在临床诊治时善用风药。如柴胡走肝经，舒肝气，性味苦可除湿邪。药理学研究表明，柴胡可解热、止惊、保肝、提高免疫的作用；升麻，升举阳气；羌活，祛风胜湿。李学军教授在诊治时，若遇有患者腹泻不能自制，考虑中气下陷，故应配伍升麻、羌活，以祛风，升阳止泻。风药性味温燥，久用，易损耗津液，易致阴虚。临床若遇津液亏虚，阴虚明显患者，应多以滋阴固涩药为主。同时使用时注意用量，风祛则可药止。

3. 善用通法

IBS-D 其病缠绵，病程长。因外邪、饮食、内邪，可致肠腑内生积滞，积聚可产生痰浊、瘀毒。张从正对待攻邪已病倡导以攻为补。因此临床常见虚实夹杂之证，可攻肠腑痰浊瘀毒，以攻为主，攻补兼施。临床可加用川芎、红花、黄连、黄芩等药物。

（四）医案举例

患者陈某，男，47 岁，2020 年 7 月 8 日。因“腹痛腹泻 1 年余，加重 5 天”就诊。患者 1 年前无明显诱因下出现晨起腹痛腹泻，日 1～3 次不等，平素情绪不宁，时肠鸣，大便呈泡沫状，遇冷加重，无黏液脓血，无里急后重。5 天前因琐事与家中争吵，大便次数增多，日 3～4 次，大便稀溏，腹痛时发，无黏液脓血。刻下患者腹痛肠鸣，口不干苦，不多饮，纳可，小便正常，脉沉弦，舌质红，苔薄。2020 年 7 月 6 日外院纤维结肠镜示：未见明显异常。西医诊断：肠易激综合征（腹泻型）；中医诊断：泄泻，肝气乘脾，脾胃虚弱证。治宜补脾柔肝。拟方：痛泻要方合四君子汤加减治疗，方药组成：党参 10 g，炒白术 10 g，茯苓 20 g，炮姜 3 g，陈皮 10 g，防风 6 g，炒白芍 10 g，砂蔻仁各 6 g，木香 8 g，炒川连 6 g，炒吴茱萸 4 g，炒薏仁米30 g，山药 30 g，焦楂曲各 15 g，炙甘草 6 g。水煎服，每日 1 剂，早晚分服，共 7 剂。2020 年 7 月 15 日二诊。服药后患者腹痛腹泻明显改善，胃脘部时有反酸，打嗝，舌脉同前，上方加青皮 10 g，麸炒苍术 15 g 继服，增行气护胃之力，水煎服，每日 1 剂，早晚分服，共 7 剂。2020 年 7 月 22 日三诊。患者诸症明显缓解，大便每日 1～2 次，基本成形，守 7 月 15 日方，续服 14 剂后诸症悉除。

按　患者情绪不宁，5 日前又与家中发生争吵。李学军教授认为患者素体肝强脾弱，脾胃不建，中阳不振。情志不舒或精神紧张，致肝气郁滞，肝失疏泄，横乘脾土，脾主运化水湿功能失常，而发为泄泻。痛泻要方出自丹溪心法，有疏肝健脾之功。方中炒白芍属手足太阴经引经药，能顺血脉，与陈皮、木香配伍疏肝理气，缓急止痛；配合炒川连、吴茱萸用以清肝降逆。加薏苡仁、砂蔻仁、焦楂曲以和中化湿；防风具有疏散之性，可止泻。患者大便呈泡沫状，加以炮姜温中散寒，合四君子汤，党参、白术、茯苓、炙甘草用以益气健脾。二诊患者胃脘时有反酸、打嗝，故加用行气护胃之药，青皮与苍术合用共凑理气健脾之功。三诊诸症改善，守原方继进。

（五）小结

近年来 IBS-D 的发病率不断增加，缠绵反复，影响患者生存质量，其临床病因病机繁杂，西医治疗存在其局限性，中医药治疗具有优势。李学军教授认为湿邪为其主要病理因素，将病理因素与病机病位相结合，从疏肝、健脾、温肾方向入手。在遣方用药仔细推敲，辨证论治，益气防使气滞，清湿热同时注意药物勿过于寒凉。善用风药，使用时酌情用量，疾病虚实夹杂，善用通法。既用经方随诊，也灵活合用自拟方。值得临床推广使用。

第二节　中医药治疗脾胃病研究进展

一、中医治疗慢性萎缩性胃炎研究进展

慢性萎缩性胃炎（chronic atrophic gastritis，CAG）是指胃黏膜萎缩，胃固有腺体减少，

常伴有肠上皮化生为特点的一类慢性胃炎。西医对其病因及发病机制仍未完全明确，普遍认为与幽门螺杆菌(Hp)感染、胆汁反流、免疫因素等有关。如何延缓 CAG 病理学进展或逆转胃黏膜萎缩成为临床治疗本病的重点和难点。西医治疗本病主要是对症治疗，如抗 Hp 感染、改善胃动力、保护胃黏膜等，但存在易复发、不良反应多等问题。中医治疗本病取得了显著进展，现综述如下。

（一）病因病机

中医无慢性萎缩性胃炎病名，根据患者的临床表现，可将其归属于“胃脘痛”“痞满”等范畴。主要病因有外邪犯胃、饮食伤胃、情志不畅及脾胃素虚等。《三因极一病证方论》曰：“外感六淫，则其气闭塞，郁于中焦，气与邪争，发为疼痛……若五脏内动，汩以七情，则其气痞结，聚于中脘，气与血搏，发为疼痛。”《兰室秘藏》曰：“多食寒凉，及脾胃久虚之人，胃中寒而胀满，或脏寒生满病。”《张氏医通》曰：“肥人心下痞闷，内有痰湿也；瘦人心下痞闷，乃郁热在中焦；老人、虚人脾胃虚弱，运转不及。”古代中医学将本病多责之于气滞、血瘀、寒凝、热郁、痰湿、食积。早期可由外感、饮食、情志所伤，以实证为主；久病损及脾胃，脾胃虚弱与实邪相合而虚实夹杂；或素体脾胃本虚，易受邪扰，出现虚实夹杂证。现代医家依据自身的临床实践经验，对本病病因病机提出了各自的观点。刘凤斌教授以“三因制宜”为出发点，结合岭南地域气候特点（湿、热、风、雨），认为“脾虚气滞，热郁络瘀”是本病的基本病机。李培教授认为，本病常见于禀赋不足、久病不愈、劳累过度者，以虚发端，按照“虚（邪毒）—滞—湿—郁—热—瘀（癥）”的过程发展，并指出“邪毒”相当于 Hp 感染阳性，是重要的致病因素。蒋士生教授根据脾喜润恶燥、易感湿邪的病理特点，认为本病发病初期治疗不当或不及时，导致湿邪内伏而成湿毒，湿毒内侵，则可伏着脏腑引发疾病，并认为幽门螺杆菌是一种湿毒。郭淑云教授结合 CAG 胃镜下胃黏膜白相为主的黏膜象，认为与脾气亏虚、胃失濡养的证候相通；而黏膜象中暗红色树枝状血管网或蓝色血管网，与血瘀之证相通；故提出“脾胃气（阳）虚，胃络瘀阻”是本病的基本病机。也有医家认识不同，如姜树民教授将本病病机概括为肝气郁结，肝胃不和，碍脾生湿，血运不畅，久则必有陈腐郁热，气血凝滞，化而为痈，从痈论治。

（二）中药治疗

1. 辨证治疗

《慢性萎缩性胃炎中医诊疗共识意见》将 CAG 辨证分为 6 型：肝胃气滞证、肝胃郁热证、脾胃虚弱证、脾胃湿热证、胃阴不足证、胃络瘀血证，但中医各医家具有鲜明的个体思维，临床实践经验不同，对于本病的分型也不同。林慧光教授将 CAG 辨证分为 5 型：脾胃气虚型、脾失健运型、肝脾不和型、寒热错杂型、胃阴亏虚型。脾胃气虚型方选香砂六君子汤加减治疗；脾失健运型方选健运麦谷芽汤加减（麦芽、谷芽、鸡内金、山药、党参、甘草等）治疗，以和胃降逆，健脾行气，恢复脾胃升降；肝脾不和型方选四逆散加味治疗，以四逆散“抑肝”，酌加适量益气健脾药“扶脾”；寒热错杂型方选半夏泻心汤加味治疗，以辛开苦降，平调寒热，散结除痞；胃阴亏虚型方选一贯煎以滋阴疏肝，临床疗效满意。唐旭东将本病证候归纳为肝胃不和证、湿热中阻证、脾虚气滞证、胃阴不足证等 4 个证型。肝胃不和证方选香苏饮加减治疗；湿热中阻证方选半夏泻心汤加减治疗；脾虚气滞证方选香砂六君子汤加减治疗；胃阴不足证方选麦门冬汤加减治疗，疗效满意。董筠教授将本病证型概括为脾胃湿热兼瘀阻证和胃阴不足兼郁热证；脾胃湿热兼瘀阻证，治以清热化湿宽中，兼以化瘀，方用平胃散加减；胃阴不足兼郁热证，治以滋阴益胃、疏肝解热，方用益胃汤合柴胡疏肝散加减。临床治疗随证选方，疗效显著。

2. 辨病治疗

胃镜下观察胃黏膜象，可视为中医四诊中“望诊”的延伸。许多临床医生将其灵活运用于传统中医治疗中，并结合病理学等检查，辨病施治显著提高了临床疗效。如单兆伟教授根据 Hp 感染患者的临床症候，认为病机为湿热阻于脾胃，于基础方上多加用黄芩、蒲公英、厚朴、石菖蒲等清化湿热药物而 Hp 清除率显著提高；认为胆汁反流，是肝胃不和、胆失通降之证，应用柴胡、枳壳、白芍、郁金等药物以疏肝利胆；胃镜病理检查如见肠上皮化生、异型增生等，则用生薏苡仁、白花蛇舌草、山慈菇等抗癌、防癌之品；胃镜检查见糜烂、溃疡及出血点时，则用乌贼骨、浙贝母、三七粉、白及粉等抑酸护膜、消炎生肌。周晓虹教授从“瘀”论治 CAG，将三七粉、白及粉冲服或加入藕粉中调服，治疗 CAG 伴有胃黏膜糜烂者，以护膜生肌、宁络止血、祛瘀生新；如胃镜下见有颗粒或结节状表现，病理结果提示肠上皮化生者，以活血化瘀、解毒散结为治法，药用莪术、山慈菇、蒲黄、石见穿、丹参、赤芍、五灵脂、白花蛇舌草等，以改善胃黏膜腺体血液循环，阻碍腺体萎缩以及促进腺体再生；对病理学提示异型增生者，以破血逐瘀、软坚散结为治法，药用三棱、莪术、王不留行、夏枯草、牡蛎、僵蚕、刺猬皮、炮山甲、土鳖虫、蜈蚣、全蝎等，均有较好的临床疗效。

3. 验方治疗

现代医家结合自身的临床经验，总结了一些治疗本病效果明显的方剂。付秀芹自拟治萎汤（党参、白术、丹参、麦冬、莪术、制半夏等）治疗 CAG 患者 40 例，对照组 40 例予莫沙必利口服治疗，结果发现观察组血细胞比容、血浆黏度指标均有明显下降，有效率明显高于对照组，说明治萎汤可通过改善胃血液循环，对胃黏膜恢复具有积极的临床意义。陈霖等应用名老中医唐江山的验方抗萎平异方加减（黄芪、绞股蓝、白术、枳壳、莪术、木蝴蝶等）治疗 CAG 30 例，对照组 30 例予以胃复春口服，结果发现治疗组临床症状总有效率、病理总有效率均高于对照组，且抗萎平异方组 Hp 阳性率明显下降，说明抗萎平异方对 Hp 具有一定清除作用。王丽华应用益胃活络经验方（炒丹参、炒白术、枳壳、半枝莲、鸡内金、桃仁、薏苡仁、白茯苓等）联合三联疗法治疗胃络瘀血证 CAG90 例，对照组 90 例仅给予常规三联疗法，治疗后观察组胃黏膜病理学改善程度明显优于对照组，血清炎性因子 TNF-α（肿瘤坏死因子-α）、IL-6（白细胞介素-6）、IL-8（白细胞介素-8）水平明显低于对照组，说明本方不仅能修复胃黏膜腺体，而且抗炎作用突出。

（三）中成药治疗

王贺军等治疗 80 例 CAG 患者，治疗组 40 例予以胃康宁颗粒（姜半夏、干姜、黄芩、黄连、炒白芍、郁金等）口服；对照组 40 例予以胃复春片口服，结果发现胃康宁颗粒较胃复春片能明显缓解慢性萎缩性胃炎癌前病变患者的临床症状，减轻胃黏膜炎症、萎缩和肠上皮化生。杨少军等应用平胃胶囊（苍术、厚朴、木香、枳壳、陈皮、北柴胡等）治疗 CAG 患者 45 例，对照组 35 例予以口服维酶素片治疗，治疗结束后发现治疗组糜烂、黏膜白相、颗粒增生、血管透见、胆汁反流等镜下胃黏膜象改善率明显优于对照组；治疗组癌前病变状态（Ⅰ型肠化、Ⅱ型肠化、异型增生）的表皮生长因子（EGF）、肠道特异性转录因子（CDX2）表达率明显下降，说明平胃胶囊可能通过抑制 EGF 和 CDX2 的表达，使胃镜下黏膜象改变，进而 CAG 癌前病变得以有效逆转。王婷等应用安胃胶囊（制半夏、干姜、黄连、木香、乌药、丹参、白芍、百合等)治疗本病，并设口服胃复春胶囊组为对照，结果发现治疗后治疗组三叶肽因子表达水平升高，并优于对照组。结合前期的动物实验研究，认为安胃胶囊可通过调控三叶肽等免疫因子，以增强胃肠道黏膜防御屏障的保护能力。并在1年后随访复发率，治疗组复发率为14.0%，对照组复发率为20.8%，治疗组明显低于对照组。

（四）针灸治疗

针灸治疗CAG已广泛应用于临床，其作用机制主要有提高机体免疫功能，调节中枢神经通路，调节胃肠激素，增加胃部血流量，调控相关细胞因子，提高胃动力，调节胃酸分泌，改善炎性反应，调控细胞增殖凋亡从而强化胃黏膜屏障功能等。龚志荣等予以针灸治疗79例CAG，治疗组针刺取穴胸9～12华佗夹脊穴、胃俞、足三里(双)、天枢(双)、中脘、内关、三阴交，并取穴足三里(双)、中脘、胃俞施以温和艾灸；对照1组采用三联疗法；对照2组予以中药口服。治疗后均观察临床症状、胃镜下黏膜象的改善情况，结果针灸组有效率为93%，对照1组有效率为70%，对照2组有效率为79%。周萍等治疗CAG气滞血瘀证患者，对照组55例给予维酶素片治疗，治疗组55例在对照组基础上加用中药联合针灸治疗，取穴中脘、内关、足三里、三阴交、期门、阳陵泉等。结果发现胃镜下异常黏膜象消失率治疗组高于对照组($P<0.05$)。范明等将46例CAG脾胃虚弱型患者随机分为治疗组、对照1组和对照2组，治疗组16例，对照组各15例。治疗组采用健脾养胃化瘀方(黄芪、三七、太子参、石斛、当归、郁金等)口服联合艾灸治疗(穴位：中脘、双足三里)，对照1组给予健脾养胃化瘀方口服，对照2组给予胃复春片口服，疗程均为3个月。结果发现治疗组在改善临床症状、清除Hp、逆转腺体萎缩、肠上皮化生、不典型增生等方面均优于对照组($P<0.05$)。

（五）中医调护

饮食和情志调节是中医治疗不可或缺的一部分，而饮食不节和情志失调又是本病重要的病因，近年有研究表明对CAG患者予以心理和饮食指导，可明显提高临床疗效。魏玮观察到临床CAG患者均有不同程度的焦虑和恐惧，忧思伤脾，故而尤其重视疏导患者心理，减轻患者思想负担。过度饮食生冷则易耗伤脾阳，过度饮食辛辣油腻则易灼伤胃阴，并生湿热，故饮食上则告诫患者均应避免，还应多食易消化、有营养的饮食，多吃新鲜蔬菜及水果。现代CAG发病率的升高，与长期服用对胃肠有不良反应的某些药物不无关系，如非甾体抗炎药、抗凝素、霉菌素等药物，故还需加强用药指导，确保患者安全有效用药。

（六）结语

综上，中医治疗可以延缓CAG进展，甚至逆转胃黏膜的萎缩。中医治疗本病的优势可概括为：① 个体化施治，注重情志、饮食调节，辨证治疗。② 与现代医学检查相结合，如胃镜检查、病理学等，有针对性选择药物，可显著提高疗效。③ 不良反应少，安全性高。但也存在一些不足，如中药方剂成分复杂，仍然不能被现代医学所解释，故而研究其具体的作用机制，显得捉襟见肘，临床可信度降低；缺少大样本、远期疗效评估的临床研究。中医治疗CAG临床研究可从以下几个方面着手：① 目前的实验设计方法并不完全适应中医药机理的阐释，故应进一步寻找适合中医特色的研究方法。② 扩大样本量，延长研究时间，观察CAG患者复发率。③ 胃镜检查相对于传统的望诊更具有客观性，从胃镜下黏膜象分析证型，也更具有指导意义，有利于建立统一的证型标准。

二、中医药治疗溃疡性结肠炎研究概况

溃疡性结肠炎(ulcerative colitis,UC),是一种病因未明的非特异性炎性肠病,本病西医治疗效果多不理想,中医通过内治法、外治法配合情志、饮食和其他疗法,治疗本病具有一定的特色与优势,疗效确切,副作用小,生活质量提高,现概述如下。

(一)病因病机

根据临床特征,溃疡性结肠炎属中医学“痢疾”“便血”“泄泻”等范畴。魏善初认为本病病位在肠,与肝脾肾密切相关,脾虚为发病之本。李毅认为UC的基本病机为阳虚血瘀、脾肾阳虚为发病之本,瘀血阻滞为致病之标,强调运用温阳活血法治疗本病。林燕以解毒通络为核心,重视综合调整使营卫调和,卫气宣通则毒邪易解;营气舒畅,卫气和利,则温煦、濡养功能得复。

(二)治疗措施

1. 辨证论治

李永芝将本病分为湿热内蕴型、脾胃虚弱型、脾肾阳虚型、肝郁脾虚型、脾虚湿热型、寒热错杂型、气滞血瘀型、阴血亏虚型八个证型;分别予以芍药汤、参苓白术散、理中丸合四神丸、痛泄要方合四逆散、连理汤、乌梅汤、少腹逐瘀汤、驻车丸加减治疗。肖观景将观察组43例采用中医辨证方法治疗,对照组37例采用常规的西医治疗,结果观察组有效率为93.3%,对照组是75.7%。

2. 分期论治

本病缓解期以本虚标实为主,变证不一,迁延难愈,在治疗上除辨证论治外,更应分期论治。沈洪认为UC活动期表现为湿热内蕴大肠为主,遵急则治其标的原则,以清热化湿,活血行气,敛肠生肌为法;缓解期多表现为脾肾两虚,湿热留恋,气机失于宣降、大肠失于固摄,当求其根本,补脾温肾,清化肠中余邪。周滔等对中药组27例予清肠化湿方口服结合灌肠方治疗,缓解期予扶正清肠方口服,并根据病情随证加减,结果中药组腹泻、脓血便、腹痛均较治疗前明显好转,且对腹泻、脓血便的缓解优于西药组。

3. 中药灌肠结合穴位敷贴

灌肠法是将一定量的液体由肛门经直肠灌入结肠,以帮助病人清洁肠道、排便、排气或由肠道供给药物或营养,达到确定诊断和治疗目的的方法。张向东将对照组40例UC用乌梅汤灌肠治疗,治疗组40例在对照组基础上结合中药穴位敷贴,结果治疗组有效率及肠镜下病变疗效均明显优于对照组。刘艳歌用中药灌肠加穴位贴敷治疗30例湿热蕴结型UC患者,与30例口服西药强的松对照,结果显示治疗组疗效明显优于对照组。

4. 中药灌肠结合穴位埋线

曾莉将UC患者分为2组,治疗组用二黄汤结合穴位埋线法,对照组采用西药直肠给药法,结果治疗组有效率明显高于对照组。刘竺华用穴位埋线联合中药灌肠治疗49例缓解期UC患者,并与口服美沙拉嗪颗粒2 g/d的46例作对照,结果治疗组维持缓解率高于对照组,1年内总复发率低于对照组。

5. 中药灌肠结合西药口服

黄晓燕采用5-氨基水杨酸口服等常规联合清炎愈溃汤保留灌肠治疗23例UC患者，对照组23例采用口服5-氨基水杨酸等常规治疗，结果治疗组有效率显著高于对照组。范维玲将对照组49例口服美沙拉嗪肠溶片，治疗组49例在对照组基础上加中药颗粒保留灌肠，结果中药组有效率明显提高，优于对照组。

6. 中药灌肠配合心理饮食

李圆圆将120例脾虚湿热型UC患者，随机分为2组，B组60例采用单纯中药保留灌肠治疗，A组60例在B组基础上配合心理护理，观察疗效和肠镜表现评分，结果A组有效率为95.0%，优于B组(78.0%)。李娜对A组22例UC患者用中药保留灌肠加心理干预治疗，B组22例单纯采用中药汤剂保留灌肠，结果2组有效率分别为95.5%，100%，愈显率分别为59.1%，90.9%，证明中药保留灌肠加心理干预治疗UC效果显著。张荣欣对辨证为不同证型的部分UC患者给予不同饮食与病情的相关性研究，其中湿热内蕴型44例，脾胃虚弱型53例，脾肾阳虚型34例，肝郁脾虚型39例，气滞血瘀型34例；通过观察病情，指导患者在日常生活中养成科学的饮食习惯，可减少溃疡性结肠炎的复发，缩短治疗时间。

7. 中药结合西药口服

陈刚将UC患者分为2组，每组40例，治疗组采用参苓白术散联合美沙拉嗪治疗脾胃气虚型患者，与口服美沙拉嗪对照，结果治疗组有效率显著高于对照组。王佳林用乌梅丸联合巴柳氮钠口服治疗62例UC患者，对照组60例采用巴柳氮钠口服，结果观察组治愈率，有效率均优于对照组。

8. 针灸

(1) 针灸结合穴位埋线

穴位埋线是一种集多种效应的复合性治疗方法，其通过植入羊肠线时对特定经穴的物理刺激和将羊肠线久留于腧穴的生物化学反应，取得“长效针感效应”，从而在长时间内发挥激发经气、调和气血、调节脏腑功能的作用。蒋湘萍对40例UC患者用腹针加穴位埋线治疗，对照组40例用补脾益肠丸口服，结果治疗组有效率优于对照组。罗高国等用穴位埋线结合灸法治疗UC患者，并设治疗2组采用灸法治疗，对照组采用药物治疗，结果治疗1组、2组有效率均优于对照组。

(2) 针灸结合灌肠

白岩将UC患者分为2组，治疗组34例用针刺配合中药灌肠，对照组17例单纯用中药保留灌肠，结果治疗组疗效优于对照组。胡虚白运用针灸配合中药灌肠治疗UC患者，与单纯中药灌肠治疗对照，结果治疗组在临床症状和结肠镜表现上都优于对照组。

9. 其他疗法

贾海鹏用腹部按摩治疗UC，结果13例中7例治愈，3例有效，3例无效，治愈率76.92%。韩松花用耳穴埋籽配合中药灌肠治疗UC，对照组采用中药保留灌肠治疗，结果观察组疗效优于对照组。贺步尘将UC患者分为2组，对照组用加味白头翁汤肠内滴注，治疗组在对照组基础上联合痛泻宁穴位贴敷，结果治疗组患者临床改善有效率、中医证候积分下降程度均优于对照组。赵先亮用黄芪注射液治疗80例中度UC患者，选取足三里、大肠腧、天枢穴位，有效率为97.5%。

(三) 讨论

本病病程缠绵难愈，易反复发作，治愈率低，中医药治疗UC方法多样，疗效巩固，复发率低，能有效防止激素等治疗引起的副作用；在临床中不仅要重视辨证论治，更要善于内外合治，提供科学、健康的生活、饮食指导，同时还要关心本病给患者带来的不同程度的抑郁、焦虑等身心损害，及时给予有效的情志护理，促进疾病的转归与康复。然而中医药治疗 UC 还需要更多设计合理的高质量的临床观察与研究，为中医药治疗带来更多的理论与实例报道。

三、从肝论治功能性消化不良近况

功能性消化不良（functional dyspepsia，FD），也称非溃疡性消化不良（non-ulcerative dyspepsia，NUD），是一组经检查后排除器质性病变的以反复发作的餐后上腹部不适为主要表现的临床综合征。其主要症状包括嗳气、打嗝、吐酸、饱胀、上腹痛、食少、早饱等。随着人们生活水平的改善，近年来本病在临床上的发病率逐年升高，有文献显示，本病在国内正常人群中的发病率约为 23.5%。FD 患者约占国内消化科门诊的 1/3 以上。多数学者认为，本病的发病与精神因素关系密切。中医认为，肝主疏泄，肝疏泄功能的正常与否与情志相关；另肝疏泄功能的异常亦影响脾胃的升降功能。故中医治疗本病时，多从肝论治，临床疗效较好。

（一）肝与功能性消化不良相关

祖国医学中无“功能性消化不良”病名，根据其临床表现，多属“痞满”“积滞”“胃脘痛”等范畴。肝属木，为阳脏，主疏泄；脾属土，为太阴湿土之脏，主升清；胃为阳土，以降为和。脾胃共为中焦气机升降枢纽，其气机升降受肝脏疏泄功能的影响，如《血证论·脏腑病机论》曰：“木之性主于疏泄，食气入胃，全赖肝木之气以疏泄之，而水谷乃化。”强调肝主疏泄功能的正常是脾胃正常运化水谷精微的前提，即“土得木而达”；另《素问·气交变大论》曰：“岁木太过，风气流行，脾土受邪。”指出了是岁木气太过可引起脾系疾病；《金匮要略·脏腑经络先后病脉证第一》曰：“见肝之病，知肝传脾，当先实脾。”认为木土相传，肝之疾病可传至脾胃；《医学启源》曰：“木郁之病，肝酸木风，故民病胃脘当心而痛。”《景岳全书·痞满》曰：“怒气暴伤，肝气未平而痞。”都直接指出了肝郁是致使功能性消化不良的直接病因。

（二）从肝论治功能性消化不良

1. 中药治疗

由于“肝体阴而用阳”，“肝阴”是肝脏发挥疏泄功能的基础，疗肝之疾，临床多遵“肝欲散，急食辛以散之，用辛补之，酸泻之”（《内经·藏气法时论篇第二十二》）之法，辛以散其滞，酸以柔其刚，并佐以健脾和胃化痰之品，多以疏肝健脾理气方剂加减治疗，常用药物有柴胡、陈皮、川芎、枳壳、白芍、炙甘草、乌梅、木瓜、茯苓、党参、砂仁等。各研究者虽以疏肝健脾为大法，亦同时兼视患者病情组方，以肝郁症状为主者，多加疏肝柔肝，消痞行气药物；以脾虚症状为主者，多用健脾和胃药物；其中杂以郁热、瘀血阻络，则加以清热、活血通络药物。马海丽在研究中发现，柴胡疏肝散可明显改善气郁质功能性消化不良患者的临床症状。罗红云以柴胡疏肝散加减治疗功能性消化不良发现治疗组尼平消化不良指数（nepean dyspepsia index，NDI）积分和健康调查简表（the MOS 36-item short-form health survey，SF-36）积分改善均较对照组明显，差异有统计学意义（$P<0.01$）。董莹用柴术解郁汤治疗 FD，有效率

达96.9%。杨天明自拟疏肝解郁汤从肝论治功能性消化不良50例，结果治愈20例，好转26例，无效4例，有效率为92%。焦良山疏肝消痞汤治疗FD，结果显示有效率为93.33%。赵冰等用六君子汤合四逆散加减佐以旋复花、代赭石等，并根据患者不同病情随症加减治疗FD，治愈率为73.91%，有效率为95.65%。王慎富等运用清肝消痞汤治疗FD，有效率93.10%，明显高于对照组。朱振友自拟疏肝和胃汤随证加减治疗功能性消化不良120例，结果治愈36例，显效55例，有效23例，无效6例，有效率95%。候学贤自拟疏肝消痞汤治疗随证加减治疗FD患者66例，有效率为92.46%。王菁用加减四逆散煎剂内服治疗肝郁脾虚型FD，结果显示临床疗效优于口服多潘立酮对照组。郑小利在研究中发现香砂六君子汤合柴胡疏肝散加减治疗肝郁脾虚型FD临床效果明显优于单纯西药治疗，且随访4月内，中药组复发率明显低于西药对照组。黄少芳用逍遥散加减治疗肝郁脾虚型FD，有效率为91.07%。殷东升在研究中用加减柴胡桂枝干姜汤治疗肝郁脾虚型FD，有效率达93.3%。俞冲在研究中用艽龙胶囊治疗肝胃郁热型功能性消化不良，有效率为92%，西沙比利对照组有效率为52%，差异有统计学意义($P<0.05$)。

2. 穴位治疗

穴位治疗主要包括针刺取穴、推拿取穴、穴位外敷、穴位埋线、电针取穴等方式。针刺、推拿、外敷是中医穴位治疗传统手段。穴位埋线是将肠线埋于特定穴位，通过人体对肠线软化、吸收的过程对穴位产生长效的刺激，本方法操作简单，疗效显著，已被越来越多的患者所接受；电针取穴是在针刺取穴的基础上加用电针刺激，使穴位针感加强的一种新型疗法，已在临床上推展开来，疗效较好。治疗所取穴位多是在健脾和胃穴位基础上加用有疏肝理气功效的穴位，常用穴位有：足三里、脾俞、胃俞、中脘、肝俞、胆俞、内关、太冲、日月、期门等。房维等采用推拿结合针刺法治疗肝胃不和型FD，推拿取穴：气海、关元、中脘、神阙、巨阙、章门、期门等；针刺取穴：中脘、公孙、内关、足三里、期门、太冲、梁门、建里，有效率93.33%。唐胜修等在治疗中发现，针刺患者足三里、内庭、太冲、内关、脾俞、胃俞、肝俞、心俞及中脘，能显著提高患者血浆胃动素水平及改善其正常胃电百分比。陈秋萍用疏肝和胃针刺取穴(中脘、双侧足三里、双侧内关、双侧太冲、膻中)治疗FD，结果显示针刺组症状改善明显优于口服西药伊托必利组。夏厚纲取中脘透下脘、脾俞(双侧)、透胃俞(双侧)、肝俞(双侧)、足三里(双侧)治疗FD 60例，有效率达86.67%。严子兴等用自拟四合汤口服加外敷中脘治疗肝胃不和型FD，发现在改善患者早饱、嗳气等症状上优于法莫替丁和多潘立酮对照组。方奇用"疏肝健脾汤"内服，药渣外敷中脘、下脘、双侧足三里治疗FD，有效率高于多潘立酮对照组。刘绮等通过辨证论治穴位埋线(中脘、足三里、内关，肝胃不和者加肝俞，脾虚者加脾俞，胃阴不足加三阴交)治疗各型功能性消化不良发现，肝胃不和型FD疗效较其他各组为好。毛叶登用电针取穴(一组：中脘、内关、足三里、膻中、太冲；二组：期门、肝俞、上巨虚、天枢。2组穴位交替使用)治疗FD，与口服莫沙必利分散片治疗FD对照，结果显示电针取穴组在中医症状量化积分、主要症状综合疗效等主要指标上的疗效均优于莫沙比利组。

3. 五音治疗

五音治疗是一种以中医传统五行理论与角、徵、宫、商、羽相对应的理论来治疗脏腑疾病的方法。早在《乐记》就有"乐者乐也，琴瑟乐心；感物后动，审乐修德；乐以治心，血气乃平"的记载。及至《黄帝内经》，把五音引入到医学领域，"角、徵、宫、商、羽"五音与"肝、心、肺、脾、肾"五脏一一对应。《灵枢·五音五味》记载了五音疗病的内容，如"'宫'音宏伟，可入脾，'角'音属木，可入肝"。故后世五音调理肝脾多以"宫音""角音"为主。宋·《欧阳文忠公集》

就记载了欧阳修通过听《宫声》以解忧郁之疾。现代有研究者发现，电针取穴结合五音疗法（以角音为主）对于中风后抑郁患者的抑郁症状、神经功能缺损等有明显的改善作用，且优于单纯电针治疗组，提示“角音”对于患者的抑郁症状有正向调节作用。张云波用指针配合五音疗法（宫音为主）治疗 FD 伴焦虑抑郁症 60 例，有效率达 96.67%，优于单纯针刺取穴组，提示“宫音”对于肝郁型 FD 有治疗作用。

4. 耳穴治疗

耳穴是一种分布于耳朵上的特殊俞穴，也称反应点、刺激点等。耳穴与人体的经络及内在脏器有密切的关系，刺激特定耳穴可达到舒经活络治疗脏器疾病的功效。研究人员在取耳穴治疗 FD 时，多在取耳穴（脾、胃）的基础上加用耳穴（肝），以起到疏肝健脾理气的作用。阳媚等在治疗中发现，加减柴胡疏肝散口服结合耳穴（胃、脾、肝、交感）压豆治疗 FD，有效率达 95.12%，疗效明显优于多潘立酮联合谷维素对照组。林源等取耳穴（神门、脾、胃、肝）治疗 FD 发现有效率和西药对照组并无明显差异，但是在改善患者上腹部疼痛、腹胀、嗳气等方面优于西药对照组。

（三）讨论

FD 病因尚不明确，目前大多数学者认为，本病与精神因素关系密切，甚至有学者认为，本病就是一种神经官能症。有研究显示，FD 患者中抑郁情绪者占 36.7%，焦虑情绪者占 47.7%，这与中医“肝郁”有相似性。目前西医治疗多以对症处理为主，患者病情容易反复，加重了患者的精神和经济负担。中医从肝论治 FD 疗效可靠，副作用较少，患者依从度高，可用于指导临床。一方面，从科研的角度而言，中医肝郁型 FD 动物模型造模过于单一，不能完全反映人体“肝郁”的生理状态；另一方面，“肝郁”是一个中医证型，和“抑郁”“焦虑”等情绪活动的相关性尚缺乏足够的生理学支持。总体来说，从肝论治 FD 缺乏足够的客观的药理病理机制分析，尚需要大量的基础研究来补充，以期为中医药从肝论治 FD 提供充足的科学依据。

第三节　脾胃培源方的实验研究

一、基于 TGF-β1/Smad3 通路探讨脾胃培源方对慢性萎缩性胃炎大鼠干预作用

慢性萎缩性胃炎（chronic atrophic gastritis，CAG）是慢性胃炎的一种类型，呈局限性或广泛性的胃黏膜固有腺体萎缩（数量减少、功能减低），常伴有肠上皮化生及异型增生，属临床常见病、多发病、疑难病，尤以脾胃虚弱型为常见，主要症状表现有上腹部胀满、疼痛，烧心及消化不良症状等。慢性萎缩性胃炎、肠上皮化生和异性增生与胃癌的发生关系密切，尤其肠上皮化生被认为是萎缩的典型标志及胃癌的前兆。现代医学对于 CAG 缺乏有效的治疗手段。脾胃培源方是首届全国名老中医马骏教授治疗 CAG 的有效经验方。研究证实，转化生长因子 β1（transforming growth factor-β1，TGF-β1）/Smad3 信号通路与 CAG 密切相关，通过调节此通路可以抑制异型增生细胞的增殖，促进胃萎缩黏膜的修复，从而达到治疗

CAG 的目的。因此，本实验研究旨在探讨 TGF-β1/Smad3 信号通路在 CAG 发病中的作用，以及分析探讨脾胃培源方治疗 CAG 的分子生物学机制，为脾胃培源方临床治疗 CAG 提供实验依据。

（一）材料

1. 动物

选用 SPF 级 Wistar 雄性大鼠 100 只，体质量（200±20）g，鼠龄 5～7 周，由南京医科大学实验动物中心提供，许可证号：SCXK（苏）2016—0002，保持室温、自然光照周期，适应性喂养 1 周。

2. 药品及主要仪器

脾胃培源方药物组方中各味饮片购自安徽中医药大学第二附属医院中草药房；维酶素片：广西大海阳光药业有限公司，0.2 g/片。352 型酶标仪（芬兰 Labsystems 公司）；JW3021HR 型离心机（安徽嘉文公司）；LGJ-10 多歧管压盖型冷冻干燥机（北京松源有限公司）；DMI-6000B 型倒置荧光显微镜（德国莱卡公司）；垂直电泳装置（美国 Bio-Rad 公司）；ELISA 试剂盒（上海源叶生物技术有限公司）；兔抗鼠 TGFβ1 单克隆抗体（Bioworld 公司）；山羊抗鼠磷酸化 Smad2/3 多克隆抗体（美国 Santa Cruz 公司）；辣根过氧化物酶标记 IgG 二抗（美国 KPL 公司）。

（二）方法

1. 动物分组与模型建立

健康雄性 SPF 级 Wistar 雄性大鼠 100 只，随机分为：空白对照组、模型组、维酶素组、脾胃培源方（高、中、低剂量组：简称为高剂量组、中剂量组、低剂量组）组，每组 15 只，其中，选取空白对照、假手术组、模型组大鼠各 3 只，用来验证 CAG 脾胃虚弱证模型是否复制成功。采用幽门弹簧植入术配合高盐热淀粉糊灌胃法制备 CAG 大鼠模型：① 制备幽门弹簧：将金属环型宫内节育器中硅橡胶和铜丝去掉，拉直，并剪成小段弹簧，将两边断端弯入弹簧内。② 弹簧幽门植入术：腹腔麻醉后，在无菌条件下开腹，暴露胃，在胃前壁距幽门环 0.2 cm 处切一小口，金属弹簧前 1/3 插过其幽门环进入十二指肠，用缝线将弹簧两端及中央固定，按手术常规缝合。③ 药物造模方法：术后第 2 周开始药物造模，给予高盐热淀粉糊（含 15%氯化钠，25%可溶性淀粉，60～70 ℃）灌胃，每只 2 mL/d，每周 2 次（周二、周五），连续 10 周。

2. 药物干预及标本采集

造模成功后，空白对照组和模型组给予 3 mL 生理盐水灌胃；维酶素组给予维酶素悬浊液 3 mL/d 灌胃；脾胃培源方（高、中、低剂量组）予 3 mL/d 灌胃，分别按相当于人临床等效剂量的 2 倍、4 倍、8 倍×人与大鼠药物剂量换算系数 6.71 倍，以成人体质量 60 kg 计算，分别予 20 g/kg，10 g/kg，5 g/kg，连续灌胃 4 周。4 周后禁食不禁水 24 小时经腹主动脉采血，分离血清后，置于－20 ℃低温冰箱待检测。采血后，处死大鼠，取幽门与前胃及腺胃交界线连线的 2/5 部分，其一，取一部分组织标本，浸入甲醛中固定，石蜡包埋、切片后行 HE 染色；其二，剩余一部分标本放入液氮冰冻保存用于 Western blot 检测。

3. 组织病理学检测

取大鼠胃标本置于 4%甲醛溶液中固定，常规脱水、石蜡包埋、切片，行 HE 染色，观察大鼠胃黏膜组织病理学改变。

4. ELISA法检测大鼠血清胃蛋白酶原Ⅰ(pepsinogen Ⅰ,PG Ⅰ)、胃蛋白酶原Ⅱ(pepsinogen Ⅱ,PG Ⅱ)、胃泌素(gastrin-17,G-17)水平变化

冰箱取出经腹主动脉采血分离后的大鼠血清PGⅠ、PGⅡ、G-17试剂盒及大鼠血清，具体操作按试剂盒要求操作，放入酶标仪在10分钟内中用双波长即检测波长450 nm和校正波长620 nm同时读板，采集实验数据，制作标准曲线，计算各样本实际浓度。

5. Western blot法检测胃组织标本中TGF-β1、Smad3蛋白的表达

提取胃黏膜组织蛋白，蛋白浓度由BCA法检测，在收集的蛋白样品中加入蛋白上样缓冲液，混匀，100 ℃加热7分钟使蛋白质变性。按顺序加入蛋白样品，经SDS-PAGE电泳后，电转膜至PVDF膜，室温封闭2小时，TBST洗涤3次，10分钟/次，分别加入1∶500兔抗鼠TGF-β1、Smad3一抗，4 ℃摇床过夜，加入辣根过氧化物酶标记羊抗兔二抗(1∶2000)，置室温作用2小时，TBST洗涤3次，每次10分钟，滴入Super Signal West Femto高灵敏度化学发光底物显影1分钟，采用凝胶图像处理系统进行吸光度扫描，将TGF-β1、Smad3蛋白条带的吸光度与β-actin比值作为其蛋白的表达值。

6. 统计学方法

采用SPSS 23.0统计软件进行统计学分析，计量资料采用“$\overline{X}\pm S$”表示。实验结果多组间均数比较采用单因素方差分析，两组间均数比较采用LSD法。$P<0.05$为差异有统计学意义。

（三）结果

1. 胃组织病理学改变

空白对照组大鼠胃黏膜结构完整，胃黏膜表面正常，细胞排列整齐，黏膜层未见炎性细胞和红细胞；模型组大鼠胃黏膜表面相对明显缺损，黏膜层变薄，腺体数目明显减少，排列较紊乱，黏膜下小血管清晰可见，细胞核固缩且深染，核浆比例失调；脾胃培源方组和维酶素组胃黏膜结构较完整，但4组间胃黏膜组织腺体萎缩不明显，与模型组相比可见炎性细胞数目较少，无细胞核固缩，见图7.1。

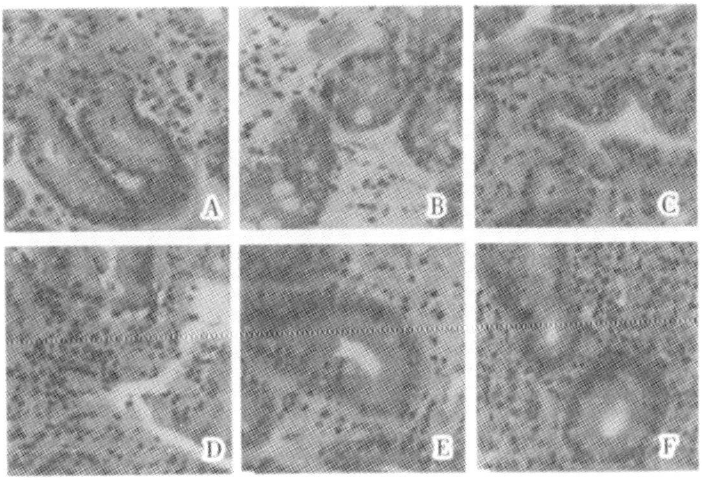

图7.1　各组大鼠胃组织病理学光镜图(HE,×400)

A. 空白对照组；B. 模型组；C. 维酶素组；D. 脾胃培源方高剂量组；E. 脾胃培源方中剂量组；F. 脾胃培源方低剂量组。

2. 大鼠血清 PGⅠ、G-17、PGⅡ水平变化

与空白组比较，模型组血清 PGⅠ、G-17 水平均显著降低（$P<0.05$）；与模型组比较，脾胃培源方组和维酶素组 PGⅠ、G-17 水平显著上升（$P<0.05$）；但维酶素组和脾胃培源方（高、中、低剂量组）4 组间采取两两比较，差异无统计学意义（$P>0.05$）；其中 PGⅡ均未见明显变化（$P>0.05$），差异无统计学意义，见表 7.1。

表 7.1 各组大鼠血清 PGⅠ、PGⅡ、G-17 水平变化比较（$\bar{x}\pm s$，$n=15$）

分 组	PGⅠ/（μg/L）	PGⅡ/（μg/L）	G-17/（pmol/L）
空白对照组	125.87±30.03	11.15±2.76	4.37±3.22
模型组	63.27±15.54*	10.53±3.57	2.75±2.08*
维酶素组	70.38±3.72#	11.35±2.83	3.59±2.64#
高剂量组	73.09±4.34#	10.79±4.32	3.36±2.98#
中剂量组	79.26±2.82#	11.26±2.98	3.93±1.63#
低剂量组	75.52±3.56#	10.76±3.12	3.71±1.08#

注：与空白对照组比较，* $P<0.05$；与模型组比较，# $P<0.05$。

3. 大鼠胃组织中 TGF-β1、Smad3 蛋白表达

与空白对照组比较，模型组胃组织 TGF-β1 蛋白表达显著升高（$P<0.05$），胃组织 Smad3 蛋白表达明显降低（$P<0.05$）；与模型组比较，脾胃培源方组和维酶素组 TGF-β1 蛋白显著降低（$P<0.05$），胃组织 Smad3 蛋白表达显著升高（$P<0.05$），但维酶素组和脾胃培源方（高、中、低剂量组）4 组间采取两两比较，差异无统计学意义（$P>0.05$）。见表 7.2 及图 7.2。

表 7.2 各组大鼠胃组织 TGF-β1、Smad3 蛋白表达（$\bar{x}\pm s$，$n=15$）

分 组	TGF-β1/β-actin	Smad3/β-actin
空白对照组	0.213±0.47	1.34±1.72
模型组	1.21±1.67*	0.84±1.02*
维酶素组	0.376±0.35#	1.13±1.26#
高剂量组	0.484±0.73#	1.63±2.31#
中剂量组	0.343±0.26#	1.42±0.82#
低剂量组	0.336±0.54#	1.21±1.05#

注：与空白对照组比较，* $P<0.05$；与模型组比较，# $P<0.05$。

（四）讨论

CAG 的发病机制与很多因素相关，其中幽门螺杆菌感染为主要因素。临床上主要将胃功能三项作为监测、筛查与诊断的依据，其中包括 PGⅠ、PGⅡ与 G-17。许多临床研究证实，CAG 发生与 PGⅠ、PGⅡ和 G-17 关系密切。孙雪飞等通过胃镜及病理诊断筛选出 CAG 及慢性非萎缩性胃炎患者各 100 例，通过酶联免疫吸附法（ELISA）来定量测定患者空腹血清 PGⅠ、PGⅡ和 G-17 的水平，结果 CAG 患者血清 PGⅠ、G-17 数值明显低于慢性非萎缩性胃炎患者，且还发现幽门螺杆菌感染与 PG 水平有关。姚文君等通过临床研究亦发现 CAG 患

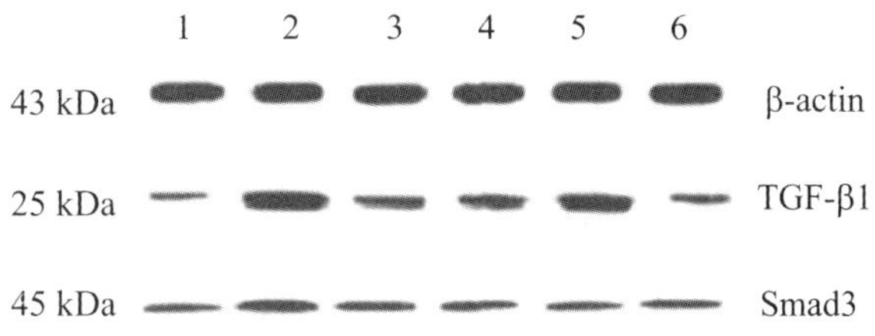

图 7.2 大鼠胃组织中 TGF-β1、Smad3 蛋白表达电泳图

1. 空白对照组；2. 模型组；3. 维酶素组；4. 脾胃培源方高剂量组；
5. 脾胃培源方中剂量组；6. 脾胃培源方低剂量组。

者血清 PGⅠ、G-17 水平较健康体检者、胃溃疡、十二指肠球部溃疡患者均偏低。以上均表明胃蛋白酶原和胃泌素能够明显影响 CAG 的发生。

CAG 发生是多因素、多环节的演变过程，TGF 是人体中的一种多功能生长调节因子，其中 TGF-β 在此过程中有着相当重要的作用。TGF-β 是一类细胞因子家族具有多种不同的生物学功能，其中以 TGF-β1 含量最高，最具有代表性。TGF-β1 调节着细胞生长和分化，能使正常的成纤维细胞的表型发生转化，抑制癌变早期细胞。TGF-β1 在细胞凋亡中起传导信号的作用，能调节正常免疫稳态，调节细胞凋亡，控制肠上皮化生，而 Smad3 蛋白属受体调节型蛋白，与 TGF-β1 共同参与胃黏膜细胞的生长抑制调节，是 CAG 形成的重要指标。CAG 发生的原因之一为随着胃内 pH 的增加，TGF-β1 因子含量增加，TGF-β1 成纤维细胞因子可促进人体有丝分裂原以及趋化因子运作，Smad3 蛋白参与并加速 TGF-β1 成纤维细胞因子的作用，有效促进胃部内间质纤维化生成，从而人体纤维细胞被同时激活，进而导致平滑肌细胞增生，最终导致 CAG 发生。

中医学将 CAG 归属于"胃脘痛""痞满"等范畴。本病的病机多为"脾胃虚弱，气滞血瘀"。脾胃培源方是首届全国名老中医马骏教授指导下李学军教授结合临床经验制定的治疗脾胃病的经验方，主要由炙黄芪、石斛、桂枝、白术、香附、莪术等组成，有益气和中、培补脾胃之功。炙黄芪与白术益气补中、补脾益胃共为君药，石斛与莪术合用厚肠胃、化滞消积、散结止痛为臣药，桂枝解表和营、温化水气、补脾益气为佐药，香附具有和胃理气、疏肝止痛为使药。诸药结合，相辅相成，共奏培源固本、培补脾胃之功效。

本次实验从信号传导通路层面研究脾胃培源方对 CAG 大鼠的干预作用，结果显示脾胃培源方是通过有效下调 TGF-β1 的表达和上调 Smad3 的表达，从而达到治疗效果。总之，CAG 的发病是多因素、多环节作用的结果，可以初步推断脾胃培源方通过对 TGF-β1/Smad3 信号通路及其下游的相关细胞因子的影响发挥其治疗作用，抑制异型增生细胞的增殖、促进胃黏膜损伤的修复。

二、基于 TLRs 通路探讨脾胃培源灌肠方对溃疡性结肠炎大鼠干预作用

溃疡性结肠炎（ulcerative colitis，UC）是结肠与直肠的慢性非特异性炎症性疾病，与克罗恩病（CD）一起，统称为炎症性肠病（IBD）。溃疡性结肠炎以慢性、反复发作、病因不明为特征。近年来随着国内饮食结构、生活习惯的改变，我国 UC 的发病率呈逐年上升的趋势。

C-反应蛋白(C-reactive protein,CRP)是机体在感染和组织损伤时,由活化巨细胞分泌的细胞因子刺激,通过经典途径激活补体系统的方式,由肝脏最终合成的急性蛋白,是机体产生炎性反应的一项敏感指标。Toll 样受体家族(TLRs):它们分布于不同的免疫细胞表面,其中 TLR2 和 TLR4 主要表达于单核巨噬细胞表面。TLRs 的过表达可使炎症因子释放及刺激分子高表达,诱导获得性免疫建立,TLR4 是第一个被发现的 Toll 样受体,研究发现 TLR4 介导的信号转导通路是 UC 发病过程中的重要环节,TLR4 识别和摄取 LPS 后通过其下游 MyD88 依赖性及非依赖性信号转导通路来激活各种炎症因子。因此,本次研究旨在探讨 TLRs 信号转导通路在溃疡性结肠炎发病机制中的作用,以及分析脾胃培源灌肠方对溃疡性结肠炎大鼠的干预作用。

(一) 材料与方法

1. 材料

选用 SD 健康雄性大鼠 120 只,体质量(200±20)g,由安徽省实验动物中心提供,许可证号:SCXK(皖)2017-001,给予普通饲料喂养,温度为 20 ℃动物房内。

2. 药材及主要试剂

脾胃培源灌肠方药物组方中各味生药购自安徽中医药大学第二附属医院中草药房。美沙拉嗪:法国爱的发制药集团;5%的 2,4,6-三硝基苯磺酸(TNBS):Sigma 公司(批号:SLBT1675);TLR4 多克隆抗体:bioss(批号:AG05125500);通用型二抗试剂盒(PV-6000)(鼠/兔):北京中杉(批号:K136830B);山羊抗小鼠 IgG:北京中杉(批号:127655);山羊抗兔 IgG:北京中杉(批号:125946)。

3. 实验方法

(1) 动物分组与模型建立

SD 健康雄性大鼠 120 只随机分为:空白组、模型组、脾胃培源灌肠方(高、中、低剂量)组、美沙拉嗪组,每组 20 只。采用 TNBS/乙醇法复制 UC 大鼠模型,具体如下:大鼠正常饲养 7 天后,第 8 天禁食但不禁水后,用 10%水合氯醛以 3 mL/kg 腹腔注射,大鼠麻醉后,用长度 15 cm、直径 2 mm 长聚丙烯管插入肛门 8 cm,用注射器注入由 TNBs+乙醇 1∶1 混合而成的液体,再注入同等量的空气后,捏紧肛门,保持倒立状态 2 分钟,放入鼠笼,待清醒后自由饮食。

(2) 药物干预及标本采集

美沙拉嗪组给予美沙拉嗪悬浊液(0.36 g/L)3 mL/d 灌肠;脾胃培源灌肠方(高、中、低剂量组)分别按含(0.56 g/L,0.28 g/L,0.14 g/L)不同生药浓度的中药汤剂 3 mL/d 灌肠;空白组和模型组给予生理盐水 3 mL/d 灌肠,持续半个月。末次给药 24 小时禁食不禁水后经腹主动脉采血,分离血清后,放入−20 ℃低温冰箱。采血后,脱颈椎法处死大鼠,取全部结肠,沿纵轴剖开,大致观察大鼠结肠黏膜的病变情况,选取距肛门 8 cm 处病变最明显结肠标本分两部分,其一,于炎症最严重或溃疡处至少取 1 块组织标本,浸入甲醛中固定,石蜡包埋、切片后行 HE 染色;其二,取结肠标本放入液氮冰冻保存用于 Western blot 检测。

(3) 组织病理学检测

取大鼠结肠标本置于 4%甲醛溶液中固定,常规脱水、石蜡包埋、切片,行 HE 染色,观察大鼠结肠黏膜组织病理学改变。

(4) Elisa 法检测大鼠血清 CRP 的水平变化

冰箱取出血清 CRP 试剂盒及血清，室温半小时，之后取出酶标板，将标准品、样品依次加入 100 μL/well 标准品孔及样品孔中，同时设置相应空白孔，封板后 37 ℃温箱放置 1.5 小时；孔内液体倾出，1×washing buffer 加入孔内，放置 1 分钟后，将孔内液体倾出，反复 3 次；稀释后的抗体加入孔内；同样封板后 37 ℃温箱放置 1.5 小时，洗板后(方法同上)，将稀释后的酶标工作液加入孔内。封板后 37 ℃温箱放置半小时；洗板(方法同上)；在孔内加入 TMB 显色，37 ℃避光温箱放置半小时；接着加入终止液来终止反应；在 10 分钟内放入酶标仪器中，用酶标仪设定波长 450 nm 及校正波长 620 nm，一同读板，收集数据并制定标准曲线，计算各样本实际浓度。

(5) Western blot 法检测结肠标本中 TLR4 蛋白的表达蛋白

提取试剂盒提取结肠黏膜组织蛋白，蛋白浓度由 BCA 法检测，在收集的蛋白样品中加入蛋白上样缓冲液，混匀，100 ℃加热 7 分钟使蛋白质变性。按顺序加入蛋白样品，经 SDS-PAGE 电泳后，电转膜至 PVDF 膜，室温封闭 2 小时，TBST 洗涤 3 次，10 分钟/次，分别加入 1∶1000 兔抗鼠 TLR4 一抗，4 ℃摇床过夜，加入辣根过氧化物酶标记的二抗(1∶5000)，置室温作用 2 小时，TBST 洗涤 3 次，每次 10 分钟，参考相关说明书，使用 ECL 超敏发光试剂盒来检测蛋白。放入凝胶成像系统中进行拍照，用凝胶图像处理系统分析目标条带。

4. 统计学方法

采用 SPSS 23.0 统计软件进行统计学分析，计量资料采用均数±标准差($\overline{X}\pm S$)表示。实验结果多组间均数比较采用单因素方差分析，两组间均数比较采用 LSD 法。$P<0.05$ 为差异有统计学意义。

(二) 结果

1. 结肠组织病理学改变

空白组结肠黏膜组织结构完整，腺体排列整齐，黏膜下血管丰富，无充血水肿，无溃疡糜烂，杯状细胞丰富，固有层可见毛细血管和散在的淋巴细胞；模型组结肠黏膜组织腺体排列较紊乱，杯状细胞减少，黏膜层和固有层可见弥漫性淋巴细胞、中性粒细胞以及浆细胞浸润；脾胃培源灌肠方组和美沙拉嗪组结肠黏膜组织结构较完整，但 4 组间结肠黏膜组织结构均较完整，无显著差异，与模型组相比，黏膜层和固有层炎性细胞浸润减轻，杯状细胞增多，腺体排列较整齐，见图 7.3。

2. 大鼠血清 CRP 水平变化比较

与空白组比较，模型组血清 CRP 含量显著升高($P<0.05$)；与模型组比较，脾胃培源灌肠方组和美沙拉嗪组 CRP 含量显著降低($P<0.05$)，但美沙拉嗪组和脾胃培源灌肠方(高、中、低剂量)组 4 组间采取两两比较，两组间差异无统计学意义($P>0.05$)，见表 7.3。

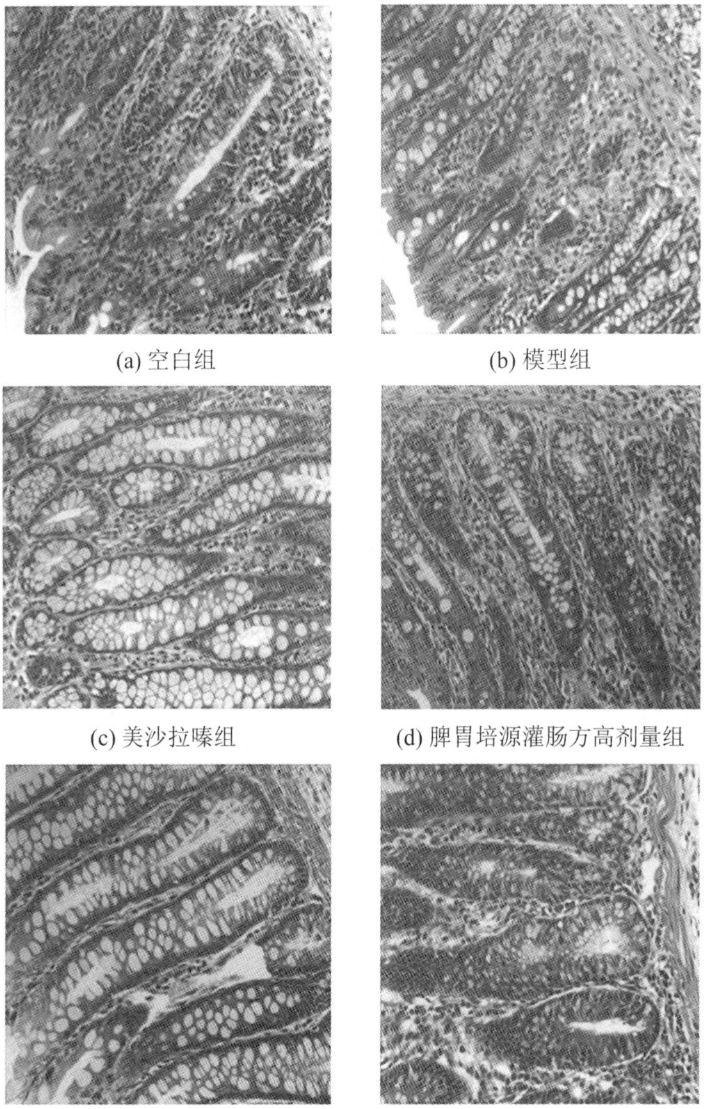

(a) 空白组　(b) 模型组

(c) 美沙拉嗪组　(d) 脾胃培源灌肠方高剂量组

(e) 脾胃培源灌肠方中剂量组　(f) 脾胃培源灌肠方低剂量组

图 7.3　各组大鼠结肠组织病理学改变(HE 染色，×400)

表 7.3　实验大鼠血清 CRP 含量比较($\bar{x}\pm s$)

（单位：mg/L）

组　　别	n	CRP
空白组	20	9.35±3.18
模型组	20	39.25±5.134*
美沙拉嗪组	20	20.73±4.26#
脾胃培源灌肠方高剂量组	20	19.94±5.39#
脾胃培源灌肠方中剂量组	20	17.12±4.15#
脾胃培源灌肠方低剂量组	20	18.15±6.12#

注：与空白组比较，* $P<0.05$；与模型组比较，# $P<0.05$。

3. 大鼠结肠组织中 TLR4 蛋白表达比较

与空白组比较，模型组结肠组织 TLR4 蛋白表达显著升高（$P<0.05$）；与模型组比较，脾胃培源灌肠方组和美沙拉嗪组 TLR4 蛋白显著降低（$P<0.05$），但美沙拉嗪组和脾胃培源灌肠方（高、中、低剂量）组 4 组间采取两两比较，两组间差异无统计学意义（$P>0.05$）。见表 7.4，图 7.4。

表 7.4　实验大鼠结肠黏膜组织 TLR4 蛋白表达比较（$\bar{x}\pm s$）

（单位：kD）

组　　别	n	TLR4
空白组	20	0.349±0.028
模型组	20	1.238±0.038*
美沙拉嗪组	20	0.673±0.052#
脾胃培源灌肠方高剂量组	20	0.543±0.031#
脾胃培源灌肠方中剂量组	20	0.624±0.021#
脾胃培源灌肠方低剂量组	20	0.482±0.012#

注：与对照组比较，* $P<0.05$；与模型组比较，# $P<0.05$。

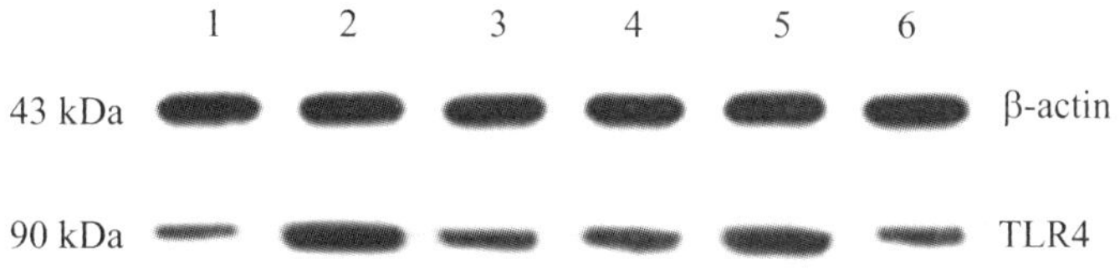

图 7.4　大鼠结肠组织中 TLR4 蛋白表达

1. 空白组；2. 模型组；3. 美沙拉嗪组；4. 脾胃培源灌肠方高剂量组；5. 脾胃培源灌肠方中剂量组；6. 脾胃培源灌肠方低剂量组。

（三）讨论

UC 的发生与 C-反应蛋白密切相关，UC 在发病过程中，由于不同抗原的刺激，机体免疫系统被激活后，破坏了细胞因子的平衡，导致黏附分子及炎性细胞异常高表达，聚集在炎症部位，进而释放更多炎症因子，从而导致肠组织的慢性炎症，同时可进一步刺激肝细胞合成 CRP，大量的黏附分子分泌，吸引炎性细胞，进一步加重了 UC 的患病程度。Toll 样受体，主要通过识别脂多糖并介导其跨膜信号转导。有研究表明，健康人的肠道上皮细胞 TLR4 少量表达，而异常的高表达在溃疡性结肠炎的结肠黏膜中，这说明溃疡性结肠炎发病机制的重要环节是通过 TLR4 介导的信号转导实现的。TLR4 可通过非特异性地与病原相分子结合，启动信号转导，最终导致核因子-κB（NF-κB）激活，引发肠道炎症介质的释放。TLR4 信号的传导主要有两个不同的通路，一个是髓样分化因子（MyD88）依赖途径，另一个是 MyD88 非依赖途径。MyD88 是一种能介导上下游信号传导的胞质可溶性蛋白，MyD88 为主要接头蛋白，通过一系列信号传导，下游 NF-κB 信号通路被激活，诱导炎症细胞因子和黏附分子等的表达，这些炎症细胞因子在溃疡性结肠炎中起重要的作用。

中医学虽无溃疡性结肠炎名称，但是根据其临床表现特点，可以将其归属于“腹痛”“泄泻”“痢疾”“出血”等范畴。本病的病机多为“脾胃虚弱，湿热瘀阻”，脾虚失健为主要发病基础，结合本病特点，强调以健脾为主，驱邪为辅，制定了经验方脾胃培源灌肠方，脾胃培源灌肠方由白及、黄芪、炒白术、茯苓、薏苡仁、地锦草、败酱草、青黛、大黄炭和石榴皮组成。以白及收敛止血，黄芪、白术健脾益气，茯苓、薏苡仁健脾利湿，地锦草、败酱草和青黛祛湿解毒，石榴皮涩肠止泻，大黄炭祛瘀止血，从而达到健脾益气、化湿祛瘀的目的。诸药合用，通过灌肠可使药物直达病所，改善病处炎症，促进肠道黏膜修复，是目前治疗 UC 的有效途径。

本次研究结果发现，空白组大鼠血清 CRP 含量及结肠组织 TLR4 蛋白仅有少量的表达，模型组大鼠血清 CRP 含量及结肠组织 TLR4 蛋白表达明显升高，说明 TLRs 信号通路被激活，通过信号传导，大量释放细胞因子和炎性介质，结肠组织损伤产生，最终导致溃疡性结肠炎形成。经灌肠给药后，脾胃培源灌肠方（高、中、低剂量）组和美沙拉嗪组均能使 TLR4 蛋白的表达显著降低，说明通过有效抑制 TLRs 信号通路，从而减轻了对大鼠结肠的炎症损伤，对溃疡性结肠炎大鼠起到治疗作用。但美沙拉嗪组和脾胃培源灌肠方（高、中、低剂量）组 4 组间采取两两比较，大鼠血清 CRP 含量及结肠组织 TLR4 蛋白表达无显著差异（$P>0.05$），两组间差异无统计学意义，说明脾胃培源灌肠方及美沙拉嗪均能对溃疡性结肠炎大鼠起到治疗作用，且治疗效果无显著性差异。本次实验从信号转导通路层面研究脾胃培源灌肠方对溃疡性结肠炎的干预作用进行探讨，结果显示脾胃培源灌肠方对 UC 大鼠起到有效的治疗作用是通过抑制 TLRs 信号通路的转导，从而达到治疗效果。总之，UC 的发病是多因素参与的结果，可以初步推断脾胃培源灌肠方通过对 TLRs 信号通路及其下游的相关细胞因子的影响发挥其治疗作用，但具体细胞因子导致 UC 发生发展的机制，仍需要进一步的研究，为临床上治疗溃疡性结肠炎提供一定的理论依据。

三、脾胃培源灌肠方对 UC 大鼠 DOR、β-arrestinl、Bcl-2 表达的影响

溃疡性结肠炎（ulcerative colitis，UC）是由环境、感染和免疫等多种因素引起的慢性非特异性疾病。目前细胞因子在诸多信号转导通路中扮演着重要角色，在慢性非特异性疾病中的作用也至关重要。在细胞因子作用下，δ 阿片受体能通过多种方式诱导 β-arrestin1 转移至细胞核内，β-arrestin1 通过其对组蛋白乙酰化酶 p300 的募集等途径，促使促成 Bcl-2 蛋白表达等路径，从而增加细胞因子凋亡抵抗，进而肠道黏膜的平衡被打破，最终导致 UC 的发生。目前 UC 的西医治疗存在疗效不稳、易复发等不足，临床经验方脾胃培源灌肠方通过灌肠方式治疗 UC，在改善患者症状、生活质量及肠镜下病变等方面疗效较好。本实验旨在研究脾胃培源灌肠方对 DOR、β-arrestin1、Bcl-2 表达的影响，以初步探讨该方治疗 UC 的作用机制。

（一）实验材料

1. 动物

雄性 SD 健康大鼠 120 只，体质量（210±200）g，由安徽省实验动物中心提供，使用许可证号：SCXK（皖）2017-001，饲养于安徽中医药大学动物饲养中心。

2. 药材及主要试剂

脾胃培源灌肠方药物组方中各味中药购自安徽中医药大学第二附属医院中药房；美沙拉嗪：法国爱的发制药集团生产（批号：161213）；5%的 2，4，6-三硝基苯磺酸（TNBS）：Sigma 公司（批号：SLBT1675）；DOR 多克隆抗体：bioss（批号：AD05213645）；β-arrestin1 多克隆抗

体：bioss（批号：AE061841）；Bcl-2 多克隆抗体：bioss（批号：AD072914）；通用型二抗试剂盒（PV-6000）：北京中杉（号：K136830B）；逆转录试剂盒（RevertAidTM first Strand cDNA Synthesis Kit）：Thermo 公司（批号：03. 2018）；QuantiFastSyBr Green PCR kit：Qiagen（批号：20180323）；引物合成由生工生物工程（上海）股份有限公司生产。各检测指标引物序列见表 7. 5。

表 7. 5　各检测指标引物序列表

rat β-actin Amplicon Size	Forward primer 5′-CCCATCTATGAGGGTTACGC-3′
	Reverse primer 5′-TTTAATGTCACGCACGATTTC-3′
rat DOR Amplicon Size	Forward primer 5′-GTGAGCACTGTGACATCGAC-3′
	Reverse primer 5′-TCCAGGAAGGCGTAGAGAAC-3
rat β-arrestin-1 Amplicon Size	Forward primer 5′-TCTGTGCTGAGAACCTCGAG-3′
	Reverse primer 5′-TGAGGAACTGTCTGGTGGTC-3
rat Bcl-2 Amplicon Size	Forward primer 5′-GCATGCGACCTCTGTTTCAT-3′
	Reverse primer 5′-CAGGTATGCACCCAGAGTGA-3

3. 仪器

荧光定量 PCR 仪：Thermo PIKOREAL 96；微量移液：德国 Eppendorf；普通 PCR 仪：杭州晶格科学仪器有限公司（型号：K960）；Multiskan MK2 型酶标仪：芬兰 Lab-system 公司；凝胶成像系统：Bio-rad；低速迷你离心机：海门市其林贝尔仪器制造有限公司 LX300 型；高速台式冷冻离心机：安徽嘉文仪器装备有限公司 JW-3021HR；微孔板迷你离心机：杭州奥盛仪器有限公司（型号：MINI-P25）。

（二）实验方法

1. 动物分组与模型建立

将 120 只 SD 大鼠随机分为正常组，模型组，脾胃培源灌肠大、中、小剂量组（以下简称中药大、中、小剂量组），美沙拉嗪组（简称西药组），每组 20 只。对除正常组外的其余组大鼠采用 TNBS/乙醇法复制 UC 大鼠模型。

2. 药物干预及标本采集

造模成功后，中药大、中、小剂量组分别按含不同生药浓度（0. 56 g/L，0. 28 g/L，0. 14 g/L）的脾胃培源灌肠方 3 mL/d 灌肠，美沙拉嗪组给予美沙拉嗪悬浊液 3 mL/d 灌肠，模型组与正常组均予 0. 9%氯化钠注射液 3 mL/d 灌肠；持续 15 天。第 16 天禁食不禁水 24 小时后处死大鼠，取大鼠全部结肠，同时将结肠剖开，大致观察结肠黏膜，选取最明显的病变结肠，将取出的结肠分 2 份，一部分取至少 1 块组织标本在炎症溃疡或较重处，放入甲醛试剂中保存，后期用于免疫组化检测；另一部分取结肠标本放入液氮冰冻保存，用于 Realtime-PCR 检测。

3. 免疫组化检测结肠组织中 DOR、β-arrestin1 和 Bcl-2 免疫阳性细胞表达

免疫组化染色按照试剂盒说明书操作。石蜡切片机做连续切片，片厚 5 μm，石蜡切脱蜡后按 ABC 法依次加相应抗体，DOR、β-arrestin1 和 Bcl-2 单克隆抗体按照 1∶500 稀释，阴性对照任选用 0. 01 mol/L PBS 液代替一抗染色，过氧化物酶标记的 IgG，DAB 显色，苏木精复染。选取不重复的 5 个高倍视野，用专业图像分析系统测定每个视野中阳性细胞数。

4. Realtime-PCR 检测结肠标本中 DOR、β-arrestin1 和 Bcl-2 mRNA 表达

（1）RNA 的提取。称取组织 50～100 mg，剪碎，液氮研磨，加入 1 mL TRIzol 匀浆；4 ℃，12000 r/min 离心 10 分钟，以去除未完全裂解的组织以及脂肪等；加入 0.2 mL 氯仿，振荡 15 秒，室温放置 3 分钟；4 ℃ 12000 r/min 离心 15 分钟，取上清（约 500 μL）加入另一 EP 管中；加入 0.5 mL 异丙醇，温和混匀，室温放置 10 min；4 ℃ 12000 r/min 离心 10 分钟，弃去上清。加入 1 mL 75%乙醇（DEPC 水配制）。4 ℃ 12000 r/min 离心 5 分钟，弃上清。室温放置 30 分钟干燥 RNA 沉淀；加入 20～50 μL DEPC 水，55 ℃促溶 10 分钟，−80 ℃保存备用。

（2）RT 反应。在 0.2 mL EP 管中，加入总 RNA（质量为 1 μg）、10 μmol/L Oligo（dT）1 μL、DEPC 水补足至 12 μL，轻轻混匀、点动离心。PCR 仪上 65 ℃加热 5 分钟，立即冰浴 3 分钟。在上述 EP 管中加入 5×Reaction Buffer 4.0 μL、10 mmol/L dNTP Mix 2 μL、Ribolock TM Rnase inhibitor 1 μL、RevertAid TM M-MuLV Reverse Transcniptase 1 μL。42 ℃ 60 分钟，70 ℃ 5 分钟。取出上述反应液，即为 cDNA，−80 ℃保存备用。

（3）荧光定量 PCR 反应，取出 cDNA 作为荧光定量的模板。① 反应体系如下：2×SYBR Green mixture 5 μL，上下游引物各 1 μL，cDNA（10 倍稀释）1 μL，RNase Free water 2 μL，总体系 10 μL。② 反应条件如下：95 ℃ 5 分钟；95 ℃ 2 秒；60 ℃ 10 秒。第 2 步开始至第 3 步 40 个循环，4 ℃终止反应。PCR 扩增使用 Step One TM Softwarev 2.1 扩增仪。

5. 统计学方法

采用 SPSS 23.0 统计软件进行统计学分析，计量资料采用均数±标准差（$\overline{X}\pm S$）表示。单因素方差分析比较适用于实验结果多组间均数比较，LSD 法适用于 2 组间均数比较。$P<0.05$ 为差异有统计学意义。

（三）实验结果

1. 各组大鼠结肠黏膜组织 DOR、β-arrestin1、Bcl-2 免疫阳性细胞表达的比较

与正常组比较，模型组结肠组织 DOR、β-arrestin1、Bcl-2 免疫阳性细胞数目明显增加；与模型组比较，中药大、中、小剂量组和西药组 DOR、β-arrestin1、Bcl-2 免疫阳性细胞数目明显减少，差异均有统计学意义，见表 7.6。

表 7.6　各组大鼠结肠黏膜组织 DOR、β-arrestin1、Bcl-2 免疫阳性细胞表达的比较（$\bar{x}\pm s$）

（单位：个/mm^2）

组　别	n	DOR	β-arrestinl	Bcl-2
正常组	20	8.629±9.41	11.45±7.63	12.29±6.91
模型组	20	23.53+9.93*	35.62+3.86*	25.18+12.25*
西药组	20	12.74±10.56#	17.73+5.17#	13.13±4.96#
中药大剂量组	20	11.04+6.92#	16. 95+4.65#	12.42+5.12#
中药中剂量组	20	10.54±3.71#	15.31+3.73#	11.48+4.35#
中药小剂量组	20	12.36+3.15#	16.93+6.53#	14.64+5.27#

注：与正常组比较，* $P<0.05$；与模型组比较，# $P<0.05$。

2. 各组大鼠结肠黏膜组织中 DOR、β-arrestin1、Bcl-2 mRNA 表达的比较

与正常组比较，模型组结肠组织 DOR、β-arrestin1、Bcl-2 mRNA 表达明显增高；与模型组比较，中药大、中、小剂量组和西药组 DOR、β-arrestin1、Bcl-2 mRNA 表达降低，差异均有统计学意义，见表 7.7。

表 7.7 各组大鼠结肠黏膜组织中 DOR、β-arrestin1、Bcl-2 mRNA 表达的比较($\bar{x}\pm s$)

组　别	n	DOR	β-arrestinl	Bcl-2
正常组	20	1.435±1.015	1.092±0.569	1.243±2.024
模型组	20	10.134±2.570*	10.581±2.375*	5.316±1.873*
西药组	20	5.158±1.985#	5.274±1.579#	1.867±0.358#
中药大剂量组	20	4.835±0.141#	4.983±0.926#	1.761±0.654#
中药中剂量组	20	3.982±0.783#	3.864±0.821#	1.413±0.315#
中药小剂量组	20	3.052±0.645#	4.147±0.293#	1.782±0.359#

注：与正常组比较，* $P<0.05$；与模型组比较，# $P<0.05$。

（四）讨论

UC 是一种自身免疫性疾病，其发生可能与细胞因子免疫功能失调相关。Bcl-2 蛋白和 Bax 蛋白表达异常是导致本病形成的关键；其中抗凋亡相关基因 Bcl-2 通过与 Bax 结合，从而降低 Bcl-2 活性，调控细胞凋亡。机体内 β-arrestin1 普遍表达，尤其是在免疫系统高表达，同时其调节细胞凋亡和增殖，Bcl-2 也是其调控的靶基因。活化的 DOR 能诱导 β-arrestin1 将信号向细胞核内传递，并聚集在 p27 启动子区，进而组蛋白 H4 被乙酰化，促进 p27 和 Bcl-2 的基因转录，并且招募介导组蛋白酰化酶 p300，实现调控基因表达。肠道微环境改变后，肠道中菌群失调，突破肠上皮屏障，激活 DOR-β-arrestin1-Bcl-2 信号转导通路，大量炎性细胞因子分泌，导致肠黏膜内 T 淋巴细胞集聚，从而增加细胞因子凋亡抵抗，肠道黏膜的平衡被打破，最终导致 UC 的发生。

UC 归属于中医学“休息痢”“泄泻”“肠风”“肠澼”等范畴，其发病的根本原因是脾虚。脾胃培源灌肠方由茯苓、薏苡仁、石榴皮、黄芪、炒白术、大黄炭、白及、地锦草、败酱草和青黛组成。其中茯苓和薏苡仁健脾渗湿，石榴皮涩肠止泻，白术和黄芪健脾益气，大黄炭和白及止血，地锦草解毒，败酱草和青黛清热解毒凉血。诸药合用，共奏健脾止泻之效。

本实验发现，正常组结肠组织 DOR、β-arrestin1、Bcl-2 免疫阳性细胞及 mRNA 低表达，模型组结肠组织 DOR、β-arrestin1、Bcl-2 免疫阳性细胞及 mRNA 高表达，说明 DOR-arrestin1-Bcl-2 信号通路被激活，通过信号传导途径介导细胞因子调控细胞凋亡，最终导致 UC 形成。经治疗后，脾胃培源灌肠方大、中、小剂量组和美沙拉嗪组均能使 DOR、β-arrestin1、Bcl-2 免疫阳性细胞及 mRNA 低表达，说明脾胃培源灌肠方及美沙拉嗪均能对 UC 大鼠起到治疗作用。由此推测，DOR-arrestin1-Bcl-2 信号传导通路在 UC 发病过程中起重要作用，脾胃培源灌肠方通过对 DOR-arrestin1-Bcl-2 信号通路及其相关细胞因子的影响从而发挥对 UC 的治疗作用。

第四节 脾胃培源方的临床观察研究

一、脾胃培源方治疗慢性萎缩性胃炎脾胃虚弱证患者疗效及对胃黏膜三叶因子2、核因子-κB表达的影响

慢性萎缩性胃炎(chronic atrophic gastritis，CAG)是因胃黏膜上皮反复遭受损害所导致的固有腺体减少，黏膜萎缩，可能伴有肠腺化生和假幽门腺化生的一种慢性胃部疾病，以病理诊断为“金标准”。CAG发病率较高，随着病情进展有癌变可能。其中，肠上皮化生和/或异型增生被称为癌前病变，是慢性胃炎演变成胃癌的重要环节。因此，早期诊断和及时治疗是阻止CAG进展、降低胃癌发生率的关键。脾胃培源方是安徽省名中医李学军教授在首届全国名老中医马骏教授的指导下，结合多年临床实践总结的经验方，是安徽中医药大学第二附属医院特色院内制剂之一。前期研究表明，脾胃培源方具有良好的防治CAG作用。本研究采用脾胃培源方治疗CAG脾胃虚弱证，观察其临床疗效，并探讨其作用机制。现报道如下。

(一) 资料与方法

1. 一般资料

选择2019年6月至2021年6月安徽中医药大学第二附属医院CAG脾胃虚弱证患者132例，采用随机数字表法分为治疗组65例和对照组67例。治疗过程中因患者自行退出，治疗组脱落3例、对照组脱落5例。对照组62例，其中男32例、女30例，平均年龄(59.31±7.88)岁；治疗组62例，其中男29例、女33例，平均年龄(60.15±8.06)岁。2组一般资料比较差异无统计学意义($P>0.05$)，具有可比性。本研究经安徽中医药大学第二附属医院医学伦理委员会批准(2019zj20)。

2. 西医诊断标准

依据《慢性萎缩性胃炎中西医结合诊疗共识意见(2017年)》，并经内镜检查及病理确诊。

3. 中医辨证标准

参照《慢性萎缩性胃炎中医诊疗共识意见(2009，深圳)》制定脾胃虚弱证辨证标准。主症：胃脘胀满或隐痛，胃部喜按或喜暖；次症：食少纳呆，大便稀溏，倦怠乏力，气短懒言，食后脘闷；舌脉：舌质淡，脉细弱。主症必备并具次症2项以上即可明确辨证。

4. 病例筛选标准

(1) 纳入标准

① 年龄18～70岁。

② 符合上述西医诊断标准及中医辨证标准。

③ 近期未使用抑酸药、抗生素等相关药物治疗。

④ 自愿参加本研究，并签署知情同意书。

（2）排除标准

① 合并消化性溃疡、恶性肿瘤或病理诊断疑有恶变者。

② 合并严重心、肺、造血系统等原发性疾病者。

③ 法律规定的残疾者（盲、聋、哑、智力障碍、精神障碍）。

④ 妊娠期、哺乳期妇女。

（3）脱落标准

① 治疗过程中出现严重不良反应者。

② 自行退出或未完成整个疗程者。

（4）剔除标准

① 基本资料不全者。

② 未按治疗方案用药者。

5. 治疗方法

治疗组给予脾胃培源方颗粒（含白术 20 g，炙黄芪 18 g，石斛 15 g，白芍 10 g，香附 10 g，刘寄奴 6 g，安徽中医药大学第二附属医院制剂室制备，批号 1071341），每日 1 剂，开水 400 mL 溶解，分早晚 2 次。温服。对照组予叶酸片（常州制药厂有限公司，批号 21041511，5 mg/片），每次 1 片，每日 3 次，口服。2 组均连续治疗 24 周。嘱患者治疗期间节饮食、畅情志、戒烟酒、忌生冷。

6. 观察指标

（1）中医症状评分

根据《中药新药临床研究指导原则（试行）》和《脾胃病症状量化标准专家共识意见（2017）》，于治疗前后对 2 组患者进行中医症状评分，按症状的无、轻、中、重度分为 4 个等级，主症（胃脘胀满、胃脘痛）分别计 0 分、2 分、4 分、6 分，次症（大便不爽、食少纳呆、神疲乏力、气短懒言）分别计 0 分、1 分、2 分、3 分。评分越高表明症状越重。

（2）胃镜及病理评分

于治疗前后对 2 组进行胃镜及病理评分。参照《中国慢性胃炎共识意见精简版（2017年，上海）》和《慢性胃炎的内镜分型分级标准及治疗的试行意见》，将胃镜所见的黏膜色泽、黏膜隆起、血管透见度和黏膜质地按无、轻、中、重度，分别计 0 分、1 分、2 分、3 分。病理评分：萎缩、肠上皮化生作为主要病理表现，慢性炎症和活动性作为次要病理表现，按无、轻、中、重度，分别计 0 分、1 分、2 分、3 分。通过胃镜观察并记录患者治疗前后同一部位的胃镜病理表现。

（3）实验室指标检测

于治疗前后采用 ELISA 检测 2 组患者血清胃蛋白酶原Ⅰ（PGⅠ）、胃蛋白酶原Ⅱ（PGⅡ）、胃泌素-17（G-17）及胃黏膜三叶因子 2（TFF2）、核因子-κB（NF-κB）水平。严格按照试剂盒（PGⅠ、PGⅡ、G-17，芬兰 Biohit 公司，批号分别为 14PA1805、12PB1805、16GC1812；TFF2、NF-κB，武汉华联科公司，批号分别为 181118、181120）说明书进行操作。

（4）安全性评价

观察 2 组患者研究过程中可能出现的不良反应，并于治疗前后检测 2 组患者肝功能（天冬氨酸氨基转移酶、丙氨酸氨基转移酶）、肾功能（血肌酐、尿素氮、血尿酸）及血常规、尿常规、大便常规。

7. 疗效标准

参照《中药新药临床研究指导原则(试行)》制定疗效标准。治愈：临床症状、体征消失，胃镜复查黏膜慢性炎症明显好转，病理组织学证实腺体萎缩、肠上皮化生、异型增生恢复正常或消失。显效：临床主要症状、体征消失，胃镜复查黏膜慢性炎症好转，病理组织学证实腺体萎缩、肠上皮化生、异型增生恢复正常或减轻2个级度。有效：临床主要症状、体征明显减轻，胃镜复查黏膜病变范围缩小1/2以上，病理组织学证实慢性炎症减轻1个级度，腺体萎缩、肠上皮化生、异型增生减轻。无效：未达到上述标准或恶化者。总有效率(%)＝(治愈例数＋显效例数＋有效例数)÷总例数×100%。

8. 统计学方法

采用SPSS 23.0统计软件对数据进行分析。计量资料以$\overline{X}\pm S$表示，采用t检验；计数资料用例(%)表示，采用卡方检验；疗效等级资料采用秩和检验。$P<0.05$表示差异有统计学意义。

(二) 结果

1. 2组临床疗效比较

治疗组总有效率为88.71%(55/62)，对照组为72.58%(45/62)，治疗组疗效明显优于对照组($P<0.05$)，见表7.8。

表7.8　2组CAG脾胃虚弱证患者临床疗效比较

[单位：例(%)]

组别	例数	治愈	显效	有效	无效	总有效率/%
对照组	62	14(22.58)	20(32.26)	11(17.74)	17(27.42)	72.58
治疗组	62	21(33.87)	25(40.32)	9(14.52)	7(11.29)	88.71

2. 2组治疗前后中医症状评分比较

与本组治疗前比较，2组治疗后各项中医症状评分均下降($P<0.05$)；2组治疗后比较，治疗组中医症状评分(除大便不爽评分外)均低于对照组($P<0.05$)，见表7.9。

表7.9　2组CAG脾胃虚弱证患者治疗前后中医症状评分比较($\bar{x}\pm s$)

(单位：分)

组别	时间	例数	胃脘胀满	胃脘痛	大便不爽	食少纳呆	神疲乏力	气短懒言
对照组	治疗前	62	4.39±1.53	4.13±1.53	1.82±0.64	1.84±0.58	2.13±0.53	2.05±0.46
	治疗后	62	2.35±1.38*	2.39±1.25*	1.03±0.65*	1.16±0.37*	1.27±0.52*	1.37±0.49*
治疗组	治疗前	62	4.45±1.47	4.07±1.49	1.81±0.67	1.89±0.70	2.08±0.75	2.02±0.71
	治疗后	62	1.23±1.32*#	1.03±1.34*#	0.84±0.58*#	0.97±0.60*#	0.92±0.55*#	0.98±0.67*#

注：与本组治疗前比较，* $P<0.05$；与对照组治疗后比较，# $P<0.05$。

3. 2组治疗前后胃镜评分比较

与本组治疗前比较，2组治疗后各项胃镜评分均下降($P<0.05$)；2组治疗后比较，治疗组胃镜黏膜色泽评分、黏膜质地评分均低于对照组($P<0.05$)，见表7.10。

表 7.10　2 组 CAG 脾胃虚弱证患者治疗前后胃镜评分比较($\bar{x}\pm s$)

（单位:分）

组别	时间	例数	黏膜色泽	黏膜隆起	血管透见度	黏膜质地
对照组	治疗前	62	2.21±0.36	1.10±0.25	1.19±0.29	2.07±0.53
	治疗后	62	1.90±0.31*	0.92±0.23*	1.05±0.26*	1.81±0.48*
治疗组	治疗前	62	2.18±0.36	1.08±0.75	1.23±0.76	2.05±0.76
	治疗后	62	1.64±0.28*#	0.81±0.67*	0.92±0.55*	0.69±0.64*#

注:与本组治疗前比较,* $P<0.05$;与对照组治疗后比较,# $P<0.05$。

4. 2 组治疗前后病理评分比较

与本组治疗前比较,2 组各项病理评分均明显下降($P<0.05$);2 组治疗后比较,治疗组各项病理评分均低于对照组($P<0.05$),见表 7.11。

表 7.11　2 组 CAG 脾胃虚弱证患者治疗前后病理评分比较($\bar{x}\pm s$)

（单位:分）

组别	时间	例数	萎缩	肠上皮化生	慢性炎症反应	活动性
对照组	治疗前	62	3.71±0.46	2.58±0.67	2.24±0.50	2.16±0.37
	治疗后	62	2.32±0.47*	1.37±0.55*	1.13±0.34*	0.87±0.64*
治疗组	治疗前	62	3.77±0.61	2.53±1.04	2.29±0.66	2.08±0.64
	治疗后	62	1.63±0.81*#	1.03±0.65*#	0.87±0.69*#	0.64±0.60*#

注:与本组治疗前比较,* $P<0.05$;与对照组治疗后比较,# $P<0.05$。

5. 2 组治疗前后血清胃蛋白酶原Ⅰ、胃蛋白酶原Ⅱ及胃泌素-17 水平比较

与本组治疗前比较,2 组治疗后血清 PGⅠ、PGⅡ、G-17 水平明显升高($P<0.05$);2 组治疗后比较,治疗组上述指标改善优于对照组($P<0.05$),见表 7.12。

表 7.12　2 组 CAG 脾胃虚弱证患者治疗前后血清 PGⅠ、PGⅡ、G-17 水平比较($\bar{x}\pm s$)

组别	时间	例数	PGⅠ(μg/L)	PGⅡ(μg/L)	G-17(pmol/L)
对照组	治疗前	62	55.33±6.09	8.40±0.85	8.81±0.79
	治疗后	62	92.49±10.04*	10.82±1.02*	10.45±1.12*
治疗组	治疗前	62	55.09±5.68	8.33±0.83	8.90±0.76
	治疗后	62	105.04±8.86*#	11.18±1.11*	12.63±1.21*#

注:与本组治疗前比较,* $P<0.05$;与对照组治疗后比较,# $P<0.05$。

6. 2 组治疗前后胃黏膜三叶因子 2、核因子-κB 水平比较

与本组治疗前比较,2 组治疗后胃黏膜 TFF2、NF-κB 水平均降低($P<0.05$);2 组治疗后比较,治疗组胃黏膜 TFF2、NF-κB 水平均低于对照组($P<0.05$),见表 7.13。

表 7.13 2 组 CAG 脾胃虚弱证患者治疗前后胃黏膜 TFF2、NF-κB 水平比较($\bar{x}\pm s$)

（单位：μg/L）

组别	时间	例数	TFF2	NF-κB
对照组	治疗前	62	58.09±8.91	53.63±8.16
	治疗后	62	36.76±5.91*	35.65±5.69*
治疗组	治疗前	62	57.36±9.67	53.84±8.47
	治疗后	62	25.26±3.83*#	22.47±4.14*#

注：与本组治疗前比较，* $P<0.05$；与对照组治疗后比较，# $P<0.05$。

7. 2 组不良反应比较

2 组治疗过程中均未见明显不良反应，治疗后肝、肾功能及血常规、尿常规、粪常规均未见明显异常。

（三）讨论

CAG 与幽门螺杆菌感染、精神心理、饮食、遗传、药物等因素相关，在多种因素长期作用下，损伤胃黏膜，进而导致黏膜萎缩、肠上皮化生等病变。根据 CAG 反复发作的非特异性消化不良的症状，可将其归属于中医学“痞满”“胃痛”“嘈杂”“吐酸”等范畴。目前西医治疗 CAG 以对症治疗为主，缺乏特效药物，且难以从根本上缓解症状，改善胃黏膜的病变。研究表明，中医药在改善症状、延缓病情进展等方面具有独特优势，不仅可改善临床症状，在修复胃黏膜、延缓甚至逆转 CAG、抑制癌基因表达等方面也有显著疗效。

中医学认为，本病病位主要在胃，与脾、肾关系密切。其发生发展与外邪侵袭、饮食不节、情志失调、脾胃素虚等因素有关，在多种因素长期影响下，脾胃虚弱，纳运失司，导致气血生化乏源，气机升降失调，气滞、血瘀、痰湿等病理因素出现，进一步妨碍脾胃气机，本虚和邪实夹杂，日久脏腑功能失常，逐渐诱发并加重本病。CAG 主要分为肝胃气滞证、肝胃郁热证、脾胃虚弱证、脾胃湿热证、胃阴不足证、胃络瘀血证 6 种证型，由于病情缠绵，多虚实夹杂，但总以脾胃虚弱证为基础。脾胃培源方中炙黄芪、白术合用，以温中健脾、补中益气；白芍、香附养血柔肝、和胃止痛；石斛益气养阴；刘寄奴为引经药，入脾经，健脾醒脾、破血通经。全方健脾与温中并行，攻补兼施，共奏益气健脾、温中和胃、理气活血之功。该方对阻止疾病进展、预防胃癌发生均具有良好效果。本研究表明，脾胃培源方可有效改善患者的临床症状及胃黏膜的病理变化，提高其生活质量。

胃蛋白酶原(PG)是胃黏膜主细胞分泌的一种胃蛋白酶前体，在胃中可转化为活性胃蛋白酶。根据其生物特性可分成 PGⅠ、PGⅡ 2 个亚型。PGⅠ主要由胃底腺的主细胞分泌，PGⅡ由整个胃和十二指肠的细胞分泌。当胃黏膜萎缩时，胃体腺和胃底腺的数量减少，主细胞减少，导致胃黏膜功能受损，PGⅠ水平明显下降，而 PGⅡ水平保持稳定或略有升高。G-17 由胃 G 细胞分泌，可刺激盐酸、胆汁和胰液分泌，G-17 水平受饮食习惯、胃病灶部位、药物、G 细胞数量等多种因素影响，是反映胃窦分泌功能的敏感指标。研究表明，CAG 组和慢性胃炎组的 PGⅠ、G-17 水平较其他组均降低，且随着胃黏膜萎缩程度加重，PGⅠ、G-17 水平逐渐降低。可见，PGⅠ、PGⅡ、G-17 水平可反映胃黏膜萎缩程度。

TFF2 是已知的 3 种哺乳动物三叶肽之一。三叶肽是由胃肠道黏膜分泌的小分子蛋白酶抗性蛋白，具有重要的细胞保护和恢复作用。在慢性浅表性胃炎和慢性萎缩性胃炎中，

TFF2 均呈高表达。研究发现，TFF2 不仅可通过促进胃黏膜糖蛋白的分泌发挥黏膜保护作用，还可通过促进黏膜上皮细胞向黏膜损伤部位移行发挥修复作用。作为一种细胞保护因子，TFF2 蛋白因胃黏膜损伤而被诱导。NF-κB 为多向调控的蛋白质因子，在正常胃黏膜、慢性萎缩性胃炎、胃癌中均为阳性表达，且逐渐增强。NF-κB 活化水平与炎症程度呈正相关，能够诱导 IL-6、TNF-α 等炎症因子的生成，影响胃黏膜上皮细胞的分裂、增殖，促进 CAG 向肠上皮化生、异型增生甚至胃癌转变。

综上所述，脾胃培源方能够有效缓解 CAG 患者的临床症状，改善胃黏膜的病理变化，调节血清 PG 水平，延缓疾病进展。其作用机制可能与调节血清 TFF2、NF-κB 水平有关。但本研究样本量有限，有待今后进一步扩大样本量，进行多中心临床验证，并通过开展分子实验研究，探究其具体的药理成分及作用机制。

二、脾胃培源方治疗慢性萎缩性胃炎脾胃虚弱证 40 例临床观察

慢性萎缩性胃炎（chronic atrophic gastritis，CAG）是消化系统常见疾病，通常表现为胃黏膜的病变萎缩。CAG 在发展中，胃黏膜会发生不同程度的肠上皮化生及异型增生。目前认为幽门螺杆菌（Hp）是 CAG 发生的主要诱因之一，另外遗传、年龄、环境、饮食等都会诱发 CAG。目前西医治疗 CAG，方法单一，疗效欠佳。中医辨证施治，审证求因，可根据患者病情变化给予调整，治疗 CAG 效果更佳。近年来我们采用脾胃培源方治疗 CAG 脾胃虚弱证患 40 例，疗效显著，现报道如下。

（一）资料与方法

1. 一般资料

选取 2020 年 3 月至 2021 年 6 月安徽中医药大学第二附属医院脾胃病科门诊及住院部收治的 80 例 CAG 脾胃虚弱证患者作为研究对象，采用随机数字表法分为治疗组和对照组，各 40 例。治疗组中男 17 例，女 23 例；年龄 48～66 岁，平均（57.27±9.23）岁；病程 1～7 年，平均（4.00±2.14）年。对照组中男 19 例，女 21 例；年龄 45～67，平均（55.92±10.35）岁；病程 2～7 年，平均（4.11±1.95）年。2 组患者的一般资料比较差异均无统计学意义（$P>0.05$），具有可比性。本研究经医院医学伦理委员会审核通过。

2. 诊断标准

（1）西医诊断标准

参照《中国慢性胃炎共识意见（2017 年，上海）》制定。上腹疼痛、腹胀、餐后饱胀、早饱感，胃镜下病理活检（3 个月内）提示胃黏膜萎缩伴或不伴肠上皮化生、异型增生。

（2）中医辨证标准

参照《慢性萎缩性胃炎中医诊疗共识意见》和《中药新药临床研究指导原则（试行）》制定，辨证属脾胃虚弱证。主症：胃脘胀满、痞闷、疼痛。次症：食少、神疲乏力、气短懒言、便溏。舌脉：舌淡、脉细弱。符合主症中的 1 项、次症中的 2 项，兼舌脉即可辨证。

3. 纳入标准

① 符合上述西医诊断标准及中医辨证标准。

② 年龄 20～80 岁。

③ 患者 1 个月内未服用过任何治疗 CAG 的药物。

④ 患者知情同意，并签署了知情同意书。

4. 排除标准

① CAG 合并胃溃疡、胃肠恶性肿瘤者。

② 曾口服中药，对中药不耐受或过敏者。

③ 存在严重原发性疾病(心、肝、肾、血液系统)者。

5. 治疗方法

(1) 对照组

给予胃复春(卫材药业有限公司，国药准字 Z20040003，规格每片 0.36 g)口服，每日 3 次，每次 4 片。

(2) 治疗组

给予脾胃培源方治疗。方药组成：炙黄芪 15 g，白术 20 g，石斛 10 g，白芍 10 g，刘寄奴 6 g，香附 10 g。由安徽中医药大学第二附属医院煎药室熬制，每日 1 剂，早、晚分服。

2 组均连续治疗 3 个月。

6. 观察指标

(1) 中医证候积分

症状主要包括胃脘疼痛、胀满、痞闷，以及食少、神疲乏力、气短懒言、便溏，根据患者症状的严重程度，分为无、轻度、中度、重度 4 级，分别记 0 分、1 分、2 分、3 分。分值越高，表明症状越严重。

(2) 胃镜病理积分

胃黏膜萎缩、肠化生根据黏膜病变程度分为无、轻度、中度、重度 4 级，分别记 0 分、3 分、6 分、9 分；慢性炎症、活动性根据严重程度分为无、轻度、中度、重度 4 级，分别记 0 分、1 分、2 分、3 分。分值越高，表明病理学改变越严重。

(3) 临床疗效

疗效标准参考文献制定。痊愈：病理学提示腺体萎缩治愈。显效：腺体萎缩下降 2 个等级。有效：炎症至少减轻 1 个等级。无效：病理学无改善甚至加重。总有效率/%＝(痊愈例数＋显效例数＋有效例数)/总例数×100%。

(4) 胃功能指标

采集患者晨起空腹静脉血，静置后以 3000 r/min 离心 10 分钟，分离血清，采用乳胶增强免疫比浊法检测血清胃泌素 17(G17)、胃蛋白酶原Ⅰ(PGⅠ)、胃蛋白酶原Ⅱ(PGⅡ)水平以及 PGⅠ和 PGⅡ的比值(PGR)。

(5) 氧化应激水平指标

采集患者晨起空腹静脉血，静置后以 3000 r/min 离心 10 分钟，分离血清，采用酶联免疫吸附测定(ELISA)法检测血清超氧化物歧化酶(SOD)、谷胱甘肽过氧化物酶(GAH-PX)、丙二醛(MDA)水平。

7. 统计分析

采用 SPSS 23.0 统计软件进行统计分析，计量资料服从正态分布时以 $\overline{X}\pm S$ 表示，组内治疗前后比较采用配对 t 检验，组间比较采用两独立样本 t 检验；计数资料以百分率表示，采用 χ^2 检验。$P<0.05$ 表示差异有统计学意义。

（二）结果

1. 2组治疗前后中医证候积分比较

治疗前2组胃脘疼痛、胃脘胀满、胃脘痞闷、食少、神疲乏力、气短懒言、便溏积分比较差异均无统计学意义（$P>0.05$），具有可比性；治疗后2组各项积分明显降低，与同组治疗前比较差异均有统计学意义（$P<0.05$），且治疗组降低更明显，与对照组治疗后比较差异均有统计学意义（$P<0.05$），详见表7.14。

表7.14　2组治疗前后中医证候积分比较（$\bar{x}\pm s$）

（单位：分）

组别	例数	时间	胃脘疼痛	胃脘胀满	胃脘痞闷	食少
对照组	40	治疗前	2.37±0.46	0.97±0.72	2.34±0.47	1.43±0.52
	40	治疗后	1.25±0.54*	0.54±0.62*	1.42±0.46*	0.90±0.45*
治疗组	40	治疗前	2.13±0.58	1.22±0.80	2.12±0.51	1.56±0.60
	40	治疗后	0.67±0.49*#	0.49±0.53*#	0.90±0.44*#	0.53±0.56*#

组别	例数	时间	神疲乏力	气短懒言	便溏
对照组	40	治疗前	1.23±0.56	1.26±0.58	1.21±0.63
	40	治疗后	0.67±0.53*	0.87±0.43*	0.53±0.50*
治疗组	40	治疗前	1.45±0.57	1.22±0.62	1.33±0.67
	40	治疗后	0.48±0.62*#	0.52±0.57*#	0.51±0.49*#

注：与同组治疗前比较，* $P<0.05$；与对照组治疗后比较，# $P<0.05$。

2. 2组治疗前后胃镜病理积分比较

治疗前2组胃黏膜萎缩、肠化生、慢性炎症、活动性积分比较差异均无统计学意义（$P>0.05$），具有可比性；治疗后2组各项积分明显降低，与同组治疗前比较差异均有统计学意义（$P<0.05$），且治疗组降低更明显，与对照组治疗后比较差异均有统计学意义（$P<0.05$），详见表7.15。

表7.15　2组治疗前后胃镜病理积分比较（$\bar{x}\pm s$）

（单位：分）

组别	例数	时间	胃黏膜萎缩	肠化生	慢性炎症	活动性
对照组	40	治疗前	4.33±2.14	5.13±2.45	1.81±1.60	1.17±0.59
	40	治疗后	4.12±2.05*	4.17±1.53*	1.26±1.48*	0.76±0.45*
治疗组	40	治疗前	4.35±2.17	5.06±2.44	1.91±1.77	1.24±0.52
	40	治疗后	1.92±1.26*#	3.36±1.42*#	0.96±0.64*#	0.35±0.70*#

注：与同组治疗前比较，* $P<0.05$；与对照组治疗后比较，# $P<0.05$。

3. 2组临床疗效比较

治疗组总有效率为92.5%（37/40），对照组为75.0%（30/40），2组比较差异有统计学意义（$P<0.05$），详见表7.16。

表 7.16　2 组临床疗效比较

[单位:例(%)]

组别	例数	痊愈	显效	有效	无效	总有效
对照组	40	1(2.5)	4(10.0)	25(62.5)	10(25.0)	30(75.0)
治疗组	40	2(5.0)	15(37.5)	20(50.0)	3(7.5)	37(92.5)*

注:与对照组比较,* $P<0.05$。

4. 2 组治疗前后血清 G17、PGⅠ、PGⅡ水平及 PGR 比较

治疗前 2 组血清 G17、PGⅠ、PGⅡ水平及 PGR 比较差异均无统计学意义($P>0.05$),具有可比性;治疗后 2 组血清 G17、PGⅡ水平明显降低,血清 PGⅠ水平及 PGR 明显升高,与同组治疗前比较差异均有统计学意义($P<0.05$),且治疗组改善更明显,与对照组治疗后比较差异均有统计学意义($P<0.05$),详见表 7.17。

表 7.17　2 组治疗前后血清 G17、PGⅠ、PGⅡ水平及 PGR 比较($\bar{x}\pm s$)

组别	例数	时间	G17(μg/L)	PGⅠ(μg/L)	PGⅡ(μg/L)	PGR
对照组	40	治疗前	10.22±1.45	53.64±7.26	10.74±1.45	6.65±0.92
	40	治疗后	8.61±1.20*	90.20±9.81*	8.17±2.19*	9.06±1.03*
治疗组	40	治疗前	10.83±1.52	53.67±7.49	10.87±1.46	6.55±0.86
	40	治疗后	7.76±1.19*#	102.15±11.23*#	7.42±1.63*#	10.31±1.15*#

注:与同组治疗前比较,* $P<0.05$;与对照组治疗后比较,# $P<0.05$。

5. 2 组治疗前后血清 SOD、GSH-PX、MDA 水平比较

治疗前 2 组血清 SOD、GSH-PX、MDA 水平比较差异均无统计学意义($P>0.05$),具有可比性;治疗后 2 组血清 SOD、GSH-PX 水平明显升高,血清 MDA 水平明显降低,与同组治疗前比较差异均有统计学意义($P<0.05$),且治疗组改善更明显,与对照组治疗后比较差异均有统计学意义($P<0.05$),详见表 7.18。

表 7.18　2 组治疗前后血清 SOD、GSH-PX、MDA 水平比较($\bar{x}\pm s$)

组别	例数	时间	SOD(nmol/mL)	GAH-PX(U/L)	MDA(μmol/L)
对照组	40	治疗前	79.50±8.52	41.21±5.12	5.95±1.71
	40	治疗后	80.73±8.93*	79.76±5.71*	4.76±0.97*
治疗组	40	治疗前	80.73±7.93	42.55±5.23	5.99±1.62
	40	治疗后	122.73±14.63*#	87.75±9.02*#	3.80±1.02*#

注:与同组治疗前比较,* $P<0.05$;与对照组治疗后比较,# $P<0.05$。

(三)讨论

CAG 病程长,病势缠绵,癌变率较高,可给患者带来极大的痛苦,严重影响患者学习、工作及生活。西医学常采用胃黏膜保护剂、抑酸剂等药物对症治疗,但易复发。CAG 属于中医学“痞满”“胃痛”“呃逆”“嘈杂”等范畴。郭淑云教授认为,本病发病主要是在情志、饮食、外邪、素体脾胃虚弱等因素的影响下,致使患者气血瘀滞,痰浊、水饮停留而发病。谢晶日教授临床诊治多年,认为其病机之本为脾胃虚弱,在为外邪侵扰机体,在内为气血亏虚,气机郁结,血脉瘀阻,内外因素作用于脾胃,则脾胃虚弱。李学军教授认为,CAG 的病机以脾胃气虚为主,因虚致实,瘀血内停,虚实夹杂,时间久则损伤脾胃功能,甚则损伤其他脏腑。

脾胃培源方中白术、炙黄芪健脾养胃、扶助正气,为君药。香附疏解肝之郁气;白芍、石斛滋阴养血、调和营卫,使阴阳得调,脾胃升降有序,共为臣药。入脾经之药刘寄奴可活血化瘀、健胃消食化积,为佐药。诸药合用,共奏调平归源、扶助正气、健脾益气之功。现代药理学研究表明,黄芪中主要活性成分黄芪甲苷可以通过抗菌、抗细胞氧化、抵抗细胞坏死凋亡等多种机制保护胃肠黏膜。黄芪甲苷可以调节大鼠胃肠癌前病变黏膜细胞凋亡,进而减缓萎缩向肠上皮化生、异型增生甚至胃癌发展。白芍中的白芍总苷具有减轻疼痛、抗炎等作用。白术可促进胃肠运动、抗炎、修复黏膜损伤。白术多糖可通过提高抗氧化能力使应激性胃溃疡模型小鼠 B 细胞淋巴瘤 2(Bcl-2)活性增强、Bcl-2 相关 X 蛋白(Bax)活性减少,从而起到抗细胞凋亡、保护胃黏膜的作用。香附挥发油可促进小肠平滑肌黏膜细胞增殖,从而改善消化系统蠕动功能。石斛还可通过促进 Janus 激酶 2(JAK2)活化,抑制细胞核抗原(PCNA)、肿瘤坏死因子-α(TNF-α)的表达,从而抑制细胞生长、分化,缓解胃黏膜萎缩的发展。

G-17、PGⅠ、PGⅡ、PGR 可作为 CAG 早期胃癌的筛查指标,能够反映胃黏膜的萎缩程度。Hp 是 CAG 发病的主要诱因,Hp 长期附着于胃黏膜,破坏细胞生长凋亡程序,引发氧化应激,不断损害胃黏膜细胞。导致 CAG 发生及进展。SOD 是氧化应激反应的第一道防线,可修复损伤细胞同时清除氧自由基,在本质上能保护细胞。GSH-PX 是机体重要的氧化分解酶,可加速过氧化物的还原反应,阻断脂质过氧化反应,维护细胞膜结构及功能。MDA 是体内细胞氧化损伤指标。

本次研究结果显示,治疗组胃脘疼痛、胃脘胀满、胃脘痞闷、食少、神疲乏力、气短懒言、便溏积分,胃镜病理积分,血清 MDA、G17、PGⅡ水平均明显低于对照组($P<0.05$),总有效率,血清 PGⅠ、SOD、GSH-PX 水平及 PGR 均明显高于对照组($P<0.05$)。提示脾胃培源方能调节机体内 SOD、MDA、GSH-PX 水平,改善胃黏膜萎缩程度,减少胃黏膜细胞损伤,从而保护胃黏膜。

综上所述,脾胃培源方可改善 CAG 脾胃虚弱证患者临床症状、病理学改变、胃功能及氧化应激指标,促进胃黏膜细胞的损伤修复,值得临床推广应用。但本研究仍存在不足需要完善,今后的研究过程中应扩大病例数量,选择更完善的指标,获得更为全面的数据,以更好地指导临床用药。

三、脾胃培源方联合瑞巴派特治疗慢性萎缩性胃炎增效作用及机制研究

慢性萎缩性胃炎(CAG)是胃黏膜持续性损伤的慢性进展性疾病。作为“炎-癌转化”的关键阶段,如何延缓、阻断、逆转 CAG 的进展,成为中西医共同的研究热点。瑞巴派特可缓解炎症、改善 CAG 临床症状。中医药以辨证施治为原则,整体调理为主,临床疗效逐渐受到患者认可。李学军教授基于“调平归源”的学术思想,创立了脾胃培源方。本研究探讨脾胃培源方联合瑞巴派特治疗慢性萎缩性胃炎的增效作用及可能的作用机制。

（一）资料与方法

1. 一般资料

选取安徽中医药大学第二附属医院 2021 年 1 月至 12 月收治的 76 例脾胃虚弱型 CAG 患者，将纳入者意愿分为观察组和对照组，各 38 例。观察组男性 25 例，女 13 例，年龄为 33～70 岁，平均(47.74±13.6)岁；对照组中男 32 例，女性 6 例，年龄为 38～67 岁，平均为(50.35±5.57)岁。本研究已通过本院医学伦理委员会批准(2022-zj-37)。

2. 纳入与排除标准

（1）纳入标准

① 脾胃虚弱型慢性萎缩性胃炎患者内镜及病理诊断标准符合 2017 年《中国慢性胃炎共识意见》。

② 脾胃虚弱证诊断符合《慢性萎缩性胃炎中西医结合诊疗共识意见》。

（2）排除标准

① 呼气试验诊断 Hp 阳性者。

② 胃黏膜病理有重度异性增生或癌变者。

③ 合并有消化器质性病变者。

④ 无法控制的严重原发性疾病者。

⑤ 无法遵循治疗、配合复查者。

3. 治疗方法

对照组三餐前口服瑞巴派特片(购于浙江大冢制药有限公司，国药准字 H20020541，每片 0.1 g)，每次 0.1 g。观察组加用脾胃培源方颗粒剂(购自我院制剂室)治疗。脾胃培源方方药组成：白术 20 g，炙黄芪 18 g，石斛 15 g，白芍 10 g，香附 10 g，刘寄奴 6 g，温水冲服，1 次 1 袋，每天 2 次。2 组均需规范服药 3 个月。

4. 观察指标

（1）胃黏膜病理评分及疗效标准

参照《中国慢性胃炎共识意见》将慢性炎症、活动度、萎缩、肠化生分为无、轻、中、重 4 个等级，分别计 0 分、1 分、2 分、3 分。活检取材：取胃窦胃角 3 块、胃体 2 块，深度尽可能达到黏膜肌层，均由本院内镜室完成，交由本院病理科同一位医师盲法阅片，保证病理结果的客观性。

（2）临床症状疗效评判标准

收集患者胃脘疼痛、上腹部胀满、纳差、嗳气反酸、便溏、神疲乏力症状指标的积分，参照《中国慢性胃炎共识意见》中 CAG 的分级量化标准和《慢性萎缩性胃炎中西医结合诊疗共识意见》脾胃虚弱证候特点，根据程度分为无、轻、中、重 4 个等级，分别计 1 分、2 分、3 分、4 分。症状疗效判定标准：① 临床痊愈：本项积分较 3 个月前降低≥95%。② 显效：本项积分较 3 个月前降低≥70%至＜95%之间。③ 好转：本项积分较 3 个月前降低≥30%至＜70%之间。④ 无效：本项积分较 3 个月前降低程度＜30%。症状改善的有效率=(总例数－无效例数)/总例数×100%。

（3）血清指标检测

治疗前后采用 ELISA 法检测血清超氧化物歧化酶(SOD)、一氧化氮(NO)、丙二醛(MDA)、血清表皮生长因子(EGF)、血管内皮生长因子(VEGF)，严格遵照试剂说明书执行。

5. 统计学方法

采用 SPSS 23.0 软件分析数据，计量资料以均数±标准差表示，满足正态分布应用 t 检验，不满足正态分布应用单因素方差分析。以 $P<0.05$ 为差异有统计学意义。

（二）结果

（1）2 组治疗前后胃黏膜病理积分比较，见表 7.19。

表 7.19　2 组治疗前后胃黏膜病理积分比较（$\bar{x}\pm s$, $n=38$）

（单位：分）

组别	时间	慢性炎症	活动度	萎缩	肠化生
对照组	治疗前	2.61±0.88	1.72±0.63	4.17±2.00	4.72±1.85
	治疗后	2.05±0.86*	1.15±0.43*	4.07±1.89*	4.24±1.18*
观察组	治疗前	2.24±0.92	1.48±0.45	4.19±1.66	4.55±1.89
	治疗后	1.53±0.44*#	0.92±0.20*#	2.99±1.10*#	3.70±1.29*#

注：与治疗前比较，* $P<0.05$；与对照组比较，# $P<0.05$。

（2）2 组治疗前后中医证候积分治疗前后比较，见表 7.20。

表 7.20　2 组治疗前后中医证候积分比较（$\bar{x}\pm s$, $n=38$）

（单位：分）

组别	时间	胃脘疼痛	上腹部胀满	纳差	嗳气反酸	便溏	神疲乏力
对照组	治疗前	2.44±0.49	1.13±0.61	2.14±0.41	1.24±0.49	2.97±0.07	3.46±0.25
	治疗后	1.23±0.52*	0.74±0.35*	1.40±0.45*	1.20±0.25*	1.05±0.50*	2.43±0.28*
观察组	治疗前	1.29±0.54	1.25±0.62	2.10±0.72	1.38±0.57	2.12±0.18	3.97±0.17
	治疗后	0.86±0.43*#	0.55±0.29*#	1.09±0.40*#	0.90±0.50*#	1.52±0.16*#	3.94±0.16*#

注：与治疗前比较，* $P<0.05$；与对照组比较，# $P<0.05$。

（3）2 组治疗前后血清氧化应激指标比较，见表 7.21。

表 7.21　2 组治疗前后血清氧化应激指标比较（$\bar{x}\pm s$, $n=38$）

组别	时间	SOD(nmol/L)	NO(nmol/L)	MDA(μmol/L)
对照组	治疗前	79.50±8.59	41.21±5.16	5.95±1.72
	治疗后	80.73±9.00*	79.76±5.76*	4.76±0.98*
观察组	治疗前	83.71±9.00	42.55±5.27	5.99±1.63
	治疗后	122.73±14.76*#	87.75±9.10*#	3.80±1.03*#

注：与治疗前比较，* $P<0.05$；与对照组比较，# $P<0.05$。

（4）2 组治疗前后血清生长因子指标比较，见表 7.22。

表 7.22　2 组治疗前后血清生长因子指标比较（$\bar{x}\pm s$，$n=38$）

（单位：μg/L）

组别	时间	EGF	VEGF
对照组	治疗前	53.64±7.32	8.17±2.20
	治疗后	39.60±10.96*	10.74±1.46*
观察组	治疗前	51.00±7.32	8.22±1.80
	治疗后	37.52±6.82*#	12.00±2.20*#

注：与治疗前比较，* $P<0.05$；与对照组比较，# $P<0.05$。

（5）2 组临床疗效结果比较，见表 7.23。

表 7.23　2 组临床疗效结果比较（$n=38$）

（单位：例）

组别	痊愈	显效	有效	无效	总有效率/%
对照组	2	5	25	6	84.21
观察组	4	13	18	3	92.11*

注：与对照组比较，* $P<0.05$。

（三）讨论

幽门螺杆菌（Hp）感染在慢性萎缩性胃炎的致病因素中占主要地位，但目前并无研究表明，根除 Hp，就可以完全消除 CAG 的发病风险。因此 Hp 阴性的 CAG 患者，其发病机制和治疗方案也需不断探讨和完善。近年来，胃黏膜微循环障碍在 CAG 进展中的影响逐渐受到关注。CAG 患者的胃黏膜微环境处于缺血缺氧状态：一方面，此状态下易形成氧自由基等炎性介质，会造成血管内皮损伤，引发炎症反应和血管内皮细胞功能障碍；另一方面，会导致胃壁防御功能减退，使得胃黏膜更易被致病因素攻击，出现胃黏膜损伤，然后进一步加重黏膜萎缩。

瑞巴派特作为多靶点的胃黏膜保护剂，抑制炎细胞生长，促进前列腺素生成，增加胃黏液分泌和胃黏膜血流量，还可缓解损伤后的应激反应，促进黏膜微小血管新生，有助于修复胃黏膜，目前常用于慢性萎缩性胃炎的临床治疗，但仍不能满足减少组织病理损伤方面的临床需要。作为胃黏膜保护因子，EGF、VEG 和 PG 等多种细胞因子会参与受损的胃黏膜的愈合过程。EGF 的胃保护作用和血管扩张作用是通过 NO 途径实现的。VEGF 可通过调节 NO 和 PG 的分泌促进黏膜血管舒张。NO 可以改善应激所致的胃黏膜损伤，并通过维持血管通透性和内皮细胞连续性，保持胃黏膜完整性，使胃黏膜的血流量稳定在一定的基础水平。

慢性萎缩性胃炎属于中医"胃痛""痞满"范畴。患者先天体弱、情志影响、年老病久等损伤，脾胃损伤、气血生化不足，胃黏膜会萎缩。脾胃气虚、肝胃不和、气滞血瘀是慢性萎缩性胃炎的核心证候。因此，中医治疗慢性萎缩性胃炎需遵循"虚则补之"原则，以健脾培源为主导，同时注重理气活血化瘀。李学军教授依"益气和中、培补脾胃"的制方依据创立的脾胃培源方。方中黄芪、白术益脾胃，扶正气，为君。香附解肝郁，白芍补脾血，石斛养胃阴，益胃养阴，调和营卫，三药共为臣。刘寄奴消积行气，为佐使药。诸药合用，补气健脾、滋阴活血、固本培源。

现代药理学研究表明，黄芪的多糖类成分可以调节免疫、保护神经，减少炎性递质的释放，缓解黏膜损伤。隋海涛等的临床研究表明，黄芪注射液治疗多次后，血清中 SOD 升高，MDA 降低。MDA 反映了细胞受氧自由基损伤的程度，SOD 可以清除自由基。白术多糖减轻氧化应激反应引起的免疫功能障碍，还可有效抑制胃黏膜上皮细胞的凋亡；白术提取物促进溃疡愈合的机制，可能与其可以刺激肠上皮细胞迁移和增殖的功能有关。香附可以促进血液循环，增强胃动力，促进平滑肌增殖，修复溃疡，对胃黏膜具有保护作用；还可以通过减少 NO 的生成、SOD 上升来完成抗炎、抗氧化应激、抑制肿瘤生长的作用。白芍能抑制局部 NO 和 PGE2 合成和释放、降低氧化应激损伤、改善微炎症状态，还可以维持黏膜的血流量。石斛可以显著提高损伤后胃组织中的 EGF 蛋白的表达水平，EGF 可以增加胃黏膜的血流量；刘寄奴能增强机体氧自由基清除能力、抑制炎性因子的聚集与释放，改善萎缩胃黏膜的微循环灌注，并建立侧支循环，使缺血缺氧状态得到改善，降低胃黏膜损伤，其发挥药理作用可能与 EGF 有关。

本研究结果显示，2 组临床症状改善，胃黏膜病理积分下降，SOD、NO、VEGF 水平升高，EGF、MDA 含量降低，且观察组疗效明显优于对照组。考虑可能与两药协同应用，一方面，可以增强消除自由基的功能，减少氧化应激反应对胃黏膜的损伤；另一方面，可能与两药应用后增加胃黏膜血流量，改善黏膜微循环缺血缺氧的状态，并促进损伤黏膜细胞的再生，增强黏膜屏障的能力有关。

综上，脾胃培源方联合瑞巴派特可以减轻慢性萎缩性胃炎患者临床症状和胃黏膜损伤，在改善机体应激反应和促进血管内皮生长方面疗效明显，对使用瑞巴派特有增效作用。近些年，中西医结合治疗因治疗方案个性化、不良反应小而成为慢性萎缩性胃炎重要治疗方式之一。基于此，本团队将进一步探究脾胃培源方的作用机制及临床指导意义。

四、脾胃培源方联合化疗方案对脾胃虚弱型胃癌术后患者临床疗效及生存质量的影响

胃癌是消化系统最常见的恶性肿瘤之一。胃癌在世界恶性肿瘤发病率中排名第五，死亡率排名第三。随着生活方式的不断改变、饮食习惯等各种原因，胃癌的发病人数和死亡人群数量在我国逐年上升。胃癌之所以治疗困难，是因为其症状在早期并不明显，多被忽视，通常在疾病发展至中晚期才被诊断出来。手术结合化疗是目前的主要治疗手段，化疗可以提高胃癌术后的治愈率。5-FU＋顺铂静脉滴注是常见的辅助化疗方案，临床研究较多，但是患者在治疗期间和治疗后有恶心、呕吐、反流、营养不良等副作用，生活质量明显下降，且术后转移也时有发生，预后欠佳。研究表明，中医药联合化疗方案可以提高胃癌术后患者的生存质量，延长生命周期。本研究主要探讨脾胃培源方联合化疗方案对胃癌术后患者的治疗疗效及生存质量的改善，以期为日后临床提供参考。

（一）资料与方法

1. 一般资料

本研究主要收集 2019 年 1 月至 2020 年 6 月在我院脾胃病科及肿瘤病科门诊及住院治疗的 30 例胃癌术后脾胃虚弱型患者，TNM 分期为Ⅱ～Ⅲ期。随机分为观察组和对照组，各

15 例。观察组男 11 例，女 4 例，年龄(52.80±9.69)岁，病程(2.05±0.62)年；对照组男 9 例，女 6 例，年龄(57.73±9.45)岁，病程(2.20±0.57)年，2 组性别、年龄、病程比较差异无统计学意义($P>0.05$)，具有可比性。

2. 诊断标准

(1) 西医诊断及分型标准参照国家卫生健康委员会于 2018 年制定的《胃癌诊疗规范》。

(2) 脾胃虚弱型诊断标准参考《中药新药临床研究指导原则》。

3. 入选标准

(1) 纳入标准

① 符合上述诊断标准。

② 未有远处转移。

③ 血清 CEA、CA50 血清水平异常升高。

④ 签署知情同意书。

(2) 排除标准

① 胃癌发生原发转移者。

② 患有严重循环、呼吸系统疾病者。

③ 药物过敏者。

④ 妊娠期或哺乳期妇女。

4. 治疗方法

(1) 对照组：顺铂(齐鲁制药有限公司)25 mg/m^2 静滴，第 1 天；5-FU(上海旭东海普药业有限公司)400～500 $mg/(m^2 \cdot d)$，24 小时持续泵入，第 1～4 天。化疗一疗程共 4 周。

(2) 观察组：在对照组的基础上予以脾胃培源方口服。由炙黄芪 15 g，白术 20 g，太子参 10 g，白芍 10 g，刘寄奴 6 g，香附 10 g 组成(统一由安徽中医药大学第二附属医院煎药室熬制)，每日 1 剂，早晚分服，治疗 4 周。

5. 观察指标

(1) 中医证候积分、KPS 评分

① 依据脾胃虚弱证表现将证候积分由重到轻计为 4 分、3 分、2 分、1 分、0 分，分数高低同临床疗效成反比。

② 应用 KPS 评分表评估患者治疗前后的功能状态，得分范围 0～100 分，分数高低同身体健康状况成正比。

(2) 生活质量评分

应用 EORTC QLQ-STO22 评分表从咽食困难、食管反流、进食障碍、抑郁、口干苦、味觉改变、形象改变、落发 8 个领域进行测定。

(3) 血清 CEA、CA50 水平

抽取患者治疗前后的空腹静脉血 6 mL 进行检测。

6. 统计分析

采用 SPSS 23.0 统计软件分析，计量资料采用 t 检验；计数资料用 χ^2 检验；等级资料采用 Wilcoxon 秩和检验。以 $P<0.05$ 为差异有统计学意义。

（二）结果

1. 2组中医证候积分、KPS积分比较

治疗前2组患者的中医证候积分、KPS积分比较无明显差异（$P>0.05$），治疗后2组中医证候积分均降低，KPS评分均升高，且观察组效果更优（$P<0.05$），见表7.24。

表7.24　2组中医证候积分、KPS评分比较（$\bar{x}\pm s$，$n=15$）

（单位：分）

组别	中医证候积分		KPS评分	
	治疗前	治疗后	治疗前	治疗后
观察组	12.47±2.09	4.33±0.47*#	71.73±4.43	84.87±5.12*#
对照组	11.93±2.29	6.60±0.49*	71.00±5.12	78.20±4.25*

注：与同组治疗前比较，* $P<0.05$；与对照组治疗后比较，# $P<0.05$。

2. 2组EORTC QLQ-STO22评分比较

治疗前2组患者的EORTC QLQ-STO22评分比较无明显差异（$P>0.05$），治疗后2组EORTC QLQ-STO22的各项评分均较治疗前改善，且观察组效果更优（$P<0.05$），见表7.25。

表7.25　2组EORTC QLQ-ST022评分比较（$\bar{x}\pm s$，$n=15$）

（单位：分）

组别	时间	吞咽	反流	进食受限	焦虑
观察组	治疗前	35.00±5.92	40.33±5.06	45.60±5.50	57.60±8.89
	治疗后	15.60±12.36*#	39.07±4.96*#	30.00±4.21*#	47.53±7.88*#
对照组	治疗前	37.87±3.91	40.13±3.48	42.60±6.67	58.67 ± 9.98
	治疗后	35.73±7.47*	37.87±3.91*	41.13±4.90*	56.60± 10.56*

组别	时间	口干	味觉	躯体形象	脱发
观察组	治疗前	4.60±4.59	54.33±6.28	36.80±5.30	41.93±5.25
	治疗后	34.80±4.23*#	34.00±4.55*#	34.00±3.63*#	40.27±4.64*#
对照组	治疗前	44.53±5.26	53.33±4.87	34.93±3.47	45.47 ± 5.49
	治疗后	41.40±5.07*	52.07±6.95*	32.53±3.38*	40.93 ±4.04*

注：与同组治疗前比较，* $P<0.05$；与对照组治疗后比较，# $P<0.05$。

3. 2组血清CEA、CA50水平比较

治疗前2组患者的血清CEA、CA50水平比较无明显差异（$P>0.05$），治疗后2组的血清CEA、CA50水平均有不同程度下降，且观察组效果更优（$P<0.05$），见表7.26。

表7.26　2组血清CEA、CA50水平比较（$\bar{x}\pm s$，$n=15$）

组别	CEA（ng/mL）		CA50（U/mL）	
	治疗前	治疗后	治疗前	治疗后
观察组	12.60±1.46	6.05±0.92*#	46.59±4.44	14.39±1.92*#
对照组	12.37±1.27	8.56±1.19*	47.68±4.30	31.44±2.98*

注：与同组治疗前比较，* $P<0.05$；与对照组治疗后比较，# $P<0.05$。

（三）讨论

胃癌是消化道常见恶性肿瘤，当下由于饮食生活习惯、幽门螺杆菌感染、遗传基因等问题，使胃癌的发病年龄呈现越来越小的趋势。胃癌早期临床表现并不突出，多见胃脘部不适、进食不易消化等症状，其隐匿性发作，不典型，发展速度快，加上我国对早期胃癌筛查的意识不强，早期筛查不足10%，故一经诊断，多数患者已处于中晚期。在当前治疗环境下，胃癌防治仍难属易事。对于胃癌早期患者，手术治疗疗效较为乐观。患者若处于晚期，手术病灶大、创伤性大，不易恢复。胃癌患者对于化疗具有敏感性，因此术后联合化疗是治疗过程中必要的一部分，术后联合化疗可以降低患者复发及转移率，但同时化疗期间易出现呕吐、食欲下降、脱发、失眠等不良反应，加速患者营养物质缺乏，影响化疗耐受性。胃癌患者化疗时可联合脾胃培源方，以达到减轻患者化疗后不良反应，增强临床疗效的目的。

在中医学中无“胃癌”这一病名，可总结于“胃脘痛”“痞满”等病名范围内。国医大师徐景藩认为胃癌手术后，机体处于正气亏虚状态，脾胃虚弱、痰邪、瘀血滞于胃络，其基本病机为正气亏损，邪气留存。孙春霞等提出，胃癌发病原因复杂，在外是由于外感邪气，饮食失调，情志不畅，气血不通，久则痰瘀、邪毒积聚。在内是因体内正气亏虚，痰瘀积于体内、脉络所致。内外因交加久成胃癌。李学军教授根据多年临床经验总结，将胃癌发病归结为正虚和邪毒两大病因，正虚即机体正气亏虚或后天饮食情志等影响下脾胃虚弱、健运功能失调、气血生成不足、运行不利，邪毒则包括机体遭到外感六淫邪气侵袭，机体正气奋起抵抗，出现本虚标实、正虚邪实夹杂之证。基于此制定了脾胃培源方。方以白术、黄芪、太子参为君药，健脾养胃，扶助正气；香附疏解肝之郁气，白芍用以滋阴养血，调和营卫，使得阴阳的调，脾胃升降有序，共为臣药；入脾经之药刘寄奴，药用可活血化瘀，健胃消食化积，为佐使药。上述药物配合使用，以起到调平归源，扶助正气，健脾益气之功效。外科手术及化疗对于胃癌治疗创伤性大，控制和祛除癌灶同时也使得人体正气损伤，脾胃培源方通过益气健脾、调理脾胃、扶正祛邪，来顾护正气，改善胃癌术后不良反应，减少并发症，促进机体功能恢复，控制和消除癌灶，对改善手术后生活质量和延长生存期有一定作用。

伴随着癌症病情发展，实体瘤生长、癌细胞转移，化疗药物长时间使用，副作用累积，化疗药物耐药，肿瘤微环境下免疫抑制；同时患者本身长时间受癌症侵蚀，化疗药物又侵害机体，患者体质越来越差，免疫力低下。化疗药物治疗作用削弱，患者生存时间延长不甚乐观。祖国瑰宝中医中药，为胃癌的治疗提供了更加完善的思路。中医药可扶正、减轻毒副作用、调节肿瘤微环境，加强免疫应答，提高机体免疫力，正如传统中医思想“阴阳调和”。调节整体免疫微环境，使机体趋于“平衡”状态。脾胃培源方以“调平归原”为整体思想，改善免疫功能，提高疗效。脾胃培源方组方药物在现代药理学研究中，诸多药物也已证实其中所含药物活性成分有抗肿瘤、减毒、提高免疫、抑制耐药机制等作用。槲皮素、黄芩素及黄芪多糖均是由黄芪中提取的活性成分，有研究证实黄芩素能够有效治疗胃癌，黄芪多糖同化疗药物连用能提高总体疗效，减轻化疗药物毒副作用。槲皮素可阻碍胃癌细胞生长，通过减弱细胞增殖降低细胞端粒酶活性。顺铂在化疗治疗中易因脱氧核糖核酸损伤修复增加，细胞凋亡减少，而导致耐药。同时顺铂能引起肝脏、肾脏损伤。有研究证实白芍总苷作为白芍的活性成分之一，具有杀死肿瘤细胞、修复神经组织，血管等药理学作用。同时可以降低由顺铂等化疗药物引起的肝肾副作用。太子参多糖作为太子参的活性成分，能够使NO加速释放，促进淋巴细胞生长，提高免疫，使得癌细胞凋亡。

胃癌术后患者主要证候包括脾胃虚弱证、胃阴亏虚证、血亏证、血瘀证、湿热证等，但上述证型在治疗时有一个共同特点，都需要顾护胃气、调和气血、扶助正气。在胃癌疗效的评估中，生活质量评分受到了更多的重视。本研究结果表明观察组治疗后吞咽困难、食管反流、饮食受限、焦虑、口干苦、落发、味觉改变等症状明显得到缓解，脾胃虚弱证候也明显改善、肿瘤标志物水平下降，综上说明脾胃培源方联合 5-FU＋顺铂静脉滴注治疗方案能够有效提高胃癌术后临床疗效及生存质量。

综上所述，脾胃培源方可以改善胃癌术后患者生活质量、提高术后治疗效果，延长患者生存时间，可以使得血清中肿瘤标准物 CEA、CA50 水平减低，临床应用价值较高，值得临床推广，为中医药在胃癌治疗方面提供更为丰富的经验。同时本研究存在不足，仍需完善。今后研究过程中应扩大病例数量，选择更完善的指标，获得更为全面的数据，完善对脾胃培源方疗效研究，更好地用以指导临床。

五、脾胃培源方对脾胃虚弱型慢性萎缩性胃炎的临床疗效及理化指标的影响

慢性萎缩性胃炎(chronic atrophic gastritis，CAG)是慢性胃炎的一种类型，呈局限性或广泛性的胃黏膜固有腺体萎缩、数量减少及功能减低，主要症状表现为上腹部胀满、疼痛及消化不良等，其病程长，病势缠绵。在医学上被归属于癌前疾病的范畴之中，而由此疾病衍生出的肠上皮化生(IM)和异型增生(Dys)都是胃癌的癌前期表现。目前国内外学者认为其遵循萎缩性胃炎—胃黏膜肠上皮化生—胃黏膜上皮内瘤变—胃癌的病理演变模式。CAG 给患者带来极大的痛苦，现代医学尚缺乏理想有效的治疗方法。我科运用经验方脾胃培源方治疗 30 例脾胃虚弱型 CAG 患者取得了较好的临床效果，现将结果报告如下。

(一) 资料与方法

1. 一般资料

选取 60 例安徽中医药大学第二附属医院 2014 年 1 月至 2015 年 3 月满足要求的脾胃病科门诊及住院患者，按随机化原则分为治疗组和对照组，其中治疗组 30 例，男 16 例，女 14 例，平均年龄(43.17±14.51)岁，平均病程为(3.86±1.04)年；对照组 30 例，男 14 例，女 16 例，平均年龄(44.07±14.23)岁，平均病程为(3.97±1.01)年。2 组一般资料比较差异无统计学意义，具有可比性。

2. 诊断标准

西医诊断标准参照中华医学会消化病学分会在上海制定的《中国慢性胃炎共识意见》。中医诊断标准参照 2002 年版《中药新药临床研究指导原则(试行)》。

3. 纳入标准

(1) 符合西医疾病诊断标准。

(2) 符合胃脘痛的中医诊断标准及脾胃虚弱型证候诊断标准。

(3) 年龄在 18～70 岁之间。

(4) 不合并其他严重疾病或并发症。

(5) 过去 2 周内未服用与本病相关的治疗药物。

(6) 签署进入研究知情同意书。

4. 排除标准

(1) 不符合 CAG 诊断标准者。

(2) 年龄在 18 岁以下或 70 岁以上。

(3) 妊娠或哺乳期妇女。

(4) 存在可能解释症状的器质性疾病，如消化性溃疡、胃肠道肿瘤、胆囊炎、胰腺炎、肝肾功能不全、糖尿病、腹部大手术史或严重的心、肺疾病等；有报警症状者及长期服用非甾体类药物者。

(5) 就诊前 2 周内曾服用治疗本病的相关药物。

(6) 过敏体质或已知对本药组成成分过敏者。

(7) 怀疑或确有酒精、药物滥用史者。

(8) 正在参加其他临床试验或研究的患者。

(9) 处于重度焦虑抑郁状态，有自杀倾向的患者。

5. 治疗方法

治疗组给予脾胃培源方内服，组方：炙黄芪 15 g，党参 10 g，桂枝 6 g，白芍 15 g，白术 10 g，刘寄奴 6 g，山药 15 g，青陈皮各 10 g，当归 10 g，香附 10 g，莪术 8 g，炙甘草 6 g。1 日 1 剂，水煎两遍，各取汁 150 mL 兑匀，分两次温服。对照组予胃复春口服，每次 4 粒，1 日 3 次，饭前 30 分钟，温开水送服。2 组均以 3 个月为 1 个疗程，共治疗 1 个疗程。试验期间均不得使用其他对本病本证有治疗作用的药物。

6. 观察指标

参考《中药新药临床研究指导原则(试行)》观察 2 组病例治疗前后胃脘胀满、胃痛、大便稀溏、乏力、饮食减少、气短懒言、呕吐清水、口淡情况，根据病情的轻重程度分为无、轻、中、重四个等级，分别记 0 分、1 分、2 分、3 分。病理量化积分参考《慢性萎缩性胃炎中医诊疗共识意见(2009，深圳)》，观察 2 组病例治疗前后病理改变情况，其中腺体萎缩、肠上皮化生、异型增生按病变程度分为无、轻、中、重四级，分别记为 0 分、3 分、6 分、9 分，积分值按共识意见取五个部位病理积分均值；慢性炎症、活动性及 Hp 感染也按病变程度分为无、轻、中、重四级，分别记为 0 分、1 分、2 分、3 分。两组病例于治疗第 1 天、第 90 天清晨抽取空腹血 3 mL，置于抗凝管，分离血清，检测胃蛋白酶(PG)的值，PG 可分为 PG Ⅰ和 PG Ⅱ，PGR＝PG Ⅰ/PG Ⅱ。

7. 疗效评价

疗效评定标准参照《中药新药临床研究指导原则(试行)》：

(1) 临床治愈：症状、具有诊断意义的症候完全不存在或基本可忽略，$n \geq 95\%$。

(2) 显效：症状、具有诊断意义的症候明显改善，$n \geq 70\%$，但$<95\%$。

(3) 有效：症状、具有诊断意义的症候均有好转，$n \geq 30\%$，但$<70\%$。

(4) 无效：症状、具有诊断意义的症候均无明显好转，甚或加重，$n<30\%$。

(尼莫地平法)疗效指数 n＝(进行系统治疗前患者症状积分—治疗后症状积分)/治疗前症状积分×100%

8. 统计学处理

采用 SPSS 17.0 统计软件进行统计学处理。计量资料用 $\overline{X} \pm S$ 表示，采用 t 检验，计数资料采用 χ^2 检验。以 $P<0.05$ 为差异有统计学意义。

（二）结果

1. 临床症状积分比较

2 组病例治疗前与治疗一疗程后临床症状积分比较见表 7.27。

表 7.27　2 组病例治疗前与治疗一疗程后临床症状积分比较($\bar{x}\pm s$)

症状	治疗组(n=30)		对照组(n=30)	
	治疗前	一疗程后	治疗前	一疗程后
胃脘胀满	2.06±0.59	1.13±0.65$^{\#}$	2.07±0.58	1.64±0.64*
胃痛	2.47±0.52	1 26±0.58$^{\#}$	2.33±0.62	2.18±0.59
大便稀溏	2.13±0.64	1.09±0.62$^{\#}$	2.00±0.65	1.65±0.63*
乏力	1.97±0.64	1.06±0.55$^{\#}$	2.00±0.65	1.82±0.55
饮食减少	1.73±0.59	1.07±0.51$^{\#}$	1.87±0.64	1.70±0.52
气短懒言	2.40±0.60	1.62±0.67$^{\#}$	2.13±0.64	1.96±0.63
呕吐清水	2.27±0.59	1.86±0 53*	2.23±0.57	1.89±0.65*
口淡	2.06±0.73	1.57±0.70*	2.08±0.68	1.67±0.58*

注：与同组治疗前比较，$^{*}P<0.05$，$^{\#}P<0.01$。

2. 临床症状疗效比较

2 组病例治疗一疗程后中医证候疗效比较见表 7.28。

表 7.28　2 组病例治疗一疗程后中医证候疗效比较

（单位：例）

组别	临床治愈	显效	有效	无效	总有效率/%
治疗组	1	9	19	1	96.67*
对照组	0	8	15	7	76.67

注：与对照组比较，$^{*}P<0.05$。

3. 病理量化积分比较

病理量化积分比较见表 7.29。

表 7.29　2 组病例治疗一疗程后病理量化积分比较($\bar{x}\pm s$)

组别	例数	治疗前	一疗程后
治疗组	30	21.05±3.43	15.56±1.42*
对照组	30	21.01+3.36	14.98±2.31*

注：与治疗前比较，$^{*}P<0.05$。

4. 血清 PG 检测结果比较

2 组病例治疗一疗程后血清 PG 检测结果比较见表 7.30。

表 7.30　2 组病例治疗一疗程后血清 PG 检测结果比较($\bar{x}\pm s$)

PG	治疗组($n=30$)		对照组($n=30$)	
	治疗前	治疗后	治疗前	治疗后
PGⅠ	65.36±3.43	106.36±8.40[#,△]	64.97±3.56	80.97±7.56[*]
PGⅡ	16.04±2.64	9.75±2.64[#,△]	15.59±2.81	12.86±2.79[*]
PGR	4.77±0.89	9.91±0.89[#,△]	4.56±0.91	6.57±0.96[*]

注：与同组治疗前比较，[*] $P<0.05$，[#] $P<0.01$；与对照组治疗后比较，[△] $P<0.05$。

5. 不良反应

治疗过程中，治疗组与对照组均未出现明显的不良反应。治疗结束后，对患者的血尿大便常规及肝肾功能复查均未见明显异常。

（三）讨论

现代医学对 CAG 的研究近年有了一定的进展，但是对其病因及发病机制仍未完全明确，大多认为主要与幽门螺杆菌(Hp)感染、年龄增长、长期饮酒、免疫失调、饮食习惯不良、胃肠激素改变及遗传等相关，其中 Hp 感染是最主要的因素。胃黏膜遭受多种因素的反复伤害，发生病理改变，以胃黏膜腺体的减少或消失、胃黏膜变薄、黏膜肌层增厚、肠上皮化生、不典型增生为主要表现，其中肠上皮化生是萎缩的典型标志及癌变前兆。因此对于 CAG 患者，如果能及早发现，并且积极地对症治疗，对于防治胃癌具有重大意义。胃黏膜能合成并分泌 PG，大约有 1%的 PG 进入血液，血清中的 PG 水平能很好地反映胃黏膜分泌水平。通过检测血清中的 PG 水平可以发现消化性溃疡、CAG 乃至胃癌等胃部疾病，已被作为胃镜前检测和胃癌筛查的判断标准。

祖国医学并无“慢性萎缩性胃炎”这一病名，基于 CAG 患者临床主要表现为：上腹部疼痛、胀满不适，进食后加重，病情反复，常伴有恶心、嗳气、纳呆、嘈杂、神疲乏力等不适，多归属于“胃脘痛”“痞满”等疾病范畴。多因饮食不当、嗜食烟酒、情志不畅等各种因素使脾胃受到损伤所致。脾胃虚弱为发病之本，《内经》曰：“正气存内，邪不可干”，“邪之所凑，其气必虚”。若脾胃虚弱，健运失职，则气血化生不足，水谷精微乏源，变生疾病。《素问·玉机真藏论》云：“五脏者，皆禀气于胃；胃者，五脏之本也。”脾胃同属中焦，互为表里，乃后天之本，气血生化之源。脾胃和则气血生化有源，五脏六腑得以濡养。脾胃培源方中黄芪、党参、桂枝、白术、炙甘草合用有补中益气、温中健脾、散寒止痛之功。辅以白芍、当归柔肝养血，补血活血；山药补脾养胃，益气养阴；香附、青陈皮疏肝理气，和胃止痛；莪术消积化滞，行气止痛；刘寄奴为引经药，药效入脾经，健脾醒脾，破血通经。诸药合用，相得益彰，共凑温中健脾、理气活血、固本培源之功效。胃复春能调节 P21ras、P53 蛋白的表达，抑制胃内亚硝基化合物生成，对 Hp 有一定的抑制作用，还能改善血液循环，使病变的胃黏膜实现不同程度的逆转，降低癌变风险，临床疗效安全可靠，广泛运用于 CAG 的治疗。因此在本研究中我们选用胃复春片作为对照组，结果发现治疗组临床总有效率为 96.67%，优于对照组；同时治疗组能不同程度地改善 CAG 患者各临床症状以及血清 PG 值，优于对照组；在降低病理量化积分上两组疗效相当。研究结果提示脾胃培源方治疗脾胃虚弱型 CAG 疗效确切，值得临床广泛应用及进一步研究。

参考文献

[1] BRA Y F,FERLA Y J,SOERJOMATARA M I,et al. Global cancer statistics 2018:GLOBOCA Nest imate sofincidence and mortality world wide for 36 cancers in 185 countries[J]. CA:A Cancer Journal for Clinicians,2018(68):394-424.

[2] HAO X,LIU Y,ZHOU P,et al. Integrating network pharmacology and experimental validation to investigate the mechanisms of Huazhuojiedu decoction to treat chronic atrophic gastritis[J]. Evidence-based Complementary and Alternative Medicine, 2020,2020(PT. 21):ArticleID2638362.

[3] TONG Y L,LIU L P,WANG R L,et al. Berberine attenuates chronic atrophic gastritis induced by MNNG and its potential mechanism[J]. Frontiers in Pharmacology,2021(12):644638.

[4] XU W Q,QIN X M,LIU Y T. Network pharma cology research of Astragali Radix intreating chronic at rophic gastritis rats based on mitochondrial meta bonomics[J]. Journal of chromatography, B. Analytical technologies in the biomedical and life sciences,2020(1145):122109.

[5] 方霜霜,杨洋,国嵩,等.基于"调枢通胃"理论初探情志因素在慢性萎缩性胃炎中的作用[J].环球中医药,2020,13(12):2046-2049.

[6] 张佑红.慢性萎缩性胃炎胃镜下不同病理改变及幽门螺杆菌感染情况研究[J].基层医学论坛,2016,20(10):1341-1342.

[7] 庞海江,许家艳,丁守坤.益气活血解毒方联合西药治疗幽门螺杆菌阳性慢性萎缩性胃炎患者的疗效及对胃蛋白酶原的影响[J].世界中医药,2019,14(1):126-130.

[8] 李佃贵.从浊毒理论的建立与应用谈中医学创新与发展[J].中医杂志,2020,61(22):1938-1940.

[9] 肖捷洁,戈焰,李紫昕,等.邱健行健脾化浊解毒方治疗慢性萎缩性胃炎经验[J].四川中医,2020,38(2):15-17.

[10] 要翠翠,赵源,任杰,等.化浊解毒方治疗慢性萎缩性胃炎伴肠上皮化生的临床疗效及对 CDX2 的影响[J].中药药理与临床,2019,35(3):144-148.

[11] 刘帆,侯林,张晓平,等.薏苡仁多糖抗肿瘤作用及免疫作用研究进展[J].辽宁中医药大学学报,2019,21(3):123-126.

[12] 聂添情,孟祥伟,应宇晨,等.莪术醇及其衍生物的抗肿瘤活性研究进展[J].中草药,2020,51(21):5613-5621.

[13] 方朝义,刘惠聪.白术用法辨析[J].湖北中医杂志,1987(3):40.

[14] 张林,杨映映,傅延龄.汉代以来白术临床用量分析[J].中医杂志,2015,56(7):611-614.

[15] 国家药典委员会.中华人民共和国药典(2015 年版)[M].北京:中国医药科技出版社,2015:153.

[16] 陈镇,夏泉,黄赵刚,等.白术挥发油对小鼠胃肠功能的影响[J].中国实验方剂学杂志,2009,15(8):66-68.

[17] 王晓红.中药在胃下垂辨治中的应用[J].中国民间疗法,2014,22(8):63-64.

[18] 赵鲁卿,常雄飞,张声生.健脾理气方对功能性消化不良大鼠十二指肠 MLCK 和 PGE2-cAMP 通路的影响[J].首都医科大学学报,2019,40(3):335-339.

[19] 胡晓春,李学军.健脾消痞方治疗脾虚气滞型功能性消化不良临床疗效观察[J].中医药临床杂志,2018,30(7):1320-1323.

[20] 朱杭溢,裘生梁,陈武,等.白术水煎液对溃疡性结肠炎大鼠 Th 细胞相关因子的影响[J].中国中医药科技,2014,21(2):151-153.

[21] 李多,杜三军,于永强.白术内酯Ⅰ对慢性萎缩性胃炎大鼠相关炎性因子的影响[J].解放军医药杂志,2016,28(8):10-14.

[22] 沈妙燕.自拟慢萎康方治疗慢性萎缩性胃炎脾胃虚弱型的疗效分析[J].中国中医药科技,2019,26(4):557-558.

［23］ 柳青. 自拟胃安方对气虚血瘀型慢性萎缩性胃炎患者胃黏膜保护作用的初步研究[J]. 四川中医，2017，35(9)：75-77.

［24］ 李永帅，李学军. 李学军教授治疗慢性萎缩性胃炎临证经验[J]. 国医论坛，2017，32(1)：23-24.

［25］ 钟熊，王梦月，彭颖，等. 白术、茯苓多糖的体外胃肠道代谢研究[J]. 中国实验方剂学杂志，2012，18(12)：132-135.

［26］ 陈翔，戴小桃，吴如雷. 自拟安肠止泻汤治疗腹泻型肠易激综合征 28 例疗效观察[J]. 云南中医中药杂志，2017，38(11)：53-54.

［27］ 季瑜，代海峰，梅莉，等. 自拟方健肠Ⅰ号治疗肠易激综合征 197 例[J]. 中国中西医结合消化杂志，2014，22(3)：166-167.

［28］ 孙琴，李学军. 李学军教授治疗腹泻型肠易激综合征的经验[J]. 广西中医药，2016，39(5)：52-53.

［29］ 王晶，张世洋，盛永成，等. 白术治疗胃肠道疾病药理作用研究进展[J]. 中华中医药学刊，2018，36(12)：2854-2858.

［30］ 余平，费莹，李洪玉，等. 以离体肠肌抑制作用评价麸炒炮制工艺对白术药效的影响[J]. 中华中医药学刊，2017，35(5)：1091-1093.

［31］ 张建国，张勇前，雷威，等. 邵金阶重用生白术治疗便秘的经验[J]. 基层医学论坛，2018，22(22)：3143-3144.

［32］ 陈思敏，关丽娜，庞峻，等. 生白术对慢传输型便秘模型大鼠结肠水通道蛋白表达影响的研究[J]. 新中医，2019，51(6)：12-16.

［33］ 曹菲. 不同剂量的白术配伍枳实治疗功能性便秘的临床观察[D]. 南京：南京中医药大学，2014.

［34］ 中华中医药学会脾胃病分会. 肠易激综合征中医诊疗专家共识意见(2017)[J]. 中医杂志，2017，58(18)：1614-1620.

［35］ PRIY A O，HEATHE R P，BRIGID A B，et al. Global prevalence of irritable bowel syndromeac cording to Rome Ⅲ or Ⅳ criteria：a systematic review and meta-analysis[J]. The lancet. Gastroenterology & hepatology，2020，5(10)：908-917.

［36］ 邓振华，常江. 肠易激综合征的治疗进展[J]. 世界华人消化杂志，2016，24(19)：3009-3017.

［37］ 田盼盼，钱斐. 徐陆周运用白石汤辨治腹泻型肠易激综合征[J]. 长春中医药大学学报，2021，37(1)：64-66.

［38］ 刘旭，郭晓钟，李宏宇，等. 寒区军人功能性肠病的调查报告[J]. 临床军医杂志，2015，43(9)：885-887.

［39］ 张伟，张娟娟，郭庆丰，等. 广藿香醇药理作用研究进展[J]. 中国实验方剂学杂志，2020，26(1)：213-221.

［40］ 刘翠英，黄娟，施旭光. 参苓白术散治疗脾虚泄泻证的研究进展[J]. 江西中医药，2016(11)：68-71.

［41］ 钟熊，王梦月，彭颖，等. 白术、茯苓多糖的体外胃肠道代谢研究[J]. 中国实验方剂学杂志，2021，18(12)：132-135.

［42］ 李帮洁，缪乐涛，芮俊乾，等. 痛泻要方主要有效成分的多靶点网络构建与机制分析[J]. 中国实验方剂学杂志，2018，24(8)：206-213.

［43］ 孙琴，李学军. 李学军教授治疗腹泻型肠易激综合征的经验[J]. 江西中医药，2016，39(5)：52-53.

［44］ 辛国，赵昕彤，黄晓巍. 柴胡活性成分及药理作用研究进展[J]. 吉林中医药，2018，38(11)：1196-1198.

［45］ 中华医学会消化病学分会. 中国慢性胃炎共识意见(2012，上海)[J]. 中国医学前沿杂志，2013，5(7)：44-55.

［46］ 侯政昆，刘凤斌，李培武，等. 刘凤斌教授治疗慢性萎缩性胃炎的病例系列挖掘分析和经验总结[J]. 中国中药杂志，2015，40(11)：2227-2234.

［47］ 杨靖，孔文霞，李培，等. 李培教授治疗慢性胃炎之经验总结[J]. 成都中医药大学学报，2017，40(1)：71-73.

[48] 黄亚娟,周立武,王迪,等.蒋士生教授从伏毒论治慢性萎缩性胃炎经验[J].中医药导报,2017,23(3):33-34.
[49] 田源,郭淑云.郭淑云教授治疗慢性萎缩性胃炎经验[J].中医临床研究,2016,8(35):64-65.
[50] 李秀云.姜树民教授治疗慢性萎缩性胃炎经验[D].沈阳:辽宁中医药大学,2014.
[51] 中华中医药学会脾胃病分会.慢性萎缩性胃炎中医诊疗共识意见(2009,深圳)[J].中国中西医结合消化杂志,2010,18(5):345-349.
[52] 张伟煌.林慧光教授辨治慢性萎缩性胃炎经验拾萃[J].浙江中医药大学学报,2015,39(10):756-758.
[53] 刘赓,唐旭东.唐旭东辨证治疗慢性萎缩性胃炎经验体会[J].成都中医药大学学报,2017,40(1):71-73.
[54] 马豆,董筠.董筠教授辨治慢性萎缩性胃炎[J].长春中医药大学学报,2017,33(2):237-239.
[55] 金素美.单兆伟教授治疗慢性萎缩性胃炎临证经验[J].甘肃中医学院学报,2012,29(4):12-14.
[56] 张俊,周晓虹.周晓虹从瘀论治慢性萎缩性胃炎经验探究[J].浙江中医药大学学报,2017,41(3):232-234.
[57] 付秀芹.自拟中药治萎汤治疗慢性萎缩性胃炎的效果观察[J].光明中医,2017,32(9):1288-1289.
[58] 陈霖,张启连,邓慎韬,等.抗萎平异方治疗慢性萎缩性胃炎 30 例[J].中国中医药现代远程教育,2017,15(6):78-80.
[59] 王丽华.益胃活络经验方联合三联疗法对胃络瘀血证慢性萎缩性胃炎患者胃黏膜腺体及血清炎性因子的影响[J].陕西中医,2016,37(1):48-50.
[60] 王贺军,韩艳梅,史海霞,等.胃康宁颗粒治疗慢性萎缩性胃炎癌前病变 40 例临床观察[J].中医杂志,2011,52(18):1570-1572.
[61] 杨少军,汪龙德,张晶,等.平胃胶囊治疗慢性萎缩性胃炎癌前病变 45 例临床研究[J].中医杂志,2014,55(20):1745-1749.
[62] 王婷,章孺锦,林武红,等.安胃胶囊治疗慢性萎缩性胃炎 50 例临床观察[J].湖南中医杂志,2017,33(4):4-5.
[63] 李知行,张海华,王丹萍,等.针灸治疗慢性萎缩性胃炎的作用机制研究进展[J].中国针灸,2016,36(10):1117-1120.
[64] 龚志荣,汪灵,龚沁.针灸治疗慢性萎缩性胃炎 79 例[J].山东中医杂志,2013,32(6):412-413.
[65] 周萍,陈欧娜,何先元,等.针药并用治疗慢性萎缩性胃炎气滞血瘀证的临床研究[J].中国中医基础医学杂志,2015,21(8):1000-1003.
[66] 范明,申昌国,钟毅,等.药灸结合治疗慢性萎缩性胃炎临床观察[J].中医药学报,2014,42(3):182-184.
[67] 王立群.慢性萎缩性胃炎的护理研究[J].中国伤残医学,2013,21(8):104-105.
[68] 王彦,魏玮.魏玮教授运用辛开苦降法治疗慢性萎缩性胃炎经验体会[J].云南中医学院学报,2013,36(1):50-51.
[69] 唐翠红,刘雨,谢雪锋.慢性萎缩性胃炎的护理干预[J].现代医药卫生,2016,32(19):3059-3060.
[70] 肖成,李燕.魏善初教授辨治溃疡性结肠炎经验介绍[J].新中医,2011(4):147.
[71] 李毅.浅论从"阳虚血瘀"治疗溃疡性结肠炎[J].中医药导报,2011,17(7):106.
[72] 林燕,李兴广.解毒通络法抗溃疡性结肠炎复发的理论探讨[J].北京中医药,2012,31(3):191.
[73] 李永芝.溃疡性结肠炎的病因病机和辨证治疗[J].中医中药指南,2012,10(25):275.
[74] 肖观景.中医辨证治疗溃疡性结肠炎的临床分析[J].中国医药指南,2013,11(1):596.
[75] 缪春润.沈洪教授治疗溃疡性结肠炎的经验[J].吉林中医药,2008,28(10):709-780.
[76] 周滔,张声生,崔超,等.中医药分期二步法治疗溃疡性结肠炎的临床研究[J].中国中西医结合杂志,2012,32(2):172-175.

[77] 张向东. 乌梅汤结合中药穴位敷贴疗法治疗慢性非特异性溃疡性结肠炎 40 例临床观察[J]. 宁夏医学杂志,2012,34(2):174-176.
[78] 刘艳歌. 中药灌肠加穴位贴敷治疗湿热蕴结型溃疡性结肠炎 60 例[J]. 光明中医,2014,29(2):290.
[79] 曾莉,谷守敏. 二黄汤结合穴位埋线治疗溃疡性结肠炎疗效观察[J]. 现代中西医结合杂志,2011,20(18):2248.
[80] 刘竺华. 穴位埋线联合中药灌肠治疗缓解期溃疡性结肠炎的疗效观察[J]. 山西中医学院学报,2013,14(4):43-45.
[81] 黄晓燕,黄黎明. 清炎愈溃汤保留灌肠治疗溃疡性结肠炎 23 例临床观察[J]. 实用中西医结合临床,2013,13(8):23-25.
[82] 范维玲. 中药颗粒保留灌肠治疗溃疡性结肠炎的疗效观察及护理体会[J]. 光明中医,2014,29(9):1975.
[83] 李圆圆. 保留灌肠配合心理护理治疗溃疡性结肠炎(络瘀证)60 例[J]. 中国中医药现代远程教育,2013,11(2):17.
[84] 李娜. 中药保留灌肠加心理干预治疗溃疡性结肠炎 44 例疗效观察[J]. 齐齐哈尔医学院学报,2009,30(23):2922.
[85] 张荣欣. 不同中医证型溃疡性结肠炎的饮食调护[J]. 临床合理用药,2011,4(12B):100.
[86] 陈刚. 参苓白术散治疗脾胃气虚型溃疡性结肠炎疗效观察[J]. 现代中西医结合杂志,2013,22(34):3837-3839.
[87] 王佳林. 乌梅丸治疗溃疡性结肠炎的疗效观察及对血清 IL-4 和 I-8 水平的影响[J]. 海南医学院,2014,20(1):80-82.
[88] 蒋湘萍. 腹针加穴位埋线治疗溃疡性结肠炎疗效观察[J]. 中国临床研究,2012,4(17):37-39.
[89] 罗高国. 穴位埋线与灸法治疗溃疡性结肠炎疗效对比[J]. 上海针灸杂志,2012,31(11):822.
[90] 白岩. 针刺配合中药灌肠治疗溃疡性结肠炎疗效观察[J]. 辽宁中医药大学学报,2011,13(6):217.
[91] 胡虚白. 针灸配合中药灌肠溃疡性结肠炎 50 例疗效观察[J]. 中医临床研究,2013,5(16):49.
[92] 贾海鹏. 腹部按摩治疗慢性溃疡性结肠炎的疗效观察[J]. 湖南中医杂志,2014,30(9):92.
[93] 韩松花. 耳穴埋籽配合中药灌肠治疗溃疡性结肠炎的效果观察[J]. 护理与康复,2012,11(6):370.
[94] 贺步尘. 加味白头翁汤肠内滴注与痛泻宁穴位贴敷联用治疗溃疡性结肠炎的临床疗效[J]. 当代医药论丛,2014,12(1):175.
[95] 赵先亮,王雪芹. 黄芪注射液穴位注射治疗慢性溃疡性结肠炎 80 例[J]. 河南中医,2006,26(8):73.
[96] LI Y Y,NIE Y Q,SHA W H,et al. The link between psychosocial factors and functional dyspepsia: a nepidemio logical study[J]. Chinese Medical Journal,2002,115(7):1082-1084.
[97] 陈灏珠,钟南山,陆再英. 内科学[M]. 8 版. 北京:人民卫生出版社,2013:398.
[98] 马海丽,朱莹. 柴胡疏肝散治疗气郁质功能性消化不良 30 例[J]. 湖南中医杂志,2013,29(1):17-19.
[99] 罗红云. 柴胡疏肝散加味治疗功能性消化不良 75 例临床分析[J]. 中国中医,2012,10(13):284-285.
[100] 董莹,解刘松. 柴术解郁汤治疗功能性消化不良肝气郁结证 32 例临床观察[J]. 中医药导报,2011,17(8):26-27.
[101] 杨天明,李珍武. 自拟疏肝解郁汤治疗功能性消化不良(肝郁气滞性)50 例的疗效观察[J]. 贵阳中医学院学报,2012(2):4.
[102] 郑小利. 香砂六君子汤合柴胡疏肝散加减治疗功能性消化不良肝胃不和型的临床观察[D]. 武汉:湖北中医药大学,2014.
[103] 焦良山. 疏肝消痞汤治疗功能性消化不良 150 例[J]. 中国实验方剂学杂志,2011,17(21):261-263.
[104] 赵冰,刘颖春. 疏肝健脾和胃法治疗功能性消化不良 23 例[J]. 国医论坛,2011,26(6):24.
[105] 黄少芳. 逍遥散加味治疗肝郁脾虚型功能性消化不良 56 例[J]. 吉林中医药,2010,30(9):772-773.
[106] 王慎富,周永远. 清肝消痞胶囊治疗功能性消化不良疗效观察[J]. 中医药临床杂志,2011,23(3):

242-243.
[107] 朱振友.疏肝和胃汤治疗功能性消化不良120临床观察[J].北方药学,2011,8(11):29.
[108] 候学贤.自拟疏肝消痞汤治疗功能性消化不良66例[J].中国中医药现代远程教育,2010,8(13):33.
[109] 王菁,胡运莲.从肝论治功能性消化不良33例临床观察[J].实用中医内科杂志,2011,25(11):54-55.
[110] 殷东升.加减柴胡桂枝干姜汤治疗功能性消化不良(肝郁脾虚证)的临床疗效观察[D].福州:福建中医药大学,2012.
[111] 俞冲.艽龙胶囊治疗功能性消化不良(肝胃郁热证)的临床研究[D].南京:南京中医药大学,2009.
[112] 房纬,赵雪圆.胡氏腹部推拿配合针灸治疗肝胃不和型功能性消化不良40例[J].陕西中医,2012,33(2):215-217.
[113] 唐胜修,许祖豪,唐萍,等.针刺治疗功能性消化不良的对照研究[J].四川中医,2006,24(4):101-102.
[114] 陈秋萍.疏肝和胃法针刺治疗功能性消化不良的临床研究[D].武汉:湖北中医药大学,2013.
[115] 夏厚纲.穴位埋线治疗功能性消化不良浅识[J].实用中医内科杂志,2011,25(4):114.
[116] 严子兴,林振文,林晓英,等.四合汤配合穴位敷贴治疗肝胃不和型功能性消化不良的临床研究[J].光明中医,2014,29(1):106-109.
[117] 方奇.疏肝健脾联合穴位敷贴治疗功能性消化不良随机平衡对照研究[J].实用中医内科杂志,2014,28(8):40-42.
[118] 刘绮,林青,韦刚,等.穴位埋线治疗功能性消化不良的临床研究[J].甘肃中医,2010,23(1):39-41.
[119] 毛叶登.电针结合莫沙比利治疗功能性消化不良肝胃不和型的临床观察[D].武汉:湖北中医药大学,2014.
[120] 王伟华,张倩.电针结合五音疗法治疗中风后抑郁的疗效观察[J].四川中医,2014,32(4):157-158.
[121] 张云波,颜春艳.指针五音疗法治疗功能性消化不良伴焦虑抑郁症60例[J].中医外治杂志,2011,20(4):32-33.
[122] 阳媚,杨敏,唐茂盛.柴胡疏肝散加减配合耳压治疗功能性消化不良临床观察[J].实用中医内科杂志,2011,25(11):50-51.
[123] 林源,陈旭军.耳穴压贴治疗功能性消化不良的临床观察[J].上海针灸杂志,2007,26(11):16-17.
[124] 李迎春,赵宝龙,周红,等.心理状态变化与自主神经功能改变及胃电节律在功能性消化不良中的相互关系[J].世界华人消化杂志,2007(15):2063-2066.
[125] 李军祥,陈誩,吕宾,等.慢性萎缩性胃炎中西医结合诊疗共识意见(2017年)[J].中国中西医结合消化杂志,2018,26(2):121-131.
[126] 张声生,李乾构,唐旭东,等.慢性萎缩性胃炎中医诊疗共识意见[J].中医杂志,2010,51(8):749-753.
[127] 李仲启,傅汉中.胃肠道癌前病变和癌前疾病研究现状[J].临床消化病杂志,2015,27(3):183-185.
[128] 杨宗保,葛来安,何晓晖,等.双蒲散对慢性萎缩性胃炎大鼠胃黏膜细胞TGF-β1/Smad3信号通路的影响[J].江西中医药,2016,47(1):34-37.
[129] 史瑞,李晓红,方蕾,等.弹簧幽门植入术结合高盐热淀粉糊灌胃诱导大鼠萎缩性胃炎模型的方法及评价[J].世界华人消化杂志,2011,19(10):1001-1008.
[130] 陈佳,李守英,徐红,等.慢性萎缩性胃炎的研究进展[J].中国老年学杂志,2013,33(14):3540-3542.
[131] 朱春平,赵建业,申晓军,等.血清胃泌素-17联合胃蛋白酶原检测对胃癌诊断价值的多中心临床研究[J].中华消化内镜杂志,2017,34(1):19-23.
[132] 孙雪飞,何旭.血清胃蛋白酶原与胃泌素检测对慢性萎缩性胃炎的诊断价值[J].湖南师范大学学报(医学版),2016,13(5):115-117.

[133] 姚文君，郑学东，苗得露. 血清胃蛋白酶原、胃泌素-17 与胃癌及慢性萎缩性胃炎的相关性研究[J]. 临床合理用药杂志，2017，10(8)：108-109.

[134] 陈仁龙. 健脾活血法治疗慢性萎缩性胃炎的疗效观察及对转化生长因子（TGF-β1）、Smad3 表达的影响[D]. 南京：南京中医药大学，2017：11-13.

[135] 蔡蔚，谢海平，龙鑫，等. 马归液对腺性膀胱炎模型大鼠 TGFβ1、EGF-β 的影响[J]. 湖南中医药大学学报，2018，38(8)：870-874.

[136] 刘镕，赵琴平，董惠芬，等. TGF-β 信号传导通路及其生物学功能[J]. 中国病原生物学杂志，2014，9(1)：77-83.

[137] 谢晶日，孙健伟，梁国英. 益气养阴活血法对慢性萎缩性胃炎胃黏膜细胞凋亡和基因调控的影响[J]. 时珍国医国药，2011，22(9)：295-296.

[138] 刘海燕，陈军贤. 香砂养胃丸对慢性萎缩性胃炎患者胃黏膜 TGFβ1、Smad3 表达的影响[J]. 中药材，2014，37(3)：540-542.

[139] 戴卫波，梅全喜，曾聪彦，等. 布渣叶不同提取部位对大鼠胃液分泌功能的影响研究[J]. 时珍国医国药，2015，21(3)：34-36.

[140] 欧阳钦，梁红亮，王玉芳，等. 亚太地区炎症性肠病处理共识意见（一）[J]. 胃肠病学，2006，11(4)：233-238.

[141] 中华医学会消化病学分会炎症性肠病协作组. 对我国炎症性肠病诊断治疗规范的共识意见[J]. 胃肠病学，2007，12(8)：488-495.

[142] 蒋立，肖创清. 溃疡性结肠炎患者凝血功能和 C 反应蛋白改变的临床意义[J]. 湖南师范大学学报：医学版，2012，9(2)：91-93.

[143] 余益本，王建平. TLR 信号通路研究进展[J]. 细胞与分子免疫学杂志，2012，28(21)：1331-1333.

[144] 肖成. 灌肠方对溃疡性结肠炎大鼠结肠黏膜 ITF、MUC2 及 TLR-4 基因表达的影响[D]. 北京：中国中医科学院，2010：22-24.

[145] 张超贤，郭李柯，郭晓凤. 三硝基苯磺酸/乙醇灌肠液诱导大鼠溃疡性结肠炎 TLR4/NF-κB 和 PI3K/AKT/NF-κB 信号通路的表达及电针的干预作用[J]. 西安交通大学学报：医学版，2015，36(2)：264-269.

[146] RODGERS A D，CUMMINS A G. CRP correlates with clinical scoreinulcerative colitis but not in Crohn's disease[J]. Digestive Diseases & Sciences，2007，5(9)：2063-2068.

[147] 王小梅，祝斌，徐军发，等. 溃疡性结肠炎患者 C 反应蛋白、炎性细胞因子和黏附分子水平的检测及其临床意义[J]. 广东医学院学报，2005，23(3)：257-259.

[148] TITUS A R，ALEX C C，CHARLES A P. Neutrophil transepithelial migration：role of toll-like receptors inmucosal inflammation[J]. Memórias do Instituto Oswaldo Cruz，2005，100(Suppl1)：191-198.

[149] 陈胜，邹开芳，杨天. Toll 样受体 2、4、9 在大鼠结肠炎模型结肠组织中的表达及意义[J]. 胃肠病学，2007，12(6)：339.

[150] 闫曙光，周永学，惠毅，等. 乌梅丸拆方对 TNBS 诱导大鼠溃疡性结肠炎治疗作用的研究[J]. 中华中医药杂志，2012，27(4)：890.

[151] 闫曙光，惠毅，周永学. 乌梅丸拆方对溃疡性结肠炎大鼠结肠 TLR4/NF-κB 信号通路的影响[J]. 时珍国医国药，2013，24(6)：1386-1388.

[152] BAMIAS G，PIZARRO T T，COMINELLI F. Pathway-based approaches to the treatment of inflammatory bowel disease[J]. Translational Research the Journal of Laboratory & Clinical Medicine，2016，167(1)：104-115.

[153] MONTELEONE G，CAPRIOLI F. T-cell-directed therapies in inflammatory bowel diseases[J]. Clinical Science，2010，118(12)：707-715.

[154] ATREYA R, NEURATH M F. New therapeutic strategies for treatment of inflammatory bowel disease[J]. Mucosal Immunology, 2008, 1(3): 175-182.

[155] 张晶. 兰茵风扬化浊解毒方对溃疡性结肠炎大鼠 DOR-p-arrestinl-Bcl-2 信号转导通路干预作用的实验研究[D]. 石家庄: 河北医科大学, 2015: 30-33.

[156] 廖奕. 氧化苦参碱对溃疡性结肠炎大鼠 β-arrestin1/2 相关信号转导通路的影响[D]. 武汉: 华中科技大学, 2010: 25-27.

[157] 贺海辉, 沈洪, 朱宣宣, 等. 2, 4, 6-三硝基苯磺酸/乙醇法诱导建立溃疡性结肠炎大鼠模型[J]. 中国老年学杂志, 2015, 35(8): 4138-4140.

[158] SEIDELIN J B, NIELSEN O H. Epithelial apoptosis: cause or consequence of ulcerative colitis[J]. Scandinavian Journal of Gastroenterology, 2009, 44(12): 1429-1434.

[159] CVEJIC D, SELEMETJEV S, SAVIN S, et al. Apoptosis and proliferation rdated molecules (Bcl-2, Bax, P53, PCNA) in papillary microcarcinoma versus papillary carcinoma of the thyroid[J]. Pathology, 2008(5): 475-480.

[160] 张丽娟. 复方苦参汤对溃疡性结肠炎大鼠 DOR-β-arrestin1-Bcl-2 信号转导通路的干预作用研究[D]. 武汉: 华中科技大学, 2012: 17-19.

[161] 陈小艳, 范恒, 张丽娟, 等. DOR-β-arrestin1-Bcl-2/NF-κB 信号转导通路在溃疡性结肠炎发病机制中的研究[J]. 中西医结合研究, 2011, 3(4): 197-200.

[161] 中国中西医结合学会消化系统疾病专业委员会. 慢性萎缩性胃炎中西医结合诊疗共识意见(2017年)[J]. 中国中西医结合消化杂志, 2018, 26(2): 121-131.

[162] 李晓伟, 马芳琪, 魏思媛, 等. 脾胃培源方联合化疗治疗脾胃虚弱型进展期胃癌疗效观察[J]. 中医药临床杂志, 2020, 32(4): 752-755.

[163] 李学军, 吴婧, 陈亮亮, 等. 脾胃培源方对脾胃虚弱型慢性萎缩性胃炎的临床疗效及理化指标的影响[J]. 中国中西医结合消化杂志, 2016, 24(7): 541-544.

[164] 中华中医药学会脾胃病分会. 慢性萎缩性胃炎中医诊疗共识意见(2009, 深圳)[J]. 中国中西医结合消化杂志, 2010, 18(5): 345-349.

[165] 郑筱萸. 中药新药临床研究指导原则(试行)[M]. 北京: 中国医药科技出版社, 2002: 126-127.

[166] 中华中医药学会脾胃病分会. 脾胃病症状量化标准专家共识意见(2017)[J]. 中华中医药杂志, 2017, 32(8): 3590-3596.

[167] 中华医学会消化病学分会. 中国慢性胃炎共识意见精简版(2017年, 上海)[J]. 上海医学, 2017, 40(12): 705-708.

[168] 中华医学会消化内镜学分会. 慢性胃炎的内镜分型分级标准及治疗的试行意见[J]. 中华消化内镜杂志, 2004, 21(2): 77-78.

[169] RODROGIEZ-CASTRO K I, FRANCESCHI M, NOTO A, et al. Clinical manifestations of chronic atrophic gastritis[J]. Acta Biomed, 2018, 89(8-S): 88-92.

[170] 黄远程, 潘静琳, 黄超原, 等. 慢性萎缩性胃炎癌前病变证型、证素演变规律文献研究[J]. 中医杂志, 2019, 60(20): 1778-1783.

[171] 杨挺, 杨琪, 杨强, 等. 王瑞辉教授治疗慢性萎缩性胃炎临床经验[J]. 四川中医, 2020, 38(11): 17-19.

[172] 陈晨, 姜树民. 姜树民治疗慢性萎缩性胃炎学术思想及经验[J]. 中华中医药学刊, 2020, 38(2): 77-80.

[173] 马佳乐, 李慧臻. 中医治疗慢性萎缩性胃炎研究进展[J]. 陕西中医, 2019, 40(11): 1646-1648.

[174] WANG Y, ZHU Z, LIU Z, et al. Diagnostic value of serum pepsinogen I, pepsinogen Ⅱ, and gastrin-17 levels for population-based screening for early-stage gastric cancer[J]. Journal of International Medical Research, 2020, 48(3): 300060520914826.

［175］ CHIANG T H, CHIU S Y, CHEN S L, et al. Serum pepsinogen as a predictor for gastric cancer death: A 16-year community-based cohort study[J]. Journal of Clinical Gastroenterology, 2019, 53(5): e186-e193.

［176］ ZAGARI R M, RABITTI S, GREENWOOD D C, et al. Systematic review with meta-analysis: diagnostic performance of the combination of pepsinogen, gastrin-17 and anti-helicobacter pylori antibodies serum assays for the diagnosis of atrophic gastritis[J]. Alimentary Pharmacology and Therapeutics, 2017, 46(7): 657-667.

［177］ YU G, WANG G X, WANG H G, et al. The value of detecting pepsinogen and gastrin-17 levels in serum for pre-cancerous lesion screening in gastric cancer[J]. Neoplasma: Journal of Experimental and Clinical Oncology, 2019, 66(4): 637-640.

［178］ 黄妙灵，刘序友. 慢性萎缩性胃炎病理改变与幽门螺旋杆菌感染及血清胃蛋白酶原、胃泌素-17 的相关性[J]. 实用医学杂志，2020，36(20)：2838-2842.

［179］ 丁婷婷，侯晓婷，印睿，等. 胃蛋白酶原及胃泌素 17 对胃癌及癌前病变的诊断价值[J]. 中国临床研究，2021，34(3)：350-353.

［180］ 丘文丹，李清峰，王向前，等. 胃蛋白酶原、血清胃泌素 17 在胃癌癌前病变的筛查价值[J]. 黑龙江医药，2022，35(1)：206-208.

［181］ 贾靖，徐甜甜，张毅，等. 健脾益气方治疗慢性萎缩性胃炎临床疗效[J]. 中国中西医结合消化杂志，2021，29(8)：575-579.

［182］ HANBY A M, POULSOM R, SINGH S, et al. Spasmolytic polypeptide is a major antral peptide: distribution of the trefoil peptides human spasmolytic polypeptide and pS2 in the stomach[J]. Gastroenterology, 1993, 105(4): 1110-1116.

［183］ HU G Y, YU B P, DONG W G, et al. Expression of TFF2 and Helicobacter pylori infection in carcinogenesis of gastric mucosa[J]. World Journal of Gastroenterology, 2003, 9(5): 910-914.

［184］ 张静，吴靖芳，任君旭，等. 大鼠胃溃疡自愈期间三叶因子 2 的变化[J]. 第三军医大学学报，2011，33(13)：1358-1361.

［185］ 周学文，周天羽，才丽萍，等. 三叶因子 2 在胃黏膜病变中的表达[J]. 中国中西医结合消化杂志，2010，18(2)：95-98.

［186］ 潘俊娣，叶斌，周桃梅，等. 胃苏颗粒对慢性萎缩性胃炎患者胃黏膜 TFF2、NF-κB 表达的影响[J]. 浙江中西医结合杂志，2019，29(2)：115-117.

［187］ LIN C C, CHAN C M, HUANG Y P, et al. Methylglyoxal activates NF-κB nuclear translocation and induces COX-2expression via a p38-dependent pathway in synovial cells[J]. Life Sciences, 2016, 149: 25-33.

［188］ VANNELL L, LAHNER E, ANNIBALE B. Risk for gastric neoplasias in patients with chronic atrophic gastritis; a critical reappraisal[J]. World Journal of Gastroenterology, 2012, 18(12): 1279-1285.

［189］ HUMPHREYS H, NEWCOMBE R G, ENSTONE J, et al. Four country health care associated infection prevalence survey; pneumonia and lower respiratory tract infections[J]. Journal of Hospital Infection, 2010, 74(3): 266-270.

［190］ SHAH S C, PIAZUELO M B, KUIPERS E J, et al. AGA clinical practice update on the diagnosis and management of atrophic gastritis: expert review[J]. Gastroenterology, 2021, 161(4): 1325-1327.

［191］ 房静远，杜奕奇，刘文忠，等. 中国慢性胃炎共识意见(2017 年，上海)[J]. 胃肠病学，2017，22(11)：670-687.

［192］ 张声生，李乾构，唐旭东，等. 慢性萎缩性胃炎中医诊疗共识意见[J]. 中医杂志，2010，51(8)：749-753.

[193]　郑筱萸.中药新药临床研究指导原则(试行)[M].北京:中国医药科技出版社,2002:126-127.
[194]　胡鹏飞,郭淑云.郭淑云从脾虚血瘀论治慢性萎缩性胃炎经验[J].国医论坛,2019,34(1):57-59.
[195]　贾良林,梁国英,单葳葳,等.谢晶日教授治疗慢性萎缩性胃炎伴肠化经验浅析[J].中国中西医结合消化杂志,2021,28(1):67-69.
[196]　李婷婷,李学军.李学军运用调平归源法治疗慢性萎缩性胃炎经验[J].中国民间疗法,2021,29(5):14-16.
[197]　蒋微,蒋式骊,刘平.黄芪甲苷的药理作用研究进展[J].中华中医药学刊,2019,37(9):2121-2124.
[198]　蔡甜甜,潘华峰,张成哲,等.黄芪甲苷保护胃癌前病变大鼠胃黏膜损伤研究[J].中华中医药杂志,2018,33(9):4066-4070.
[199]　崔虹,朱佳茜,冯秋芳,等.中药白芍化学成分及生物活性研究进展[J].海峡药学,2017,29(9):1-5.
[200]　王晶,张世洋,盛永成,等.白术治疗胃肠道疾病药理作用研究进展[J].中华中医药学刊,2018,36(12):2854-2857.
[201]　曹艳霞,白光斌.白术多糖对运动应激性溃疡大鼠抗氧化作用和胃黏膜 Bcl-2,Bax 表达影响的实验研究[J].西北大学学报(自然科学版),2016,46(4):553-557.
[202]　张跃飞,李鑫,孟宪生,等.香附挥发油的生物活性及其 GC-MS 分析[J].中国实验方剂学杂志,2015,21(14):32-35.
[203]　欧阳一鸣,凌平,李临海,等.铁皮石斛多糖对慢性萎缩性胃炎大鼠的作用及其分子机制研究[J].中国比较医学杂志,2018,28(10):67-72.
[204]　张正勋,邱光艳.联合检测 PGⅠPGR 及 G-17 在胃癌诊断中的价值研究[J].现代医药卫生,2017,33(2):204-206.
[205]　秦叔逵,杨柳青,王科明,等.异甘草酸镁注射液预防抗肿瘤化疗相关性急性肝损伤的随机对照、全国多中心临床研究[J].临床肿瘤学杂志,2017,22(2):56-59.
[206]　王文华,刘立平,主鸿鹄,等.保肝药在急性髓系白血病初次化疗中肝损伤预防作用的临床观察[J].中国药学杂志,2017,52(1):72-75.
[207]　王松坡,孔令春,陈志霞,等.调气活血中药治疗萎缩性胃炎的疗效评价及其对胃黏膜血流的影响[J].上海中医药大学,2010,24(4):42-44.
[208]　时艳华,任喜尚,秦芳,等.扶正消萎汤治疗脾胃虚弱型慢性萎缩性胃炎的临床观察[J].中华中医药学刊,2020,38(5):86-88.
[209]　丁霞,苏泽琦,沈洪,等.慢性胃炎"炎癌转化"病证结合大鼠模型建立中的难点问题及应对策略[J].北京中医药大学学报,2020,43(12):973-979.
[210]　秦松林,张晓娜,魏敏惠.浅谈慢性萎缩性胃炎的中医辨证论治[J].世界最新医学信息文摘,2017,17(17):108-109.
[211]　房静远,杜奕奇,刘文忠,等.中国慢性胃炎共识意见(2017 年,上海)[J].胃肠病学,2017,22(11):670-687.
[212]　李军祥,陈詰,吕宾,等.慢性萎缩性胃炎中西医结合诊疗共识意见(2017 年)[J].中国中西医结合消化杂志,2018,26(2):121-131.
[213]　于思妙,李志婷.慢性萎缩性胃炎危险因素分析[J].中国现代医学杂志,2020,30(2):39-43.
[214]　段继昌,曹路,柴晶美,等.湿热中阻方对脾胃湿热证小鼠氧化应激和炎症因子影响研究[J].吉林中医药,2021,41(5):647-653.
[215]　殷静,易晋宇,徐波,等.血瘀理论与慢性萎缩性胃炎的诊治[J].中华中医药学刊,2019,37(3):624-627.
[216]　方宝霞,乌月,李鹏,等.瑞巴派特药理作用及临床应用研究进展[J].实用药物与临床,2019,22(2):208-213.
[217]　张海华,张庆富,张景.胃黏膜微循环的研究进展[J].中国微循环,2008(3):190-192.

[218] 董志超，吕海辰. 血管内皮生长因子信号通路抑制剂相关高血压研究进展[J]. 大连医科大学学报，2022，44(1)：1-8.

[219] 杨志富，李梓，沈伟鹏，中西医结合与单纯西医药物治疗慢性萎缩性胃炎的对比研究[J]. 辽宁中医杂志 2015，42(8)：1473-1475.

[220] 张伟健，梁艺钟，黄彦子，等. 国医大师治疗慢性萎缩性胃炎证型证素分布及用药规律研究[J]. 辽宁中医药大学学报，2022，24(3)：37-41.

[221] 姜辉，顾胜龙，张玉婷，等. 黄芪化学成分和药理作用研究进展[J]. 安徽中医药大学学报，2020，39(5)：93-96.

[222] 隋海涛，王林昌. 黄芪注射液联合曲美他嗪对老年病毒性心肌炎患者血清炎性和氧化应激指标的影响[J]. 中医临床研究，2021，13(26)：49-51.

[223] 柳威，邓林华，赵英强. 白术及其有效成分药理作用概述[J]. 中医药学报，2021，49(10)：116-119.

[224] 候雯，徐建. 中药香附在人体不同生理系统中的药理作用研究进展[J]. 四川中医，2022，40(1)：213-216.

[225] 陈琪，何祥玉，周曼佳，等. 白芍的化学成分、药理作用和临床应用研究进展[J]. 临床医学研究与实践 2021，6(11)：187-189.

[226] 桂文琪，方媛，聊晓玉，等. 基于网络药理学和体内实验验证霍山石斛治疗胃溃疡的作用机制[J]. 中国实验方剂学杂志，2022，28(7)：151-161.

[227] 林远茂，施荣聪，孙诚攻，等. 基于网络药理学分析北刘寄奴的活性成分及其药效作用机制[J]. 中医药导报 2020，26(10)：46-51.

[228] BRAY F，FERLAY J，SOERJOMATARAM I，et al. Global cancer statistics 2018：GLOBOCAN estimates of incidence and mortality worldwide for 36 cancers in 185 countries[J]. CA：A Cancer Journal for Clinicians，2018，68(6)：394-424.

[229] 苏向前，邢加迪. 胃癌多学科综合治疗协作组诊疗模式专家共识[J]. 中国实用外科杂志，2017，37(1)：37-38.

[230] 董艳萍. SOX 方案在胃癌术后辅助化疗中的效果观察[J]. 航空航天医学杂志，2020，31(8)：931-933.

[231] 董智平，张静喆. 中医治疗胃癌研究进展[J]. 中国中西医结合外科杂志，2019，25(2)：206-209.

[232] 国家卫生健康委员会. 胃癌诊疗规范(2018 年版)[J]. 中华消化病与影像杂志(电子版)，2019，9(3)：118-144.

[233] 郑筱萸. 中药新药临床研究指导原则(试行)[M]. 北京：中国医药科技出版社，2002：162-167.

[234] 朱金霞，周思雨. 浅析胃癌的中医药治疗[J]. 中医临床研究，2018，10(24)：107-108.

[235] 季加孚. 我国胃癌防治研究三十年回顾[J]. 中国肿瘤临床，2013，40(22)：1345-1351.

[236] CHEN X，LIU H，LIU H，LI G，et al. Implications of clinical research on adjuvant chemotherapy for gastric cancer：Where to go next？[J]. Chinese Journal of Cancer Research，2019，31(6)：892-900.

[237] 谭唱，赵宇栋，陆为民. 国医大师徐景藩教授辨治胃癌放化疗术后调治经验[J]. 中医药学报，2017，45(6)：68-70.

[238] 孙春霞，赵普辉，范焕芳，等. 胃癌中医证型与基因、蛋白相关性研究现状[J]. 中国中医基础医学杂志，2018，24(9)：1335-1338.

[239] 李嘉丽，杨泽虹，杨良俊，等. 黄芪-莪术对胃癌前病变作用机制的网络药理学分析[J]. 中药新药与临床药理，2019，30(12)：1434-1441.

[240] 胡波，徐颖，朱琰琰. 白芍总苷联合顺铂对胃癌模型大鼠的肿瘤抑制及肾损伤的改善作用中国药房[J]，2020，31(13)：1595-1600.

[241] 檀新珠，陈语嫣，蔡旭滨，等. 太子参茎叶多糖的提取及其对小鼠免疫活性的影响[J]. 中国兽医学报，2018，38(3)：556-563.

[242] 林根友,谢海萍.慢性萎缩性胃炎胃镜下不同病理改变与幽门螺杆菌感染的关系[J].中华医院感染学杂志,2013,23(10):2400-2402.

[243] 沈利娟,韦玉娜.消痞和胃方治疗慢性萎缩性胃炎45例[J].中国实验方剂学杂志,2015,21(7):191-194.

[244] 中华医学会消化病分会.中国慢性胃炎共识意见[J].胃肠病学,2013,18(1):24-31.

[245] 郑筱萸.中药新药临床研究指导原则(试行)[M].北京:中国医药科技出版社,2002:124-129.

[246] 中华中医药学会脾胃病分会.慢性萎缩性胃炎中医诊疗共识意见(2009,深圳)[J].中国中西医结合消化杂志,2010,18(5):345-349.

[247] 杨沈秋,张禹,潘祥宾,等.养胃散治疗慢性萎缩性胃炎胃阴不足证疗效观察[J].中医药学报,2012,40(3):164-165.

[248] 陈洁,朱明辉,彭岚,等.血清胃蛋白酶原水平与慢性萎缩性胃炎的相关性分析[J].中国卫生检验杂志,2015,25(21):3649-3650.

[249] 郑逢民,郑乐乐,郑中坚.消痞愈萎汤联合胃复春片治疗慢性萎缩性胃炎伴胃黏膜肠上皮化生或异型增生64例临床观察[J].中医杂志,2015,56(4):311-314.

第八章　名中医成才之路

李学军，男，1967 年 11 月出生，安徽省安庆市太湖县人。

李学军 1989 年毕业于安徽中医学院中医系中医专业，医学硕士，主任医师，教授，博士研究生导师，全国卫生健康系统先进工作者，全国中医临床优秀人才，江淮名医，安徽省名中医，中共安徽省委保健委员会保健会诊专家，全国名老中医学术经验优秀继承人，安徽省名中医学术经验继承人指导老师。现任安徽中医药大学第二附属医院脾胃病科主任，消化内镜中心主任。国家中医药管理局"十二五"重点专科脾胃病科学科带头人，安徽省中医药管理局"十二五"重点专科脾胃病科学科带头人，安徽省卫健委"十三五"重点专科脾胃病科学科带头人，国家中医优势专科脾胃病科学科带头人，安徽省"十四五"省级中医优势特色专科脾胃病科学科带头人，安徽省中医重点专科协作组组长单位脾胃病项目负责人，安徽省 2021 年重大疑难疾病中西医协同攻关胃癌前病变项目负责人。

李学军教授兼任世界中医药学会联合会消化病专业委员会常务理事，中华中医药学会脾胃病分会常务委员，中国中西医结合学会消化系统疾病专业委员会常务委员，中国针灸学会脾胃病第一届专业委员会副主任委员，首届中国研究型医院学会中西医整合脾胃消化病专业委员会常务委员，中国医疗保健国际交流促进会中西医结合消化病学分会常务委员，中国中西医结合学会消化系统疾病专业委员会第一届慢性便秘专家委员会副主任委员，中国中西医结合学会消化内镜学专业委员会第一届炎症性肠病专家委员会副主任委员，中国中西医结合学会消化内镜专业委员会委员，中国中西医结合学会消化系统疾病专业委员会中西医结合消化内镜专家委员会委员，中国中西医结合消化内镜专业委员会幽门螺杆菌相关疾病专家委员会委员，安徽省中医药学会消化内镜专业委员会主任委员，安徽省中医药学会脾胃病专业委员会副主任委员，安徽全科医师协会消化病学分会第一届理事会副理事长，安徽省医学会消化病学分会委员，安徽医科大学消化病学系委员，安徽省消化内科质量控制中心专家，安徽省消化内科质量控制中心幽门螺杆菌联盟成员，吴阶平医学基金会炎症性肠病联盟中医药专业委员会委员。

李学军教授主持、参加国家级及省级科研课题 30 余项，发表论文 130 余篇，SCI 收录 12 篇，作为主编编写著作 3 部、作为副主编编写著作 3 部、参与编写著作 9 部，获发明专利 1 项、实用新型专利 3 项，获安徽省科学技术奖三等奖 1 项、安徽省自然科学优秀学术论文奖三等奖 3 项、安徽省中医药学会著作奖一等奖 1 项、安徽省中医药科学技术奖二等奖、三等奖各 1 项。

从医三十余年来，李学军教授一直从事中医内科临床工作，在中医内科临证中积累了丰富的经验，擅长治疗各种内科杂症；擅长运用中医特色疗法治疗萎缩性胃炎、胃十二指肠溃疡、胃食管反流病、功能性胃肠病、缺血性肠病、幽门螺杆菌相关性疾病、胰腺炎、溃疡性结肠炎、胆囊炎胆石症、脂肪肝、肝硬化、消化系肿瘤等消化系疾病；擅长运用无痛电子胃、肠镜诊查消化系统疾病；擅长在无痛电子胃、肠镜下应用高频电切、氩气刀电凝、微波止血、支架扩张、营养管放置、ESD、EMR等先进治疗技术。

一、学海泛舟，莽入岐黄

李学军教授出生于安徽安庆。安庆古称舒州，别称宜城，简称“宜”，居长江北岸、皖河之滨，其山川雄奇、河泽灵秀，素有“万里长江此封喉，吴楚分疆第一州”之盛赞，“文化之邦”“戏剧之乡”“禅宗圣地”之美誉。秦末政治家范增、宋代画家李公麟、清朝名相张廷玉、中国共产党重要创始人陈独秀、“两弹”元勋邓稼先、作家张恨水、黄梅戏表演艺术家严凤英等历代贤哲层出不穷。“穷不丢猪，富不丢书”是农耕文化主导的安庆人千百年来的坚守，“耕读传家久，诗书继世长”，生活在这块文化底蕴深厚的土地上，一代一代学子用汗水躬耕希望，用实干笃定前行。

作为安庆莘莘学子中的一员，李学军教授自年幼入学堂以来，就深受故乡悠久且灿烂文化的熏陶与洗礼，耳边时常响起长辈和老师们的谆谆教诲与万千叮咛，心中始终饱含着对这片土地养育之恩的感激与眷恋。年少时，李学军教授怀揣着五颜六色梦想，心存济世救困之志，为求经天纬地之才，学海泛舟，孜孜不倦，夙兴夜寐，冬耕暑耘，寒窗为伴，春夏无歇，勤勉致知，锲而不舍。所谓“一分辛劳，一分收获”，李学军教授从小就培养出笃学不倦的求学品质，这为其以后深厚的中医功底打下了坚实基础。

李学军教授后来回忆道：无论时光荏苒，于他而言，促人上进激人奋发的源泉，最是内心深处梦想栖息的故乡，无日不瞻望，无夕不思量。在李学军的成长过程中有三次父命难违的经历，也许这些经历恰好成就了他悬壶济世、乐为良医的人生。因从小就体弱多病，生活自理能力欠缺，13岁那年他考上县城重点高中，可父亲担心他离家赴读，柔弱不堪学业，将他硬生生转到父亲从教的普通高中就读；因从小就爱好文学喜欢历史，希望长大能成为一名作家、诗人或考古工作者，可那年代流传着“学好数理化，走遍天下都不怕”的人生箴言，高二分科时，父亲不理他的诉求，直接为他选择了理科；在理科班学习期间，李学军爱思考喜观察善动手，物理成绩总是名列前茅，内心渐渐渴望未来能做一名科学家、发明家或能工巧匠。1984年高考结束后，李学军准备填报工科类院校，立志将来能实现自己的愿望，可父亲说祖父曾是一名自学成才的土郎中，在那个动荡纷争的年代，也得益于岐黄之术在身，才得以保全，“不为良相，便为良医”，你还是去学习中医吧！于是乎，新安热土，蜀山庐阳，西园村边，五里墩旁，一位彷徨无奈的少年懵懵懂懂、莽打莽撞进来了。“既来之，则安之。”李学军教授说。从那以后，雨花塘畔有他晨练的身影，华佗楼里有他琅琅的读书声，实验台前有他一丝不苟、灵敏果敢的操作，梅山路上有他身着白大褂踌躇满志的身姿。五年的漫漫学医之路，虽苦不弃、初衷不避；虽远不怠、初心不改。

二、博极医源，择善而从

学医之路从来不是一帆风顺的，中医更不是浅尝辄止就能领悟，李学军教授既没有出生于代代相传的医学世家，从小也没受到医学的启蒙熏陶，初涉岐黄，未能进入佳境，然年少刻苦钻研、坚忍不拔的意志依旧如彰，于是李学军精勤不倦，奋发图强，挑灯苦读，夜以继日。从熟读经典、跟师抄方，到勇于实践、躬耕临床，五年如一日，勤勤恳恳，孜孜不倦。校园的每一个角落，都挥洒着他辛勤耕耘的汗水；附院的每个科室都留下他飞扬的青春和矫健的身影。“流逝的是岁月，不变的是坚守”，积沙成塔，集腋成裘，五载寒暑，追求不懈，终得博极医源，初悟医道，造就了自己一身深厚的中医功底，为以后的临床发展打下了坚实的基础。

李学军在大学期间，喜爱研读中医经典、各家专著、经典医案以及医话等，尤其对中医经典论著有着自己深刻的见解，特别对于李东垣的《脾胃论》更是爱不释手，未入临床前就尤其推崇李东垣的脾胃学说，认同“内伤脾胃，百病由生”，主张“欲实元气，当调脾胃”。由于深受李东垣脾胃学说的影响，工作数年后李学军毅然决然走上了专攻脾胃病方向的临床道路，这也对他后来的专业发展产生了深远的影响。然从事中医临床一段时间以后，李学军感觉自身的中西医临床诊治水平迟迟得不到进一步突破，深知“读经典，拜名师，勤临床，悟妙道”的重要性，于后十余年间，遍访名师，多次进修学习，努力做到西医不落后，中医有特色，脾胃、内镜互根互用，两手抓两手都要硬。

李学军于不惑之年得马骏教授赏识，成为他的学术经验继承人，言提其耳，匪面命之，得其谆谆教诲，亦师亦如父。李学军侍诊学习三年期满，获得全国名老中医学术经验“优秀”继承人称号。李学军教授在其著作中谈及马骏教授时言道：“先生，学识广博，大知闲闲，鸿儒硕学，经师人师；先生，华夏名医，杏林翘楚，仁心仁术，德艺双馨。吾自知愚钝，故朝乾夕惕，仍减师半德，远未能习得先生岐黄之精髓。”由此可见，马骏教授对李学军教授的医学生涯影响颇为深远。

近知命之年，李学军教授参加全国第四批中医临床优秀人才选拔，在安徽赛区力拔头筹，接着在国考中荣登榜首，顺利录取。研修三年间，李学军教授再次师承马骏教授，并先后拜国医大师徐经世教授、全国名老中医学术经验继承工作指导老师魏福良教授为师，珍惜每一次跟师侍诊的机会，每一次优才集中研修的机会以及每一次外地游学的机会。研修三年间，李学军教授遍访名医大家，虚心求教，在跟师学习中极大提高了自身的中医临床实践水平，尤其是马骏教授对他的陶染最为深刻。唐代诗人白居易在《奉和令公绿野堂种花》中写道：“令公桃李满天下，何用堂前更种花。”马骏教授自身在中医学上造诣颇丰，对后辈不吝，倾囊相授，数十年如一日，春风化雨，润物无声，才培养出李学军教授等一大批优秀中青年中医临床人才，对中医学乃至祖国医学事业的发展作出了巨大贡献。

三、勤于临床，术业专攻

李学军 1989 年 7 月大学毕业，被分配到安庆市太湖县山区一所基层医院，成为一名住院医师。基层医院条件艰苦、交通不便，当地老百姓缺医少药，李学军在独立门诊、管理病房之余，经常利用休息时间翻山越岭出诊义诊，多次主持抢救流脑、乙脑、消化道出血、蛇虫咬伤、农药中毒、复合损伤、急腹症等多学科危急重症的患者，内外妇儿各科无不涉及，理论知识和临床技能得到显著提升。两年多后，因成绩突出，李学军调到即将重新组建的太湖县中医院从事内科临床工作，在临床一线辛勤工作、任劳任怨，很快就能独当一面，担任内科主任并主持内科临床工作，带头深入门诊病房，夜以继日服务患者，深受患者好评。1994 年李学军晋升为主治医师，同年被推选为县政协委员。由于长期扎根于临床一线亲力亲为，望闻问切细致入微，再加之其超乎常人的勤奋刻苦和敏而好学的优良品质，他的临床技能进一步得到了提高。不及而立之年，李学军就闻名乡里，慕名而来的患者众多，无不称赞其年轻有为。为了医院的发展和学科的建设，努力做到又红又专，1997 年李学军主动联系赴安徽医科大学一附院进修消化内科一年，学成回院后，立马成立消化内镜室，组建消化学组，开展消化系统内镜诊查，立足消化系统疾病的医教研工作，2000年晋升为副主任医师，其医院内科临床诊治能力、服务水平上了一个新的台阶。2004年初，因各方面成绩优异，通过人才引进，李学军荣调到安徽中医学院第二附属医院工作，先后担任急诊科副主任、主任，2008年晋升为主任医师，2013年医院新病房大楼落成，李学军担纲组建脾胃病科，成立消化内镜中心，不到十年光景，脾胃病科就发展成为省内领先、国内知名的中医临床学科。李学军教授常说："一入门墙，终生弟子；只有适合的人，没有不适合的岗。"无论生在何时，处在何地，始终牢记自己是一名医生，救死扶伤、惜老怜贫之心不变；勤于临床、术业专攻之志不移。

在带领安徽中医药大学第二附属医院脾胃病科建设期间，李学军教授深知医道贵勤而时光易逝，便不分昼夜刻苦学习经典，钻研临床，用心耕耘，挥洒心血和汗水浇灌着自己杏林的每一寸土地，颇有欧阳修做学问"马上，枕上，厕上"之风采，用力日久，其效亦彰，在独自应诊并治愈了不计其数的疑难病证患者后，他也终以岐黄之术而闻名江淮，以仲景东垣之法而冠得"全国中医临床优秀人才""江淮名医""安徽省名中医"等荣誉。然而，满招损、谦受益，医者要常怀敬畏之心，居安思危，未雨绸缪，特别在面对临床众多新型复杂性疾病的当下，李学军教授深知"博及医源，精勤不倦"的必要性，意识到"中学为体，西学为用，中西并进"的重要性，深感临床若想要更上一层楼更需要勇于变革、善于创新。作为科室的领头羊，李学军教授超前地意识到科室的成功转型离不开当下适宜新技术的引进，更离不开团队的精诚团结、共同努力，于是李学军教授把目光转向了当时最为火热的消化道诊疗新技术——无痛电子胃肠镜。电子胃肠镜是消化科所必备的诊疗仪器，是消化科医生的得力帮手，在当时医院尚未运用该技术时，他知行合一，紧跟时代的发展，支持团队成员分批赴省内外知名三甲西医院进修学习，2013年末在全省中医系统率先开展无痛电子胃肠镜诊查工作，同时开展内镜下多种微创治疗技术，一次以8项三新技术填补了医院多项空白，完善了科室的检查与治疗方法，提高了科室整体医疗水平，真正做到"西医不落后，中医有特色"，能更好地服务于前来就医的患者。

杏林三十余载，漫漫行医路，李学军教授在临床上造诣深厚，颇有心得。在治疗慢性萎缩性胃炎方面，他认为慢性萎缩性胃炎病情迁延，常由多种因素所诱发，病机多以脾胃气阴两虚为本，夹杂诸邪，损伤胃络，瘀血贯穿于始终，治法上以补脾健胃、益气养阴为主，调营活血、清热化瘀等为辅，用药多以白术、黄芪、石斛、白芍、香附为主，辅以莪术、刘寄奴、薏苡仁、白花蛇舌草等，再随证加减其他药物。在胆汁反流性胃炎治疗方面，他认为其病机主要是脾虚气滞为本，肝胃郁热为标，并根据叶天士《临证指南医案》"初病在经，久病入络"理论，运用初病调气、久病活血之法治疗胆汁反流性胃炎，考虑该病久病者又多伴虚证，而活血化瘀药多燥烈、易伤胃气，故在活血药中选用补血兼活血、效缓而不烈的当归，临床用之效果甚佳。辨治腹泻型肠易激综合征时，他认为该病多病程延久，病位在肠，与肝脾肾三脏关系密切，其中肾尤为重要。一方面，肾阳之温煦，能推动和激发各脏腑的生理功能，若肾阳不足，失于温煦，则火不暖土，脾失健运，水谷不化，土郁木壅，肝失疏泄，气机不畅，脾胃升降失常。另一方面，肾为胃之关，开窍于二阴，主司二便，若肾气不足，关门不利，则大便下泻。此外，肾主水，肾虚则水液不行，水液偏走于肠间，发为泄泻。这正与前贤论证的泄泻病机理论相符：一为脾虚不能制水；二为肾虚不能行水；三为命门火衰不能生土；四为少阳气虚无以发陈。故治疗上宜脾肝肾兼顾，重在顾肾，遂拟暖中固元方以健脾化湿、柔肝升阳、温肾固涩。该方以参苓白术散、痛泻要方及四神丸为基础方加减化裁而成，其中源于《太平惠民和剂局方》的参苓白术散主要是从脾论治，平补脾胃之气，使脾得健运，湿得以化；源于《丹溪心法》的痛泻要方主要是从肝论治，泻肝木、调气机而止痛泻；源于《内科摘要》的四神丸主要是从肾论治，补益命门之火，固涩止泻。另加芡实以补脾肾而兼祛湿，炮姜温中散寒而止痛泻。临床应用时，可酌情随证加减，效果显著。对于溃疡性结肠炎这一消化系统难治病，他又认为多因脾运失职，小肠无以分清泌浊，大肠传导失司，湿浊蕴结，气血凝滞，肠络失和，血败肉腐而致，属本虚标实、湿热瘀滞之证。其基本病机为湿热蕴肠、气血瘀滞；脾虚健运失司为主要发病基础。《黄帝内经》有“脾为中央土，以灌四傍；胃为水谷之海，六腑之大原”之载，李东垣有“内伤脾胃，百病由生”之论，汪机有“调补气血、固本培源”之法。在此理论基础上，李学军教授对溃疡性结肠炎的治疗，汲取古法、融会贯通、参以己见，以“补益中土，培补后天”为指导原则，结合本病“脾虚失健、湿热蕴肠”的特点，以“健脾利湿、清热涩肠”为治法，在辨证论治内服方的基础上，再自拟健脾利湿、清热涩肠的脾胃培源灌肠方治疗该病。方药组成：黄芪、炒白术、茯苓、薏苡仁、白及、地锦草、败酱草、石榴皮、青黛、大黄炭。方中黄芪、白术皆为补脾胃之圣药，补益中气、健脾燥湿，且黄芪可托毒生肌，涩肠固脱。二者既可通过补脾胃、滋养营卫、健脾养血，又能助运化以后天补先天；茯苓、薏苡仁健脾燥湿止泻，清热排脓；白及收敛止血，消肿生肌，与石榴皮配伍可增强涩肠止泻、止血之效；地锦草、败酱草归大肠经，两者相配清热解毒，消痈排脓，祛瘀止血；加用青黛，增强清热解毒、凉血止血之功；大黄炭清热解毒、凉血止血、泻下通便，有导湿热外出之意。综观全方，黄芪、炒白术、石榴皮属温性；茯苓、地锦草属平性；薏苡仁、败酱草为凉性；白及、青黛为寒性。全方益气健脾与清热利湿并用，扶正祛邪兼顾，清而不寒，补而不滞，彰显了标本兼顾，湿、热、瘀三者同治之功效。总之，无论针对何种疾病，李学军教授临诊时均全面统筹，兼顾各方，用药不偏不倚，标本兼顾，寒热并行，补泻得当，并始终以顾护脾胃为第一要义。

悬壶三十余春，矢志不移道。李学军教授一直从事中医内科临床工作，兢兢业业，勤耕不倦，在中医内科临证中积累了大量丰富的经验，擅长运用中药内服、外敷、灌肠、针灸、穴位埋线、大肠水疗等特色疗法治疗各种内科杂症，尤其是胃炎、消化性溃疡、胃食管反流病、功能性消化不良、缺血性肠病、幽门螺杆菌相关性疾病、胰腺炎、溃疡性结肠炎、肠功能紊乱、胆囊炎胆石症、脂肪肝、肝硬化、消化系统肿瘤等消化系统疾病。同时，李学军教授也擅长运用电子胃、肠镜诊查消化系统疾病，对于内镜下高频电切、氩气刀电凝、微波止血、支架扩张、营养管放置、EMR、ESD 等先进治疗技术也颇为熟练。

四、精益求精，融会贯通

李学军教授三十多年来如一日，不惜操劳，夙兴夜寐，探究古法，精益求精，衷中参西，创制新法。虽大衍之年，但仍身强力壮，精神抖擞，在他的字典里从来都不会有“躺平”二字，有的只会是那“踔厉奋发，勇毅笃行”的新时代奋斗的号角，他卓越奋斗的精神也将一直感召着我们，激励我们继续砥砺前行。

三十余载从医生涯，李学军教授在临床中多思善辨，教学中举一反三，科研中触类旁通。特别在脾胃病诊疗方面颇有心得，学验俱丰，有自己独到的治病经验与学术思想。

（一）“脾胃培源法”指导脾胃病诊治

《黄帝内经》以脾为“中央土，以灌四傍”，以胃为“水谷之海，六腑之大原也”，提出“胃者，五脏之本也”“人受气于谷，谷入于胃，以传于肺，五脏六腑皆以受气”，揭示出胃气乃是奉养生身的大源，为人体生命活动提供生生不息的物质基础，此也是后世“脾胃乃后天之本”及“脾胃为气血生化之源”的理论渊源。李学军教授认为，脾胃病发病多与饮食不节、劳倦太过、先天禀赋不足等有关，指出脾胃病病机多有脾胃虚弱，或劳倦内伤，中伤脾胃；或饮食自倍，肠胃乃伤；或久病不愈，延及脾胃；终致脾胃虚弱，阳气不足，胃纳呆钝，脾运失健，而发为病。又根据《黄帝内经》“劳者温之，损者益之”、东垣“以辛甘温之剂，补其中而升其阳”及其畅言的“内伤脾胃，百病由生”等理论，在汪机“调补气血、固本培源”的基础上，提出治疗当以“健脾益气、固土培源”，即“脾胃培源”为法，用于指导临床慢性胃炎、功能性消化不良、溃疡性结肠炎、肠易激综合征等多种消化系统疾病的治疗。并据此创制了脾胃培源散、脾胃培源方、脾胃培源丸、脾胃培源灌肠方四张经验方，均制成院内制剂，内外治法相结合，广泛运用于临床，且临床疗效显著。脾胃培源法治疗慢性萎缩性胃炎的方证研究及临床应用获2021年度安徽省中医药科学技术奖三等奖，脾胃培源丸（已获安徽省药监局皖药制备字Z20230004000批准文号）更是作为院内治疗萎缩性胃炎经典制剂得到院方大力推广，目前“脾胃培源方”正通过体内及体外实验进一步探讨其作用机制，获得多项省部级基金立项支持，这将为中医药治疗脾胃病提供更加切实可信的依据。

（二）“调平归源法”治疗脾胃病

调平归源法是李学军教授针对脾胃病的病机特点，根据《黄帝内经》“饮入于胃，游溢精气。上输于脾，脾气散精，上归于肺，通调水道，下输膀胱，水精四布，五经并行，合于四时五脏阴阳，揆度以为常也”，“脾者土也，治中央……脾脏者，常著胃土之精也，土者，生万物而法天地，故上下至头足，不得主时也”，“出入废则神机化灭，升降息则气立孤危。故非出入，则无以生长壮老已；非升降，则无以生长化收藏。是以升降出入，无器不有”，“脾为之使，胃为之市”；《脾胃论》“万物之中，人一也。呼吸升降，效象天地，准绳阴阳”，“脾气不升……胃气下溜”，“升已而降，降已而升，如环无端，运化万物，其实一气也”；《临证指南医案》“纳食主胃，运化主脾，脾宜升则健，胃宜降则和”等学术观点，结合自身30多年临床经验，而提出的治疗脾胃病之法则，旨在通过“调阴阳，调脏腑，调气血，调虚实，调寒热，调升降”，达到“以平为期”，最终取得“后天之本得固，气血生化有源”之疗效。其广泛应用于临床，疗效彰显。

（三）宏观辨证与微观辨证相结合治疗胃病

传统意义上的中医辨证论治，包括八纲辨证、病因辨证、六经辨证、卫气营血辨证、三焦辨证、脏腑辨证、经络辨证、气血津液辨证。李学军教授认为，传统辨证为宏观辨证，而临床内镜下的表现为微观辨证，脾胃病辨证论治应包括宏观辨证和微观辨证，微观辨证作为中医宏观辨证的延伸，可以弥补中医宏观辨证之不足。宏观辨证为主，微观辨证为辅，根据患者症状及体征差异分为不同的证型，再结合内镜下的表现辨证分型加减用药。例如，若胃镜下黏膜充血水肿苍白、灰白或红白相间，以白为主，黏膜变薄，黏膜下血管显露，丝状血管可见，呈树枝状或结节状改变，胃内分泌物减少，辨证为阳虚寒凝血瘀证，酌加黄芪、白芍、桂枝、干姜等以温阳散寒；若胃镜下黏膜红白相间，以红为主，或胃黏膜灰白，黏膜呈龟裂样改变，黏膜皱襞细或消失，血管清晰可见，或血管结节状改变，胃黏膜分泌黏液量减少，蠕动缓慢，辨证为气阴两虚血瘀证，酌加生地、太子参、玉竹、石斛等以益气养阴；若胃镜下黏膜红白相间，以红为主，或有红斑，蓝色血管网，或见充血、水肿、浸润、新鲜出血，平坦、凹陷性糜烂，隆起型糜烂活动期，辨证为热盛血瘀证，酌加蒲公英、丹参、三七、地龙等以清热解毒、活血通络；

若胃镜下黏膜表面颗粒样或结节状隆起，息肉样改变，或见糜烂性胃炎静止期，或伴肠化、不典型增生，辨证为痰瘀互结证，酌加白花蛇舌草、夏枯草、莪术、王不留行、石见穿、山慈菇等以化痰散结、清热破瘀。李学军教授总结认为，若宏观辨证与微观辨证一致，则在辨证论治的基础上灵活化裁；若宏观辨证与微观辨证不一致，甚至相反、矛盾，则以宏观辨证为主，微观辨证为辅；如一味地以微观辨证为主对症治疗，可能会导致辨证不全，用药不当。

（四）主张“分量针刺法”治疗脾胃病

在脾胃病的外治中，李学军教授主张“分量针刺法”，同时提倡多种针灸方法及补泻手法的有机结合来共治脾胃病。采用不同针刺强度，将头针、项针、体针、腕踝针、耳针、刺络、梅花针、微针及艾灸、点灸、拔罐、TDP等多种外治方法广泛应用于临床。擅长运用点灸治疗慢性胃炎及功能性消化不良；通过临床科研得出中等刺激强度针刺治疗能显著改善不同证型功能性消化不良的临床症状，并能提高血清胃动素的水平，促进胃排空，是治疗功能性消化不良简便快捷、行之有效的治疗方法。其内外治相结合的方法，双管齐下，有机融合，多用于指导临床慢性胃炎、功能性消化不良、溃疡性结肠炎、肠易激综合征等常见消化病的治疗，临床疗效显著。

五、教研相合，传承创新

李学军教授认为，医乃仁术，是活人济世之举，人命至重，有贵千金；夫医者，非仁爱不可托也，非聪明理达不可任也，非廉洁淳良不可信也；为医者要有割股之心，淡泊名利，至精至诚，博极医源，勤耕不怠，勇于实践，精益求精，融会贯通，才能有所作为。

李学军教授不仅在临床上辛勤耕耘、经验丰富，在教学与科研方面亦齐头并进、颇有建树，为祖国医学的传承发展作出了卓越贡献。

在教学传承方面，从21世纪初开始李学军教授便从事中医内科教学，至今已有二十余年，先后主要承担了安徽中医药大学本科生、新安班教改生、进修生及研究生临床实习带教和课堂教学任务。在课堂上，李学军教授常言道“才不近仙者不可为医，德不近佛者不可为医”，正如明朝裴一中《言医·序》所言：“学不贯今古，识不通天人，才不近仙，心不近佛者，宁耕田织布取衣食耳，断不可作医以误世。”李学军教授强调从医者要有精湛的医术和高尚的品德修养，正所谓“健康所系，性命所托”，从进入医学殿堂的那一刻起，就要竭尽全力除人类之病痛，助健康之完美。在教学中，李学军教授十分强调熟读中医经典的重要性，推崇晋代葛洪《抱朴子》所言：“欲致其高，必丰其基；欲茂其末，必深其功。”李学军教授认为中医治学的根基就是中医学的经典著作，学习中医要读的书很多，要有根基就要先熟读经典，《黄帝内经》《伤寒论》《金匮要略》等中医经典著作要耳熟能详。他认为熟读中医经典在当下的意义有三：一是修正思路，回归本源；二则拒绝神秘，回归朴实；三即传承经验，回归临床。在临床上，李学军教授反复强调理论与实践相结合，要充分认识到学习的目的在于运用，正所谓“纸上得来终觉浅，绝知此事要躬行”。只有将学到的理论应用于临床、用临床来指导实践、用实践来检验理论、将理论与实践有机结合才能真正了解疾病、治疗疾病。对此李学军教授在临床中总结出以下几点来督促带教学子：一是要钻研各临床学科的特点，把握学习方向；二是要找寻疾病的特点，认识疾病的本质；三是要分析病人的特点，确定诊治措施。

在科研创新方面，李学军教授的主要研究方向是中医药防治消化内科疾病及其机理研究以及中西医结合治疗消化内科疾病研究。对于科研，李学军教授始终带领自己的团队立足中医药传承创新发展，紧跟前沿，力求试验突破，围绕当今消化领域的一系列研究热点与焦点，如慢性萎缩性胃炎、胃癌、功能性消化不良等疑难杂病的诊治，并结合本科室特色院内制剂“十三味和中丸、脾胃培源散、脾胃培源方、脾胃培源丸、脾胃培源灌肠方”等进行中西医结合系统性研究，如今已取得长足的进步和较大的进展，并随着实验与临床的进一步深入，将不断转化成果，推广应用，进一步造福广大患者。

六、杏林秋实，青囊流韵

从故乡基层医生做起，到如今成为闻名省内外的中医脾胃领域大家，李学军教授从医三十余年来，对待临床工作一丝不苟、兢兢业业，虽然身居多职，李学军教授仍坚持每周出5个门诊，教学查房1次，亲自为30余患者做胃肠镜诊查。无论是外出开会或者是讲学，他总会忙里偷闲抽出时间打电话询问科室病员的病情，给予指导，反复叮嘱一些注意事项，力求尽心尽力地医疗诊治。李学军教授常言道：“我是一名医者，我的特长就是看病，治病救人就是我的本分工作。”他始终坚持“对病人似亲人，对家属似朋友”的接诊态度，把治病救人当作自己的全部，且经常与病人和家属打成一片，以此深度了解患者的病情。经他诊治过的病人，多少年过去了，他往往会如数家珍地诉说出病人当年就诊时的病情及诊疗的经过，时常令病员和家属感慨万千，也足见李学军教授诊治病人之用心与专心。他的电话和微信号码，患者有求必应，无论打电话的，还是登门造访的，李学军教授都会热情接洽，耐心解答，给出诊治方案。遇到困难的患者，他也会尽自己的最大能力，给予最大的帮助。李学军教授认为，患者有病本身就很痛苦，如果看病再被折腾，不仅会加重病情，更会加重心灵的创伤，苦上加苦啊。“桃李不言，下自成蹊”，正因为这三十余年如一日严谨的工作态度与高尚的医德医风，从省内外慕名求医的患者接踵而来，凭借精湛的医术和优质的服务，李学军教授获得了广大患者的信任和爱戴，同时也造福了广大患者，其身上充分体现了名医大家特有的坚定信念，及执着向上、勇于变革、善于创新、心系群众、一心为民的奉献精神，正所谓“杏林秋实，橘井泉香”。

李学军教授不仅在临床上“对病人似亲人”，在对待自己的学生教育方面更是“视如己出”。李学军教授拥有多年中医药高等院校医疗教学工作的实践，数十年来不遗余力，言传身教，躬亲示范，谆谆教导，倾囊相授，为继承和发展祖国医学含辛茹苦，为培养和造就中医人才呕心沥血。他常挂在嘴边劝诫学生的三句话是：“见贤思齐”，“每天进步一点点”，“我不是最优秀的，但我是最努力的”。李学军教授教导学生穿上白大褂就要承担起“白衣天使”的责任，时刻牢记救死扶伤的使命。在门诊跟诊过程中，李学军教授要求学生无论病人再多，也要耐住性子，心平气和多做解释，“老吾老以及人之老，幼吾幼以及人之幼”，要真诚对待病人，体察患者之病痛，切身为患者着想，不容出现一丝一毫的错误。学生对此受益良多，对老师也是充满感激之情。如今李学军教授共带教了40余名硕博生，数百名本专科学生，培养出一大批中青年中医人才，毕业的学子遍布在祖国的大江南北，都各自在自己的岗位上秉承老师传授的医学箴言，努力为患者解除病痛，助健康之完美，为祖国医学传承创新添砖加瓦、砥砺前行，正所谓“青囊流韵，桃李春风”。

后　记

余出生于安徽安庆，安庆古属“吴楚分疆第一州”，龙山凤水，人杰地灵，曾孕育了秦末政治家范增、宋代画家李公麟、清朝名相张廷玉、中国共产党重要创始人陈独秀、两弹元勋邓稼先、卓越佛教领袖赵朴初等历代贤哲。“穷不丢猪，富不丢书”是农耕文化主导的安庆人千百年来的坚守，“耕读传家久，诗书继世长”，生活在这块文化底蕴深厚的土地上，一代一代学子用汗水躬耕希望，用实干笃定前行。

年少时，余怀揣五颜六色梦想，存济世救困之心，求经天纬地之才，学海泛舟，春夏无歇，寒窗为伴，孜孜以求。然自幼体弱，命运多舛，怀才不遇，痴迷淡然，终父命难违，无意插柳，莽入岐黄，终身弟子，弱龄闻道，奋发图强，三十余载，几经辗转，挥别了青春，走过数不尽的车站，而勤于临床、术业专攻之心依然。读经典，拜名师，亲临床，悟妙道。博极医源，勤勉不倦，择善而从，精益求精，勇于实践，融会贯通，教学相长，传承传扬，努力践行，无怨无悔。幸岁月不居，天道酬勤，杏林飘香，青囊流韵。

子在川上曰：“逝者如斯夫，不舍昼夜。”回眸半世纪，白驹过隙，悬壶三十余春，诚惶诚恐，至意深诚，审谛覃思，临事不惑，一心赴救，察色按脉，见微得过，望闻问切，理法方药，活人无数，常常有得。昔淳于公有言：人之所病，疾病多；医之所病，病方少。《抱朴子·极言》又云：千仓万箱，非一耕所得；干天之木，非旬日所长；不测之渊，起于汀滢；陶朱之资，必积百千。是以泰山不让土壤，故能成其大；河海不择细流，故能就其深；愚者千虑，必有一得。于是乎兢兢业业，斗胆缀辞，积微致著，累浅成深，钝学累功，不妨精熟。

时春和景明，政通人和，岐黄有道，本草中兴，乘华夏黎民倚重之东风，借名中医工作室项目之资助，感师徒携手案牍之辛劳，历岁两旬，易稿数次，方成其册。然才疏学浅，心有余而力不足；疏漏不妥，望尘莫及其项背；肤浅谬误，期冀同道诸君批评指正。

吁！余何人斯，安敢自作主张，著书立言。然自非才高识妙，探理至诚之意不懈；禀性愚直，砥砺自修之志不移。驽马十驾，功在不舍；锲而不舍，金石可镂。心中有丘壑，眼里星辰闪烁。余夙尚方术，亦余心之所善兮，不愧尽心焉！

李学军
甲辰年春于庐州